高级卫生专业技术资格考试用书

小儿内科学

高级医师进阶

（副主任医师/主任医师）

主　编　李国华

副主编　李庆超

编　者（按姓氏笔画排序）：

丁海波	于忠波	于俊颖	马　军	王　乔
王向阳	王金元	邓　敏	石启洋	白雪影
曲彦泽	华　猛	伊美华	危　聪	刘一江
刘永宁	刘永斌	刘志伟	刘君齐	关　卓
祁小伟	孙　钢	孙晓冬	李方刚	肖　兵
吴铁强	何　峰	佟　新	宋　青	宋家君
张　戈	张　彤	张　拓	陈守生	周亚明
段云峰	姜艳梅	黄莉莉	韩　旭	薛　宇
戴　静				

中国协和医科大学出版社

图书在版编目（CIP）数据

小儿内科学·高级医师进阶 / 李国华主编. —北京：中国协和医科大学出版社，2016.1
（高级卫生专业技术资格考试用书）

ISBN 978-7-5679-0376-0

Ⅰ. ①小… Ⅱ. ①李… Ⅲ. ①儿科学-内科学 Ⅳ. ①R725

中国版本图书馆 CIP 数据核字（2015）第 160227 号

高级卫生专业技术资格考试用书

小儿内科学·高级医师进阶

主　　编：李国华
责任编辑：吴桂梅

出版发行：**中国协和医科大学出版社**
　　　　　（北京市东城区东单三条 9 号　邮编 100730　电话 010 - 65260431）
网　　址：www.pumcp.com
经　　销：新华书店总店北京发行所
印　　刷：三河市华晨印务有限公司

开　　本：787×1092　1/16
印　　张：40.25
字　　数：760 千字
版　　次：2016 年 1 月第 1 版
印　　次：2020 年 7 月第 5 次印刷
定　　价：140.00 元

ISBN 978-7-5679-0376-0

前　言

　　小儿内科学不是成人内科学的缩影，在医学上，儿童与成年人差异甚大，年龄越小，差别越大。掌握不同年龄的身体功能特点，也是儿科医务工作者的基本功要求之一。

　　致病因素所致的病理变化往往和年龄有关儿童时期的种类疾病谱与成年人也有非常大的差别，儿科医师应掌握儿童与成年人疾病谱的特点，结合不同年龄、不同时期及不同地区等情况，对儿童疾病做出正确的诊断。另外，儿科的治疗也具有其独特性，尤其是小儿。因此，本书在每章节之前会先介绍该系统的解剖生理特点，在疾病的病因、发病机制、临床表现及治疗等方面均突出儿童的特点。

　　全书共分 20 章 191 节，具体内容包括小儿内科学基础理论，新生儿疾病、小儿各系统疾病的诊断防治以及本专业国内外现状及发展趋势，另外还介绍了儿科危重症的抢救以及儿科常用诊治技术。本书内容紧扣高级卫生专业技术资格考试要求，根据大纲对专业知识"掌握"、"熟练掌握"的不同层次要求，力求做到详略得当，重点突出，是拟晋升正高级职称医务人员的复习指导用书，同时也可供高年资医务人员参考，以提高其临床诊治、临床会诊、综合分析疑难病例以及开展医疗先进技术的能力。

　　限于编者经验水平，书中难免存在错误与疏漏，敬请读者批评指正。

编　者

2015 年 11 月

目　录

第一章 小儿内科学基础理论

第一节 小儿年龄分期

知识点 1：胎儿期

从受精卵形成到小儿出生为止，共 40 周。胎儿的周龄即为胎龄，或称为妊娠龄。其中胎龄满 28 周至出生后 7 天内，定义为围生期，是出生前后的一个特定时期。母亲妊娠期间如受外界不利因素影响，包括感染、创伤、滥用药物、接触放射性物质和毒品等，以及营养缺乏、严重疾病和心理创伤等，都可能影响胎儿的正常生长发育，导致流产、畸形或宫内发育不良等。

知识点 2：新生儿期

自胎儿娩出脐带结扎时开始至 28 天之前。按年龄划分，此期实际包含在婴儿期内。此期在生长发育和疾病方面具有非常明显的特殊性，且发病率高，死亡率也高，因此将其单独列为婴儿期中的一个特殊时期。在此期间，小儿脱离母体转而独立生存，所处的内外环境发生根本的变化，但其适应能力尚不完善。此外，分娩过程中的损伤、感染延续存在，先天性畸形也常在此期表现。

知识点 3：婴儿期

自出生到 1 周岁之前。此期生长发育极其旺盛，因此对营养的需求量相对较高。与此同时，各系统器官的生长发育虽然也在持续进行，但是不够成熟完善，尤其是消化系统常常难以适应对大量食物的消化吸收，容易发生消化道功能紊乱。同时，由于婴儿体内来自母体的抗体逐渐减少，自身的免疫功能尚未成熟，抗感染能力较弱，易发生各种感染和传染性疾病。

知识点 4：幼儿期

自 1 岁至满 3 周岁之前为幼儿期。体格生长发育速度较前稍减慢，而智能发育迅速，同时活动范围渐广，接触社会事物渐多。此阶段消化系统功能仍不完善，营养的需求量仍然相对较高，而断乳和转乳期食物添加须在此期进行，因此适宜的喂养仍然是保持正常生长发育的重要环节。此期小儿对危险的识别和自我保护能力都有限，因此意外伤害发生率非常高，应特别注意防护。

知识点 5：学龄前期

自 3 周岁至 6~7 岁入小学前为学龄前期。此时体格生长发育速度已经减慢，处于稳步增长状态；而智能发育更加迅速，与同龄儿童和社会事物有了广泛的接触，知识面得以扩大，自理能力和初步社交能力亦能够得到锻炼。

知识点 6：学龄期

自入小学始（6~7 岁）至青春期前为学龄期。此期儿童的体格生长速度相对缓慢，除生殖系统外，各系统器官外形均已接近成人。智能发育更加成熟，可以接受系统的科学文化教育。

知识点 7：青春期

青春期年龄范围一般为 10~20 岁，女孩的青春期开始年龄和结束年龄都比男孩早两年左右。青春期的进入和结束年龄存在较大的个体差异，可相差 2~4 岁。此期儿童的体格生长发育再次加速，出现第二次高峰，同时生殖系统的发育也加速并渐趋成熟。

第二节　体格生长发育

知识点 1：体格生长常用指标

体格生长常用的形态指标有体重、身高（长）、坐高（顶臀长）、头围、胸围、上臂围、皮下脂肪等。

一、出生至青春前期体格增长

知识点 2：体重的增长

体重为各器官、系统、体液的总重量，是最易获得的反映儿童生长与营养状况的指标。儿科临床中多用体重计算药量和静脉输液量。新生儿出生体重与胎次、胎龄、性别及宫内营养状况有关。世界卫生组织（WHO）的参考值为：足月新生儿出生时体重为男 3.3kg，女 3.2kg。出生后 1 周内有生理性体重下降，约在生后第 3~4 天达最低点，下降范围为 3%~9%，以后逐渐回升，至出生后第 7~10 天应恢复到出生时的体重。

正常足月婴儿生后第 1 个月体重增加可达 1~1.7kg，生后 3~4 个月体重约等于出生时体重的 2 倍；12 月龄时婴儿体重约为出生时的 3 倍（10kg）；2 岁至青春前期体重增长减慢，年增长值约 2kg。当无条件测量体重时，医务人员为便于计算小儿用药量和液体量，可用以下公式估计体重：

3~12 个月：体重（kg）=［年龄（月）+9］/2

1~6 岁：体重（kg）= 年龄（岁）×2+8

7~12 岁：体重（kg）=［年龄（岁）×7-5］/2或体重（kg）= 年龄（岁）×3+2

知识点 3：身材的增长

（1）身长（高）：身高指头部、脊柱与下肢长度的总和。3 岁以下儿童立位测量不易准确，应仰卧位测量，称为身长。3 岁以上儿童立位时测量称为身高。足月新生儿出生时身长平均为 50cm，男婴略长于女婴。生后第 1 年身长增长最快，约为 25cm，第 2 年身长增长速度减慢，约 10cm。1 岁时身长约 75cm，2 岁达 85~87cm，2 岁到 12 岁前（青春期前）身高每年增长 6~7cm。2~12 岁身高估算公式为：身高（cm）= 年龄（岁）×7（cm）+77cm。

（2）坐高（顶臀长）：是头顶到坐骨结节的长度。3 岁以下儿童仰卧位测量的值称为顶臀长。坐高增长代表头颅与脊柱的生长。

（3）指距：是两上肢水平伸展时两中指尖的距离，代表上肢长骨的生长。正常儿童指距小于身高（长）1~2cm。

知识点 4：头围的增长

经眉弓上缘、枕骨结节左右对称环绕头一周的长度为头围，反映脑和颅骨的发育程度。出生时头围相对大，一般为 33~34cm。第 1 年前 3 个月头围的增长值约等于后 9 个月头围的增长值（6cm），即 1 岁时头围约为 46cm；生后第 2 年头围增长减慢，约为 2cm，2 岁时头围约 48cm；2~15 岁头围仅增加 6~7cm。头围的测量在 2 岁以内最有价值。

知识点 5：胸围的增长

平乳头下缘经肩胛角下缘平绕胸一周为胸围，反映胸廓、肺、肌肉和皮下脂肪的发育情况。出生时胸围 32cm，略小于头 1~2cm。1 岁左右胸围约等于头围。1 岁至青春前期胸围应大于头围（约为头围+年龄-1cm）。

知识点 6：上臂围的增长

经肩峰与鹰嘴连线中点绕臂一周即为上臂围，反映肌肉、骨骼、皮下脂肪和皮肤的发育。1 岁以内上臂围增长迅速，1~5 岁增长缓慢，约 1~2cm。可用测量左上臂围来筛查 1~5 岁小儿的营养状况：>13.5cm 为营养良好，12.5~13.5cm 为营养中等，<12.5cm 为营养不良。

知识点 7：身体比例与匀称性

在生长过程中，身体的比例与匀称性生长有一定规律。

（1）头与身长比例：头长占身长（高）的比例在新生儿为 1/4，到成人后为 1/8。

（2）体型匀称：表示体型（形态）生长的比例关系，如身高的体重（W/H）；胸围/身高（身高胸围指数）；体重(kg)/身高(cm)×1000（Quetelet 指数）；体重(kg)/[身高(cm)]²×10⁴（Kaup 指数，幼儿用）；年龄的体质指数（BMI/age）等。

（3）身材匀称：以坐高（顶臀长）与身高（长）的比例表示，反映下肢的生长情况。坐高（顶臀长）占身高（长）的比例由出生时的 0.67 下降到 14 岁时的 0.53。

（4）指距与身高：正常时，指距略小于身高（长）。

二、青春期体格增长

知识点 8：身高增长

青春期是儿童到成人的过渡期，受性激素等因素的影响，体格生长出现生后的第二个高峰，即第二个生长速度高峰（peak height velocity，PHV），有明显的性别差异。青春期男童身高增长约 28cm，其中 PHV 期身高增长 7~12cm（平均 10cm）；女童身高增长约 25cm，PHV 期增长为 6~11cm（平均 9cm）。女性约于 18 岁、男性约于 20 岁时身高停止增长。

知识点 9：其他体格增长

青春期体重的增长与身高平行，内脏器官同时发育。女性耻骨与髂骨下部的生长与脂肪堆积使臀围加大。男性则有肩部增宽、下肢较长、肌肉增强的不同体型特点。

三、与体格生长有关的其他系统的发育

知识点 10：骨骼发育

（1）头颅骨：①前囟：出生时 1.0~2.0cm，1~1.5 岁闭合。②后囟：出生时很小或已经闭合，最迟生后 6~8 周时闭合。③骨缝：出生时稍分离或重叠，生后 3~4 个月时闭合。

（2）脊柱：出生时脊柱无弯曲，仅呈轻微后凸。3 个月左右抬头动作的出现使颈椎前凸；6 个月后能坐，出现胸椎后凸；1 岁左右开始行走，出现腰椎前凸。这样的脊椎自然弯曲至 6~7 岁才为韧带所固定。

（3）长骨：是胎儿从成人期逐渐完成的。长骨的生长主要由长骨干骺端的软骨骨化，骨膜下成骨，使长骨增长、增粗。骨骺与骨干融合，标志长骨停止生长。临床上通常用 X 线检查测定不同年龄儿童长骨干骺端骨化中心的出现时间、数目、形态的变化，并将其标准化，即为骨龄。不同年龄的平均骨龄标准差为：1 岁约 2 个月，2 岁 4 个月，3 岁约 6 个月，7 岁约 10 个月，7 岁以后为 12~15 个月。

知识点 11：牙齿的发育

（1）牙齿个数：乳牙总共 20 个，恒牙 32 个（或 28 个，因第三磨牙也有终生不出者）。

（2）出牙时间：生后 4~10 个月乳牙开始萌出，2~2.5 岁出齐；2 岁以内乳牙数等于月龄减 4~6。恒牙 6 岁左右开始萌出，7~8 岁开始按乳牙出牙顺序逐个以恒牙代换，12 岁左右出第二磨牙，18 岁以后出第三磨牙，20~30 岁时出齐。

（3）出牙顺序：乳牙萌出顺序一般为下颌先于上颌、自前向后，大多于 3 岁前出齐，如图 1-1 所示。

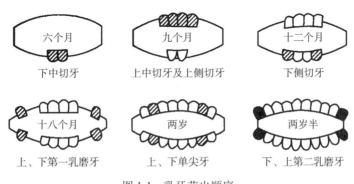

图 1-1 乳牙萌出顺序

知识点 12：肌肉、皮下脂肪的生长发育

（1）肌肉系统的发育：儿童 5 岁后肌肉的增长加快，直至青春期性成熟，并且存在性别差异。肌肉力量、耐力和柔韧性为衡量青少年体能发育指标之一。

（2）脂肪组织的发育：脂肪组织包括棕色和白色脂肪，前者随年龄增长而减少。青春期时，脂肪占体重的比例有明显的性别差异。测量肱二头肌、肱三头肌、肩胛下角和髂上皮下脂肪厚度，可反映全身脂肪量，间接判断体成分和体密度。

四、生殖系统发育

知识点 13：青春期分期

青春期女童乳房发育（9~11 岁）、男童以睾丸增大为标志（11~13 岁）。目前各国多采用 Tanner 五期分法。

知识点 14：性发育过程

（1）男性性征发育：男性出现排精，标志着性功能发育成熟。青春早期睾丸开始发育，遗精是男性青春期的生理现象。男性第二性征发育顺序为睾丸→阴茎→阴囊→阴毛→腋毛

→胡须→喉结→变声。

（2）女性性征发育：乳房发育是女性第二性征中出现最早的征象，第二性征发育顺序通常为乳房→阴毛→腋毛生长。月经初潮是女性生殖功能发育的主要标志。

五、体格发育评价

知识点 15：体格生长的统计学描述方法

衡量体格生长的统计学描述方法常用的有：均值离差法、百分位数法、标准差的离差法、中位数法。

知识点 16：儿童体格生长评价

儿童体格生长评价包括发育水平、生长速度以及匀称程度三个方面。

（1）发育水平：将某一年龄时点所获得的某一项体格生长指标测量值（横断面测量）与参考人群值比较，得到该儿童在同质人群中所处的位置，即为该儿童该项体格生长指标在此年龄的生长水平，通常以等级表示其结果。

（2）生长速度：对某一单项体格生长指标定期连续测量（纵向观察），将获得的该项指标在某一年龄阶段的增长值与参照人群值比较，得到该儿童该项体格生长指标的生长速度。

（3）匀称程度：①体型匀称度：表示体型（形态）生长的比例关系。实际工作中常选用身高的体重表示一定身高的相应体重增长范围，间接反映身体的密度与充实度。②身材匀称：以坐高（顶臀高）/身高（长）的比值反映下肢生长状况。

第三节　神经心理发育

知识点 1：神经系统的发育

在胎儿期，神经细胞数目已与成人接近，但其树突与轴突少而短。出生后脑重的增加主要是神经细胞体积的增大，树突的增多、增长，以及神经髓鞘的形成和发育。神经髓鞘的形成和发育约在 4 岁完成。

在胎儿期，脊髓下端在第 2 腰椎下缘，4 岁时上移至第 1 腰椎。握持反射应于 3 个月时消失。婴儿肌腱反射较弱，腹壁反射和提睾反射也不易引出，到 1 岁时才稳定。3~4 个月前的婴儿肌张力较高，凯尔尼格征可为阳性，2 岁以下儿童巴宾斯基征阳性亦可为生理现象。

知识点 2：感知觉的发育

（1）视感知发育：①胎儿 32~34 周视觉发育。②新生儿瞳孔有对光反射，可短暂注视

15~20cm 内的事物。③2 个月龄婴儿出现头眼协调，头可随物体水平方向转动 90°。④3~4 个月时，喜看自己的手，头眼协调较好。⑤6~7 个月时，目光可随上下移动的物体垂直方向转动。⑥8~9 个月时开始出现视深度感觉，能看到小物体。⑦18 个月时，已能区别各种形状。⑧2 岁时可区别垂直线与横线。⑨5 岁时，已可区别各种颜色。⑩6 岁时，视深度已充分发育。

（2）听感知发育：①出生时鼓室无空气，听力差。②生后 3~7 天，听觉已相当良好。③3~4 个月时，头可转向声源，听到悦耳声时会微笑。④7~9 个月时，能确定声源，区别语言的意义。⑤13~16 个月时，可寻找不同响度的声源，听懂自己的名字。⑥4 岁时，听觉发育已经完善。

（3）味觉和嗅觉发育：①味觉：出生时味觉发育已很完善；4~5 个月时，对食物轻微的味道改变已很敏感，为味觉发育关键期，此期应适时添加各类转乳期食物。②嗅觉：出生时嗅觉已基本发育成熟；3~4 个月时，能区别愉快与不愉快的气味；7~8 个月能分辨出芳香气味。

（4）皮肤感觉的发育：新生儿眼、口周、手掌、足底等部位的触觉已很灵敏，而前臂、大腿、躯干的触觉则较迟钝。新生儿已有痛觉，但较迟钝；第 2 个月起才逐渐改善。出生时温度觉已很灵敏。

知识点 3：运动的发育

（1）平衡与大运动：①抬头：新生儿俯卧时能抬头 1~2 秒；3 个月时抬头较稳；4 个月时抬头很稳。②坐：6 个月时能双手向前撑住独坐；8 个月时能坐稳。③翻身：7 个月时能有意识地从仰卧位翻身至俯卧位、然后从俯卧位翻至仰卧位。④爬：应从 3~4 个月时开始训练，8~9 月可用双上肢向前爬。⑤站、走、跳：11 个月时可独自站立片刻；15 个月可独自走稳；24 个月时可双足并跳；30 个月时会独足跳。

（2）细动作：3~4 个月握持反射消失之后手指可以活动；6~7 个月时出现换手、捏、敲等探索性动作；9~10 个月时可用拇、示指拾物，喜撕纸；12~15 个月时学会用匙，乱涂画；18 个月时能叠 2~3 块方积木；2 岁时可叠 6 块方积木，会翻书。

知识点 4：语言的发育

新生儿已会哭叫，3~4 个月咿呀发音；6~7 月龄时能听懂自己的名字；12 月龄时能说简单的单词，如"再见"、"没了"。18 月龄时能用 15~20 个字，指认并说出家庭主要成员的称谓；24 月龄时能指出简单的人、物名和图片，而到 3 岁时能指认许多物品名，并说由 2~3 个字组成的短句；4 岁时能讲述简单的故事情节。

知识点 5：心理活动的发展

（1）早期的社会行为：2~3 个月时小儿以笑、停止啼哭等行为，以眼神和发音表示认识父母；3~4个月的婴儿开始出现社会反应性的大笑；7~8个月的小儿可表现出认生、对发声玩具感兴趣等；9~12个月时是认生的高峰；12~13个月小儿喜欢玩变戏法和躲猫猫游戏；18个月时逐渐有自我控制能力，成人在附近时可独自玩耍很久；2岁时不再认生，易与父母分开；3岁后可与小朋友做游戏。

（2）注意的发展：婴儿期以无意注意为主。5~6岁后儿童能较好控制自己的注意力。

（3）记忆的发展：1岁内婴儿只有再认而无重现。幼年儿童只按事物的表面特性记忆信息，以机械记忆为主。随着年龄的增加和理解、语言思维能力的加强，逻辑记忆逐渐发展。

（4）思维的发展：1岁以后的儿童开始产生思维，在3岁以前只有最初级的形象思维；3岁以后开始有初步抽象思维；6~11岁以后儿童逐渐学会综合分析、分类比较等抽象思维方法，具有进一步独立思考的能力。

（5）想象的发展：新生儿无想象能力；1~2岁儿童仅有想象的萌芽。学龄前期儿童仍以无意想象及再造想象为主，有意想象和创造性想象到学龄期才迅速发展。

（6）情绪、情感的发展：新生儿较多处于消极情绪中，表现出不安、啼哭，而哺乳、抱、摇、抚摸等则可使其情绪愉快。婴幼儿情绪表现特点是时间短暂、反应强烈、容易变化、外显而真实。随着年龄的增长，儿童对不愉快因素的耐受性逐渐增加，能够有意识地控制自己，使情绪渐趋向稳定。

（7）个性和性格的发展：婴儿期逐渐建立对亲人的依赖性和信任感。幼儿时期常出现违拗言行与依赖行为互相交替的现象。学龄前期主动性增强，但主动行为失败时易出现失望和内疚。学龄期开始正规学习生活，重视自己勤奋学习的成就，如不能发现自己的学习潜力，将产生自卑。青春期体格生长和性发育开始成熟，社交增多，心理适应能力增强，但容易波动，在感情问题、伙伴问题、职业选择、道德评价和人生观等问题上处理不当时易发生性格变化。

第四节　小儿保健

知识点1：胎儿期及围生期的保健重点

胎儿期及围生期保健重点有：①预防遗传性疾病与先天性畸形。②保证充足营养。③预防感染。④给予良好的生活环境，避免环境污染。注意劳逸结合，减少精神负担和心理压力。⑤尽可能避免妊娠期合并症，预防流产、早产、异常分娩的发生。⑥加强对高危新生儿的监护。

知识点2：新生儿期的保健重点

新生儿期保健重点有：①保健人员应进行3次访视。②出生时护理及新生儿护理。③新生儿居家保健，冬季应使室内温度保持在20~22℃，湿度以55%为宜。

知识点 3：婴儿期的保健重点

婴儿期保健重点有：①部分母乳喂养或人工喂养婴儿应选择配方奶粉。自 4~6 个月开始应添加辅食。②定期进行体格检查，便于早期发现缺铁性贫血、佝偻病、营养不良、发育异常等疾病，并予以及时的干预和治疗。③坚持户外活动，进行空气浴、日光浴和主、被动体操，以利于体格生长。④给予各种感知觉的刺激。⑤按计划免疫程序完成基础免疫。

知识点 4：幼儿期的保健重点

幼儿期保健重点有：①重视与幼儿的语言交流。②培养幼儿的独立生活能力，安排规律生活，养成良好的生活习惯。③定期进行体格检查，预防龋齿。④预防意外伤害的发生。

知识点 5：学龄前期的保健重点

学龄前期的保健重点有：注意培养良好的学习习惯、想象与思维能力，使之具有优良的心理素质。

知识点 6：学龄期与青春期的保健重点

学龄期与青春期的保健重点有：①体格发育的第二个高峰期，供给充足营养。②预防屈光不正、龋齿、缺铁性贫血等常见病的发生。③求知欲强，加强素质、体育、性教育等。

第五节 计划免疫与预防接种

知识点 1：计划免疫的接种程序

计划免疫的接种程序见表 1-1。

表 1-1 儿童计划免疫接种程序表

接种起始月（年）龄	疫苗名称
刚出生	卡介苗（第 1 次），乙肝疫苗（第 1 次）
1 个月	乙肝疫苗（第 2 次）
2 个月	脊髓灰质炎三价混合疫苗（第 1 次）
3 个月	脊髓灰质炎三价混合疫苗（第 2 次），百白破混合制剂（第 1 次）
4 个月	脊髓灰质炎三价混合疫苗（第 3 次），百白破混合制剂（第 2 次）
5 个月	百白破混合制剂（第 3 次）
6 个月	乙肝疫苗（第 3 次）

续　表

接种起始月（年）龄	疫苗名称
8 个月	麻疹疫苗（第 1 次）
1.5~2 岁	百白破混合制剂（第 4 次）
4 岁	脊髓灰质炎三价混合疫苗（第 4 次）
6~7 岁	卡介苗（第 2 次），麻疹疫苗（第 2 次），百白破混合制剂（第 5 次）
12 岁	卡介苗（第 3 次）

注：1998 年，卫生部（现卫生计生委）规定不再复种卡介苗；应于 6~7 岁、12 岁时进行复查，结核菌素试验阴性时加种卡介苗。

知识点 2：其他疫苗接种

根据流行地区和季节，有时也进行乙型脑炎疫苗、流行性脑脊髓膜炎疫苗、风疹疫苗、流感疫苗、腮腺炎疫苗、甲型肝炎病毒疫苗、水痘疫苗、流感杆菌疫苗、肺炎疫苗、轮状病毒疫苗等疫苗的接种。

知识点 3：接种反应及处理

预防接种可能引起一些反应：①卡介苗接种后 2 周左右，局部可出现红肿浸润，8~12 周后结痂。若化脓形成小溃疡，腋下淋巴结肿大，可局部处理以防感染扩散，但不可切开引流。②脊髓灰质炎三价混合疫苗接种后有极少数婴儿发生腹泻，但多数可以不治自愈。③百日咳、白喉、破伤风类毒素混合制剂接种后，局部可出现红肿、疼痛或伴低热、疲倦等，偶见过敏性皮疹、血管性水肿。若全身反应严重，应及时到医院诊治。④麻疹疫苗接种后，局部一般无反应，少数人可在 6~10 日内出现轻微的麻疹，予对症治疗即可。⑤乙型肝炎病毒疫苗接种后很少有不良反应。个别可有发热或局部轻痛，不必处理。

知识点 4：预防接种注意事项

（1）对疫苗过敏或对疫苗内的构成成分过敏不能接种。

（2）中重度疾病需推迟接种。

（3）接种百白破疫苗后出现严重接种反应，如虚脱、休克、高热、抽搐或其他神经系统症状者，下一次停止注射百白破三联疫苗，只注射白破二联类毒素疫苗。

（4）有免疫缺陷或进行免疫抑制剂治疗时，不能接种活疫苗。

（5）在 6~8 周内使用过丙种球蛋白者，不宜接种麻疹、风疹、腮腺炎疫苗。

（6）有惊厥史或脑发育不良者不应接种百日咳菌苗。

第六节 营 养 基 础

一、营养素与参考摄入量

知识点1：能量代谢特点

儿童总能量消耗包括基础代谢率、食物的热力作用、活动、排泄和生长5个方面。

（1）基础代谢率（BMR）：小儿基础代谢的能量需要量较成人高，随年龄增长逐渐减少。

（2）食物的热力作用（TEF）：婴儿食物含蛋白质多，食物的热力作用占总能量的7%~8%，年长儿的膳食为混合食物，其食物热力作用应为5%。

（3）活动消耗：儿童活动所需能量与身体大小、活动强度、活动持续时间、活动类型有关。活动所需能量个体波动较大，并随年龄增加而增加。当能量摄入不足时，儿童首先表现为活动减少。

（4）排泄消耗：正常情况下，未经消化吸收的食物损失约占总能量的10%，腹泻时增加。

（5）生长所需：组织生长合成消耗能量为儿童特有，生长所需能量与儿童生长的速度成正比，即随年龄增长逐渐减少。

一般儿童基础代谢占总能量消耗的50%，排泄消耗占10%，生长和运动所需能量占32%~35%，食物TEF占7%~8%。

知识点2：宏量营养素

（1）糖类：糖类主要来源于谷类食物。2岁以上儿童膳食中，糖类所产的能量应占总能量的50%~60%。如糖类产能>80%或<40%都不利于健康。

（2）脂类：是机体的第二供能营养素，6个月以下占婴儿总能量的35%~50%，年长儿为25%~30%，必需脂肪酸应占脂肪所提供能量的1%~3%。足月新生儿体内的长链多不饱和脂肪酸源于胎盘转运。早产儿不能利用必需脂肪酸前体（α-亚麻酸、亚油酸）生产足够的DHA和AA，早产儿生长发育快、需要量大，易发生长链多不饱和脂肪酸缺乏。人乳可提供新生儿生理需要的全部营养素，包括DHA和AA，比例合适。人乳或配方乳喂养可满足婴儿体内的长链多不饱和脂肪酸需要。婴儿膳食中的亚麻酸可在肝、视网膜和脑合成DHA。

（3）蛋白质：是维持生命不可缺少的营养素，新生儿期蛋白质需要量最高。蛋白质主要由20种基本氨基酸组成，对于儿童而言，除了与成年人相同的8种必需氨基酸外，要半胱氨酸、酪氨酸、精氨酸和牛磺酸等儿童期的条件必需氨基酸。婴幼儿生长旺盛，保证优质蛋白质供给非常重要，优质蛋白质应占50%以上。

（4）能量密度、营养素密度：①能量密度：即单位食物产能的量。婴儿生长需高能量密度食物。国际上建议婴儿食物的能量密度为6~8月龄2.5kJ/g，12~23月龄4.18kJ/g。乳类能量密度为2.5~2.9kJ/g或2.5~2.9kJ/g，是高能量密度食物。因此，满足婴儿正常生长速度的食物应以乳类为主。②营养素密度：是产生4184kJ能量食物中的某营养素量（即某营养素含量/摄入食物总能量×4184kJ）。能量密度和能量营养素密度是判断婴儿营养状况的重要依据。

知识点3：微量营养素

（1）矿物质：①宏量元素：每日膳食需要量都在100mg以上的称为宏量元素。其中含量>5g的有钙、镁、磷、钠、氯、钾、硫。婴儿期钙的沉积高于生命的任何时期，2岁以下每日钙在骨骼增加约200mg，非常重要。但钙摄入过量可能造成一定危害，需特别注意钙的补充控制在2g/d以下。②微量元素：在体内含量很低，含量绝大多数小于人体重的0.01%，需通过食物摄入，具有十分重要的生理功能，如碘、锌、硒、铜、钼、铬、钴、铁、镁等，其中铁、碘、锌缺乏症是全球最主要的微量营养素缺乏症。

（2）维生素：脂溶性维生素（维生素A、维生素D、维生素E、维生素K）可储存在体内，缺乏时症状出现较迟，过量易致中毒；水溶性维生素（B族维生素、维生素C、叶酸、泛酸、烟酸、胆碱、生物素），不能在体内贮存，一旦发生缺乏，代谢过程就停滞或停止。对儿童来说，维生素A、维生素D、维生素C、维生素B_1是容易缺乏的维生素。

知识点4：其他膳食成分

（1）膳食纤维：指一般不易被消化的食物营养素，至少包括5种构成物，即纤维素、半纤维素、果胶、树脂和木质素。2岁内儿童每日膳食纤维摄入应为2g/d，年长儿的日膳食纤维摄入量每年增加5g/d。年长儿、青少年膳食纤维的适宜摄入量为20~35g/d。

（2）水：儿童水的需要量与能量摄入、食物种类、肾功能成熟度、年龄等因素有关。婴儿新陈代谢旺盛，水的需要量相对较多，为100~150ml/（kg·d），以后每3岁减少约25ml/（kg·d）。

二、消化系统功能发育与营养关系

知识点5：消化酶的成熟与宏量营养素的消化、吸收

（1）蛋白质：胃蛋白酶可凝结乳类，出生时活性低，3个月后活性增加，18个月时达成人水平。生后1周起，胰蛋白酶活性增加，1个月时已达成人水平。

（2）脂肪：新生儿胃脂肪酶发育较好；而胰脂酶几乎无法测定，2~3岁后达成人水平。母乳的脂肪酶可补偿胰脂酶的不足。

（3）碳水化合物：0~6个月婴儿食物中的碳水化合物主要是乳糖，其次为蔗糖和少量淀粉。肠双糖酶发育好，消化乳糖好。胰淀粉酶发育较差，3个月后活性逐渐增高，2岁达

成人水平。

知识点6：进食技能发育

（1）食物接受的模式发展：婴儿除受先天的甜、酸、苦等基本味觉反射约束外，通过后天学习形成味觉感知。味觉感知是食物营养价值的指示，对食物接受的模式发展具有重要作用。婴儿对能量密度较高的食物和感官好的食物易接受。儿童对食物接受的模式源于对多种食物刺激的经验和后天食物经历对基础味觉反应的修饰，提示学习和经历对儿童饮食行为建立具有重要意义。

（2）挤压反射：新生儿至3~4个月婴儿对固体食物出现舌体抬高、舌向前吐出的挤压反射。婴儿最初的这种对固体食物的抵抗可被认为是一种保护性反射，其生理意义是防止吞入固体食物到气管发生窒息，在转乳期用勺添加新的泥状食物时，注意尝试8~10次才能成功。

（3）咀嚼：消化过程的口腔咀嚼动作是婴儿食物转换所必需的技能，转乳期及时添加泥状食物是促进咀嚼功能发育的适宜刺激，咀嚼发育完善对语言的发育也有直接影响。后天咀嚼行为的学习敏感期在4~6个月。有意训练7个月左右婴儿咬嚼指状食物、从杯中喝水，9个月始学用勺自食，1岁学用杯喝奶，均有利于儿童口腔发育成熟。

第七节　婴儿期食物

知识点1：人乳

（1）人乳的特点：人乳是满足婴儿生理和心理发育的天然最好食物，对婴儿的健康生长发育有不可替代的作用。一个健康的母亲可提供足月儿正常生长到6个月所需要的营养素、能量、液体量。哺乳不仅供给婴儿营养，同时还提供一些可供婴儿生长发育的现成物质，如脂肪酶、SIgA等，直到婴儿体内可自己合成。

（2）各期人乳成分：初乳为孕后期与分娩4~5日以内的乳汁；5~14日为过渡乳；14日以后的乳汁为成熟乳。人乳中的脂肪、水溶性维生素、维生素A、铁等营养素与乳母饮食有关，而维生素D、维生素E、维生素K不易由血进入乳汁，故与乳母饮食成分关系不大。初乳中维生素A、牛磺酸和矿物质的含量颇丰富，并含有初乳小球（充满脂肪颗粒的巨噬细胞及其他免疫活性细胞），随哺乳时间的延长，蛋白质与矿物质含量逐渐减少。各期乳汁中乳糖的含量较恒定。

知识点2：配方乳

配方乳是以兽乳（主要是牛乳）为基础的改造奶制品，使宏量营养素成分尽量"接近"于人乳，以适合婴儿的消化能力和肾功能，如降低其酪蛋白、无机盐的含量等；添加一些重要的营养素，如乳清蛋白、不饱和脂肪酸、乳糖；强化婴儿生长时所需的微量营养素，如核苷酸、维生素 A、维生素 D、β 胡萝卜素和微量元素铁、锌等。使用时按年龄选用。

（1）低敏配方：对确诊牛乳过敏的婴儿，人乳喂养时间应延长至 12~18 个月龄；如不能进行人乳喂养而牛乳过敏的婴儿应首选氨基酸配方或深度水解蛋白奶粉；部分水解蛋白奶粉、大豆奶粉不宜用以治疗牛乳过敏。

（2）无乳糖配方奶：对有乳糖不耐受的婴儿应使用无乳糖奶粉（以蔗糖、葡萄糖聚合体、麦芽糖糊精、玉米糖浆为糖类来源）。

（3）低苯丙氨酸配方：确诊苯丙酮尿症的婴儿应使用低苯丙氨酸奶粉。

（1）半固体食物：是为婴儿第一阶段的非乳类食物，包括铁强化米粉、水果泥、蔬菜泥（根块类、瓜豆类蔬菜）。

（2）固体食物：为婴儿第二阶段的非乳类食物，除提供婴儿营养需求外，制作方法有益于婴儿咀嚼、吞咽功能的发育。如熟软碎菜、水果片、指状或条状软食（蔬菜、水果、肉类）。

第八节　婴　儿　喂　养

一、婴儿喂养方式

（1）产前准备：保证孕母合理营养，孕期体重增加适当（12~14kg），母体可贮存足够脂肪，供哺乳能量的消耗。

（2）乳头保健：孕母在妊娠后期每日用清水擦洗乳头；乳头内陷者用两手拇指从不同的角度按乳头两侧并向周围牵拉，每日一次至数次；哺乳后可挤出少许乳汁均匀地涂在乳头上从而防止乳头皲裂。

（3）刺激催乳素分泌：吸吮是促进泌乳的关键点和始发动力。婴儿吸吮使神经垂体反射性分泌催产素，收缩腺泡和乳小管周围的肌上皮细胞，将乳汁挤到乳导管，迅速从双侧乳头射乳，婴儿可短时间内获取大量乳汁，将乳房排空。

（4）促进乳房分泌：哺乳前湿热敷乳房，从外侧边缘向乳晕方向轻拍或按摩乳房，以提高乳房循环血流量，促进乳房感觉神经的传导和泌乳作用。

（5）正确的喂哺技巧：①正确的母儿喂哺姿势可刺激婴儿的口腔动力，有利于吸吮。②婴儿的最佳进奶状态，如哺乳前让婴儿用鼻推压或舔母亲的乳房，哺乳时婴儿的气味、身体的接触都可刺激乳母的射乳反射；等待哺乳的婴儿应是清醒状态、有饥饿感并已更换干净的尿布。

（6）乳母心情愉快：泌乳受情绪的影响很大。婴儿早期应采取按需哺乳的方式，并保证乳母的身心愉快和充足的睡眠，避免精神紧张，以促进泌乳。

知识点2：断离母乳

随婴儿发育消化能力提高，人乳量与成分自然下降，需要其他食物（包括配方奶）逐渐引入至完全替代人乳为断离人乳期，但此过程仍需维持婴总奶量约800ml/d。3～4个月龄后逐渐定时哺乳，4～6月龄逐渐断夜间奶可帮助婴儿顺利断离人乳。

知识点3：不宜哺乳的情况

（1）凡是母亲感染HIV、患有严重疾病，如慢性肾炎、糖尿病、恶性肿瘤、精神病、癫痫或心功能不全等，应停止哺乳。

（2）化疗、放射性药物治疗一般禁忌母乳喂养。

（3）母亲感染结核病，在正规治疗后2周内不能母乳喂养。

（3）乳母患急性传染病时，可将乳汁挤出，经消毒后哺喂。

（5）母亲乙肝表面抗原阳性时，婴儿常规注射乙肝免疫球蛋白和乙肝疫苗，非母乳喂养禁忌证；丙肝感染者不是母乳喂养禁忌证。

知识点4：部分母乳喂养

人乳与配方奶或其他食物同时喂养婴儿为部分人乳喂养。

（1）补授法：母乳不足时每次先哺母乳，再以配方奶补充母乳不足部分，适合6个月内的婴儿。补授的乳量由小儿食欲及母乳量多少而定，即"缺多少补多少"。

（2）代授法：用配方奶替代一次母乳量，为代授法。母乳喂养婴儿至4～6月龄时，为断离母乳开始引入配方奶，即在某一次母乳哺喂时，有意减少哺喂母乳量，增加配方奶量或兽乳，逐渐替代此次母乳量。依此类推，直到完全替代所有的母乳。

知识点5：配方奶喂养

小婴儿不能母乳喂养时，完全采用配方奶喂哺婴儿。

（1）配方奶喂养方法：需要有正确的喂哺技巧，包括正确的喂哺姿势、婴儿完全醒觉状态，还应注意选用适宜的奶嘴和奶瓶、奶液的温度、喂哺时奶瓶的位置。喂养时，婴儿的眼睛应尽量能与父母（或喂养者）对视。

（2）奶粉调配：一般市售配方奶粉配备统一规格的专用小勺。如盛4.4g奶粉的专用小勺，1平勺宜加入30ml温开水；盛8.8g奶粉的专用小勺，1平勺宜加入60ml温开水（重量比均为1：7）。

（3）奶量摄入估计：婴儿的体重、RNIs以及奶制品规格是估计婴儿奶量的必备资料。一般市售婴儿配方奶粉100g供能约2092kJ，婴儿能量需要量为397~418kJ（kg·d），故需婴儿配方奶粉约20g/（kg·d）或150ml/（kg·d）。按规定调配的配方奶蛋白质与矿物质浓度接近人乳，只要奶量适当，总液量亦可满足需要。

知识点6：婴儿食物转换

婴儿期随着生长发育的逐渐成熟，需要经历由出生时的纯乳类向成年人固体食物转换的过渡时期。

（1）不同喂养方式婴儿的食物转换：母乳喂养婴儿的食物转换问题是帮助婴儿逐渐用配方奶完全替代母乳，同时引入其他食物；部分母乳喂养和人工喂养婴儿的食物转换是逐渐引入其他食物。

（2）转乳期食物（也称辅助食品）：是除母乳或配方奶外，为过渡到成人固体食物所添加的富含能量和各种营养素的泥状食物（半固体食物），见表1-2。

表1-2　转乳期食物

月龄	食物性状	种类	餐数		进食技巧
			主要营养源	辅助食品	
6月龄	泥状食物	菜泥、水果泥、含铁配方米粉、配方奶	6次奶（断夜奶）	逐渐加至1次	用勺喂
7~9月龄	末状食物	稀（软饭）、肉末、菜末、蛋、鱼泥、豆腐、配方米粉、水果	4次奶	1餐饭、1次水果	学用杯
10~12月龄	碎食物	软饭、碎肉、碎菜、蛋、鱼肉、豆制品、水果	3次奶	2餐饭、2次水果	抓食、断奶瓶、自用勺

1）注意事项：可在进食辅食后再饮奶，逐渐形成一餐辅食代替一顿奶；食物清淡，无盐或低盐，少糖和油，不食用蜂蜜水或糖水。

2）添加辅食的时间：应根据婴儿发育成熟状况决定，一般应在婴儿体重达6.5~7kg时，能保持姿势稳定、控制躯干运动、扶坐、用勺进食等，此时多为4~6月龄。

3）辅助食品引入的原则：①从少到多。②从一种到多种。③从细到粗。④从软到硬。⑤注意进食技能培养。

二、婴儿期常出现的喂养问题

知识点7：溢乳

15%的婴儿常出现溢乳，可因过度喂养、不成熟的胃肠运动类型、不稳定的进食时间造成。同时，婴儿胃呈水平位置，韧带松弛，易折叠；6个月内的小婴儿消化道解剖特点为贲门括约肌松弛，幽门括约肌发育好，因此常常出现胃食管反流（GER）。此外，喂养方法不当，如奶头过大、吞入气体过多时，婴儿也常出现溢乳。

知识点8：食物引入时间和方法不当

过早引入半固体食物影响母乳铁吸收，增加食物过敏、肠道感染的机会；过晚引入其他食物，错过味觉、咀嚼功能发育的关键年龄，造成进食行为异常，断离母乳困难，以致婴儿营养不足。引入半固体食物时采用奶瓶喂养，导致孩子不会主动咀嚼和吞咽饭菜。

知识点9：能量摄入不足

8~9月龄婴儿已可接受能量密度较高的成人固体食物。如经常食用能量密度低的食物，或摄入液量过多，婴儿可表现进食后不满足，体重增长不足或下降，或在安睡后常于夜间醒来要求进食。

知识点10：进餐频繁

胃的排空与否与消化能力密切相关。婴儿进餐频繁（每日7~8次），或夜间进食，使胃排空不足，影响婴儿食欲。一般安排婴儿一日6餐，有利于形成饥饿的生物循环。

知识点11：喂养困难

30%的喂养困难儿童因患器质性疾病不能获得正常的进食技能，表现为喂养障碍，如先天性唇（腭）裂、消化道内分泌失调致功能低下、神经肌肉疾病（脑瘫）、支气管肺发育不良、心脏畸形等严重疾病。其他无器质性疾病的儿童的喂养困难主要是家长或抚养人的行为所致，如延长奶瓶喂养、延长母乳喂养、食物质地过细使儿童错过进食行为发育的关键期。

知识点12：儿童食物过敏

食物过敏（FA）用于描述由食物蛋白引起的异常或过强的免疫反应。食物过敏的临床表现多种，但非特异性，如有时婴幼儿对食物过敏的反应仅表现一种保护性拒食行为，需要谨慎鉴别。最常见的致敏食物有牛奶、鸡蛋，其次为大豆、鱼、虾、大麦、花生、坚果等。花生、坚果类过敏最严重，持续时间最长。诊断食物过敏的过程是寻找过敏源。目前食物过敏的诊断仍限于IgE介导的速发型反应，对非IgE介导的迟发型反应仍缺少检测方法。治疗FA唯一有效的措施目前仍是严格避免特定食物抗原的摄入。

第九节 营养状况评价

知识点 1：体格发育评价

体格测量包括增长情况和人体成分测量。儿童定期的体格测量，方法简单、安全，需一段时间随访、比较，动态反映总体营养状况。如体重代表整体营养状况，体重下降可提示能量为主的营养不足；缺点是不能确定具体营养素的缺乏。

知识点 2：实验室检查

了解机体某种营养素贮存、缺乏水平。通过实验方法测定小儿体液或排泄物中各种营养素及其代谢产物或其他有关的化学成分，了解食物中营养素的吸收利用情况。实验室检查在营养素缺乏中变化最为敏感，可用于早期缺乏的诊断。目前，实验室的检查可明确部分营养素营养不良状态的判断，如铁、碘、维生素等。

知识点 3：体格检查

临床体格检查可发现某些与 1 型营养素营养不良状态有关的症状、体征，如维生素 A 缺乏致夜盲症，维生素 B_1 缺乏致脚气病，维生素 C 缺乏致坏血病，维生素 D 缺乏致骨骼畸形等典型症状，但营养素营养不良状态的表现往往是非特异性的，易被忽略或误诊、漏诊。此外，有的临床表现也有重叠，如铁、维生素 A、维生素 D 缺乏时都可出现免疫功能异常。

知识点 4：膳食调查方法

（1）询问法：主要用于个人膳食调查，是目前应用最多的方法。除询问前 1~3 天进食情况外，尚应调查儿童餐次、进食技能、水摄入量等其他有关情况。询问法又分 24 小时回忆法、膳食史法和食物频度法。询问法简单，易于临床使用，但因结果受被调查对象报告情况或调查者对市场供应情况以及器具熟悉程度的影响而不准确，采用 24 小时回忆法一般至少要调查 2~3 次。结果查《中国食物成分表 2002》。

（2）称重法：多用于集体儿童膳食调查。实际称量各餐进食量，以生/熟比例计算实际摄入量，查《中国食物成分表 2002》得出今日主要营养素的量（人均量）。通常应按季节、食物供给不同每季度测一次。

（3）记账法：多用于集体儿童膳食调查，以食物出入库的量计算。记账法简单，但结果不准确，要求记录时间较长，计算与结果分析同称重法。

知识点 5：膳食评价

（1）营养素摄入量：对个体而言，满足身体需要的可能性是 50%，缺乏的可能性也是 50%；对群体而言，这一摄入水平能够满足该群体中 50% 的个体的需要，可能另外 50% 的个体达不到该营养素的需要。以此类推，若营养素达到膳食营养素推荐摄入量或适宜摄入量（AI），个体和群体缺乏营养素的可能性均将小于 3%。评价能量摄入以平均需要量（EAR）为参考值，评价蛋白质和其他营养素摄入以 RNI 或 AI 为参考值。优质蛋白应占膳食中蛋白质总量的 1/2 以上。

（2）宏量营养素供能比例：2 岁儿童膳食中宏量营养素比例应适当，即蛋白质产能应占总能量的 10%~15%，脂类占总能量的 25%~30%，碳水化合物占总能量的 50%~60%。

（3）膳食能量分布：每日三餐食物供能亦应适当，即早餐供能应占一日总能量的 25%~30%，中餐应占总能量的 35%~45%，点心占总能量的 10%，晚餐应占总能量的 25%~30%。

第二章　新生儿与新生儿疾病

第一节　新生儿分类及特点

一、概述

知识点 1：新生儿的概念

新生儿是指出生断脐到生后 28 天内的婴儿。

知识点 2：新生儿学的概念

新生儿学是指研究新生儿生长发育、保健、疾病防治的学科，是儿科学的重要组成部分。

知识点 3：围生期的概念

围生期是指产前、产时和产后的一个特定时期。目前国际上对围生期的定义有三种：①自妊娠 28 周（此时胎儿体重约 1000g）至生后 7 天。②自妊娠 20 周（此时胎儿体重约 500g）至生后 28 天。③妊娠 28 周至生后 28 天，WHO 和国际疾病分类 ICD-10 将其定义为孕 22 周至生后 7 天。我国目前采用第一种定义。

知识点 4：围生儿的概念

围生期的婴儿称围生儿。由于经历了从宫内向宫外环境转换阶段，因此，其死亡率和发病率均居人生各阶段之首，尤其是生后 24 小时内。

知识点 5：围生医学的概念

围生医学是研究胎儿出生前后胎儿和新生儿健康的一门学科，涉及产科、新生儿科和相关的遗传、生化、免疫、生物医学工程等领域，是一门边缘学科，并与提高人口素质、降低围生儿死亡率密切相关。

二、新生儿分类

知识点 6：根据出生时胎龄分类

胎龄（GA）是从母亲末次月经第 1 天至分娩的时间，以周表示。分为足月儿、早产儿、过期产儿等。①足月儿：37 周≤GA<42 周（即 259~293 天）的新生儿。②早产儿：28 周≤GA<37 周（196~258 天）的新生儿，其中 GA<28 周（即<195 天）者称为极早早产儿或超未成熟儿。③过期产儿：GA>42 周（即>294 天）的新生儿。

知识点 7：根据出生体重分类

根据出生 1 小时内的体重（BW）可分为正常出生体重儿、低出生体重儿、巨大儿等。①正常出生体重儿：BW 为 2500~4000 克的新生儿。②低出生体重儿：BW<2500 克者，大多数为早产儿和小于胎龄儿；其中 BW<1500 克者，称为极低出生体重儿，<1000 克者称超低出生体重儿或微小儿。③巨大儿：指 BW>4000 克者，包括正常和有疾病者。

知识点 8：根据出生体重与胎龄的关系分类

根据出生体重与胎龄的关系分为：①小于胎龄儿（SGA）：指 BW 在同胎龄儿平均体重的第 10 百分位以下。②适于胎龄儿（AGA）：指 BW 在同胎龄儿平均体重第 10~90 百分位之间。③大于胎龄儿（LGA）：指 BW 在同胎龄平均体重第 90 百分位以上。

知识点 9：根据生后周龄分类

根据生后周龄分为：①早期新生儿：指出生后 1 周以内的新生儿。②晚期新生儿：指生后 2~4 周的新生儿。

知识点 10：高危儿

高危儿是指已经发生或可能发生危重情况的新生儿，需要加强监护。常见于以下情况：①孕母存在高危因素，如年龄>40 岁或<16 岁；有糖尿病、慢性肾病、心脏病、肺疾病、高血压、贫血、血小板减少症等慢性疾病；羊水过多或过少；出血；羊膜早破和感染。②出生过程存在高危因素，如早产或过期产，急产或滞产，胎儿胎位不正，臀位产，羊水被胎粪污染，脐带过长（>70cm）、过短（<30cm）或被压迫，剖宫产。③胎儿和新生儿存在高危因素，如多胎，胎儿心率或心律异常，有严重先天畸形，窒息，新生儿出生时面色苍白或青紫、呼吸异常、低血压等。

三、正常足月儿特点

知识点 11：正常足月儿的概念

正常足月儿是指出生时 37 周≤GA<42 周，2500g≤BW≤4000g，无畸形或疾病的活产婴儿。

知识点 12：正常足月儿和早产儿外观特点

不同胎龄的正常足月儿与早产儿在外观上各具特点（表 2-1），因此可根据初生婴儿的体格特征和神经发育成熟度来评定其胎龄。

表 2-1　足月儿与早产儿外观特点比较

	早产儿	足月儿
皮肤	发亮、水肿、毳毛多	肤色红润，皮下脂肪丰满，毳毛少
头发	乱如绒线头	头发分条清楚
耳郭	软骨发育不良，可折叠，耳舟不清	软骨发育良好，耳舟成形，直挺
指（趾）甲	未达指趾尖	达到或超过指趾尖
乳腺	无结节或结节<4mm	结节>4mm，平均 7mm
跖纹	少或无纹	遍及整个足底
外生殖器	男婴睾丸未降，阴囊少皱裂；女婴大阴唇不发育，不能遮盖小阴唇	男婴睾丸已降，阴囊皱裂形成；女婴大阴唇发育，可覆盖小阴唇

知识点 13：正常足月儿呼吸系统特点

胎儿肺内充满肺液。足月儿肺液 30~35ml/kg，出生时经产道挤压后，约 1/3 肺液由口鼻排出，其余的肺液在建立呼吸后被肺间质毛细血管和淋巴管吸收和转运。新生儿呼吸频率较快，静息时为 40~50 次/分，60~70 次/分甚至超过 70 次/分称呼吸急促，常由呼吸或其他系统疾病所致。胸廓呈圆桶状，肋间肌薄弱，呼吸主要靠膈肌运动，呈腹式呼吸。

知识点 14：正常足月儿循环系统特点

出生后，血液循环动力学发生显著变化：①脐带结扎后，胎盘-脐血循环终止。②出生后呼吸建立和肺膨胀，肺循环阻力下降，肺血流增加。③从肺静脉回流到左心房的血量显著增加，压力增高。④卵圆孔功能上关闭。⑤由于 PaO_2 增高，动脉导管收缩，继而关闭，完成胎儿循环向成年人循环的转变。新生儿心率波动范围较大，通常为 90~150 次/分。足月儿血压平均为 70/50mmHg。

知识点 15：正常足月儿消化系统特点

足月儿出生时吞咽功能已经完善，但食管下部括约肌较松弛，胃呈水平位，幽门括约肌较发达，易发生溢乳甚至呕吐。消化道面积相对较大，肠管壁较薄、黏膜通透性高，有利于吸收母乳中的免疫球蛋白，但肠腔内毒素也容易进入血液循环，引起中毒症状。足月儿消化道已能分泌大部分消化酶，只是淀粉酶在生后 4 个月才达到成年人水平，不宜过早喂淀粉类食物。足月儿在生后 10~12 小时开始排胎粪，2~3 日排完。胎粪呈糊状，墨绿色。若生后 24 小时仍不排胎粪，应检查是否有肛门闭锁或其他消化道畸形。因肝内尿苷二磷酸葡萄糖醛酸转移酶的活性不足，生后常出现生理性黄疸，同时因肝脏对多种药物处理能力（葡萄糖醛酸化）低下，易发生药物中毒。

知识点 16：正常足月儿泌尿系统特点

足月儿出生时肾结构发育已完成，但功能仍不成熟。肾小球滤过功能低下，肾小管容积不足。肾稀释功能虽与成年人相似，但其浓缩功能较差，最大浓缩能力仅为 500~700mmol/L（成人为 1400mmol/L），故不能迅速有效地处理过多的水和溶质，易发生水肿。生后 24 小时内开始排尿，少数在 48 小时内排尿，如 48 小时仍不排尿，应进一步检查。新生儿肾排磷功能差、牛乳含磷高、钙磷比例失调，故牛乳喂养儿易发生血磷偏高和低钙血症。

知识点 17：正常足月儿血液系统特点

足月儿血容量平均为 85ml/kg，与脐带结扎时间有关。脐带结扎延迟，胎儿可从胎盘多获得 35% 的血容量。出生时红细胞、网织红细胞和血红蛋白含量较高，血红蛋白中胎儿血红蛋白占 70%~80%（成年人<2%），5 周后降到 55%，随后逐渐被成年人型血红蛋白取代。白细胞总数生后第 1 天为（15~20）×10^9/L，3 日后明显减少，5 日后接近婴儿值；分类以中性粒细胞为主，4~6 日与淋巴细胞相近，以后淋巴细胞占优势。出生时血小板已达成年人水平。由于胎儿肝脏维生素 K 储存量少，凝血因子 Ⅱ、Ⅶ、Ⅸ、Ⅹ 活性低，故生后应常规注射维生素 K_1。

知识点 18：正常足月儿神经系统特点

足月儿大脑皮质兴奋性低，睡眠时间长，觉醒时间一昼夜仅为 2~3 小时。大脑对下级中枢抑制较弱，且锥体束、纹状体发育不全，常出现不自主和不协调动作。出生时已具备多种暂时性的原始反射，主要有以下几种。①觅食反射：用手指触摸新生儿口角周围皮肤，头部转向刺激侧并张口将手指含入。②吸吮反射：将乳头或奶嘴放入新生儿口内，出现有力的吸吮动作。③握持反射：将物品或手指放入新生儿手心，会立即将其握紧。④拥抱反射：新生儿仰卧位，拍打床面后其双臂伸直外展，双手张开，做拥抱状姿势。

正常情况下，上述发射生后数月自然消失。如新生儿期这些反射减弱或消失常提示有神经系统疾病。此外，正常足月儿也可出现年长儿的病理性反射如凯尔尼格征（Kernig征）、巴宾斯基征（Babinski征）和低钙击面征（Chvostek征）等，腹壁和提睾反射不稳定，偶可出现阵发性踝阵挛。

知识点 19：正常足月儿免疫系统特点

新生儿非特异性和特异性免疫功能均不成熟。皮肤黏膜薄嫩易损伤，初生后脐部开放，细菌易进入血液。血中补体水平低，缺乏趋化因子，IgA 和 IgM 不能通过胎盘，易患细菌感染，尤其是革兰阴性杆菌，同时分泌型 IgA 缺乏，易发生呼吸道和消化道感染。

知识点 20：正常足月儿体温调节

足月儿体温调节中枢功能尚不完善，皮下脂肪薄，体表面积相对较大，容易散热。寒冷时无寒战反应，主要靠棕色脂肪代偿产热。生后环境温度显著低于宫内温度，散热增加，如不及时保暖，可发生低体温，如环境温度过高、进水少及散热不足，可发生脱水热。适宜的环境温度（中性温度）对新生儿至关重要。中性温度是指机体维持体温正常所需的代谢率和耗氧量最低时的环境温度。出生体重、生后日龄不同，中性温度也不同（表 2-2）。足月儿包被时为 24℃，生后 2 天内裸体为 33℃，以后逐渐降低。适宜的环境湿度为50%~60%。

表 2-2　不同出生体重新生儿的中性温度

出生体重（kg）	中性温度			
	35℃	34℃	33℃	32℃
1	初生 10 天内	10 天以后	3 周以后	5 周以后
1.4	—	初生 10 天内	10 天以后	4 周以后
2	—	初生 2 天内	2 天以后	3 周以后
>2.5	—	—	初生 2 天内	2 天以后

知识点 21：正常足月儿能量及体液代谢

足月儿基础热量消耗为 209kJ/kg，每日所需热量为 418~502kJ/kg（表 2-3）。体内含水量占体重的 70%~80%，随日龄增加逐渐减少。每日经呼吸和皮肤丢失的水分（不显性失水）20~30ml/kg，尿量 25~65ml/kg，生后头几天液体生理需要量见表 2-3。由于生后体内水分丢失较多，导致体重逐渐下降，第 5~6 天降到最低点（小于出生体重的 9%），一般 7~10d 后恢复到出生体重，因此称之为生理性体重下降。

表 2-3 足月新生儿能量和液体需要量

日龄	能量需要量 [kJ/（kg·d）]	液体需要量 [kJ/（kg·d）]
第 1 天	209~334	60~80
第 2 天	334~418	80~100
第 3 天及以后	418~502	100~120

知识点 22：常见几种特殊生理状态

新生儿可出现一些特殊表现。属于正常范围，多在短期内存在。

（1）生理性黄疸。

（2）马牙或板牙：专业名称为"上皮珠"为上腭中线和牙龈部位由上皮细胞堆积或黏液腺包囊的黄白色小颗粒，可存在较长时间，切勿挑刮以免感染。

（3）乳腺肿大：于生后 3~5 日出现乳腺肿大，如蚕豆到核桃大小，男、女足月新生儿均可发生，2~3 周后消退，此是因母亲的内分泌影响所致，切不可挤压以防感染。

（4）假月经：部分女婴在生后 5~7 日可有灰白色黏液分泌物从阴道流出，有时为血性，可持续两周，此系母体雌激素对胎儿影响中断所致。

（5）新生儿红斑：常在生后 1~2 日内出现，原因不明。皮疹为大小不等、边缘不清的斑丘疹，散布于头面部、躯干及四肢。新生儿无不适感，多在 1~2 日内迅速消退。

（6）青记：为青蓝色色斑，可几厘米大小或大片，多分布于腰、背、臀及大腿部，是特殊色素细胞沉着所致。俗称"青记"，随年龄增长而渐退。

（7）粟粒疹：在鼻尖、鼻翼、颊、颜面等处，常可见到皮脂腺堆积形成针头样黄白色的粟粒状疹，脱皮后自然消失。

（8）汗疱疹：炎热季节，常在前胸、前额等处见到针头大小的汗疱疹，又称白痱。因新生儿汗腺功能欠佳所致。

（9）生理性体重下降：新生儿出生后 2~4 日体重可下降 6%~9%，最多不超过 10%，约 10 日即可恢复。其原因可能与最初几天进食较少、非显性失水增加及水钠排出等有关。提早喂哺可防止或减少生理性体重下降。

四、小于胎龄儿特点

知识点 23：小于胎龄儿的概念

小于胎龄儿是指出生体重在同胎龄儿平均体重的第 10 个百分位以下的新生儿，可分为早产、足月、过期产小于胎龄儿，小于胎龄儿又称宫内生长迟缓。

知识点 24：小于胎龄儿的病因

（1）孕母因素：①孕母患病：妊娠高血压综合征、慢性肾炎、原发性高血压病、慢性心力衰竭等慢性疾病，胎盘功能不全，供给胎儿的营养和氧均不足，是引起足月小于胎龄儿常见的原因。②孕母年龄过大或过小，营养摄入不足，吸毒等。

（2）胎盘因素：母亲子宫异常（解剖异常、子宫肌瘤），胎盘功能不全，如小胎盘、胎盘绒毛广泛损伤或胎盘血管异常、胎盘梗死、慢性胎盘早剥，将影响胎盘的转运功能。

（3）胎儿因素：①双胎和多胎。②先天性疾病，染色体病，如三倍体综合征、特纳综合征（Turner 综合征）、多发畸形。③宫内感染，如巨细胞、疱疹、风疹等病毒感染及胎儿梅毒。

知识点 25：小于胎龄儿的类型

根据重量指数 ［出生体重（g）×100/出生身长（cm）^{3}］ 和身长头围之比，分为两种类型。

（1）匀称型：患儿出生时头围、身长、体重成比例下降，体型匀称。重量指数>2.0（胎龄≤37 周）或>2.2（胎龄>37 周），身长与头围比值>1.36。病因常发生在妊娠早期，即发生在妊娠 32 周以前，如胎儿染色体病和孕妇的慢性疾病影响胎儿的全身生长发育，不但体重轻，而且身长也短小，常伴先天畸形或脑发育障碍，各器官细胞数目减少，但仍保持正常体积。

（2）非匀称型：重量指数<2.0（胎龄≤37 周）或<2.2（胎龄>37 周），身长与头围比值<1.36。病因常发生在妊娠晚期，即妊娠 32 周以后，此时胎儿正处于迅速生长和储备营养物质的阶段，如胎儿发生营养不良和宫内窘迫，对体重影响较大，对身长和头围影响较少，故体重和身长不相称。在组织细胞学上各器官细胞数正常或仅轻度减少，但细胞体积小。

知识点 26：小于胎龄儿的并发症

（1）吸入性肺炎：如羊水、胎粪吸入综合征。

（2）新生儿窒息：由于宫内慢性缺氧，出生过程常发生窒息。

（3）红细胞增多症：多由于宫内缺氧引起。

（4）低血糖和低血钙：由于体内储存量不足引起，发生率明显高于足月胎龄儿。

（5）先天性畸形：染色体畸变或慢性宫内感染可引起各种先天性畸形。

五、大于胎龄儿的特点

知识点 27：大于胎龄儿的病因

（1）生理性因素：父母体格高大，或母孕期食量较大，摄入大量蛋白质等。

（2）病理性因素：①母患有未控制的糖尿病。②胰岛细胞增生症。③Rh 血型不合溶血症。④先天性心脏病（大血管错位）。⑤Beckwith-Wiedemann 综合征等。

知识点 28：大于胎龄儿的临床特点

（1）由于体格较大，易发生难产而引起窒息、颅内出血或各种产伤，如颈丛和臂丛神经损伤、膈神经损伤、锁骨骨折、肝破裂以及头面部挤压伤等。

（2）原发疾病的临床表现：①Rh 血型不合者有重度高胆红素血症、贫血、水肿、肝脾肿大。②大血管错位者常有气促、发绀及低氧血症。③糖尿病母亲的婴儿常伴有早产、一过性低血糖、肺透明膜病、高胆红素血症、红细胞增多症等。④胰岛细胞增生症患儿有持续性高胰岛素血症及顽固性低血糖。⑤Beckwith-Wiedemann 综合征患儿面容特殊，如突眼、大舌、面部扩张的血管痣、耳有裂纹，以及内脏大、脐疝、低血糖症等。

（3）远期并发症：肥胖、2 型糖尿病发生率远高于适于胎龄儿。

第二节　新生儿窒息与复苏

知识点 1：新生儿窒息的概念

新生儿窒息是指新生儿出生后不能建立正常呼吸，引起低氧血症、高碳酸血症、代谢性酸中毒及全身多脏器损伤，是围生期新生儿死亡和致残的主要原因之一。凡使胎儿、新生儿血氧浓度降低的任何因素都可引起窒息，它可发生在妊娠期，但绝大多数在产程开始后，生后新生儿窒息常为宫内窒息的延续。

知识点 2：新生儿窒息的发病率

由于诊断标准未完全统一，国内文献报道的发病率差异很大。①根据国外资料：如按生后 5 分钟 Apgar 评分≤3 作为标准，发病率为 0.3%～0.9%。②根据国内资料：按 1 分钟和 5 分钟 Apgar 评分，并结合脐动脉血 pH、脏器损伤等临床指标，发病率为 1.128%。

知识点 3：新生儿窒息的病因

凡能导致胎儿或新生儿缺氧的各种因素均可引起窒息。

（1）导致孕母缺氧的疾病：①孕母有慢性或严重疾病，如心、肺功能不全，严重贫血、糖尿病、高血压等。②妊娠并发症：妊娠期高血压疾病。③孕母吸毒、吸烟或被动吸烟、年龄≥35 岁或<16 岁或多胎妊娠等。

（2）胎盘异常：前置胎盘、胎盘早剥和胎盘老化等。

（3）脐带异常：脐带受压、脱垂、绕颈、打结、过短和牵拉等。

（4）胎儿因素：①早产儿或巨大儿。②先天性畸形：如食管闭锁、喉蹼、先天性肺发育不良、先天性心脏病等。③宫内感染。④呼吸道阻塞：羊水、黏液或胎粪吸入等。⑤严重的心脏和循环功能不全等。

（5）分娩因素：难产，使用高位产钳、胎头吸引、臀位抽出术；产程中麻醉药、镇痛药及催产药使用不当等。

知识点4：新生儿窒息的发展过程

（1）原发性呼吸暂停：胎儿或新生儿缺氧初期，呼吸代偿性加深加快，如缺氧未及时纠正，随即转为呼吸停止、心率减慢，即原发性呼吸骤停。此时患儿肌张力存在，血压稍升高，伴有发绀。此阶段若病因解除，经清理呼吸道和物理刺激即可恢复自主呼吸。

（2）继发性呼吸暂停：若缺氧持续存在，则出现几次深度喘息样呼吸后，继而出现呼吸停止，即继发性呼吸骤停。此时肌张力消失，苍白，心率和血压持续下降，此阶段需正压通气方可恢复自主呼吸，否则将死亡。

临床上，有时难以区分原发性和继发性呼吸暂停，为不延误抢救，应按继发性呼吸骤停处理。

知识点5：新生儿窒息的病理生理变化

由于脑血流自动调节功能的丧失，脑血流灌注随血压而被动变化；缺氧首先是线粒体内氧化磷酸化发生障碍，ATP产生减少甚至停止，从而使葡萄糖无氧酵解增强、细胞毒性水肿及细胞内钙超载发生。由于氧化磷酸化和ATP产生减少，影响离子泵功能，使细胞内 Na^+、Cl^-、Ca^{2+} 和水潴留，细胞外 K^+ 和兴奋性氨基酸积聚。氧化磷酸化损伤可发生在窒息初期，也可发生在窒息后 $6 \sim 24$ 小时；细胞损伤可以在急性期，也可呈迟发性，其损伤形式可以是坏死，也可以是凋亡。

知识点6：胎儿宫内窘迫

早期有胎动增加，胎心率增快（≥160次/分）；晚期胎动减慢甚至消失，胎心率变慢（<100次/分），羊水被胎粪污染呈黄绿或墨绿色。

知识点7：胎儿窒息程度判定

Apgar评分由麻醉科医师Apgar博士于1953年提出，是国际上公认的评价新生儿窒息最简捷、最实用的方法。见表2-4。新生儿生后1分钟和5分钟评分一次，如5分钟评分仍<7时，应每隔5分钟评一次，直到20分钟。一般1分钟评分8~10分无窒息，4~7分为轻度，0~3分为重度。

表 2-4 新生儿 Apgar 评分标准

体征	评分标准			评分	
	0 分	1 分	2 分	1 分钟	5 分钟
皮肤颜色	青紫或苍白	身体红，四肢青紫	全身红		
心率（次/分）	无	<100	>100		
弹足底或插鼻管反应	无反应	有些动作，如皱眉	哭，喷嚏		
肌张力	松弛	四肢略屈曲	四肢活动		
呼吸	无	慢，不规则	正常，哭声响		

由于 Apgar 评分可受多种因素影响，如早产儿、极低体重儿、某些先天畸形、产妇分娩中使用麻醉剂和镇静剂等，均可造成低 Apgar 评分，故近年有人提出新生儿窒息的诊断除低 Apgar 评分外，还应加上血气和多脏器损害等进行综合诊断。

知识点 8：新生儿窒息的并发症

由于窒息程度不同，发生器官损害的种类及严重程度各异。常见并发症有如下几种：

（1）中枢神经系统：缺氧缺血性脑病、颅内出血。

（2）呼吸系统：羊水或胎粪吸入综合征，肺透明膜病。

（3）心血管系统：心源性休克、心力衰竭和持续胎儿循环。

（4）泌尿系统：较多见，急性肾功能衰竭时有少尿、蛋白尿、血尿素氮增高；肾静脉栓塞时可见血尿。

（5）代谢方面：酸中毒、低血糖、低钠血症、低钙血症。

（6）消化系统：应激性溃疡、坏死性小肠结肠炎、高胆红素血症等。

（7）血液系统：弥散性血管内凝血（DIC）（常在生后数小时或数天内出现）、血小板减少（骨髓缺血性损伤可致骨髓抑制，5~7 天后可逐渐恢复）。

知识点 9：新生儿窒息的辅助检查

（1）对宫内缺氧胎儿，可通过羊膜镜了解羊水胎粪污染程度或胎头露出宫口时取头皮血行血气分析，以评估宫内缺氧程度。pH 降低、PCO_2 升高、PO_2 下降。

（2）生后应检测动脉血气、血糖、电解质、血尿素氮和肌酐等生化指标。

（3）动态进行头颅 B 超扫描有助于缺氧缺血性脑病及颅内出血的诊断，必要时做头颅 CT 或 MRI 检查。

知识点 10：新生儿窒息的复苏方案

生后应立即进行复苏及评估，而不应延迟至 1 分钟 Apgar 评分后进行，并由产科医师、儿科医师、助产士（师）及麻醉师共同协作进行。复苏方案采用国际公认的 ABCDE 复苏方案。

（1）A（airway）：尽量吸净呼吸道黏液，保持呼吸道通畅。

（2）B（breathing）：建立呼吸，增加通气。

（3）C（circulation）：维持正常循环，保证足够心搏出量。

（4）D（drug）：药物治疗。

（5）E（environment，evaluation）：保持环境温度，进行动态评价。

前 3 项最重要，其中 A 是根本，B 是关键，E 贯穿于整个复苏过程之中。呼吸、心率和血氧饱和度是窒息复苏评估的三大指标，并遵循：评估→决策→措施，如此循环往复，直到完成复苏。

知识点 11：新生儿窒息的具体复苏步骤

（1）**快速评估**：包括以下 4 项：①是否足月儿。②羊水是否清亮。③是否有哭声或呼吸。④肌张力是否好。其中任何一项为否，则需要进行以下初步复苏。对羊水胎粪污染且"无活力"的新生儿应气管插管，将胎粪吸出。

（2）**初步复苏**：①置保暖处：新生儿娩出后立即置于预热的辐射保暖台上，或因地制宜采取保暖措施，如用预热的毯子裹住新生儿以减少热量散失等。对于极低体重儿，可生后不擦干，将其躯体及四肢放在清洁的塑料袋内，或盖以塑料薄膜，置于辐射保暖台。②摆好体位：置新生儿头轻微仰伸位。③清理呼吸道：肩娩出前助产者用手挤出新生儿口咽、鼻中的分泌物。新生儿娩出后，立即用吸球或吸管（12F 或 14F）清理分泌物，先口咽，后鼻腔，吸净口、咽和鼻腔的黏液。但应限制吸管的深度和吸引时间（10 秒），吸引器的负压不应超过 100mmHg。如羊水混有胎粪，且新生儿无活力，在婴儿呼吸前，应采用胎粪吸引管进行气管内吸引，将胎粪吸出。如羊水清或羊水污染，但新生儿有活力则可以不进行气管内吸引。④擦干：用温热干毛巾快速擦干全身。⑤刺激：用手拍打或手指轻弹患儿的足底或摩擦背部 2 次以诱发自主呼吸。以上步骤应在 30 秒内完成。

（3）**正压通气**：如新生儿仍呼吸暂停或喘息样呼吸，心率<100 次/分，应立即正压通气。足月儿可用空气复苏，早产儿开始给 30%~40% 的氧，用空氧混合仪根据氧饱和度调整给氧浓度，使氧饱和度达到目标值。经 30 秒充分正压通气后，如有自主呼吸，且心率>100 次/分，可逐步减少并停止正压通气。如自主呼吸不充分，或心率<100 次/分，须继续用气囊面罩或气管插管正压通气。

（4）**胸外心脏按压**：如充分正压通气 30 秒后心率持续<60 次/分，应同时进行胸外心脏按压。用双拇指或示中指按压胸骨体下 1/3 处，频率为 90 次/分（每按压 3 次，正压通气 1 次），按压深度为胸廓前后径的 1/3。持续正压通气可产生胃充盈，应常规插入 8F 胃管，用注射器抽气和通过在空气中敞开端口缓解。

（5）**药物治疗**：面罩加压给氧及心脏按压，心率仍无好转则应用肾上腺素，必要时每 5 分钟重复一次，直至心率>100 次/分时，停止给药；有代谢性酸中毒时给碳酸氢钠，有出血、低血容量时给扩容剂，有持续休克时用多巴胺。

知识点 12：新生儿窒息的复苏后监护

复苏后的新生儿有多器官损伤的危险，且仍有再恶化的可能，应给予密切监护和护理。监护内容：体温、呼吸、心率、血压、尿量、肤色和神经系统症状等，实验室检测血气分析、血糖、血电解质等，护理上做好保暖，保持呼吸道通畅，维持血氧和血糖在正常水平，适当限制液体入量和控制脑水肿。对早产儿应适当延迟喂养或微量喂养。避免新生儿坏死性小肠结肠炎（NEC）的发生。凡进行气管插管或脐血管插管可能发生感染者，需予抗生素防治感染。

第三节 新生儿黄疸

知识点 1：新生儿黄疸的概念

新生儿黄疸是因胆红素在体内积聚引起的皮肤或其他器官黄染，是新生儿期最常见的表现之一。新生儿由于毛细血管丰富，血清胆红素超过 $85\mu mol/L$（5mg/dl），则出现肉眼可见的黄疸。未结合胆红素增高是新生儿黄疸最常见的表现形式，重者可引起胆红素脑病（核黄疸），造成神经系统的永久性损害，严重者可死亡。因此，每个黄疸患儿应首先区分生理性或病理性黄疸，后者应尽快找出病因，及时治疗。

知识点 2：新生儿胆红素代谢特点

新生儿期胆红素的代谢不同于成人，主要如下：

（1）胆红素生成过多：新生儿每日生成的胆红素明显高于成人（新生儿 8.8mg/kg，成人 3.8mg/kg），其原因是：①红细胞数量过多：胎儿血氧分压低，红细胞数量代偿性增加，出生后血氧分压升高，过多的红细胞破坏。②红细胞相对寿命短：一般早产儿低于 70 天，足月儿约 80 天，成人为 120 天；且血红蛋白的分解速度是成人的 2 倍。③旁路和其他组织来源的胆红素增加：有报道此部分胆红素占血胆红素的比例，早产儿为 30%，足月儿为 20% ~ 25%，成人为 15%。

（2）血浆清蛋白联结胆红素的能力不足：胆红素进入血液循环后，与血浆中清蛋白联结后，被运送到肝脏进行代谢。与清蛋白联结的胆红素不能透过细胞膜或血脑屏障，但游离的非结合胆红素呈脂溶性，能够通过血脑屏障，进入中枢神经系统，引起胆红素脑病。刚娩出的新生儿常有不同程度的酸中毒，可减少胆红素与白蛋白联结；早产儿胎龄越小，白蛋白含量越低，其联结胆红素的量也越少。

（3）肝细胞处理胆红素的能力差：胆红素进入肝脏后被肝细胞的受体蛋白（Y 蛋白和 Z 蛋白，一种细胞内的转运蛋白）结合后转运至滑面内质网，通过尿苷二磷酸葡萄糖醛酸基转移酶（UDPGT）的催化，每分子胆红素结合两分子的葡萄糖醛酸，形成水溶性的结合胆红素，后者经胆汁排泄至肠道。新生儿出生时肝细胞，内 Y 蛋白含量极微（仅为成人的5%~20%，生后 5~10 日达正常），UDPGT 含量也低（仅为成人的 1%~2%）且活性差（仅为正常的 0%~30%），因此，新生儿不仅摄取胆红素的能力不足，同时结合胆红素的能力低下，生成结合胆红素的量较少。此外，新生儿肝细胞排泄胆红素的能力不足，早产儿更为明显，可出现暂时性肝内胆汁淤积。

（4）肠肝循环：较大儿童或成人肠肝循环的特点是，肠道胆红素通过细菌作用被还原为粪胆素原后随粪便排出，部分排入肠道的结合胆红素可被肠道的 β-葡萄糖醛酸酐酶水解，或在碱性环境中直接与葡萄糖醛酸分离成为非结合胆红素，后者可通过肠壁经门静脉重吸收到肝脏再行处理，即胆红素的"肠肝循环"。新生儿肠蠕动性差和肠道菌群尚未完全建立，而肠腔内 β-葡萄糖醛酸酐酶活性相对较高，可将结合胆红素转变成非结合胆红素，增加了肠肝循环，导致血非结合胆红素水平增高。此外，胎粪含胆红素较多，如排泄延迟，可使胆红素重吸收增加。

此外，若发生饥饿、缺氧、脱水、酸中毒、头颅血肿或颅内出血，更易出现黄疸或使原有黄疸加重。

知识点 3：生理性黄疸的发病机制

新生儿期血液中红细胞量多，红细胞寿命短（70~100 日），血红蛋白半衰期短，使新生儿胆红素负荷量大于成人；血液中白蛋白量少、结合作用较差，Y、Z 蛋白量在生后 5 天后浓度开始升高，使肝细胞摄取胆红素能力有限；肝酶量不足、活力低下，使结合胆红素能力有限；肠肝循环增多。以上原因造成的新生儿黄疸称为生理性黄疸。

知识点 4：病理性黄疸的发病机制

（1）感染性：孕期弓形虫、其他病原体（主要指梅毒螺旋体）、风疹病毒、巨细胞病毒和单纯疱疹病毒（TORCH）感染，新生儿败血症，新生儿尿路感染，新生儿肝炎综合征等。由于细菌毒素加快红细胞破坏和损坏肝细胞，血中胆红素浓度增高。

（2）非感染性：新生儿期溶血性疾病，包括 ABO、Rh 血型不合性溶血，红细胞葡萄糖-6-磷酸脱氢酶（G-6-PD）缺陷或结构异常（先天性球形红细胞症）的溶血、血管外溶血，母乳性黄疸，胎粪排出延迟，胆道先天畸形，药物性黄疸，其他如新生儿低血糖、酸中毒、缺氧、脱水和甲状腺功能低下等都可加重黄疸。

知识点 5：生理性黄疸的诊断

人类出生时胆红素产量大于排泄量，我国几乎所有足月新生儿都会出现暂时性总胆红素增多。生理性黄疸是排除性诊断，其特点为：①一般情况良好。②足月儿生后 2~3 日出现黄疸，4~5 日达高峰，5~7 日消退，最迟不超过 2 周；早产儿黄疸多在生后 3~5 日出现，5~7 日达高峰，7~9 日消退，最长可延迟到 3~4 周。③每日血清胆红素升高<85μmol/L 或

每小时<8.5μmol/L。④血清总胆红素值尚未达到相应日龄及相应危险因素下的光疗干预标准。

知识点6：生理性黄疸的处理原则

生理性黄疸一般不需特殊治疗，注意早开始供给充足奶量，多可自行消退。如血清胆红素>171μmol/L（10mg/dl）时，必须除外病理性黄疸，每天监测胆红素值，以免贻误诊断。如血清胆红素超过诊断标准，可考虑光疗。

知识点7：病理性黄疸的诊断

病理性黄疸或称为非生理性高胆红素血症，病理性黄疸相对生理性黄疸而言是血清胆红素水平异常增高或胆红素增高性质的改变，某些增高是属于生理性黄疸的延续或加深，而更重要的是要积极寻找引起其增高的原发病因。其特点为：①生后24小时内出现黄疸。②血清总胆红素值已达到相应日龄及相应危险因素下的光疗干预标准，或每日上升>85μmol/L（5mg/dl），或每小时>0.85μmol/L（0.5mg/dl）。③黄疸持续时间长，足月儿>2周，早产儿>4周。④黄疸退而复现。⑤血清结合胆红素>34μmol/L（2mg/dl）。具备其中任何一项者即可诊断为病理性黄疸。

知识点8：病理性黄疸的病因

新生儿病理性黄疸的病因较多，常为多种病因同时存在。

（1）胆红素生成过多：由于红细胞破坏增多及肠肝循环增加，使胆红素生成过多，引起非结合胆红素水平增高：①红细胞增多症。②体内出血。③同族免疫性溶血。④感染。⑤肠肝循环增加。⑥母乳喂养。⑦红细胞酶缺陷。⑧红细胞形态异常。⑨血红蛋白病。⑩肝脏胆红素代谢障碍。⑪维生素E缺乏和低锌血症等。

（2）肝脏胆红素代谢障碍：肝细胞摄取和结合胆红素的能力低下，使血清非结合胆红素升高：①窒息、缺氧、酸中毒及感染。②克里格勒-纳贾尔（Crigler-Najjar）综合征。③吉尔伯特（Gilbert）综合征。④Lucey-Driscoll综合征。⑤某些药物，如磺胺、水杨酸盐、维生素K、吲哚美辛、毛花苷丙等。⑥脑垂体功能低下和唐氏综合征等常伴有血胆红素升高或生理性黄疸消退延迟。

（3）胆红素的排泄障碍：是肝细胞和（或）胆道对胆汁分泌和（或）排泄障碍所致，引起高结合胆红素血症，如同时有肝细胞功能受损，也可伴有非结合胆红素增高：①新生儿肝炎。②先天性代谢缺陷病。③杜宾-约翰逊（Dubin-Johnson）综合征。④胆管阻塞。

知识点9：母乳性黄疸

发生率为0.5%~2%，多于生后4~7日出现黄疸，2~3周达高峰，血清胆红素可>

342μmol/L（20mg/dl），但尚无胆红素脑病报告。胆红素在停止哺乳 24~72 小时后即下降，3 天仍不明显降低者可除外母乳性黄疸。患儿食欲良好，体重增加，无引起黄疸的其他原因。继续哺乳 1~4 个月，胆红素亦降至正常。确切原因尚未肯定，目前认为是 β-葡萄糖醛酸苷酶含量丰富，活性又高，当新生儿开奶延迟，摄入量不足，肠蠕动减少时，β-葡萄糖醛酸苷酶可分解，结合胆红素还原成未结合胆红素而在肠道回吸收增加，显现黄疸。积极加喂母乳，肠蠕动增加，肠壁再吸收减少，黄疸可自然消退。

知识点 10：新生儿黄疸的辅助检查

（1）红细胞计数和血红蛋白降低，网织红细胞数可升高。

（2）定期监测胆红素水平。病理性黄疸足月儿总胆红素 >20.4μmol/L，早产儿 >25.6μmol/L。间接胆红素 >30.78μmol/L，可并发高胆红素脑病。

（3）溶血性黄疸时有母婴血型（ABO 和 Rh 血型）检查，并作直接抗人球蛋白试验（Coomb's 试验）。

知识点 11：病理性黄疸的换血疗法

针对引起病理性黄疸的原因，采取相应的措施，治疗原发疾病。符合下列条件之一者即应进行换血疗法：①产前已明确诊断，出生时脐血总胆红素 >68μmol/L（4mg/dl），血红蛋白 <120g/L。伴水肿、肝脾大和心力衰竭者。②生后 12 小时内胆红素上升每小时 >12μmol/L（0.7mg/dl）。③总胆红素已达到 342mmol/L（20mg/dl）者。④不论血清胆红素水平高低，已有胆红素脑病的早期表现者。小早产儿、合并缺氧和酸中毒者或上一胎溶血严重者，指征应放宽。

知识点 12：病理性黄疸的药物疗法

（1）酶诱导剂：苯巴比妥和尼可刹米两药均能诱导肝细胞微粒体增加葡萄糖醛酸转移酶的生成，增加未结合胆红素与葡萄糖醛酸的结合能力，从而使肝清除胆红素增加，血清胆红素下降。苯巴比妥能增加肝细胞膜的通透性，使血中未结合胆红素较易进入肝细胞内，且还能增加 γ 蛋白含量，促进肝细胞对胆红素的摄取。苯巴比妥为 5mg/（kg·d），分 2~3 次服。尼可刹米为 100mg/（kg·d），分 3 次服。两药可合用。

（2）肾上腺皮质激素：有助于阻止抗原抗体反应，抑制溶血病的溶血过程，且能活跃肝细胞的酶系统，增加葡萄糖醛酸与胆红素的结合力。常用泼尼松 2mg/（kg·d）。亦有人认为加用激素不能提高疗效，主张无需常规使用。

（3）血浆和清蛋白：静脉输注清蛋白，可使血清中游离的未结合胆红素附着于清蛋白上，可减少未结合胆红素与脑细胞结合的机会，降低胆红素脑病的发生率有一定作用。换血前先注入清蛋白，1~2 小时后再换血，可换出更多的胆红素。用量为清蛋白每次 1g/kg，或用血浆 25ml，每日 1~2 次。

（4）葡萄糖：可静脉滴注葡萄糖，以增加葡萄糖醛酸的形成。

（5）其他药物：碳酸氢钠纠正酸中毒。避免应用磺胺、苯甲酸钠咖啡因、维生素 K_3、氯霉素、非那西汀等药物。药用炭可阻止胆红素在肠道的吸收，生后 4 小时开始服 0.75g，每 4 小时 1 次。琼脂具有类似作用，生后 24 小时服 125～250mg，每 4 小时 1 次。

知识点 13：新生儿黄疸的光照疗法

光照疗法简称光疗，是一种降低血清未结合胆红素简单易行的方法。自 1958 年 Cremer 等首次推荐应用光疗治疗新生儿高胆红素血症以来，光疗已经成为治疗和预防新生儿高胆红素血症最常用的方法。对于所有的新生儿，无论是否为成熟儿、是否存在溶血以及何种肤色，光疗均能降低胆红素浓度或胆红素的升高程度。光疗已在全世界广泛应用了数十年之久，到目前为止，尚无光疗远期严重副作用的报道，可以认为光疗是一种安全、有效的治疗方法。

（1）原理：光疗不但可降低已升高的血清胆红素含量，还可预防早产儿患高胆红素血症。分解胆红素最有效的光波是蓝光（波长 480nm），与血清中胆红素的最高吸收波长（460～465nm）颇接近。胆红素经光氧化后，产生胆绿素和两种以上双吡咯。后者溶于水，不易弥散到中枢神经系统，但易进入胆汁和尿液中，然后排出体外。光疗不能阻断间接胆红素的产生。

（2）指征：血胆红素高于 256.5mmol/L；黄疸出现早、进展快者，应尽早做；早产儿和低体重儿可适当放宽指征；产前诊断为 Rh 溶血病者，生后一旦出现黄疸，即可行光疗。

（3）方法：将患儿裸体放入光疗箱中，双眼及会阴部遮盖。选用波长 425～475nm 蓝光上下双光照射，连续照射 24～48 小时，最长不超过 96 小时。当胆红素下降至 20.4μmol/L 时，停止照射。

（4）并发症：①光疗最严重的并发症是青铜症。婴儿经光疗后，皮肤出现青紫或灰黄绿色，血清、尿液也呈相似颜色，甚至肝、脾、肾、心包及腹腔积液均可有"青铜"色素。青铜症常见于光疗前结合胆红素较高，肝功能较差或有败血症的婴儿，故遇有肝细胞损害、有阻塞性黄疸及败血症时，不宜采用光照疗法。②大便色绿较稀，次数增多，为较轻的并发症，应注意及时补充不显性失水。皮肤偶可出现红斑或出血样瘀点。荧光灯亦有一定的热量，在炎热的夏天用双面光照射时，应特别注意通风散热，避免灼伤。

第四节　新生儿溶血病

知识点 1：新生儿溶血病的概念

新生儿溶血病（HDN）主要指母子血型不合引起的同族免疫性溶血。以 ABO 血型不合最常见，其次为 Rh 血型不合。

知识点 2：新生儿溶血病的病因和发病机制

为母婴血型不合引起的抗原抗体反应，由于母亲体内不存在胎儿的某些由父亲遗传的红细胞血型抗原，胎儿红细胞通过胎盘进入母体或母体通过其他途径（如输血、接种疫苗等）接触这些抗原，会刺激母体产生相应抗体。此抗体（IgG）进入胎儿血液循环，即与胎儿红细胞表面的相应抗原结合（致敏红细胞），继之在单核-吞噬细胞系统内被破坏，引起溶血。

（1）ABO 溶血病：主要见于母为 O 型，子为 A 或 B 型。因自然界广泛存在 A 或 B 型抗原物质，故可第一胎发病。

（2）Rh 溶血病：主要见于母为 Rh 阴性，子为 Rh 阳性。Rh 血型有 6 种抗原（C、c、D、d、E、e），其中以 D 抗原性最强，其次为 E。本病除因孕母曾接受过 Rh 血型不合的血液制品输注外，一般不发生于第一胎，一旦发生，病情随胎次而加重。

知识点 3：新生儿溶血病的病理生理

ABO 溶血除引起黄疸外，其他改变不明显。Rh 溶血造成胎儿重度贫血，甚至心力衰竭。重度贫血、低蛋白血症和心力衰竭可导致全身水肿（胎儿水肿）。贫血时，髓外造血增强，可出现肝脾大。胎儿血中的胆红素经胎盘入母亲肝脏进行代谢，故娩出时黄疸往往不明显。出生后，新生儿处理胆红素的能力较差，因而出现黄疸。血清未结合胆红素过高可导致胆红素脑病。

知识点 4：新生儿溶血病的临床表现

临床症状轻重与溶血程度有关，一般 Rh 血型不合较 ABO 血型不合为重。

（1）黄疸：Rh 溶血病多在 24 小时内出现，而 ABO 溶血病者多在第 2~3 日出现，且黄疸迅速加重。一般间接胆红素增高为主，少数严重者亦可结合胆红素增高，表现为"胆汁淤积综合征"。

（2）贫血：程度不一。重症 Rh 溶血病，出生时即可有严重贫血、胎儿水肿或伴心力衰竭。ABO 溶血病一般无贫血或程度较轻。

（3）肝脾大：Rh 溶血病患儿多有不同程度肝脾大，ABO 溶血病患儿则不明显。

知识点 5：新生儿溶血病的并发症

胆红素脑病是新生儿溶血病的最严重并发症，早产儿更易发生，多于生后 1 周内发生，最早可于生后 1~2 日内出现神经症状，临床分为以下 4 期：

（1）警告期：嗜睡，反应低下，吸吮无力，拥抱反射减弱或消失，肌张力减低。持续 12~24 小时。

（2）痉挛期：肌张力增高，角弓反张，前囟隆起，呕吐，惊厥，常有发热。如不及时治疗，1/3~1/2 患儿死亡。持续 12~48 小时。

（3）恢复期：吸吮力及对外界反应逐渐恢复，随后呼吸好转，肌张力恢复正常。此期持续约 2 周。

（4）后遗症期：常出现手足徐动症、高频听力障碍、智能落后、眼球运动障碍、牙釉质发育不良及脑瘫等后遗症。

知识点 6：新生儿溶血病的产前检查

常规检测母血型，若母为 O 型或 Rh 阴性，则应检查父血型，血型不合者于妊娠 12~16 周、28~32 周和 36 周时检查母血抗体，如效价增高，进一步检测羊水胆红素浓度，增高即可确诊。胎儿水肿或并发腹腔积液时，B 型超声波检查可协助诊断。

知识点 7：新生儿溶血病的产后检查

（1）血常规：血红蛋白减少，网织红细胞、有核红细胞和球形红细胞增多（见于 ABO 溶血）。

（2）查血型：母子血型不合（ABO 及 Rh 血型）。

（3）血清胆红素：主要为间接胆红素增多，重症者亦偶有直接胆红素增多。

（4）免疫学检查：生后 3~7 日内取血清行溶血 3 项试验。改良 Coombs 或抗体释放试验中有一项阳性者即可确诊，游离抗体试验阳性不能作为确诊依据。Rh 溶血病患儿改良 Coombs 试验往往为阳性，而 ABO 溶血病患儿常为阴性或弱阳性。

知识点 8：新生儿溶血病的诊断

（1）产前诊断：凡既往有不明原因的死胎、流产、新生儿重度黄疸史的孕妇及其丈夫均应进行 ABO、Rh 血型测定，不合者进行孕妇血清中抗体动态监测。孕妇血清中 IgG 抗 A 或抗 B>1∶64，提示有可能发生 ABO 溶血病。Rh 阴性孕妇在妊娠 16 周时应检测血中 Rh 血型抗体作为基础值，以后每 2~4 周监测 1 次，抗体效价上升提示可能发生 Rh 溶血病。

（2）生后诊断：新生儿娩出后黄疸出现早，且进行性加重，有母婴血型不合，改良 Coombs 试验和抗体释放试验中有一项阳性者即可确诊。

知识点 9：新生儿溶血病的鉴别诊断

（1）先天性肾病：有全身水肿、低蛋白血症和蛋白尿，但无病理性黄疸和肝脾大。

（2）新生儿贫血：双胞胎的胎-胎间输血，或胎-母间输血可引起新生儿贫血，但无重度黄疸、血型不合及溶血 3 项试验阳性。

（3）生理性黄疸：ABO 溶血病可仅表现为黄疸，易与生理性黄疸混淆，血型不合及溶血 3 项试验可资鉴别。

知识点 10：新生儿溶血病的产前治疗

（1）提前分娩：羊水中胆红素明显增高，且卵磷脂与鞘磷脂（L/S）之比大于 2，可考虑提前分娩，以免进一步发展为胎儿水肿或死胎。

（2）血浆置换：孕妇血中 Rh 抗体 1：64 时应考虑血浆置换术。以清除 Rh 血型抗体。

（3）宫内输血：胎儿水肿或胎儿 Hb<80g/L 而肺未成熟者可行宫内输血。

（4）苯巴比妥：孕妇分娩前 1~2 周口服苯巴比妥 60mg/d，以诱导胎儿葡萄糖醛酸酶的产生。

知识点 11：新生儿溶血病的新生儿治疗

（1）光疗：是目前应用最多而安全有效的措施，通过光照使皮肤 2mm 深度的胆红素氧化为无毒水溶性产物从胆汁及尿中排出。

（2）药物治疗：①肝酶诱导剂：常用苯巴比妥。用法：每日 5mg/kg，分 2~3 次口服。因该药产生作用较慢，黄疸发生后应用，效果欠佳。②输注清蛋白或血浆：提高血中清蛋白浓度，增加清蛋白与胆红素的结合。降低血清中游离胆红素的含量，从而减少胆红素脑病的发生。用量：清蛋白每次 1g/kg 静脉滴注或血浆每次 20~30ml 静脉滴注。③静脉输注丙种球蛋白：早期使用效果较好。按 1~2g/kg 给予，于 6~8 小时内静脉滴注。④纠正缺氧和酸中毒：因酸中毒时影响清蛋白和胆红素的联结。每次 5%碳酸氢钠 3~5ml/kg 稀释后静脉滴注。

（3）换血疗法。

（4）其他治疗：防止低血糖、低血钙、低体温，纠正缺氧、贫血、水肿、电解质紊乱和心力衰竭等。

知识点 12：新生儿换血疗法

（1）作用：①换出部分血中游离抗体和致敏红细胞，减轻溶血。②换出血中大量胆红素，防止发生胆红素脑病。③纠正贫血，改善携氧，防止心力衰竭。

（2）指征：大部分 Rh 溶血病和个别严重的 ABO 溶血病需换血治疗。符合下列条件之一者即应换血：①产前已明确诊断，出生时脐血总胆红素>68μmol/L（4mg/dl），血红蛋白<120g/L，伴水肿、肝脾肿大和心力衰竭者。②生后 12 小时内胆红素每小时上升>12μmol/L（0.7mg/dl）者。③光疗失败，指高胆红素血症经光疗 4~6 小时后血清总胆红素仍上升 8.61μmol/(L·h)［0.5mg/(dl·h)］。④已有胆红素脑病早期表现者。

（3）方法：①血源：Rh 溶血病应选用 Rh 系统与母亲同型、ABO 系统与患儿同型的血液，紧急或找不到血源时也可选用 O 型血；母 O 型、子 A 或 B 型的 ABO 溶血病，最好用 AB 型血浆和 O 型红细胞的混合血；有明显贫血和心力衰竭者，可用血浆减半的浓缩血。②换血量：一般为患儿血量的 2 倍（约 150~180ml/kg），大约可换出 85%的致敏红细胞和

60%的胆红素及抗体。③途径：一般经外周的动、静脉同步换血，也可选用脐动、静脉进行同步换血。

知识点13：新生儿溶血病的预防

Rh 阴性妇女在流产或分娩 Rh 阳性胎儿后，应尽早注射相应的抗 Rh 免疫球蛋白，以中和进入母血的 Rh 抗原。临床上目前常用的预防方法是对 RhD 阴性妇女在流产或分娩 RhD 阳性胎儿后，72 小时内肌内注射抗 D 球蛋白 300μg。

第五节　新生儿缺氧缺血性脑病

知识点1：新生儿缺氧缺血性脑病的概念

新生儿缺氧缺血性脑病（HIE）是指围生期窒息引起的部分或完全缺氧、脑血流减少或暂停而导致胎儿或新生儿脑损伤。部分患儿可留有不同程度的神经系统后遗症，如智力低下、癫痫、大脑性瘫痪、共济失调等。多见于足月儿，是儿童神经系统伤残的常见原因之一。

知识点2：新生儿缺氧缺血性脑病的病因

缺氧是 HIE 发病的核心，其中围生期窒息是最重要的病因。此外，出生后肺部疾患、心脏病变及严重失血或贫血等严重影响机体氧合状态的新生儿疾病也可引起 HIE。

知识点3：新生儿缺氧缺血性脑病的发病机制

（1）脑血流改变：当缺氧缺血为部分性或慢性时，体内血液出现重新分配，以保证心脑的血液供应。如缺氧继续存在，脑血管自主调节功能失代偿，形成压力被动性脑血流。当血压降低时脑血流减少，造成缺血性损害。

（2）脑血管自主调节功能障碍：缺氧缺血和高碳酸血症时可导致脑血管自主调节功能障碍，形成"压力被动性脑血流"，即脑血流灌注随全身血压的变化而波动。当血压高时，脑血流过度灌注可致颅内血管破裂出血；血压下降、脑血流减少则引起缺血性脑损伤。

（3）脑组织代谢改变：缺氧时，脑组织无氧酵解导致脑细胞死亡的瀑布样反应。

知识点4：新生儿缺氧缺血性脑病的病理变化

病变的范围、分布和类型主要取决于损伤时脑成熟度、严重程度及持续时间。①脑水肿：为早期主要的病理改变。②选择性神经元死亡（包括凋亡和坏死）和梗死：足月儿主要病变在脑灰质，包括脑皮质（呈层状坏死）、海马、基底节、丘脑、脑干和小脑半球，后期表现为软化、多囊性变或瘢痕形成。③出血：包括脑室、原发性蛛网膜下腔、脑实质出血。④早产儿主要表现为脑室周围白质软化（PVL）和脑室周围-脑室内出血。PVL包括局灶性和弥漫性，前者主要位于侧脑室的额部、体部和枕部三角区，包括囊性和非囊性病变，其中非囊性病变是临床上最常见的形式，而囊性病变是更严重的损伤形式。

知识点5：新生儿缺氧缺血性脑病的临床表现

出生后不久出现神经系统症状，并持续至24小时以上，一般于72小时达高峰，随后逐渐好转，严重者病情可恶化。神经系统症状包括意识改变（过度兴奋、嗜睡、昏迷）、肌张力改变（增高或减弱）、原始反射减弱或消失，严重者可有惊厥、脑干症状（呼吸节律改变、瞳孔改变、对光反射迟钝或消失）和前囟张力增高。

知识点6：新生儿缺氧缺血性脑病的临床分度

根据意识、肌张力、原始反射改变、有无惊厥、病程及预后等，临床上将HIE分为轻、中、重三度，见表2-5。

表2-5　HIE临床分度

项目	轻度	中度	重度
意识	兴奋抑制交替	嗜睡	昏迷
肌张力	正常或稍增高	减低	松软，或间歇性伸肌张力增高
拥抱反射	稍活跃	减弱	消失
吸吮反射	正常	减弱	消失
惊厥	无，或有肌阵挛	常有	有，可呈持续状态
中枢性呼吸衰竭	无	有	明显
瞳孔改变	无，或扩大	常缩小	不对称、扩大、光反射迟钝或消失
脑电图	正常	低电压，可有痫样放电	暴发抑制，等电位
病程及预后	症状在72小时内消失，预后好	症状在14天内消失，可能有后遗症	症状持续数周，病死率高，存活者多有后遗症

知识点7：新生儿缺氧缺血性脑病的影像学检查

（1）颅脑超声：对脑水肿、脑室内出血、基底核丘脑梗死、脑动脉梗死等病变较敏感，但对皮层损伤不敏感。脑水肿时可见脑实质不同程度的回声增强、脑室变窄或消失，基底核和丘脑损伤表现为双侧对称性强回声，脑梗死早期相应供血区呈强回声。

（2）MRI：无放射线损伤，对脑灰质、白质的分辨率异常清晰，且轴位、矢状位及冠状位成像，能清晰显示B超或CT不易探及的部位，对于矢状旁区损伤尤为敏感，为判断足月儿和早产儿脑损伤的类型、范围、严重程度及评估预后提供了重要的影像学信息。

（3）头颅 CT：脑水肿时可见脑实质呈弥漫性低密度影伴脑室变窄，基底核和丘脑损伤呈双侧对称性高密度影，脑梗死表现为相应供血区低密度影。

知识点 8：脑功能及脑血流检查

（1）脑电图（EEG）：可出现异常棘波，有助于临床确定脑病变严重程度、判断预后和对惊厥的鉴别。

（2）脑干诱发电位检查：表现为出波延迟、潜伏期延长、波幅变平。

（3）多普勒超声脑血流速度（CBV）测定：有助于了解脑灌注情况，高 CBV 提示存在脑血管麻痹和缺乏自主调节，低 CBV 提示存在广泛的脑坏死、低灌注，甚至无灌流。

知识点 9：生化指标测定

神经烯醇化酶（NSE）、S-100 蛋白（S-100）和脑型肌酸激酶同工酶（CK-BB）存在于神经组织的不同部位，HIE 后 6~72 小时它们在血液与脑脊液中的升高与脑损害程度呈正相关，能作为 HIE 早期诊断和评估预后的敏感标志物。

知识点 10：新生儿缺氧缺血性脑病的诊断

同时具备以下 4 条者可确诊，第 4 条暂时不能确定者可作为拟诊病例。目前尚无早产儿 HIE 诊断标准。①有明确的可导致胎儿宫内窒迫的异常产科病史，以及严重的胎儿宫内窒迫表现［胎心<100 次/分，持续 5 分钟以上和（或）羊水Ⅲ度污染］，或者在分娩过程中有明显窒息史。②出生时有重度窒息，指 Apgar 评分 1 分钟≤3 分，并延续至 5 分钟时仍≤5 分和（或）出生时脐动脉血气 pH≤7.00。③出生后不久出现神经系统症状，并持续至 24 小时以上，如意识改变（过度兴奋、嗜睡、昏迷）、肌张力改变（增高或减弱）、原始反射异常（吸吮、拥抱反射减弱或消失），病重时可有惊厥、脑干症状（呼吸节律改变、瞳孔改变、对光反射迟钝或消失）和前囟张力增高。④排除电解质紊乱、颅内出血和产伤等原因引起的抽搐，以及宫内感染、遗传代谢性疾病和其他先天性疾病所引起的脑损伤。

知识点 11：新生儿缺氧缺血性脑病的治疗

（1）支持疗法：①维持良好地通气、换气，使血气和 pH 保持在正常范围。根据血气给予不同方式的氧疗，严重者可选用机械通气、NO 吸入，但应避免 PaO_2 过高或 $PaCO_2$ 过低。②维持脑和全身良好的血流灌注是支持疗法的关键措施，避免脑灌注过低或过高。低血压可用多巴胺 2~5μg/(kg·min)，也可同时加用等剂量的多巴酚丁胺。③维持血糖在正常高值［4.16~5.55mmol/L（75~100mg/dl）］，以提供神经细胞代谢所需能源。

（2）控制惊厥：首选苯巴比妥，负荷量为 20mg/kg，于 15~30 分钟静脉滴入，若不能控制惊厥，1小时后可加10mg/kg。12~24小时后给维持量，每日3~5mg/kg。肝功能不良者改用苯妥英钠，剂量同苯巴比妥。顽固性抽搐者加用地西泮，每次0.1~0.3mg/kg静脉滴注；或加用水合氯醛50mg/kg灌肠。

（3）治疗脑水肿：避免输液过量是预防和治疗脑水肿的基础，每日液体总量不超过60~80ml/kg。颅内压增高时，首选利尿剂呋塞米，每次0.5~1mg/kg，静脉注射；严重者可用20%甘露醇，每次0.25~0.5g/kg，静脉注射，每6~12小时1次，连用3~5日。一般不主张使用糖皮质激素。

（4）亚低温治疗：目前国内外已将其用于临床，是一项有前景的治疗措施。其安全性、疗效已经得到初步肯定。应于发病6小时内开始治疗，持续48~72小时。

（5）神经营养因子：近年研究显示神经营养因子可改善细胞周围环境，促进受损神经细胞的修复和再生，其中研究较多的是碱性成纤维细胞生长因子（bFGF）和胰岛素样生长因子（IGF-1）。

（6）早期康复干预：0~2岁小儿脑处于快速发育的灵敏期，可塑性强，因此，对HIE患儿尽早开始感知刺激和动作训练可促进脑结构和功能代偿，有利于患儿的恢复并减轻后遗症。

知识点12：新生儿缺氧缺血性脑病的预后及预防

本病预后与病情严重程度，抢救是否正确、及时有关。病情严重，惊厥、意识障碍、脑干症状持续1周以上，血清CK-BB和脑电图持续异常者预后差。幸存者常留有不同程度的运动和智力障碍、癫痫等后遗症。积极推广新法复苏，防治围生期窒息是预防本病的主要方法。

第六节　新生儿颅内出血

知识点1：新生儿颅内出血的概念

新生儿颅内出血是新生儿期常见的脑损伤。由围生期缺氧或产伤引起，前者多见于早产儿，以脑室周围-脑室内出血和脑实质出血为主，后者以硬膜下和蛛网膜下腔出血为常见，多见于足月儿。重症者病死率高，存活者常留有神经系统后遗症。

知识点2：新生儿颅内出血的病因及发病机制

（1）早产：胎龄32周以下的早产儿，在脑室周围的室管膜下及小脑软脑膜下的颗粒层均留存胚胎生发基质（GM）。该结构有以下几个特点：①脑血流缺乏自主调节功能。②该组织是一未成熟的毛细血管网，其血管壁仅有一层内皮细胞，易于破损。③GM血管壁的内皮细胞富含线粒体，耗氧量大。当血流动力学发生变化或窒息缺氧、酸中毒时，可导致毛细血管破裂，引起出血。④小静脉系统呈"U"字形回路汇聚于大脑大静脉。由于这种特殊走向，易引起血流缓慢或停滞以及毛细血管床压力增加，进而致出血。⑤该部位纤维溶解蛋白活性增加。32 周以后 GM 逐步退化形成神经胶质细胞，构成生后脑白质的基础。

（2）缺血缺氧：窒息时低氧血症、高碳酸血症可损害脑血流的自主调节功能，形成压力被动性脑血流和脑血管扩张，引起血管内压增加，毛细血管破裂；或静脉淤滞、血栓形成，脑静脉血管破裂出血。

（3）外伤：主要为产伤所致，如胎位不正、胎儿过大、产程延长等使胎儿头部过分受压，或使用高位产钳、胎头吸引器、急产、臀牵引等机械性损伤均可使天幕、大脑镰撕裂和脑表浅静脉破裂而导致硬膜下出血。其他如头皮静脉穿刺、吸痰、搬动、气管插管等频繁操作或机械通气时呼吸机参数设置不当等可造成头部过分受压、脑血流动力学突然改变或自主调节受损，引起毛细血管破裂而出血。

（4）其他：新生儿肝功能不成熟、凝血因子不足，或患其他出血性疾病，如同族免疫性或自身免疫性血小板减少性紫癜，或母孕期使用苯妥英钠、苯巴比妥、利福平等药物引起新生儿血小板或凝血因子减少；不适当地输入碳酸氢钠、葡萄糖酸钙、甘露醇等高渗溶液，可导致毛细血管破裂。

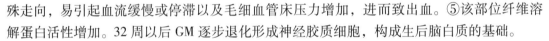

知识点 3：新生儿颅内出血的临床表现

主要与出血部位和出血量有关，轻者可无症状，大量出血者可在短期内病情恶化，进而死亡。常见的症状与体征有：①神志改变：激惹、嗜睡或昏迷。②呼吸改变：增快或减慢，不规则或暂停。③颅内压力增高：前囟隆起、血压增高、抽搐、角弓反张、脑性尖叫。④眼征：凝视、斜视、眼球震颤等。⑤瞳孔：不等大或对光反射消失。⑥肌张力：增高、减弱或消失。⑦其他：不明原因的苍白、贫血和黄疸。

知识点 4：新生儿颅内出血的临床分型

根据颅内出血部位不同，临床上分为以下几种类型：

（1）脑室周围-脑室内出血：临床症状轻重不一，轻者可无症状，重症者表现如下：①急剧恶化型，数分钟至数小时内病情急剧进展，出现意识障碍、呼吸暂停、光反射消失、凝视、肌张力严重低下或周身强直性惊厥、前囟紧张隆起，以及难以纠正的酸中毒或猝死。②断续进展型，症状在数小时至数天内断续进展，可出现病情缓解间隙，表现为神态异常，四肢肌张力低下，但不昏迷，可存活或进一步恶化死亡，幸存者可有大脑性瘫痪、癫痫或脑积水等后遗症。

（2）硬脑膜下出血：多因机械性损伤致使大脑镰及小脑幕表浅静脉撕裂出血。急性大量出血者，在数分钟或几小时内神经系统症状恶化，呼吸停止死亡；亚急性者，在出生 24小时后出现症状，以神经兴奋症状及惊厥为主，有局灶性脑征，如偏瘫、斜视；亦有的症状在新生儿期不明显，在生后数月发展为慢性硬脑膜下积液，导致癫痫发作。

（3）原发性蛛网膜下腔出血：典型症状是生后第 2 天发生惊厥，发作间隙一般情况良好，少量出血者常无症状，大多数预后良好，常在1周内恢复，个别病例可因粘连而出现脑积水症状，大量出血者常于短期内死亡。

（4）小脑出血：多发生在胎龄<32周的早产儿，患儿呈进行性呼吸困难、脑性尖叫、呕吐、肌张力降低等，其严重呼吸障碍可能与出血压迫脑干呼吸中枢有关，最后因呼吸衰竭而死亡。

知识点5：新生儿颅内出血的实验室检查

（1）CT和B超扫描：可提供出血的准确部位和范围，有助于诊断和预后的判断，颅内出血一般按Papile分级：①Ⅰ级，脑室管膜下出血。②Ⅱ级，脑室内出血，但无脑室扩大。③Ⅲ级，脑室内出血伴脑室扩大。④Ⅳ级，脑室内出血伴脑实质血肿。

（2）脑脊液检查：脑室内和蛛网膜下腔出血时，脑脊液可呈均匀血性并可见皱缩红细胞。其他类型的颅内出血时，脑脊液可正常。

（3）连续观察头围变化：有助于监测脑室体积的变化。

知识点6：新生儿颅内出血的治疗

（1）止血：可选用维生素K_1、酚磺乙胺、卡巴克洛等。

（2）降低颅内压：有颅内压力增高症状者用呋塞米，每次$0.5\sim1$mg/kg，每日$2\sim3$次静脉注射。中枢性呼吸衰竭者可用小剂量甘露醇，每次$0.25\sim0.5$g/kg，每$6\sim8$小时1次，静脉注射。

（3）支持疗法：保持患儿安静，尽可能避免搬动、刺激性操作，维持正常的PaO_2、$PaCO_2$、pH值、渗透压及灌注压。

（4）出血后脑积水：行脑室穿刺引流，维持7天后撤除，如头围继续增大，可考虑行脑积水分流术。

（5）硬脑膜穿刺：硬脑膜下出血者，每日1次，每次抽液量不超过15ml。

知识点7：新生儿颅内出血的预后

新生儿颅内出血的预后主要与出血部位、出血量、胎龄及其他围生期因素有关。早产儿以及Ⅲ、Ⅳ级PVH-IVH、慢性缺氧、脑实质大量出血预后差，幸存者常留有不同程度的神经系统后遗症。

知识点8：新生儿颅内出血的预防

（1）预防早产，预防宫内窘迫。

（2）出生时要预防产伤，正确进行窒息复苏。

（3）避免使脑血流发生较大波动，避免快速过多补液，避免使用高渗液体。

第七节 新生儿呼吸系统疾病

一、新生儿胎粪吸入综合征

知识点 1：新生儿胎粪吸入综合征的概念

胎粪吸入综合征（MAS）或称胎粪吸入性肺炎，是由于胎儿在宫内或产时吸入混有胎粪的羊水所致，以呼吸道机械性阻塞及化学性炎症为主要病理特征，以生后出现呼吸窘迫为主要表现的临床综合征。多见于足月儿或过期产儿。

知识点 2：新生儿胎粪吸入综合征的病因及发病机制

（1）胎粪的排出：若胎儿在宫内或分娩过程中缺氧，使肠道和皮肤血流量减少，继而迷走神经兴奋，最终导致肠壁缺血痉挛，肠蠕动增快，肛门括约肌松弛而排出胎粪。

（2）胎粪的吸入：如不存在明显的宫内窘迫，即使羊水被胎粪污染，正常的宫内呼吸活动不会导致胎粪的吸入；一旦有吸入，也大多位于上呼吸道或主气管；如存在明显的宫内缺氧所引起的胎儿窘迫并出现喘气，胎粪可能因此进入小呼吸道或肺泡。在生后的呼吸开始后，尤其是在伴有喘气时，胎粪可吸入至远端呼吸道。

MAS 发生率与胎龄有关，如 42 周以上胎龄，发生率>30%，37 周以下胎龄，发生率<2%，胎龄不足 34 周者极少有胎粪排入羊水发生。

知识点 3：新生儿胎粪吸入综合征的病理生理

MAS 的主要病理变化是胎粪机械性阻塞呼吸道所致的肺不张、肺气肿和正常肺泡同时存在，其各自所占的比例决定了患儿临床表现的轻重。在窒息、低氧的基础上，胎粪吸入所致的肺不张、肺萎陷、化学性炎症损伤、PS 的继发性灭活可进一步加重肺萎陷、通气不足和低氧。上述因素使患儿肺血管压力不能适应生后的环境而下降，出现新生儿持续肺动脉高压（PPHN）。

知识点 4：新生儿胎粪吸入综合征的临床表现

（1）病史：MAS 多见于过期产儿。患儿生后见指甲、皮肤、脐带严重黄染，口、鼻腔吸引物中含有胎粪等。

（2）症状及体征：症状轻重与吸入羊水的性质（混悬液或块状胎粪）和量有关。常于出生后出现呼吸困难，表现为呼吸急促、三凹征、呼气性呻吟及青紫，胸部可见桶状隆起，肺部可闻干湿啰音。并发气胸或纵隔气肿时，呼吸困难和青紫突然加重。合并 PPHN 者发绀更严重而持久，或发绀程度与肺部体征不平行。呼吸困难表现常持续数天至数周。

严重 MAS 可并发多脏器功能障碍、肺出血、红细胞增多症、低血糖、HIE 等。

知识点 5：新生儿胎粪吸入综合征的辅助检查

（1）胸部 X 线片：两肺有不规则斑片影并肺气肿，由于过度充气而使横膈平坦，重症者可出现大片肺不张、肺萎陷表现，还可并发纵隔气肿、气胸等。

（2）血气分析：pH 和 PaO_2 降低，$PaCO_2$ 增高。血常规、血糖、血生化检查等。

（3）心脏超声：彩色多普勒超声检查有助于 PPHN 的诊断。

知识点 6：新生儿胎粪吸入综合征的诊断

根据足月儿或过期产儿有羊水胎粪污染的证据，初生儿的指（趾）甲、脐带和皮肤被胎粪污染而发黄，生后早期出现的呼吸困难，气管内吸出胎粪及有典型的胸部 X 线片表现时可做出诊断。如患儿胎龄小于 34 周，或羊水清澈，胎粪吸入则不太可能。

知识点 7：新生儿胎粪吸入综合征的治疗

（1）产科处理和 MAS 的预防：对母亲有胎盘功能不全、先兆子痫、高血压、慢性心脏疾病和过期产等，应密切进行产程的监护，做好复苏的准备工作。在分娩中见胎粪污染羊水时，应在胎肩和胸娩出前清理鼻咽部胎粪，娩出后如新生儿"无活力"（心率<100 次/分、无自主呼吸和肌张力低下），应行气管插管将已吸入的胎粪尽量吸清，在胎粪清除前不应刺激呼吸或给正压通气。

（2）一般监护及呼吸治疗：对有胎粪吸入者应密切监护，观察呼吸窘迫症状和体征，减少不必要的刺激，监测血糖、血钙等；对低血压或心功能不全者，使用正性肌力药物；为避免脑水肿和肺水肿，应限制液体。常规摄胸部 X 线片检查，应注意有许多患儿无临床表现而胸部 X 线片可见异常。胸部物理治疗和用头罩或面罩给予温湿化用氧将有助于气道胎粪的排出。

（3）机械通气：对高碳酸血症和（或）持续低氧血症的重症患儿，应给予机械通气。常频通气无效时可用高频通气（HFOV）。机械通气中需要警惕气漏的发生，对任何无法解释的呼吸困难加重，都应考虑气漏的可能性。

（4）肺表面活性物质的应用：胎粪可引起肺表面活性物质（PS）的灭活，产生继发性表面活性物质缺乏。可用 PS 进行治疗，也可将 PS 结合高频通气、吸入 NO 等联合应用，以获取更好的疗效。

（5）抗生素的应用：临床表现和 X 线片鉴别 MAS 和细菌感染性肺炎比较难。常需选择广谱抗生素进行治疗，并积极寻找细菌感染依据以确定抗生素治疗的疗程。

（6）肺气漏治疗：少量气胸不需处理可自行吸收。但对张力性气胸，应紧急胸腔穿刺抽气，可立即改善症状，然后根据胸腔内气体的多少，必要时行胸腔闭式引流。

（7）PPHN 治疗：去除病因至关重要。方法主要有：碱化血液、应用血管扩张剂、一氧化氮吸入和高频震荡通气。

二、新生儿湿肺

知识点8：新生儿湿肺的概念

新生儿湿肺也称为新生儿暂时性呼吸急促（TTN），是因新生儿肺液清除机制不够完善，导致肺液潴留而出现的呼吸窘迫。该病常发生于剖宫产出生的足月或近足月儿，临床预后多数良好。

知识点9：新生儿湿肺的易感因素

TTN的易感因素包括：近足月的早产儿（34~36周）、母亲应用过多的镇痛药、母亲糖尿病、产时窒息、分娩发动前的选择性剖宫产、母亲低蛋白血症并在分娩过程中输入过多低张力液体、脐带结扎过晚和胎盘-胎儿输血使中心静脉压增加等。

知识点10：新生儿湿肺的病理生理

胎儿肺内含液体约30~35ml/kg，分娩时由于产道挤压，有10~15ml/kg液体被挤出，由空气替代；肺内其余液体被吸收至间质，再由淋巴管和静脉转运至血循环。这种转运一般在生后4小时内完成，如胎儿因剖宫产胸廓不受挤压，或转运功能障碍，导致肺内液体潴留，淋巴管和静脉内液体淤积，肺叶间和胸腔也可有少量积液而影响呼吸。

知识点11：新生儿湿肺的临床表现

典型的TTN发生在足月儿或接近足月儿，尤以剖宫产儿多见。患儿生后3~6小时内呼吸增快，唇周稍发绀，但一般情况好，哭声响，吮奶正常。少数严重病例可出现呻吟、发绀。肺部体征一般仅为呼吸音粗糙或减低，偶闻湿啰音，有时肺部无体征。

知识点12：新生儿湿肺的辅助检查

（1）胸部X线表现：可见肺野显示密度低而均匀的斑片状、大小不等的阴影；肺门纹理增粗，呈放射状向外排列；肺间质积液可显示粗短条影，或伴右肺上、中叶间积液和少量胸腔积液；心影可轻度扩大，以右心为主。X线改变虽多，但吸收亦快，可在2~3日内消失。

（2）血气分析：动脉血气常提示呼吸性酸中毒、轻-中度低氧血症。

知识点13：新生儿湿肺的诊断

常根据典型的临床表现，结合胸部 X 线片做出诊断。患儿呼吸困难的临床表现在 48 小时内自行缓解可以作为 TTN 的回顾性诊断。

知识点 14：新生儿湿肺的鉴别诊断

本病早期需与肺透明膜病相鉴别：后者病程长，X 线表现肺充气减少，多见于早产儿；吸入性肺炎婴儿往往有出生时窒息病史，X 线少见叶间和胸腔积液；病变消失时间较长，临床症状较重。

知识点 15：新生儿湿肺的治疗

TTN 的治疗主要以支持疗法为主。

（1）一般需要给氧，但常不需要呼吸支持。对于严重病例，需要持续呼吸道正压（CPAP）应用。

（2）如患儿血气分析结果进行恶化，应该考虑有持续肺动脉高压（PPHN）或气胸出现可能。

（3）有时 TTN 病人的症状数天仍不缓解，进展至类似呼吸窘迫综合征的表现，需机械通气治疗。

（4）当临床症状 4 小时后仍不缓解或怀疑有感染时，常应用广谱抗生素治疗，在血培养阴性或排除细菌感染后停用。

（5）在呼吸>60 次/分时，不能经口喂养；呼吸 60~80 次/分时，可采用胃管喂养，严重呼吸窘迫应给予禁食。

三、新生儿呼吸窘迫综合征

知识点 16：新生儿呼吸窘迫综合征的概念

新生儿呼吸窘迫综合征（RDS）又称肺透明膜病（HMD），是缺乏肺表面活性物质（PS）而导致的呼吸功能不全，临床表现为生后不久出现呼吸窘迫并呈进行性加重。该病多见于早产儿，胎龄愈小，发病率愈高。

知识点 17：肺表面活性物质的成分与产生

肺表面活性物质是由 Ⅱ 型肺泡上皮细胞合成并分泌的一种磷脂蛋白复合物，磷脂约占 80%，其中磷脂酰胆碱，即卵磷脂（PC），是起表面活性作用的重要物质。孕 18~20 周开始产生，继之缓慢上升，35~36 周迅速增加达肺成熟水平。其次是磷脂酰甘油（PG），26~30 周前浓度很低，而后与 PC 平行升高，36 周达高峰，随后下降，足月时约为高峰值的 1/2。此外尚有其他磷脂，其中鞘磷脂的含量较恒定，只在 28~30 周出现小高峰，故羊水或气管吸引物中 L/S 值可作为评价胎儿或新生儿肺成熟度的重要指标。PS 中蛋白质约占

13%，其中能与 PS 结合的蛋白质称为表面活性物质蛋白（SP），包括 SP-A、SP-B、SP-C 和 SP-D 等，可与磷脂结合，增加其表面活性作用。PS 覆盖在肺泡表面，降低其表面张力，防止呼气末肺泡萎陷，以保持功能残气量（FRC），稳定肺泡内压和减少液体自毛细血管向肺泡渗出。

知识点 18：新生儿呼吸窘迫综合征的病因及发病机制

新生儿 RDS 是由于 PS 缺乏所致，与肺上皮细胞合成分泌 PS 不足密切相关。对于肺解剖结构尚未发育完成的早产儿，其胎龄越小，PS 的量也越低，肺泡表面张力增加，呼气末 FRC 降低，肺泡趋于萎陷。故其肺功能异常主要表现为肺顺应性下降，气道阻力增加，通气/血流降低，气体弥散障碍及呼吸功增加。从而导致缺氧和因其所致的代谢性酸中毒及通气功能障碍所致的呼吸性酸中毒；缺氧及酸中毒使肺毛细血管通透性增高，液体漏出，使肺间质水肿和纤维蛋白沉着于肺泡表面，形成嗜伊红透明膜，进一步加重气体弥散障碍，加重缺氧和酸中毒，并抑制 PS 合成，形成恶性循环。此外，严重缺氧及混合性酸中毒也可导致 PPHN 的发生。

知识点 19：新生儿呼吸窘迫综合征的发病高危因素

新生儿（RDS）的发病率随早产儿胎龄的降低而增加，较少发生在足月儿。发病高危因素包括：围生期窒息、低体温、前置胎盘、胎盘早剥和母亲低血压等。此外，剖宫产儿，尤其是宫缩尚未开始的选择性剖宫产、双胎的第二婴和男婴，RDS 的发生率也较高。糖尿病母亲所生婴儿（IDM）比相应胎龄的非 IDM 者 RDS 的发病率可增加 5~6 倍。某些因素可使 RDS 的发病率降低，如慢性高血压或妊娠高血压、胎膜早破时间过长、母亲产前糖皮质激素应用等。

知识点 20：新生儿呼吸窘迫综合征的临床表现

生后不久开始或在 6 小时以内出现呼吸急促、三凹征及呼气性呻吟、发绀，病情呈进行性加重，可致呼吸衰竭。体检两肺呼吸音减低。血气分析 PaO_2 下降及 $PaCO_2$ 升高，BE 负值。生后 24~48 小时病情最重，病死率较高，能存活 3 天以上者肺成熟度增加，可逐渐恢复，但不少患儿因并发肺部感染或动脉导管未闭（PDA）使病情继续加重。轻型病例可仅有呼吸困难、呻吟，而无发绀。

知识点 21：新生儿呼吸窘迫综合征的实验室检查

（1）泡沫试验：取患儿胃液 1ml 加 95% 乙醇 1ml，振荡 15 秒，静置 15 分钟后沿管壁有多层泡沫形成则可除外 RDS，若无泡沫可考虑为 RDS，两者之间为可疑。其原理是由于表面活性物质利于泡沫的形成和稳定，而酒精则起抑制作用。

（2）肺成熟度的判定：测定羊水或患儿气管吸引物中 L/S，若≥2 提示"肺成熟"，1.5~2 可疑、<1.5 "肺未成熟"；PS 中其他磷脂成分的测定也有助于诊断。

（3）血气分析：pH 和动脉氧分压（PaO_2）降低，动脉二氧化碳分压（$PaCO_2$）增高，碳酸氢根减低是 RDS 常见改变。

知识点 22：新生儿呼吸窘迫综合征的 X 线检查

是目前确诊新生儿 RDS 的最重要手段。典型的表现为：①磨玻璃样改变：两肺呈普遍性的透过度降低，可见弥漫性均匀一致的细颗粒网状影。②支气管充气征：在弥漫性不张肺泡（白色）的背景下，可见清晰充气的树枝状支气管（黑色）影。③白肺：严重时双肺野均呈白色，肺与心的边界消失。④肺容量减少（呈"小肺"）。

知识点 23：新生儿呼吸窘迫综合征的鉴别诊断

（1）湿肺：又称新生儿暂时性呼吸困难（TTN），多见于足月儿，病程较短，呈自限性，预后良好。

（2）B 组链球菌肺炎：是由 B 组链球菌败血症所致的宫内感染性肺炎。其临床表现及 X 线所见有时与 RDS 难以鉴别。但前者母亲妊娠晚期多有感染、羊膜早破或羊水有臭味史；母血或宫颈拭子培养有 B 组链球菌生长；患儿病程与 RDS 不同，用青霉素有效。

（3）膈疝：表现为阵发性呼吸急促及发绀。腹部凹陷，患侧胸部呼吸音减弱甚至消失，可闻及肠鸣音；胸部 X 线片可见患侧胸部有充气的肠曲或胃泡影及肺不张，纵隔向对侧移位。

知识点 24：PS 替代治疗

表面活性物质应用可明显改善 RDS 患儿的肺顺应性和氧合、降低呼吸机参数，减少气胸发生率和降低病死率。

（1）应用指征：产房内预防性用药；或 RDS 早期给药，一旦出现呼吸困难、呻吟，立即给药，不要等 X 线出现典型 RDS 表现。

（2）剂量和次数：根据所用表面活性物质的不同，其剂量及重复给药的间隔（6 或 12 小时）亦不相同，一般剂量至少有 100mg/kg 磷脂，有证据提示 200mg/kg 更有效。视病情轻重，可重复给予 2~3 次。

（3）给药方法：PS 用前应充分解冻（或浴化）摇匀，患儿需充分吸痰、清理呼吸道，然后将 PS 经气管插管注入肺内，用复苏气囊挤压使 PS 在肺内均匀分布，给药后数小时禁止吸痰。

知识点 25：氧疗和辅助通气

（1）一般氧疗：轻症可选用鼻导管、面罩、头匣吸氧，维持 PaO_2 50~70mmHg，经皮血氧饱和度（SaO_2）85%~95% 为宜。

（2）CPAP 治疗：多适用于轻重度 RDS 患儿。对于已确诊的 RDS，越早使用 CPAP，越能避免后续经气管插管的应用。①应用指征：RDS 需氧浓度<40%，$PaCO_2$<55mmHg。②方法：开始压力 4~6cmH$_2$O，最大压力 8cmH$_2$O，流量 5~10L/min。

（3）机械通气：对严重 RDS，或用 CPAP 后仍 PaO_2<50mmHg 或 $PaCO_2$>60mmHg，或频发呼吸暂停者，应气管插管用呼吸机进行间隙正压通气（IPPV）和呼气末正压呼吸（PEEP），呼吸频率 35~45 次/分，吸气峰压 20~25cmH$_2$O，PEEP 4~6cmH$_2$O。也可用高频通气。

知识点 26：新生儿呼吸窘迫综合征的并发症

（1）动脉导管未闭（PDA）：PDA 的治疗包括：限制液量；因动脉导管的开放依赖于前列腺素，应用环氧化酶抑制药以抑制前列腺素产生，可使 PDA 关闭。常用吲哚美辛或布洛芬；对应用上述药物无效，且有血流动力学明显变化者，可考虑手术结扎。

（2）肺动脉高压（PPHN）：吸入 NO，先用 5ppm，如疗效不理想，可逐渐增加至 10~20ppm，然后逐渐下降，一般维持 3~4 天。也可用西地那非（每次 0.5~1mg/kg，每 6~8 小时一次）、硫酸镁〔首剂 200mg/kg，缓慢静脉滴注 30 分钟，维持量 20~50mg/（kg·h），浓度<5%〕。

知识点 27：新生儿呼吸窘迫综合征的预防

RDS 的预防包括预防早产，避免新生儿寒冷损伤、窒息、低血容量等。若难以避免早产，母亲产前（产前 48 小时至产前 7 天）应用糖皮质激素可刺激表面活性物质的产生，减少 RDS 的发生。对于已出生的极低或超低出生体重儿，也可在产房或生后早期即给予预防性表面活性物质。

四、新生儿感染性肺炎

知识点 28：新生儿感染性肺炎的病因

感染性肺炎是新生儿的常见疾病，也是最常见的新生儿感染和重要的死亡原因。可发生在宫内、分娩过程中或生后，由细菌、病毒、真菌及原虫等不同的病原体引起。

（1）宫内感染性肺炎：系吸入污染的羊水或血行传播发病，常与产科因素相关，如羊膜早破 24 小时以上或绒毛膜羊膜炎污染羊水，及母亲在妊娠期有感染。

（2）分娩过程中感染性肺炎：系胎儿在产时吸入母亲产道中被病原体污染的分泌物所致，也可因断脐不洁发生血行感染。

宫内和分娩时感染肺炎，细菌感染以革兰阴性杆菌多见，此外有 B 组链球菌、沙眼衣原体、解脲脲原体及巨细胞病毒、单纯疱疹病毒等病毒。

（3）生后感染性肺炎：发病率高，通过接触传播、血行传播或医源性传播而发病。细菌感染以金黄色葡萄球菌、大肠埃希菌多见，许多机会致病菌如克雷伯杆菌、铜绿假单胞菌、枸橼酸杆菌等，以及厌氧菌、真菌也可致病，呼吸道病毒感染多见于晚期新生儿。

知识点 29：宫内感染性肺炎的临床表现

临床表现差异很大，多在生后 24 小时内发病，出常有生时窒息史，复苏后出现呼吸急促、呻吟、反应差等，肺部常闻及湿啰音，严重者出现呼吸衰竭、发绀等。血行感染者常缺乏肺部体征而表现为黄疸、肝脾肿大和脑膜炎等多系统受累。

知识点 30：分娩过程中感染性肺炎的临床表现

发病时间因不同病原体而异。可在出生数日至数周后发病，细菌感染在生后 3~5 小时发病且可伴有败血症，2 型单纯疱疹病毒感染多在生后 5~10 天发病，而衣原体感染潜伏期可长达 3~12 周。生后立即取胃液、气管分泌物、血液等进行涂片和培养等检测有助于病原学诊断。肺部表现有呼吸急促、呼吸骤停、肺部啰音等，可发生呼吸衰竭。

知识点 31：生后感染性肺炎的临床表现

可出现咳嗽、青紫、呼吸困难及感染中毒症状，如体温不升、反应差、昏迷、抽搐以及呼吸、循环衰竭等。肺部体征早期不明显，病程中可出现双肺细湿啰音。呼吸道合胞病毒性肺炎可出现喘息、肺部哮鸣音等，金黄色葡萄球菌肺炎易合并脓气胸。

知识点 32：新生儿感染性肺炎的辅助检查

（1）胸部 X 线片：肺纹理增多增粗，可有局灶、节段性或弥漫性炎症浸润影。宫内和分娩时感染性肺炎出生第一天肺部 X 线片可无改变，动态检查中出现病灶。金黄色葡萄球菌性肺炎常出现肺大疱，早发性 B 组链球菌性肺炎肺野透明度降低伴支气管充气征，与 RDS 不易区别。

（2）实验室检查：出生后血 IgM 和 IgA 升高提示有宫内感染。特异性 IgG 和 IgM 增高更有诊断价值。生后取 1 小时内胃液和 8 小时内气管内分泌物作涂片及培养有助于病原学诊断，呼吸困难明显者应作血气分析。严重病例应做血生化检查了解有无肝肾功能损伤、心肌受损及电解质紊乱。

知识点 33：新生儿感染性肺炎的治疗

（1）呼吸道管理：雾化吸入，体位引流，定期翻身、拍背，及时吸净口鼻分泌物，保持呼吸道通畅。

（2）供氧：有低氧血症或高碳酸血症时可根据病情和血气分析结果选用鼻导管、面罩、鼻塞 CPAP 给氧，或机械通气治疗，使血气维持在正常范围。

（3）抗病原体治疗：单纯疱疹病毒性肺炎可用阿昔洛韦；衣原体肺炎首选红霉素；巨细胞病毒性肺炎可用更昔洛韦。

（4）支持疗法：保证充足的能量和营养供给，酌情静脉输注血浆、清蛋白和免疫球蛋白，以提高机体的免疫功能；纠正循环障碍和水、电解质及酸碱平衡紊乱，每日输液总量 $60\sim100\mathrm{ml/kg}$，输液速率应慢，以免发生心力衰竭及肺水肿。

五、新生儿肺出血

知识点 34：新生儿肺出血的概念

新生儿肺出血是指肺部大量出血，至少影响两个肺叶，常发生在一些严重疾病的晚期。主要与缺氧、感染、低体温有关，心力衰竭、DIC、医源性输液过快过量等也可引起肺出血，早产儿肺发育未成熟更易发生肺出血。肺出血病因和发病机制比较复杂，早期诊断和治疗比较困难，肺出血的病死率较高。

知识点 35：新生儿肺出血的临床表现

本症在新生儿期有 2 个高峰，第一个高峰在生后第 $1\sim3$ 天，约占 50%，以窒息、呼吸窘迫综合征、胎粪吸入性肺炎和颅内出血等缺氧因素为主。第二高峰在生后 1 周左右，约占 25%，主要为败血症及细菌性肺炎等。原发症状各不相同，肺出血常出现以下症状：全身情况变差，如反应差、面色苍灰、发绀、四肢冷；呼吸困难、发绀突然加重，呼吸不规则、呼吸骤停、三凹征，肺部出现湿啰音，或湿啰音较原来增多；约 50% 病例可从口鼻腔流出血性液体，或气管插管内流出泡沫样血性液。

知识点 36：新生儿肺出血的胸部 X 线片

两肺透亮度突发性降低，出现大片状、均匀无结构的高密度影，以肺门为中心，可涉及多叶；两侧肺门血管影增宽，心影轻中度增大，以左心室增大为明显；大量肺出血时两肺透亮度严重降低，呈"白肺"。若治疗顺利，肺出血所致阴影可于 $2\sim3$ 天吸收。动态观察，有助于鉴别诊断。

知识点 37：新生儿肺出血的治疗

（1）一般治疗：低体温是肺出血的原因之一，应注意保暖，对低体温者应逐渐复温。及时纠正酸中毒，控制液体量，以免加重肺水肿及心力衰竭。

（2）机械通气：正压通气是抢救肺出血的关键。可采用 IPPV/PEEF，吸气峰压 $25\sim30\mathrm{cmH_2O}$，呼气末正压 $5\sim7\mathrm{cmH_2O}$，呼吸频率 $40\sim50$ 次/分，吸呼之比为 $1:(1\sim1.5)$。然

后根据病情调节呼吸机参数，对严重广泛肺出血，病情好转后呼吸机参数调整不能操之过急。

（3）抗感染治疗：应加强抗感染，同时辅以免疫治疗。

（4）维持心功能和微循环：多巴酚丁胺 $5\sim10\mu g/(kg\cdot min)$ 维持心功能，联用多巴胺 $5\sim10\mu g/(kg\cdot min)$ 和多巴酚丁胺 $5\sim10\mu g/(kg\cdot min)$ 可联用改善微循环，持续静脉滴注。如发生心力衰竭用地高辛。

（5）纠正贫血及补充血容量：对肺出血致贫血者可输新鲜血，每次 10ml/kg，保持血细胞比容在 0.45 以上。

（6）纠正凝血机制的紊乱：肺出血可用止血药，巴曲酶（立止血）0.2U 加生理盐水 1ml 气管插管滴入。同时 0.5U 加生理盐水 2ml 静脉滴注。有全身凝血功能障碍患儿可给小剂量肝素，每次 $20\sim30\mu g/kg$，每 6~8 小时给药 1 次，皮下注射。

第八节　新生儿坏死性小肠结肠炎

知识点 1：新生儿坏死性小肠结肠炎的概念

新生儿坏死性小肠结肠炎（NEC）是围生期多种致病因素导致的以腹胀、呕吐、便血为主要症状的急性坏死性肠道疾病。多见于早产儿和极低体重儿，腹部 X 线平片以部分肠壁囊样积气为特征，病理以回肠远端和结肠近端的坏死为特点。

知识点 2：新生儿坏死性小肠结肠炎的病因及发病机制

（1）早产：因早产儿免疫功能较差，易发生肠道感染。早产儿肠蠕动差，食物停留时间长，为细菌生长营造了良好环境。早产儿出生时又易发生窒息，造成肠壁缺氧损伤，使细菌有机会侵入。

（2）感染：感染和肠壁炎症是 NEC 最主要的病因。败血症、肠炎或其他严重感染时，病原微生物或其毒素可直接损伤黏膜，或通过激活免疫细胞产生细胞因子，参与 NEC 的发病过程。

（3）肠黏膜缺氧缺血：围生期窒息、呼吸骤停、严重心肺疾病、休克、双胎输血综合征、红细胞增多症、母亲孕期滥用可卡因等都可能引起肠壁缺氧缺血，导致肠黏膜损伤。

（4）肠道喂养：约 90% 的 NEC 发生于肠道喂养后的新生儿。摄入配方奶的渗透压过高（>400mmol/L）、奶量过多、增加速度过快、喂养理念或方法不当等均和 NEC 的发生有关。

（5）其他：脐动脉或静脉插管、换血疗法、红细胞增多症、动脉导管开放、低体温等情况时，NEC 发生率较高。

知识点 3：新生儿坏死性小肠结肠炎的病理变化

肠道病变轻重悬殊，轻者病变范围仅数厘米，重者可累及整个肠道。最常受累的是回肠末端和近端结肠。肠腔充气，黏膜呈斑片状或大片坏死，肠壁有不同程度的积气、出血及坏死。严重时整个肠壁全层坏死并伴肠穿孔。

知识点 4：新生儿坏死性小肠结肠炎的临床表现

发病日龄与胎龄呈负相关，足月儿发病日龄为生后 3~4 天，而胎龄<28 周者发病日龄为生后 3~4 周。①腹胀常为首发症状，早期出现反应差，拒食，胃排空延迟，随之出现腹胀，进行性加重，重症可出现肠型，肠鸣音减弱或消失。②呕吐物常含有胆汁及咖啡渣样。无呕吐者可从胃管内抽出以上物质。③腹泻、血便，粪便潜血阳性或有鲜血、呈果酱样或黑粪。④病情发展快，严重者体温不升、休克及 DIC。可并发肠穿孔及腹膜炎。

知识点 5：新生儿坏死性小肠结肠炎的辅助检查

（1）血象：白细胞数增高或降低，核左移，可见血小板减少；C-反应蛋白早期可能正常，继之进行性升高；血糖异常（低血糖或高血糖）、代谢性酸中毒、电解质平衡失调及凝血功能异常等；血细菌培养阳性更有助于诊断。

（2）腹部 X 线平片：是 NEC 确诊的依据。非特异性表现包括肠管扩张、肠壁增厚和腹腔积液。具有确诊意义的表现包括：①肠壁间积气，表现为肠壁间有条索样积气，呈离散状位于小肠浆膜下部分或沿整个小肠和结肠分布。②黏膜下"气泡征"，类似于胎粪潴留于结肠的征象。③门静脉积气，自肝门向肝内呈树枝状，特异性改变多在 4 小时内消失。④气腹征，提示肠坏死穿孔。

知识点 6：新生儿坏死性小肠结肠炎的治疗

（1）禁食：对有可能发生 NEC 的患儿可先禁食 1~2 天，观察病情的发展，计划下一步治疗。对确诊的患儿，症状轻者禁食 5~7 天，重者禁食 7~10 天。禁食期间须常规胃肠减压。待临床情况好转，粪便潜血转阴，X 线片异常征象消失后可逐渐恢复经口喂养。以新鲜母乳为宜。从少量开始（每次 3~5ml），逐渐缓慢加量，如胃中有积乳则不加量或降至前一次量。加奶后如症状复发，需再次开始禁食。

（2）抗感染：一般可选氨苄西林、哌拉西林，或第 3 代头孢菌素，如血培养阳性，参考其药物敏感试验结果选择抗生素。如为厌氧菌首选甲硝唑，肠球菌考虑选用万古霉素。

（3）支持疗法：①禁食期间营养和液体主要从肠外营养液补充，可以从周围静脉滴注。②维持水、电解质平衡，每日供给液体量 120~150ml/kg，根据胃肠道丢失再做增减。③维持呼吸功能，必要时机械通气。④有凝血机制障碍时可输新鲜冷冻血浆，严重血小板减少，可输注血小板。⑤出现休克时，给予抗休克治疗。

（4）外科治疗：气腹或腹膜炎是外科治疗的指征。通过手术切除坏死肠段后再行肠吻合。

知识点 7：新生儿坏死性小肠结肠炎的预防

NEC 可能发生流行，应注意隔离，对直接或间接接触过的新生儿和早产儿需每天检查腹胀的出现和粪便性质的改变。一旦出现腹胀，应警惕 NEC 的发生。

第九节　新生儿低血糖症和高血糖症

一、新生儿低血糖症

知识点 1：新生儿低血糖的概念

不论胎龄、出生体重及日龄，新生儿血糖低于 2.2mmol/L 即为低血糖症。各种高危新生儿易发生低血糖症，反复发生的或持续性的严重低血糖症，会导致严重的脑损伤，预后不良，因此，对高危新生儿务必密切监测血糖。

知识点 2：新生儿低血糖的病因

（1）暂时性低血糖症：指低血糖持续时间较短，一般不超过新生儿期。主要病因有：①糖摄入不足：早产儿、患病新生儿因喂养困难，糖摄入减少。②糖消耗过多：患病的新生儿糖消耗增加，如新生儿窒息、感染、酸中毒、新生儿寒冷损伤综合征等时常出现低血糖症。③糖原储存不足：早产儿、小于胎龄儿糖原储存不足，并且糖原异生功能差，喂养困难，易发生低血糖，极低出生体重儿低血糖症发生率可达 30%～50%。④暂时性高胰岛素血症：出生后葡萄糖来源中断，而胰岛素水平较高，易发生低血糖症。多见于糖尿病母亲婴儿、大于胎龄儿和新生儿溶血病。

（2）持续性低血糖：指低血糖持续至婴儿或儿童期。主要病因有：①高胰岛素血症：Beckwith 综合征（表现为巨大儿、巨舌、脐疝和低血糖）、胰岛细胞瘤、胰岛细胞增生症等患儿因胰岛素水平较高，低血糖症持续时间较长。②先天性代谢疾病：包括糖代谢障碍，如糖原贮积症、半乳糖血症等糖原分解减少；氨基酸代谢障碍，如枫糖尿病等；脂肪代谢紊乱，如肉毒碱代谢病等。③内分泌缺陷：先天性垂体功能低下、先天性肾上腺皮质增生症、高血糖素及生长激素缺乏等。

知识点 3：新生儿低血糖的临床表现

可无症状，有症状者亦为非特异性，表现为喂养困难、淡漠、嗜睡、气急、发绀、异常哭声、颤抖、震颤、激惹、肌张力降低、惊厥、呼吸暂停等。

知识点 4：新生儿低血糖的辅助检查

（1）血糖测定：纸片法筛查，结果异常者采用静脉血标本以确诊，应常规监测生后3、6、12、24小时血糖，直至血糖稳定。

（2）对反复发作或持续性低血糖者应测血胰岛素、高血糖素、T_4、促甲状腺激素（TSH）、生长激素和皮质醇。必要时测血、尿氨基酸及有机酸。做腹部B超或CT检查，探查有无胰岛细胞增生或胰岛腺瘤。

知识点5：新生儿低血糖的治疗

（1）无症状性低血糖：先给进食，如血糖值不升高改为静脉输注葡萄糖6~8mg/（kg·min），4~6小时后根据血糖浓度调节输注速率，稳定24小时后停用。

（2）有症状性低血糖：立即一次性给予10%葡萄糖2ml/kg，速率为1ml/min；以后改为6~8mg/（kg·min）。治疗期间每小时监测微量血糖，每2~4小时检测静脉血糖，如症状消失，血糖正常12~24小时，逐渐减少至停止输注葡萄糖，并及时喂奶。出生24~48小时后应给生理需要量氯化钠和氯化钾。

（3）持续或反复低血糖症：葡萄糖输注速率可提高到12~16mg/（kg·min），急症情况下可用胰高糖素每次0.03mg/kg肌内注射，4~6小时后可重复1次；亦可用氢化可的松5mg/kg静脉注射或泼尼松1~2mg/kg口服，共3~5日。胰岛细胞增生症则须作胰腺次全切除。先天性代谢缺陷儿应给特殊饮食疗法。

二、新生儿高血糖症

知识点6：新生儿高血糖症的概念

全血血糖>7.0mmol/L（125mg/dl），或血清葡萄糖水平>8.40mmol/L（150mg/dl）为新生儿高血糖的诊断标准。高血糖症可增加颅内出血的发生率和极低体重儿的伤残率。

知识点7：新生儿高血糖症的病因及发病机制

（1）血糖调节功能不成熟：是新生儿，尤其是极低出生体重儿高血糖的最常见原因。

新生儿对葡萄糖的耐受个体差异很大，胎龄越小、体重越轻，对糖的耐受越差。极低出生体重儿即使输糖速率在4~6mg/（kg·min）亦易发生高血糖。同时新生儿本身胰岛B细胞功能不完善，对高血糖反应迟钝，胰岛素对葡萄糖负荷反应低下，以及存在相对性胰岛素抵抗，引起肝脏产生葡萄糖和胰岛素浓度及输出之间失衡，是新生儿高血糖的内在因素，尤其是极低出生体重儿。

（2）应激性：在窒息、寒冷损伤、严重感染、创伤等危重状态下，血中儿茶酚胺、皮质醇、高血糖素水平显著升高，糖异生作用增强而引起高血糖。

（3）医源性：输注高浓度葡萄糖或脂肪乳，尤其输注速率过快时，易引起高血糖。应用某些药物，如肾上腺素、糖皮质激素也可导致高血糖；氨茶碱可抑制磷酸二酯酶，使cAMP浓度升高，后者激活肝葡萄糖输出，使血糖增高；其他的药物还有咖啡因、皮质激素、苯妥英钠等。

（4）新生儿糖尿病：十分罕见，可以是：①暂时性（持续 3~4 周）；②暂时性以后复发；③永久性糖尿病，约 1/3 的患儿有糖尿病家族史，多见于严重生长弛缓儿。

知识点 8：新生儿高血糖症的临床表现

轻症者无临床症状。血糖增高显著或持续时间长的病儿可发生高渗血症、高渗性利尿，出现脱水、烦渴、多尿等。呈特有面貌，眼闭合不全、伴惊恐状，体重下降，甚至发生颅内出血。

知识点 9：新生儿高血糖症的实验室检查

血糖增高，尿糖+~+++，血浆渗透压增高。

知识点 10：新生儿高血糖症的治疗

（1）去除病因：治疗原发病，如停用激素、纠正缺氧、恢复体温、控制感染或抗休克等。

（2）医源性高血糖症：应根据病情停用或减少葡萄糖入量，严格控制输液速度，正常葡萄糖输注速率每日不超过 5~6mg/（kg·min）。静脉高营养者，应加大氨基酸溶液及脂肪乳的输注，以减少葡萄糖的用量。

（3）重症高血糖症伴有明显脱水者，应迅速纠正脱水及血浆电解质紊乱。尿酮阳性者，宜作血气监测，纠正酮症酸中毒。

（4）当葡萄糖输注速度已降低至 4mg/（kg·min），空腹血糖浓度仍>14mmol/L，尿糖阳性或高血糖持续不见好转者，可试用胰岛素 0.1U/（kg·h），密切监测血糖和尿糖改变，调整浓度及速率，以防止低血糖产生。

第十节　新生儿寒冷损伤综合征

知识点 1：新生儿寒冷损伤综合征的概念

新生儿寒冷损伤综合征，简称新生儿冷伤，原称新生儿硬肿症，指新生儿期内多种原因引起的皮肤和皮下脂肪变硬及水肿，多由受寒引起，也可见于严重的败血症、窒息，重者可发生多器官功能障碍综合征。

知识点 2：新生儿寒冷损伤综合征的病因

（1）内在因素：新生儿生理特殊性：①新生儿体温调节中枢发育不成熟，体表面积大，易于散热。产热主要依靠棕色脂肪的氧化代谢，新生儿棕色脂肪较少，能量贮备少，产热不足，新生儿还缺乏寒战的物理产热。②新生儿皮下脂肪中缺少饱和脂肪酸转变为不饱和脂肪酸的酶，饱和脂肪酸含量比不饱和脂肪多，熔点比较高，当皮下脂肪温度降低到一定程度时，易发生硬化和"凝固"。③新生儿红细胞相对较多，血液黏滞易引起微循环障碍。

（2）外在因素：①寒冷：本症常发生在寒冷季节和地区。寒冷刺激对新生儿的影响取决于多种因素，出生体重越低、胎龄越小、环境温度越低、暴露寒冷时间越长，越易发生硬肿症。②感染：重症肺炎、败血症、腹泻等严重感染。③其他：新生儿缺氧、低血糖会抑制棕色脂肪产热，易发生此征。

知识点3：新生儿寒冷损伤综合征的发病机制

（1）能量代谢障碍：寒冷应激使热量丧失，葡萄糖代谢率下降，能源耗竭。丧失产热能力，即使保温，体温仍将继续下降。

（2）循环障碍：寒冷使交感神经兴奋，儿茶酚胺增加，外周小血管收缩，皮肤血流量减少，皮肤温度降低，出现肢冷，微循环障碍。严重者引起毛细血管通透性增加，血浆蛋白渗出，组织水肿，导致有效循环血量不足，同时寒冷使窦房结抑制，心率缓慢，心排出量下降，进入休克状态。

（3）凝血机制障碍：寒冷导致毛细血管壁受损，释放组织凝血活酶，血液浓缩，红细胞表面电荷减低导致红细胞聚集，血管内容易淤滞。同时AT-Ⅲ因子、Ⅶ因子、血小板的减少，易发生出血倾向和DIC。

（4）多脏器损害：低体温及皮肤硬肿可使局部血液循环淤滞，引起缺氧和代谢性酸中毒，导致皮肤毛细血管壁通透性增加，出现水肿。如低体温持续存在和（或）硬肿面积扩大，缺氧和代谢性酸中毒进一步加重，可引起多器官功能损害。

知识点4：新生儿寒冷损伤综合征的临床表现

（1）低体温：四肢或全身冰冷，常伴有心率减慢。

（2）硬肿：全身皮下脂肪积聚部位发硬、水肿。感染或窒息引起者皮肤硬而不肿犹如皮革状。严重时可致面部表情呆滞、关节活动受限、呼吸困难。硬肿发生顺序：小腿→股外侧→整个下肢→臀部→面颊→上肢→全身。

（3）多器官功能受损：①循环障碍：心音低钝、脉细弱、心力衰竭、休克。②肾衰竭：少尿或无尿等。③肺出血。④DIC、代谢紊乱等并发症。

知识点5：新生儿寒冷损伤综合征的诊断

在寒冷季节，环境温度低和保温不足，或患有可诱发本病的疾病；同时有体温降低、皮肤硬肿，即可诊断。要根据硬肿面积、脏器功能损害情况，评估硬肿症的严重程度，见表2-6。

表 2-6 新生儿寒冷损伤综合征病情分度

分度	肛温（℃）	腋-肛温差	硬肿范围	脏器功能改变
轻度	≥35	负值	<20%	无明显改变
中度	<35	0 或负值	20%~50%	反应差、不吃不哭
重度	<35 或 30	负值	>50%	常发生休克、DIC、肺出血等

知识点6：新生儿寒冷损伤综合征的治疗

（1）复温：是治疗新生儿低体温的关键。轻中度（肛温>30%：）患儿可立即置入30℃的暖箱内，调节箱温于30~34℃，力争使患儿6~12小时内体温恢复正常。重度患儿（<30℃）则先以高于患儿体温1~2℃的暖箱温度开始复温，每小时提高箱温1℃（不>34℃），使患儿体温在12~24小时恢复正常，并保持暖箱在适中温度。

（2）控制感染：根据血培养和药物敏感试验结果应用抗生素。

（3）改善循环功能：硬肿症患儿常发生微循环障碍或休克，在维持心功能前提下及时扩容、纠酸，使用血管活性药物，选用多巴胺每分钟3~5μg/kg或多巴酚丁胺每分钟5~10μg/kg，严重病例需使用654-2每次0.5~1mg/kg，30分钟重复1次。

（4）防治DIC：此类症患儿易发生DIC，在早期高凝状态即可使用肝素，每次20~30U/kg，每8小时用1次，皮下注射，病情好转后逐步延长时间到停用。

（5）热量和液体补充：供给充足热量是复温及维持正常体温的关键。开始每天热量按50cal/（kg·d），迅速增至100~120kcal/（kg·d），液体量按60~80ml/kg给予，经口或部分（或完全）静脉营养。重症合并心肾功能损害者应严格限制输液量和速度。

（6）防治脏器功能损害：急性肾衰竭、尿少或无尿者在保证循环量的前提下给呋塞米1mg/kg。发生肺出血即给予气管插管，进行正压呼吸，同时给予巴曲酶，或凝血酶原复合物及纤维蛋白原。

知识点7：新生儿寒冷损伤综合征的预防

新生儿出生后应注意保暖，产房温度不宜低于24℃，生后应立即擦干皮肤，用预热的被毯包裹。有条件者放置暖箱中数小时，待体温稳定后再放入婴儿床中，若室温低于24℃，应增加包被。小早产儿生后应一直在暖箱中保温，箱温为中性温度，待体重>1800g或室温下体温稳定时，移置于婴儿床中。宫内和产时存在感染高危因素时，应给予抗感染预防。

第十一节　新生儿持续肺动脉高压

知识点1：新生儿持续肺动脉高压的概念

新生儿持续肺动脉高压（PPHN）是指生后肺血管阻力持续性增高，肺动脉压超过体循环动脉压，使由胎儿型循环过渡至正常"成年人"型循环发生障碍，引起心房和（或）动脉导管水平血液的右向左分流，临床出现严重低氧血症等症状。PPHN多见于足月儿、近足月或过期产儿，但是早产儿亦可出现肺血管阻力的异常增高，是新生儿期危重症之一。

知识点2：新生儿生后循环转换的生理

新生儿生后循环转换是指生后数分钟至数小时的循环调整，也是生后生理变化最明显的时期。当肺血管阻力（PVR）由胎儿时期的高水平降至生后的低水平时，肺血流可增加8~10倍，以利于肺气体交换。相关促进生后肺阻力降低的事件包括：①肺的通气扩张。②氧的作用：生后血氧分压的增加可进一步降低肺血管阻力。③脐带的结扎：脐带结扎使新生儿脱离了低血管阻力的胎盘，使体循环阻力增加。

知识点3：新生儿持续肺动脉高压的病因

许多与宫内或出生后缺氧、酸中毒相关的因素都可以导致PPHN，多见于足月儿胎粪吸入综合征（MAS）、早产儿呼吸窘迫综合征（RDA）、心功能不全等。少数患儿与肺血管和肺实质发育不良有关。

知识点4：新生儿持续肺动脉高压的病理

（1）肺血管适应不良：指肺血管阻力在生后不能迅速下降，而其肺小动脉数量及肌层的解剖结构正常。肺血管阻力的异常增加是由于肺实质性疾病，如MAS、RDS、围生期应激（如酸中毒、低温、低氧、高碳酸血症等）引起；这些患者占PPHN的大多数，其改变是可逆的，对药物治疗常有反应。

（2）肺血管发育不良：慢性宫内缺氧可引起肺血管重塑和中层肌肥厚；宫内胎儿动脉导管早期关闭（如母亲应用阿司匹林、吲哚美辛等）可继发肺血管增生；对于这些患者，治疗效果较差。

（3）肺血管发育不全：指呼吸道、肺泡及相关的动脉数减少，血管面积减小，使肺血管阻力增加。该型PPHN的病理改变可见于先天性膈疝、肺发育不良等，其治疗效果最差。

知识点5：新生儿持续肺动脉高压的临床表现

（1）病史：多见于足月儿或过期产儿，可有羊水被胎粪污染、围生期窒息、胎粪吸入等病史。

（2）症状及体征：出生后12小时内出现明显发绀，一般吸氧不能缓解。心脏听诊可在左或右下胸骨缘闻及三尖瓣反流所致的收缩期杂音。因肺动脉压力增高而出现第二心音增强。

当临床出现低氧血症的程度与患儿肺部病变不平行，且排除先天性心脏畸形时，应考虑 PPHN 的可能。

知识点 6：新生儿持续肺动脉高压的诊断试验

（1）高氧试验：以头匣或面罩吸入 100%氧 5~10 分钟，如缺氧无改善提示存在 PPHN 或发绀型心脏病所致的右向左分流。PaO_2 大于 50mmHg 可排除大多数发绀型先天性心脏病。

（2）高氧高通气试验：对高氧试验后仍发绀者在气管插管或面罩下行皮囊通气，频率为 100~150 次/分，持续 5~10 分钟，使 $PaCO_2$ 下降至"临界点"（30~20mmHg），如为 PPHN，血氧分压可显著上升（可大于 100mmHg），而发绀型心脏病增加不明显。

知识点 7：新生儿持续肺动脉高压的辅助检查

（1）动脉导管开口前后血氧分压差：PPHN 患者的右向左分流可出现在心房卵圆孔水平或动脉导管水平，或两者均有。当存在动脉导管水平的右向左分流，动脉导管开口前的血氧分压高于开口后的血氧分压。可同时检查动脉导管开口前（常取右桡动脉）及动脉导管开口后的动脉（常为左桡动脉、脐动脉或下肢动脉）血氧分压，当两者差值超过 15~20mmHg 范围或两处的经皮血氧饱和度差超过 5%~10%范围，又同时能排除先天性心脏病时，提示存在动脉导管水平的右向左分流。当只存在心房水平的右向左分流时，上述试验的血氧差别可不出现，但此时也不能排除 PPHN 可能。

（2）胸部 X 线片：常为正常或肺部原发疾病的表现，心脏有不同程度的扩大。

（3）心电图：无特异性，显示与年龄相符的特征，如右室略大、电轴右偏等。

（4）超声多普勒检查：该项检查已作为 PPHN 诊断和评估的主要手段。①证实心房或动脉导管水平右向左分流。②提供肺动脉高压程度的定性和定量证据。③可排除各种发绀型先天性心脏病。

知识点 8：肺动脉压的计算

常利用肺动脉高压患者的三尖瓣反流，以连续多普勒测定反流速度，以简化柏努利（Bernoulli）方程，计算肺动脉压：肺动脉收缩压 = $4×$反流血流速度^2+CVP（假设 CVP 为 5mmHg）。肺动脉收缩压≥75%体循环收缩压，可诊断为肺动脉高压。

知识点 9：新生儿持续肺动脉高压的鉴别诊断

应与青紫型先天性心脏病、肺实质性疾病鉴别。

（1）肺实质性疾病：X 线胸片可有肺部原发病表现，吸入 100%氧或机械通气后，青紫及低氧血症明显改善。

（2）青紫型先天性心脏病：动脉导管前、后分流试验示两者血氧分压差<5mmHg；高

氧或机械通气氧分压不上升。

近年来PPHN的治疗手段有很大进展，但基本的治疗是高通气、维持体循环、降低肺动脉压等。

（1）机械通气：①需要较高吸气压和较快呼吸频率，也可用高频通气，保持pH呈偏碱状态，达到扩张肺动脉的目的。将PaO_2维持在>80mmHg，$PaCO_2$ 30~35mmHg。治疗12~48小时趋于稳定后，可将氧饱和度维持在>90%，此时可允许$PaCO_2$稍升高。②如患者无明显肺实质性疾病，呼吸频率可设置于60~80次/分，吸气峰压25cmH$_2$O左右，呼气末正压2~4cmH$_2$O，吸气时间0.2~0.4秒。当有肺实质性疾病，可用较低的呼吸机频率，较长的吸气时间，呼气末正压可设置为4~6cmH$_2$O。病情稳定12~24小时才能缓慢降低呼吸机参数，一般应用4~5日。

（2）纠正酸中毒及碱化血液：可通过高通气、改善外周血液循环及使用碳酸氢钠的方法，使血pH增至7.35~7.45。

（3）维持体循环压力：若容量丢失或因血管扩张药应用后血压降低，可输注5%清蛋白、血浆或全血及使用正性肌力药物，如多巴胺2~10μg/（kg·min）或多巴酚丁胺2~10μg/（kg·min）等。

（4）扩血管药物降低肺动脉压：①一氧化氮吸入（iNO）：患儿在上述治疗措施后低氧血症仍明显，或需很高的呼吸机参数才能维持，可采用iNO治疗。常用治疗PPHN的iNO剂量开始用20ppm浓度，可在4小时后降为5~6ppm维持，对于早产儿发生的PPHN，考虑到有引起出血等潜在的不良反应，也可将开始的吸入浓度即设为5ppm或更低的1~2ppm。iNO一般持续24小时，也可以用数天或更长。②磷酸二酯酶抑制剂（PDE）：PDE抑制剂与iNO联合应用具有协同效应，可减低停用iNO后肺动脉压的反跳。西地那非或称万艾可被用于新生儿PPHN，口服剂量为每次0.3~1mg/kg，每6~12小时一次。③其他扩张血管药物：如硫酸镁、妥拉唑林（妥拉苏林）、前列环素（PGI_2）等，也可用于新生儿。

（5）镇静和镇痛：因儿茶酚胺释放能激活α肾上腺素能受体，使肺血管阻力增加，临床上对PPHN常使用镇静剂以减少应激反应。

（6）体外膜式氧合（ECMO）：是新生儿低氧性呼吸衰竭和PPHN治疗的最后选择。

第十二节　早产儿视网膜病

早产儿视网膜病（ROP）是指早产儿视网膜发育不成熟，生后血管异常增生，并伴有纤维化，最终导致的小儿视力障碍，也称为晶体后纤维增生症。

知识点2：早产儿视网膜病的病因

（1）早产儿的器官成熟度低：机体和视网膜发育不成熟是该病发病的重要原因。一般胎龄越小，出生体重越低，视网膜病变的发生率越高，病情也越严重。人体视网膜血管的发育大约始于孕16周，经过宫内漫长的发育过程，在40周出生时，仍处于继续发育状态，直至42周左右才发育完善。早产儿视网膜血管发育还需在生后进行，容易受疾病、环境干扰的影响，也容易导致视网膜血管异常增生。

（2）高浓度氧：在早产儿的救治过程中，氧疗对患儿起到了挽救生命的关键性治疗作用，但暴露于高浓度氧会使视网膜血管出现反射性收缩，并致视网膜缺血性损伤。目前认为，视网膜病变的发生与吸入氧的浓度、用氧持续时间、用氧方式等均有密切关系。如氧浓度小于0.6，应用呼吸机及持续正压通气，持续用氧超过15天，发生视网膜病变的概率均较高，尤其是持续头罩用氧大于15天，就可能发病。

（3）缺氧影响：早产儿视网膜病变可以由其他多种疾病发生，如窒息、原发性RDS、呼吸骤停、感染性疾病、贫血、高胆红素血症、母亲孕期先兆子痫、胎儿慢性功能缺氧等。

（4）先天性异常：有些早产儿患有先天性视网膜发育异常，如家族性渗出性玻璃体视网膜病变、视网膜母细胞瘤等，这些病常发生在新生儿期，也不一定是早产儿，但有明确的家族史，应与其他视网膜疾病相鉴别。另有一些是由于遗传代谢病或宫内感染性疾病，视网膜作为全身疾病的一部分也不可避免，这种病变均有其特征性，诊治原则与早产儿视网膜病变是截然不同的。

（5）其他有害因素：有些因素也可造成视网膜血管的局部病变，如在早产儿患有一些感染性疾病时，会出现小血管内膜炎症，血中胆红素水平过高等，这可能会对处于最末端的视网膜血管产生生化反应及刺激作用。

知识点3：早产儿视网膜病的发病机制

早产儿视网膜血管发育未成熟，在血管进一步成熟过程中，代谢需求增加导致局部视网膜缺氧，在各种高危因素作用下，发育未成熟的视网膜血管收缩、阻塞，使视网膜血管发育停止，导致视网膜缺氧。视网膜缺氧可继发血管生长因子大量产生，从而刺激新生血管形成，最终导致ROP。

知识点4：早产儿视网膜病的临床分期

按视网膜病变严重程度分为Ⅰ～Ⅴ期。

（1）Ⅰ期：视网膜后极部有血管区与周边无血管区之间出现一条白色平坦的细分界线。

（2）Ⅱ期：白色分界线进一步变宽且增高，形成高于视网膜表面的嵴形隆起。

（3）Ⅲ期：嵴形隆起愈加显著，呈粉红色，此期伴纤维增殖，进入玻璃体。

（4）Ⅳ期：部分视网膜脱离，根据是否累及黄斑可分为a、b两级。Ⅳa为周边视网膜脱离未累及黄斑，Ⅳb为视网膜脱离累及黄斑。

（5）Ⅴ期：视网膜全脱离，常呈漏斗形，可分为宽漏斗、窄漏斗、前宽后窄、前窄后宽四种。此期有广泛结缔组织增生和机化膜形成，导致晶体后纤维膜。

知识点5：早产儿视网膜病的病变

（1）附加病变：附加病变是ROP活动期指征，后极部视网膜血管怒张、扭曲，或前部虹膜血管高度扩张。一旦出现常意味预后不良。存在plus时在病变分期的期数旁写"+"，如Ⅲ期+。

（2）阈值病变：此期是早期治疗的关键时期，是指Ⅲ期ROP，位于Ⅰ区或Ⅱ区，新生血管连续占据5个时钟范围。或病变虽不连续，但累计达8个时钟范围，同时伴plus。

（3）阈值前病变：包括两种情况：若病变局限于Ⅰ区，ROP可为Ⅰ、Ⅱ、Ⅲ期。若病变位于Ⅱ区，则有三种可能：①Ⅱ期ROP伴plus。②Ⅲ期ROP不伴plus。③Ⅲ期ROP伴plus，但新生血管占据不到连续5个时钟范围或不连续累计8个时钟范围。

（4）Rush病变：是指ROP局限于Ⅰ区，新生血管行径平直。Rush病变发展迅速，一旦发现应提高警惕。

（5）退行期：大多数患儿随年龄增长ROP自然停止，进入退行期。此期特征是嵴上血管往前面无血管区继续生长为正常视网膜毛细血管，嵴逐渐消退，周边视网膜逐渐透明。

知识点6：早产儿视网膜病的筛查对象和指征

（1）国际标准：一般将出生体重小于1500g或胎龄小于32周的所有早产儿，不管是否吸过氧都被列为筛查对象，对出生体重在1500～2000g或胎龄在32～34周的早产儿，如吸过氧或有严重并发症者，也列为筛查对象。

（2）我国标准：①胎龄<34周或出生体重<2000g的早产儿。②出生体重>2000g的新生儿，但病情危重曾经接受机械通气或CPAP辅助通气，吸氧时间较长者。

知识点7：早产儿视网膜病的筛查时间

初次筛查的时间最好同时考虑生后日龄（CA）和矫正胎龄（PA），尤其是PA与严重ROP出现的时间更相关，急性ROP绝大部分出现于纠正胎龄（PA）35～41周（高峰期为38.6周），90%患者均在PA 44周以前出现。目前，大多数国家将首次筛查时间定在生后第4周或纠正胎龄32周。我国首次筛查时间定为出生后4～6周。

知识点8：早产儿视网膜病的检查方法

一般用间接检眼镜或眼底数码相机检查眼底。间接检眼镜检查有一定的主观性，可能存在漏诊，需要检查者有较高的技术。近年国际上越来越多的NICU中心采用先进的眼底数码相机进行检查，检查结果较客观，不同的眼科医生对结果判断的准确性、一致性和可靠性大大增加，检查结果可保存，有利于病情随访。

知识点 9：早产儿视网膜病的随访方法

根据第 1 次检查结果而定，随访频度应根据上一次检查的结果，具体见表 2-7。

表 2-7　早产儿 ROP 眼底随访

眼底检查发现	应采取的处理措施
无 ROP 病变	隔周随访 1 次，直至矫正胎龄 44 周
Ⅰ 期病变位于 Ⅱ～Ⅲ区	隔周随访 1 次，直至病变退行消失
Ⅱ 期病变	每周随访 1 次，直至病变退行消失
Rush 病变	每周随访 1 次，直至病变退行消失
阈值前病变	每周随访 1 次，考虑激光或冷凝治疗
Ⅲ 期阈值病变	应在 72 小时内行激光或冷凝治疗
Ⅳ 期病变	玻璃体切割术，巩膜环扎术
Ⅴ 期病变	玻璃体切割术

知识点 10：早产儿视网膜病的预防

ROP 的致病因素众多，发病机制非常复杂，目前还没有单一的预防手段，应采取综合性的预防措施，尽可能使病情保持稳定。同时对高危病例进行规范的筛查，早期发现 ROP 病变，及时进行激光或手术治疗。

（1）加强对早产儿各种并发症的防治：早产儿并发症越多、病情越严重，如重症感染、呼吸衰竭、休克等，ROP 的发生率越高，加强对早产儿各种并发症的治疗，使早产儿尽可能平稳度过危险期，减少吸氧机会，可以降低 ROP 的发生率。

（2）规范吸氧：早产儿由于呼吸系统发育不成熟，通气和换气功能障碍，生后常依靠吸氧才能维持生命，在吸氧时要注意以下问题。①尽可能降低吸氧浓度。②缩短吸氧时间。③减少动脉血氧分压的波动。

（3）其他：积极防治呼吸骤停，积极治疗代谢性酸中毒，积极预防贫血及减少输血，防治感染，防治 $PaCO_2$ 过低。

知识点 11：早产儿视网膜病的治疗

在筛查过程中，一旦发现Ⅲ期病变，应及时开始治疗，目前国际上主要采用以下治疗方法。

（1）激光光凝治疗：与冷凝治疗相比，光凝对Ⅰ区 ROP 疗效更好，对Ⅱ区病变疗效相似，且操作更精确，可减少玻璃体积血、术后球结膜水肿和眼内炎症。目前认为，对阈值

ROP 首选光凝治疗。

（2）冷凝治疗：对阈值 ROP 进行视网膜周边无血管区的连续冷凝治疗，短期疗效已得到肯定，但远期疗效还有待进一步确定。

（3）巩膜环扎术：巩膜环扎术治疗 ROP 是为了解除视网膜牵引，促进视网膜下液吸收及视网膜复位，阻止病变进展至 V 期。

（4）玻璃体切割手术：巩膜环扎术失败及 V 期患者，只有做复杂的玻璃体切割手术。但术后视网膜得到部分或完全解剖复位，患儿最终视功能的恢复极其有限，很少能恢复有用视力。

（5）内科治疗：目前正在研究的有血管内皮生长因子抗体、PEDF 重组蛋白、胰岛素样生长因子替代治疗等方法，但还没有用于临床。

第十三节　新生儿败血症

知识点 1：新生儿败血症的概念

新生儿败血症是指病原菌侵入新生儿血循环并在其中生长、繁殖、产生毒素而造成的全身性严重炎症反应。其发病率和病死率均较高，尤其是早产儿。

知识点 2：新生儿败血症的病因及发病机制

新生儿较易患败血症，主要与免疫功能不完善及围生期环境特点有关。

（1）新生儿免疫功能不完善：①屏障功能差。②中性粒细胞功能差。③补体含量低。④免疫球蛋白水平低。⑤T 细胞免疫功能较差。

（2）围生期的环境：病原菌进入胎儿或新生儿的方式有四种：①血流：某些细菌（如李斯特菌）可经母血流，通过胎盘入侵胎儿。②宫颈或阴道：细菌在临分娩前通过羊膜（不论是否破膜），引起羊膜炎或胎儿肺炎。③娩出时：经产道娩出时细菌定植于口腔、咽部、消化道等。④出生后环境：医院或家中若有衣着用具、医疗器械或护理人员等污染病原菌，可经皮肤黏膜、脐部、呼吸道及消化道引起发病。

（3）病原菌：在我国大部分地区大肠埃希菌和葡萄球菌为主要致病菌，但肺炎克雷伯杆菌、铜绿假单胞菌、不动杆菌、变形杆菌亦占重要地位。B 族溶血性链球菌，是西方国家新生儿的重要病原菌。李斯特菌败血症在某些国家发病率较高。厌氧菌、真菌亦能致新生儿败血症。

知识点 3：新生儿败血症的临床表现

早期症状、体征常不典型。一般表现为反应低下、不吃、不哭、不动、体重不增、发热或体温不升等非特异性表现（"五不一低下"）。出现以下特异性表现时应高度怀疑败血症：

（1）黄疸：有时是败血症的唯一表现，表现为生理性黄疸迅速加重、或退而复现。

（2）肝脾大：出现较晚，一般为轻至中度肿大。

（3）出血倾向：皮肤黏膜淤点、淤斑、针眼处渗血不止，消化道出血、肺出血等。

（4）休克：面色苍灰，皮肤呈大理石样花纹，血压下降（<2000g 者收缩压<30mmHg、>3000g 者收缩压<45mmHg）；少尿或无尿，硬肿症出现常提示预后不良。

（5）并发症：可合并肺炎、脑膜炎、坏死性小肠结肠炎、化脓性关节炎和骨髓炎等。

（6）其他：呕吐、腹胀、中毒性肠麻痹、呼吸窘迫或暂停、青紫。

知识点4：新生儿败血症的实验室检查

（1）血培养：是明确诊断的"金标准"，但阴性结果不能除外诊断。应在使用抗生素之前检查，抽血时必须严格消毒，机会致病菌阳性必须是不同部位，2 份标本均为同一血清型；同时作支原体和厌氧菌培养可提高阳性率。

（2）脑脊液、尿培养：脑脊液除培养外，还应涂片找细菌；尿培养最好从耻骨上膀胱穿刺取尿液，以免污染，尿培养阳性有助于诊断。

（3）病原菌抗原及 DNA 检测：采用对流免疫电泳（CIE）、酶联免疫吸附试验（ELISA）、乳胶颗粒凝集（LA）等方法，用已知抗体测血、脑脊液和尿中未知致病菌抗原；采用 16SrRNA 基因的 PCR 分型、DNA 探针等分子生物学技术协助诊断。

（4）外周血象：白细胞总数<5×10⁹/L 或>20×10⁹/L，中性粒细胞中杆状核细胞所占比例≥16%，粒细胞内出现中毒颗粒或空泡，血小板计数<100×10⁹/L 有诊断价值。

（5）C 反应蛋白（CRP）：在急性感染 6~8 小时后即上升，8~60 小时达高峰，感染控制后可迅速下降；≥8μg/ml（末梢血方法）为异常。

（6）血清降钙素原（PCT）：细菌感染后 PCT 出现较 CRP 早，有效抗生素治疗后 PCT 水平迅速降低，因此具有更高的特异性和敏感性。一般 2.0μg/L 为临界值。

知识点5：新生儿败血症的治疗

新生儿败血症的治疗措施视病情而异，应强调综合措施。基本治疗包括：

（1）抗菌疗法：用药原则：①早用药：对于临床上怀疑败血症的新生儿，不必等待血培养结果再使用抗生素。②静脉、联合给药：病原菌未明确前，可结合当地菌种流行病学特点和耐药菌株情况选择针对革兰阳性菌和革兰阴性菌的两种抗生素联合使用；病原菌明确后可根据药物敏感试验结果选择用药；药物敏感试验不敏感但临床有效者可暂不换药。③疗程要足：血培养阴性，但经抗生素治疗后病情好转时应继续治疗 5~7 天；血培养阳性，疗程至少需 10~14 日；有并发症者应治疗 3 周以上。④注意药物毒副作用：氨基糖苷类抗生素因可能产生耳毒性，目前已禁止在新生儿期使用。

（2）严重并发症治疗：①休克时输注新鲜血浆或浓缩红细胞，每次 10ml/kg；静脉滴注多巴胺或多巴酚丁胺 5~15μg/(kg·min)。②清除感染灶。③纠正酸中毒。④纠正低氧血症。⑤减轻脑水肿。

（3）支持疗法：注意保温，供给足够热量和液体，维持血糖和血电解质在正常水平。

（4）免疫疗法：①静脉注射免疫球蛋白，300~500mg/（kg·d），连用3~5天。②重症患儿可行换血疗法，换血量100~150ml/kg。③中性粒细胞明显减少者可输注粒细胞1×10^9/kg。④血小板减低者可输注血小板。

（5）清除感染灶。

第十四节　新生儿化脓性脑膜炎

知识点1：新生儿化脓性脑膜炎的概念

新生儿化脓性脑膜炎是各种化脓性细菌引起的脑膜炎症，常继发于败血症或为败血症的一部分。其病原菌在新生儿不同于其他年龄。临床表现不典型，颅内压增高表现出现较晚，缺乏脑膜刺激征，早期诊断较难，常并发脑室膜炎。

知识点2：新生儿化脓性脑膜炎的病因

病原菌一般认为与败血症一致，有些新生儿脑膜炎可无败血症，病原菌直接侵入脑膜或短暂的菌血症后即引起脑膜炎。常见细菌有埃希大肠杆菌、B族溶血性链球菌（国内少见）、葡萄球菌（金黄色葡萄球菌、表皮葡萄球菌）、克雷伯菌属、李斯特菌属；此外有变形杆菌属、枸橼酸杆菌属、铜绿假单胞菌、沙门菌属、D族链球菌、流感嗜血杆菌、肺炎链球菌、脑膜炎奈瑟菌等。

知识点3：新生儿化脓性脑膜炎的感染途径

新生儿化脓性脑膜炎的感染途径有：①产前感染，极罕见。②产时感染，常有胎膜早破、产程延长、难产等生产史。③产后感染，病原菌可由脐部、受损皮肤与黏膜、结合膜、呼吸道、消化道等侵入血循环再到达脑膜。有中耳炎、感染性头颅血肿、颅骨裂、脊柱裂、脑脊膜膨出、皮肤窦道（少数与蛛网膜下腔接通）的新生儿，病原菌可由此直接侵入脑膜引起脑膜炎。

知识点4：新生儿化脓性脑膜炎的临床表现

新生儿化脓性脑膜炎缺乏特异性表现。

（1）一般表现：精神食欲欠佳、哭声减弱、面色不好、体温异常等，与败血症相似，但常常更重，发展更快。

（2）特殊表现：①神志异常：精神萎靡、嗜睡、易激惹、惊跳，可突然尖叫、感觉过敏。②眼部异常：两眼无神，可双目发呆凝视远方，眼球可上翻或向下呈落日状。可有眼球震颤或斜视，瞳孔对光反应迟钝或大小不等。③颅内压增高征：前囟紧张、饱满、隆起，骨缝逐渐增宽已是晚期表现。④惊厥：可仅眼睑抽动或面肌小抽如吸吮状；亦可阵发性面色改变、呼吸骤停。

（3）其他表现：黄疸、肝脾大、淤点、腹胀、休克等。李斯特菌脑膜炎患儿皮肤可出现典型的红色粟粒样小丘疹，主要分布在躯干，皮疹内可发现李斯特菌。

知识点 5：新生儿化脓性脑膜炎的脑脊液检查

（1）压力为 30~80mmHg。
（2）外观不清或混浊，早期可清晰透明，培养或涂片可发现细菌。
（3）白细胞常>20×10^9/L，多核白细胞>60%。
（4）潘氏试验为++~+++，蛋白质>1.5g/L，若>6.0g/L 预后较差，脑积水发生率高。
（5）葡萄糖为 1.1~2.2mmol/L（20~40mg/dl）或低于当时血糖的 50%。
（6）乳酸脱氢酶常>1000U/L，其同工酶Ⅳ或Ⅴ均升高。
（7）涂片及培养，用过抗生素患儿培养可阴性，但有时涂片可发现已死的细菌。
（8）用已知抗体可做脑积液中相应抗原检测、乳胶凝集试验、对流免疫电泳、免疫荧光技术、鲎溶解物试验。

知识点 6：新生儿化脓性脑膜炎的血培养

早发型败血症及患病早期未用过抗生素者，其阳性率很高。

知识点 7：新生儿化脓性脑膜炎的头颅透照试验

有硬脑膜下积液时手电外围光圈较对侧扩大，积脓时效对侧缩小。

知识点 8：新生儿化脓性脑膜炎的影像学检查

B 超及 CT 对确定有无脑室膜炎、硬脑膜下积液、脑囊肿、脑积水等均很有帮助。B 超不能肯定时再做 CT。放射性核素脑扫描对复发性脑脓肿有价值。MRI 对多房性和多发性小脓肿有价值较大。

知识点 9：新生儿化脓性脑膜炎的抗感染治疗

（1）治疗方案：选用易透过血脑屏障的药物，疗程视不同病原菌而异。①病原菌不明的脑膜炎：首选头孢噻肟，铜绿假单胞菌（如使用过呼吸机的患儿）不能除外时，选用头孢他啶。三代头孢菌素对葡萄球菌仅轻至中度敏感，故应加用对葡萄球菌敏感的药物，如耐酶青霉素、万古霉素或阿米卡星。不太严重者可用对 G⁻杆菌、葡萄球菌均较敏感且易进入脑脊液的头孢呋辛。②病原菌明确的脑膜炎：如果病原菌为肠球菌或李斯特菌，可用氨苄青霉素。G⁻杆菌首选头孢噻肟；铜绿假单胞杆菌首选头孢他啶（复达欣），其次选头孢哌酮（先锋必）。GBS首选青霉素或氨苄青霉素，葡萄球菌可用耐酶青霉素或万古霉素，可加头孢呋辛（西力欣）或阿米卡星。厌氧菌如脆弱类杆菌首选甲硝唑，支原体脑膜炎首选红霉素或阿奇霉素。对其他抗生素不敏感且只对氯霉素敏感的细菌可用氯霉素，但需监测血浓度以免导致中毒。常规剂量（25~50mg/kg）不会引起中毒但有时需加大剂量才能达到有效血浓度。

（2）停药指征：临床症状消失、体温恢复正常并已持续2~5天，脑脊液无细菌，细胞及生化检查均正常。革兰阴性肠杆菌及铜绿假单胞菌脑膜炎治疗时间需延长至4周或更长。

知识点10：新生儿化脓性脑膜炎的一般治疗

（1）支持治疗：输新鲜血、血浆或静脉丙种球蛋白。

（2）液体疗法：早期应严格限制液量；一般用维持量60~70ml/(kg·d)。

（3）肾上腺皮质激素：对有高热、脑水肿、休克及重度中毒症状的患者可适当给予地塞米松。

（4）脱水剂：静注甘露醇0.5g/kg（每6小时1次），也可用地塞米松1mg静注，每6小时1次。严重颅内高压者可给予20%甘露醇3ml/kg，每日3~4次，并与呋塞米（1~2mg/kg，每日3~4次）交替静注。

（5）镇静剂：首选苯巴比妥20mg/kg（最大30mg/kg）静注或肌注，维持剂量5mg/(kg·d)。

知识点11：脑室膜炎的治疗

如用药正确，但疗效不佳或脑脊液培养阴性，仍有不明原因发热时，常并发脑室膜炎所致。脑室内给药可提高治愈率，减少后遗症。每次可用庆大霉素或阿米卡星1~5mg、氨苄青霉素50mg、头孢噻啶50mg。病情较重，细菌敏感者可加用地塞米松1mg。但脑室内用药有时可造成脑穿透性囊肿。

第十五节　新生儿破伤风

知识点1：新生儿破伤风的概念

新生儿破伤风是指破伤风杆菌由脐部侵入引起的急性感染性疾病，其毒素经神经纤维间隙或经淋巴吸收，通过血液到达中枢神经系统，干扰抑制性神经递质释放，引起肌肉痉挛而出现一系列症状。一般在生后7天左右发病，俗称"七日风"。随着我国城乡新法接生技术的应用和推广，本病发生率已明显降低，但在农村山区及私人接生者仍有发病。

知识点2：新生儿破伤风的病因

破伤风杆菌为革兰阳性厌氧菌，其芽胞抵抗力极强，普通消毒剂无效。分布在泥土、粪便中，抵抗力强。接生时用未消毒的剪刀断脐，接生者的手和接生包未严格消毒，破伤风杆菌即可侵入脐部，包扎引起的缺氧环境更有利于破伤风杆菌的繁殖。破伤风杆菌产生痉挛毒素，分布到中枢神经系统，引起全身肌肉强烈收缩和交感神经兴奋，表现为心动过速、血压升高、多汗等。

知识点3：新生儿破伤风的临床表现

潜伏期一般4~10天，潜伏期越短，病情越重，死亡率也越高。早期表现为哭闹、口张不大、喂奶困难，用压舌板检查口腔时，越用力张口越困难，甚至咬住压舌板，俗称为"锁口"。逐渐出现面肌抽动，苦笑面容，牙关紧闭，四肢肌张力增高，全身肌肉阵发性强直性痉挛，角弓反张。声光刺激可诱发痉挛，严重者出现呼吸肌和喉肌痉挛，引起呼吸骤停。痉挛发作时患儿神志清楚为本病的特点。

知识点4：新生儿破伤风的辅助检查

脐部分泌物涂片成培养，阳性可确诊。但阴性也不能排除诊断，主要根据临床表现诊断。

知识点5：新生儿破伤风的治疗

（1）一般治疗：将患儿置于安静避光环境，尽量减少刺激以减少痉挛发作，避免肌内注射。密切监护生命体征。用3%过氧化氢或1∶4000高锰酸钾清洗脐部，用碘伏涂抹。精制破伤风抗毒素（TAT）1万~2万U静脉注射。

（2）止痉：控制痉挛是治疗成功的关键。①首选地西泮（安定），初始剂量每次0.3~0.5mg/kg，缓慢静脉注射，5分钟内即可达有效浓度，但半衰期短，不适合维持治疗，每4~6小时1次。如不能理想止痉，逐渐加量，地西泮剂量要个体化，根据病情严重程度摸索最适当剂量。②也可使用苯巴比妥，首次负荷量15~20mg/kg，缓慢静脉注射，维持量每天5mg/kg，每4~8小时1次。可与地西泮交替使用。

（3）抗感染：由于反复惊厥及止痉药物的使用，破伤风患儿常继发肺部感染和败血症，需加强抗感染治疗。①常规使用甲硝唑，首剂15mg/kg，以后7.5mg/kg，每12小时1次，静脉滴注，疗程7~10天。②青霉素每日10万~20万U/kg，每日2次。

（4）营养支持：痉挛期应暂禁食，禁食期间可通过静脉供给营养，症状减轻后试用胃管喂养。

知识点6：新生儿破伤风的预防

严格执行新法接生完全可预防本病。如接生时消毒不严格，须在24小时内将患儿脐带远端剪去一段，并重新结扎、消毒脐带，同时肌内注射 TAT 1500~3000U。

第十六节　新生儿宫内感染

一、新生儿巨细胞病毒感染

知识点1：巨细胞病毒感染的概念

巨细胞病毒（CMV）是人类先天性病毒感染中最常见的病原体，属于疱疹病毒，因病毒在受染细胞内复制时产生典型的巨细胞包涵体而得名。巨细胞病毒感染是人类巨细胞病毒（HCMV）引起。CMV 可通过垂直传播、母乳、输血或血制品传播，新生儿 CMV 感染多为宫内感染所致。

知识点2：巨细胞病毒感染的临床表现

（1）先天性感染（宫内感染）：①母为原发感染时，30%~50%的胎儿被感染，可引起流产、死胎、死产、早产、宫内发育迟缓、小于胎龄，其中10%~15%的新生儿出生时出现多器官、多系统受损的症状和体征，20%~30%于新生儿期死亡；10%以上死于生后第1年；60%~90%留有后遗症，其中神经系统后遗症高达50%~90%。85%~90%出生时无症状的亚临床感染者中，10%~15%以后出现后遗症。②母为再发感染时，仅0.5%~3%的胎儿被感染，其中85%~90%的新生儿出生时无临床症状，但亚临床感染病例中，10%~15%有后遗症，且多限于听力受损。如听力障碍早期进行干预，则智力发育不受影响。③常见的临床症状有黄疸、肝脾肿大、肝功能损害、呼吸窘迫、间质性肺炎、心肌炎、皮肤淤斑、血小板减少、贫血、脑膜脑炎、小头畸形、脑室周围钙化、脑室扩大、胚胎生发层基质囊肿、视网膜脉络膜炎、脐疝等。④常见的后遗症有感觉性神经性耳聋，智力、运动发育障碍，甚至大脑性瘫痪、癫痫、视力障碍、牙釉质钙化不全、慢性肺疾病等。其中感觉性神经性耳聋是最常见的后遗症，多在1岁左右出现，常为双侧性，并呈进行性加重。⑤新生儿出生后2~3周内病毒学检查呈阳性。

（2）出生时或出生后感染：潜伏期为4~12周，多数表现为亚临床感染。新生儿期主要表现为肝炎和间质性肺炎，足月儿常呈自限性经过，预后一般良好。早产儿还可表现为单核细胞增多症、血液系统损害、心肌炎等，死亡率高达20%。输血传播可引起致命性后果。

知识点3：巨细胞病毒感染的实验室检查

（1）病毒分离：取羊水、尿、唾液、咽拭子、脑脊液或组织，在人成纤维细胞培养基中生长，分离出 CMV，需时间较长，如有典型细胞病变具特征性，有诊断价值。尿中 CMV 浓度较高，如存在 CMV 病毒，24~72 小时即可检测出。

（2）CMV 标志物检测：在各种组织或脱落细胞中可检测出典型的包涵体、病毒抗原、颗粒或基因等 CMV 标志物，其中特异性高、敏感的方法是采用 DNA 杂交试验检测患儿样本中的 CMV；或采用 PCR 技术体外扩增特异性 CMV 基因片段检出微量病毒。取新鲜晨尿或脑脊液沉渣涂片，在光镜下找典型病变细胞或核内包涵体。此法特异性高，但阳性率低，有时需多次采样才能获得阳性结果。

（3）血清抗体检测：CMV IgM 阳性有意义，提示有活动性感染，但新生儿产生 IgM 能力较弱，可出现假阴性；CMV IgM 阳性但 CMV IgG 阴性提示原发性感染；CMV IgG 阳性而 CMV IgM 阴性很可能为经胎盘传来的抗体。如 4 周后随访抗体效价下降更说明为胎传抗体，如滴定呈 4 倍及以上增高，对诊断活动性感染有意义。

知识点 4：巨细胞病毒感染的治疗

（1）更昔洛韦（GCV）：是治疗症状性先天性 CMV 感染的首选药物。每天 10mg/kg，每 12 小时 1 次，静脉注射（维持 1 小时），2~3 周后改为维持治疗，每天 5mg/kg，每天 1 次，每周用 5 天，维持时间视病情而定，一般 1~3 个月。GCV 主要不良反应有粒细胞和血小板减少，肝、肾功能损害、胃肠道及神经系统并发症等。

（2）膦甲酸（PFA）：对 GCV 无效者可选用 PFA，每天 180mg/kg，每 8 小时 1 次，静脉滴注（维持 1 小时），2~3 周后改为维持用药，每天 80~100mg/kg，每天 1 次，但 PFA 不良反应较多，有肾毒性。干扰素对 CMV 感染疗效不好。

二、先天性梅毒

知识点 5：先天性梅毒的概念

先天性梅毒又称胎传梅毒，是指梅毒螺旋体由母体经胎盘进入胎儿血液循环所致的感染。近年来，我国先天性梅毒发病率已有明显上升趋势。

知识点 6：先天性梅毒的病因及发病机制

梅毒螺旋体经胎盘传播多发生在妊娠 4 个月后。孕早期由于绒毛膜朗格汉斯细胞层阻断，螺旋体不能进入胎儿。妊娠 4 个月后，朗格汉斯细胞层退化萎缩，胎儿易被感染。

知识点 7：先天性梅毒的临床表现

早期胎传梅毒在 2 岁内发病，通常于生后 2~8 周出现症状，严重者生后即出现症状，而晚期胎传梅毒症状则发生在 2 岁后。临床表现如表 2-8 所示。胎传梅毒可表现为先天性隐性梅毒，无临床症状而血清反应阳性，亦分早期与晚期。

表 2-8 新生儿先天性梅毒的临床表现

	早期先天性梅毒		晚期先天性梅毒
皮肤黏膜	斑疹、疱疹、掌（跖）大疱、脱皮、湿疣、淤斑、鼻炎	皮肤	口周、肛门处皲裂、树胶肿、腭部穿孔
肝脾	肝脾大，黄疸	骨骼	上颌短、腭弓高、马鞍鼻、军刀腿、舟状肩胛、Clutton 关节炎
骨骼	骨软骨炎、骨膜炎、假性瘫痪	眼	间质性角膜炎、葡萄膜炎、青光眼
血液	贫血、血小板减少或 DIC	牙	桑葚样牙、哈钦森（Hutchinson）齿、牙釉质不良
胃肠道	肠炎	神经系统	神经性耳聋、智力障碍、瘫痪、抽搐
肾	肾病或肾炎，水肿、腹腔积液	—	—
眼	葡萄膜炎、脉络膜视网膜炎、青光眼	—	—
肺	肺炎	—	—
中枢神经系统	无菌性脑膜炎	—	—
小于胎龄儿、早产儿	—		

知识点 8：先天性梅毒的辅助检查

（1）显微镜检查：取胎盘、羊水、皮损等易感部位标本，在暗视野显微镜下找梅毒螺旋体，但阳性率低。

（2）性病研究实验室试验（VDRL）：简便、快速，敏感性极高，但有假阳性，可作为筛查试验。

（3）快速血浆反应素（RPR）试验：广泛用于梅毒的筛查、诊断及判断疗效，该法简便、快速，敏感性极高，梅毒感染 4 周内即可出现阳性反应，但也可出现假阴性，需做特异性试验进一步证实。

（4）荧光螺旋体抗体吸附（FTA-ABS）试验：特异性强、敏感性高，常用于确诊。

（5）梅毒螺旋体颗粒凝集试验（TPPA）：特异性强，可用于确诊，但不会转阴，不能作为评估疗效的指标。

知识点 9：先天性梅毒的治疗

青霉素是治疗梅毒的首选药物，每次 5 万 U/kg，每 12 小时 1 次，静脉滴注，7 天后改为每 8 小时 1 次，共 10~14 天。或用普鲁卡因青霉素，每日 5 万 U/kg，肌内注射，共 10~14 天。青霉素过敏者可用红霉素，每日 15mg/kg，连用 12~15 天，口服或注射。疗程结束后，应在 2 个月、4 个月、6 个月、9 个月、12 个月时追踪监测 VDRL 试验，直至其效价持续下降或呈阴性。

知识点 10：先天性梅毒的预防

对先天性梅毒应强调预防，对孕妇进行筛查，一旦发现，应在怀孕早期 3 个月内给予正规治疗，早期发现患梅毒的孕妇并给予治疗，能预防或治愈胎儿梅毒。

三、先天性风疹综合征

知识点 11：先天性风疹综合征的概念

风疹是由风疹病毒（RV）引起的一种轻微的呼吸道传染病。孕妇在妊娠早期患风疹，风疹病毒可通过胎盘感染胎儿，造成死胎、流产、早产；出生的新生儿可发生多种畸形，如先天性心脏病、白内障、耳聋、小头畸形、发育障碍等，称为先天性风疹或先天性风疹综合征。

知识点 12：先天性风疹综合征的临床表现

出后的婴儿可表现为正常、隐匿型感染或全身感染，常见的症状为低体重，肝、脾肿大，黄疸，紫癜，贫血，前囟饱满，脑脊液细胞增多，间质性肺炎等。常见的畸形有：①先天性心脏畸形，以动脉导管未闭最多见，此外有肺动脉狭窄、房间隔缺损、主动脉弓异常及其他复杂畸形。②白内障为特征性眼部改变，多为双侧，常同时并发小眼球。亦可致青光眼、视网膜黑色素斑等，后者也可能是眼损害的唯一表现。③感觉神经性耳聋，多为双侧，检出率随年龄增大而增多，程度可轻可重。④中枢神经系统异常，表现为头小畸形、脑膜脑炎改变等。⑤其他表现，如软骨毛细血管不生长、血小板减少等。

知识点 13：先天性风疹综合征病毒分离

先天性风疹综合征病毒分离方法有：①胎儿宫内感染：可早期采集羊水或绒毛膜作病毒分离；或采用 Western（Western blot）印迹法检测绒毛膜中的病毒抗原，核酸杂交法或 PCR 技术检测胎盘绒毛、羊水或胎儿血中的病毒 RNA。②从咽部分泌物、尿、脑脊液或其他病理组织行风疹病毒分离。

知识点 14：先天性风疹综合征血清学抗体检查

先天性风疹综合征血清学抗体检查：①出生后 3 个月风疹病毒 IgG（+）为胎传抗体；出生后 5 个月风疹病毒 IgG 仍（+），拟诊先天性风疹感染。②孕妇风疹病毒 IgM（+），提示孕妇有原发性感染；新生儿血或脐血风疹病毒 IgM（+），可诊断为先天性风疹感染。

知识点 15：先天性风疹综合征的治疗

无特殊治疗方法，主要是对症处理。关键在于预防孕妇妊娠期内尤其是孕早期发生风疹病毒感染。

（1）孕妇，尤其是孕早期有风疹接触史、风疹病毒 IgM（+）者，应考虑人工流产；不能进行人工流产者，可肌注胎盘球蛋白或成人血清，有可能防止胎儿发生先天性风疹。

（2）减毒活疫苗接种：①年龄 15 个月至 12 岁儿童，接受注射减毒活疫苗 1 次可获终生免疫。②育龄妇女风疹病毒 IgG 阴性，又未接受过疫苗接种者应补种。③接种疫苗后 3 个月内避免妊娠。④妊娠期不能接种该疫苗，以免胎儿发生感染。

四、单纯疱疹病毒感染

知识点 16：单纯疱疹病毒感染的病因

单纯疱疹病毒（HSV）具有 2 种抗原型，即 HSV-1 和 HSV-2。其发病率偏低。新生儿 HSV 感染与其母亲生殖道感染密切相关，由 HSV-2 引起。母亲妊娠早、中、晚期均可感染胎儿，引起流产、先天畸形、死产、早产或全身感染。

知识点 17：单纯疱疹病毒感染的临床表现

（1）全身感染症状：发病多在出生后 1 周左右，也可早在出生后 3 天内发病。症状常无特异性，包括发热、反应差、嗜睡、易激惹、喂养困难、呼吸窘迫、黄疸、发绀、呼吸困难、肝脏肿大等，未经治疗者死亡率高达 90%。

（2）中枢神经系统：表现为脑膜炎症状和体征，病死率约 50%。存活者近 1/2 有后遗症，如小头畸形、脑钙化、脑积水、精神运动发育迟缓等。

（3）皮肤黏膜：见于 1/3~1/2 病例。最常见表现为皮肤疱疹，可发生于皮肤任何部位。但最常见于头皮及面部，成串出现，亦可分散存在。皮肤损害常在数日内消失。

（4）眼：常表现为角膜炎，亦可为结膜炎、视网膜炎等，重者可失明。

（5）口腔黏膜：口腔黏膜、舌、咽部黏膜反复出现疱疹、溃疡，可单独出现或伴随其他损害出现。

知识点 18：单纯疱疹病毒感染的病毒学检查

（1）病毒分离：此法最可靠。可从疱疹液、脑脊液、咽拭子或病理组织标本分离疱疹病毒。

（2）HSV-DNA 检测：采用酶联免疫法或聚合酶链反应（PCR）技术检测标本中的 HSV-DNA。

（3）HSV 抗原检测：采用荧光抗体染色法快速检出受感染的细胞或组织切片中的抗原。

知识点19：单纯疱疹病毒感染的病理学检测

疱疹液、皮损处涂片或组织切片染色后可发现典型的多核巨细胞与核内嗜酸性包涵体，但应与疱疹病毒属内其他病毒感染鉴别。

知识点20：血清中 HSV 抗体检测

恢复期血清中 IgG 抗体效价高于急性期 4 倍以上有诊断价值。IgM（+）反映新生儿 HSV 感染情况。

知识点21：单纯疱疹病毒感染的抗病毒治疗

（1）阿糖腺苷：早期使用疗效好，剂量为 $10 \sim 25mg/(kg \cdot d)$，静脉滴注，每日 1 次，疗程为 $5 \sim 15$ 天。

（2）阿昔洛韦（无环鸟苷）：剂量为 $30mg/(kg \cdot d)$，每日 3 次，疗程为 $14 \sim 21$ 天。

五、先天性弓形虫病

知识点22：弓形虫病的概念

弓形虫病是由刚地弓形虫引起的人畜共患原虫病。该原虫广泛存在于自然界。绝大多数有哺乳动物和某些鸟类都是中间宿主，猫科动物是其唯一的终宿主。经胎盘传播引起胎儿先天性弓形虫感染者，其孕母几乎均为原发性感染，母亲慢性感染引起的先天性感染罕见。弓形虫病经胎盘传播率约为 40%，且传播率随胎龄增大而增加，但胎儿感染严重程度随胎龄增大而减轻。弓形虫病是引起小儿中枢神经系统先天性畸形及精神发育障碍的重要病因之一。

知识点23：弓形虫病的临床表现

中枢神经系统受损和眼症状最为突出。脉络膜视网膜炎、脑积水、脑钙化灶是先天性弓形虫病常见的三联征。主要表现为：①全身症状：早产、宫内生长迟缓、黄疸、肝脾肿大、皮肤紫癜、皮疹、发热或体温不稳、肺炎、心肌炎、肾炎、淋巴结肿大等。②中枢神经系统：可出现脑膜脑炎的症状和体征，如前囟隆起、抽搐、角弓反张、昏迷等。脑积水有时是先天性弓形虫感染的唯一表现，可在出生时发生，或出生后逐渐发生。③眼部病变：脉络膜视网膜炎最常见，一侧或双侧眼球受累，还可见小眼球、无眼球等。仅有 10% 的病例出生时上述症状明显，其中 10% 左右的患儿死亡，幸存者大部分遗留中枢神经系统后遗症，如智力发育迟缓、惊厥、大脑性瘫痪、视力障碍等。出生时有症状者中 30%～70% 可发现脑钙化，如不治疗，病灶可增大增多；若经治疗，其中 75% 的钙化灶可在 1 岁时减小或消失。

知识点 24：弓形虫病的诊断

应结合孕母感染史、临床表现，但确诊必须依靠病原学检查或抗体检测。①病原检查：取血、体液或淋巴结，直接涂片或接种、组织细胞培养找病原体。但该方法操作复杂，敏感度低。②抗体检测：ELISA 检测血清弓形虫 IgG、IgM，该方法敏感性高，特异性强；PCR 检测血或胎儿羊水弓形虫 DNA，后者阳性提示胎儿宫内感染。

知识点 25：弓形虫病的治疗

（1）磺胺嘧啶：每日 100mg/kg，分 4 次口服，疗程 4~6 周。

（2）乙胺嘧啶：每日 1mg/kg，每 12 小时 1 次，2~4 天后减半；每个疗程 4~6 周，用 3~4 疗程，每疗程间隔 1 个月。多数专家推荐两药联合应用至 1 岁，但可引起骨髓抑制和叶酸缺乏，因此用药期间应定期观察血象并服用叶酸 5mg，每日 3 次。

（3）螺旋霉素：在胎盘组织中浓度高，且不影响胎儿，适用于弓形虫感染的孕妇及先天性弓形虫病患者。成人每日 2~4g，儿童每日 100mg/kg，分 2~4 次服用。

（4）皮质激素：适用于脉络膜视网膜炎及脑脊液蛋白水平 ≥10g/L 者，可选用泼尼松 0.5mg/kg，每日 2 次。孕妇应进行血清学检查，妊娠初期感染弓形虫者应终止妊娠，中后期感染者应予治疗。

知识点 26：弓形虫病的预后

母亲孕早、中期获得弓形虫感染导致胎儿出生时或围生期死亡率分别为 35% 或 7%。出生时有先天性弓形虫感染的婴儿，死亡率高达 12%。先天性感染者高度易感眼部病变、神经发育障碍和听力障碍，其中智力发育障碍发生率为 87%，惊厥为 82%，痉挛和大脑性瘫痪为 71%，耳聋为 15%。长期随访资料显示，亚临床型感染的新生儿至成年期，眼部或神经系统病变高达 80%~90%。母孕 20 周前感染者应终止妊娠。

六、获得性免疫缺陷综合征

知识点 27：获得性免疫缺陷综合征的概念

获得性免疫缺陷综合征又称后天免疫缺乏综合征，音译为艾滋病，是一种由人类免疫缺乏病毒（HIV）的反转录病毒感染后，因免疫系统受到破坏，逐渐成为许多伺机性疾病的攻击目标，促成多种临床症状，统称为综合征，而非单纯的一种疾病。

知识点 28：获得性免疫缺陷综合征的发病机制

HIV 感染人体后主要造成 CD4$^+$T 细胞损伤和减少从而造成细胞免疫功能缺陷。新生儿 HIV 感染可因在宫内通过母婴垂直传播，亦可在娩出过程中污染母血或阴道分泌物传播，生后则可通过哺乳或输注血制品传播。

知识点 29：获得性免疫缺陷综合征的临床表现

多数病例出生时无症状，免疫系统正常，仅少数出现难治性鹅口疮、淋巴结及肝脾大。但 HIV 感染新生儿预后较差，约 50% 感染者在生后 1 年内发病，往往经历 3 个时期：①潜伏期：新生儿生后 6 个月内无临床表现，仅 CD4$^+$T 细胞减少。②前驱期：出现 HIV 相关病征，如喂养困难，体重不增，腹泻和低热等。③发作期：出现急性细菌感染或机会感染表现。

新生儿 HIV 感染的主要症状包括：①机会感染，如卡氏肺孢子菌、念珠菌（持续性或复发性鹅口疮）、鸟形分枝杆菌、CMV、隐孢子虫感染或再发性单纯疱疹病毒感染。②反复细菌性感染和发热。③体重不增，生长发育障碍。④小头畸形，运动、认知及语言发育差，因脑损害智力进行性减退。⑤淋巴细胞性间质肺炎。⑥皮疹、慢性腹泻，血小板减少。⑦病理性黄疸，肝脾大。

知识点 30：获得性免疫缺陷综合征的实验室检查

（1）HIV 抗体：在婴儿出生后 9~12 个月采集静脉血 1 次进行 HIV 抗体检测，如阴性可排除 HIV 感染，如阳性不需用药，在出生后 18 个月做抗体确认试验，确认结果阳性视为婴儿 HIV 感染。

初筛实验：酶联免疫吸附试验（ELISA），抗 HIV-1/2ELISA，抗 HIV-1PA 实验。确认实验：Western 印迹（WB），抗 HIV-1/2WB 实验。

（2）HIV 抗原：用 ELISA 方法检测 P24 抗原。

（3）病毒培养：特异性高，但要求条件较高，临床较难做到。

（4）病毒核酸测定：HIV 病毒载量测定，bDNA 实验，使用杂交法，检测50~5000000 拷贝/ml-HIV-RNA，价格昂贵；也有使用 PCR 方法，但假阳性率较高。

（5）细胞学检测：外周血 CD4$^+$T 细胞计数。可以预见 HIV 感染状态和进展，与 HIV 患者死亡率相关，也是药物治疗的有效参考指标。采用流式细胞仪计数。

知识点 31：获得性免疫缺陷综合征的治疗

（1）抗病毒治疗：根据病情轻重采用齐多夫定（ZDV）、奈韦拉平（NVP）单独或联合药物治疗。新生儿生后 12 小时内治疗是最有效的，围生期预防使用药物主要为 ZDV 和 NVP。

（2）机会感染防治：鹅口疮患儿口服酮康唑，但停药后易复发；合并 HSV 感染可用丙氧鸟苷治疗。或应用静脉丙球，有一定疗效。

（3）预防接种指导：告知家长新生儿出生时已接受乙肝疫苗接种，在 1 个月及 6 个月时需再次接种。出生时因未排除 HIV 感染，暂时不接种卡介苗，但每 6 个月应做 1 次结核菌素试验。其他各项计划免疫预防接种均按常规到医院进行注射。

（4）家庭护理：告知家长新生儿各器官发育尚未完善，抵抗力低下，由于乳具消毒不严格或喂奶者手指污染所致感染，易引起鹅口疮及腹泻。家长在接触月经血、阴道分泌物后及时清洗双手，有皮肤伤口、溃疡、破损处及时包扎；接触新生儿时戴手套，防止再次暴露将病毒感染给新生儿，注意预防感染。

（5）正确喂养方式：对 HIV 感染产妇避免母乳喂养，绝不允许混合喂养。

（6）预防用药：美国疾病控制及预防中心主张 HIV 感染孕妇给予 ZDV，主张择期剖宫产及人工喂养。妊娠 14~34 周口服 ZDV 200mg，每日 3 次，整个妊娠期维持此治疗，分娩期给予静脉滴注，第 1 小时按 2mg/kg，后 1mg/kg，每小时 1 次到分娩。

第三章　营养性疾病

第一节　蛋白质-热能营养不良

知识点 1：蛋白质-热能营养不良的概念

蛋白质-热能营养不良（PEM）简称营养不良，是长期缺乏能量和（或）蛋白质所致的一种营养缺乏症，主要见于 3 岁以下婴幼儿，临床特点为体重明显减轻、渐进性消瘦或水肿、皮下脂肪减少或消失，常伴有各器官不同程度的功能紊乱和性格、行为、心理等改变。PEM 常伴多种微量营养素缺乏，可能导致儿童生长障碍、抵抗力下降、智力发育迟缓、学习能力下降等后果，对其成年后的健康和发展也可产生长远的不利影响，是发展中国家首要的营养缺乏病。

知识点 2：蛋白质-热能营养不良的病因

（1）摄入不足：喂养不当是导致营养不良的重要原因，如母乳不足而未及时添加其他富含蛋白质的牛奶；奶粉配制过稀；突然停奶而未及时添加辅食；长期以淀粉类食品（粥、米粉等）喂养等。较大儿童的营养不良多为婴儿期营养不良的继续，或因不良的饮食习惯，如偏食、挑食、吃零食过多等引起。

（2）消化吸收障碍：如消化系统解剖或功能上的异常（包括唇裂、腭裂、幽门梗阻等）、迁延性腹泻、过敏性肠炎、肠吸收不良综合征等均可影响食物的消化和吸收。

（3）需要量增加：急、慢性传染病（如麻疹、伤寒、肝炎、结核）的恢复期、生长发育快速阶段等均可因需要量增多而造成营养相对缺乏；先天不足和生理功能低下，如早产、双胎，因追赶生长而需要量增加，也可引起营养不良。

知识点 3：蛋白质-热能营养不良的病理生理

（1）新陈代谢异常：①蛋白质：血清总蛋白浓度<40g/L、清蛋白<20g/L 可发生低蛋白性水肿。②脂肪：体内脂肪消耗过多，超过肝脏的代谢能力可造成肝脏脂肪浸润及变性。③糖类：轻度时症状并不明显，重者可引起低血糖昏迷甚至猝死。④水、盐代谢：由于脂肪大量消耗，低蛋白血症可进一步加剧而呈现水肿；易出现低渗性脱水、酸中毒、低钾血症、低钠血症、低钙血症和低镁血症。⑤体温调节能力下降：营养不良儿体温偏低。

（2）各系统功能低下：①消化系统：消化功能低下，易发生腹泻。②循环系统：心脏收缩力减弱，心排出量减少，血压偏低，脉细弱。③泌尿系统：肾小管重吸收功能减低，尿量增多而尿比重下降。④神经系统：精神抑郁，但时有烦躁不安、表情淡漠、反应迟钝、记忆力减退、条件反射不易建立。⑤免疫功能：非特异性（如皮肤黏膜屏障功能、白细胞吞噬功能、补体功能）和特异性免疫功能均明显降低。患儿结核菌素等迟发性皮肤反应可呈阴性；常伴 IgG 亚类缺陷和 T 细胞亚群比例失调等。由于免疫功能全面低下，患儿极易并发各种感染。

知识点 4：蛋白质-热能营养不良的临床表现

体重不增是最先出现的症状，继之体重下降、皮下脂肪逐渐减少或消失，随着病情加重，骨骼生长减慢，身高也低于正常。皮下脂肪逐渐减少或消失，首先为腹部，其次为躯干、臀部、四肢，最后为面颊部。腹部皮下脂肪层厚度是判断营养不良程度的重要指标之一。随营养不良程度加重，逐渐出现全身症状及生化代谢改变。常伴活动减少，易疲乏，食欲减退，烦躁不安，头发干枯等表现。重度营养不良时皮下脂肪消失殆尽、皮包骨样、额部出现皱纹如老人状，反应差、呆滞，肌肉萎缩、肌张力低下，低体温、脉搏缓慢，呼吸浅表等。

知识点 5：蛋白质-热能营养不良的并发症

PEM 常见并发症有营养性贫血，以小细胞低色素性贫血最常见。还可有多种维生素缺乏，以维生素 A 缺乏常见。营养不良时维生素 D 缺乏症状不明显，恢复期生长发育加快时可伴有维生素 D 缺乏。大部分患儿伴有锌缺乏。由于免疫功能低下，易患各种感染，加重营养不良，从而形成恶性循环。还可并发自发性低血糖，可突然表现为面色灰白、神志不清、脉搏减慢、呼吸骤停、体温不升但无抽搐，若诊治不及时，可危及生命。

知识点 6：蛋白质-热能营养不良的实验室检查

（1）血清蛋白：血清清蛋白浓度降低是重要的改变，但半衰期较长（19~21 天）不够灵敏。视黄醇结合蛋白、前清蛋白、甲状腺结合前清蛋白和转铁蛋白浓度下降有早期诊断价值。胰岛素样生长因子 I （IGF-I）是诊断蛋白质营养不良的较好指标。

（2）血清氨基酸：牛磺酸和必需氨基酸浓度降低，非必需氨基酸变化不大。

（3）其他：血清淀粉酶、脂肪酶、胆碱酯酶、转氨酶、碱性磷酸酶、胰酶和黄嘌呤氧化酶等活力下降，治疗后可迅速恢复正常。胆固醇、各种电解质及微量元素浓度均可下降。生长激素水平升高。

知识点 7：5 岁以下儿童营养不良的分型和分度

（1）体重低下：体重低于同年龄、同性别参照人群值的均值减 2SD 以下为体重低下。如低于同年龄、同性别参照人群值的均值减 2SD~3SD 为中度；低于均值减 3SD 为重度。该指标主要反应慢性或急性营养不良。

（2）生长迟缓：身长低于同年龄、同性别参照人群值的均值减 2SD 为生长迟缓。如低于同年龄、同性别参照人群值的均值减 2SD~3SD 为中度；低于均值减 3SD 为重度。该指标主要反应慢性营养不良。

（3）消瘦：体重低于同性别、同身高参照人群值的均值减 2SD 为消瘦。如低于同性别、同身高参照人群值的均值减 2SD~3SD 为中度；低于均值减 3SD 为重度。该指标主要反映近期急性营养不良。

临床常综合应用以上指标判断患儿营养不良的类型和严重程度。以上三项判断营养不良的指标可以同时存在，也可仅符合其中一项。符合一项即可诊断营养不良。

知识点 8：蛋白质-热能营养不良的治疗

要及早发现轻症，防止其发展为重症，其治疗原则是祛除病因、调整饮食、促进消化和治疗并发症。

（1）去除病因：积极治疗原发病，如纠正消化道畸形、控制感染性疾病、根治各种消耗性疾病及改进喂养方法等。

（2）调整饮食：应根据营养不良的程度、消化能力和对食物耐受情况逐渐调整饮食，尤其对于中、重度患儿，热量和营养物质供给应由低到高逐渐增加。饮食选择时应选择小儿易消化吸收又含有高热量与高蛋白质的食物。除乳类外，可用蛋、鱼、肝、瘦肉等，热能不够时可在食物中加少许植物油，此外应同时补充多种维生素、微量元素等。①轻度营养不良：热量从 80~100kcal/（kg·d）、蛋白质 3g/（kg·d）开始，逐渐增至热量 150~170kcal/（kg·d）、蛋白质 3.5~4.5g/（kg·d），待体重接近正常后，再恢复至热量 100~120kcal/（kg·d）、蛋白质 3.0g/（kg·d）。②中度营养不良：热量自 60~80kcal/（kg·d），蛋白质 2g/（kg·d），脂肪 1g/（kg·d）开始，逐渐增加。约 1 周后增至热量 120kcal/（kg·d），蛋白质 3g/（kg·d），脂肪 1.8g/（kg·d），以后按轻度营养不良同样步骤调整。③重度营养不良：热量从 40~60kcal/（kg·d）、蛋白质 1.5~2g/（kg·d）、脂肪 1g/（kg·d）开始。首先满足患儿基础代谢需要，以后逐渐增加，按中度营养不良同样步骤调整。

（3）药物治疗：给予各种消化酶（胃蛋白酶、胰酶等）以助消化。补充缺乏的维生素和微量元素（如维生素 A、B、C，锌、铁等），血锌降低者口服 1% 硫酸锌糖浆，从 0.5ml/（kg·d）开始，逐渐增至 2ml/（kg·d），补充锌剂摄入可促进食欲、改善代谢。必要时可肌内注射蛋白质同化类固醇制剂，如苯丙酸诺龙，每次 10~25mg，每周 1~2 次，连续 2~3 周，以促进机体对蛋白质的合成、增进食欲。对进食极少或拒绝进食者可试用胰岛素葡萄糖疗法，皮下注射胰岛素每次 2~3U，每日 1~2 次，在注射前需先服 20~30g 葡萄糖或静脉注射 25% 葡萄糖 40~60ml 以防发生低血糖，每 1~2 周为一疗程。

（4）积极处理各种危及生命的并发症：如腹泻时的严重脱水和电解质紊乱、酸中毒、休克、肾衰竭、自发性低血糖、继发感染及维生素 A 缺乏所致的眼部损害等。

（5）其他治疗：病情严重、伴有明显低蛋白血症或严重贫血者，可考虑输血成分或清蛋白。同时给予要素饮食或进行静脉高营养，酌情静脉滴注葡萄糖、氨基酸、脂肪乳剂等。

知识点9：蛋白质-热能营养不良的预后

预后取决于营养不良的发生年龄、持续时间及其程度，其中以发病年龄最为重要，年龄愈小，其远期影响愈大，尤其是认知能力和抽象思维能力易发生缺陷。如果患儿生长发育广泛受损，智力及体格发育迟缓可能是永久性的。

知识点10：蛋白质-热能营养不良的预防

（1）合理喂养：大力提倡母乳喂养，对母乳不足或不宜母乳喂养者应及时给予指导，采用混合喂养或人工喂养并及时添加辅助食品；纠正偏食、挑食、吃零食的不良习惯，小学生早餐要吃饱，午餐应保证供给足够的能量和蛋白质。

（2）推广应用生长发育监测图：定期测量体重，并将体重值标在生长发育监测图上，如发现体重增长缓慢或不增，应尽快查明原因，及时予以纠正。

第二节 维生素 D 缺乏性佝偻病

知识点1：维生素 D 缺乏性佝偻病的概念

维生素 D 缺乏性佝偻病是儿童体内维生素 D 不足使钙、磷代谢紊乱产生的一种以骨骼病变为特征的全身慢性营养性疾病，主要见于 2 岁以下婴幼儿，我国北方佝偻病患病率高于南方。典型的表现是生长着的长骨干骺端和骨组织矿化不全。维生素 D 不足使成熟骨矿化不全，表现为骨质软化症。

知识点2：维生素 D 的来源

维生素 D 是一组具有生物活性的脂溶性类固醇衍生物，包括维生素 D_2 和维生素 D_3。前者存在于植物中，后者系由人体或动物皮肤中的 7-脱氢胆固醇经日光中紫外线的光化学作用转变而成，是体内维生素的主要来源。

婴幼儿体内维生素 D 来源有三个途径：①母体-胎儿的转运。②食物中的维生素 D。③皮肤的光照合成。

知识点3：维生素 D 的转运

维生素 D 在肝细胞先经 25-羟化酶作用，使其转变为 25-羟维生素 D_3 [25-（OH）D_3]，其在血浆含量较多且稳定，可代表机体维生素 D 的储备，常作为测定维生素 D 营养状态的指标。血中正常值为 11~60ng/ml。25-（OH）D_3 再经肾脏近曲小管细胞内 1-羟化酶作用，进一步变为具有很强生物活性的 $1, 25$-二羟维生素 D_3 $[1, 25-(OH)_2D_3]$。

知识点 4：维生素 D 的主要生理功能

（1） $1, 25-(OH)_2D_3$ 是维持钙、磷代谢平衡的主要激素之一。其被维生素 D 结合蛋白转运，与小肠、骨、肾远端曲管细胞及一些其他器官与组织（皮肤、胰岛、脑、乳腺上皮等细胞与造血组织等）的受体结合而发挥作用。

（2）促进钙、磷自小肠黏膜吸收。

（3）促进肾小管对钙、磷的重吸收。

（4）促进成骨细胞和破骨细胞的成熟，直接作用于骨的矿物质代谢（沉积与重吸收）。

知识点 5：维生素 D 的调节作用

（1）自身反馈作用：正常情况下，维生素 D 的合成与分泌是依据机体需要受血中 $25-(OH)D_3$ 的浓度自行调节，即生成的 $1, 25-(OH)_2D_3$ 的量达到一定水平时，可抑制 $25-(OH)D_3$ 在肝内羟化、 $1, 25-(OH)_2D_3$ 在肾内羟化的过程。

（2）血钙、磷浓度与甲状旁腺、降钙素调节：肾脏生成 $1, 25-(OH)_2D_3$ 间接受血钙浓度调节。当血钙过低时，甲状旁腺激素（PTH）分泌增加，PTH 刺激肾脏 $1, 25-(OH)_2D_3$ 合成增多；PTH 与 $1, 25-(OH)_2D_3$ 共同作用于骨组织，使破骨细胞活性增加，降低成骨细胞活性，骨重吸收增加，骨钙释放入血，使血钙升高，以维持正常的生理功能。血钙过高时，降钙素（CT）分泌，抑制肾小管羟化生成 $1, 25-(OH)_2D_3$。血磷降低可直接促进 $1, 25-(OH)_2D_3$ 的增加，高血磷则抑制其合成。

知识点 6：维生素 D 缺乏性佝偻病的病因

（1）围生期维生素 D 不足：母亲妊娠期，特别是妊娠后期维生素 D 营养不足，以及早产、双胎均可使得婴儿体内维生素 D 贮存不足。

（2）日照不足：因紫外线不能通过玻璃窗，婴幼儿被长期过多的留在室内活动，使内源性维生素 D 生成不足。大城市高大建筑可阻挡日光照射，大气污染，如烟雾、尘埃可吸收部分紫外线。气候的影响：如冬季日照短，紫外线较弱，亦可影响部分内源性维生素 D 的生成。

（3）生长速度快需要增加：如早产及双胎婴儿生后生长发育快，需要维生素 D 多，且体内贮存的维生素 D 不足。婴儿早期生长速度较快，也易发生佝偻病。重度营养不良婴儿生长迟缓，发生佝偻病者不多。

（4）食物中补充维生素 D 不足：因天然食物中含维生素 D 少，即使纯母乳喂养，婴儿若户外活动少亦易患佝偻病。

（5）疾病影响：①胃肠道或肝胆疾病影响维生素 D 的吸收。②肝、肾严重损害可致维生素 D 羟化障碍，$1,25-(OH)_2D_3$ 生成不足而引起佝偻病。③长期服用抗惊厥药物可使体内维生素 D 不足。④糖皮质激素有对抗维生素 D 对钙的转运的作用。

知识点 7：维生素 D 缺乏性佝偻病的发病机制

维生素 D 缺乏性佝偻病是机体为维持血钙水平而对骨骼造成的损害。长期严重维生素 D 缺乏造成肠道吸收钙、磷减少和低血钙症，以致甲状旁腺功能代偿性亢进，PTH 分泌增加以动员骨钙释出使血清钙浓度维持在正常或接近正常的水平；但 PTH 同时也抑制肾小管重吸收磷，继发机体严重钙、磷代谢失调，特别是严重低血磷的结果。

知识点 8：维生素 D 缺乏性佝偻病的病理变化

骨的正常生长有软骨成骨和膜性成骨。软骨成骨使长骨增长；膜性成骨使骨增厚、增粗。维生素 D 缺乏时，钙、磷代谢紊乱，排列成行的软骨细胞增殖过度，凋亡减少，钙化管排列不规则、稀少或消失，所以钙化线模糊或消失。成骨细胞代偿性增殖过度，分泌的骨基质也增多，但却不能矿化，因此造成骨样组织的堆积。如果骨样组织堆积在长骨干骺端，受重力压迫则向两侧膨出，形成临床上的手足镯、肋串珠；在扁骨如颅骨则形成方颅。同样，膜性成骨也受影响，在骨干造成骨质疏松，在扁骨如颅骨则形成颅骨软化。

知识点 9：维生素 D 缺乏性佝偻病的临床分期

本病多见于 3 个月至 2 岁的小儿，主要表现为生长最快部位的骨骼改变，并可影响肌肉发育和神经兴奋性的改变。佝偻病临床上分为初期、活动期、恢复期和后遗症期。

知识点 10：初期（早期）佝偻病的临床表现

多见于 6 个月以内，特别是<3 个月的婴儿，主要表现为非特异性的神经兴奋性增高症状，如易激惹、烦躁、睡眠不安、夜间惊啼、多汗（与季节无关）、枕秃（因烦躁及头部多汗致婴儿常摇头擦枕）。

知识点 11：活动期（激期）佝偻病的临床表现

除初期症状外，主要表现为骨骼改变和运动功能发育迟缓。骨骼改变往往在生长最快的部位最明显，故不同年龄有不同的骨骼表现。

（1）头部：额骨和顶骨中心部分常常逐渐增厚，变成"方盒样"头型即方颅（从上向下看），头围也较正常增大。

（2）胸部：胸廓畸形多见于 1 岁左右小儿，如佝偻病肋骨串珠、肋膈沟（郝氏沟）、鸡胸、漏斗胸。

（3）脊柱：重症可有脊柱后凸或侧弯。

（4）骨盆：脊柱弯曲可伴有骨盆畸形，入口变小，前后径缩短，女童长大可致难产。

（5）四肢：①腕踝畸形：多见于 6 个月以上小儿。腕和踝部骨骺处膨大，状似手镯或脚镯。②下肢畸形：见于 1 岁后站立、行走后小儿，由于骨质软化和肌肉关节松弛，在立、走的重力影响下可出现"O"形腿或"X"形腿。1 岁内小儿可有生理性弯曲，故仅对 1 岁以上小儿，才做下肢畸形检查。

（6）其他：全身肌肉松弛，患儿肌张力低下，头项软弱无力，坐、立、行等运动功能发育落后，腹肌张力低下致腹部膨隆如蛙腹。条件反射形成慢，表情淡漠，语言发育迟缓，免疫力低下，常伴感染、贫血等。

知识点 12：恢复期佝偻病的临床表现

以上任何期经日光照射或治疗后，临床症状和体征逐渐减轻或消失。血生化改变：25-（OH）D_3、血钙、血磷、PTH 逐渐恢复正常，碱性磷酸酶需 1~2 个月降至正常水平。骨骼 X 线：治疗 2~3 周后出现不规则的钙化线。

知识点 13：后遗症期佝偻病的临床表现

多见于 2 岁以后的儿童。因婴幼儿期严重佝偻病，残留不同程度的骨骼畸形。无任何临床症状，血生化正常，X 线检查骨骼干骺端病变消失。

知识点 14：维生素 D 缺乏性佝偻病的诊断

首先应详询是否有缺乏日照与摄入维生素 D 不足的历史，新生儿及数月的小婴儿还应询问母孕期日照及维生素 D 与钙的摄入史，以及是否有缺钙的临床症状。确诊的"金标准"是血生化及骨骼 X 线检查，其中 25-（OH）D_3 最可靠，出现变化最早。根据病史和血清 25-（OH）D_3 降低等指标可诊断维生素 D 缺乏，但大部分医院仅能检测到钙、磷、碱性磷酸酶，少数医院可常规检测血清 25-（OH）D_3 水平，因此诊断佝偻病必须有临床资料与 X 线的骨改变。

知识点 15：维生素 D 缺乏性佝偻病与其他抗维生素 D 佝偻病的鉴别诊断

（1）低血磷性抗维生素 D 佝偻病（家族性低磷血症）：为肾小管再吸收磷及肠道吸收磷的原发性缺陷所致，佝偻病的症状多发生于 1 岁以后，且 2~3 岁后仍有活动性佝偻病表现，血钙多正常，血磷低，尿磷增加。

（2）远端肾小管酸中毒：为远曲小管泌氢障碍，从尿中丢失大量钠、钾、钙，继发甲状旁腺功能亢进，骨质脱钙，出现佝偻病症状。骨骼畸形严重，身材矮小，除低血钙、低血磷之外，有代谢性酸中毒及低钾、高氯血症，尿呈碱性（pH>6）。

（3）维生素 D 依赖性佝偻病：为常染色体隐性遗传，分为两型：Ⅰ型为肾脏 1-羟化酶缺陷，使 25-(OH) D₃，转变为 1, 25-(OH)₂D₃ 发生障碍；Ⅱ型为靶器官 1, 25-(OH)₂D₃ 受体缺陷。两型均有严重的佝偻病症状，低血钙、低血磷、碱性磷酸酶明显增高。Ⅰ型可有高氨基酸尿症，Ⅱ型的一个重要特征为脱发。

（4）肾性佝偻病：由于先天或后天原因所致的慢性肾功能障碍，导致钙磷代谢紊乱，血钙低，血磷高，碱性磷酸酶正常。佝偻病症状多于幼儿后期逐渐明显，身材矮小。

（5）肝性佝偻病：肝功能不良可使 25-(OH) D₃ 生成障碍，伴有胆道阻塞时肠道吸收维生素 D 及钙也降低，出现低血钙、抽搐和佝偻病的表现。

知识点 16：维生素 D 缺乏性佝偻病的治疗

治疗目的在于控制活动期，防止骨骼畸形。

（1）补充维生素 D：不主张采用大剂量维生素 D 治疗，治疗原则应以口服为主，一般剂量为每日 50~125μg（2000~5000U），持续 4~6 周；之后小于 1 岁婴儿改为 400U/d，大于 1 岁幼儿改为 600U/d，同时给予多种维生素。治疗 1 个月后应复查效果，如临床表现、血生化与骨骼 X 线改变无恢复征象，应与抗维生素 D 佝偻病鉴别。

（2）补充钙剂：主张从膳食的牛奶、配方奶和豆制品补充钙和磷，只要足够牛奶（每天 500ml）不需要补充钙剂，仅在有低血钙表现、严重佝偻病和营养不足时需要补充钙剂。

（3）其他辅助治疗：应注意加强营养，保证足够奶量，及时添加转乳期食品，坚持每日户外活动。

知识点 17：维生素 D 缺乏性佝偻病的预防

维生素 D 缺乏性佝偻病是自限性疾病，婴儿有足够的户外活动，也可以自愈。儿童每日获得足够阳光照射是预防的关键。

（1）围生期：孕母应注意摄入富含维生素 D、钙、磷的食物，并多晒太阳，冬春季妊娠或体弱多病者可于孕后期给予维生素 D 及钙剂。

（2）新生儿期：足月儿生后 2 周开始补充维生素 D 每日推荐摄入量 400U/d，早产儿、低出生体重儿、双胎儿生后 1 周开始补充维生素 D 800U/d，3 个月后改为预防量。均补充至 2 岁。

（3）婴幼儿期：预防的关键在日光浴与适量维生素 D 的补充。夏季阳光充足，可在上午和傍晚户外活动，暂停或减量服用维生素 D。

第三节 维生素 D 缺乏性手足搐搦症

知识点 1：维生素 D 缺乏性手足抽搐症的概念

维生素 D 缺乏性手足搐搦症是因维生素 D 缺乏致血清钙离子浓度降低，神经肌肉兴奋性增高引起，表现为全身惊厥、手足肌肉抽搐或喉痉挛等。多见于6个月以内的小婴儿。目前因预防维生素D缺乏工作的普遍开展，维生素D缺乏性手足搐搦症已较少发生。

知识点2：维生素D缺乏性手足抽搐症的病因及发病机制

维生素D缺乏时，血钙下降而甲状旁腺不能代偿性分泌增加；血钙继续降低，当总血钙低于$1.75\sim1.88$mmol/L范围，或离子钙低于1.0mmol/L时可引起神经肌肉兴奋性增高，出现抽搐。维生素D缺乏时机体出现甲状旁腺功能低下的原因尚不清楚，推测当婴儿体内钙营养状况较差时，维生素D缺乏的早期甲状旁腺急剧代偿分泌增加，以维持血钙正常；当维生素D继续缺乏，甲状旁腺功能因反应过度而疲惫，以致出现血钙降低。因此维生素D缺乏性手足搐搦症的患儿，同时存在甲状旁腺功能亢进所致佝偻病的临床表现和甲状旁腺功能低下所致低血钙的临床表现。

知识点3：维生素D缺乏性手足抽搐症的典型发作

血清钙低于1.75mmol/L时可出现惊厥、喉痉挛和手足搐搦，其中以无热惊厥最为常见。

（1）惊厥：是婴儿期最常见的症状。其特点是患儿没有发热，也无其他原因，而突然发生四肢抽动、双眼球上翻、面肌颤动、意识丧失，持续时间为数秒钟到数分钟，数日1次或者1日数次甚至数十次不等。不发作时，患儿神情几乎正常。

（2）手足抽搐：多见于6个月以上的婴幼儿，突发手足痉挛呈弓状，双手呈腕部屈曲状，手指伸直，拇指紧贴掌心，强直痉挛；足部踝关节伸直，足趾同时向下弯曲。

（3）喉痉挛：婴儿多见，由于声门及喉部肌肉痉挛而引起吸气困难，吸气时发生喉鸣，严重时可发生窒息，甚至死亡。

知识点4：维生素D缺乏性手足抽搐症的隐匿型

没有典型发作时可通过刺激神经肌肉而引出下列神经肌肉兴奋的体征。

（1）面神经征：以指尖或叩诊锤轻叩颧弓与口角间的面颊部，出现眼睑及口角抽动为阳性。新生儿可呈假阳性。

（2）腓反射：以叩诊锤轻叩膝下外侧腓骨小头处的腓神经，引起足向外侧收缩者为阳性。

（3）特鲁索征：以血压计袖带包裹上臂，使血压维持在收缩压与舒张压之间，5分钟内该手出现痉挛为阳性。

知识点5：维生素D缺乏性手足抽搐症的诊断

突发无热惊厥，可反复发作，发作后神志清醒而无神经系统体征，同时有佝偻病存在，总血钙低于 1.75~1.88mmol/L 范围，离子钙低于 1.0mmol/L，可作出诊断。

知识点6：维生素 D 缺乏性手足抽搐症的鉴别诊断

首先与其他无热惊厥性疾病鉴别：包括低血糖症、低镁血症、婴儿痉挛症、甲状旁腺功能减退症。另外也要注意与急性喉炎、中枢神经系统感染性疾病等相鉴别。

知识点7：维生素 D 缺乏性手足抽搐症的治疗

应立即控制惊厥，解除喉痉挛，补充钙剂，并补充维生素 D。

（1）急救处理：应迅速控制抽搐或喉痉挛，可用苯巴比妥，水合氯醛或地西泮迅速控制症状，保持呼吸道通畅，必要时行气管插管。

（2）钙剂治疗：将 10% 葡萄糖酸钙 5~10ml 加入葡萄糖 10~20ml 缓慢静脉注射（10 分钟以上）或静脉滴注。惊厥反复发作者每日可重复使用钙剂 2~3 次，直至惊厥停止，以后改口服钙剂治疗。钙剂不宜与乳类同服，以免形成凝块影响其吸收。

（3）维生素 D 治疗：症状控制并应用钙剂后，可按维生素 D 缺乏性佝偻病补充维生素 D。

第四节　小儿肥胖症

知识点1：肥胖的概念

肥胖是机体能量摄入超过消耗，多余的能量以脂肪的形式储存于组织，造成体内脂肪过多堆积、体重超常的疾病。

知识点2：单纯性肥胖的概念

单纯性肥胖是指排除某些先天遗传性疾病、代谢性疾病及神经内分泌疾病等病理因素而单纯由生活行为、环境因素所造成的肥胖。儿童肥胖症 95% 属于单纯性肥胖。

知识点3：小儿肥胖症的原因

近十余年来我国儿童及青少年中单纯性肥胖的检出率有逐年上升的趋势，尤其在城市。遗传及环境因素是引起单纯性肥胖的主要病因，其中环境因素（不良生活习惯）起主导作用。

（1）遗传因素：父母中有一人肥胖，则子女肥胖的概率为 40%，如果父母双方皆肥胖，子女肥胖的概率升高至 70%~80%，父母皆瘦，子女发生肥胖的概率约为 14%。

（2）饮食因素：摄入过度是肥胖的物质基础。摄入过度使过剩的能量以脂肪形式在人体皮下和脏器周围过多堆积，造成肥胖。另外，不良的饮食习惯，如偏爱荤食、油腻、甜食等可导致肥胖。

（3）与运动有关的因素：运动有助于消耗脂肪，在日常生活之中，随着交通工具的发达，工作的机械化，家务量减轻等，使得人体消耗热量的机会更少，而摄取的能量并未减少，于是造成肥胖。

知识点4：肥胖的分类

（1）按照病理改变分类：分为增生性肥胖和肥大性肥胖。①增生性肥胖不仅脂肪细胞体积变大，而且数目也有所增多。②肥大性肥胖则仅有脂肪细胞体积变大，而数目变化不大。

（2）按照发病年龄分类：分为幼年起病型肥胖、青春期起病型肥胖和成年起病型肥胖。①幼年起病型肥胖都是增生性肥胖，患儿脂肪细胞的数量一生都难以减少。②青春期起病的青少年多为增生肥大性肥胖，他们的脂肪细胞数量多，体积大。③成年起病型肥胖则以肥大性肥胖为主，也有一少部分是增生性肥胖。

（3）按照脂肪在身体不同部位的分布分类：分为腹部型肥胖和臀部型肥胖。①腹部型肥胖又称向心性肥胖、男性型肥胖、内脏型肥胖、苹果形肥胖，脂肪主要沉积在腹部皮下以及腹腔内，四肢则相对较细。②臀部型肥胖又称非向心性肥胖、女性型肥胖或梨形肥胖，脂肪主要沉积在臀部和腿部。

知识点5：小儿肥胖症的临床表现

患儿食欲常极佳，运动时易引起气喘，较易疲劳。除体重高于同龄儿，身高、骨龄发育也高于同龄儿外，仍保持与年龄相当的年幼面容。皮下脂肪增厚明显，胸部脂肪堆积过多犹如乳房，需与真乳房鉴别，腹部皮下脂肪下垂，腹壁、股部皮肤可因过渡伸拉引起白或紫色线纹；男孩阴茎常埋入耻骨部脂肪中，外观似较小，但实际与正常平均大小无差异。四肢肥胖以上臂和股更明显，手相对较小，手指越靠指端越细，常见膝外翻。患儿青春发育期常提前，最终身高要比同龄儿矮。女孩月经初潮不延迟，可提前。

知识点6：小儿肥胖症的不良影响和并发症

（1）高血压和血脂增高。血胰岛素常增高，糖耐量试验值降低，易在以后发展为非胰岛素依赖性糖尿病。

（2）可发展为成人肥胖，肥胖程度越重，开始肥胖年龄离成年期越近，家族中肥胖人数越多，越易发展为成人肥胖。

（3）重度肥胖的儿童可能因肥胖行动不便，易被同伴取笑，出现自卑、孤独、胆怯等心理障碍。

（4）肥胖儿肌肉有氧代谢能力弱、效率低，无氧代谢提前供能，酸性产物过早堆积，使肌肉易于疲劳，运动能力降低。病儿活动后易发生心跳、气短，久之可养成不爱活动的习惯。

（5）病儿皮肤可发生擦烂，易并发疖肿等化脓性感染和棘皮症。骨骼负重过度，可致胫骨近端内侧干骺端过度生长，即 Blount 病和股骨头骨骺脱位。

（6）约7%肥胖儿可并发睡眠呼吸暂停。严重肥胖患儿可引起肥胖通气综合征，又名肥胖性心、肺综合征或 Pickwickian 综合征。

知识点7：小儿肥胖症的判断方法和判断标准

（1）身高体重法：按同身高的标准体重（以50百分位体重）计算，是 WHO 推荐的方法，可用肥胖度来计算。

$$肥胖度 = (实测体重 - 同身高的标准体重)/同身高的标准体重 \times 100\%$$

肥胖度 10%~20% 为超重，20%~30% 为轻度肥胖，30%~50% 为中度肥胖，50%~100% 为重度肥胖，大于 100% 为极度肥胖。

（2）体质指数（BMI）法：按身高和体重计算，是目前美国常用的方法。BMI = 体重（kg）/（身高^2）（m^2），适用于学龄前儿童至18岁前的青少年，BMI ≥ 同龄、同性别 BMI 85~95 百分位时为超重。BMI 20~22 为超重，23~26 为轻度肥胖，27~30 为中度肥胖，大于 30 为重度肥胖。

知识点8：小儿肥胖症与皮质醇增多症的鉴别诊断

皮质醇增多症又称库欣综合征，分促肾上腺皮质激素依赖性和非依赖性两大类。临床表现为向心性肥胖，常伴高血压、皮肤紫纹。女童可能会因肾上腺皮质产生过多雄激素（如某些分泌雄激素的肾上腺皮质肿瘤）出现多毛、痤疮和不同程度男性化体征。体检注意腹部有无包块（如肾上腺皮质肿瘤），皮肤有无色素加深（如垂体分泌 ACTH 增多，ACTH 含促黑素细胞活性的肽段），有无视野缺损（垂体肿瘤压迫视交叉）。如患者肥胖伴多毛、痤疮等体征，应高度怀疑此病。实验室检查血皮质醇水平升高，昼夜节律消失，或虽有变化但基础值较高支持此皮质醇增多症，或者测定24小时尿皮质醇含量，这是诊断皮质醇增多症最直接和可靠的指标，腹部和垂体 CT 和 MRI 可帮助诊断。

知识点9：小儿肥胖症与肥胖生殖无能综合征的鉴别诊断

幼儿及学龄期男童多见，临床以肥胖伴性发育障碍为主要表现，可能伴颅内高压表现、尿崩症。肥胖常在短期内迅速出现，脂肪分布以乳房、下腹部和阴阜明显，面部和四肢相对较瘦，第二性征推迟或不发育，睾丸小或不下降，身高增长迟缓，骨龄延迟。男童患者，出现肥胖伴性发育障碍者尤其有颅内高压者高度怀疑此病。实验室检查黄体生成素（LH）

和卵泡刺激素（FSH）和雄性激素（睾酮）水平降低支持此病，头颅 CT 和 MRI 有助于诊断。

知识点 10：小儿肥胖症与劳-伦斯-比德尔综合征的鉴别诊断

又称性幼稚色素性视网膜炎多指畸形综合征，为罕见的先天性家族性疾病。临床特征为肥胖、智能低下、性器官发育不全、视网膜色素变性、多指（趾）或并指（趾）畸形，还可伴有其他先天性异常。实验室检查血浆 LH、FSH 和性激素水平下降支持诊断，少数患者有糖尿病、胰岛素抵抗和肾小球功能受损。

知识点 11：小儿肥胖症与普威综合征的鉴别诊断

普威综合征是一种涉及基因组印迹的显性遗传性疾病，是一个复杂的多系统异常的疾病。临床主要特征为新生儿期和婴儿期严重肌张力低下及喂养困难；儿童期食欲过盛而明显肥胖、不同程度的智能障碍、行为异常；常伴身材矮小、手足异常（手足小）、特殊外貌（如颅盖高、眼小）及性腺发育落后。对临床肥胖患者有这种病情进展特征者，高度怀疑此综合征，可以应用甲基化特异性 PCR（MSPCR）及荧光原位杂交（FISH）技术进行基因分析。

知识点 12：小儿肥胖症的治疗原则

儿童肥胖的治疗不同于成人肥胖，应以不妨碍儿童正常的生长发育为原则，因此成人期使用的手术去脂、药物减肥、饥饿疗法、禁食等均不宜使用的。目前国内外公认儿童肥胖的治疗方法是包括行为矫正、饮食调整和运动的综合治疗方案。总的说来，低能量饮食结合运动疗法和行为矫正是有效的。

知识点 13：小儿肥胖症的治疗方法

（1）饮食调整：饮食要供给足够热量及各种营养素，以保证儿童生长发育的基本需要。热量控制一般原则为：5 岁以下 2510~3347kJ/d，5~10 岁 3347~4184kJ/d，10~14 岁4184~5020kcal/d，三大营养物质的比例大约为糖类：蛋白质：脂肪＝45：35：20。控制每天的热量摄入，采用低热量、低脂肪、低糖、高蛋白的饮食，提供适量的维生素和微量元素。开始控制饮食时，不能使儿童体重急剧下降，而应以体重不增加为目标，再根据体重情况逐渐减少热量摄入。

（2）运动疗法：不宜进行大运动量的锻炼，运动强度以患儿最大有氧消耗运动的 50%或最大心率的 65%为度，可采取走路、慢跑、跳绳、游泳和球类活动等。需顾及儿童的爱好，使其易于坚持。运动要循序渐进，贵在坚持，开始时病儿可能因运动不灵活，活动后气喘、不愿进行锻炼，需耐心说服教育，并给以辅导及鼓励。

（3）心理行为治疗：行为调整包括很多方面，尤其是饮食和生活方式的调整极为重要。进食定时定量，餐具采用浅碗和小盘子，进食速度要慢些，进食完毕后应立即端走剩余的饭菜，以免继续进食。生活方式的调整则要改变孩子不喜欢活动的习惯。

第五节　维生素 A 缺乏症

知识点 1：维生素 A 缺乏症的概念

维生素 A 缺乏症（VAD）：是饮食中缺乏维生素 A 所致，主要表现为眼结合膜与角膜干燥，暗光下视力差，皮肤干燥、毛囊角化。典型症状出现之前可以出现免疫功能损伤，导致易感性上升。VAD 为第三世界儿童多发病且是最常见的致盲原因。目前我国严重病例虽已少见，但亚临床及轻症病例仍常见，尤以边远农村地区为多。

知识点 2：维生素 A 的代谢

（1）维生素 A 的来源：维生素 A 是指具有全反式视黄醇生物活性的一组类视黄醇物质，包括视黄醇、视黄醛、视黄酯及视黄酸，视黄酸是维生素 A 在体内发生多种生理作用的重要活性形式。维生素 A 主要有两大来源，一类是动物性食物的视黄醇，如在乳类、蛋类和动物内脏中含量丰富；另一类是植物类食物，如能成为维生素 A 原的类胡萝卜素。

（2）维生素 A 的转运：维生素 A 经人体摄入后，与其他脂类聚合，在小肠经胆汁和胰脂酶的作用，通过小肠黏膜上皮细胞被吸收。在肠黏膜酯化成棕榈酸视黄酯后与乳糜微粒结合通过淋巴系统入血后转运并储存于肝。需要时再水解成视黄醇，与视黄醇结合蛋白和前清蛋白结合，转运至全身，此转运需要锌的帮助。

知识点 3：维生素 A 的生理功能

（1）构成视觉细胞内的感光物质：眼部对维生素 A 缺乏特别敏感，位于视网膜上视杆细胞的 11-顺式视黄醛与视蛋白结合，形成与感受暗光有关的视紫红质；当光线照射到视网膜时，发生一系列复杂的生物化学反应，导致神经冲动。在此过程中，除了消耗能量和酶外，还有部分视黄醛变成视黄醇被排泄，所以必须不断地补充维生素 A，才能维持正常视觉过程。

（2）影响上皮稳定性、完整性：维生素 A 缺乏导致上皮组织内的黏液分泌细胞被角蛋白生成细胞替代，这种改变导致皮肤、眼结膜和角膜干燥。维生素 A 能调节糖蛋白和黏多糖等化合物有关的酶表达，最后导致严重的眼干燥症和角膜溃疡。缺乏的初期病理改变是上皮组织的干燥，继而形成过度角化变性和腺体分泌减少。这种变化累及全身上皮组织，尤其是呼吸道、消化道和泌尿道。

（3）促进生长发育和维护生殖功能：维生素 A 通过细胞内 RNA、DNA 的合成及生长激素的分泌而影响生长发育，还可影响正常精子发生和胎盘发育。

（4）维持和促进免疫功能：维生素 A 以其特定的途径参与维持机体的免疫活性，帮助机体维护淋巴细胞库，参与维护 T 细胞介导的免疫反应，促进免疫细胞产生抗体的能力，促进 T 淋巴细胞产生某些细胞因子。维生素 A 缺乏通过影响免疫细胞内视黄酸受体的表达相应下降而影响机体的免疫功能。

（5）影响造血：维生素 A 缺乏可能主要影响铁的转运和贮存，影响红系造血，从而引起贫血。

知识点 4：维生素 A 缺乏症的病因

（1）摄入不足：主要是因为动物性食物摄入过少；新生儿更易发生维生素 A 缺乏，维生素 A 和胡萝卜素都很难通过胎盘进入胎儿体内，因此新生儿肝中含维生素 A 很少，同时新生儿的血浆视黄醇结合蛋白只有成年人的一半左右，以致血浆中维生素 A 含量相对较少。

（2）吸收不良：慢性痢疾、慢性肝炎、肠炎等慢性胃肠道疾病，或膳食脂肪过低影响维生素 A 及 β-胡萝卜素的吸收。

（3）消耗过多：如慢性感染性疾病、泌尿道疾病、癌症等。

（4）蛋白质及锌缺乏：携带维生素 A 的蛋白质-视黄醇结合蛋白和前清蛋白缺乏及转运障碍，以致血浆维生素 A 减少。

（5）维生素 A 原转换障碍：肝病、糖尿病、甲状腺功能低下、先天性维生素 A 原转换酶缺乏等病皆可使维生素 A 原转换为维生素 A 的机制发生障碍。

知识点 5：维生素 A 缺乏症的临床表现

早期可表现为反复的急性呼吸道感染、消化道感染及缺铁样贫血等非特异性症状，即"亚临床状态维生素 A 缺乏"。

继续发展表现如下。

（1）眼：早期为夜盲、视敏度降低；畏光、干眼、泪少，出现毕脱斑；严重者角膜混浊、坏死、溃疡、穿孔、虹膜晶状体脱出，导致失明。

（2）皮肤：干燥脱屑、角化增生、毛囊突出呈粗砂样改变，以四肢伸侧、肩部为重，可发展至颈背部甚至面部；毛发枯黄。易脱落，指（趾）甲失去光泽、易折断。

（3）生长发育障碍：身高落后，牙釉质发育不良，易发生龋齿。

（4）其他：呼吸道、消化道、尿路反复感染，且迁延不愈。舌乳头肥大或萎缩，出现贫血、尿道结石、神经异常等。

知识点 6：维生素 A 缺乏症的临床诊断

长期动物性食物摄入不足，有各种消化道疾病或慢性消耗性疾病史，急性传染病史等情况下应高度警惕维生素 A 缺乏症。如出现夜盲或眼干燥症等眼部特异性表现以及皮肤的症状和体征，即可临床诊断。

知识点 7：维生素 A 缺乏症的辅助检查

（1）相对剂量反应试验（RDR test）：其方法是在空腹时采集静脉血（A0），然后口服视黄醇制剂 450μg，5 小时后再次采集静脉血（A5），测定两次血浆中维生素 A 的水平并按公式 [RDR(%)=(A5-A0)/A5×100%] 计算 RDR 值，如 RDR 值大于 20% 为阳性，表示存在亚临床型维生素 A 缺乏。

（2）血清（浆）视黄醇浓度：儿童正常值为 >1.05μmol/L（30μg/dl），如果 <0.7μmol/L（20μg/dl）为缺乏，介于二者之间为边缘缺乏。

（3）血浆视黄醇结合蛋白测定：也可用于维生素 A 营养状况评价，学龄前儿童正常值为 1.19~1.60μmol/L（25~35mg/L），维生素 A 缺乏时会下降。

（4）暗适应检查：用暗适应计和视网膜电流变化检查，如发现暗光视觉异常有助于诊断。

（5）眼结合膜印迹细胞学方法：用于检查学龄前儿童和中小学维生素 A 的营养状况，较简便适用。经采样、固定、染色，显微镜下区分细胞种类、大小、形态，以判定维生素 A 营养状况，结果与血清维生素 A 浓度呈正相关。

（6）尿液脱落细胞检查：加 1% 甲紫于新鲜中段尿中，摇匀计数尿中上皮细胞，如无尿路感染，超过 3 个/μl 为异常，有助于维生素 A 缺乏的诊断，找到角化上皮细胞具有诊断意义。

知识点 8：维生素 A 缺乏症的治疗

（1）一般治疗：去除病因，调整饮食，给予维生素 A 丰富的食物；在治疗继发感染时，同时治疗并存的营养缺乏症。

（2）维生素 A 治疗：①轻症：口服维生素 A 每日总量 3000μg（1 万 U），如吸收正常，症状很快消失。②重症：口服维生素 A 每日 1.5 万~2.5 万 μg（5 万~8 万 U），分 3 次口服，症状减轻后减少用量。如有腹泻或肝脏疾病影响吸收者，可肌内注射，症状减轻改口服，痊愈后改预防量。在维生素 A 治疗时，同时给予维生素 E 可提高疗效。

（3）眼部治疗：早期使用 0.25% 氯霉素眼药水或 0.5% 红霉素或金霉素眼膏以防止继发感染和角膜溃疡穿孔；有溃疡者，用消毒鱼肝油及抗生素眼药水（0.1% 利福平或 0.5% 卡那霉素）滴眼，每 1~1.5 小时交替滴眼 1 次，每天不少于 20 次，并用 1% 阿托品扩瞳，以防虹膜粘连。

知识点 9：维生素 A 缺乏症的预防

母亲在孕期多食含有维生素 A 及胡萝卜素的食物，以免发生维生素 A 缺乏，影响胎儿储存。提倡母乳喂养，人工喂养儿应及时添加含维生素 A 丰富的胡萝卜、蛋黄等食物。积极治疗慢性消化功能紊乱、长期感染、肝胆疾患及消耗性疾病，并及早补充维生素 A。维生素 A 每日预防量 1500~2000U（450~600μg）。

第六节 晚发性维生素 K 缺乏性出血病

知识点 1：晚发性维生素 K 缺乏性出血病的概念

晚发性维生素 K 缺乏性出血病是指婴儿晚期（出生 1 个月）到乳儿期因体内缺乏维生素 K，某些维生素 K 依赖凝血因子活力低下，导致凝血机制障碍而引起的出血性疾病。近年报道日趋增多，是临床最常见的婴儿期出血性疾病。

知识点 2：晚发性维生素 K 缺乏性出血病的病因

（1）肝脏储存量低：孕母的维生素 K 只有 10% 可通过胎盘达到胎儿，胎儿维生素 K 储存量少。母亲在孕期长期应用抑制维生素 K 代谢的药物。

（2）维生素 K 摄入不足：母乳中维生素 K 的含量（15μg/L）为牛奶的 1/4，若母亲饮食中缺乏维生素 K，如绿叶蔬菜、豆类、肝及蛋类等，其婴儿易患本病，另外长期禁食或静脉营养时未补充维生素 K 的患儿也易患本病，多发生在农村。

（3）维生素 K 合成不足：维生素 K 可由肠道正常菌群合成，长期使用广谱抗生素抑制或杀灭肠道正常菌群，会使维生素 K 合成减少。

（4）维生素 K 吸收减少：慢性腹泻、营养不良、阻塞性黄疸等先天性肝胆疾病可影响维生素 K 吸收，肝脏本身疾病导致维生素 K 利用障碍易诱发本病。

知识点 3：晚发性维生素 K 缺乏性出血病的发病机制

维生素 K 缺乏引起人体肝脏内合成的维生素 K 依赖因子（Ⅱ、Ⅶ、Ⅸ、Ⅹ）的 γ-谷氨酸残基羧基化障碍，导致这些因子无生物活性的前体堆积，引起内源性和外源性凝血系统的障碍，临床上出现出血倾向。

知识点 4：晚发性维生素 K 缺乏性出血病的临床表现

根据发病时间分为以下三型：

（1）新生儿早发型：生后 24 小时内发病，与母亲在产前使用某些药物有关，如抗凝药、抗惊厥药、抗结核药等。表现为皮肤出血、脐带残端渗血、消化道出血、颅内出血等。

（2）新生儿经典型：生后 2~5 天发病。早产儿可迟至生后 2 周。常见出血部位为皮肤出血（穿刺处）、脐带残端渗血、消化道出血、颅内出血等。出血一般少到中等量，多为自限性。

（3）晚发性：生后 1~3 个月，发生率为（4~10）/万活产儿。①轻症：皮肤注射及采血部位出血、鼻出血或少量胃肠道出血。②重症：呈急性或亚急性颅内出血，出血部位以蛛网膜下腔、硬膜下或硬膜外多见，脑实质及脑室出血少见。表现为精神萎靡或烦躁不安、脑性尖叫、阵发性发绀、双眼凝视；出血量多时有颅内高压征，如前囟紧张隆起、抽搐、昏迷及瞳孔改变。另外，可见贫血表现和低热、黄疸、肝脾大。

知识点 5：晚发性维生素 K 缺乏性出血病的实验室检查

（1）凝血酶原时间延长为临床首要诊断依据，部分凝血活酶时间延长，凝血时间正常或轻度延长，血小板正常。有条件者可测定凝血因子，Ⅱ、Ⅶ、Ⅸ、Ⅹ因子水平下降和前体蛋白 PIV-KA 增高。

（2）脑脊液呈血性，有皱缩红细胞。

（3）头部 CT 或 MRI 检查可明确诊断并确定出血部位及范围大小。

知识点 6：晚发性维生素 K 缺乏性出血病的诊断

健康婴儿发生自然出血现象，血小板和出血时间正常，结合相关危险因素，可考虑本病，若凝血酶原时间延长，则可确诊本病。临床经维生素 K 或新鲜血浆等治疗有效可辅助诊断。

知识点 7：晚发性维生素 K 缺乏性出血病的鉴别诊断

（1）弥散性血管内凝血：多见于早产儿、合并低氧血症、酸中毒、败血症及休克等的危重病儿并发的一种病理过程，常发生弥漫性出血，实验室检查示多种凝血异常，本病则多见于健康新生儿。

（2）遗传性凝血因子缺乏：除Ⅷ因子（血友病 A）及Ⅸ因子（血友病 B）外，其他各种遗传性凝血因子缺乏均罕见，通常不引起明显出血，在新生儿期有出血症状者仅占 3%~35%。维生素 K 治疗无效，凝血酶原时间正常，部分凝血活酶时间延长。

知识点 8：晚发性维生素 K 缺乏性出血病的治疗

（1）保持安静，避免搬动。消化道出血时应禁食，给予静脉营养。

（2）新生儿采用维生素 K_1 治疗，每次 1~5mg 缓慢静脉注射（1mg/min），过快可引起面色潮红、支气管痉挛、心动过速及血压下降等过敏反应，静脉注射奏效最快，一般在注射后 4 小时内凝血酶原时间即可趋于正常。可采用皮下注射，因药物能被较快吸收，注射后可采用压迫止血。消化道出血需暂时禁食，从肠道外补充营养。

（3）遇出血较多的患儿，应根据出血量每次输新鲜血 10~30ml/kg。轻者可输库存血浆以补充凝血因子，也可输入凝血酶原复合物，加速止血及纠正贫血。早产儿肝功能不成熟，肝脏不能合成凝血因子，经维生素 K_1 治疗常不能迅速奏效，最好同时输新鲜血治疗。

（4）对症治疗：①降低颅内压：静脉注射地塞米松每次 0.5~1mg/kg，每日 2 次；在应用维生素 K 或输入新鲜血后，可酌情使用小剂量甘露醇，$0.25 \sim 0.5g/(kg \cdot d)$，每日 $2 \sim 4$ 次。②控制惊厥。③有硬脑膜下血肿者，可进行穿刺，穿刺无效者可考虑手术。

知识点 9：晚发性维生素 K 缺乏性出血病的预后

预后与出血部位、程度及治疗是否及时有关。出血量大者，如治疗延误可致命，颅内出血的患儿病情严重，可有生命危险，尤其是脑干部位出血。存活者常留有神经系统后遗症。

知识点 10：晚发性维生素 K 缺乏性出血病的预防

（1）母孕期服用干扰维生素 K 代谢的药物者，应在妊娠最后 3 个月内及分娩前各肌内注射 1 次维生素 K_1 10mg。纯母乳喂养者，母亲应口服维生素每次 K_1 20mg，每周 2 次。

（2）新生儿每日维生素 K 需要量为 $1 \sim 5\mu g/kg$，出生后常规 1 次肌内注射维生素 K_1 1mg（早产儿连用 3 天），可有效防止本病发生。

（3）早产儿、肝胆疾病、慢性腹泻、长期全静脉营养等高危儿应每周静脉注射 1 次维生素 K_1 $0.5 \sim 1mg$。

第七节　锌缺乏病

知识点 1：锌缺乏病的概念

锌是人体必需的微量元素之一，在体内的含量仅次于铁。锌与胎儿发育、儿童智力、生长发育、新陈代谢、组织修复均密切相关。锌缺乏病是体内锌含量不足导致体内多种酶的活性降低，从而影响人体的各种生理功能。临床表现为食欲减退、厌食，生长发育障碍，创伤愈合迁延，免疫功能低下，反复感染，青春期缺锌还可表现为性成熟障碍。

知识点 2：锌缺乏病的病因

（1）摄入不足：婴儿自身体获得的锌储备很少，出生后几乎依赖食物中的锌维持需要。肉、鱼、蛋等动物性食物不仅含锌丰富，而且易于吸收，谷类等植物性食物含锌量较动物性食物少，故辅食添加不当、素食者容易缺锌。全胃肠道外营养如未加锌或加锌不足也可致严重缺锌。

（2）吸收障碍：各种原因所致的腹泻皆可妨碍锌的吸收。牛乳含锌量与母乳相似，但牛乳锌的吸收率远低于母乳锌，故长期纯牛乳喂养也可致缺锌。

（3）需要量增加：在生长发育迅速阶段的婴儿，或组织修复过程中，或营养不良恢复期等状态下，机体对锌的需要量增多，如未及时补充，可发生锌缺乏。

（4）丢失过多：如反复出血、溶血、大面积烧伤、慢性肾脏疾病、长期透析、蛋白尿以及应用金属螯合剂（如青霉胺）等均可因锌丢失过多而导致锌缺乏。

（5）遗传缺陷：肠病性肢端皮炎是一种常染色体隐性遗传性疾病，因小肠缺乏吸收锌的载体，故可表现为严重缺锌。

（6）其他：铅中毒，被动吸烟所致的镉污染严重等都会影响锌的吸收，加重锌的缺乏。

知识点 3：锌缺乏病的病理

锌缺乏会影响蛋白质和核酸的合成，以及细胞的分化和增殖，并妨碍生长激素轴功能以及性腺轴的成熟，从而引起生长发育障碍、性发育延迟。同时还会影响味蕾细胞的更新和许多消化酶的合成，造成消化能力下降，食欲下降。缺锌还可引起免疫活性细胞数量减少，某些淋巴因子活性降低，淋巴细胞表面受体发生改变等变化，导致免疫能力下降。

知识点 4：锌缺乏病的临床表现

临床症状常表现为厌食、异食癖、食欲减退、反复黏膜和皮肤损害或感染，创伤组织及术后伤口愈合不良，易感染，体格和智能发育速度缓慢。在青春期有外生殖器发育不良，第二性征不发育。其他可见脱发、皮肤粗糙、皮炎、游走性舌炎、反复口腔溃疡等表现。

知识点 5：锌缺乏病的实验室检查

（1）空腹血清锌浓度：正常最低值为 $11.47\mu mol/L$（$75\mu g/dl$）。

（2）餐后血清锌浓度反应试验（PICR）：测空腹血清锌浓度（A0）作为基础水平，然后给予标准饮食（按全天总热量的 20% 计算，其中蛋白质为 10%～15%，脂肪为 30%～35%，糖类为 50%～60%），2 小时后复查血清锌（A2），按公式 PICR =（A0－A2）/A0×100% 计算，PICR>15% 提示缺锌。因临床操作繁琐，故很少用于临床诊断。

（3）发锌测定：受头发生长速度、环境、洗涤方法等影响，与血清锌无密切相关，所以发锌不能作为确诊指标。

知识点 6：锌缺乏病的诊断

根据缺锌的病史，喂养史（如饮食中含锌量如何），是否有慢性腹泻等，结合生长发育情况及临床表现、体征，血清锌<$11.47\mu mol/L$，锌剂治疗有效做出诊断。

知识点 7：锌缺乏病的治疗

（1）针对病因：治疗原发病。

（2）饮食治疗：鼓励多进食富含锌的动物性食物，如肉类、全谷、甲壳类动物、豆类等。初乳含锌丰富。

（3）补充锌剂：常用锌剂有葡萄糖酸锌、硫酸锌、醋酸锌。每日剂量按 $0.5\sim1mg/kg$ 元素锌计算，相当于葡萄糖酸锌 $3.5\sim7mg/(kg\cdot d)$，硫酸锌 $2.25\sim4.5mg/(kg\cdot d)$，醋酸锌 $1.5\sim3mg/(kg\cdot d)$，疗程 $2\sim3$ 个月。对于不能口服或口服后吸收不良患儿，则给予静脉补充锌剂，每日剂量按元素锌计算：早产儿 $300\mu g/kg$，1 岁以内 $100\mu g/kg$；1 岁以上 $3\sim5mg/d$。过量补锌会导致锌中毒，急性者出现恶心、呕吐、腹泻等消化道症状，甚至出现脱水和电解质紊乱；慢性者会损伤心、肝、肾细胞。

知识点 8：锌缺乏病的预防

锌的每日供给量应达到 $0\sim6$ 个月 3mg，$7\sim12$ 个月 5mg，$1\sim10$ 岁 10mg，>10 岁 15mg。鼓励母乳喂养。对早产儿、人工喂养、营养不良、长期腹泻、术后恢复、生长发育过快儿均要适当补充锌。合理膳食，补充含锌丰富的食物，如瘦肉、蛋黄、鱼类、牡蛎、奶酪等。纠正不良的饮食习惯。

第八节　碘　缺　乏　病

知识点 1：碘缺乏病的概念

碘缺乏病（IDD）是指由于自然环境碘缺乏而造成胚胎发育到成人期由于摄入碘不足所引起的相关联疾病的总称。它包括地方性甲状腺肿、地方性克汀病、地方性亚临床克汀病、单纯性聋哑、流产、早产、死胎、先天性畸形等。缺碘的危害在快速生长发育的时期影响最大，主要影响大脑发育，因此，胎儿、新生儿、婴幼儿缺碘的影响最大。

知识点 2：碘缺乏病的病因

食物和饮水中缺碘是本病的根本原因。人体的碘主要来自食物，少量来自水和空气，虽然人体从饮食用水中摄入碘仅占总摄入量的 $10\%\sim20\%$，但水中碘可反映环境碘的含量，故在无外来碘食物条件下，常以水碘含量来衡量当地居民的摄入量。当饮水中碘含量低于 $5\sim10\mu g/L$ 或每日摄入量低于 $40\mu g$ 常发生本病。

知识点 3：碘缺乏病的发病程度

缺碘使甲状腺激素合成障碍，影响体格生长和脑发育。发病的程度与人体所处的发育阶段，以及碘缺乏程度和持续时间等因素有关。①胚胎期与出生后早期缺碘可引起克汀病、单纯性聋哑病。②生后长期缺碘，引起甲状腺肿大，甲状腺功能减退，生殖衰退、性发育落后等。

知识点4：碘缺乏病的发病机制

碘是人体必需的微量元素之一，甲状腺利用碘和酪氨酸合成甲状腺激素，因此碘的生理作用是通过甲状腺激素完成的。成人每日需碘量为100~150μg，WHO推荐为140μg。当碘缺乏时，甲状腺激素合成障碍，影响机体糖、脂肪、蛋白质、水、盐、维生素及能量的代谢，从而引起生长发育障碍。

知识点5：碘缺乏病的临床表现

临床表现取决于缺碘的程度、持续时间以及患病的年龄。

（1）胎儿期缺碘可致死胎、早产、先天畸形及流产。

（2）新生儿期则表现为甲状腺功能减退。

（3）儿童和青春期则引起地方性甲状腺肿、地方性甲状腺功能减退症。

1）地方性甲状腺肿：早期除甲状腺腺体肿大外，一般无自觉症状，或自觉颈部胀满感，甲状腺呈均匀弥漫性肿大，质软，无压痛，极少数明显肿大可压迫气管引起憋气、喘鸣、吞咽困难或压迫喉返神经引起声音嘶哑。约5%并发地方性克汀病，可影响智力、生长发育迟缓，并出现甲状腺功能减退。

2）地方性甲状腺功能减退症：即地方性克汀病，是胚胎时期和出生后早期碘缺乏与甲状腺功能低下所造成的大脑与中枢神经系统发育分化障碍结果。分三型：①神经型：身高低于正常，15.3%有甲状腺肿（多数为轻度肿大），80.6%中重度智力减退，表情淡漠，聋哑，有精神缺陷、痉挛性瘫痪，眼多斜视，膝关节屈曲，膝反射亢进，可出现病理反射，临床没有明显的甲状腺功能减退表现。②黏液性水肿型：有严重的甲状腺功能减退表现，可有典型的克汀病面容，便秘及黏液性水肿较突出，轻度智力减低，有的能说话，侏儒状态明显，生长迟缓，28%伴有甲状腺肿大，性发育显著迟滞。③混合型：有前两型临床表现。

3）儿童长期轻度缺碘：可出现亚临床型甲状腺功能减退症，常伴有体格生长落后。

知识点6：碘缺乏病的实验室检查

有些指标可用于个体和群体的碘营养状态的评估，如甲状腺肿率、尿碘、血浆TSH等。

（1）甲状腺肿率：甲状腺肿的诊断可用触诊法和B超法判定，当两者诊断结果不一致时，以B超法的诊断结果为准。

（2）尿碘浓度：是评估人群碘营养状态的很好的指标，<20μg/L为重度碘缺乏；20~49μg/L为中度碘缺乏；50~99μg/L为轻度碘缺乏；100~199μg/L为正常；200~299μg/L为大于正常值；≥300μg/L为碘过量。

（3）全血TSH：TSH可作为评价碘营养状态的间接指标，并被用于筛查新生儿甲状腺功能减退症，全血TSH正常值范围为0.17~2.90μU/ml。

知识点 7：地方性甲状腺肿的诊断

地方性甲状腺肿的诊断标准为：①甲状腺肿的地区性。②患儿缺碘表现，流行地区内具有甲状腺肿大且甲状腺功能基本正常，吸^{131}I 率可高于正常，尿碘往往在 $15\mu g/d$ 左右，血 T_3 增高或正常，T_4 正常低限或低于正常，血 TSH 增高或正常。

知识点 8：地方性甲状腺肿的鉴别诊断

地方性甲状腺肿常需与下列疾病鉴别：①结节性甲状腺肿及甲状腺功能亢进症。②耳聋-甲状腺肿综合征（Pendred 综合征）。③散发性甲状腺肿。④家族性酶缺陷克汀病。⑤慢性淋巴细胞性甲状腺炎。

知识点 9：地方性克汀病的诊断

典型克汀病依靠临床表现就可确诊，治疗后面容改变，可与原来面目全非。应争取早期诊断早期治疗，不典型病例应结合化验、X 线检查，必要时进行诊断性治疗用以确诊。

知识点 10：地方性克汀病的鉴别诊断

地方性克汀病常需与下列疾病鉴别：①唐氏综合征。②脑发育不全。③垂体性侏儒。④软骨营养不良。⑤肾性佝偻病。⑥黏多糖病。⑦苯丙酮尿症。

知识点 11：亚临床型甲状腺功能减退症的诊断

（1）必备条件：①出生、居住在碘缺乏病病区。②有智能发育障碍，主要表现为轻度智能迟缓。

（2）辅助条件：①神经系统障碍：主要表现为精神运动发育障碍；轻度听力障碍（电测听高频或低频异常）极轻度语言障碍。②甲状腺功能障碍：主要表现为极轻度体格发育障碍、极轻度骨龄发育落后、甲状腺功能减退（血 T_3、T_4 减少，TSH 增多）。

凡具备上述必备条件，并至少具备辅助条件中任何一项；排除由碘缺乏以外的原因所造成的疾病，如分娩损伤、脑炎、脑膜炎及药物中毒等，即可做出诊断。

知识点 12：亚临床型甲状腺功能减退症的鉴别诊断

亚临床型甲状腺功能减退症常需与下列疾病鉴别：①结节性甲状腺肿及甲状腺功能亢进症。②耳聋-甲状腺肿综合征（Pendred 综合征）。③散发性甲状腺肿。④家族性酶缺陷克汀病。

知识点 13：碘缺乏病的治疗

（1）碘剂：主要用于缺碘所致的弥漫性重度甲状腺肿大且病程短者。复方碘溶液每日1~2滴（约含碘 3.5mg），或碘化钾（钠）每日 10~15mg，连服 2 周为 1 疗程，2 疗程之间停药 3 个月，反复治疗 1 年。长期大量服用碘剂应注意甲状腺功能亢进的发生。

（2）甲状腺素制剂：主要用于先天性甲状腺功能减退症者。一旦诊断确立，应终生服用，不能中断。L-甲状腺素钠，每片 100μg 或 50μg，每日服 1 次，起始剂量为 8~9μg/kg，大剂量为每天 10~15μg/kg。

知识点 14：碘缺乏病的预防

碘缺乏病的预防有：①食盐加碘是全世界防治碘缺乏简单易行且行之有效的措施。②平时应鼓励多吃海带、紫菜、淡菜等富含碘的食物。③育龄期妇女、孕妇补碘可防止胚胎期碘缺乏。

第四章　消化系统疾病

第一节　小儿消化系统的解剖和生理特点

知识点 1：消化系统的组成

消化系统由消化管和消化腺组成：

（1）消化管：为肌性管道，包括口腔、咽、食管、胃、小肠和大肠等。

（2）消化腺：可分为大、小两种类型。①大型消化腺：是单独存在的腺器官，在管壁之外，如涎腺（腮腺、颌下腺、舌下腺）、肝脏和胰腺等。②小消化腺：位于消化管壁内，如食管腺、贲门腺、胃底腺、幽门腺、小的肠腺、十二指肠腺和大肠腺等，管壁上皮内还有单细胞腺和杯状细胞。此外，消化系统中还散布着大量内分泌细胞。

知识点 2：口腔的解剖

口腔是消化道的起端，包括牙、舌、唇、颊、颌骨和涎腺等。口腔黏膜为复层鳞状上皮，黏膜下为骨骼肌。以牙弓（牙槽突、牙龈和牙列）为界，将口腔分为前庭和固有口腔。

知识点 3：小儿口腔的生理特点

口腔具有吸吮、吞咽、咀嚼、消化、味觉、感觉和语言等功能。小儿在出生以后，舌和咀嚼肌已发育较好，颊部还有脂肪垫协助唇部密咂，故出生后便具有较好的吸吮和吞咽功能。小儿口腔处在发育阶段，相对较狭小。婴幼儿口腔黏膜薄嫩，血管丰富，涎腺不够发达，比较干燥、容易受损伤和发生局部感染。3~4 个月时，涎分泌开始增加。婴幼儿腭弓和口底部比较浅，尚不能及时吞咽所分泌的全部涎，常发生生理性流涎。

知识点 4：小儿咽的解剖和生理特点

咽分为 3 个部分：软腭以上为鼻咽部；软腭至会厌中下部水平为口咽部，约相当于第 2 和第 3 颈椎上部；再向下至环状软骨水平为喉咽部，相当于第 4~6 颈椎水平。口咽部和喉咽部是进食的必经之路，也是气管与食管的分叉处，使食物和液体进入食管。早产婴吸吮和吞咽不协调，30 周以下的早产婴不能直接经口喂养。

知识点 5：食管的解剖

新生儿食管入口在第 3 和 4 颈椎椎间盘水平，下端相当于第 9 胸椎处；2 岁时位于 4~5 颈椎；12 岁在 6~7 颈椎。抬头时，食管上界提高半个椎体。食管的长度随年龄而增长，幼儿期食管长度与身长的比例比较稳定，约为 1：5，中切牙到贲门的距离 y（cm）= 0.2×身长（cm）+6.3。食管口径随年龄增大，新生儿管腔直径为 5mm，6 个月小儿 8~10mm，1 岁时为 12mm，3~6 岁时为 13~15mm，15 岁时为 18~19mm。

知识点 6：小儿食管的生理特点

食管的主要功能是推进食物和液体由口咽入胃，防止胃内容物反流。婴儿的食管呈漏斗状，黏膜薄嫩、腺体缺乏、弹力组织及肌层尚不发达，食管下段括约肌发育不成熟，控制能力差，常发生胃食管反流。如吸奶时吞咽过多空气，易发生溢乳。

知识点 7：小儿胃的解剖和生理特点

胃是消化管中最膨大的部分，其形态、大小和位置因年龄、性别、体形、胃内容物的多少及体位的不同而异。婴儿胃略呈水平位，当开始行走时其位置变为垂直。胃容量在新生儿为 30~60ml，1~3 个月时为 90~150ml，1 岁时为 250~300ml，5 岁时为 700~850ml，成人约为 2000ml。哺乳开始后，幽门即开放，胃内容物陆续进入十二指肠，故实际胃容量不受上述容量限制。1 岁以内喂养量的计算公式为：V = 30ml+30ml×n（V 为食物容量，n 为出生后月数）。早产儿胃容量小，可以根据体重推断胃容量，以便指导喂奶量。

胃壁组织分为 4 层：黏膜、黏膜下层、肌层和浆膜层。婴儿胃平滑肌发育未完善，充满液体食物后易使胃扩张。由于贲门和胃底部肌张力低，而幽门括约肌发育较好，故易发生幽门痉挛而出现呕吐。胃的排空时间随食物种类不同而异，其中水 1.5~2 小时，母乳 2~3 小时，牛乳 3~4 小时；早产儿胃排空更慢，易发生胃潴留。

知识点 8：肠的解剖

肠管是消化管中最长的部分，上端起自幽门，下至肛门，全长 6.5~9m。小儿肠管的长度随年龄增长而增长，其长度相对较成年人长，这有利于消化和吸收。成人肠管长度约为身长的 5.4 倍，新生儿为 8.3 倍，1 岁为 7.6 倍，16 岁为 6.6 倍。小肠肠腔呈圆柱状，生后 7 日内容积平均为 85ml（40~144ml），成人为 $3.3×10^3$ml。肠黏膜向肠腔凸出形成环形皱褶，使肠黏膜的面积增加到 3 倍；光学显微镜可见肠黏膜形成的许多向肠腔的突起，即肠绒毛，其将肠的内表面积增加到 10 倍；电镜下可见每一个肠绒毛的柱状上皮的腔面细胞膜上，有 1700 余根细长、密集的微绒毛，小肠的吸收面积因而增加到 14~20 倍。小肠又分为十二指肠、空肠和回肠 3 部分。

知识点9：小儿肠的生理特点

小肠的主要功能包括运动（蠕动、摆动、分节运动）、消化、吸收及免疫。大肠的主要功能是贮存食物残渣，进一步吸收水分以及形成粪便。婴幼儿肠黏膜肌层发育差，肠系膜柔软而长，结肠无明显结肠带与脂肪垂，升结肠与后壁固定差，易发生肠扭转和肠套叠。肠壁薄，故通透性高，屏障功能差，肠内毒素、消化不全产物等变应原可经肠黏膜进入体内，加之口服耐受机制尚不完善，容易引起全身感染和变态反应性疾病。由于婴儿大脑皮质功能发育不完善，进食时常引起胃-结肠反射，产生便意，所以排便次数多于成人。

知识点10：小儿肝的解剖和生理特点

年龄越小，肝相对越大。婴儿肝结缔组织发育不完善，易受各种不利因素的影响，如缺氧、感染、药物等均可使肝细胞发生肿胀、脂肪浸润、变性、坏死、纤维增生而肿大，影响其正常功能。而肝细胞的再生能力强，出生时肝重 120～130g，占体重的 4%～5%，出生后肝的重量增长较体重增长慢。婴儿时期胆汁分泌较少，故对脂肪的消化、吸收功能较差。

知识点11：胰腺的解剖和生理特点

胰腺位于腹膜后第 2～3 腰椎水平，出生时重 2～3.5g，长 4～5cm，厚约 1.2cm，1 岁时重约 10g，10～12 岁时重约 30g，成年人重 65～100g；出生后 3～4 个月时胰腺发育较快，胰液分泌量也随之增多，出生后 1 年，胰腺外分泌部分生长迅速，为出生时的 3 倍。胰液分泌量随年龄生长而增加。酶类出现的顺序为：胰蛋白酶最先，而后是糜蛋白酶、羧基肽酶、脂肪酶，最后是淀粉酶。新生儿胰液所含脂肪酶活性不高，直到 2～3 岁时才接近成人水平。婴幼儿时期胰腺液及消化酶分泌易受炎热气候的影响，常引起消化不良。

知识点12：肠道正常菌群

胎儿和新生儿肠道是无菌的，出生后数小时，细菌即从口、鼻、肛门上下两端侵入，其种类和数量迅速增加，至出生后第 3 天已接近高峰，以后变化不大，主要分布在结肠和直肠。肠道菌群受食物成分影响，单纯用母乳喂养者，双歧杆菌占优势，人工喂养者，大肠埃希菌占优势。正常肠道菌群对侵入肠道的致病菌有一定的拮抗作用，具有参与免疫调节、促进黏膜生理发育以及肠道营养代谢作用等。婴幼儿肠道正常菌群脆弱，易受许多内外界因素影响而致菌群失调，导致消化功能紊乱。

第二节　小儿腹泻

知识点1：小儿腹泻的概念

小儿腹泻，或称腹泻病，是多病原、多因素引起的以排便次数增多、粪便性状改变为特点的一组疾病。多为婴幼儿发病。若病因未明，通称"腹泻病"，若病因明确，改称其他病名，如轮状病毒性肠炎等。6 个月至 2 岁婴幼儿发病率高，1 岁以内约占半数，是造成儿童营养不良、生长发育障碍甚至死亡的主要原因之一。

知识点 2：小儿腹泻的病因

引起小儿腹泻的病因分为感染性和非感染性两种。

（1）感染因素：肠道内感染可由病毒、细菌、真菌、寄生虫引起，以前两者多见，尤其是病毒。

（2）非感染因素：①饮食因素：喂养不当引起的腹泻；过敏性腹泻；原发性或继发性双糖酶缺乏或活性降低，肠道对糖的消化吸收不良而引起腹泻。②气候因素：气候突然变化、腹部受寒，使肠蠕动增加；天气过热，消化液分泌减少或口渴饮奶过多等都可能诱发消化功能紊乱致腹泻。

知识点 3：小儿腹泻的病理

病理改变较轻，主要是肠管胀气、小肠黏膜充血。少数病例在回肠下段和盲肠黏膜下层出现肠壁囊样积气，个别病例在回肠下段可见 1 或 2 个帽针头大小的浅溃疡，有时肠腔内有血样便，但多不能找到出血部位。镜下除充血、白细胞浸润和偶见小溃疡外，无其他特殊所见。迁延性腹泻患儿易发生营养不良，多见肝脂肪浸润，偶有脑静脉窦血栓形成；合并症有支气管肺炎和中耳、肾盂等处的化脓灶。

知识点 4：小儿腹泻的临床分型

（1）病程分类：①急性腹泻病：病程在 2 周以内。②迁延性腹泻病：病程在 2 周至 2 个月。③慢性腹泻病：病程在 2 个月以上。

（2）病情分类：①轻型：无脱水，无电解质平衡紊乱和酸碱失衡症状。②中型：轻至中度脱水或有轻度电解质平衡紊乱或酸碱失衡症状。③重型：重度脱水或有明显酸碱失衡症状。

（3）病因分类：①感染性腹泻：病毒、细菌、真菌和寄生虫感染所致。②非感染性腹泻：食饵性（饮食性）腹泻、症状性腹泻、过敏性腹泻、其他腹泻。

知识点 5：小儿腹泻的临床表现

（1）轻型腹泻：以胃肠道症状为主，排便次数增多，但一般不超过 10 次/日，且每次量不多，为黄色或黄绿色水样便，粪质不多，伴少量黏液。患儿精神尚好，无全身中毒症状及水、电解质、酸碱平衡紊乱表现。

（2）重型腹泻：除明显胃肠道症状外，尚有水、电解质、酸碱平衡紊乱和全身中毒症状，如发热、烦躁或萎靡、嗜睡，甚至休克、昏迷。

1）按脱水程度分为：①轻度脱水：失水量为体重的5%（50ml/kg）。精神稍差，口唇黏膜稍干，眼窝和前囟稍凹，哭时有泪，皮肤弹性正常，尿量稍减少。②中度脱水：失水量为体重的5%~10%（50~100ml/kg）。精神萎靡或烦躁不安，口唇黏膜干燥，眼窝和前囟明显凹陷，哭时泪少，皮肤弹性较差，尿量明显减少，四肢稍凉。③重度脱水：失水量为体重的10%以上（100~120ml/kg）。精神极度萎靡，表情淡漠，口唇黏膜极度干燥，眼窝和前囟深凹，哭时无泪。皮肤弹性极差，尿量极少或无尿，休克症状。

2）按脱水性质分为：等渗性脱水，血清钠为130~150mmol/L；低渗性脱水，血清钠<130mmol/L；高渗性脱水，血清钠>150mmol/L。

3）代谢性酸中毒：轻度酸中毒，HCO_3^- 为13~18mmol/L；中度酸中毒，HCO_3^- 为9~13mmol/L；重度酸中毒，HCO_3^-<9mmol/L。出现为唇周灰暗或口唇呈樱桃红色，精神萎靡，呼吸深长等。

4）低钾血症：血清钾<3.5mmol儿。表现为精神萎靡，肌张力减低，腱反射减弱或消失，腹胀，肠鸣音减少或消失，心音低钝，心律失常，心电图出现T波低平、倒置、ST段下移、Q-T间期延长、U波增大。

5）低钙、低镁血症：血钙<1.85mmol/L，血镁<0.58mmol/L，二者常同时存在，表现为神经肌肉兴奋性增强、手足抽搐、惊厥或口唇痉挛。

知识点6：小儿腹泻的实验室检查

（1）粪便常规检查：镜检可见少量黏液、脂肪滴或红、白细胞。

（2）粪便培养：对确定腹泻病原有重要意义，一次粪便培养阳性率较低，需多次培养。

（3）粪便乳胶凝集试验：对某些病毒性肠炎有诊断价值，如轮状病毒、肠道腺病毒等，有较好敏感性和特异性，对空肠弯曲菌肠炎的诊断有帮助。

（4）酶联免疫吸附试验：敏感性和特异性均较高，可诊断轮状病毒肠炎和其他病毒性肠炎。

（5）粪便还原糖检查：还原糖检查可用改良班氏试剂或尿糖试剂片（Clinitest）比色。

（6）粪便电镜检查：对某些病毒性肠炎有诊断价值，如轮状病毒性肠炎、诺沃克病毒性肠炎等。

（7）血白细胞计数和分类：病毒性肠炎白细胞总数一般不增多，细菌性肠炎白细胞总数可增高或不增高，50%以上的患儿有杆状核增高，杆状核>10%，有助于细菌感染的诊断。

（8）血培养：对细菌性痢疾、大肠埃希菌和沙门菌等细菌性肠炎有诊断意义，血液细菌培养阳性者有助于诊断。

（9）血生化检查：对腹泻较重的患儿，应及时检查血pH、二氧化碳结合力、碳酸氢根、血钠、血钾、血氯、血渗透压。这对诊断及治疗均有重要意义。

知识点7：小儿腹泻的影像学诊断

（1）X线检查：X线钡餐、钡灌肠检查和腹部平片可显示胃肠道病变、运动功能状态、胆石、胰腺或淋巴结钙化。选择性血管造影和CT对诊断消化系统肿瘤尤有价值。

（2）B型超声扫描：为无创性和无放射性检查方法，应优先采用。

（3）内镜检查：结肠镜检查和活检可诊断全结肠和末端回肠的病变。小肠镜可观察十二指肠和空肠近段病变并做活检，但操作较复杂。怀疑胆道和胰腺病变时，内镜逆行胆囊胰腺造影（ERCP）有重要价值。

知识点8：常见病原所致肠炎临床特点

（1）轮状病毒肠炎：①起病急，常伴发热等症状。②多见于6个月~2岁婴幼儿。③秋冬季多见。④粪便呈蛋花汤样或无色水样，无腥臭味，有少量黏液，镜检白细胞极少或无。⑤无明显中毒症状，腹泻严重者可发生脱水、酸中毒及电解质紊乱。⑥本病为自限性疾病，病程5~7天。

（2）致病性大肠杆菌肠炎：①起病较缓，开始为轻型，不发热，很少呕吐，逐渐发展为重型，有发热、呕吐、脱水。②多见于1~2岁6个月婴幼儿。③多发生于5~8个月。④粪便呈蛋花汤样，腥臭味，有黏液。镜检有脂肪滴、黏液和少许白细胞。

（3）侵袭性大肠杆菌肠炎：①起病急、高热、中毒症状重，伴有恶心、呕吐、腹痛、里急后重，重者发生休克。②腹泻频繁，粪便黏冻样含脓血。

（4）出血性大肠杆菌肠炎：①散发或暴发流行。②具有明显的季节性，以6~9个月婴幼儿为多。③粪便呈血性，镜检有大量红细胞，无白细胞。④并发症以溶血性尿毒症综合征和血小板减少性紫癜多见。

（5）空肠弯曲菌肠炎：①多见于6个月至2岁婴幼儿。②夏季发病多见。③粪便为黏液便或脓血便，有腥臭味。镜检有大量白细胞和少量红细胞。④发热、腹痛，易并发多器官功能损害。

（6）鼠伤寒沙门菌小肠结肠炎：①起病急、发热、病情轻重不一。②多见于婴幼儿。③以6~9月份多见。④粪便性状多变，为黄绿色、深绿色水样、黏液样或脓血便。镜检有多量白细胞和红细胞。⑤重者易并发败血症、休克、DIC等。

（7）金黄色葡萄球菌肠炎：①起病急，中毒症状重，可发生脱水、电解质紊乱、酸中毒、循环衰竭。②多发生于长期应用广谱抗生素后。③粪便为暗绿色水样便，似海水样，腹泻频繁，每日达数十次。④粪便检查常可见假膜，镜检可见多量脓细胞。⑤粪便培养金黄色葡萄球菌阳性。

（8）真菌性肠炎：①多发生于营养不良或长期应用广谱抗生素者。②常伴有鹅口疮。③粪便中含泡沫多，有时呈豆腐渣状，带有黏液。镜检可见真菌孢子和菌丝。

知识点9：小儿腹泻的治疗

治疗原则是预防及纠正脱水，调整和继续进食，合理用药，加强护理。

（1）一般治疗：加强护理，注意消毒隔离，勤换尿布，观察脱水情况及静脉输液速度等。

（2）饮食疗法：继续进食以预防营养不良。母乳继续喂养，暂停辅食。对人工喂养者，给予米汤、稀释牛奶、凝乳喂养。疑为乳糖酶缺乏者可暂停乳类喂养，改用豆制代乳品或发酵酸奶，或使用无乳糖配方奶粉等。

（3）病原治疗：对病毒性肠炎不宜用抗生素，以饮食疗法和对症处理为主。对侵袭性细菌性肠炎则选择有效的抗菌药治疗。①大肠杆菌：庆大霉素、小檗碱、氨苄西林、诺氟沙星、环丙沙星、呋喃唑酮等。②空肠弯曲菌：红霉素、氯霉素、呋喃唑酮、诺氟沙星、庆大霉素等。③鼠伤寒沙门菌：氨苄西林、头孢唑肟、头孢他啶、环丙沙星等。④金黄色葡萄球菌：停用原用的抗生素，选用万古霉素、去甲万古霉素、苯唑西林等。

（4）迁延性和慢性腹泻的治疗：查清病因作相应治疗。调整饮食，加强营养。应用微生态制剂与支持疗法。

（5）对症治疗：①腹泻：微生态调节剂如双歧杆菌复合剂、嗜酸乳杆菌、粪链球菌、宫入菌、需氧芽胞杆菌制剂及真菌制剂布拉酵母菌等；胃肠黏膜保护剂，如思密达；收敛剂，如鞣酸蛋白。胆酸性腹泻可用考来烯胺（消胆胺）。②腹胀：寻找病因，防治低钾，肛管排气，口服硅油。③糖原性腹泻：由于可有不同程度的继发性乳糖酶缺乏，故应停止食用富含乳糖的食物，采用去乳糖饮食，如豆浆、酸奶、低乳糖或无乳糖配方奶粉等。

第三节　小儿胃炎和幽门螺杆菌感染

知识点1：胃炎的概念

胃炎是指由各种物理性、化学性或生物性有害因素引起的胃黏膜或胃壁炎性病变。根据病程分为急性和慢性胃炎，是儿童时期常见的消化道疾病之一，后者发病率高。

知识点2：小儿胃炎的病因和发病机制

（1）急性胃炎：多为继发性，是严重感染、休克、颅内损伤、严重烧伤、呼吸衰竭和其他危重疾病所致应激反应。误服毒性物质和腐蚀剂、摄入细菌及其毒素污染的食物、服用对胃黏膜有损害的药物（如阿司匹林等非甾体抗炎药）、食物过敏、胃内异物、情绪波动、精神紧张和各种因素所致的变态反应等均能引起胃黏膜的急性炎症。

（2）慢性胃炎：是有害因子长期反复作用于胃黏膜引起损伤的结果，儿童慢性胃炎中以非萎缩性（以往称浅表性）胃炎最常见，占90%~95%，萎缩性胃炎和特殊类型胃炎少见。病因迄今尚未完全明确，可能与下列因素有关：①幽门螺杆菌（Hp）感染。②胆汁反流。③长期食（服）用刺激性食物和药物。④神经精神因素。⑤全身慢性疾病影响。⑥其他因素，如环境、遗传、免疫、营养等因素。

知识点 3：小儿胃炎的临床表现

（1）急性胃炎：发病急骤，轻者仅食欲不振、腹痛、恶心、呕吐，严重者可出现呕血、黑便、脱水、电解质及酸碱平衡紊乱。有感染者常伴有发热等全身中毒症状。

（2）慢性胃炎：常见症状为反复发作、无规律性的腹痛，疼痛经常出现于进食过程中或餐后，多数位于上腹部、脐周，部分患儿部位不固定，轻者为间歇性隐痛或钝痛，严重者为剧烈绞痛。常伴有食欲不振、恶心、呕吐、腹胀，继而影响营养状况及生长发育。胃黏膜糜烂出血者伴呕血、黑便。

知识点 4：小儿胃炎的辅助检查

（1）胃镜检查：最可靠的诊断手段。可直接观察胃黏膜病变及其程度，可见黏膜广泛充血、水肿、糜烂、出血，有时可见黏膜表面的黏液斑或反流的胆汁。Hp 感染时，还可见到胃黏膜微小结节形成（又称胃窦小结节或淋巴细胞样小结节增生）。同时可取病变部位组织进行幽门螺杆菌和病理学检查。

（2）幽门螺杆菌检测：Hp 检测分为侵入性和非侵入性两大类。侵入性需通过胃镜检查取胃黏膜活组织进行检测，包括：①快速尿素酶试验。②组织学检查。③Hp 培养。非侵入性检查主要有：①^{13}C 尿素呼吸试验。②粪便 Hp 抗原检测。③血清学检测抗 Hp-IgG 抗体。

知识点 5：小儿胃炎的诊断及鉴别诊断

根据病史、体格检查、临床表现、胃镜和病理学检查可以确诊。儿童腹痛的病因很多，急性发作的腹痛必须注意与外科急腹症、肝、胆、胰、脾、肠等腹内脏器的器质性疾病以及腹型过敏性紫癜相鉴别。慢性反复发作的腹痛应与肠道寄生虫感染、肠痉挛等疾病相鉴别。

（1）肠蛔虫病：常有不固定的腹痛、偏食、异食癖、恶心、呕吐等消化功能紊乱症状，有时出现全身过敏症状，驱虫治疗有效等可协助诊断。有吐或排虫史，粪便查找虫卵可以确诊。

（2）肠痉挛：婴儿多见，可出现反复发作的阵发性腹痛，腹部无异常体征，排气、排便可以缓解。

（3）功能性腹痛：是一种常见的儿童期身心疾病，与情绪改变、生活紧张、家庭成员过度焦虑等有关。表现为发作性腹痛，持续数十分钟或数小时而自行缓解，可伴恶心呕吐等症状。临床与辅助检查没有阳性发现。

知识点 6：幽门螺杆菌感染的临床诊断标准

幽门螺杆菌感染的临床诊断标准：①细菌培养阳性。②组织切片染色见大量细菌。③组织切片染色（未见大量细菌）、尿素酶、呼气试验、血清学、PCR 任何两项阳性。符合以上一项即可临床诊断为幽门螺杆菌感染。

知识点 7：急性胃炎的治疗

去除病因，积极治疗原发病，避免服用一切刺激性食物和药物，及时纠正水、电解质紊乱。有上消化道出血者应卧床休息，保持安静，监测生命体征及呕吐与黑粪情况。静脉滴注 H_2 受体阻滞剂，PPI 等抑制胃酸药物，口服胃黏膜保护剂，可用局部黏膜止血的方法。细菌感染者应用有效抗生素。

知识点 8：慢性胃炎的治疗

（1）饮食治疗：养成良好的饮食习惯和生活规律。饮食定时定量，避免食用刺激性食品和对胃黏膜有损害的药物。

（2）药物治疗：①黏膜保护剂：如碱式碳酸铋、硫糖铝、蒙脱石粉剂等。②抑制胃酸药物：常用西咪替丁、雷尼替丁、法莫替丁等。③胃肠动力药：腹胀、呕吐或胆汁反流者加用多潘立酮、西沙必利、莫沙必利等。④有幽门螺杆菌感染者应进行规范的抗 Hp 治疗。

第四节 消化性溃疡

知识点 1：消化性溃疡的概念

消化性溃疡是指病变侵犯胃及十二指肠黏膜及其深层组织所导致的局部缺损，分别称为胃溃疡（GU）或十二指肠溃疡（DU）。也可发生于与酸性胃液相接触的其他胃肠道部位，如食管下段、胃空肠吻合口附近及 Meckel 憩室等。各年龄儿童均可发病，以学龄儿童多见。婴幼儿多为急性、继发性溃疡，常有明确的原发疾病，GU 和 DU 发病率相近。年长儿多为慢性、原发性溃疡，以 DU 多见，男孩多于女孩，可有明显的家族史。

知识点 2：消化性溃疡的病因及发病机制

原发性消化性溃疡的病因与诸多因素有关，确切的发病机制至今尚未完全阐明。目前认为，溃疡的形成是攻击因子与防御因子失衡的结果。①攻击因子增强：如胃酸、幽门螺杆菌（Hp）感染、药物（非甾体类解热镇痛药等）、胃蛋白酶、胆汁反流等。②防御因子减弱：如黏液重碳酸氢盐减少、黏膜屏障功能减弱、内生前列腺素减少、黏膜血供不足等。③易感因素参与：如遗传、性别、心理素质、饮食习惯等。

知识点3：消化性溃疡的临床表现

（1）新生儿期：多为应激性溃疡，常继发于败血症、休克、缺氧后。主要表现为呕血、便血、胃和十二指肠穿孔。

（2）婴幼儿期：表现为反复呕吐，腹痛，生长停滞和胃肠道出血。

（3）学龄前期：以脐周或上腹部反复疼痛、食欲不振、反复呕吐或胃肠道出血为主要表现。

（4）学龄期：表现为周期性发作性上腹疼痛，胃溃疡者常为饭后疼痛，十二指肠溃疡者常为饭前及夜间疼痛。部分患儿常因上消化道出血、急性溃疡穿孔首次就诊。

知识点4：消化性溃疡的实验室检查

（1）粪便潜血试验：素食3天后检查，阳性者提示溃疡有活动性。

（2）胃液分析：用五肽胃泌素法观察基础酸排量和酸的最大分泌量，十二指肠溃疡患儿明显增高，有家族史和反复发作者也增高。十二指肠溃疡患儿在标准蛋白饮食后 $1\sim2$ 小时测血清促胃液素，均较胃溃疡患儿高。

（3）胃肠钡餐造影：可显示胃、十二指肠有无龛影以及变形和激惹现象。

（4）内镜检查：是诊断消化性溃疡的首选方法。根据病变分三期：①活动期：为溃疡基底部有白色或灰白色厚苔，边缘整齐，周围黏膜充血、水肿、有时易出血；水肿消退，黏膜向溃疡集中。十二指肠溃疡有时表现为片状充血，黏膜上散在小白苔，即"霜斑样溃疡"。②愈合期：溃疡变浅，周围黏膜充血水肿消退，基底出现薄苔。③瘢痕期：溃疡基底部白苔消失，遗下红色瘢痕。

知识点5：消化性溃疡的诊断

儿童消化性溃疡的症状和体征不如成人典型，故对出现剑突下有烧灼感或饥饿痛；反复发作、进食后缓解的上腹痛，夜间及清晨症状明显；与饮食有关的呕吐；反复胃肠不适，且有溃疡病，尤其是 DU 家族史；原因不明的呕血、便血；粪便潜血试验阳性的贫血患儿等，均应警惕消化性溃疡的可能，及时进行内镜检查，尽早明确诊断。

知识点6：消化性溃疡的鉴别诊断

（1）腹痛：应与肠痉挛、蛔虫症、腹腔内脏器感染、结石等鉴别。

（2）呕血：新生儿与小婴儿呕血可见于新生儿自然出血症、食管裂孔疝、败血症等；年长儿需与肝硬化所致食管静脉曲张破裂及全身出血性疾病鉴别。

（3）便血：消化性溃疡出血多为柏油样便；鲜血便仅见于大量出血者；均应与肠套叠、憩室、息肉、腹型过敏性紫癜及血液病所致的出血鉴别。

知识点7：消化性溃疡的治疗

（1）一般治疗：注重饮食，应避免粗糙和刺激性饮食，如辛辣、浓茶、高糖饮食，选用面食、米粥、豆浆、蛋类等，应少量多餐。餐具消毒，避免用非甾类抗炎药。

（2）药物治疗：①抑制胃酸治疗：是消除侵袭因素的主要途径。常用药有 H_2 受体阻滞药（如西咪替丁、雷尼替丁、法莫替丁、尼扎替丁等）；质子泵抑制药（如奥美拉唑、埃索拉唑、兰索拉唑、雷贝拉唑和泮托拉唑等）；中和胃酸的药物（如氢氧化铝凝胶、复方氢氧化铝片、铝碳酸镁、复方碳酸钙等）；前列腺素。②增强胃黏膜防御功能：对于低胃酸者主要选择黏膜保护药。常用药包括硫酸铝、胶体铋剂、复方谷氨酰胺颗粒、硅酸铝盐等。

（3）手术治疗：外科手术指征：①溃疡合并大量或反复出血，经内科治疗无效或难以控制。②溃疡穿孔。③瘢痕缩窄所致幽门梗阻。④经内科治疗后疼痛仍持续无好转，影响小儿生活和营养发育的慢性溃疡者（该条指征应严格掌握）。

知识点8：消化性溃疡的预后

儿童修复能力强，消化性溃疡的一般经过比成年人轻，多数患者内科治疗即能很快治愈，预后较好。小婴儿急性溃疡合并出血及穿孔，年龄越小越严重，尤以新生儿期最危险。

第五节　胃食管反流

知识点1：胃食管反流的概念

胃食管反流（GER）是指全身或局部原因引起下端食管括约肌功能不全，导致胃内容物包括从十二指肠流入胃的胆盐和胰酶，反流入食管。

知识点2：胃食管反流的分类

胃食管反流可分为生理性和病理性：①生理性反流：可发生在正常的儿童，多见6个月以下婴儿，生后1~4个月为好发年龄，表现主要为溢乳，常发生在日间餐时和餐后，空腹及睡眠时基本不发生，生长发育不受影响，症状随年龄增长逐渐减轻，至12~18个月时会自行好转，常不需治疗。②病理性反流：是指反流频繁或持续发作，引起一系列症状及并发症，如食管炎、吸入性肺炎、窒息等，称为胃食管反流病（GERD）。

知识点3：胃食管反流的流行病学

GER 是儿科常见的临床问题，各个年龄段的儿童均可发生，但以新生儿和婴幼儿发病最多，约占50%；GERD 的发生≤3岁者约占75%，≤1岁者约占62.5%；无性别差异。

知识点4：胃食管反流的病因

儿童GERD的原因较多，目前多认为是抗反流机制下降和反流物对食管黏膜攻击等多种因素共同作用的结果：①解剖结构的异常。②食管下段括约肌压力降低和一过性松弛。③食管黏膜的屏障功能破坏。④食管廓清能力降低。⑤胃排空延迟。

知识点5：胃食管反流的临床表现

（1）呕吐：新生儿和婴幼儿为突出症状，大多数患儿出生后第一周即发生，表现为溢奶、轻度呕吐或喷射性呕吐。

（2）反复呼吸道疾患：因顽固性呕吐，呕吐物从呼吸道吸入可引起窒息、呼吸骤停、肺炎甚至突然死亡。

（3）反流性食管炎：婴幼儿表现为喂食困难、拒食、哭闹不安，年长儿常有烧灼感，引用酸性饮料可使症状加重，服用抗酸剂后症状减轻，如发生溃疡或糜烂，则出现呕血和便血。

（4）营养不良、贫血及生长发育迟缓。

知识点6：胃食管反流的辅助检查

（1）食管pH动态测定：将微电极放置于食管括约肌的上方，24小时连续监测食管下端pH，若pH<4并持续15秒以上示胃酸胃食管反流。

（2）食管胆汁反流动态监测：应用便携式24小时胆红素监测仪，将监测探头经鼻孔插入，放置在食管括约肌上方，监测24小时，记录平卧、直立、进餐时症状发生的时间，数据以专用软件处理，可提示胆汁反流至食管的十二指肠胃食管反流（DGER）。

（3）食管阻抗测定：与pH同步监测能提高反流检出率，区分反流成分，判断酸或非酸反流，监测食管的蠕动情况，并可辅助了解反流与症状相关性。

（4）胃食管放射性核素扫描：能观察食管功能、测出食管反流量和肺内有无放射性物质。

（5）食管内镜检查及黏膜活检：能发现有无食管炎、食管狭窄及Barrett食管。

（6）食管压力测定：下端食管括约肌压力<10mmHg。

（7）食管钡餐造影：从食管注入钡剂后，连续观察5分钟。若钡剂从胃反流到食管3次以上可明确诊断。此外，还能观察有无食管炎、溃疡及狭窄。

（8）超声学检查：可见食管下端充盈、胃与食管间有液体来回流动。

知识点7：胃食管反流的诊断标准

GER临床表现复杂且缺乏特异性，诊断的关键是区分是生理性还是病理性，前者无需特殊处理，后者则要根据病情进行治疗；临床上仅凭临床症状和体征难以区分生理性或病理性 GER，根据辅助检查综合判断，诊断依据如下：

（1）有反流症状。

（2）24 小时食管 pH 监测：Boix-Ochoa 综合评分 ≥11.99。

（3）胃食管放射性核素闪烁扫描：①阅片法发现食管部位有放射性积聚。②胃食管反流指数（RI）≥3.5%。

（4）食管内镜：黏膜充血、糜烂、溃疡，活检组织病理检查有嗜酸性粒细胞浸润。

（5）食管钡剂造影：5 分钟内有 3 次以上反流。

（6）食管动力功能检查，LES 压力低下、长度短缩，短暂性食管下端括约肌松弛。

（7）超声检查：腹段食管长度缩短、黏膜纹理紊乱。

（8）伴食管炎症状、食管外症状或全身症状。

知识点 8：胃食管反流的治疗

（1）饮食疗法：少量、多次喂奶，以稠厚奶汁喂养。

（2）体位治疗：对新生儿和小婴儿应保持前倾俯卧位，上身抬高 30°，重症则需 24 小时保持体位治疗。

（3）药物治疗

1）H_2 受体阻滞剂：①西咪替丁 15~20mg/（kg·d），早产儿 5~10mg/（kg·d），分 3 次口服。②雷尼替丁 4~6mg/（kg·d），分 3 次口服，饭前服。③法莫替丁 0.6~1.0mg/（kg·d），于早、晚饭后服用或睡前一次服用。

2）胃肠道动力药：①甲氧氯普胺每次 0.1mg/kg，于饭前 30 分钟及睡前服，一日 4 次。②多潘立酮每次 0.2~0.3mg/kg，于饭前 10~30 分钟及睡前服，一日 3 次。③西沙必利每次 0.1~0.2mg/kg，于饭前 10~30 分钟服，每日 3 次。

3）黏膜保护剂：如硅酸铝盐（思密达）、硫糖铝、磷酸铝。

（4）外科治疗：若内科保守治疗 6 周无效，有严重并发症（消化道出血、营养不良），严重食管炎或狭窄，反复下呼吸道感染，合并严重神经系统疾病，应考虑外科治疗。

第六节　先天性肥厚性幽门狭窄

知识点 1：先天性肥厚性幽门狭窄的概念

先天性肥厚性幽门狭窄是新生儿幽门环肌肥厚增生，幽门管狭窄导致的机械性梗阻。为新生儿期常见的消化道疾病，位居消化道畸形的第 3 位。其特点为无胆汁性喷射性呕吐、胃蠕动波及右上腹肿块。本病第一胎多见，男性多见，男女发病率之比约为 5：1，患儿多为足月儿，未成熟儿较少见。

知识点 2：先天性肥厚性幽门狭窄的病因

本病确切的病因尚不清楚,一般认为与下列因素有关。

(1) 遗传因素:本病为多基因遗传性疾病,父亲或母亲有本病史者,其子代患病率可高达7%左右;母亲有本病史的子代发病机会比父亲有本病史者为高。

(2) 胃肠激素及其他生物活性物质紊乱:研究注意到,患儿幽门环肌中的脑啡肽、P物质和血管活性肠肽有不同程度的减少;患儿血清促胃液素、前列腺素水平增高;使用外源性前列腺素E维持动脉导管开放时容易发生幽门狭窄;患儿幽门组织一氧化氮合酶减少等。

(3) 先天性幽门肌层发育异常:在胚胎4~6周幽门发育过程中,肌肉发育过度,致使幽门肌,尤其是环肌肥厚而致梗阻。

知识点3:先天性肥厚性幽门狭窄的病理

病理改变是以环肌为主的幽门肌层肥厚、增生。幽门明显增大,呈橄榄形,颜色苍白,表面光滑,质地如硬橡皮。肿块随日龄而逐渐增大。肥厚的肌层渐向胃壁移行,胃窦部界限不明显,十二指肠端则界限分明,肥厚组织突然终止于十二指肠始端,因胃强烈蠕动,使幽门管部分被推入十二指肠,使十二指肠黏膜反折呈子宫颈样。幽门管腔狭窄造成食物潴留致使胃扩大、胃壁增厚,黏膜充血、水肿,可有炎症和溃疡。

知识点4:先天性肥厚性幽门狭窄的临床表现

(1) 呕吐:系早期突出症状,多在出生后2~3周出现,逐渐加重,于喂奶后数分钟发生,呈喷射状,内含奶块,但无胆汁。少数患儿因呕吐频繁使胃黏膜毛细血管破裂出血,呕吐物可含有咖啡样物或带血液。呕吐严重者则发生水和电解质紊乱、营养不良等。

(2) 胃蠕动波:在进食后不久即出现,从左上腹肋缘下向右上腹移动,呕吐后消失。

(3) 腹部包块:多数病例在右上腹肋缘下与右腹直肌之间可触诊枣核或橄榄大小肿物。

(4) 高间接胆红素血症:由于葡萄糖醛酸转移酶受抑制或胆红素肠肝循环增多所致。

(5) 脱水及电解质、酸碱平衡紊乱。

(6) 营养不良。

知识点5:先天性肥厚性幽门狭窄的辅助检查

(1) X线检查:腹部平片立位时可见胃扩张,钡餐通过幽门障碍,幽门管细长狭窄,胃排空延迟。

(2) 超声波检查:幽门环肌肥厚≥4mm,幽门管长>15mm,幽门直径>15mm。

(3) 内镜检查:可见幽门管呈菜花样狭窄,内镜不能通过幽门管,有胃潴留,确诊率97%。

知识点 6：先天性肥厚性幽门狭窄的鉴别诊断

（1）幽门痉挛：是最易与本病相混淆的疾病，出生后出现呕吐，呈间歇性，呕吐量较少，无右上腹肿块，全身情况良好，应用解痉剂有效，X 线和超声波检查正常。

（2）幽门前瓣膜：为极少见畸形，瓣膜可为完全性或孔状不完全性。前者出生后即出现完全梗阻症状，后者多在新生儿期出现症状，临床上与肥厚性幽门狭窄酷似。可通过幽门部触诊和 X 线钡剂鉴别。

（3）幽门闭锁：多见于早产儿，出生后即有频繁呕吐，不含胆汁，上腹部饱满，常见胃蠕动波，但右上腹无橄榄样肿。钡剂检查见胃腔扩大，有大的液平面，而肠腔内无气体。

（4）胃扭转：发病较早，于生后数周内出现呕吐，在喂奶后或在体位变动时发生，非喷射状。生长发育一般良好，腹部无阳性体征。钡餐 X 线检查显示：食管与胃黏膜有交叉现象；胃大弯位于小弯上；幽门窦的位置高于十二指肠球部；双胃泡、双液平面；食管腹段延长，且开口于胃下方。

知识点 7：先天性肥厚性幽门狭窄的治疗

（1）一般治疗：对呕吐严重者应及早补液，防止水与电解质紊乱。注意营养，防治感染，加强护理。使用稠厚乳液或试用鼻十二指肠管喂养。抗痉治疗，1:1000 阿托品溶液，在喂奶前 30 分钟口服，每剂自 1 滴递加至 2~6 滴，直至皮肤发红为止，应注意不良反应发生。

（2）手术治疗：一经确诊应及早手术，疗效较佳。小儿外科至今仍采用开腹幽门环肌切开术为标准术式。

知识点 8：先天性肥厚性幽门狭窄的预后

若能早期诊断、早期治疗，先天性肥厚性幽门狭窄在欧美国家病死率已降至 0.4% 以下，在中国为 1% 左右。但延误治疗，死亡率则较高。

第七节　克罗恩病和溃疡性结肠炎

知识点 1：克罗恩病与溃疡性结肠炎的概念

克罗恩病（CD）是一种肠道慢性透壁性炎症性疾病，又称局限性肠炎、节段性肠炎，也有称为肉芽肿性结肠炎。溃疡性结肠炎（UC）是结肠黏膜的慢性炎症和溃疡性病变。鉴于 CD 和 UC 有许多相同或相似的表现特征，故统称为炎症性肠病（IBD）。

知识点 2：炎症性肠病的病因

UC 与 CD 的病因几乎完全相同，目前大多数研究认为，炎症性肠病与种族、遗传、肠道免疫紊乱以及生活环境、饮食嗜好、精神、情绪等诸多因素有相关性。欧美地区、犹太人、青壮年以及有 IBD 家族史和患 IBD 单卵双胎比二卵双胎更容易发生 IBD，这说明 IBD 的发生与种族、遗传有相关性；喜饮可乐饮料、嗜好巧克力食品、吸烟、牛奶过敏，经常使用口服避孕药，经济贫困以及高度焦虑、情绪紧张者相对容易发生 IBD 或加重其 IBD 病情，这些因素与 IBD 发生也有相关性。

知识点 3：炎症性肠病的发病机制

目前绝大多数研究者的共识是众多外界和内在因素（特别是肠道各种感染、肠黏膜上皮细胞损伤、肠道微生态紊乱、食物以及代谢影响等）共同作用和相互影响，导致肠壁炎症介质、细胞因子、氧自由基不断释放与堆积，从而导致肠道免疫功能紊乱（包括细胞免疫、体液免疫以及一些非特异免疫）。免疫紊乱与细胞因子、炎症介质等相互作用，互为因果，由此，在有患 IBD 易感背景以及许多相关因素共同参与下的促成作用，最终导致 IBD 发生和发展。各种原因导致的肠壁损伤、炎症介质、细胞因子释放和免疫紊乱在 IBD 的发病机制中起到至关重要作用。近年研究发现在 IBD 病灶中有肠道菌群易位和肠道微生态紊乱存在，因此，认为肠道微生态紊乱在 IBD 发病机制中也起到不容忽视的作用。

知识点 4：UC 的临床表现

（1）消化道：特征性表现有腹泻、黏液脓血便（占 90% 以上）及排便时腹下区痉挛性疼痛（50%~70% 为左下腹和脐周），少数有肛裂、直肠脱垂和肛旁脓肿。腹泻次数和粪便性状取决于病变程度和范围，病重者可并脱水、电解质和酸碱失衡。全结肠受累时有需结肠切除的危险性，儿童较成年人更高。

（2）全身症状：发热、乏力、厌食、贫血、低蛋白血症、体重不增或减轻、生长发育迟缓、青春期延迟，肠外表现较少见，可有关节痛、关节炎、结节性红斑、慢性活动性肝炎等。

知识点 5：CD 的临床表现

（1）消化道症状：早期症状常不明显，腹痛为最常见症状，占 79%~97%。早期陈述包括饱满感、恶心、咽下困难、呕吐和腹上区痛。症状常提示病变部位，上消化道病变症状与胃炎和溃疡病相似，下消化道病变为肠痉挛痛。58%~78% 患儿有腹泻及排便规律改变。少数可表现为急腹症，突发呕血、便血、腹胀、肠穿孔、肠梗阻、失血性休克等。

（2）全身和肠外表现：体重降低（占 51%~88%），生长发育停滞（占 40%）如骨龄落后、青春期延迟等。常伴发热、食欲缺乏、腹部不适、肛门皮赘、肛裂、肛瘘和脓肿，口腔可出现口唇肿胀、牙龈增生和阿弗他溃疡。部分患儿有肠外表现，如关节炎、结节性红斑、坏疽性脓皮病、虹膜炎和胆管炎。一般认为 CD 的肠外表现多于 UC。

知识点 6：炎症性肠病的实验室检查

血液检查包括全血细胞计数、血沉、C 反应蛋白、血清肌酐和尿素氮、血清清蛋白、免疫电泳、肝功能。①若血红蛋白减少、炎症指标升高（血沉加快、C 反应蛋白增高）、血小板计数增加、血清清蛋白减少，则提示 IBD。但是某些 UC 患儿，血沉、血红蛋白和血小板计数也可正常。②如血小板计数升高基本上可排除以血便为主要表现的感染性腹泻。③血清标志物如抗酿酒酵母抗体（ASCA）或抗中性粒细胞胞质抗体（pANCA）阳性有助于 CD 或 UC 的诊断。④通过粪便培养（沙门菌、志贺菌、耶尔森菌、空肠弯曲菌、难辨梭状芽胞杆菌）、粪便检测（难辨梭状芽胞杆菌毒素 A 和 B、蓝氏贾第鞭毛虫）等，可排除引起肠炎或结肠炎的感染因素。⑤对一些严重的血便患者，如到过阿米巴痢疾疫区者要检查溶组织阿米巴（包括包囊、虫卵和滋养体）。⑥儿童易感染结核，此病需与结核病进行鉴别诊断。

知识点 7：炎症性肠病的内镜和组织学检查

（1）儿童内镜检查最好在全麻或深度镇静状态下进行。在行结肠镜检查时尽量插入回肠末端，并进行回肠末端黏膜的活检。无论有无上消化道症状，胃镜检查值得在所有疑诊患儿中进行。不仅能诊断胃和十二指肠病变，如溃疡，还可进行活检。

（2）若组织学显示急、慢性炎症，伴有局限于结肠的结构变化，不提示淋巴细胞性或过敏性结肠炎，也不提示 CD，小肠造影或气钡双重造影正常，组织学上难以区分 CD 或 UC 者均可考虑回肠结肠炎（IC）。在排除小肠部位的狭窄后，胶囊内镜检查可用于鉴别小肠病变，但不能代替内镜，因为组织学检查是诊断 IBD 必需的。

UC 和 CD 内镜和组织学的不同表现见表 4-1。

表 4-1　炎症性肠病的内镜和组织学表现

	UC	CD
内镜 （胃镜/肠镜）	溃疡	溃疡（阿弗他、线形、裂隙状）
	红斑	鹅卵石样改变
	血管纹理模糊	狭窄
	质脆	瘘管
	自发性出血	口腔或肛周病变
	假性息肉	跳跃性病变
	连续性病变	节段性分布
	（从直肠到近端结肠）	
	黏膜层累及	

续 表

	UC	CD
组织学	隐窝扭曲、变形	黏膜下层累及（活标本）
	隐窝脓肿	或全层累及（手术切除标本）
	杯状细胞减少	隐窝扭曲、变形
	黏液性肉芽肿（罕见）	隐窝脓肿
	连续性分布	溃疡
		肉芽肿（非干酪性、非黏液性）
		局部病变、灶性分布（活检标本）

知识点 8：炎症性肠病的放射学检查

放射学征象可提示 CD 处于活动期，如黏膜呈鹅卵石样改变、溃疡、小肠襻分离，病变呈跳跃性节段性分布。由于狭窄，结肠镜则无法检查全部结肠，钡剂灌肠是有用的检查方法。

知识点 9：UC 的诊断

（1）病史和体征：①腹痛以左下腹和全腹隐痛为主。②粪便呈黏液或脓血，伴里急后重。③腹泻后腹痛可暂时缓解。

（2）钡剂 X 线：①结肠黏膜粗糙紊乱或成细颗粒样改变。②病灶处可能出现小龛影或大小不等充盈缺损。③结肠袋消失或肠管僵硬。

（3）内镜：①乙状结肠，甚至直肠和全结肠黏膜充血水肿，血管模糊。②病变肠段黏膜脆，碰之即出血。③病变肠壁有浅表性溃疡或假性肉芽肿形成。

（4）组织病理特征：①广泛炎症改变，黏膜层充血、水肿、糜烂、溃疡。②隐窝处有炎症细胞浸润和小脓肿形成。③肠壁杯状细胞明显减少。

知识点 10：UC 的临床分型

（1）按临床经过分型：初发型、慢性暴发型、慢性复发型、慢性持续型。①初发型：指无既往史的首次发作。②急性暴发型：症状严重伴全身中毒性症状，可伴中毒性结肠扩张、肠穿孔、败血症等并发症。③除暴发型外，各型均有不同程度分级及相互转化。

（2）按病情程度分型：轻度、中度、重度。①轻度：患者腹泻每日不超过 4 次，便血轻或无，无发热、脉搏加快、贫血，血沉正常。②中度：介于轻度与重度之间。③重度：腹泻每日 6 次以上，明显黏液血便，体温在 37.5℃ 以上，脉搏加快，血红蛋白<100g/L，血沉>30mm/h。

（3）按病变活动程度分型：活动期、缓解期。①活动期：患者有临床表现，结肠镜下黏膜成炎症性改变，病理学检查显示黏膜呈炎症性反应，隐窝变形，淋巴细胞、多核细胞、浆细胞浸润到固有膜，杯状细胞减少，隐窝脓肿形成，脓肿破溃形成溃疡。②缓解期：临床表现缓解，结肠黏膜肠上皮增生，腺上皮萎缩。

知识点 11：CD 的诊断

（1）病史和体格检查：①排便次数不一定很多，粪便性质多为黏液或似豆腐渣样。②腹痛以阵发性锐痛为主，且多位于右下腹。③特别注意有无口腔黏膜糜烂以及肛周病变。

（2）CD 钡剂 X 线检查特征：①病损肠壁呈节段性分布。②病变部位有结节状增生呈鹅卵石样表现（卵石征）。③受损肠壁可能出现裂隙状溃疡，甚至管壁有瘘管形成或脓肿形成。

（3）CD 内镜特征：①受损肠壁呈跳跃式（节段性）分布。②受损肠壁可见卵石征或有纵行溃疡，且溃疡周围黏膜显示正常。③肠壁有脓肿或瘘管形成。

（4）CD 组织病理特征：①呈节段分布的全层性炎症，可见结节状真性肉芽肿。②病变处有大量淋巴细胞聚集和淋巴组织增生。

知识点 12：CD 的临床分型

（1）根据病变范围分型：小肠型、回结肠型、结肠型。病变范围参考影像学和内镜检查结果确定。

（2）根据病变性质分型：炎症型、狭窄型、瘘管型。

（2）根据临床严重程度分型：轻、中、重度，但分度不似 UC 那么明确。①轻度：无全身症状、腹部压痛、包块，梗阻。②重度：明显的全身症状，如高热、消瘦伴严重的腹痛、压痛、吐泻、痛性包块或肠梗阻。③中度：介于两者之间。

知识点 13：UC 与感染性肠炎的鉴别诊断

（1）UC 与多数细菌性肠炎的主要区别在于症状持续时间。UC 所致血便、黏液脓血便常常持续数周至数月不等，而细菌性肠炎的血性腹泻则持续较短。由沙门菌、志贺菌、弯曲菌感染引起的肠炎虽然症状类似于 UC，但血便一般在 3~5 天后即可得到缓解。耶尔森菌感染性肠炎症状持续 14~17 天。细菌性肠炎粪便培养可阳性。

（2）UC 与感染性肠炎另一个重要的区别在于病理改变，UC 常有隐窝结构的改变，呈不规则扭曲和分叉状，数量减少，黏液分泌缺失及隐窝扩张。难辨梭状芽胞杆菌性肠炎，亦称假膜性肠炎，腹泻可持续数周至数月，但该病患儿在发病前多有服用抗生素史，水样便多见，血便少见，大便中可有大小不等的假膜，结肠镜下可见肠壁上附有典型的圆形或椭圆形黄色假膜，有助于与 UC 相鉴别。必要时，做难辨梭状芽胞杆菌毒素测定。溶组织阿米巴肠炎，症状持续数周至数月，粪便呈暗红色果酱样，重者可为全血便，结肠镜下表现为灶性、出血性溃疡，中央开口下陷，呈烧瓶样，病灶之间黏膜正常。而 UC 呈弥漫性改变。有条件者应做阿米巴血清学试验。

知识点 14：UC 与缺血性结肠炎的鉴别诊断

发病年龄大，多为老年人，结肠镜下主要表现为水肿、红斑和溃疡形成，病变以结肠脾曲、降结肠和乙状结肠为主，直肠很少受累。

知识点 15：UC 与放射性结肠炎的鉴别诊断

放射性结肠炎是盆腔或腹部放射治疗后发生的并发症，以累及直肠、乙状结肠多见。放射线对肠管的损伤作用，主要是抑制上皮细胞有丝分裂和引起黏膜下小动脉闭塞性炎症和静脉内膜炎导致肠壁缺血性改变。临床放疗后出现腹泻，多为黏液血便。结肠镜下可见受累肠段呈弥漫性充血水肿，并有红斑及颗粒样改变，易脆，糜烂、溃疡；晚期黏膜苍白，黏膜下血管异常扩张，肠管狭窄，肠壁增厚。结肠病理改变为炎症细胞浸润和黏膜下小血管炎或毛细血管扩张。

知识点 16：CD 与阑尾炎的鉴别诊断

回盲部的 CD 易与急性阑尾炎混淆。阑尾炎常急性起病，腹痛严重伴肌紧张，而 CD 在发病前常有一段时间的腹泻史。影像学表现可帮助鉴别。

知识点 17：CD 与肠结核的鉴别诊断

肠结核与 CD 在临床表现和病理学方面酷似，因为肠结核最常见的部位是回盲部。如果患儿同时有肺结核，则肠结核的诊断不难。但肠结核可在无肺结核的情况下发生。如有生殖系结核或伴其他器官结核，腺苷酸脱氨酶血症、肠穿孔等并发症或病变切除后复发等，应多考虑 CD。CD 病理活检可见结节病样肉芽肿、裂隙状溃疡、淋巴细胞聚集，但无干酪样坏死。重要的是勿将肠结核误诊为 CD，因为激素的应用会使肠结核恶化。鉴别有困难者建议先行抗结核治疗。有手术适应证者宜行手术探查，除做切除的病变肠段的病理检查外，还要取多个肠系膜淋巴结做病理检查。

知识点 18：CD 与小肠淋巴瘤的鉴别诊断

小肠淋巴瘤部分症状与 CD 也颇为相似，如发热、体重下降、腹泻、腹痛等。影像学检查有助于鉴别诊断。小肠淋巴瘤多为肠壁弥漫性受累伴肠壁块影，而 CD 的病变往往局限于回肠，表现为肠壁的溃疡形成和肠腔狭窄。

知识点 19：UC 和 CD 的鉴别诊断

（1）UC 与 CD 的临床表现有所不同。UC 以血便为主，而 CD 患儿少见血便，以慢性腹痛为主，有时在回盲部可及一触痛、质软的炎性肿块。CD 常合并肠瘘。

（2）两者的另一主要区别在于病变的分布。UC 常由直肠开始，向近段延伸，累及结肠某一部位后停止，病变呈连续性、弥漫性，往往仅累及结肠。而 CD 则可以累及全胃肠道的任何部位，其最常见的病变部位为回肠末段和近段结肠，病变呈节段性、局限性，病灶之间黏膜正常。

（3）内镜下表现和病理组织学检查，两者各有特点。根据 CD 和 UD 各自的临床特点，结合钡剂 X 线检查、内镜检查与活组织检查，绝大多数情况下可进行鉴别，个别病例鉴别比较困难。鉴别诊断困难的病例，经治疗和较长期的随访观察以及影像学、病理等复查，终有结论。

知识点 20：IBD 的治疗目标

IBD 治疗目标包括控制胃肠道症状，保持最佳营养状态，缓解肠外症状及减低疾病影响。

知识点 21：IBD 的营养疗法

由于儿童处于生长发育阶段，营养和热量的保障具有重要意义。营养疗法包括经肠成分营养、经肠半营养态物营养及中心静脉营养。它能使肠道休息、补充能量、避免食物抗原作用。推荐热能量按千克体质量基础值高于正常儿童 [292.88~418.40kJ/（kg·d）]，因患者体质量常偏低。推荐蛋白摄入量与正常儿童相同。其长期应用可产生负面影响包括患者生活质量降低、微量元素缺乏、肠道生理功能退化。

知识点 22：IBD 的药物疗法

（1）皮质激素和硫氮磺胺吡啶（SASP）：轻度活动性 UC 儿童一般口服 SASP 或 5-氨基水杨酸（5-ASA），可单用或合并每夜激素或美沙拉嗪灌肠。为减少不良反应最初 SASP 剂量是 25~40mg/（kg·d），可增至 50~75mg/（kg·d）（最大 4g/d）。SASP 无效或过敏者，5-ASA 可能有效。中、重度患儿（显著腹部痉挛痛、频繁血便、贫血和低清蛋白血症）可口服皮质激素，也可用甲泼尼龙和氢化可的松静脉内冲击治疗。皮质醇类每天给药至痛性痉挛和便血减轻后减量，还可用隔日清晨一次给药法。

（2）硫唑嘌呤（AZA）、6-巯基嘌呤（6-MP）和甲氨蝶呤（MTX）：AZA 或 6-MP 能抑制 70%激素依赖和病情顽固患儿疾病的活动性，从而减少或停用激素。推荐剂量 6-MP 1.0~1.5mg/（kg·d）及 AZA1.5~2.0mg/（kg·d）。

（3）英夫利西（infliximab）：近年来 infliximab（TNF 单克隆抗体）在儿科 CD 患者中的应用在国外已有较多报道，剂量为 5~10mg/（kg·d）。

（4）手术治疗：对于 IBD 患儿，适时的外科手术可减少合并症。主要手术指征是病情顽固、难治性生长受阻、中毒性巨结肠、可疑肠穿孔、脓肿、肠梗阻、出血和癌症预防。

知识点23：IBD的并发症

UC和CD都可能发生相同或相似并发症，包括：①肠狭窄、肠梗阻、肠穿孔、肠出血。②肠壁脓肿、肠瘘，甚至并发腹腔脓肿。③肠吸收不良综合征、贫血、营养不良。④肠壁癌变、息肉。⑤关节炎、强直性脊柱炎、胆管炎、肝损害、眼葡萄膜炎、口炎或口腔黏膜溃烂等。⑥严重者可出现血栓性栓塞、中毒性巨结肠。

知识点24：IBD的随访

（1）儿童克罗恩病活动指数（PCDAI）：是监测疾病活动度的有效指标，以计分的方式客观的反映疾病的活动度以及对治疗的反应。

（2）应注意青春期发育情况和营养评估。对使用皮质激素的患儿，应每年进行人体测量。对长期使用皮质激素的患儿，除了膳食补充维生素D和钙剂以预防骨质减少和骨质疏松症外，使用双能X-线吸收仪（DEXA）进行常规的骨密度检测是必需的。

第八节 肠 套 叠

知识点1：肠套叠的概念

肠套叠是指部分肠管及其肠系膜套入邻近肠腔所致的一种肠梗阻，是婴幼儿时期常见的急腹症之一，是3个月至6岁期间引起肠梗阻的最常见原因。常伴发于胃肠炎和上呼吸道感染。本病60%的患儿年龄在1岁以内，但新生儿罕见。80%的患儿年龄在2岁以内，男童发病率高于女童，约为4:1。健康肥胖儿多见，发病季节与胃肠道病毒感染流行相一致，以春季多见。

知识点2：肠套叠的病因

肠套叠分为原发性和继发性两种。原发性占95%，多见于婴幼儿，婴儿回盲部系膜尚未完全固定，活动度较大，这是容易发生肠套叠的结构因素。5%继发性病例多为年长儿，发生肠套叠的肠管多有明显的器质性原因，如梅克尔憩室翻入回肠腔内，成为肠套叠的起点。肠息肉、肠肿瘤、肠重复畸形、腹型紫癜致肠壁肿胀增厚等均可牵引肠壁发生肠套叠。

知识点3：肠套叠的发病机制

有些促发因素可导致肠蠕动的节律发生紊乱，从而诱发肠套叠，如饮食改变、病毒感染及腹泻等。有研究表明病毒感染可引起末段回肠集合淋巴结增生，局部肠壁增厚，甚至凸入肠腔，构成套叠起点，加之肠道受病毒感染后蠕动增强而导致肠套叠。

知识点4：肠套叠的病理分型

肠套叠一般是顺行的，即多为近端肠管套入远端肠腔内，极少数是逆行的。依据其套入部位不同，分为：

（1）回盲型：回盲瓣是肠套叠头部，带领回肠末端进入升结肠，盲肠、阑尾也随着翻入结肠内，此型最常见，占总数的50%～60%。

（2）回结型：回肠从距回盲瓣几厘米处起套入回肠最末端，穿过回盲瓣进入结肠，占30%。

（3）回回结型：回肠先套入远端回肠内，然后整个再套入结肠内，约占10%。

（4）小肠型：小肠套入小肠，少见。

（5）结肠型：结肠套入结肠，少见。

（6）多发型：回结肠套叠和小肠套叠合并存在。

知识点5：肠套叠的病理变化

肠套叠一旦形成，仅有很少部分的小肠套叠可以自行复位（暂时性小肠套叠），而对于套入结肠的或复套的一般不能自行复位，由于鞘层肠管持续痉挛，致使套入部肠管发生循环障碍，初期静脉回流受阻，组织充血、水肿、静脉曲张。黏膜细胞分泌大量黏液，进入肠腔内，与血液及粪质混合成果酱样胶冻状排出。肠壁水肿、静脉回流障碍加重，使动脉受累，供血不足，导致肠壁坏死并出现全身中毒症状，严重者可并发肠穿孔和腹膜炎。

知识点6：急性肠套叠的临床表现

（1）腹痛：腹痛为阵发性、规律性发作，表现为突然发作剧烈的阵发性绞痛，患儿哭闹不安、屈膝缩腹、面色苍白，持续数分钟或更长时间后腹痛缓解，安静或入睡，间歇10～20分钟后伴随肠蠕动出现又反复发作。

（2）呕吐：为早期症状，初为反射性，含乳块和食物残渣，后可含胆汁，晚期可吐粪便样液体，说明有肠管梗阻。

（3）血便：为重要症状，出现症状的最初几小时排便可正常，以后排便少或无便。约85%的病例在发病后6～12小时排出果酱样黏液血便，或直肠指检时发现血便。

（4）腹部包块：多数病例在右上腹季肋下可触及有轻微触痛的套叠肿块，呈腊肠样，光滑不太软，稍可移动。晚期病例发生肠坏死或腹膜炎时，出现腹胀、腹腔积液、腹肌紧张和压痛，不易扪及肿块，有时腹部扪诊和直肠指检双合检查可触及肿块。

（5）全身情况：患儿在早期一般情况尚好，体温正常，无全身中毒症状。随着病程延长，病情加重，若并发肠坏死或腹膜炎，会发生全身情况恶化，常有严重脱水、高热、嗜睡、昏迷及休克等中毒症状。

知识点7：慢性肠套叠的临床表现

年龄越大，发病过程越缓慢。主要表现为阵发性腹痛，腹痛时上腹或脐周可触及肿块，不痛时腹部平坦、柔软、无包块，病程有时长达十余日。由于年长儿肠腔较宽阔，可无梗阻现象，肠管亦不易坏死。呕吐少见，便血发生也较晚。

知识点8：肠套叠的辅助检查

（1）腹部B超检查：在套叠部位横断扫描可见"同心圆"或"靶环状"肿块图像，纵断扫描可见"套筒征"。

（2）B超监视下水压灌肠：经肛门插入 Foley 管并将气囊充气 20～40ml。将"T"形管一端接 Foley 管，侧管接血压计监测注水压力，另一端为注水口，注入 37～40℃ 等渗盐水匀速推入肠内，可见靶环状块影退至回盲部，"半岛征"由大到小，最后消失，B超下可见"同心圆"或"套筒征"消失，回盲瓣呈"蟹爪样"运动，小肠进水，呈"蜂窝状"扩张，诊断治疗同时完成。

（3）空气灌肠：由肛门注入气体，在X线透视下可见杯口阴影，能清楚看见套叠头的块影，并可同时进行复位治疗。

（4）钡剂灌肠：可见套叠部位充盈缺损和钡剂前端的杯口影，以及钡剂进入鞘部与套入部之间呈现的线条状或弹簧状阴影。只用于慢性肠套叠疑难病例。

知识点9：肠套叠的诊断

凡健康婴幼儿突然发生阵发性腹痛或阵发性规律性哭闹、呕吐、便血，并在腹部扪及腊肠样肿块，即可确诊。肠套叠早期在未排出血便前应做直肠指检。

知识点10：肠套叠的鉴别诊断

（1）细菌性痢疾：夏季发病多。排便次数多，含黏液、脓血，里急后重，多伴有高热等感染中毒症状。粪便检查可见成堆脓细胞，细菌培养阳性。但必须注意菌痢偶尔亦可引起肠套叠，两种疾病可同时存在，或肠套叠继发于菌痢后。

（2）梅克尔憩室出血：大量血便，常为无痛性，亦可并发肠套叠。

（3）过敏性紫癜：有阵发性腹痛、呕吐、便血，由于肠管有水肿、出血、增厚，有时左右下腹可触及肿块，但绝大多数患儿有出血性皮疹、关节肿痛，部分病例有蛋白尿或血尿。该病由于肠功能紊乱和肠壁肿胀，也可并发肠套叠。

知识点11：肠套叠的灌肠疗法

急性肠套叠是一种危及生命的急症，其复位是紧急的治疗措施，一旦确诊需立即进行。

（1）适应证：肠套叠在 48 小时内，全身情况良好，腹部不胀，无明显脱水及电解质紊乱。

（2）禁忌证：①病程已超过 48 小时，全身情况差，如有脱水、精神萎靡、高热、休克等症状者，对 3 个月以下婴儿尤应注意。②高度腹胀、腹膜刺激征，X 线腹部平片可见多数液平面者。③套叠头部已达脾曲，肿物硬而且张力大者。④多次复发，疑有器质性病变者。⑤小肠型肠套叠。

（3）治疗方法：①B 超监视下水压灌肠。②空气灌肠。③钡剂灌肠复位。

（4）灌肠复位成功的表现：①拔出肛管后，排出大量带臭味的黏液血便和黄色粪水。②患儿很快入睡，不再哭闹及呕吐。③腹部平软，触不到原有的包块。④灌肠复位后给予 0.5~1g 活性炭口服，6~8 小时后应有炭末排出，表示复位成功。

知识点 12：肠套叠的手术疗法

肠套叠超过 48~72 小时范围，或虽时间不长但病情严重疑有肠坏死或穿孔者，以及小肠型肠套叠均需手术治疗。根据患儿全身情况及套叠肠管的病理变化选择进行肠套叠复位、肠切除吻合术或肠造瘘术等。5%~8% 的患儿可有肠套叠复发。灌肠复位比手术复位的复发率高。

第五章　呼吸系统疾病

第一节　小儿呼吸系统解剖和生理特点

知识点 1：上呼吸道解剖

（1）鼻：婴幼儿无鼻毛，鼻腔狭窄，黏膜柔嫩，血管丰富，易于感染，而且炎症时容易堵塞，造成呼吸与吸吮困难。

（2）鼻窦：儿童各鼻窦发育先后不同，新生儿上颌窦和筛窦极小，2 岁以后迅速增大，至 12 岁才充分发育。额窦和蝶窦分别在 2 岁和 4 岁时才出现。因此，婴幼儿较少发生鼻窦炎。由于后鼻腔黏膜与鼻窦黏膜连续，且鼻窦口相对较大，故急性鼻炎时常累及鼻窦，学龄前期儿童鼻窦炎并不少见。

（3）鼻泪管和咽鼓管：婴幼儿鼻泪管短，开口接近于内眦部，且瓣膜发育不全，故鼻腔感染常易侵入结膜引起炎症。婴儿咽鼓管较宽、直、短、呈水平位，因而鼻咽部炎症易波及中耳，引起中耳炎。

（4）咽部：咽扁桃体从 1 岁末起逐渐增大，4~10 岁达发育高峰，14~15 岁时逐渐退化，故婴儿少见扁桃体炎。咽扁桃体又称腺样体，6 个月已发育，位于鼻咽顶部与后壁交界处，严重的腺样体肥大是造成小儿阻塞性睡眠呼吸暂停综合征的重要原因。

（5）喉：喉部呈漏斗状，喉腔狭窄，黏膜下组织疏松且富含血管及淋巴管，发生炎症时易引起声音嘶哑和呼吸困难。

知识点 2：下呼吸道解剖

（1）气管、支气管：①婴幼儿的气管、支气管较成年人狭窄。②软骨柔软，因缺乏弹力组织而支撑作用差。③黏膜柔嫩，血管丰富。④因黏液腺分泌不足易致气道干燥，因纤毛运动较差，清除能力差，故婴幼儿容易发生呼吸道感染，一旦感染则易发生充血、水肿，导致呼吸道不畅。⑤左支气管细长，由气管侧方伸出，而右支气管短粗，为气管直接延伸，故异物较易进入右支气管。⑥毛细支气管平滑肌在生后 5 个月以前薄而少，3 岁以后才明显发育，故小婴儿呼吸道梗阻主要是由黏膜肿胀和分泌物堵塞引起。

（2）肺：①肺泡数量较少，足月新生儿肺泡数目约 2500 万个，8 岁接近成年人水平，约 3 亿个。②弹性纤维发育较差，血管丰富，间质发育旺盛，致肺含血量多而含气量少，易于感染。感染时易致黏液阻塞，引起间质炎症、肺气肿和肺不张等。③2 岁后才出现肺泡间的 Kohn 孔，故新生儿及婴儿无侧支通气。

知识点 3：胸廓解剖

婴幼儿胸廓较短，前后径相对较长，呈桶状；肋骨水平位，肋间肌欠发达，主要靠膈肌呼吸；而横膈位置较高，心脏略呈横位，在胸腔中所占的比例相对较大，因此，不能在深吸气时增加胸廓的扩展。婴幼儿胸腔小，肺相对较大，呼吸肌发育差，因此呼吸时肺不能充分扩张，影响通气和换气。婴幼儿膈肌中耐疲劳的肌纤维数量少，呼吸肌易于疲劳。小儿纵隔体积相对较大，周围组织疏松，胸腔积液或气胸时易出现纵隔移位。

知识点 4：呼吸频率和节律

小儿年龄越小，呼吸频率越快。新生儿 40~44 次/分，~1 岁 30 次/分，~3 岁 24 次/分，3~7 岁 22 次/分，14 岁 20 次/分，~18 岁 16~18 次/分。婴儿期呼吸中枢调节能力差，易出现呼吸节律不齐，甚至呼吸骤停，尤以早产儿明显。

知识点 5：呼吸类型

小儿膈肌较肋间肌相对发达，且肋骨呈水平位，肋间隙小，故婴幼儿为腹式呼吸，随着年龄增长，横膈下降，肋骨由水平位变为斜位，逐渐转化为胸腹式呼吸。7 岁以后逐渐接近成人。

知识点 6：呼吸功能特点

婴幼儿的呼吸功能呈现"二小、一大"的特点，即肺活量小，为 50~70ml/kg，按体表面积计算，成年人的肺活量是小儿的 3 倍，说明婴幼儿呼吸储备量较小，易发生呼吸衰竭；潮气量小，为 6~10ml/kg，年龄越小，潮气量越小。不仅绝对值小，而且按体表面积计算亦小于成年人；由于气道管径细小，呼吸道阻力大于成年人，因此小儿发生喘息的机会较多。随年龄增大，气道管径逐渐增大，从而阻力递减。

知识点 7：小儿呼吸道免疫特点

小儿呼吸道的非特异性和特异性免疫功能均较差。新生儿、婴幼儿咳嗽反射及纤毛运动功能差，难以有效清除吸入的尘埃和异物颗粒；肺泡巨噬细胞功能不足，婴幼儿辅助性 T 细胞功能暂时性低下；婴幼儿的 SIgA、IgA、IgM、IgG 和 IgG 亚类含量均低，乳铁蛋白、溶菌酶、干扰素、补体等的量和活性不足，故易患呼吸道感染。

第二节　急性上呼吸道感染

知识点 1：急性上呼吸道感染的概念

急性上呼吸道感染（AURI）系各种病原引起的上呼吸道急性感染，简称"上感"，俗称"感冒"，是小儿最常见的疾病，主要侵犯鼻、鼻咽部和咽部。根据主要感染部位可诊断为急性咽炎、急性扁桃体炎等。

知识点2：急性上呼吸道感染的病因

各种病毒和细菌均可引起上感，以病毒感染最为多见，占原发感染的90%以上，主要有鼻病毒、呼吸道合胞病毒、流感病毒、副流感病毒、腺病毒、肠道病毒等。少数为细菌感染所致，常见的有溶血性链球菌，其次为肺炎球菌、流感嗜血杆菌等，近年来肺炎支原体亦不少见。

婴幼儿由于上呼吸道的解剖和免疫特点易患本病。若患有营养性疾病，如维生素D缺乏性佝偻病、营养不良、维生素A缺乏、锌缺乏症或护理不当、气候变化等因素，则易反复发生上呼吸道感染。

知识点3：一般类型上感的临床表现

本病轻重程度可相差甚大，年长儿症状常较轻，婴幼儿多较重。

（1）轻症：有鼻塞、流涕、打喷嚏、干咳、发热有或无，亦可有咽部不适或咽痛等。

（2）重症：多骤然起病，突然高热达39~40℃或更高。头痛，全身乏力，精神萎靡，食欲不振，睡眠不安，咳嗽频繁。婴幼儿常伴呕吐、腹泻。部分病儿可出现高热惊厥、腹痛等。若炎症累及中耳、鼻窦、颈淋巴结、气管及支气管等邻近器官，则会发生相应器官并发症。

体检可见咽部充血，扁桃体肿大，颌下淋巴结肿大及触痛，肺部呼吸音正常或粗糙。若肠道病毒所致，常伴不同形态的皮疹。

知识点4：两种特殊类型上感的临床表现

（1）疱疹性咽峡炎：病原体为柯萨奇A组病毒，好发于夏秋季，可有局部流行。急性起病，突发超高热，伴有咽痛、流涎、厌食、呕吐等。查体除咽部充血外，突出表现在腭咽弓、腭垂、软腭或扁桃体上可见2~4mm大小的疱疹，周围有红晕，疱疹破溃后形成小溃疡。病程1周左右。

（2）咽、结合膜炎：病原体为腺病毒3、7型，常发生于春夏季节，可在集体儿童机构中流行。是一种以发热、咽炎、结合膜炎为特征的急性传染病。多呈高热、咽痛、眼部刺痛、一侧或两侧滤泡性眼结合膜炎。颈部、耳后淋巴结肿大，有时有胃肠道症状。病程1~2周。

知识点5：急性上呼吸道感染的实验室检查

病毒感染者外周血白细胞计数正常或偏低，中性粒细胞减少，淋巴细胞计数相对增高。病毒分离和血清学检查可明确病原。近年来免疫荧光、免疫酶及分子生物学技术可对病原作出早期诊断。

细菌感染者外周血白细胞可增多，中性粒细胞数增高，在使用抗菌药物前行咽拭子培养可发现致病菌。C反应蛋白（CRP）和前降钙素原（PCT）有助于鉴别细菌感染。

知识点6：急性上呼吸道感染的诊断及鉴别诊断

（1）急性传染病早期：上感常为各种传染病的前驱症状，如麻疹、幼儿急疹、百日咳、猩红热或流行性脑脊髓膜炎等。应结合流行病史、预防接种史、临床表现、病情演变及实验室资料，加以鉴别。

（2）流行性感冒：由流感、副流感病毒引起。有明显的流行病史。全身症状重，上呼吸道其他症状可不明显。

（3）急性阑尾炎：伴腹痛者应注意与急性阑尾炎鉴别。本病腹痛常先于发热，腹痛部位以右下腹为主，呈持续性，有固定压痛点、反跳痛及腹肌紧张、腰大肌试验阳性等体征，白细胞及中性粒细胞增多。

知识点7：急性上呼吸道感染的治疗

（1）一般治疗：注意休息，多饮水，清淡饮食。加强护理，注意呼吸道隔离，预防交叉感染及并发症。

（2）对症治疗：①高热可予对乙酰氨基酚或布洛芬，亦可采用物理降温，如冷敷或温水浴。②发生热性惊厥者，可予镇静、止惊等处理。③鼻塞者，可酌情给予减充血剂，咽痛可予咽喉含片。

（3）病因治疗：一般抗病毒药物无特异性，可用利巴韦林 $10 \sim 15mg/(kg \cdot d)$，口服或静脉滴注，疗程 $3 \sim 5$ 天。若病情重、继发细菌感染或有并发症，可加用抗菌药物，常用青霉素类、一代头孢菌素类、大环内酯类等，疗程 $3 \sim 5$ 天。如证实为溶血性链球菌感染或既往有风湿热、肾炎病史者，青霉素应用至 $10 \sim 14$ 天。病毒性结合膜炎可用 0.1%阿昔洛韦滴眼。

第三节　毛细支气管炎

知识点1：毛细支气管炎的概念

毛细支气管炎是 2 岁以下婴幼儿特有的呼吸道感染性疾病，以喘憋、呼吸急促、三凹征为主要临床表现，国内又称之为喘息性肺炎。

知识点 2：毛细支气管炎的病因

病原体主要为呼吸道合胞病毒（RSV），腺病毒（3、7、11 型）、副流感病毒（1、2、3 型）、肠道病毒、鼻病毒、肺炎支原体或肺炎衣原体等也可引起。冬春季多见，常为散发，有时可流行。

知识点 3：毛细支气管炎的病理

病变主要侵犯直径 $75\sim300\mu m$ 的毛细支气管，表现为上皮细胞坏死和周围淋巴细胞浸润，黏膜下充血、水肿和腺体增生、黏液分泌增多。病变会造成毛细支气管管腔狭窄，甚至堵塞，导致肺气肿和肺不张。炎症还可波及肺泡、肺泡壁及肺间质，出现通气和换气功能障碍。

知识点 4：毛细支气管炎的临床表现

（1）症状：本病仅发生于 2 岁以下，多数在 6 个月左右的婴儿。患儿常在上感后 2~3 天出现持续性干咳和发作性喘憋。咳喘同时发生为本病特点。症状轻重不等，可无热或低热至中度发热。

（2）体征：体格检查的突出特点为胸部叩诊呈鼓音，常伴呼气相呼吸音延长，呼气性喘鸣。呼吸浅快，伴鼻翼扇动和三凹征。重症患儿面色苍白或发绀。当毛细支气管接近完全梗阻时，呼吸音明显减低。在喘憋严重时往往听不到湿啰音；若喘憋稍缓解，可闻及弥漫性中细湿啰音。重者可发展成心力衰竭和呼吸衰竭。

知识点 5：肺部影像学检查

X 线胸片显示全肺有不同程度的梗阻性肺气肿，肺纹理增粗，可有支气管周围炎，少数有肺段或肺叶不张。肺泡受累者亦可有播散性、实质性炎症。小气道堵塞可致闭塞性细支气管炎，肺部 CT 呈马赛克征。

知识点 6：毛细支气管炎的实验室检查

白细胞总数和分类多在正常范围。血气分析可了解患儿低氧血症、CO_2 潴留及酸碱失衡。用免疫荧光技术、酶标抗体染色法或 ELISA 等方法可进行病毒快速诊断，以明确病原。

知识点 7：毛细支气管炎的诊断

患者年龄偏小，病初即呈明显的发作性喘憋，与其他急性肺炎较易区别。体检及 X 线检查，在初期即有明显肺气肿，一般诊断不难。

知识点 8：毛细支气管炎的鉴别诊断

（1）婴幼儿哮喘：婴儿首次哮喘发作多似毛细支气管炎，如反复发作多次，患儿为特应质，亲属有变态反应史，用 1∶10000 的肾上腺素 0.1ml/kg 做皮下注射，若迅速起效，则考虑婴幼儿哮喘的可能。

（2）粟粒型肺结核：有时呈发作性喘憋，但一般听不到啰音。结合结核病症状、结核菌素试验阳性及 X 线的结核征象以助鉴别。

（3）其他疾病：异物吸入、百日咳、心内膜弹力纤维增生症、充血性心力衰竭等均可发生喘憋，应注意鉴别。

知识点 9：毛细支气管炎的治疗

轻症患者可在家治疗观察，补充足够液体即可。有中重度呼吸困难的患儿需住院治疗。目前的治疗主要是对症处理。

（1）支持治疗：①氧疗，除轻症患儿外均应吸氧，采取不同的给氧方式。②补充液体。③雾化治疗，拍背吸痰。④适当镇静。

（2）控制喘憋：可给予糖皮质激素、沙丁胺醇、溴化异丙托等雾化吸入。喘憋重、烦躁者，宜用静脉滴注肾上腺皮质激素抑制炎症。

（3）病原治疗：病毒感染可使用利巴韦林，也可试用干扰素；支原体感染用大环内酯类抗生素；细菌感染予抗生素治疗。

（4）治疗并发症：有明显脱水者静脉补液，及时纠正酸中毒，呼吸衰竭，心功能衰竭。

知识点 10：毛细支气管炎的预后

病程 5~15 天，平均 10 天，预后良好。少数患儿易于病后数年间反复发生喘鸣渐演变成哮喘。

知识点 11：毛细支气管炎的预防

（1）提倡母乳喂养，避免被动吸烟，增强婴幼儿体质。洗手是预防 RSV 院内传播最重要的措施。

（2）抗 RSV 单克隆抗体对高危婴儿（早产儿、支气管肺发育不良、先天性心脏病、免疫缺陷病）和毛细支气管炎后反复喘息发作者的预防效果确切，能减少 RSV 感染的发病率和住院率。

第四节　小儿肺炎

一、肺炎链球菌肺炎

知识点 1：肺炎链球菌肺炎的概念

肺炎链球菌肺炎是肺炎链球菌引起的急性肺部感染，是社区获得性细菌性肺炎中最常见的一种，是 5 岁以下儿童最常见的细菌性肺炎。通常以上呼吸道急性感染起病，表现为发热、畏寒、咳嗽和咳痰等症。

知识点 2：肺炎链球菌肺炎的病因病理

肺炎链球菌是人体上呼吸道寄居的正常菌群，可通过空气飞沫传播，也可在呼吸道自体转移。机体抵抗力降低或大量细菌侵入，可进入组织或穿越黏膜屏障进入血流引起感染。支气管肺炎是儿童肺炎链球菌肺炎最常见的病理类型。儿童也可表现为大叶性肺炎，多见于年长儿。病变主要表现以纤维素渗出和肺泡炎为主，典型病变可分为充血水肿期、红色肝样变期、灰色肝样变期、溶解消散期。

知识点 3：肺炎链球菌肺炎的临床表现

（1）症状：临床起病多急骤，可有寒战，高热可达 40℃，呼吸急促、呼气呻吟、鼻翼扇动、发绀，可有胸痛，最初数日多咳嗽不重，无痰或痰呈铁锈色。轻症者神志清醒，重症者可有烦躁、嗜睡、惊厥、谵妄，甚至昏迷等缺氧中毒性脑病表现。亦可伴发休克、急性呼吸窘迫综合征等。

（2）体征：胸部体征早期只有轻度叩诊浊音或呼吸音减弱，肺实变后可有典型叩诊浊音、语颤增强及管状呼吸音等。消散期可闻及湿啰音。

知识点 4：肺炎链球菌肺炎的检查

（1）白细胞计数：明显增高，中性粒细胞增多，伴核左移，胞质内可见中毒颗粒。

（2）细菌学检查：痰涂片革兰染色可见成对或呈短链排列的阳性球菌。痰培养可获得肺炎链球菌。用药前做血培养，约 25% 呈阳性。

（3）肺炎链球菌多糖黏膜抗原测定：以对流免疫电泳法对痰、血、胸液或脑脊液进行该种抗原检测，有助于诊断。

（4）血气分析：病变范围广泛者，可表现 PaO_2 和 $PaCO_2$ 下降。

（5）胸部 X 线检查：早期可见肺纹理增强或局限于一个节段的浅薄阴影，以后有大片阴影均匀致密，占全肺叶或一个节段，经治疗后逐渐消散。少数患者出现肺大疱或胸腔积液。支气管肺炎则呈斑片状阴影。

知识点 5：肺炎链球菌肺炎的治疗

（1）抗菌药物治疗：一经诊断应立即开始抗生素治疗，首选青霉素。可用 240 万~480 万 U/d 静脉滴注。重者并发脑膜炎者，可用 1000 万~3000 万 U/d 静脉滴注。对青霉素过敏者，可静脉滴注红霉素 1.2~1.5g/d 或林可霉素 1.8~2.4g/d，有并发症，可用头孢噻肟 2~4g/d 静脉滴注，头孢曲松钠 2g/d，每日一次，静脉滴注。需要注意的是有 8%~15% 患儿对头孢菌素与青霉素有交叉过敏反应。也可用喹诺酮类，左氧氟沙星 0.4g/d，静脉滴注。抗菌药物一般疗程 5~7 天或热退后 3 天停药或改为口服，维持数日。

（2）加强护理和支持治疗：应卧床休息，供给足够维生素、热量和水分；严密观察体温、脉搏、呼吸、血压及尿量，注意早期发现和治疗休克、呼吸衰竭等并发症；高热给予物理降温，不宜用发汗退热剂；气急伴缺氧者及时吸氧；注意保持水电解质和酸碱平衡，防止脱水。

二、金黄色葡萄球菌肺炎

知识点 6：金黄色葡萄球菌肺炎的概念

金黄色葡萄球菌肺炎是金黄色葡萄球菌引起的严重细菌性肺炎，年龄越小发病机会越多，免疫功能低下（营养不良、应用免疫抑制剂）、感染某些疾病（如麻疹、流感、腺病毒肺炎等）时易发生，冬春季发病较多。此病可原发于肺，亦可继发于败血症，后者除肺脓肿外，皮下组织、骨髓、心、肾、肾上腺及脑等其他器官均可发生脓肿。

知识点 7：金黄色葡萄球菌肺炎的临床表现

（1）症状：上呼吸道感染 1~2 天或皮肤小脓肿数日至一周后，突起高热，呈弛张热，新生儿则可低热或无热。肺炎发展迅速，表现为呼吸急促、发绀、呻吟、咳嗽及消化道症状，如呕吐、腹泻、腹胀等。患儿时而烦躁时而嗜睡，重者可惊厥，中毒症状明显，甚至休克。年长儿除以上症状外，可表现为大汗、胸痛、肌肉和关节酸痛，咳痰、咯血。

（2）体征：肺部体征出现早，早期呼吸音减低，有散在湿啰音，发展成为肺脓肿、脓胸时，叩诊浊音、语颤及呼吸音减弱或消失。有时可有猩红热样皮疹。

知识点 8：金黄色葡萄球菌肺炎的辅助检查

（1）实验室检查：①一般性感染指标：周围血白细胞总数明显增高，可达（15~30）×10^9/L，中性粒细胞增高，白细胞内出现中毒颗粒；白细胞总数减少至<$1.0×10^9$/L，提示预后严重。红细胞沉降率（ESR）加快，C 反应蛋白（CRP）增加，前降钙素（PCT）增加。②血液及痰、气管及胸腔穿刺液进行细菌培养阳性可确诊。

（2）X线检查：早期胸片仅表现一般支气管肺炎的改变，纹理粗、一侧或双侧出现大小不等的片状阴影；病情迅速发展可在数小时内小片炎症发展成肺脓肿、肺大疱、脓气胸，重者可并发纵隔积气、皮下气肿、支气管胸膜瘘。

知识点9：金黄色葡萄球菌肺炎的治疗

（1）一般治疗：加强护理，给予足够的营养。供氧、祛痰、镇静等对症治疗。

（2）抗生素治疗：金葡菌对抗生素易产生耐药性，因此应早期、足量、长疗程、联合用药。对青霉素G的耐药率高达90%以上，目前多主张用苯唑西林每日100mg/kg，静脉滴注，无并发症者疗程2~3周，并发肺脓肿或脓胸者疗程4~6周，继发心内膜炎者疗程6周以上。对耐甲氧西林金黄色葡萄球菌（MRSA）肺炎，首选糖肽类抗生素，如万古霉素或去甲万古霉素，前者10mg/kg，6小时静脉滴注1次；或20mg/kg，每12小时1次。后者剂量为16~32mg/kg，分2次静脉滴注。体温正常7天、肺部体征消失后方可停用抗生素。

（3）其他治疗：发展成脓胸、脓气胸时，如脓液少量，可采用反复胸腔穿刺抽脓治疗，脓液增长快、黏稠、量多，宜施行闭式引流术。

三、腺病毒肺炎

知识点10：腺病毒肺炎的概念

腺病毒肺炎为腺病毒（ADV）感染所致，ADV共有42个血清型，引起儿童肺炎最常见的为3、7型。本病多见于6个月至2岁儿童，冬春季节多发，可引起局部地区流行，是小儿病毒性肺炎中较常见的一种。病变以坏死性支气管炎及局灶性坏死性肺炎为特征，常伴肺局部实变。

知识点11：腺病毒肺炎的临床表现

（1）症状：①发热：可达39℃以上，呈稽留热或弛张热，热程长，可持续2~3周。②中毒症状重：面色苍白或发灰，精神不振，嗜睡与烦躁交替。③呼吸道症状：咳嗽频繁，呈阵发性喘憋，轻重不等的呼吸困难和发绀。④消化系统症状：腹泻、呕吐和消化道出血。⑤可因脑水肿而致嗜睡、昏迷或惊厥发作。

（2）体征：①肺部啰音出现较迟，多于高热3~7天后才出现，肺部病变融合时可出现实变体征。②肝脾增大，是单核-吞噬细胞系统反应较强所致。③麻疹样皮疹。④出现心率加速、心音低钝等心肌炎、心力衰竭表现。⑤亦可有脑膜刺激征等中枢神经系统体征。

知识点12：腺病毒肺炎的辅助检查

（1）血常规：白细胞总数及中性粒细胞多正常，继发细菌感染时可增高。

（2）病原学检查：鼻咽部分泌物病毒分离及双份血清检查抗体效价4倍升高，有诊断意义。免疫荧光抗体检查和酶标免疫技术有助于快速诊断。

（3）胸部 X 线检查：①肺部 X 线改变较肺部啰音出现早，故强调早期摄片。②大小不等的片状阴影或融合成大病灶，甚至一个大叶。③病灶吸收较慢，需数周或数月。

知识点 13：腺病毒肺炎的治疗

（1）病因治疗：可用利巴韦林（三氮唑核苷），每日 $10 \sim 20 \mathrm{mg/kg}$，口服、肌注或静滴，亦可滴鼻或超声雾化吸入。早期应用有一定效果。发现有继发感染后，即应积极治疗，选择敏感抗生素。

（2）对症治疗：发热可用物理降温或口服退热药，烦躁不安可用地西泮、苯巴比妥镇静或用氯丙嗪、异丙嗪肌内注射；咳嗽用镇咳药；中毒症状重，喘憋明显，可短期应用地塞米松或氢化可的松；对重症患儿可输血或血浆，或输注丙种球蛋白。

四、肺炎支原体肺炎

知识点 14：肺炎支原体肺炎的概念

肺炎支原体肺炎为肺炎支原体经呼吸道感染所致。多见于儿童和青少年，近年来婴幼儿感染率增高。常年均可发病，流行周期 $4 \sim 6$ 年。肺炎支原体（MP）是一种介于细菌和病毒之间的微生物，无细胞壁结构。

知识点 15：肺炎支原体肺炎的临床表现

（1）症状：起病多缓慢，但亦有起病急骤者。多数有发热，热型不定，热程 $1 \sim 3$ 周。刺激性咳嗽为本病突出症状，一般于病后 $2 \sim 3$ 天开始，初为干咳，后转为顽固性剧咳，常有黏稠痰液，偶带血丝，少数病例酷似百日咳样咳嗽，咳嗽时间可长达 $1 \sim 4$ 周。年长儿自感胸闷、胸痛。婴幼儿则发病急，病程长，病情较重，以呼吸困难、喘憋较突出。少数患儿可出现腹泻、呕吐、腹痛等消化道症状和嗜睡、昏迷甚至抽搐等中枢神经系统症状。部分患儿可出现肺外并发症，临床表现多样，如溶血性贫血、心肌炎、脑膜炎、吉兰-巴雷综合征（急性炎症性脱髓性多发性神经炎）、肝炎、各型皮疹、肾炎等。肺外疾病可伴有呼吸道症状，也可直接以肺外表现起病。

（2）体征：肺部体征多不明显，少数可闻及干、湿啰音，但迅速消失。婴幼儿湿啰音比年长儿多，肺部啰音少与咳嗽症状重，两者表现不一致是本病的特点之一。

知识点 16：肺炎支原体肺炎的实验室检查

（1）外周血白细胞计数大多正常或稍增高，血沉增快。

（2）咽拭子肺炎支原体培养能提高诊断率，血清学检查阴性。

（3）冷凝集试验：半数以上为阳性（凝集价>1∶32），病后 $1 \sim 2$ 周即上升，持续数月转阴。

（4）血清特异性抗体测定：取发病早期血清，检查血清中 IgM 抗体，常用方法有补体结合试验、间接血凝试验、酶联免疫吸附试验等。

（5）抗原测定：基因探针及 PCR 检测呼吸道分泌物中肺炎支原体抗原及 DNA，特异而敏感。

知识点 17：肺炎支原体肺炎的影像学检查

大部分表现分 4 种：①肺门阴影增浓：单侧多见，或以肺门为中心沿支气管行定的云雾状阴影。②支气管肺炎改变：常为单侧，以右肺中、下肺野为多见。③间质性肺炎改变：两肺呈弥漫性网状结节样阴影。④大叶性肺炎改变：呈均匀实质性炎症阴影。重症支原体肺炎可发生坏死性肺炎，肺部 CT 强化扫描后可显示坏死性肺炎，常合并中等量胸腔积液。

知识点 18：肺炎支原体肺炎的治疗

（1）注意休息，补充足够液体、营养。

（2）对症治疗。

（3）抗生素治疗：红霉素是治疗肺炎支原体肺炎感染的主要药物，常用量每日 50mg/kg，轻症分次口服，重症可考虑静脉给药，疗程 2~3 周。近年来使用最多的是阿奇霉素，剂量是每日 10mg/kg，口服或静脉滴注，首次可连用 5~7 日。

（4）糖皮质激素：在退热，促进肺部实质病变吸收，减少后遗症方面有一定作用，可根据病情选用。

（5）支气管镜治疗：支原体肺炎病程中呼吸道分泌物黏稠，常合并肺不张，有条件者，可及时行支气管镜灌洗。

（6）肺外并发症治疗：并发症的发生与免疫机制有关，可根据病情使用激素，针对不同并发症采用不同的对症处理。

第五节　胸　膜　炎

一、干性胸膜炎

知识点 1：干性胸膜炎的概念

干性胸膜炎又称纤维素性胸膜炎，大多由肺部感染侵及胸膜所致，细菌性肺炎或肺结核均可并发此症。病变多局限于脏层，胸膜面粗糙而无光泽，一般无渗出液或很少渗出液，迅速吸收后，留存纤维素层，形成粘连，可能逐渐吸收。

知识点2：干性胸膜炎的临床表现

主要症状为胸痛，可牵涉腹部、肩部和背部。深呼吸和咳嗽时疼痛加剧。患儿喜患侧卧，胸部体征为呼吸运动受限制，呼吸音减弱及胸膜摩擦音，后者可在全部呼吸期间闻及，以此可与啰音鉴别。但如同时有肺炎，则摩擦音可能被大量啰音所掩盖。缺乏摩擦音时，要考虑柯萨奇等病毒感染所致流行性胸痛及带状疱疹前驱期胸痛。腹痛明显时，尚须排除急性肠系膜淋巴结炎、阑尾炎和肋骨骨折。最后应分析胸膜炎的原发病是否结核病或非特异性感染，以便及早给予适当治疗。

知识点3：干性胸膜炎的辅助检查

X线透视和胸片可见患侧膈呼吸运动减弱，肋膈角变钝，同时要注意肺部有无肺炎或结核病的病变。结核菌素试验可协助鉴别。

知识点4：干性胸膜炎的治疗

治疗原发病。可给镇痛剂。如非肺炎病例，宜用宽大胶布条紧缠患部以减少其呼吸运动或给镇咳剂抑制咳嗽。

二、浆液性胸膜炎

知识点5：浆液性胸膜炎的概念

浆液性胸膜炎，又称渗出性或浆液纤维素性胸膜炎，大多为结核性，亦可发生于病毒性肺炎（如腺病毒肺炎）、真菌性肺炎和支原体肺炎的过程中，少数与肿瘤、风湿病、结缔组织病、血管栓塞等有关。有时为多发性浆膜炎的一部分。渗出液或清亮或混浊，视所含纤维素和白细胞的多少而异。恶性肿瘤和肺梗死时，积液多血性。一般限于单侧，可迅速大量产生，也可逐渐吸收；吸收缓慢时，常致胸膜肥厚，叩诊浊音长期存在。

知识点6：浆液性胸膜炎的症状

初发病时，症状与干性胸膜炎相似，数天后即出现胸腔积液。如积液量较大，咳嗽和胸痛减轻，呼吸困难加重，甚至发生青紫和端坐呼吸。如积液聚集较慢，起病时可无明显症状，可致诊断延迟。

知识点7：浆液性胸膜炎的体征

阳性体征为：①患侧肋间隙饱满，呼吸运动减弱。②气管、纵隔及心脏向对侧移位。③语音震颤减弱或消失。④叩诊可呈实音（积液较多时）或浊音（积液较少时）。⑤听诊呼吸音减弱或消失。⑥积液如在右侧，可使肝脏向下方移动。但积液不多或位于两肺叶间隙时，体征多不明显。渗出液特点为外观淡黄、黄绿或粉红色，略混浊，较黏稠，易凝固，比重多>1.016，细胞数多>$0.5×10^9$/L，蛋白定量常高于25～30g/L（2.5～3g/dl），胸腔积液蛋白与血清蛋白之比多大于0.5，胸腔积液黏蛋白定性试验阳性。渗出液中溶菌酶增高（>20μg/ml）。

<hr>

知识点8：浆液性胸膜炎的诊断

　　X线检查可见密度均匀的阴影，在正位摄片上其上界呈弧形曲线，自积液区达胸壁上方，外侧高于内侧，只在空气进入胸腔后才可出现气液接触的水平面。大量积液时，一侧肺呈致密暗影，患侧肋间隙增大，气管、心脏向健侧移位及膈肌下降，如同时摄正、侧位胸片，更可确定积液的位置和包裹性积液的存在，并与肺炎鉴别。超声检查有助于诊断。

　　关于积液的性质是浆液性还是化脓性，只有通过胸腔穿刺抽液检查才能确定。如系浆液性，应首先考虑结核性，可结合病史、结核菌素试验、X线肺门阴影及其他所见，与少见的胶原性疾患和风湿性胸膜炎相鉴别。如能从积液中找到结核菌，即可确诊为结核。病毒（如腺病毒）引起的浆液性胸膜炎可从胸腔积液中分离出腺病毒。

<hr>

知识点9：浆液性胸膜炎的治疗

　　治疗决定于原发病的诊断。在抗菌治疗的基础上，可加用皮质激素和穿刺抽液，预后较好。

三、化脓性胸膜炎

知识点10：化脓性胸膜炎的概念

　　化脓性胸膜炎是肺内感染灶的病原菌侵袭胸膜，或经淋巴管感染引起胸膜腔感染而积脓，故又称脓胸。

<hr>

知识点11：化脓性胸膜炎的病因

　　半数脓胸继发于肺炎，其次是术后脓胸，最常见的手术是肺切除术。脓胸最常见的病原菌是金黄色葡萄球菌，其次是肺炎链球菌和革兰阴性菌，如大肠埃希菌和绿脓假单胞菌。

<hr>

知识点12：化脓性胸膜炎的症状

　　病程在3个月以内者为急性脓胸，3个月以上者为慢性脓胸，小儿以急性多见。①急性脓胸：大多高热不退，婴儿只表现中度呼吸困难；较大患儿则表现出较重的中毒症状和重度呼吸困难、咳嗽、胸痛。发生张力性脓气胸时，突然出现呼吸急促，鼻翼扇动，发绀，烦躁，持续性咳嗽，甚至休克。②慢性脓胸：患儿多有低热，咳嗽及呼吸困难可渐好转，呈慢性消耗病容、消瘦、多汗、贫血。

知识点 13：化脓性胸膜炎的体征

急性期患侧胸廓饱满，肋间隙增宽而饱满，呼吸运动减弱，叩诊液面以下部位为浊音，听诊呼吸音减低。慢性脓胸由于胸腔纤维组织增厚机化，胸廓出现塌陷。婴幼儿出现胸廓塌陷较早。新生儿脓胸的临床表现缺少特征性，有呼吸困难、口周青紫时，都应仔细检查胸部或做 X 线检查。

知识点 14：化脓性胸膜炎的辅助检查

（1）实验室检查　①血常规：白细胞计数明显增高 [（15~40）×10^9/L]，中性粒细胞增多，有中毒颗粒。

②从胸膜腔抽出脓液可确立诊断。须将胸腔积液送细菌和真菌培养，涂片找细菌或真菌丝、孢子。革兰染色、抗酸染色。pH 值、细胞计数、分类计数、糖、蛋白及乳酸脱氢酶检查，如果怀疑恶性变应做细胞学检查。

（2）影像学检查：胸部 X 线征象是大片均匀阴暗影，肺纹理被遮没，纵隔被推向健侧。肺 CT 或 B 超对诊断包裹性脓胸有一定帮助。

知识点 15：化脓性胸膜炎的鉴别诊断

（1）大范围肺萎陷：脓胸时肋间隙增宽，气管向健侧偏移，而肺萎陷时肋间隙变窄，气管向患侧偏移，穿刺无脓液。

（2）巨大肺大疱并肺脓肿：特别是新生儿一侧肺全压缩较难鉴别，有压迫症状时行穿刺减压后，根据肺组织张开分布情况予以区别。脓胸时，肺组织集中压缩在肺门，而肺大疱则外围有肺组织张开，并出现呼吸音。

（3）膈疝：在肺炎或上感合并膈疝时，X 线胸片可见多发气液阴影（小肠疝入）或大液面（胃疝入），可误为脓气胸。穿刺液为混浊或粪汁可明确诊断。

（4）巨大膈下脓肿：此病胸腔也可产生反应性积液，但很少有肺组织病变。穿刺放脓后无负压，或负压进气后 X 线胸片可见脓肿在膈下。

（5）肺包虫或肝包虫穿入胸腔：可形成特殊性质的的胸膜炎或液气胸。根据包虫流行病史及特异性检查可以鉴别。

（6）结缔组织病合并胸膜炎：有的病例很像脓毒症伴脓胸，胸腔穿刺液外观似渗出液或稀薄脓液，用肾上腺皮质激素治疗后很快吸收。

知识点 16：化脓性胸膜炎的治疗

（1）抗生素治疗：患儿以高热、中毒症状为主，压迫症状不明显者，宜选用大量抗生素治疗。

（2）穿刺抽脓：脓液压迫症状为主者，在浸润扩散期，最好在发病3天之内，反复穿刺抽脓，尽量将脓液抽净，可使肺张开，脓胸愈合。一周以上的脓胸，分泌物多，脓液增长迅速者宜闭式引流，一般引流两周即可。慢性脓胸以积气为主而无张力，无需局部治疗，可待自然吸收，如热不退，脓不减，需抽脓进气后摄片，视胸腔情况引流或开胸探查。

（3）手术治疗：支气管胸膜瘘、胸廓畸形者，均需行外科手术治疗。

第六节 气 胸

知识点1：气胸的概念

气胸是指肺泡破裂或胸廓外伤使气体进入胸膜腔所致的疾病。大量肺外气体进入胸腔可导致肺不张和通气不良，并影响静脉回流，以致心排出量和血压降低。多见于合并产伤、正压通气或应用气道连续加压通气的新生儿。胸廓创伤、限制性或梗阻性肺部疾患如哮喘、肺炎时肺泡破裂亦可引起。局限性气胸预后较好，张力性气胸影响心肺功能，治疗不当会威胁生命。

知识点2：气胸的症状

临床表现为突然发病，患侧胸痛、气急、烦躁及刺激性咳嗽。张力性气胸者呼吸困难明显，出现发绀。重者可出现呼吸衰竭。轻度气胸（积气100~200ml）者可无任何症状。

知识点3：气胸的体征

患侧胸廓饱满、肋间隙增宽，呼吸运动减弱，叩诊呈鼓音、语颤及呼吸音减弱或消失，气管及心尖搏动可向健侧移位。右侧气胸时肝浊音界下降。有皮下气肿时，在锁骨上窝、胸骨上窝，腋下或胸背可触及握雪感。

知识点4：气胸的辅助检查

（1）血常规：白细胞和中性粒细胞可增多。

（2）X线检查：可显示患侧充全透亮、肺纹理消失的积气区。肺组织向肺门处萎缩，边缘呈外凸弧形的线影，纵隔和心脏可向健侧移位。应注意肺压缩的程度，有无胸腔积液、纵隔气肿等情况。

知识点5：气胸的治疗

（1）一般治疗：取半卧位、坐位，或侧向患侧，避免压迫健侧肺组织。保持安静，避免翻动。烦躁和咳嗽剧烈者可用镇静剂和镇咳药。有呼吸急促和发绀时应吸氧。

（2）胸腔穿刺排气：少量气胸可自行吸收，气体量大或张力高时，需紧急行穿刺排气。①注射器抽气：以橡皮管三通连接注射器与胸腔穿刺针头，于患侧胸前壁 2~3 肋间锁骨中线外侧穿刺，针头宜在第 3 肋间隙上缘刺入，反复抽气，速度要慢、适用于紧急情况。②水封瓶闭式引流：适用于张力或开放式气胸。穿刺后拔出针头，留置塑料管连接闭式引流瓶，瓶内置蒸馏水，高出引流管口 1~2cm，进行持续引流排气，待气体不再逸出，临床情况稳定，可夹紧胸腔引流管，观察 24~36 小时，复查胸透后拔管。

（3）控制感染：对感染所致者，可选择敏感抗生素控制感染。

（4）外科治疗：张力性或开放性气胸经闭式引流 1 周以后，仍有多量气泡逸出，考虑有支气管胸膜瘘或活瓣时，应考虑外科手术修补。

第七节　支气管扩张

知识点 1：支气管扩张的概念

支气管扩张症系支气管因反复感染和分泌物阻塞，造成管壁破坏、变形和扩张的一种慢性化脓性疾病，病变进展慢、不可逆。多起病于儿童时麻疹、百日咳后的支气管炎、迁延不愈的支气管肺炎等。随着人民生活的改善，麻疹、百日咳疫苗的预防接种，抗生素的及时应用诱发因素的消除等预防措施，本病的发病率已大为减少。

知识点 2：支气管扩张的病因和发病机制

本病多继发于呼吸道感染和支气管阻塞，如婴幼儿流感、百日咳、麻疹等。严重支气管感染损伤各层组织，尤其是平滑肌和弹力纤维破坏，削弱了管壁的支持作用，在咳嗽时管内压力增高及胸腔负压的牵引下逐渐形成支气管扩张，支气管阻塞可导致和加重感染。此外，也可能是支气管先天性发育缺损和遗传因素可致，但比较少见。

支气管扩张好发于左侧，以左肺下叶和左肺舌叶为多见，与局部支气管细长、引流不畅有关。而结核性支气管扩张则多见于上叶后段。

支气管壁炎性细胞浸润，管壁各层组织不同程度破坏：肌层、弹力纤维、软骨的破坏，管腔扩张，可见毛细血管扩张或支气管动脉和肺动脉扩张与吻合形成的血管瘤，易破裂出血。

知识点 3：支气管扩张的病理生理

支气管扩张的早期病变轻而且局限，呼吸功能测定可在正常范围。病变范围较大时，肺功能测定表现为轻度阻塞性通气障碍。若病变严重而广泛，且累及胸膜及心包，则表现为以阻塞性为主的混合性通气功能障碍，吸入气体分布不均匀，支气管扩张区肺组织肺泡通气量减少，而血流很少受限，使通气/血流比值降低，形成肺内动-静脉样分流，以及肺泡弥散功能障碍导致低氧血症。若病变进一步发展，肺泡毛细血管广泛破坏、肺循环阻力增加，以及低氧血症引起肺小动脉痉挛，出现肺动脉高压，右心负荷进一步加重，右心功能衰竭，并发肺源性心脏病。

知识点4：支气管扩张的临床表现

（1）症状：主要症状为咳嗽，多由变换体位时引起，急性感染时伴大量黏液脓痰。发热少见。易患反复下呼吸道感染，尤其在同一部位反复发生肺炎，甚至肺脓肿。病程久者多有不同程度咯血、贫血、营养不良等。肺部检查可在肺底部闻及水泡音或哮鸣音。如病变广泛，常因肺不张或纤维性病变致纵隔移向患侧。杵状指、趾的出现提示病程常在1年以上。

（2）体征：轻症患儿胸片仅见肺纹理增粗，病变明显时可见中下肺大小不等的环状透光阴影，呈卷发状或蜂窝状，常伴肺段、肺叶不张影及周围炎性浸润影。支气管造影显示支气管呈柱状、梭状或囊状扩张。

知识点5：支气管扩张的辅助检查

（1）X线胸片：轻症患儿胸部平片可见患侧肺纹理增粗、紊乱，后期有不规则环状透光阴影或呈蜂窝状阴影，甚至有液平面，有时可见肺段或肺叶不张。

（2）体层摄片：可见不张肺叶气管扩张和变形。

（3）支气管碘油造影：是诊断支气管扩张的最重要手段。可确定病变范围、部位、性质，可见病变部位支气管呈柱状、囊状、梭状扩张。

（4）纤维支气管镜检查：可见扩张的支气管黏膜充血、水肿、肉芽组织及脓性分泌物。

（5）痰细菌培养：可明确细菌种类，为选择抗生素提供依据。

知识点6：支气管扩张的诊断

（1）以儿童和青年期发病为多。

（2）常有长期咳嗽、大量脓痰、反复咯血和肺部感染等病史。

（3）肺下部常有持续存在的湿啰音和杵状指（趾）等体征。

（4）胸部X线平片可显示正常或下肺野纹理紊乱增粗，呈卷发样改变，片状阴影或呈肺不张阴影。

（5）支气管碘油造影可确定扩张是否存在扩张形态（囊状、柱状和混合性），并可确定病变部位、程度和范围。

知识点7：支气管扩张的鉴别诊断

（1）慢性支气管炎：与早期支气管扩张症的鉴别，有赖于在病程中反复检查，肺部啰音是否经常固定于同一部位，必要时进行支气管碘油造影作鉴别。

（2）肺脓肿：起病急、高热、咳嗽、咳大量脓性痰；X 线检查可见浓密炎症阴影，其中有空洞伴液平面；有效抗菌药物治疗后炎症可全消退。

（3）先天性肺囊肿：X 线检查可见多个边缘清晰的圆形或椭圆形阴影、壁较薄、周围肺组织无浸润，支气管造影可助诊断。

知识点 8：支气管扩张的内科治疗

控制感染，减轻症状，疏通气道，以利于进一步检查或手术前准备。

（1）体位引流：为治疗支气管扩张症的重要措施，但对较大儿童能取得合作者，效果较好。每日 3 次，每次 15～20 分钟。按病变部位采取不同体位进行引流。

（2）控制感染：多属混合感染，故可采用广谱抗生素或根据药敏试验选择有效抗生素。疗程宜长，最少 1～3 周，并注意其副作用。

（3）祛痰剂：痰液黏稠时，尤在体位引流前，宜加用支气管扩张剂（如 β_2 受体激动剂或黄嘌呤制剂）、祛痰剂或中药。

（4）并发大量咯血时，应防止窒息。采取侧卧位，加用止血、镇静药，如卡巴克洛、凝血酶，重症用脑垂体后叶素 10～20U 加于葡萄糖液 250ml 中静脉滴注。

知识点 9：支气管扩张的外科治疗

症状明显，病变局限为手术治疗的指征。病变广泛时，则难予手术。对具体病例，应权衡利弊。临床多主张早期手术。手术的指征是：①内科治疗 1 年以上无效。②病变部位已有肺不张，长期不愈者。③病变限于一侧肺或一肺叶。④反复咯血，不易控制者。⑤反复感染，不易控制者。

第八节　气管、支气管异物

知识点 1：气管、支气管异物的病因

气管、支气管异物的发生主要原因包括①小儿臼齿未萌出，咀嚼功能差。②喉头保护性反射功能不良。③进食时爱哭笑打闹。④学龄前儿童喜欢将一些小玩具、笔帽、珠子等含于口中玩耍，当受到惊吓、哭闹或深吸气时极易将异物吸入呼吸道。⑤重症或昏迷的患儿，由于吞咽反射减弱或消失，会将呕吐物、食物或牙齿呛入气道。⑥临床也有昏迷患儿消化道蛔虫上行进入呼吸道者。

知识点 2：气管、支气管异物的病理

异物进入呼吸道后，首先刺激产生反射性的咳嗽，如果异物未被咳出而进入深部支气管，将嵌入与其大小相匹配的管径的支气管中，造成局部支气管黏膜肿胀、糜烂，肉芽组织增生包裹。管腔部分阻塞时形成远端限局性肺气肿，若管腔完全阻塞，导致远端肺含气不良，继发感染、支气管扩张等。

知识点3：气管、支气管异物的临床分期

气道异物根据病程临床可分为吸入期、安静期、症状期及并发症期。

（1）吸入期：异物误吸通过声门进入气管时，因黏膜受到刺激产生剧烈的刺激性呛咳合并憋气，部分病例异物被咳出。如异物嵌于声门区可发生严重呼吸困难，甚至窒息死亡。

（2）安静期：异物被吸入支气管后，可滞留于与异物大小及形状相应的气管或支气管内，此时可不出现症状。

（3）症状期及并发症期：异物吸入气管或支气管后，会引起局部刺激及继发炎症，部分或全部阻塞支气管而引起相应部位病变，临床上可出现反复发热、咳嗽、脓性痰、呼吸困难、胸痛、咯血及身体消瘦等。由于部分气管内的异物会随呼吸运动和体位变化而移动，引起剧烈的阵发性咳嗽，睡眠时咳嗽和呼吸困难均减轻。呼吸困难多为吸气性的，但如果异物较大而嵌在气管隆突之上，则表现为混合性呼吸困难，并伴有呼气相喘鸣音，极似支气管哮喘，应注意鉴别。

知识点4：气管、支气管异物的典型特征

一般气管异物有以下3个典型特征：①气喘哮鸣：因空气经过异物阻塞的狭窄处而产生，于张口呼吸时更清楚。②气管拍击音：异物随呼出气流拍击声门下而产生，以咳嗽时更明显，异物固定后无此音。③气管撞击感：触诊气管可有撞击感。

知识点5：气管、支气管异物的并发症

气管、支气管异物的并发症有喉梗阻、气胸、纵隔气肿、呼吸衰竭、肺炎、肺脓肿、支气管扩张。

知识点6：气管、支气管异物的诊断

对急性期典型病例，根据病史、症状、体征即可诊断。支气管异物慢性病例往往误诊为肺炎，必要时可做胸部 X 线透视或 CT 及支气管镜检查。

（1）误吸异物的病史：病史为诊断呼吸道异物的重要依据，一般家长多能详述。少数家长事后遗忘或未目睹，需反复询问。

（2）胸部体征：因病例不同，视梗阻的部位和性质而定。活动于气管的异物，除咳嗽时可闻及拍击音之外，两肺有不同程度的呼吸音降低及痰鸣。若异物梗阻一侧支气管，可

表现一侧或某叶肺不张或肺气肿的体征，患侧肺部叩诊或浊音或鼓音，视肺部病变而异，但呼吸音均减低，如有继发感染则可闻痰鸣或喘鸣音。由脂酸性异物所致的支气管炎，取出异物后，可闻及中小水泡音，这是因潴留的分泌物排出所致。一般术前多不易听到。

（3）影像学检查：对不透X线的异物，如金属，胸片即可确定其部位、大小及形状。对于透光的异物胸部透视可见气管异物表现为随呼吸心影反常大小，支气管异物可见纵隔摆动。螺旋CT和三维重建的仿真支气管镜可见异物所在的部位及大小。

（4）支气管镜检查：是确诊气管、支气管异物最直接准确的方法。

知识点7：气管、支气管异物的鉴别诊断

（1）支气管哮喘：常有喘息发作史。有喘鸣性呼气性呼吸困难，重者端坐呼吸。经氨茶碱或激素治疗后，症状大都在短时期内即可缓解。此类药物对呼吸道异物所致的呼吸困难则无效。

（2）支气管炎及肺炎：支气管异物并发感染极易误诊为单纯肺炎，但肺炎常有上呼吸道感染史，无异物吸入史。小儿相同部位反复肺炎则应注意异物的可能。

（3）支气管内膜结核：气管、支气管淋巴结结核感染后，由于压迫、浸润和腐蚀可引起穿孔。穿孔较大者，有大块干酪样组织或肉芽突入气管或支气管阻塞气道。通过患者有结核接触史、结核菌素实验阳性、结核中毒症状、胸部X线表现、痰液和支气管灌洗液的结核菌培养等诊断，支气管镜检查是确诊的关键。

知识点8：急性期气管、支气管异物的治疗

（1）气管和支气管镜治疗：气管、支气管镜检查是非常有效的即刻诊断，又有治疗意义的方法。手术可以采用全身麻醉、局部表面麻醉或无麻。对于体积较大，位置在气管和左右主支气管的异物，像笔帽、骨片、铁钉等特殊类型的气管、支气管异物应在全身麻醉下进行，并尽量选择大号的硬式气管镜取出，以较好地保护异物顺利出声门。

（2）气管切开：对于像图钉、大块橡皮等异物从声门取出时容易被声带刮脱引起窒息，应考虑做气管切开，从气管切开口处取出。

（3）开胸切开气管、支气管：像玻璃球和某些大的光滑的玩具在气管镜下难以钳出，可以开胸切开气管、支气管取出。

知识点9：迁延性或慢性支气管异物的治疗

（1）支气管镜：对化脓性局部进行冲洗、抗炎，清理管壁及炎性肉芽以暴露及确定异物的形态及确切位置；根据异物的性质确定取异物的方法，并将异物取出；异物取出后要继续治疗异物远端支气管、肺的化脓性感染、闭塞或不张。

（2）手术治疗：对于异物位置深，嵌塞时间长，局部肉芽增生包裹明显，周围局部支气管压迫严重的情况，采用气管镜取异物难度大，容易造成支气管撕裂、大出血等危险，

此时应采取胸科手术治疗。

知识点10：气管、支气管异物的预后

气管、支气管异物非常危险，当异物嵌顿于声门或气管而致完全性梗阻时，可突然死亡。及时顺利取出预后良好，若诊断不及时，拖延了治疗时间，可致支气管肺严重并发症。

第九节　特发性肺含铁血黄素沉着症

知识点1：特发性肺含铁血黄素沉着症的概念

特发性肺含铁血黄素沉着症（IPH）是原发性肺泡毛细血管出血引起含铁血黄素在肺尤其是肺泡巨噬细胞内沉积而导致的一种疾病。本病主要发生在婴幼儿和儿童，常反复发作，甚至可能危及生命。

知识点2：特发性肺含铁血黄素沉着症的病因

本病的病因还不十分清楚，可能与以下因素有关：①抗原-抗体复合物介导的肺泡自身免疫性损伤，导致肺泡毛细血管通透性增加，引起肺泡出血。②牛奶过敏引起的肺泡出血（Heiner综合征）也可能是免疫复合物沉积在肺内所致。③遗传因素。

知识点3：特发性肺含铁血黄素沉着症的病理变化

肺泡毛细血管的出血进入到肺组织，红细胞中的血红蛋白即转化为含铁血黄素。含铁血黄素被巨噬细胞吞噬而成为含铁血黄素细胞。这些巨噬细胞还会产生前炎症分子，出血反复发生则导致肺部慢性炎症和纤维化。肺部失血和铁的沉积导致患儿出现缺铁性贫血。

知识点4：特发性肺含铁血黄素沉着症的病理分期

IPH的病理变化按临床病程可分为急性期、慢性反复发作期和后遗症期。

（1）急性期：病理学改变为肺泡和细支气管腔内的出血，肺泡上皮细胞肿胀、变性、脱落，肺泡腔内可见红细胞和含铁血黄素巨噬细胞，肺泡毛细血管扩张、扭曲，肺泡壁可见弹性纤维变性，毛细血管增生，基底膜增厚。电子显微镜下可见弥漫性毛细血管损害、内皮细胞肿胀、Ⅱ型肺泡上皮局部增生、基底膜失去正常结构呈灶性断裂，蛋白沉积于基底膜上。

（2）慢性反复发作期：肺泡间质大量含铁血黄素沉着，肺泡间质纤维组织增生，肺泡壁与小叶间隔增厚。肺内纤维化可形成肺高压而继发左心或右心肥大，甚至肺心病。部分患儿并发肝、脾、周围淋巴结内出血及肿大。

（3）后遗症期：病理上为肺间质纤维化，电镜显示肺泡毛细血管失去正常结构，呈灶性破裂，并有胶原纤维沉积。

知识点 5：特发性肺含铁血黄素沉着症的症状

因病期、程度不同症状各异：①急性出血期：突然发病，轻咳，咯少量新鲜血丝或小血块，偶可大量咯血。低热、呼吸急促、发绀、胸痛、心悸、面色苍白。②慢性反复发作期：上述症状反复发生，若继发肺部感染可有高热、咳嗽加剧、咳黄痰的症状。病程后期可并发肺动脉高压、肺心病和呼吸衰竭。

知识点 6：特发性肺含铁血黄素沉着症的体征

因病期、程度不同体征各异：①急性出血期：体重下降、心率增快。肺部检查可正常，但重者呼吸音减低，可闻及哮鸣音，或大小不等的湿啰音。②慢性反复发作期：贫血貌，肺间质纤维化明显时肺部可闻及爆裂音，与细小湿啰音相似，但音调高、表浅，双侧下肺为多，吸气末较明显。病程后期部分患儿有杵状指，少数患儿有肝脾大。

知识点 7：特发性肺含铁血黄素沉着症的实验室检查

（1）血象：急性期有不同程度小细胞低色素性贫血，网织红细胞增加，部分患者嗜酸性粒细胞增多，可达 10%～25%。血小板数正常。骨髓象同慢性缺铁性贫血。

（2）含铁血黄素细胞检查：在痰内或婴幼儿胃液内找到含铁血黄素细胞（巨噬细胞内充满含铁血黄素颗粒），具有重要的诊断价值，如高度怀疑本病而无明显咯血者，应反复多次查找。

（3）纤维支气管镜检查：支气管内可见血液，灌洗液中找到含铁血黄素细胞是本病的特征性表现。

（4）其他检查：急性发作期血清胆红素可增多，直接 Coombs 试验、冷凝集试验、噬异凝集试验可呈阳性。血清铁减少，总铁结合力升高。血沉多增快。粪便潜血可阳性。

知识点 8：特发性肺含铁血黄素沉着症的 X 线检查

（1）急性出血期：胸部 X 线常表现为双侧对称、倾斜向上直至两侧胸壁的浸润阴影，又称"蝴蝶征"或"蝙蝠翼征"，也可表现为两肺透亮度普遍减低，呈磨玻璃样改变。浸润性阴影可从边缘模糊的斑点状、结节状阴影逐渐融合成大片云絮状阴影，以肺门、中下肺野较多见，两侧对称分布。此期亦可见支气管充气征、纵隔缘及心膈面模糊。胸部 CT 检查显示的磨玻璃样变比常规 X 线片敏感，可更早期发现常规 X 线片难以发现的肺部弥漫性小结节状阴影。高分辨 CT 可表现为两肺内弥漫分布网状结节影。急性期的肺部表现多在 2～4 天吸收消散，此点可与肺部感染所致感染片影鉴别。

（2）慢性反复发作期：可见双肺纹理增重增粗，肺内可见边界不清的细网状影。

（3）后遗症期：可见肺野呈粗网状改变、弥漫结节状阴影或粗条索影及小囊状透亮区，也可表现为弥漫性肺间质纤维化时、肺气肿、肺动脉高压、间质性肺水肿和肺心病等相应表现。

知识点 9：特发性肺含铁血黄素沉着症的鉴别诊断

（1）肺炎：大叶性肺炎或支气管肺炎可出现不同程度的咯血或痰中带血，而 IPH 急性期肺部可闻及湿啰音，X 线胸片可呈浸润样改变，应予鉴别。但肺炎有明确感染征象，发热、咳嗽、咳痰明显，无贫血表现，可资鉴别。

（2）支气管扩张：有反复咯血，但伴有慢性咳嗽，大量脓痰，体检肺部可闻及固定性湿啰音，胸部 X 线片、CT 尤其是胸部高分辨 CT 可见扩张的支气管，据此可进行鉴别。

（3）血行播散性肺结核：本病 X 线胸片也有弥漫性结节，阴影以两上肺野多。有结核中毒症状，很少咯血，也无贫血。痰含铁血黄素细胞阴性，抗结核治疗有效。

（4）继发性肺含铁血黄素沉着症：常见于心脏病，尤其是二尖瓣狭窄和各种原因引起的慢性左心衰竭。由于肺淤血，肺内毛细血管压长期增高，血液外渗及出血，患儿可反复咯血，含铁血黄素沉积于肺内，巨噬细胞吞噬，可见含铁血黄素的吞噬细胞（又称心力衰竭细胞）。根据心脏病史，心脏体征和超声心动图检查，一般不难诊断。

（5）抗肾小球基底膜抗体病（Goodpasture 综合征）：临床特点是肺出血、反复咯血、胸部 X 线片显示肺浸润性阴影、贫血和急进性肾小球肾炎。本综合征和 IPH 的关系至今不明。临床最主要的区别在于本病有肾小球肾炎的改变，常为急进性或亚急性；血清中抗基底膜抗体阳性。

知识点 10：特发性肺含铁血黄素沉着症的治疗

目前尚无特效治疗方法。

（1）仔细寻找病因或除去诱因，如对牛奶过敏，某些食物或化学物质过敏。由其他疾病继发者，首先治疗原发病。

（2）对症治疗：急性发作期应卧床休息，间歇正压给氧。咯血、贫血严重者给予镇静、止血、补铁剂，必要时少量多次输血。

（3）糖皮质激素治疗：急性期应用糖皮质激素控制症状。常用氢化可的松每日 5～10mg/kg 静脉滴注，危重期过后，可用泼尼松每日 1～2mg/kg，分次口服，症状完全缓解（约 2～3 周）后逐渐减量至维持量，并维持 1～2 年。同时吸入激素（布地纳德400μg×2/d）可能对缓解病情有效，并可避免口服糖皮质激素的全身副作用。

（4）免疫抑制剂治疗：糖皮质激素治疗无效者可加用免疫抑制剂。硫唑嘌呤，从每日 1.2～2.0mg/kg 增到每日 3～5mg/kg，用至临床及实验室检查大致正常后，适量维持一年。还可试用环磷酰胺、胸腺肽及活血化瘀的中药。

（5）其他治疗：慢性静止期除用小剂量激素作维持治疗外，还可采用铁络合剂去铁疗法，但铁络合剂本身毒性较大，国内外文献对此类药物评价不一。血浆置换适用于其他治疗无效的患儿，本法能去除血液中免疫复合物，从而终止肺部的免疫学损伤而使患儿的病情缓解。

知识点 11：特发性肺含铁血黄素沉着症的预后

本病的预后取决于肺出血的程度及持续时间，早期诊断、及时的免疫抑制剂治疗能够显著改善 IPH 的预后，少数病例可自行缓解。

第十节　反复呼吸道感染

一、反复呼吸道感染的概述

知识点 1：反复呼吸道感染的特点

小儿反复呼吸道感染（RRTI）多见于婴幼儿，是儿科常见病。临床特点为常年反复发作的上、下呼吸道感染，每次发病症状较重，病程较长，迁延不愈，严重影响小儿的身心健康和生长发育。

近年来随着儿科医学的不断发展以及病原学、免疫学、影像学及内腔镜技术等诊断技术的不断提高，部分 RRTI 患儿已能明确地作出最终的疾病诊断，但仍有部分 RRTI 患儿不能作出明确的定位和定性诊断。因此，根据众多儿科医师和多学科专家的共识，保留"反复呼吸道感染"这一名称来认识儿科临床的常见现象，将反复呼吸道感染的病名诊断理解为临床概念，将反复呼吸道感染诊断参考标准修改为反复呼吸道感染判断条件，以逐步提高诊治水平，促进儿童的健康成长。

知识点 2：反复呼吸道感染的定义

反复呼吸道感染指 1 年以内发生上、下呼吸道感染的次数频繁，超出正常范围。

知识点 3：反复呼吸道感染的判断条件

根据年龄、潜在的原因及部位不同，将反复呼吸道感染分为反复上呼吸道感染和反复下呼吸道感染，后者又可分为反复气管、支气管炎和反复肺炎。感染部位的具体化有利于分析病因并采取相应的治疗措施，而强调反复上、下呼吸道感染，特别是反复气管、支气管炎，反复肺炎是要将感染性炎症与变应性炎症区分开来，见表 5-1。

表 5-1 反复呼吸道感染判断条件

年龄（岁）	反复上呼吸道感染（次/年）	反复下呼吸道感染（次/年）	
		反复气管、支气管	反复肺炎
0~2 岁	7	3	2
~5 岁	6	2	2
~14 岁	5	2	2

注：①2 次感染间隔时间至少 7 日。②若上呼吸道感染次数不够，可以将上、下呼吸道感染次数相加，反之则不能。但若反复感染是以下呼吸道为主，则应定义为反复下呼吸道感染。③确定次数需连续随访 1 年。④反复肺炎指 1 年内反复患肺炎≥2 次，肺炎须由肺部体征和影像学证实，2 次肺炎诊断期间肺炎体征和影像学改变应完全消失。

三、反复上呼吸道感染

知识点 4：反复上呼吸道感染的病因

以反复上呼吸道感染为主的婴幼儿和学龄前儿童，其反复感染多与护理不当、入托幼机构起始阶段、缺乏锻炼、迁移住地、被动吸入烟雾、环境污染、微量元素缺乏等因素有关；部分与鼻咽部慢性病灶有关，如鼻炎、鼻窦炎、扁桃体肥大、慢性扁桃体炎等。

知识点 5：反复上呼吸道感染的处理原则

（1）寻找致病因素并给予相应处理。对鼻咽部慢性病灶，必要时请耳鼻喉科协助诊断。由于大部分上呼吸道感染系病毒感染，故不应滥用抗菌药物。

（2）注意营养，指导饮食习惯，增强体质。

（3）护理恰当。

（4）养成良好的卫生习惯、预防交叉感染。

（5）必要时，给予针对性的免疫调节剂。

二、反复下呼吸道感染

知识点 6：反复下呼吸道感染的病因

多由于反复上呼吸道感染治疗不当，使病情向下蔓延所致。大多也是致病微生物引起，少数与原发免疫功能缺陷及气道畸形有关。

知识点 7：反复下呼吸道感染的处理原则

（1）寻找致病因素并给予相应处理。

（2）注意与支气管哮喘等鉴别。

（3）抗感染药物治疗。需根据病原学结果和机体的免疫状态而定，合理应用抗生素。

（4）对症治疗，同反复肺炎。

四、反复肺炎

知识点8：反复肺炎的病因

对于反复肺炎，除必须考虑何种致病微生物外，更重要的是认真寻找导致反复肺炎的基础疾病：①原发性免疫缺陷病。②先天性肺实质、肺血管发育异常：先天性肺实质发育异常的患儿，如肺隔离症、肺囊肿等，易发生反复肺炎或慢性肺炎。肺血管发育异常导致肺淤血或缺血，易合并感染，引起反复肺炎。③先天性气道发育异常：如气管-支气管软化、气管-支气管狭窄、气管-支气管桥，这些畸形常引起气道分泌物阻塞，反复发生肺炎。④先天性心脏畸形。⑤原发性纤毛运动障碍。⑥囊性纤维性变。⑦气道内阻塞或管外压迫：最常见疾病为支气管异物，其次是结核性肉芽肿和干酪样物质阻塞，偶见气管和支气管原发肿瘤。气道管外压迫的原因多为纵隔、气管支气管淋巴结结核、肿瘤、血管畸形。⑧支气管扩张。⑨反复吸入：吞咽功能障碍患儿，由于反复吸入，导致反复肺炎。

知识点9：反复肺炎的鉴别诊断

反复肺炎需要与肺结核、特发性肺含铁血黄素沉着症、哮喘、闭塞性细支气管炎并机化性肺炎（BOOP）、嗜酸细胞性肺炎、过敏性肺泡炎、特发性间质性肺炎等疾病鉴别。

知识点10：反复肺炎的辅助检查

（1）耳鼻喉科检查：可发现某些先天性发育异常和急慢性感染灶。

（2）病原微生物检测：应进行多病原体联合检测，以了解致病微生物。

（3）肺部 CT 和气道、血管重建显影：可提示支气管扩张、气道狭窄（腔内阻塞和管外压迫）、气道发育畸形、肺发育异常、血管压迫等。

（4）免疫功能测定：有助于发现原发、继发免疫缺陷病。包括体液免疫、细胞免疫、补体、吞噬功能等检查，也应注意有无顽固湿疹、血小板减少、共济失调、毛细血管扩张等异常。

（5）支气管镜检查：可诊断异物、支气管扩张、气道腔内阻塞和管外压迫、气道发育畸形等。

（6）肺功能测定：通气功能测定和必要时进行的支气管激发试验、支气管舒张试验，有助于鉴别变态反应性下呼吸道疾病；换气功能和弥散功能测定可利于鉴别某些间质性肺疾病。

（7）特殊检查：怀疑患有原发性纤毛运动障碍时，可行呼吸道（鼻、支气管）黏膜活检观察纤毛结构、功能；疑有囊性纤维性变时，可进行汗液氯化钠测定和 CFRT 基因检查；疑有反复吸入时，可进行环咽肌功能检查或 24 小时 pH 值测定。

知识点11：反复肺炎的处理原则

（1）寻找病因、针对基础病处理：如清除异物、手术切除气管、支气管肺畸形等。

（2）抗感染治疗：主张基于循证基础上的经验性选择抗感染药物和针对病原体检查和药敏试验结果的目标性用药。强调高度疑似病毒感染者不滥用抗生素。

（3）对症处理：根据不同年龄和病情，正确地选择应用祛痰药物，平喘、镇咳药物，雾化治疗，肺部体位引流和肺部物理治疗等。

知识点12：反复肺炎的病情严重提示

（1）持续或反复发热。
（2）生长发育受阻、体重不增或消瘦。
（3）持续或反复咳脓性痰、反复咯血或大咯血。
（4）持续呼吸增快或喘憋、活动不耐受。
（5）持续或反复肺浸润、持续或反复肺部啰音。
（6）持续肺不张或肺气肿。
（7）低氧血症和（或）高碳酸血症。
（8）杵状指（趾）。
（9）持续肺功能异常。
（10）家族中遗传肺疾病者。

第十一节 上气道梗阻

一、喉梗阻

知识点1：喉梗阻的概念

喉梗阻是指因喉部急性阻塞而出现吸气性呼吸困难。

知识点2：喉梗阻的病因

（1）喉部炎症性疾病：如急性喉炎、急性会厌炎。
（2）喉部外伤。
（3）喉部水肿：可分感染性及非感染性两类。感染性如喉炎、扁桃体周围脓肿、急性化脓性淋巴结炎；非感染性如对各种药物或食物的变态反应。
（4）喉部异物。
（5）先天性喉部畸形。

知识点 3：喉梗阻的临床表现

吸气性呼吸困难及喉鸣为喉梗阻的主要表现，部分患儿可有声音嘶哑。吸气性呼吸困难可出现"三凹"征。

知识点 4：喉梗阻的诊断及鉴别诊断

根据上述典型临床表现，喉梗阻较易作出诊断，但应与下呼吸道的阻塞及肺部疾病相鉴别。支气管哮喘和毛细支气管炎的呼吸困难是以呼气性为主，肺炎可出现混合性呼吸困难。

二、急性感染性喉炎

知识点 5：急性感染性喉炎的病因

大都为急性上呼吸道感染的一部分，有时在麻疹、流感、肺炎等病程中并发。常见病毒为副流感病毒、流感病毒和腺病毒。病原菌为金黄色葡萄球菌、肺炎球菌和链球菌等。

小儿喉腔狭小，软骨软弱，黏膜内血管及淋巴管丰富，黏膜下组织松弛，易引起喉水肿；且咳嗽功能不强，致分泌物不易排出。

知识点 6：急性感染性喉炎的临床表现

多继发于上呼吸道感染，也可为急性传染病的前驱症状或并发症。可有不同程度的发热，突发声嘶、犬吠样咳嗽和吸气性喉鸣；有明显的吸气性呼吸困难。患儿面色发灰，有不同程度的烦躁不安，咳出分泌物后可稍见缓解；白天症状较轻，夜间加剧（因入睡后喉部肌肉松弛，分泌物滞留阻塞喉部，刺激喉部发生喉痉挛）。

知识点 7：急性感染性喉炎的临床分度

按吸气性呼吸困难的严重程度将喉梗阻分为 4 度：

（1）一度喉梗阻：患儿在静息时如常人，只在活动后才出现吸气性喉鸣和呼吸困难。

（2）二度喉梗阻：患儿在静息时也出现喉鸣及吸气性呼吸困难。胸部听诊可闻喉鸣音或管状呼吸音。支气管远端呼吸音降低听不清啰音。心音无改变，心率较快，每分钟 120~140 次。

（3）三度喉梗阻：除二度喉梗阻的症状外，患儿因缺氧而出现口唇及指、趾发绀，口周发青或苍白，阵发性烦躁不安，常爬上爬下打人或咬人、恐惧、多汗。胸部听诊呼吸音明显降低或听不见，也无啰音。心音较钝，心率每分钟 140~160 次。

（4）四度喉梗阻：经过呼吸困难挣扎后，渐呈衰竭，处于半昏睡或昏睡状态，由于无深大呼吸，表现暂时安静，"三凹"征也不明显，但面色苍白或发灰。此时呼吸音几乎全消失，仅有气管传导音。心音微弱极钝，心率或快或慢，不规律。延误诊断可致死亡。

知识点8：急性感染性喉炎的诊断及鉴别诊断

（1）诊断：起病急。有声嘶、喉鸣、犬吠样咳嗽、吸气性呼吸困难等特殊症状。

（2）鉴别诊断：应与急性喉气管支气管炎、喉水肿、喉痉挛、急性会厌炎、喉或气管异物相鉴别。

知识点9：急性感染性喉炎的治疗

小儿急性喉炎病情发展快，易并发喉梗阻，治疗应及时。使用抗生素及肾上腺皮质激素治疗，疗效迅速良好。

三、喉软骨软化病（先天性喉鸣）

知识点10：喉软骨软化病的病因

因喉软骨软化和喉部狭小，吸气时，会厌软骨两侧向后向内蜷曲，与喉头接触。将杓会厌皱襞及杓状软骨均吸入喉部，阻塞喉部入口，发生呼吸困难。喉鸣由杓会厌皱襞震动而发生。

知识点11：喉软骨软化病的临床表现

吸气性喉鸣为此病的主要症状。大多数患儿生后无症状，在感冒或腹泻后出现症状。轻者喘鸣为间歇性，哭闹时症状明显，静息或入睡后症状缓解或消失。重者喘鸣为持续性，并有吸气性呼吸困难。继发呼吸道感染，呼吸困难加重。患者哭声及咳嗽声音如常，并不嘶哑，这与大多数喉梗阻病表现不同。

知识点12：喉软骨软化病的诊断

根据病史及症状可作出诊断。可作直接喉镜或纤维喉镜检查，以确定喉部畸形的位置及性质。有时需要测定血清钙，以排除低钙所致的喉痉挛。

知识点13：喉软骨软化病的鉴别诊断

（1）气管异常：先天性气管蹼、气管狭窄等都可引起喘鸣。气管软骨软化、畸形等均可发生喉喘鸣。此外，本病可继发于气管或支气管长期受压而引起喉鸣或呼吸困难。颈部肿瘤、肿大的淋巴结及胸腺肥大，均可压迫气管及支气管导致继发性软化。胸片、支气管碘油造影、支气管镜检查有助于诊断。

（2）小下颌：其特点为下颌小，舌厚短或相对较大，吸气有鼾鸣音，并有明显吸气性呼吸困难。吸气时患者下颌向后，舌根后坠，软腭上提，使鼻咽腔堵塞，造成严重呼吸困难。

（3）喉部其他疾病：先天性喉囊肿偶可发生在声门上区或会厌附近，在新生儿期表现为喉喘鸣及吸气性呼吸困难，当侧卧或头后仰时，症状可有不同程度的缓解。一般无声嘶。直接喉镜或纤维喉镜检查即可确诊。

知识点 14：喉软骨软化病的治疗

精心护理和加强喂养。宜早给患儿及其母亲足量的钙及维生素 D，并晒太阳。尤需注意防治呼吸道感染及咽喉炎症。因严重的呼吸困难而需行气管切开术者极少，大多在 2 岁左右症状逐渐消失。

四、增殖体肥大

知识点 15：增殖体肥大的病因

鼻咽部淋巴组织位于鼻咽部后壁及顶部，多次感染发炎而肥大称为增殖体肥大。

知识点 16：增殖体肥大的临床表现

呼吸粗而有声，睡眠时打鼾、鼻塞为本病的主要症状。患儿常张口呼吸，极易感冒。

知识点 17：增殖体肥大的诊断

鼻后镜或鼻咽镜检查可见肥大的增殖体。鼻咽侧位 X 线片可观察到增殖体增大及鼻咽部气道变窄。

知识点 18：增殖体肥大的治疗

必要时，可手术治疗。

第六章　循环系统疾病

第一节　概　　述

一、心脏的发育与胎儿循环

知识点 1：心脏的胚胎发育

原始心脏于胚胎第 2 周开始形成后，约于第 4 周起有循环作用，至第 8 周房室间隔已完全长成，即成为四腔心脏。先天性心脏畸形的形成主要就是在这一时期。

知识点 2：正常胎儿循环

胎儿时期的营养和气体代谢是通过脐血管和胎盘与母体之间以弥散方式而进行交换的。

知识点 3：出生后血液循环的改变

出生后脐血管被阻断，呼吸建立，肺泡扩张，肺小动脉管壁肌层逐渐退化，管壁变薄并扩张，肺循环压力下降。从右心经肺动脉流入肺脏的血液增多，使肺静脉回流至左心房的血量也增多，左心房压力因而增高。当左心房压力超过右心房时，卵圆孔瓣膜先在功能上关闭，到出生后 5~7 个月，解剖上大多闭合。自主呼吸使血氧增高，动脉导管壁平滑肌受到刺激后收缩，同时，低阻力的胎盘循环由于脐带结扎而终止，体循环阻力增高，动脉导管处逆转为左向右分流，高的动脉氧分压加上出生后体内前列腺素的减少，使导管逐渐收缩、闭塞，最后血流停止，成为动脉韧带。足月儿约 80%，在生后 10~15 小时形成功能性关闭。约 80% 的婴儿于生后 3 个月，95% 的婴儿于生后 1 年内形成解剖性关闭。若动脉导管持续未闭，可认为有畸形存在。脐血管则在血流停止后 6~8 周完全闭锁，形成韧带。

二、儿童时期心血管解剖及生理特点

知识点 4：心脏位置与形态

小儿心脏的位置随年龄增长而发生变化。2 岁以下幼儿心脏多呈横位，2 岁以后心脏由横位逐渐转为斜位。婴幼儿期心脏形状为球形、圆锥形或椭圆形；6 岁以后心脏形状接近成年人，为长椭圆形。

知识点 5：心脏重量

新生儿心脏重量 20~25g，占体重的 0.8%，而成年人只占 0.5%。1~2 岁达 60g，相当于新生儿的 2 倍，5 岁时为 4 倍，9 岁时为 6 倍，青春后期增至 12~14 倍，达到成年人水平。除青春期早期外，各年龄男孩的心脏均比女孩重。

知识点 6：心腔的大小和容积

小儿心脏的长径、横径和前后径在不同年龄期有不同的增长率，生后第 1 年增长最快。自出生至成人 4 个心腔容积发展的速度是不均衡的。出生时心腔容积为 20~22ml，7 岁时增加 5 倍，为 100~120ml，青春期为 140ml，18~20 岁达 240~250ml。

知识点 7：房室增长速度

出生后第 1 年心房增长速度比心室快，10 岁之后心室生长超过心房。左、右心室增长也不相同。胎儿期右心室负荷大，左心室负荷小而右心占优势。新生儿期左、右心室壁厚度为 1∶1，约为 0.5cm。随着年龄的增长，体循环量日趋增大，左心室负荷明显增加，左心室壁厚度增长较快。6 岁时，左心室壁厚度达 1cm，右心室则为 0.6cm，即 1.6∶1（成年人为 2.6∶1）。15 岁时左心室壁厚度增长到出生时的 2.5 倍，但右心室仅增长 1/3。

知识点 8：血管

小儿的动脉相对较粗，如新生儿的动、静脉内径之比为 1∶1，而成年人为 1∶2；冠状动脉也相对较粗，以充分保证心肌供血。大血管方面，10~12 岁肺动脉比主动脉粗，之后则相反。此外，婴儿期肺、肾、肠及皮肤的微血管也相对较粗，故对这些器官的血液供应较好。

知识点 9：血压

出生时收缩期血压（收缩压）为 60~70mmHg，2 岁以内为 70~80mmHg，2 岁以后可按以下公式来计算：收缩压（mmHg）＝年龄×2+80。舒张期血压（又称舒张压）约为收缩压的 2/3。下肢血压比上肢血压高 20mmHg 左右。

知识点 10：心率

儿童的心率随年龄增长而减慢。新生儿心率为 120~140 次/分，1 岁以内为 110~130 次/分，2~3 岁为 100~120 次/分，4~7 岁为 80~100 次/分，8~14 岁为 70~90 次/分。

第二节　儿童心血管疾病检查方法

一、病史和体格检查

知识点1：病史询问

小儿时期，尤其是3岁以内婴幼儿的心血管疾患以先天性心脏病最常见。心脏杂音、发绀及心功能不全是先天性心脏病患者最常见的就诊原因，其出现时间及演变对疾病的诊断、治疗决策、预后判断有重要意义。反复的肺炎、心功能不全、生长发育迟缓是大量左向右分流的证据；左心房或肺动脉扩张压迫喉返神经可引起声音嘶哑。婴幼儿的心功能不全的表现以呼吸浅促、喂养困难、易出汗更突出。有发绀者应注意排除呼吸系统疾病，还要询问有无蹲踞、缺氧发作。一些后天获得性心血管疾病，如川崎病，主要见于3岁以下小儿，皮肤、黏膜、淋巴结等的临床表现独特。风湿性心脏病多见于年长儿，注意有无咽痛、游走性关节痛、舞蹈病等病史。对胸闷、心悸、心前区疼痛者应注意心律失常、心肌疾病。病史询问中还要注意母孕早期有无病毒感染、放射线接触、有害药物应用史及家族遗传性疾病史。许多先天性心脏病与遗传性疾病有关，肥厚型心肌病常有阳性家族史。

知识点2：全身检查

评价生长发育，注意特殊面容及全身合并畸形、精神状态、体位和呼吸频率。检查口唇、鼻尖、指（趾）端等毛细血管丰富部位有无发绀，发绀6个月至1年后可出现杵状指（趾）。皮肤黏膜瘀点是感染性心内膜炎血管栓塞的表现；皮下小结、环形红斑是风湿热的主要表现之一。注意颈动脉搏动，肝颈静脉回流征，肝脾大小、质地及有无触痛，下肢有无水肿。

知识点3：心脏检查

（1）视诊：心前区有无隆起，心尖搏动的位置、强弱及范围。心前区隆起者多提示心脏扩大，应注意与佝偻病引起的鸡胸相鉴别。2岁以下的正常小儿，心尖搏动见于左第4肋间，其左侧最远点可达锁骨中线外1cm；5~6岁时在左第5肋间，左侧最远点在锁骨中线上。正常的心尖搏动范围不超过2~3cm。若心尖搏动强烈、范围扩大，提示心室肥大。左心室肥大时，心尖搏动最强点向左下偏移；右心室肥大时，心尖搏动弥散，有时扩散至剑突下。心尖搏动减弱见于心包积液和心肌收缩力减弱。右位心的心尖搏动则见于右侧。消瘦者心尖搏动易见，而肥胖者相反。

（2）触诊：进一步确定心尖搏动的位置、强弱及范围，心前区有无抬举感及震颤。左第5~4肋间锁骨中线外的抬举感为左心室肥大的佐证，胸骨左缘第3~4肋间和剑突下的抬举感提示右心室肥大。确定震颤的位置有助于判断杂音的来源。

（3）叩诊：可粗略估计心脏的位置及大小。

（4）听诊：注意心率的快慢、节律是否整齐，第一、第二心音的强弱，是亢进、减弱还是消失，有无分裂，特别是肺动脉瓣区第二心音（P_2）意义更大。P_2亢进提示肺动脉高压，而减弱则支持肺动脉狭窄的诊断；正常儿童在吸气时可有生理性P_2分裂，P_2固定性分裂是房间隔缺损的特有体征。杂音对鉴别先天性心脏病的类型有重要意义，需注意其位置、性质、响度、时相及传导方向。

知识点 4：周围血管征

比较四肢脉搏和血压，股动脉搏动减弱或消失，下肢血压低于上肢，提示主动脉缩窄。脉压增宽，伴有毛细血管搏动和股动脉枪击音，提示动脉导管未闭或主动脉瓣关闭不全等。

二、特殊检查

知识点 5：普通 X 线检查

X 线平片是适用小儿先天性心脏病（CHD）诊断的常用手段。具有价格低廉、方法简便、辐射量小和易于复查等优点。X 平片包括①胸部透视：可动态观察心脏和大血管的搏动、位置、形态以及肺血管的粗细、分布，但不能观察细微病变。②摄片：可弥补这一缺点，并留下永久记录，常规拍摄正位片，必要时辅以心脏三位片。分析心脏病 X 线片时，应注意以下几点：

（1）摄片质量要求：理想的胸片应在吸气相拍摄，肺纹显示理清晰，对比良好，心影轮廓清晰，并可见心影后的胸椎和椎间隙。

（2）测量心胸比值：年长儿应小于 50%，婴幼儿小于 55%，呼气相和卧位时心胸比值增大。

（3）观察肺血管阴影，判断是充血还是缺血，有无侧支血管形成。

（4）心脏的形态、位置及各房室有无增大，血管有无异位，肺动脉段是突出还是凹陷，主动脉结是增大还是缩小。

（5）确定有无内脏异位症：注意肝、胃泡及横膈的位置，必要时可摄增高电压（100～140kv）的高千伏胸片，观察支气管的形态。

知识点 6：心电图

心电图对心脏病的诊断有一定的帮助，对各种心律失常具有特异性，对房室肥大、传导阻滞、电解质紊乱及药物中毒等有提示意义，对心脏位置及心肌病变也有重要的参考价值，24 小时动态心电图及各种负荷心电图可提供更多的信息。

在分析小儿心电图时，应注意年龄的影响：①年龄越小，心率越快，各间期及各波时限较短，有些指标的正常值与成人有差别。②QRS 综合波以右心室占优势，尤其在新生儿及婴幼儿，随着年龄增长逐渐转为左心室占优势。③右胸前导联的 T 波在不同年龄有一定改变，如生后第 1 天，V_1 导联 T 波直立，4~5 天后 T 波转为倒置或双相。

知识点 7：超声心动图

超声心动图检查已经能为绝大多数的先天性心脏病作的准确诊断和外科手术提供足够的信息，已部分取代了心脏导管及造影术，而且能在胎儿期作出部分先天性心脏病的诊断。有以下几种：

（1）M 型超声心动图：能显示心脏各层结构，特别是瓣膜的活动，常用于测量心腔、血管内径，结合同步记录的心电图和心音图可计算多种心功能指标。

（2）二维超声心动图：是目前各种超声心动图的基础，可实时显示心脏和大血管各解剖结构的活动情况，以及它们的空间毗邻关系。经食管超声使解剖结构显示更清晰，已用于心脏手术和介入性导管术的术中监护及术后效果评估中。

（3）多普勒超声：有脉冲波多普勒、连续波多普勒及彩色多普勒血流显像三种，可以检测血流的方向及速度，并换算成压力阶差，可用于评估瓣膜、血管的狭窄程度，估算分流量及肺动脉压力，评价心功能等。

（4）三维超声心动图：成像直观、立体感强、易于识别，还可对图像进行任意切割，充分显示感兴趣区，为外科医师模拟手术进程与切口途径选择提供了丰富的信息。

知识点 8：心导管检查

心导管检查是先天性心脏病进一步明确诊断和决定手术前的重要检查方法之一，根据检查部位不同分为右心导管检查、左心导管检查两种。右心导管检查系经皮穿刺股静脉，插入不透 X 线的导管，经下腔静脉、右心房、右心室至肺动脉；左心导管检查时，导管经股动脉、降主动脉逆行至左心室。检查时可探查异常通道，测定心腔和大血管不同部位的血氧饱和度和血压，进一步计算心排血量、分流量及血管阻力。通过肺小动脉楔入压测定可以评价肺高压患者的肺血管床状态，对评估左心房入口及出口病变、左心室功能等有一定意义。连续压力测定可评价瓣膜或血管等狭窄的部位、类型、程度。此外经心导管检查还可进行心内膜活体组织检查、电生理测定。

知识点 9：心血管造影

心导管检查时，根据诊断需要将导管顶端送到选择的心腔或大血管，并可根据病损部位采用轴向（成角）造影，同时进行快速摄片或电影摄影，以明确心血管的解剖畸形。对于复杂性先天性心脏病和血管畸形，心血管造影仍是重要的检查手段。数字减影造影技术（DSA）的发展及新一代造影剂的出现降低了心血管造影对人体的伤害，并使诊断变得更精确。

知识点 10：放射性核素心血管显像

小儿心血管疾病的放射性核素示踪技术主要用于心功能的测定、左向右分流定量分析和了解心肌缺血状况。常用的放射性核素为^{99m}Tc，静脉注射后，应用γ闪烁照相机将放射性核素释放的γ射线最终转换为点脉冲，所有的数据均由计算机记录、存储，并进行图像重组及分析。

知识点 11：磁共振成像

MRI 具有无电离辐射损伤、多剖面成像能力等特点，有多种技术选择，包括自旋回波技术（SE）、电影 MRI、磁共振血管造影（MRA）及磁共振三维成像技术等。常用于主动脉弓等流出道畸形的诊断，并已经成为复杂畸形诊断的重要补充手段。

知识点 12：计算机断层扫描

电子束计算机断层扫描（EBCT）和螺旋型 CT 已应用于心血管领域。对下列心血管疾病有较高的诊断价值：心外大血管异常及其分支的病变；心脏瓣膜、心包和血管壁钙化，心腔肿块、心包缩窄、心肌病等。

第三节　先天性心脏病

一、房间隔缺损

知识点 1：房间隔缺损的概念

房间隔缺损（ASD）是由于原始心房间隔发育、融合、吸收等异常所致。是常见的先天性心脏病之一，活产婴儿中该病的发病率约为 1/1500，占先天性心脏病发病总数的 5%~10%。

知识点 2：房间隔缺损的病理解剖

根据胚胎发生，房间隔缺损可分为以下 4 个类型：

（1）原发孔型房间隔缺损：又称为 I 孔型房间隔缺损，缺损位于心内膜垫与房间隔交界处。常合并二尖瓣或三尖瓣裂缺，此时又称为部分型房室间隔缺损。

（2）继发孔型房间隔缺损：最为常见，缺损位于房间隔中心卵圆窝部位，又称为中央型房间隔缺损。

（3）静脉窦型房间隔缺损：分上腔型和下腔型。上腔静脉窦型的缺损位于上腔静脉入口处，右上肺静脉常经此缺损异位引流入右心房。下腔静脉型缺损位于下腔静脉入口处，常合并右下肺静脉异位引流入右心房，多见于弯刀综合征。

（4）冠状静脉窦型房间隔缺损：缺损位于冠状静脉窦上端与左心房间，造成左心房血流经冠状静脉窦缺口分流入右心房。

知识点3：房间隔缺损的病理生理

左心房压在婴儿出生后逐渐高于右心房，房间隔缺损时，则出现左向右分流，分流量取决于缺损的大小、两侧心室的相对顺应性和体、肺循环的相对阻力。新生儿及婴儿初期，左右心室壁厚度相似，顺应性也相近，故分流量不多。随着体循环压力的增高，肺阻力和右心室压力降低，心房水平自左向右的分流增加。由于右心血流量增加，舒张期负荷加重，导致右心房、右心室增大。肺循环血量增加，压力增高，晚期可导致肺小动脉肌层及内膜增厚，管腔狭窄，引起肺动脉高压。

知识点4：房间隔缺损的临床表现

（1）症状：婴儿期房间隔缺损大多无症状。一般由常规体格检查或闻及杂音而发现此病。儿童时期一般不危及生命。缺损小，分流量小，可长期无自觉症状，缺损较大者在学龄期可有乏力、气急、易有呼吸道感染，但多数症状不明显。

（1）体征：①胸骨左缘第2~3肋间有2/6~3/6级收缩期杂音，多转柔和，一般不伴震颤，为右心室流出道相对狭窄所致。②P_2亢进和固定分裂。③分流量大时，胸骨左缘下方有舒张中期杂音。

知识点5：房间隔缺损的辅助检查

（1）心电图：电轴右偏，不完全性或完全性右束支传导阻滞，右心室肥大，右心房肥大。

（2）X线检查：缺损小者可无变化，中等以上者肺血增多，肺门舞蹈，肺动脉段突出，主动脉影缩小，心影轻度至中度增大，右心房和右心室增大。

（3）超声心动图：二维超声四腔面可示房间隔有连续回声中断，右心房和右心室增大，室间隔与左心室后壁同向运动。脉冲多普勒在房间隔右心房侧可探及舒张期湍流频谱，彩色多普勒在右心房舒张期可见由左心房分流来的五彩相间的血流束。

（4）心导管检查：导管可通过缺损由右心房进入左心房。右心房血氧含量高于上、下腔静脉平均血氧含量1.9vol%。

知识点6：房间隔缺损的治疗原则

婴儿期间发生的心力衰竭，应用洋地黄、利尿药、扩血管药物等内科治疗。任何年龄的大型缺损内科治疗无效。学龄期很少出现气急、心悸、乏力等症状。至成人期可出现肺动脉高压、心律失常和充血性心力衰竭，手术危险性较儿童期大。故凡有临床症状，且肺循环量与体循环量之比>1.5∶1的患儿均应手术治疗或介入治疗（放置堵闭器）。手术年龄为学龄前期。介入治疗目前主要应用 Amplatzer 封堵器经导管封堵，技术成功率达 100%。与手术治疗比较，有创伤小、并发症少，无需全身麻醉和输血、住院时间短等优点。部分患者也可采用介入与手术联合治疗。

知识点 7：房间隔缺损的预后和并发症

室间隔缺损于出生后第 1 年可能逐渐变小或自然愈合，小型继发孔型房间隔缺损在 4 岁内有 15% 的自然闭合率。小型室间隔缺损、膜周部、肌部缺损容易自然愈合。大型室间隔缺损者，在出生后 2~3 周内即可因急性左心衰竭、肺水肿而死亡。部分存活者因肺血管阻力严重升高，出现艾森曼格综合征而失去手术机会。心内膜炎、充血性心力衰竭和继发性肺动脉漏斗部狭窄是常见的并发症。

二、室间隔缺损

知识点 8：室间隔缺损的概念

室间隔缺损（VSD）由胚胎期室间隔（流入道、小梁部和流出道）发育不全所致，是先天性心脏病中最常见的类型，大多单独存在，但可合并其他畸形。

知识点 9：室间隔缺损的分型

缺损小于 0.5cm 为小型缺损，0.5~1cm 为大型，大于 1cm 为巨大型。根据缺损位置不同，可分以下 4 种类型：①位于室上嵴上方、肺动脉瓣或（和）主动脉瓣下，称干下型。②位于室上嵴下方称膜周型。③位于三尖瓣的后方，称隔瓣下型（或隔瓣后型）。④位于室间隔肌部称肌型。②③两型又称室间隔膜部缺损。肌部和膜部室间隔缺损均有自然闭合可能。

知识点 10：室间隔缺损的病理生理

室间隔缺损的病理生理取决于控制分流量、分流方向缺损的大小及肺血管阻力。若存在室间隔缺损，左心房血液进入左心室后，一部分从正常途径，即左心室到主动脉再至体循环，为有效循环，另一部分则自左心室经室间隔缺损分流入右心室到肺动脉再至肺循环，为无效循环。此时肺循环血流量大于体循环血流量，从肺动脉瓣或二尖瓣血流量中减去主动脉瓣或三尖瓣血流量即所谓的分流量。分流量大小取决于缺损面积、心室间压差及肺小动脉阻力。

知识点 11：室间隔缺损的症状

小型缺损可无明显症状，生长发育一般不受影响。中到大型缺损患儿在婴儿期即可出现哺乳时气急或哺乳困难，消瘦、乏力、气短、多汗，易出现肺部感染和心力衰竭，进而影响生长发育。大型缺损伴明显肺动脉高压时，可出现发绀，活动可受限，并最终发展为右心衰竭。

知识点 12：室间隔缺损的体征

（1）小型缺损：于胸骨左缘第 3、4 肋间听到粗糙响亮的 3/6。4/6 级全收缩期杂音，可伴震颤，P_2 正常或稍增强。

（2）大型缺损：于胸骨左缘第 3、4 肋间闻及粗糙响亮的 3/6～4/6 级全收缩期杂音，广泛传导，明显震颤，P_2 亢进。心尖区可闻及舒张中期杂音。

（3）伴有肺动脉高压时，心脏杂音较轻而 P_2 音显著亢进，或有收缩期喷射音（喀喇音），可出现青紫。

知识点 13：室间隔缺损的辅助检查

（1）X 线检查：心影轻度至中度增大，左、右心室增大，左心房也大，肺血管影增粗，肺动脉段突出，主动脉影较小。

（2）心电图：小型缺损心电图可正常或表现为轻度左心室肥大；中型缺损主要为左心室舒张期负荷增加表现，V_5、V_6 导联 R 波升高伴深 Q 波，T 波直立高尖对称，以左心室肥厚为主；大型缺损为双心室肥厚或右心室肥厚。症状严重出现心力衰竭时，可伴有心肌劳损。

（3）超声心动图：二维四腔切面及左心室长轴切面可见室间隔有连续回声中断，左心室、左心房和右心室内径增宽，主动脉内径变小。脉冲多普勒在室间隔右心室侧回声中断处可探及收缩期湍流频谱。彩色多普勒于收缩期在右室侧可见五彩相间的分流束。

（4）心导管和造影检查：右心室血氧含量较右心房高出 0.9vol% 以上；右心室和肺动脉压力升高；有时导管可通过室间隔缺损进入左心室而确诊。左心室造影见造影剂由缺损处进入右心室及肺动脉。由于超声心动图等无创性诊断手段已能有效地用于诊断，单纯的室间隔缺损很少再需要心导管和造影检查。

知识点 14：室间隔缺损的治疗

室间隔缺损的自然闭合率可达 30% 左右，多属小缺损，闭合多发生在 7 岁以内，以 1 岁内婴儿多见，在 3 个月、6 个月、12 个月内自然闭合率分别为 60%、50% 和 25%。中小型缺损者可先在门诊随访至学龄前期，当有反复呼吸道感染和充血性心力衰竭等临床症状时，进行抗感染、强心、利尿、扩血管等内科处理。大中型缺损和有难以控制的充血性心力衰竭者，若出现肺动脉压力持续升高超过体循环压的 1/2，肺循环/体循环量之比大于 2∶1，或年长的儿童合并主动脉瓣脱垂或反流等情况，应及时手术处理。

三、动脉导管未闭

知识点 15：动脉导管未闭的概念

动脉导管未闭（PDA）为小儿先天性心脏病的常见类型之一，占先天性心脏病发病总数的 10%。小儿出生后随着呼吸的建立，血氧分压提高，动脉导管多在生后 10~15 小时内在功能上关闭，2~3 个月解剖上关闭。若 3 个月后仍持续开放，并产生病理生理改变，即为动脉导管未闭。但在某些先天性心脏病中，未闭的动脉导管可作为患儿生存必需的血流通道，自然关闭和手术堵闭可致死亡。

知识点 16：动脉导管未闭的病理分型

根据未闭的动脉导管的大小、长短和形态，一般将 PDA 分为三型：①管型：导管连接主动脉和肺动脉两端，粗细一致。②漏斗型：近主动脉端粗大，向肺动脉端逐渐变窄，临床多见。③窗型：导管很短，但直径往往较大。

知识点 17：动脉导管未闭的临床表现

（1）症状：动脉导管内径细小，临床上可无症状。导管粗大者在婴幼儿期即可有咳嗽、气急、喂养困难、体重不增、生长发育落后等，分流量大者可有心前区突出、鸡胸等现象。

（2）体征：①胸骨左缘第 2 肋间可闻及粗糙响亮的连续性杂音，于收缩末期最响，向左锁骨下、颈部和背部传导，触及震颤，P_2 亢进，但多被杂音掩盖，心尖部可闻及舒张中期杂音；婴儿期、合并肺动脉高压或心力衰竭时，仅有收缩期杂音。②周围血管检查：脉压增宽>40mmHg，轻压指甲床或下唇内侧可见毛细血管搏动，扪及水冲脉，闻及股动脉枪击音。分流量较大者，下肢血压可比上肢血压高 50mmHg 以上。

知识点 18：动脉导管未闭的辅助检查

（1）X 线检查：心影轻至中度增大，左心室和左心房增大。肺部充血，肺动脉段突出，主动脉影增宽。有肺动脉高压时，右心室也增大。

（2）心电图：分流量大者可有不同程度的左心室肥大，电轴左偏，偶有左心房肥大，肺动脉压力显著增高者，左、右心室肥厚，严重者甚至仅见右心室肥厚。

（3）超声心动图：二维超声示左心房、左心室大，主动脉短轴切面可示导管位置和粗细。脉冲多普勒在肺总动脉分叉处取样可出现连续性湍流频谱。彩色多普勒在肺总动脉内可见由降主动脉分流而来的五彩相嵌的分流束。

（4）心导管及造影：导管可通过未闭的动脉导管由肺总动脉进入降主动脉，肺动脉血氧含量较右室高出 0.5vol% 以上，肺动脉和右心室压力增高。逆行升主动脉造影可见主动脉和肺动脉同时显影，并可看到未闭的动脉导管。

知识点 19：动脉导管未闭的治疗

（1）为防止心内膜炎，有效治疗和控制心功能不全和肺动脉高压，不同年龄、不同大小的动脉导管均应及时手术或经介入方法予以关闭。

（2）早产儿动脉导管未闭的处理视分流大小、呼吸窘迫综合征情况而定。症状明显者，需抗心力衰竭治疗，生后 1 周内使用吲哚美辛治疗，但仍有 10% 的患者需手术治疗。

（3）选择性手术年龄为 1~6 岁。目前介入治疗主要用 Amplatzer 封堵器和可控弹簧栓子封堵治疗，技术成功率达 98% 以上，Amplatzer 法适应证：单独存在不合并需外科手术的 PDA，PDA 最窄直径 ≥2.0mm，年龄通常 ≥6 个月，体重 ≥4kg；≤2.0mm 可用可控弹簧栓子法。禁忌证：①PDA 依赖性先天性心脏病。②重度肺动脉高压并已致右向左分流。③败血症，术前一个月内患有重症感染。④窗型 PDA 禁用弹簧圈法。

（4）但在有些病例中，如完全性大血管转位、肺动脉闭锁、三尖瓣闭锁、严重的肺动脉狭窄等，动脉导管维持患婴的生命至关重要，此时应该应用前列腺素 E_2 以维持动脉导管开放。

四、法洛四联症

知识点 20：法洛四联症的概念

法洛四联症（TOF）是存活婴儿中最常见的发绀型先天性心脏病。约占所有先天性心脏病的 12%。1888 年，法国医师 Etienne Fallot 详细描述了该病的病理改变和临床表现，故而得名。

知识点 21：法洛四联症的病理解剖

法洛四联症由 4 种畸形组成：①右心室流出道梗阻：狭窄范围可自右心室漏斗部入口至左、右肺动脉分支。可为漏斗部狭窄、动脉瓣狭窄或两者同时存在。常有肺动脉瓣环、肺动脉总干的发育不良和肺动脉分支的非对称性狭窄。②室间隔缺损：缺损为膜部周围型缺损并向流出道延伸，多位于主动脉下，有时可向肺动脉下方延伸，称对位不良型室间隔缺损。③主动脉骑跨：主动脉骑跨于左、右两心室之上。④右心室肥厚：属继发性病变。

知识点 22：法洛四联症的症状

（1）发绀：多见于毛细血管丰富的浅表部位，如唇、指（趾）甲床、球结合膜等。因血氧含量下降，活动耐力差，啼哭、情绪激动、体力劳动、寒冷即可出现气急和发绀加重。多在生后半年至一年出现，并随生长发育逐渐加重。

（2）蹲踞症状：患儿活动耐力差，有蹲踞现象。每于行走、游戏时，常主动下蹲片刻。不会行走的小婴儿常喜欢大人抱起，双下肢屈曲状。

（3）杵状指（趾）：患儿长期处于缺氧环境中，可使指（趾）端毛细血管扩张增生，局部软组织和骨组织也增生肥大，表现为指（趾）端膨大如鼓槌状。

（4）阵发性缺氧发作：婴儿有时在吃奶或哭闹后出现阵发性呼吸困难，严重者可出现突然意识丧失和抽搐，持续数分钟或更长时间后自然恢复。年长儿常诉痛、头昏，与脑缺氧有关。

知识点 23：法洛四联症的体征

（1）生长发育迟缓，智能发育亦可能稍落后于正常同龄儿。

（2）心前区略隆起，胸骨左缘第 2～4 肋间可闻及粗糙的 2/6、3/6 级收缩期喷射性杂音。

（3）P_2 减弱，或闻及响亮、单一的第二音。

（4）狭窄极严重者或在阵发性呼吸困难发作时可听不到杂音。有时可听到侧支循环的连续性杂音。

（5）发绀持续 6 个月以上，出现杵状指（趾）。

五、肺动脉狭窄

知识点 24：肺动脉狭窄的概念

肺动脉狭窄（PS）是一种常见的先天性心脏病，约有 20% 的先天性心脏病合并肺动脉瓣狭窄。按狭窄部位不同，可分为肺动脉瓣狭窄、漏斗部狭窄和肺动脉瓣上狭窄及肺动脉分支狭窄，其中以肺动脉瓣狭窄最常见，约占本病的 90%。由于肺动脉瓣狭窄，右心室排血受阻，右心室收缩压增高，肺动脉压力正常或降低。右心室因负荷增加而肥厚，最后发生右心衰竭。

知识点 25：肺动脉狭窄的症状

轻度狭窄者可完全无症状；中度狭窄者在 2～3 岁内无症状，但年长后劳力时即感易疲乏及气促；严重狭窄者于中度体力劳动时亦可出现呼吸困难和乏力，突有昏厥甚至猝死。亦有患者活动时感胸痛或上腹痛，可能由心排血量不能相应提高，心肌供血不足或心律失常所致，提示预后不良。

生长发育多正常，半数患儿面容硕圆，大多无发绀，面颊和指端可能暗红；狭窄严重者可有发绀，大多由卵圆孔的右向左分流所致，如伴有大型房间隔缺损，可有严重发绀，并有杵状指（趾）及红细胞增多，但有蹲踞者很少见。

知识点 26：肺动脉狭窄的体征

（1）心前区膨隆，有抬举感。

（2）肺动脉瓣区有响亮粗糙的喷射性收缩期杂音，向颈部传导。同时肺动脉瓣区可扪及震颤。轻、中度瓣膜型狭窄可听到收缩早期喷射音（喀喇音）。重度患者可有三尖瓣相对关闭不全的收缩期杂音。

（3）P_2 减弱或消失。

（4）可有颈静脉怒张、肝大、下肢水肿等右心衰竭表现。

知识点 27：肺动脉狭窄的辅助检查

（1）X 线检查：轻型病例心影和肺血管影可正常。中至重度狭窄者的特征表现为肺纹减少，肺野清晰，可有肺动脉段狭窄肝扩张，使肺动脉总干膨出，常有心脏扩大，以右心室为著，但在婴儿期扩张多不明显。

（2）心电图：心电图将显示右心房扩大、P 波高耸。心电图还可显示右心室肥大、电轴右偏，其程度依赖于狭窄的严重程度。右胸前导联将显示 R 波高耸，狭窄严重时出现 T 波倒置、ST 段压低。

（3）超声心动图：二维超声主动脉短轴切面可见肺动脉瓣增厚，活动受限，瓣环小。肺动脉及左肺动脉内径增粗，心尖四腔切面可见右心室和右心房内径增宽。脉冲多普勒在主肺动脉内可探及收缩期湍流频谱。

（4）心导管检查：右心导管测右心室及肺动脉压力并记录肺动脉右心室连续压力曲线。两者间压力阶差>15mmHg，则提示狭窄存在。主肺动脉-右室收缩压差≥20mmHg 即可诊断肺动脉狭窄，20mmHg≤压差≤50mmHg，为轻度狭窄；50mmHg≤压差≤100mmHg 为中度狭窄；压差≥100mmHg 为重度狭窄。压差≥50mmHg 时，需要治疗。

（5）心血管造影：右心室造影可见明显的"射流征"，同时可显示肺动脉瓣叶增厚和（或）发育不良及肺动脉总干的狭窄后扩张。

知识点 28：肺动脉狭窄的治疗

凡右心室与肺动脉间收缩压力阶差>50mmHg 或右心室收缩压>100mmHg，首选经皮球囊肺动脉瓣扩张术治疗，将带球囊的导管插入股静脉，将球囊送至肺动脉瓣膜口水平，充盈扩张球囊，扩大瓣膜口。技术成功率可达 100%，可获得与外科手术相同疗效，且术后并发症要明显较低。但此法对漏斗部有狭窄者，扩张效果欠佳。对合并漏斗部狭窄的中重度肺动脉瓣狭窄患儿，宜在体外循环下施行矫正术。

第四节 心 律 失 常

一、窦性心动过速

知识点 1：窦性心动过速的概念

窦性心动过速是指窦房结发出的激动的频率超过儿童相应年龄组的正常高限。

知识点 2：窦性心动过速的病因及发病机制

窦性心动过速常见于精神紧张、哭闹、吃奶、进食、运动、疼痛、发热、低血容量、贫血、心衰、心肌炎、甲亢以及应用肾上腺素、阿托品等药物后；其发生机制主要与交感神经兴奋性增高或迷走神经张力降低有关。

知识点 3：窦性心动过速的诊断

（1）P 波为窦性 P 波 P I、II、aVF：$V_{5\sim6}$直立，PaVR 倒置。

（2）心率快：1 岁以下婴儿心率超过 140 次/分；1~6 岁婴儿超过 120 次/分：6 岁以上婴儿超过 100 次/分。

（3）PR 间期 ≥0.10s。

（4）PP 间期或 R-R 间期非绝对匀齐，每个窦性 P 波后均有 QRS 波群。

（5）按压颈动脉窦时心率逐渐减慢，停止按压后逐渐加快。

（6）窦性心动过速时可伴有 J 点下移（即 ST 段呈上斜型轻度压低）和 T 波振幅偏低。各年龄小儿正常心率见表 6-1。

表 6-1 各年龄小儿正常心率

年龄（岁）	心率（次/分）	年龄（岁）	心率（次/分）
新生儿	70~190	4~6	80~115
<1	80~160	7~12	70~110
1~3	80~120		

知识点 4：窦性心动过速的治疗

（1）心动过速伴有心脏排血量降低时，应除外休克和快速性室性或室上性心律失常。

（2）治疗主要针对退热、补液、输血等病因。

（3）必要时可服用普萘洛尔（心得安）每次 0.5~1mg/kg，2~3 次/日。

二、窦性心动过缓

知识点 5：窦性心动过缓的概念

窦性心动过缓是指窦房结发出的激动的频率低于正常低限。新生儿低于 80 次/分，年长儿低于 60 次/分时具有意义。

知识点 6：窦性心动过缓的病因

窦性心动过缓可见于正常人、运动员，多见于缺氧、低温、中枢神经系统损害、颅内压增高、酸中毒、梗阻型黄疸、脑垂体或甲状腺功能低下，以及应用洋地黄、β 受体阻滞剂等药物后。

知识点 7：窦性心动过缓的诊断

（1）一般无特殊自觉症状，显著窦性心动过缓可有胸闷、气短，头昏、乏力，甚至晕厥。

（2）其他症状取决于发生的病因。

（3）心电图特点①窦性 P 波的频率低于正常低限。心率减慢：<1 岁幼儿心率<100 次/分；1~6 岁幼儿<80 次/分；>6 岁幼儿<60 次/分。②PR 间期≥0.10 秒。③常伴有窦性心律不齐，亦可出现逸搏或逸搏性心律。

知识点 8：窦性心动过缓的治疗

（1）一般不需特殊治疗。

（2）主要针对病因如纠正缺氧、酸中毒，降低颅内压等措施。

（3）必要时可用阿托品每次 0.01~0.03mg/kg 口服或异丙肾上腺素 0.05μg/(kg·min) 静脉滴注治疗。

（4）如为窦房结本身病变，应考虑置入永久性起搏器，其指征同完全性房室传导阻滞。

三、期前收缩

知识点 9：期前收缩的概念

期前收缩又称过早搏动，是小儿时期最常见的心律失常，由心脏异位兴奋灶发放的冲动所致，是异位起搏点自律性增高的一种表现。异位起搏点可位于心房、房室交界或心室组织，分别引起房性、交界区性及室性期前收缩，其中以室性期前收缩为多见。可见于有器质性心脏病的患儿，正常小儿偶尔也可发生。

知识点 10：期前收缩的病因

常见于无明显器质性心脏病的小儿，可由疲劳、精神紧张、自主神经功能不稳定等引起，但也可发生于心肌炎、先天性心脏病、心肌病或风湿性心脏病等器质性心脏病。另外，拟交感胺类、洋地黄、奎尼丁等药物中毒以及缺氧、酸碱平衡失调、电解质紊乱，或者心导管检查、心脏手术等均可引起期前收缩。健康学龄儿童中 1%~2% 有期前收缩。

知识点 11：期前收缩的临床表现

小儿症状较成年人为轻，多数早搏无明显症状。年长儿频发早搏者诉心前区不适、胸闷、心悸等。心脏听诊有心律不齐，在提前的心搏后常有一定时间的代偿间歇，心音强弱不一。期前收缩次数因人而异，同一患儿在不同时间期前收缩次数也可有较大出入。观察运动前后期前收缩次数的变化非常重要，若运动后早搏消失或不变，提示非器质性；若运动后心率增快时期前收缩增多，则有病理意义，提示合并器质性心脏病的可能。

知识点 12：期前收缩的心电图检查

根据心电图有无 P 波的存在、P 波的形态、P-R 间期的长短以及 QRS 波的形态来判断期前收缩属于何种类型。

（1）房性期前收缩的心电图特征：①P 波提前，可与前一心动的 T 波重叠。②P-R 间期在正常范围或者延长。③期前收缩后代偿间歇不完全。④QRS 波群形态与窦性 QRS 波群相同。如异位 P 波过早发生，其后无 QRS 波，为房性期前收缩未下传。如房性期前收缩后伴有变形的 QRS 波则为室内差异性传导所致。

（2）交界区性期前收缩的心电图特征：①QRS 波提前，形态、时限与正常窦性基本相同。②期前收缩所产生的 QRS 波前或后有逆行 P 波，P-R<0.10 秒。有时 P 波可与 QRS 波重叠而辨认不清。③代偿间歇往往不完全。

（3）室性期前收缩的心电图特征：①QRS 波群提前出现，其前无相关 P 波。②QRS 波群形态异常、宽大、畸形（婴儿>0.08 秒，儿童>0.10 秒），T 波与主波方向相反。③期前收缩后多伴有完全代偿间歇。

知识点 13：期前收缩的治疗

（1）室上性期前收缩的治疗室上性期前收缩多数无需治疗，除非诱发了室上性心动过速或有下传阻滞引起严重心动过缓，尤其在婴幼儿。治疗时首先要去除引起期前收缩的原发病和诱因。当出现不能耐受的症状或者室上性心动过速时，可选择口服普罗帕酮、地高辛或 β_1 受体阻滞药。

（2）室性期前收缩的治疗：应包括去除病因或诱因及抗心律失常治疗两方面。①无器质性心脏病的室性心律失常大多预后良好，通常无需抗心律失常药物治疗。对部分期前收缩频发、自觉症状严重的患儿，首先要去除诱发或加重期前收缩的因素，同时应消除患儿及家长的紧张焦虑情绪。若症状仍明显，可短期应用 $β_1$ 受体阻滞药、普罗帕酮或抗焦虑药物。此时用药目的是缓解症状，而非减少期前收缩。②伴器质性心脏病的室性心律失常必须引起足够的重视。首先应尽快找出期前收缩的病因及诱因，给予相应治疗。如期前收缩仅为偶发，可暂时观察。若频繁发作，成联律、连发等应积极控制。血流动力学稳定者可选择口服药物，首选 β 受体阻滞药。心功能正常者也可口服普罗帕酮。普罗帕酮不能用于心力衰竭患儿，因该药有明显的负性肌力作用。假如患儿合并较严重的心力衰竭，应选用胺碘酮。血流动力学不稳定者应紧急静脉给以利多卡因或胺碘酮等。

四、阵发性室上性心动过速

知识点14：阵发性室上性心动过速的概念

阵发性室上性心动过速（PSVT）简称室上速（SVT），是小儿最常见的异位快速心律失常，是指异位激动在希氏束以上的心动过速，可分异位性和折返性两类。主要由折返机制所致，少数为自律性增高或平行心律。本病是对药物反应良好的儿科急症之一。若不及时治疗，易致心力衰竭。房室旁路介导的房室折返性心动过速（AVRT）最易发生在婴儿期，1 岁之内 60%~90% 心动过速自然消失。然而，婴儿期消失的心动过速约 1/3 会复发，且多在 4~6 岁。AVRT 的发病率随着年龄的增长而增加。

知识点15：阵发性室上性心动过速的病因

可在先天性心脏病（Ebstein 畸形、矫正性大动脉转位）、预激综合征、心肌炎、心内膜弹性纤维增生症等疾病基础上发生。但多数患儿无器质性心脏疾病，AVRT 是房室结区和房室旁路组成的环路中发生连续的折返激动所致。房室结折返性心动过速由房室交界区传导速度快慢不同的双径路形成连续的折返激动所致。感染为常见诱因，但也可因疲劳、精神紧张、过度换气、心脏手术、心导管检查等诱发。

知识点16：阵发性室上性心动过速的临床表现

（1）症状：①突然烦躁不安、面色苍白、皮肤冷汗、呼吸急促、干咳、呕吐，年长儿可诉心悸、心前区不适和头晕。②发作时心率突然增快，通常超过 180 次/分（婴幼儿 230 次/分，儿童 180 次/分），偶尔可达 300 次/分。发作停止时心率突然减慢，恢复正常，一次发作持续数秒钟至数日，容易反复发作。③发作持续超过 24 小时者，可发生心力衰竭，小婴儿更容易发生心力衰竭。

（2）体征：听诊时第一心音强度完全一致，发作时心率较固定而规则等为本病的特征。

知识点17：异位性房性心动过速的心电图检查

（1）心室率 150~250 次/分。

（2）QRS 窄，其前有 P 波，PR 间期≤1/2RR 间期。

（3）有温醒现象。

（4）可有房室传导阻滞。

知识点 18：异位性交界性心动过速的心电图检查

（1）心室率 150~250 次/分。

（2）QRS 窄，常有房室分离，偶见心房夺获。

知识点 19：房室折返性心动过速的心电图检查

（1）心率 180~300 次/分（婴幼儿 230 次/分，儿童 180 次/分），节律规则。

（2）QRS 波群形态与时限正常时，为顺传型房室折返性心动过速。QRS 波群宽大畸形和有 delta 波时，为逆传型房室折返性心动过速。

（3）可见逆行 P 波，R-P 间期一般>110ms。

（4）心动过速中止后体表心电图可有显性预激曲表现，即短 P-R 间期、△波和 QRS 波增宽。如果中止后无显性预激表现，则说明房室旁道无前传功能，为隐匿旁道。

知识点 20：房室结折返性心动过速的心电图检查

（1）心率 180~300 次/分（婴幼儿 230 次/分，儿童 150 次/分），节律规则。

（2）QRS 波群形态与时限正常，但如发生室内差异性传导或者原有束支阻滞时，QRS 波群可宽大畸形。

（3）可见逆行 P 波，常重叠于 QRS 波群内或者位于其终末部分，P 波与 QRS 波群保持固定关系，R-P 间期一般<70ms。

（4）起始突然，通常由一个房性期前收缩触发，其下传的 P-R 间期显著延长，随之引起心动过速发作。

知识点 21：持续性交界性反复性心动过速的心电图检查

（1）心室率 150~250 次/分。

（2）QRS 窄，其前有 P 波，P-R 间期<0.10 秒。

（3）常持续发作。

知识点 22：兴奋迷走神经终止发作

对无器质性心脏病，在 PSVT 发作开始时立即进行，部分有效，有血流动力学紊乱时禁用。

（1）冰毛巾敷面法：适用于 6 个月以下婴儿，用冰水毛巾敷面部，每次 10~15 秒；较大儿童可将面部浸入冰水盆中，每次 5 秒左右，冬天可用冷水代替。

（2）刺激咽部：以压舌板或手指刺激患儿咽部使之产生恶心、呕吐。

（3）按摩颈动脉窦法：患儿仰卧位，侧颈，用拇指在甲状软骨水平，下颌角处扪得颈动脉搏动后，向颈椎方向按压，先右后左，每次 5~10 秒，切忌双侧同时按压。该法适用于较大儿童。

（4）Valsalva 动作：深呼吸后屏气，再用力做呼气动作，适用于较大儿童。

知识点 23：阵发性室上性心动过速的药物治疗

物理方法无效或当即有效但很快复发时，可考虑药物治疗。

（1）洋地黄类药物：适用于病情较重，发作持续 24 小时以上，有心力衰竭表现者。常用地高辛快速饱和法，缺点是起效缓慢。室性心动过速或洋地黄中毒引起的室上性心动过速禁用此药。低血钾、心肌炎、阵发性室上性心动过速伴房室传导阻滞或肾功能减退者慎用。

（2）β 受体阻滞药：可试用普萘洛尔静脉注射。重度房室传导阻滞，伴有哮喘及心力衰竭者禁用。

（3）腺苷或三磷腺苷：首选药物。剂量为 0.2~0.4mg/kg，从小剂量开始。不稀释原液从近心静脉处快速"弹丸式"推注，作用迅速。

（4）普罗帕酮：1~1.5mg/kg，以等倍葡萄糖溶液稀释后静脉推注，无效 20 分钟后可重复。禁用于心功能低下的患者。

（5）维拉帕米（异搏定）：可能会减少心排血量引起低血压和心脏停搏，1 岁以内婴儿禁用。诊断明确的年长患儿可选用。

（6）胺碘酮：对于左室功能不全或有心力衰竭征象或者持续发作其他药物无效者可考虑静脉应用胺碘酮终止发作。

知识点 24：同步电复律

当患儿出现血流动力学不稳定表现时，同步直流电转复是唯一的治疗选择，若心动过速终止后反复发作，需要药物维持。对个别药物疗效不佳者，除洋地黄中毒外也可考虑用直流电同步电击复律。有条件者，可使用经食管心房调搏或经静脉右心房内调搏，终止室上性心动过速。

知识点 25：射频消融术

药物治疗无效或长期服药不能耐受、发作频繁、逆传型、房室折返型可考虑使用此方法。自 1991 年开始在国内外广泛应用，因其成功率高（可达 95% 以上）、创伤性小、安全可靠、并发症少、复发率低等特点，目前已成为儿童室上性心动过速主要的根治手段。射频消融需丰富的经验和良好的设备，在儿科尤其要严格掌握适应证。

知识点 26：阵发性室上性心动过速的预防

心动过速频繁发作但尚不能行射频消融的患儿，需长期口服用药防止心动过速的发作。可用地高辛和普萘洛尔预防发作。也可长期口服普罗帕酮。口服维持量 6~12 个月。

五、阵发性室性心动过速

知识点 27：阵发性室性心动过速的概念

阵发性室性心动过速（PTV）简称室速（VT），是指连续发生 3 次及以上室性早搏，是一种严重快速心律失常，易发展为室颤。由于常伴血流动力学紊乱，以及常见于心肌有病变患儿，因此预后较严重。

知识点 28：阵发性室性心动过速的病因

室速可由先天性心脏病、严重心肌炎、心肌病、心力衰竭、心脏手术或心导管检查、缺氧、电解质紊乱、药物中毒等原因引起。先天性长 Q-T 综合征、Bragada 综合征、短 Q-T 综合征、儿茶酚胺敏感性室速等均由编码心肌细胞各主要离子通道亚单位的基因突变引起，易发生多形性室速、尖端扭转性室速、室扑、室颤，甚至猝死。此外，低钾血症、高钾血症、低镁血症及酸中毒常常为室速的诱因。洋地黄毒性反应、拟交感神经药物过量以及抗心律失常药物、抗生素和三环类抗抑郁药导致的继发性 Q-T 间期延长均可诱发室速。低温麻醉、心肺手术或心导管的机械性刺激也可引起室速发作。

部分室速不合并器质性心脏病并且未发现明确病因，称特发性室速。

知识点 29：阵发性室性心动过速的临床表现

室速的临床表现有：①婴幼儿多表现为充血性心力衰竭，突有烦躁不安，苍白，呼吸困难，年长儿多诉心悸，头昏，气短，咽喉部梗塞感，可有晕厥，心搏骤停。部分患儿症状较轻。②心率增快>150 次/分，律齐，心音强弱不等。③可有低血压、休克。④或伴有继发性代谢性酸中毒。

知识点 30：阵发性室性心动过速的心电图特征

（1）心室率 150~300 次/分，QRS 波群宽大畸形，QRS 时限≥0.10 秒，R-R 间期不匀齐。

（2）有房室分离、心室夺获、室性融合波。

（3）T 波与 QRS 波主波方向相反，P 波与 QRS 波之间无固定关系。

（4）如 QRS 呈右束支传导阻滞时，电轴左偏，V_1 呈 qR 或 R 型，呈兔耳征（R'<R，前峰>后峰），V_5 导联 S>R。

（5）如 QRS 呈左束支传导阻滞时，RV_1 时限≥40ms，V_1 从 R 波起始点至 S 波最深点的距离≥70ms。

（6）电轴西北向。

知识点 31：常见室速的类型

（1）持续性室速：发作超过 30 秒不能自行中止者，称持续性室速，发作时间<30 秒为非持续性；如室性早搏连续 3~6 个，称短阵室速。

（2）多形性室速：QRS 形态多变，有两种或两种以上者为多形性室速；如形态一致为单形性室速。多形性室速复律后，Q-T 间期正常。

（3）尖端扭转型室速：QRS 波群电轴每 5~20 次心搏转变一次，似绕等电位线扭转，室率>200 次/分。尖端扭转型室速复律后，QT 间期延长。

（4）双向性室速：肢导联 QRS 波群主波呈交替性向上及向下。

（5）分支型室速：特点是心电图呈 RBBB+LAD，亦可呈 RBBB+RAD，QRS 时限常≤0.10 秒，但有时可达 0.12 秒；可看到房室分离或看不到 P 波，偶可见心房夺获 1：1 逆传，程控刺激心房或心室可诱发和中止心动过速。

知识点 32：阵发性室性心动过速的鉴别诊断

室性心动过速有时与室上性心动过速伴室内差异传导、室上性心动过速伴束支传导阻滞、逆传型房室折返性心动过速等的鉴别比较困难，必须结合临床病史、体检、心电图特点、对治疗措施的反应等仔细加以区别。①如果存在室房分离或者窦性夺获，可肯定为室速。心前区导联 QRS 波群方向成同向性也支持室速诊断。②如果患者曾有窄 QRS 心动过速的病史和心电图记录，宽 QRS 心动过速的频率快于窄 QRS，则室上速伴差异性传导的可能性大。③如果窦性心律有预激综合征，心动过速时 QRS 波形态与预激综合征的形态一致，则逆传型房室折返性室上性心动过速可能性大。

知识点 33：阵发性室性心动过速的治疗

（1）迅速纠正、治疗电解质紊乱、酸中毒、药物中毒等引起 VT 的诱因。

（2）有血流动力学紊乱时（即伴有低血压、休克及心力衰竭、晕厥等）首选电复律（直流电同步电击转律：每次 0.5~2J/kg），继以利多卡因［10~50μg/（kg·min）］静脉滴注。

（3）无血流动力学紊乱时应用利多卡因每次 1mg/kg+0.9%氯化钠 5ml 静脉缓慢注射（5 分钟），10~30 分钟后可重复使用，转复后 10~50μg/（kg·min）维持，总量不可超过

5mg/kg。亦可静脉注射用普鲁卡因酰胺、苯妥英钠、普萘洛尔、胺碘酮等。

（4）控制发作后，应用Ⅰa、慢心律、Ⅰc、Ⅲ类等药物预防复发，有时需两种或多种药物联用。

（5）特殊类型室速，做针对治疗，如分支型VT，首选维拉帕米静脉注射，普罗帕酮也有效；双向性VT多为洋地黄中毒，首选苯妥英钠1~2mg/kg+0.9%氯化钠10ml静脉缓静脉注射。尖端扭转型室速首选静脉注射硫酸镁，剂量25~50mg/kg，稀释为1%静脉滴注。心动过缓所致的尖端扭转型室速可选用异丙肾上腺素静脉滴注0.02~0.5μg/(kg·min)。

（6）对反复发作而药物治疗无效的患者，尤其对于遗传性室性心律失常、有心脏骤停或晕厥等病史的患儿，可置入埋藏式自动除颤器（ICD），预防猝死。对特发性室速可行射频消融术。

六、房室传导阻滞

知识点34：房室传导阻滞的概念

房室传导阻滞（AVB）是指由于房室传导系统某部位的不应期异常延长，激动心房向心室传播，过程中传导延缓或部分甚至全部不能下传的现象，临床上将房室传导阻滞分为三度。在一度房室传导阻滞，所有激动均可下传但传导缓慢。二度房室传导阻滞，部分激动下传而部分激动被阻滞不能下传。三度房室传导阻滞则心房的激动完全被阻滞不能下传到心室。

知识点35：房室传导阻滞的病因

（1）一度房室传导阻滞：可见于健康儿童，也可由风湿性心脏炎、病毒性心肌炎、发热、肾炎、先天性心脏病引起。在应用洋地黄时也能延长P-R间期。

（2）二度房室传导阻滞：产生的原因有风湿性心脏病、各种原因引起的心肌炎、严重缺氧、心脏手术后及先天性心脏病（尤其是大动脉错位）等。

（3）三度房室传导阻滞：又称完全性房室传导阻滞，小儿较少见。病因可分为先天性与获得性两种。前者中约50%的患儿的心脏并无形态学改变，部分患儿合并先天性心脏病或心内膜弹力纤维增生症等。后者以心脏手术引起者最为常见，其次为病毒性心肌炎，新生儿低血钙与酸中毒也可引起暂时性三度房室传导阻滞。

知识点36：房室传导阻滞的临床表现

（1）一度房室传导阻滞：本身对血流动力学并无不良影响。临床听诊，除第一心音较低钝外，并无其他特殊体征。诊断主要通过心电图检查。

（2）二度房室传导阻滞：临床表现取决于基本心脏病变以及由传导阻滞引起的血流动力学改变。心室率过缓可引起胸闷、心悸，甚至产生眩晕和晕厥。听诊时除原有心脏疾患所产生的听诊改变外，尚可发现心律不齐、脱漏搏动。莫氏Ⅰ型比Ⅱ型常见，但Ⅱ型的预后较差，容易发展为完全性房室传导阻滞，导致阿-斯综合征。

（3）三度房室传导阻滞：临床上部分小儿并无主诉，重者因心排血量减少而感觉乏力、眩晕、活动时气短。最严重的表现为阿-斯综合征发作，知觉丧失，甚至死亡。某些小儿则表现为心力衰竭以及对应激状态的耐受能力降低。体格检查时脉率缓慢而规则，第一心音强弱不一，有时可闻及第三或第四心音。绝大多数患儿心底部可闻及Ⅰ~Ⅱ级喷射性杂音，为心脏每次搏出量增加引起的半月瓣相对狭窄所致。由于经过房室瓣的血量也增加，所以可闻及舒张中期杂音。X线检查发现的不伴有其他心脏疾患的三度房室传导阻滞中，60%亦有心脏增大。

知识点37：房室传导阻滞的心电图特征

（1）一度房室传导阻滞：P-R间期超过正常范围，但每个心房激动都能下传到心室。

（2）二度房室传导阻滞通常分为Ⅰ型和Ⅱ型两型。

1）Ⅰ型：又称为文氏现象，表现为：①P-R间期进行性延长，直至1个P波不能下传心室，P波后不出现QRS波。②在P-R间期延长的同时，R-R间期进行性缩短，直至1个P波不能下传心室。③脱落前后2个R波的距离小于最短的R-R间期的2倍。

2）Ⅱ型：P-R间期固定不变，心房搏动部分不能下传到心室。房室间可呈固定或不固定的2∶1或3∶2等下传。

（3）三度房室传导阻滞：心电图表现为：①P-P间期与R-R间期各自相等，P波与QRS波群无关。②心室率慢于心房率。③QRS波群形态和心室率视阻滞部位的不同而有所差异。阻滞部位较高，逸搏点在希氏束分叉部位以上，则心室率较快且QRS波群形态和时限正常；阻滞部位较低，则心室率较慢，而且QRS波群形态宽大畸形。

知识点38：房室传导阻滞的治疗

（1）一度房室传导阻滞：积极寻找病因并对其进行治疗，基本上不需特殊治疗，预后较好。

（2）二度房室传导阻滞：治疗应针对原发疾病。当心室率过缓、心脏搏出量减少时可用阿托品、异丙肾上腺素治疗。预后与心脏的基本病变有关。

（3）三度房室传导阻滞：有心功能不全症状或阿-斯综合征表现者需积极治疗。纠正缺氧与酸中毒可改善心脏传导功能。由心肌炎或手术暂时性损伤引起者，肾上腺皮质激素可消除局部水肿。可口服阿托品、麻黄碱，或异丙肾上腺素舌下含服，重症者应用阿托品皮下或静脉注射，或异丙肾上腺素1mg溶于5%~10%葡萄糖溶液250ml中，持续静脉滴注，速度为0.05~2μg（kg·min），然后根据心率调整速度。

安装起搏器的指征为反复发生阿-斯综合征，药物治疗无效或伴心力衰竭者。一般先安装临时起搏器，经临床治疗可望恢复正常，若观察4周左右仍未恢复，应考虑安置永久起搏器。

七、长 Q-T 间期综合征

知识点 39：长 Q-T 间期综合征的概念

长 Q-T 间期综合征又称心脏耳聋综合征，是指心电图上 Q-T 间期延长、室律失常、晕厥和猝死的一组综合征，可伴有先天性耳聋，称为 J-L-N 综合征，为常染色体隐性遗传。无耳聋者称为 R-W 综合征，为常染色体显性遗传。

知识点 40：长 Q-T 间期综合征的临床表现

有反复晕厥的病史，特别是在体力活动或情绪激动时易发生，可伴有先天性耳聋。家族中常有同类患儿或猝死者。死亡病例半数小于 5 岁。

知识点 41：长 Q-T 间期综合征的心电图检查

心电图特点为：①Q-T 间期延长，T 波宽大、切迹、高尖、双向或倒置，常伴有扩张期震荡波（DOws）。②可见频发室性早搏，常有 RonT 而致室性心动过速、心室颤动。③运动心电图 Q-T 间期延长明显。

知识点 42：长 Q-T 间期综合征的诊断标准

（1）主要条件：①Q-T（Q-Tc）间期大于 0.44 秒。②精神或体力创伤引起晕厥。③家庭成员有原发性 Q-T 间期延长综合征。

（2）次要条件：①先天性耳聋。②发作性 T 波变化。③心率慢（儿童）。④异常心室复极化。如果有两个主要条件或一个主要条件加两个次要条件，即可诊断。

知识点 43：长 Q-T 间期综合征的鉴别诊断

临床上需与癫痫鉴别，往往误诊为癫痫而长期治疗，若仔细询问发作情况，检查心电图则不难区别。心电图的鉴别应排除继发性 Q-T 间期延长，如高度房室传导阻滞、严重窦性心动过缓及低钾血症、低钙血症、低镁血症、药物影响（奎尼丁、酚噻嗪、丙咪嗪及胺碘酮等）、脑血管病变、心肌病、二尖瓣脱垂综合征等所致 Q-T 间期延长，但继发性者晕厥与情绪、体力活动无关。家族性心室颤动晕厥发作时也呈心室颤动，但 Q-T 间期不长。

知识点 44：长 Q-T 间期综合征的治疗

（1）对于先天性 Q-T 间期延长而无临床症状者可以不治疗，但要注意避免剧烈活动、情绪激动等。如果出现复杂室性心律失常，甚至发生过猝死或晕厥者，应给予大剂量的 β_2

阻滞剂治疗如普萘洛尔，剂量宜偏大，小剂量无效，一般每日口服 1~4mg/kg，分 3 次服用，有效阻滞的标志是晕厥发作终止，室律失常消失，而 Q-T 间期可缩短或无改变，在治疗显效后勿中断服药。否则有发生猝死的可能。如果效果不好。可以与苯妥英钠、苯巴比妥合用。使用上述 3 种药物仍发生晕厥者，可以切除左侧颈胸交感神经节。如果仍无效，可以安装自动转复除颤器。

（2）对于后天性 Q-T 间期延长综合征，主要是针对病因治疗，去除诱因，如补钾、镁，停止使用延长 Q-T 间期的药物等。发生尖端扭转型室性心动过速（TDP）时，治疗的关键在于缩短 Q-T 间期，可以静脉滴注异丙肾上腺素，使心率加快、Q-T 间期缩短而终止 TDP。也可使用心房或心室起搏达到同样的目的。补充镁盐常有效。必要时可以用 I_B 类抗心律失常药物。禁用 I_A 类、I_C 类与 III 类抗心律失常药物，否则可导致 Q-T 间期延长，使病情恶化。

八、预激综合征

知识点 45：预激综合征的概念

预激综合征又称 WPW 综合征，是指房室间的异常附加肌束或旁路引起的心电图异常。预激综合征患儿大部分心脏正常，亦可见于先天性心脏病，如三尖瓣下移畸形、纠正性大动脉错位、三尖瓣闭锁和心肌病等。

知识点 46：预激综合征的发病机制

由于附加肌束传导速度明显高于房室结，由窦房结发出的激动一部分先通过旁路引起心室肌激动，一部分仍由房室结、束支、浦肯野纤维正常传导，于是预激综合征的心电图特征为 PR 间期缩短、δ 波（预激波）、QRS 增宽，继发性 ST-T 异常。

知识点 47：预激综合征的常见旁路

（1）房室副束：Kent 束，最多见，连接心房和心室的附加肌束，心电图表现为典型预激综合征。

（2）房束副束和结束副束：James 束，连接心房和希氏束或房室结和希氏束的附加肌束。心电图表现为 PR 间期缩短。

（3）结室副束和束室副束：Mahaim 纤维，连接房室结和心室，或连续希氏束和心室的附加肌束。RR 电图表现为 PR 间期正常但有 δ 波、QRS 增宽和继发性 ST-T 异常。

知识点 48：预激综合征的诊断

（1）一般无特殊症状，可有合并疾病的表现，伴房室折返性心动过速或心房颤动时有相应症状。

（2）预激综合征的分型：最早在 1945 年由 Rosembaum 分为 A 型和 B 型。①A 型预激综合征：V_1 主波向上，$V_5 \sim V_6$ 主波向上，一般多位于左后间隔。②B 型预激综合征：V_1 主波向下，$V_5 \sim V_6$ 主波向上，一般多位于右侧。

（3）预激综合征的体表心电图定位目前应用广泛，常用的有根据 QRS 波群定位：如图 6-1。根据 δ 波向量、QRS 电轴以及胸导联 R>S 转移部位定位见表 6-2。

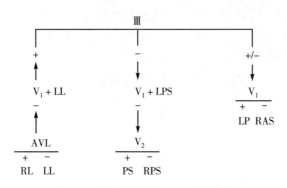

图 6-1　预激综合征体表心电图定位

表 6-2　Lindsay 标准（1987 年）

旁道部位	负向 δ 波所在导联	QRS 电轴	R>S 转移部位
左侧壁	Ⅰ 和（或）AVL	$+60° \sim +120°$	$V_1 \sim V_4$
左后壁	Ⅲ，aVF	$0° \sim -90°$	V_1
后间隔	Ⅲ，aVF	$0° \sim -60°$	$V_1 \sim V_4$
右侧壁	aVR	$-30° \sim -60°$	$V_3 \sim V_5$
前间隔	$V_1 V_2$	$0° \sim +60°$	$V_3 \sim V_5$

知识点 49：预激综合征的治疗

（1）预激综合征本身是心电图异常，如无症状，不需处理。

（2）预激综合征提供折返途径，可引起房室折返性心动过速或心房颤动；婴儿预激综合征引起的房室折返性心动过速经药物控制（WPW 合并室上速或房颤、房扑时，禁止使用洋地黄），随年龄增长，大部分可获缓解；年长儿反复发作或药物不能控制时，可行射频消融术，疗效确切。

第五节 心 力 衰 竭

知识点 1：心力衰竭的概念

心力衰竭简称心衰，是指心脏工作能力（心肌收缩或舒张功能）下降使心排血量绝对或相对不足，不能满足全身组织代谢的需要，出现肺循环和（或）体循环淤血的病理生理状态。心力衰竭是儿童时期的危重症之一，特别是急性心衰，起病急、进展快，如不早期诊断及处理，则严重威胁小儿的生命。

知识点 2：心力衰竭的病因

引起小儿心衰的病因有：①心肌收缩功能障碍（心肌衰竭），包括各种原因所致的心肌炎、扩张性心肌病等。②心室前负荷过重（容量负荷过重），包括左向右分流型先天性心脏病、瓣膜反流性疾病、输液过多过快等。③心室后负荷过重（压力负荷过重），左室压力负荷过重见于高血压、主动脉瓣狭窄、主动脉缩窄等；右心室压力负荷过重见于肺动脉高压、肺动脉瓣狭窄等。④心室充盈障碍，包括缩窄性心包炎、限制型心肌病或肥厚型心肌病等。

另外，贫血、营养不良、电解质紊乱、严重感染、心律失常和心脏负荷过重等都是儿童心力衰竭发生的诱因。

知识点 3：心力衰竭的发病机制

心力衰竭的发病机制多为心肌收缩和心肌舒张功能障碍。心衰时，由于心排血量下降，组织氧供不足，机体动用各种储备力量进行代偿。这些代偿机制初始对机体是有益的，使心功能维持在正常水平，但是长期维持最终发生失代偿，并且代偿机制也有负性效应，最终发生心力衰竭。心衰的发生不仅是血流动力学的异常，同时还有神经体液因素的参与，心肌重构也发挥着重要作用。

知识点 4：心力衰竭的临床表现

（1）年长儿心力衰竭的症状与成人相似，主要表现为乏力、活动后气急、食欲减低、腹痛和咳嗽。安静时心率增快，呼吸浅表、增速，颈静脉怒张，肝肿大、有压痛，肝颈反流试验阳性。病情较重者尚有端坐呼吸、肺底部可闻及湿啰音，并出现水肿，尿量明显减少。心脏听诊除原有疾病产生的心脏杂音和异常心音外，常可听到心尖区第一心音减低和奔马律。

（2）婴幼儿心力衰竭的临床表现有一定特点。常见症状为呼吸急促、表浅、频率可达 50~100 次/分，喂养困难，体重增长缓慢，烦躁多汗，哭声低弱，肺部可闻及干啰音或哮鸣音。水肿首先见于颜面、眼睑等部位，严重时鼻唇三角区呈现发绀。

知识点 5：心力衰竭的 X 线检查

心脏扩大，可见心搏动减弱（透视下），肺淤血（上叶肺静脉扩张，肺纹理增多、模糊，肺野透光度降低，肺门阴影增宽模糊）或肺水肿（以肺门为中心的对称性分布的大片状阴影）表现。

知识点 6：心力衰竭的超声心动图检查

可见心室和心房腔扩大，M 型超声心动图显示心室收缩时间延长，射血分数降低。心脏舒张功能不全时，二维超声心动图对心力衰竭的诊断和病因判断有帮助。

知识点 7：有创性血流动力学测定

目前主要采用 Swan-Ganz 气囊漂浮导管和温度稀释法。气囊漂浮导管可测定心脏血管内压力（肺动脉压力，肺动脉楔压），结合热稀释法测每分钟心排血量，并计算出血流动力学参数。

知识点 8：脑利钠肽的测定

脑利钠肽（BNP）是心肌分泌的重要肽类激素，心力衰竭时由于室壁应力增加，导致其分泌和释放增加。心力衰竭时，患者循环中 BNP 水平升高，并与心力衰竭的严重程度呈正相关，可作为辅助诊断心衰的客观生化标志物。

知识点 9：心力衰竭的临床诊断依据

心力衰竭的临床诊断依据为：①安静时心率增快，婴儿>180 次/分，幼儿>160 次/分，不能用发热或缺氧解释。②呼吸困难，发绀突然加重，安静时呼吸达 60 次/分以上。③肝肿大，达肋下 3cm 以上，或在密切观察下短时间内较前增大，而不能以横膈下移等原因解释。④心音明显低钝，或出现奔马律。⑤突然烦躁不安，面色苍白或发灰，而不能用原有疾病解释。⑥尿少、下肢水肿，已除外营养不良、肾炎、维生素 B_1 缺乏等原因。

知识点 10：心力衰竭类型的判定

（1）急性心力衰竭和慢性心力衰竭：①急性心力衰竭：由于突然发生心脏结构或功能异常，导致短期内心排血量明显下降、器官灌注不良和静脉急性淤血。可表现为急性肺水肿或心源性休克。②慢性心力衰竭：逐渐发生的心脏结构和功能异常或急性心力衰竭渐变所致。心室重构是其特征。

（2）左侧心力衰竭、右侧心力衰竭和全心力衰竭：①左侧心力衰竭：指左心室代偿功能不全引起，临床表现上以肺循环淤血及心排血量降低为主。②右侧心力衰竭：指右心室代偿功能不全引起，临床表现上以体循环淤血为主。③全心力衰竭：左、右心室同时受累，左侧与右侧心力衰竭同时出现；或者左侧心力衰竭后肺动脉压力增高，使右心负荷加重，经长期后，右心衰竭相继出现。

（3）收缩性心力衰竭和舒张性心力衰竭：①收缩性心力衰竭：由于心室收缩功能障碍导致心脏泵血功能低下并有静脉淤血的表现。临床特点为左心室扩大、左心室收缩期末容量增大和射血分数降低（LVEF≤40%）。②舒张性心力衰竭：由于心室舒张期松弛和充盈障碍导致心室接受血液能力受损，表现为左心室充盈压增高并有静脉淤血的表现。

（4）低心排血量型心力衰竭和高心排血量型心力衰竭：①低心排血量型心力衰竭：指心排血量降低，有外周循环异常的临床表现，如外周血管收缩、发冷、苍白等。②高心排血量型心力衰竭：由于容量负荷过重导致的心力衰竭，心排血量正常或高于正常。

知识点 11：心力衰竭的治疗原则

急性心衰的治疗以循环重建和挽救生命为目的。慢性心衰的治疗目标为缓解症状，改善运动耐量，提高生活质量，降低病死率。目前慢性心衰的治疗已从过去短期应用改善血流动力学药物（如利尿药、正性肌力药和血管扩张药）的治疗转为长期应用神经内分泌拮抗药（如血管紧张素转化酶抑制药和β受体阻滞药）进行修复性治疗，以改善衰竭心脏的功能。

知识点 12：心力衰竭的病因治疗

应重视病因治疗，先天性心脏病患者的内科治疗往往是术前的准备，而且手术后亦需继续治疗一个时期；心肌病患者经内科治疗可获得症状的暂时缓解；如心力衰竭由甲状腺功能亢进、重度贫血或维生素 B_1 缺乏、病毒性或中毒性心肌炎等引起，则需及时治疗原发疾病。

知识点 13：心力衰竭的一般治疗

（1）**休息和镇静**：充分的休息和睡眠可减轻心脏负担，取平卧或半卧位，尽力避免患儿烦躁、哭闹，必要时可适当应用镇静剂，苯巴比妥、吗啡（0.05mg/kg）皮下或肌内注射常能取得满意效果，但需警惕呼吸抑制。

（2）**吸氧**：对于呼吸急促和发绀的患儿及时给予吸氧。

（3）**饮食**：应给予容易消化及富有营养的食品，一般饮食中钠盐应减少，很少需要严格的极度低钠饮食。

知识点 14：心力衰竭的药物治疗

（1）正性肌力药物：①洋地黄类药物：迄今为止洋地黄仍是儿科临床上广泛使用的强心药物之一。小儿时期常用的洋地黄制剂为地高辛，可口服或静脉注射，起效快，排泄亦较迅速，因此剂量容易调节，药物中毒时处理也比较容易。地高辛酏剂口服吸收率更高。早产儿对洋地黄比足月儿敏感，后者又比婴儿敏感。婴儿的有效浓度为 2~4ng/ml，大年龄儿童为 1~2ng/ml。由于洋地黄的剂量和疗效的关系受到多种因素的影响，洋地黄的剂量要个体化。②β 肾上腺素能受体激动药：主要药物有多巴胺和多巴酚丁胺，多用于紧急情况的急性心衰、危重难治性心衰和心源性休克患儿。联合应用常取得较好疗效。但是只能通过静脉滴注用药，该类药物具有正性变速作用，会导致心律失常，且使心肌氧耗量增加，因此临床应用受到限制。③磷酸二酯酶抑制药：多用于急性心力衰竭或难治性心力衰竭的短期治疗，治疗持续时间多不超过 1 周。常用药物包括氨力农和米力农。米力农静脉首次剂量 50μg/kg（10~15 分钟），维持以 0.25~0.5μg/（kg·min）静脉滴注。

（2）利尿药：对急性心力衰竭或肺水肿者可选用快速强效利尿剂，如呋塞米或依他尼酸，其作用快而强，可排出较多的 Na^+，而 K^+ 的损失相对较少。慢性心力衰竭一般联合使用噻嗪类与保钾利尿剂，并采用间歇疗法维持治疗，防止电解质紊乱。

（3）血管扩张药：①血管紧张素转换酶抑制剂：该药能有效缓解心力衰竭的临床症状，改善左心室的收缩功能，防止心肌重构，逆转心室肥厚，降低心力衰竭患者的死亡率。依那普利（苯脂丙脯酸）剂量为每日 0.05~0.1mg/kg，一次口服。②硝普钠：对急性心力衰竭（尤其是急性左心衰竭、肺水肿）伴周围血管阻力明显增加者效果显著。在治疗体外循环心脏手术后的低心排综合征时联合多巴胺效果更佳。应在动脉压力监护下进行。③酚妥拉明（苄胺唑啉）：α 受体阻滞剂，以扩张小动脉为主，兼有扩张静脉的作用。但因可增加去甲肾上腺素的释放，会有提高心率的不良反应。目前临床应用逐渐减少。

（4）心肌代谢赋活药：近年来多推荐应用辅酶 Q10、1,6-二磷酸果糖和磷酸肌酸等心肌代谢赋活药物。

知识点 15：心衰治疗的新进展

（1）药物治疗：研究中有治疗前景的药物包括内皮素受体拮抗药、肾上腺髓质素、生长激素、肿瘤坏死因子单克隆抗体等。

（2）心衰的细胞移植：近年来，采用自体骨髓源性干细胞移植修复心肌细胞的再生已成为研究热点。自体骨髓来源的干细胞具有取材方便、无免疫原性、具有多向分化潜能、合乎伦理学要求等特点。细胞移植主要采用经冠状动脉注入、开胸手术时注入心外膜下和经导管注入心内膜下 3 种途径。自体骨髓干细胞移植治疗心衰是很有前途的新方法，临床研究已开始进行，但要广泛应用于临床，许多问题尚有待解决，而且目前还没有促使干细胞对心肌组织特异性靶向趋化的有效方法，干细胞在损伤心肌中的生存条件还需要进一步阐明。

（3）基因治疗：是在分子水平上纠正致病基因的结构或表达缺陷。心衰的基因治疗，目前仍在实验阶段，尚未应用于临床。但近年由于分子生物学理论和技术的进展，分子心血管病学的研究亦取得了飞速的进展，对心衰的治疗展示了良好的发展前景。

第六节　病毒性心肌炎

知识点 1：病毒性心肌炎的概念

病毒性心肌炎是病毒侵犯心脏，以心肌炎性病变为主要表现的疾病，有的可伴有心包或心内膜炎症改变。本病临床表现轻重不一，预后大多良好，但少数可发生心力衰竭、心源性休克，甚至猝死。儿童期的发病率尚不确切，国外资料显示本病非常见病。

知识点 2：病毒性心肌炎的病因

引起儿童心肌炎的常见病毒有柯萨奇病毒（B 组和 A 组）、埃可病毒、脊髓灰质炎病毒、腺病毒、传染性肝炎病毒、流感和副流感病毒、麻疹病毒、单纯疱疹病毒以及流行性腮腺炎病毒等。值得注意的是，新生儿期柯萨奇病毒 B 组感染可导致群体流行，其死亡率可高达 50% 以上。

知识点 3：病毒性心肌炎的发病机制

病毒性心肌炎的发病机制尚不完全清楚。但随着分子病毒学和分子免疫学的发展，病毒性心肌炎的发病机制逐渐被揭示清楚，系病毒直接损害被感染的心肌细胞和病毒触发人体自身免疫反应而引起的心肌损害。在急性期，柯萨奇病毒和腺病毒等通过心肌细胞的相关受体侵入心肌细胞，在细胞内复制，并直接损害心肌细胞，导致变性、坏死和溶解。机体受病毒的刺激，激活细胞和体液免疫反应，产生抗心肌抗体、白细胞介素-Iα、TNF-α 和 γ-干扰素等，诱导产生细胞黏附因子，促使细胞毒性 T 细胞（CD8$^+$）选择地向损害心肌组织黏附、浸润和攻击。

知识点 4：病毒性心肌炎的病理

心脏可显示不同程度的扩大，心肌苍白松弛。心肌纤维之间和血管周围的结缔组织中有单核细胞、淋巴细胞等炎性细胞浸润。心肌纤维不同程度变性、横纹消失、肌质溶解，呈小灶性、斑点性或大片状坏死。可伴浆液纤维素性心包炎和心内膜炎。慢性病例晚期除心肌纤维变性坏死外，可见纤维细胞增生、胶原纤维增多、瘢痕形成。

知识点 5：病毒性心肌炎的临床表现

（1）症状：①多有轻重不等的全身症状，取决于年龄和感染的急性或慢性过程。如发热、乏力、全身不适、咳嗽、咽痛、肌痛、腹泻、皮疹等表现。②可有心悸、胸闷、心前区不适、气急、头晕，曾有晕厥或抽搐史。③新生儿和婴儿可突然起病，伴厌食、呕吐、昏睡、发绀等。

（2）体征：①心脏大小正常或增大。②心音低钝，可出现奔马律。③心率增快，偶有心动过缓，常有心律不齐。④心尖部可有轻度柔和收缩期杂音，有心包炎时，可有心包摩擦音。

知识点 6：病毒性心肌炎的影像学检查

（1）X 线检查：心影大小正常或增大，可有少量胸腔积液。

（2）心电图：包括各种期前收缩、室上性和室性心动过速、房颤和室颤、二度或三度房室传导阻滞。心肌受累明显时可见 T 波降低、ST-T 段改变，但是心电图缺乏特异性，强调动态观察的重要性。

（3）超声心动图：可显示心房、心室的扩大，心室收缩功能受损程度，探查有无心包积液以及瓣膜功能。

（4）放射性核素心肌显像：①^{67}镓-心肌炎症显像：^{67}镓（^{67}Ga）心肌显像对心肌炎有较高的诊断价值，特异度高，但敏感度低。②^{111}铟-抗肌球蛋白抗体心肌坏死灶显像：^{111}铟（^{111}In）标记的单克隆抗肌球蛋白抗体可与重链特异性结合使心肌坏死灶显像。^{111}In-抗肌球蛋白显像对心肌炎的特异度较高，为 86%，敏感度为 66%。但需注射 48 小时后延迟显像，放射性核素暴露时间长。③^{99m}锝-MIBI（甲氧基异丁基异腈）心肌灌注显像：心肌炎时，由于炎性细胞浸润，间质纤维组织增生，退行性变等，致使心肌缺血，正常心肌细胞减少，故核素心肌显像呈正常与减淡相间的放射性分布（呈花斑样改变），借此可做出心肌炎倾向性诊断，但特异性差。

（5）心脏磁共振显像（CMRI）：CMR 显示心肌炎的组织病理学特征主要有早期增强、晚期增强和水肿信号，三种表现相结合，可大大提高心肌炎诊断的敏感性、特异性和准确性，可清楚显示炎症的位置、范围及严重程度，并且可长期随访观察严重的活动变化情况。

知识点 7：心肌损伤的血清生化指标

（1）心肌酶谱：心肌受损时，血清中有十余种酶的活力可以增高，临床用于诊断病毒性心肌炎的酶主要为肌酸激酶（CK）及其同工酶 CK-MB。现已知 CK 有 4 种同工酶，即 CK-MM（骨骼肌型）、CK-MB（心肌型）、CK-BB（脑型）和线粒体同工酶 Mt。CK-MB 主要来源于心肌，对早期诊断心肌炎价值较大。由于血清总 CK 活力值、CK-MB 活力值与小儿年龄相关，因此，一般以血清 CK-MB 活性与 CK 总活性之比≥6% 作为心肌损伤的特异性指标（正常人血清中 CK-MB 占 CK 总活性的 5% 以下）。CK-MB 的定量分析（CK-MB 质量，单位 ng/ml）较活力分析（单位为 U/ml）更为精确，且小儿正常参考值不受年龄因素的影响，≥5ng/ml 为阳性，提示心肌损伤。

（2）心肌肌钙蛋白（cTn）：是心肌收缩和舒张过程中的一种调节蛋白。cTn 这种非酶类蛋白血清标志物对评价心肌损伤具有高度特异性和敏感性，并且出现早，持续时间长。

知识点 8：抗心脏抗体

以免疫荧光或者 Western 等方法检测外周血或者心肌活检标本中的心脏抗体，如抗肌球蛋白抗体、抗肌凝蛋白抗体、抗线粒体腺苷酸转移酶抗体、抗心肌 G 蛋白耦联受体抗体、抗 β_1 受体抗体、抗热休克蛋白抗体等，如阳性支持心肌炎的诊断。如心脏抗体持续效价升高，高度提示发展成扩张性心肌病（炎症性心肌病、慢性心肌炎）的可能。

知识点 9：心内膜心肌活检

心内膜心肌活检仍被认为是诊断病毒性心肌炎的金标准，但由于取样部位的局限性，且患者的依从性不高，在国内很难作为常规检查项目。

知识点 10：病毒学检查

疾病早期可从咽拭子、咽冲洗液、粪便、血液中分离出病毒，但需结合血清抗体测定才更有意义。恢复期血清抗体效价比急性期增高 4 倍以上，病程早期血中特异性 IgM 抗体效价在 1：128 以上。利用聚合酶链反应或病毒核酸探针原位杂交，自血液或心肌组织中查到病毒核酸可作为某一型病毒存在的依据。

知识点 11：病毒性心肌炎的临床诊断

（1）心功能不全、心源性休克或心脑综合征。

（2）X 线或超声心动图检查具有心脏扩大的表现。

（3）心电图改变：以 R 波为主的 2 个及以上主要导联（Ⅰ、Ⅱ、aVF、V_5 导联）的 ST-T 改变持续 4 天以上伴动态变化，窦房、房室传导阻滞，完全性右或左束支传导阻滞，成联律、多型、多源、成对或并行期前收缩，非房室结及房室折返引起的异位性心动过速、低电压（新生儿除外）及异常 Q 波。

（4）CK-MB 升高或心肌肌钙蛋白（cTnI 或 cTnT）阳性。

知识点 12：病毒性心肌炎的病原学诊断

（1）确诊指标：自心内膜、心肌、心包（活体组织检查、病理）或心包穿刺液检查发现以下之一者可确诊：①分离到病毒。②用病毒核酸探针查到病毒核酸。③特异性病毒抗体阳性。

（2）参考依据：结合临床表现，有以下之一者可考虑心肌炎系由病毒引起：①自粪便、咽拭子或血液中分离到病毒，且恢复期血清同型抗体效价较第一份血清升高或降低 4 倍以上。②病程早期血中特异性 IgM 抗体阳性。③用病毒核酸探针自患儿血中查到病毒核酸。

（3）确诊依据：具备两项临床诊断依据可临床诊断。发病同时或发病前 1~3 周有病毒感染的证据支持诊断：①同时具备病原学确诊依据之一者，可确诊为病毒性心肌炎。②具备病原学参考依据之一者，可临床诊断为病毒性心肌炎。③凡不具备确诊依据，应给予必要的治疗或随诊，根据病情变化，确诊或除外心肌炎。应除外风湿性心肌炎、中毒性心肌炎、先天性心脏病、由风湿性疾病以及代谢性疾病（如甲状腺功能亢进症）引起的心肌损害、原发性心肌病、原发性心内膜弹力纤维增生症、先天性房室传导阻滞、心脏自主神经功能异常、β 受体功能亢进及药物引起的心电图改变。

知识点 13：病毒性心肌炎的治疗

（1）急性期应卧床休息，一般 3~4 周，有心脏扩大和心力衰竭时，休息 3~6 个月，随后逐渐恢复至正常活动。

（2）防治诱因，控制继发细菌感染。

（3）改善心肌代谢、增进心肌营养：①维生素 C 每次 100~200mg/kg，稀释成 10%~12.5% 溶液，静脉注射，每日 1 次，疗程 1/2~1 个月。②辅酶 Q_{10} 剂量 10~30mg/d，分次服用，疗程 1~3 个月。③1,6-磷酸果糖每次剂量 100~250mg/kg，每日一次静脉缓慢注射，每 10~15 日为一疗程。④多种维生素等。

（4）肾上腺皮质激素：重症和暴发性心肌炎可用地塞米松静脉滴注、甲泼尼龙冲击（每次 10~30mg/kg）或泼尼松口服 1~1.5mg/(kg·d)，分次口服，用 3~4 周，症状缓解后逐渐减量停药。

（5）丙种球蛋白：重症和暴发性心肌炎可用 IVIG 总量 2g/kg，2~3 日内使用。

（6）对症治疗：①控制心力衰竭：应用强心剂（洋地黄制剂、多巴胺或多巴酚丁胺）、利尿剂和血管扩张剂。对洋地黄制剂较敏感，剂量宜小，一般总量减少 1/3~1/2，首次剂量不超过总量 1/3。②纠正心律失常：根据心律失常种类选用不同的抗心律失常药物。③抢救心源性休克：用地塞米松每次 0.5~1.0mg/kg 静脉推注或滴注；大剂量维生素 C 每次 2~5g，静脉推注，每 2~6 小时一次，病情好转后改为每日 1~2 次；多巴胺或（和）多巴酚丁胺静脉滴注，5~15μg/(kg·min)，根据血压调节滴注速度，可并用硝普钠静脉滴注，0.5~5μg/(kg·min)。

（7）心脏临时起搏器：对于起病急、病情进展快的暴发性心肌炎，出现Ⅲ度房室传导阻滞者，需安装临时起搏器。

知识点 14：病毒性心肌炎的预后

绝大多数患者预后良好，经适当治疗后可痊愈。少数患儿可发展成扩张性心肌病。极少数暴发起病者由于心肌弥漫性炎症和坏死，发生心力衰竭、心源性休克或者严重心律失常，在早期死亡。暴发起病者如能存活，多数预后良好，很少会发展成扩张性心肌病。新生儿病毒性心肌炎往往病情重，死亡率可高达75%。

第七节　心源性休克

知识点1：心源性休克的概念

心源性休克是指各种原因所致的心脏泵血功能障碍，导致心排血量减少，从而引起周围循环衰竭和组织器官灌注不足而出现的一种临床综合征。由于心脏排血能力急剧下降，或是心室充盈突然受阻，引起心搏量减少，血压下降，造成生命器官血液灌注不足，以迅速发展的休克为其临床特征。该病病情凶险，如不及时抢救，常危及生命。

知识点2：心源性休克的病因

根据机制的不同引起小儿心源性休克的主要病因可分为以下几类。

（1）心肌收缩功能障碍：急性暴发性心肌炎、冠状动脉起源异常、扩张型心肌病终末期、川崎病合并心肌梗死、先天性左心发育不良综合征、心脏手术后低心排综合征等均可引起心肌收缩功能障碍，心排血量减少，造成心源性休克。以暴发性心肌炎最常见。

（2）心室的压力负荷（后负荷）过重：严重心室流出道狭窄甚至梗阻（如肥厚型心肌病），主动脉瓣和肺动脉瓣狭窄，高血压和肺动脉高压等，使心室射血时阻力增高，急剧增加时会使心排血量急剧下降，引起心源性休克。

（3）心室的容量负荷（前负荷）过重：瓣膜关闭不全、急性主动脉瓣反流和二尖瓣反流，心脏外伤、穿孔，主动脉窦瘤破裂入心腔等。

（4）心脏舒张充盈障碍：大量心包积液，缩窄性心包炎，限制型心肌病，严重二、三尖瓣狭窄，急性肺栓塞，张力性气胸，心内肿瘤或球形血栓嵌顿在房室口等，可使心室充盈急剧下降进而心排血量急剧下降，导致心源性休克。

（5）严重心律失常：严重的心动过缓（三度房室传导阻滞和窦房结功能障碍）和心动过速（室上性/室性心动过速，心房/心室扑动，心房/心室颤动等）均可使心排血量严重降低，引起心源性休克。

（6）全身因素：缺氧、缺血、酸碱电解质代谢紊乱、药物中毒（洋地黄过量）等，可继发严重的心律失常和（或）心肌收缩力下降，引起心排血量下降，发生心源性休克。

知识点3：心源性休克的病理生理

由心排血量急剧减少导致有效循环血量不足，微循环障碍和组织器官灌注不足，进而发生代谢障碍、酸碱平衡紊乱和细胞毒性物质生成堆积，最终发生弥散性血管内凝血和全身多器官衰竭。其发病机制复杂，涉及神经、体液、内分泌、免疫和凝血等多个系统。

知识点 4：心源性休克的临床表现

首先，心源性休克患者具有原发病的症状。室上性心动过速者，既往有反复心动过速的病史，并有典型的心电图改变；急性心脏压塞者，有心包炎的病史，并有颈静脉怒张、奇脉及心音遥远等体征。

心源性休克根据病理生理及临床过程可分为 3 期：

（1）休克早期（代偿期）：患儿神志清楚，但烦躁不安，焦虑或易激惹，面色苍白，四肢湿冷，恶心，呕吐。收缩压正常或偏低，脉压减低。心率加快，脉搏尚有力。尿量正常或者稍减少。

（2）休克中期（失代偿期）：患儿神志尚清楚，但反应迟钝。意识模糊，皮肤湿冷呈大理石样花纹，毛细血管再充盈时间延长（>2 秒）。脉细而速，心音低钝，血压低至正常水平的 70% 以下。浅表静脉萎陷，呼吸增快，心率更快，肠鸣音减弱，尿量减少或者无尿。

（3）休克晚期（不可逆期）：患儿昏迷，肢冷发绀。呼吸急促或缓慢，心率更加频数或转为缓慢，脉搏微弱或者不能触及，血压进一步下降甚至测不出。腹胀，肠麻痹。少尿或无尿。出现弥漫性血管内凝血和多脏器功能损伤；前者引起皮肤黏膜出血、便血、呕血及血尿。发生心力衰竭、呼吸衰竭、急性肾功能衰竭等，导致死亡。

知识点 5：心源性休克的辅助检查

（1）血常规：大多白细胞增多并且中性粒细胞增多。并发 DIC 时，血小板减少。

（2）尿常规：可出现蛋白尿，红、白细胞尿和管型。

（3）血生化检查：可有血糖、血钾、尿素氮和肌酐增高，心肌酶谱可升高，乳酸水平可升高。

（4）血气分析：早期为代谢性酸中毒和呼吸性碱中毒，中、晚期为代谢性酸中毒合并呼吸性酸中毒。氧分压及血氧饱和度降低。

（5）凝血功能：并发 DIC 时，可有凝血酶原时间延长，纤维蛋白原降低，凝血因子减少，FDP 和 D-二聚体升高。

（6）胸部 X 线检查：观察肺淤血的表现，同时提供胸腔积液及心包积液的证据。

（7）心电图：除原发病的改变外，还可出现 ST-T、传导阻滞和心律失常等。

（8）超声心动图：对诊断原发疾病有益。

（9）微循环灌注情况检查：皮温低于肛温 1℃ 以上表示休克严重。眼底检查可见小动脉痉挛和小静脉扩张、视网膜水肿。甲皱微血管的管袢数目显著减少，可有微血栓形成。

（10）血流动力学监测：包括有创动脉血压测定、中心静脉压、肺毛细血管楔压和心排血量等的测定。因其有创性，不常规应用，多用于心脏手术后或休克治疗不顺利者。

知识点 6：心源性休克的诊断

（1）休克的诊断：诊断依据包括：①有急性发作或急性加重的心肌疾病。②动脉收缩压降至基础血压的70%以下。③意识异常。④四肢湿冷，皮肤花纹，黏膜苍白或发绀，毛细血管再充盈时间>2秒。⑤心率快，脉搏细速或不可及。⑥少尿或无尿。

（2）病因的诊断：需结合病史、临床和实验室检查对心源性休克的病因做出诊断。

知识点7：心源性休克的鉴别诊断

需与其他类型的休克进行鉴别。

（1）低血容量性休克：主要见于出血、外科手术、创伤等情况，会有贫血，血红蛋白急剧下降，病史对于诊断很有意义。

（2）感染性休克：由各种严重感染引起。在早期可表现为末梢循环温暖，即"暖休克"，直到休克的晚期方出现末梢不良，即为所谓的"冷休克"。

知识点8：心源性休克的一般治疗

（1）保持正确体位：取仰卧位，头部放低，下肢抬高。如同时有心力衰竭不能平卧，可半卧位。注意保暖和安静，尽量不要搬动。

（2）吸氧和保持呼吸道通畅：一般用非创伤性鼻导管或者面罩给氧，维持动脉氧分压在70mmHg以上，血氧饱和度在90%以上。如不能维持，可采取持续性气道正压吸氧（CPAP）或气管插管人工呼吸机辅助呼吸。

（3）镇静：如患儿烦躁不安可给予镇静治疗。常用地西泮0.1~0.3mg/kg缓慢推注，或者水合氯醛灌肠，或者苯巴比妥钠肌内注射。必要时可用吗啡0.1mg/kg皮下注射。

（4）观察生命体征：观察神志、呼吸、心率、血压等的变化，观察尿量，建立静脉通道。

知识点9：心源性休克原发病的治疗

做出病因诊断后，应给予及时治疗。对于重症暴发性心肌炎，可给予甲泼尼龙或者地塞米松静脉注射。①对于急性心脏压塞症所致休克，应立即进行心包穿刺，抽出积液。②患室上性阵发性心动过速时，由静脉注射快速洋地黄制剂或升压药［如去氧肾上腺素（新福林）或甲氧明（美速克新命）］纠正心律，休克即可缓解。③急性克山病用大剂量维生素C静脉注射。④心肌炎用氢化可的松。

知识点10：心源性休克的抗休克治疗

治疗目的为增加心输出量，改善血液灌注，防止长期缺血造成生命器官损伤。

（1）增强心肌收缩力

1）儿茶酚胺类药：①常用的药物：肾上腺素（激动α、α受体），0.05~1.0μg/（kg·

min），作用与剂量相关，大剂量可引起血管收缩。用于对多巴胺或多巴酚丁胺无效者，可提高心输出量及血压。异丙肾上腺素（激动 β 受体），$0.05\sim0.5\mu g/(kg\cdot min)$，增加心肌收缩力、心率加快，因降低外周血管阻力，使血压下降，并可增加心肌耗氧量，用于严重心动过缓者。多巴胺（激动 α、β 及 δ 受体），$1.0\sim20\mu g/(kg\cdot min)$，作用与剂量相关，小剂量 $2\sim5\mu g/(kg\cdot min)$，兴奋多巴胺受体，使内脏与肾血管扩张，尿量增多，中等量 $5\sim10\mu g/(kg\cdot min)$，兴奋 β 受体，心肌收缩力增强，心率加快，同时扩张肾血管，尿量增加，大剂量$>15\mu g/(kg\cdot min)$，兴奋 α 受体为主使外用血管收缩，血压升高。多巴酚丁胺（激动 α、β 受体），增加心肌收缩力，对心率及外用血管阻力作用甚微。②注意事项：药物作用与剂量相关，因血浆半衰期短，必需持续静脉滴注，保持均匀的速度及浓度，最好用输液泵。多巴胺在碱性液中活性减低，故不常与硫酸氢钠等碱性溶液混合应用。常用中等量多巴胺或多巴酚丁胺或小剂量多巴胺和多巴酚丁胺联合应用。若多巴酚丁胺效果差，可选用异丙肾上腺素。

2）洋地黄类药：一般不宜用于心源性休克患者。但心源性休克系阵发性室上性心动过速引起，则应采用静脉注射毛花苷丙或地高辛饱和量法治疗。

米力农（二联吡啶酮）是另一类增强心肌收缩力药。初始用量 $0.01\sim0.05\mu g/kg$ 静脉注射，继以 $0.1\sim1.0\mu g/(kg\cdot min)$ 静脉滴注维持。

（2）血管扩张剂：适用心源性休克患者伴有肺毛细血管楔压或中心静脉压升高而血压正常或接近正常者。①硝普钠：剂量 $0.05\sim8\mu g/(kg\cdot min)$，扩张小动静脉，作用与剂量相关。从小量开始，可发生硫氰盐中毒时应避光，随配随用。②酚妥拉明：剂量 $1\sim20\mu g/(kg\cdot min)$，主要扩张小动脉，可增强心肌收缩力并加快心率。③654-2：剂量 $0.5\sim3mg/(kg\cdot 次)$，每 $10\sim15$ 分钟静注 1 次，直至面色红润、呼吸循环好转，然后延长给药时间，每隔半小时至 1 小时给药 1 次。休克稳定后每隔 $2\sim4$ 小时给药 1 次，维持 24 小时。

血管扩张药与儿茶酚胺类正心肌力药联合应用，改善血流动力学效果较好。通常硝普钠与多巴胺联合应用，从小剂量开始，根据血流动力学改变调节用量。

（3）利尿剂：有明显肺循环或体循环充血加用强效利尿剂，呋塞米（速尿）$1\sim2mg/kg$，静脉注射。

（4）肾上腺皮质激素：主张大剂量应用，地塞米松 $2\sim6mg$ 或甲基泼尼松龙 $10\sim30mg$ 静脉滴注，每 $4\sim6$ 小时可重复使用。

（5）改善心肌代谢：1,6-二磷酸果糖 $100\sim250mg/kg$ 加入注射用水中，静脉滴注，每日 1 次。极化液、能量合剂也可酌情应用。

知识点 11：心源性休克并发症的治疗

心源性休克并发症的治疗：①抽搐者给予止惊治疗，使用甘露醇降颅压。②肾衰竭者量出为入，纠正电解质紊乱，必要时透析治疗。③弥散性血管内凝血者输新鲜血、血小板，补充凝血因子，如无出血可用小剂量肝素。

第八节 心 肌 病

知识点 1：心肌病的概念

心肌病是一组由一系列病因（遗传因素多见）引起的，以心肌机械和（或）心电异常为表现的心肌异质性疾病，可伴心肌不适当肥厚或心腔扩张，可局限于心脏，亦可为全身性疾病的一部分，常导致进行性心力衰竭或心血管死亡。

知识点 2：心肌病的分类

心肌病分为原发性心肌病（简称心肌病）和特异性心肌病两大类。原发性心肌病包括扩张型心肌病、肥厚型心肌病、限制型心肌病、致心律失常性右心室心肌病和未分类心肌病（心内膜弹性纤维增生症和心肌致密化不全等）5 类。特异性心肌病是伴随特异心脏疾病或者全身系统疾病的心肌疾病，包括缺血性心肌病、瓣膜性心肌病、高血压心肌病、炎症性心肌病、代谢性心肌病、内分泌性、结缔组织病、神经肌肉病变、肌营养不良、过敏、药物及中毒反应以及围生期心肌病等。这是目前临床应用最广泛的分类方法。

一、扩张型心肌病

知识点 3：扩张型心肌病的概念

扩张型心肌病（DCM）是最常见的心肌病类型，主要特征是心肌收缩期泵功能障碍，产生充血性心力衰竭，常合并有心律失常，死亡率较高。须排除其他继发性心肌病和克山病。

知识点 4：扩张型心肌病的病因

多数扩张型心肌病病因仍不清楚，为特发性。已明确的病因包括家族遗传、感染/免疫、中毒、神经肌肉病或代谢缺陷病伴发、内分泌病或结缔组织病伴发、营养障碍等。

知识点 5：扩张型心肌病的病理

心脏呈球形扩大，重量增加。各心腔均扩大，以左心室扩大尤为显著。心腔中可见附壁血栓形成。心内膜变薄，心肌苍白，可见局灶性硬化灶。

光镜下可见心肌细胞肥大、变性，心肌纤维稀少，间质纤维增生，可有少量淋巴细胞聚集。电镜下线粒体数量增多，肿胀，嵴断裂甚至消失，肌质网扩张，肌原纤维断裂、崩解、丧失等。

知识点 6：扩张型心肌病的病理生理

由于心肌病变和纤维组织增生，心脏收缩功能减低，心排血量减少，心室舒张期容量增加，肺循环和体循环回流受阻，导致体肺循环淤血。心排血量的下降将导致器官供血不足，造成终末器官损害。心室的扩张使房室瓣环扩大，造成二尖瓣和三尖瓣关闭不全。

心肌病变累及传导系统，重建和纤维化所致的心肌不稳定以及心腔持续扩张促进了心肌电生理的不稳定，会导致心律失常的发生。

知识点 7：扩张型心肌病的临床表现

（1）症状：以学龄和学龄前儿童多见。有呼吸困难，甚至端坐呼吸，水肿和肝大等充血性心力衰竭的症状。

（2）体征：心脏扩大，心音低钝，可闻奔马律。常合并各种类型心律失常。

知识点 8：扩张型心肌病的影像学检查

（1）X 线检查：心影明显扩大，心胸比例在 60% 以上，肺野呈淤血改变。

（2）心电图：左心室肥大、ST-T 段改变、低电压、传导阻滞、异位心律等。

（3）超声心动图：心室腔扩大，弥漫性室壁运动减弱，收缩功能明显降低，短轴缩短率 FS≤0.27，射血分数 EF≤0.5，舒张功能受损一般不明显。

（4）磁共振：可显示心房、心室扩大，室壁变薄，心脏收缩功能降低，心肌纤维化。心肌水肿、早期增强和晚期强化提示炎症病因。

知识点 9：心导管检查和心内膜心肌活检

不常规进行心导管检查。心导管检查可监测血流动力学改变，测定肺动脉压力、肺毛细血管楔压，显示瓣膜反流情况。心内膜心肌活检显示不同程度心肌肥大、变性，间质纤维化，对扩张性心肌病诊断无特异性。如果对心内膜心肌活检标本行病毒核酸 PCR 和原位杂交，再结合免疫组织化学方法检测炎症指标，将有助于扩张性心肌病炎症性的病因诊断。

知识点 10：扩张型心肌病的治疗

治疗原则是针对充血性心力衰竭和各种心律失常。

（1）限制体力活动，低盐饮食。

（2）应用洋地黄和利尿剂以及应用钙拮抗剂、肾素血管紧张素转换酶抑制剂等血管扩张药物。

（3）使用β-受体阻滞剂：常用倍他洛克；因其有负性肌力作用，故严重充血性心力衰竭患儿慎用。

（4）免疫抑制剂及改变心肌代谢药物：免疫抑制剂治疗扩张型心肌病一直存在争议，长期联合应用糖皮质激素和硫唑嘌呤可使心肌活检组织中 HLA 上调。

（5）干细胞移植、基因治疗和靶向治疗：近年来，采用自体骨髓源性干细胞移植、基因治疗和靶向治疗严重的扩张型心肌病已成为研究的热点，是治疗心衰很有前途的新方法，但要广泛应用于临床尚有许多问题待解决。

（6）心脏移植：目前心脏移植技术日益成熟，是扩张型心肌病晚期患者有效的治疗方法。

知识点 11：扩张型心肌病的预后

扩张型心肌病总体预后不良。预后不良因素为发病年龄>5 岁，有家族史，发病时射血分数低，治疗后射血分数恢复不明显。近年来，扩张型心肌病的预后已有好转，生存率的改善可能与 ACEI 和 β 阻滞药应用增加和抗心律失常药物应用减少有关。

二、肥厚型心肌病

知识点 12：肥厚型心肌病的概念

肥厚型心肌病（RCM）主要特征是左心室和室间隔心肌对称性或非对称性肥厚、心室腔变小、左心室舒张期充盈受限、室壁顺应性下降。RCM 是导致青少年猝死的常见原因。在我国甚少见，呈散发分布，小儿尤为罕见。肥厚型心肌病根据左心室流出道有无梗阻可分为非梗阻性与梗阻性。

知识点 13：肥厚型心肌病的病因

目前认为遗传因素是主要病因。肥厚型心肌病是常染色体显性遗传病。此外，糖原贮积症Ⅱ型（Pompe 病）、溶酶体病、脂肪酸代谢紊乱、线粒体病等代谢性疾病也可表现肥厚型心肌病。一些综合征，如努南综合征、豹皮综合征等常合并肥厚型心肌病。

知识点 14：肥厚型心肌病的病理

心脏重量增加。左心室肥厚，多为不对称性肥厚，室间隔肥厚严重，致左心室流出道狭窄，少数患儿心室肥厚限于心室特定部位，如心尖、乳头肌。心室腔大小正常或狭窄变形。常伴二尖瓣叶增厚。

组织学上可见心肌纤维粗大、排列紊乱，心肌细胞肥大，间质纤维化。

知识点 15：肥厚型心肌病的病理生理

肥厚型心肌病的病理生理改变包括舒张功能障碍、左心室流出道梗阻和心肌缺血。

知识点 16：肥厚型心肌病的临床表现

肥厚型心肌病可在各个年龄段发病，最常见于青少年和青年发病。

（1）症状：起病缓慢，逐渐出现心悸、呼吸困难、水肿、肝脏增大，颈静脉怒张，腹水等心力衰竭症状。可有栓塞并发症。

（2）体征：脉搏短促，心尖冲动呈抬举性，第二心音可呈反常分裂。胸骨左缘下段和心尖部可闻及收缩中、晚期喷射性杂音。

知识点 17：肥厚型心肌病的辅助检查

（1）心电图：ST-T 改变、心房肥大、心室肥大及束支传导阻滞等心律失常。

（2）X 线检查：心脏轻至中度扩大。如见心包无钙化而内膜有钙化有助于诊断。

（3）超声心动图：心室腔正常或缩小，心房明显增大，心内膜增厚，室壁运动减弱，收缩功能正常或轻度降低。舒张功能明显受损：二尖瓣血流频谱显示，e 峰降低，a 峰增高，e 峰与 a 峰比例异常，左心室等容舒张时间延长。左如室等容舒张时间延长。肺静脉回流速度收缩期小于舒张期，彩色多普勒显像示二尖瓣环运动速度降低。

（4）心血管造影：左心室造影可见心室腔缩小，心尖部钝角化，左心室舒张末压增高。

（5）心内膜心肌活检：心内膜增厚和心内膜下心肌纤维化。

知识点 18：肥厚型心肌病的诊断

典型的肥厚型心肌病患者有劳力性胸痛、呼吸困难和晕厥等症状，体检胸骨左缘下段心尖内侧闻及心脏杂音，再结合超声心动图显示左心室壁和（或）室间隔肥厚、室间隔厚度/左心室后壁厚度>1.3，即可做出诊断。

病因方面，肥厚型心肌病多数为家族遗传性，进一步的基因检测有助于明确病因。家族性肥厚型心肌病的诊断依据为符合以下 3 条中的任何 1 条。①依据临床表现、超声诊断的肥厚型心肌病患者，除本人（先证者）以外，三代直系亲属中有 2 个或以上为确诊的肥厚型心肌病或因肥厚型心肌病致猝死患者。②肥厚型心肌病患者家族中，2 个或以上的成员发现同一基因、同一位点突变，室间隔或左心室壁超过 13mm，青少年成员 11~14mm。③肥厚型心肌病患者及三代亲属中与先证者具有相同的基因突变位点，伴或不伴心电图、超声心动图异常者。

知识点 19：肥厚型心肌病的鉴别诊断

糖原贮积症、线粒体病等代谢性疾病以及努南综合征和 Leopard 综合征等临床也可表现肥厚型心肌病，需注意鉴别诊断。糖原贮积症 II 型可有心室肥厚，表现为肥厚型心肌病，此外患儿舌大、肌力肌张力低下、肝大、肝功异常，心电图可有 P-R 缩短和 QRS 波高电压，骨骼肌活检或行酶学检查可确诊。糖尿病患儿可有心肌肥厚，但多在生后数月自行缓解。

高血压、先天性主动脉缩窄及主动脉瓣狭窄可表现心肌肥厚，需注意鉴别诊断。

知识点 20：肥厚型心肌病的治疗

梗阻性肥厚型心肌病的治疗原则为减轻左心室流出道梗阻，弛缓肥厚心肌，减慢心率，抗心律失常。

（1）一般治疗：注意休息，避免情绪激动和剧烈运动，禁忌参加竞赛性运动。

（2）药物治疗：主要的治疗药物包括 β 受体阻滞药、苯烷胺类钙通道阻滞药（维拉帕米）和丙吡胺。有明确猝死家族史或严重心室肥厚的患者，多数主张药物治疗。

（3）非药物治疗：①临时或埋藏式双腔起搏：不鼓励置入双腔起搏器作为药物难治性肥厚型心肌病患者的首选方案。②外科手术：切除最肥厚部分心肌，解除机械梗阻，修复二尖瓣反流。但由于手术难度大，死亡率高，需严格遵从适应证。③乙醇消融：儿童应用经验有限。④ICD 置入：ICD 十分昂贵，青少年 ICD 置入后的长期监护和随访是一个新问题。⑤心脏移植：是其他治疗无效后最后的选择，不能普遍使用。⑥基因治疗：目前正在试验阶段。

知识点 21：肥厚型心肌病的预后

肥厚型心肌病发病年龄和临床表现差异很大，预后也很不同。婴儿期表现为充血性心力衰竭或者发绀者，大多在 1 岁以内死亡。少数患者终身没有症状。多数患者病情可稳定多年，自然病程可以很长，出现症状后病情逐渐恶化。预后差的高危因素包括发病年龄小（尤其发病年龄<1 岁）、左心室壁肥厚严重、恶性家族史（家族中多个成员猝死）、室性心动过速，以往有晕厥或者心脏停搏史。

三、限制型心肌病

知识点 22：限制型心肌病的概念

限制型心肌病（RCM）主要特征是心室的舒张充盈功能受阻。心内膜和（或）心肌病变（如纤维化）导致心室充盈受限和心室舒张功能障碍，引起心室舒张末压增高和心房扩大，而心室大小、室壁厚度和心室收缩功能大致正常的一类心肌病。在我国甚少见，呈散发分布，小儿罕见。但是在所有类型心肌病中，其预后最差，50%患者在 2 年左右死亡。

知识点 23：限制型心肌病的病因

本病病因未明。可继发于全身系统疾病，但在儿童大多为原发性（包括特发性和心内膜心肌纤维化）。

（1）遗传因素：特发性限制型心肌病部分与遗传因素有关。最常见的遗传方式是常染色体显性遗传，也可常染色体隐性遗传。

（2）心内膜心肌纤维化：在热带和亚热带常见，病毒或者寄生虫感染后继发的自身免疫反应，引起嗜酸细胞浸润，最终导致心内膜心肌纤维化。

（3）全身疾病合并心肌浸润性病变：心肌浸润性病变继发于全身疾病，如淀粉样变性、类肉瘤病、血色病、糖原贮积症、黏多糖贮积症、色素沉着症、硬皮病、类癌综合征、癌转移、放射性损伤等。

知识点 24：限制型心肌病的病理

心室大小基本正常或者缩小，心房明显扩大，心室僵硬。

心内膜心肌纤维化早期可见嗜酸细胞浸润，心内膜增厚，晚期主要表现为心内膜显著纤维化与增厚，房室瓣常常受累牵拉变形。可见附壁血栓。组织学检查可见心内膜为玻璃样变性的纤维组织和胶原纤维层，下面的心肌纤维化，其间可有钙化灶。病变主要累及心尖和流入道，心腔可以闭塞，流出道不受累反而扩张，可累及乳头肌、腱索和房室瓣。双室均可受累，但以右心室病变为著。

特发性限制型心肌病心内膜受累不显著，心肌细胞溶解、变性、肥厚和间质纤维化均为非特异性改变，炎症细胞浸润不明显。浸润性病变导致的限制型心肌病可见异常物质沉积。

知识点 25：限制型心肌病的病理生理

心内膜和（或）心肌病变（纤维化）使心室顺应性下降，心室充盈和心室舒张功能发生障碍，心房血量增多导致心房明显扩大，静脉回流障碍导致体循环和肺循环淤血，心室舒张期血量减少使心排血量也减少。疾病晚期心肌收缩功能也会减退，并且合并肺动脉高压。房室瓣受累也可导致二、三尖瓣关闭不全。

知识点 26：限制型心肌病的临床表现

（1）症状：起病缓慢，逐渐出现心悸、呼吸困难、咳嗽、咯血、水肿、少尿、肝脏增大、颈静脉怒张、腹水等心力衰竭症状。可有栓塞并发症。

（2）体征：心脏扩大，心音低钝，可闻第4心音，P_2亢进。

知识点27：限制型心肌病的辅助检查

（1）心电图：ST-T 改变、心房肥大、心室肥大及束支传导阻滞等心律失常。

（2）X 线检查：心脏轻至中度扩大。如见心包无钙化而内膜有钙化有助于诊断。

（3）超声心动图：心室腔正常或缩小，心房明显增大，心内膜增厚，室壁运动减弱，收缩功能正常或轻度降低。舒张功能明显受损：二尖瓣血流频谱显示，e 峰降低，a 峰增高，e 峰与 a 峰比例异常，左心室等容舒张时间延长。左如室等容舒张时间延长。肺静脉回流速度收缩期小于舒张期，彩色多普勒显像示二尖瓣环运动速度降低。

（4）心血管造影：左心室造影可见心室腔缩小，心尖部钝角化，左心室舒张末压增高。

（5）心内膜心肌活检：心内膜增厚和心内膜下心肌纤维化。

知识点28：限制型心肌病的诊断

临床上主要表现心力衰竭，尤其右心为主，超声心动图可见心房明显扩大，心室大小正常或者缩小，收缩功能正常而舒张功能障碍时，应考虑限制型心肌病的可能。

知识点29：限制型心肌病的鉴别诊断

限制型心肌病主要与缩窄性心包炎进行鉴别。两者不但临床表现相似，而且血流动力学改变也相同。有急性心包炎病史，X 线示心包钙化，CT 或 MRI 示心包增厚，可支持缩窄性心包炎诊断。而房室和心室内传导阻滞、心房明显扩大、房室瓣关闭不全、二尖瓣血流不随呼吸运动而改变、二尖瓣环 Ea 显著降低、肺动脉压力升高、血清脑利钠肽水平增高支持限制型心肌病的诊断。

知识点30：限制型心肌病的内科治疗

以控制心力衰竭对症治疗为主。

（1）利尿药：用于有腹水和水肿的患者，可减轻前负荷，缓解循环淤血。应避免循环血量过度减少.引起心室充盈压下降，从而出现心排血量减少和低血压。

（2）洋地黄类：因心脏收缩功能正常，一般不用，有房颤和心力衰竭时可考虑使用。

（3）扩血管药物：应用时应注意不可使心室充量压下降过多而影响心功能。卡托普利的治疗效果尚不肯定。急性血流动力学试验显示，卡托普利不能使心排血量增加，反而能够降低动脉血压，无有益作用。

（4）抗凝治疗：限制型心肌病部分患者会发生心房血栓，栓塞会增加患者的死亡率。可给予阿司匹林抗血小板聚积或者华法林抗凝治疗。

（5）抗心律失常治疗：有严重房室传导阻滞者，需安装永久起搏器。抗心律失常药物和 ICD 可以防止高危儿童发生心律失常性猝死。

知识点 31：限制型心肌病的外科治疗

内科治疗并不能明显改善限制型心肌病的总体预后，限制型心肌病的患者可考虑行心脏移植。与扩张型心肌病相比，儿童限制型心肌病病情进展更快，会在更短的时间内发生肺血管疾病，因此，需在更小的年龄进行心脏移植。需定期随诊，当发现肺血管阻力进行性增加，症状逐渐恶化时，尽早行心脏移植。

知识点 32：限制型心肌病的预后

限制型心肌病预后不良，平均存活率 1 年左右，两年存活率低于 50%，预后不良因素包括：①心脏扩大，左心房严重扩大，左心室舒张末压重度增高。②年龄<5 岁。③血栓栓塞形成。④肺血管阻力增加或者进行性增加，肺动脉高压。⑤肺静脉淤血。⑥确诊时有晕厥或者胸痛。

四、心内膜弹力纤维增生症

知识点 33：心内膜弹力纤维增生症的概念

心内膜弹性纤维增生症（EFE）又称心内膜硬化症，其主要病理改变为心内膜下弹力纤维及胶原纤维增生，病变以左心室为主。病因尚未明确。多数在 1 岁以内发病。

知识点 34：心内膜弹力纤维增生症的病因

病因尚不清楚，以下因素可能参与了其发病。

（1）病毒感染：病毒尤其是柯萨奇病毒与心内膜弹性纤维增生症发生相关。心肌组织检查也发现有柯萨奇病毒和间质性心肌炎症的存在。

（2）遗传因素：10%病例呈家族性发病，遗传方式可能为常染色体遗传，近年也有研究显示可能存在 X 性连锁遗传。

（3）血流动力学异常：心腔内血流紊乱，心脏扩大，室壁应力增加，刺激心内膜纤维增生。

知识点 35：心内膜弹力纤维增生症的病理

病理改变为心内膜明显增厚，心内膜和内膜下弹力纤维和胶原纤维增生，心内膜下心肌变性和空泡形成，其他部分心肌细胞肥大。主要累及左心室，其次为左心房。

知识点 36：心内膜弹力纤维增生症的病理生理

心内膜的弥漫性增厚使心脏收缩功能减低，射血分数下降，心排血量减少，左心室增大。同时增厚的心内膜可使心室僵硬度增加，顺应性下降，舒张期血流由心房进入心室充盈受阻，左心房增大，肺静脉淤血，肺动脉压力增高。

知识点 37：心内膜弹力纤维增生症的临床表现

（1）症状：主要表现为早期（常在 1 岁内，尤其是 6 个月内）充血性心力衰竭，可有呼吸急促、苍白消瘦、持续干咳，烦躁不安、多汗、喂养困难。极少数起病急促，出现心源性休克或猝死。

（2）体征：可见心前区饱满，心脏向左扩大。心音正常，或有 P_2 亢进，有时可听到第三心音甚至奔马律，肝脏增大。多数患儿心脏无杂音，少数可有轻度二尖瓣关闭不全的收缩期杂音。并发肺炎则可闻及湿啰音及哮鸣音。

知识点 38：心内膜弹力纤维增生症的临床分型

根据发病年龄、起病急缓和临床过程分为 3 型。

（1）暴发型：常发生于 6 周以下婴儿，起病急骤，突然发生充血性心力衰竭或者心源性休克，重者在数小时内死亡。

（2）急性型：多在生后 6 周至 6 个月之间发病。起病较快，很快发展为严重充血性心力衰竭。呼吸困难在 1~2 周加重，如不治疗 2~3 周死亡。

（3）慢性型：发病年龄多在 6 个月以上。症状逐渐加重，迁延 3 个月至数年不等。也有开始以急性型起病，经过治疗演变为慢性型。

知识点 39：心内膜弹力纤维增生症的辅助检查

（1）X 线检查：左心室增大明显，左心缘搏动多减弱，肺纹理增多。

（2）心电图：左心室增大，表现为 V_5、V_6 导联 R 波高耸，或伴有 S_{V1} 加深，ST 和 T 波呈缺血性改变。

（3）超声心动图：二维超声和 M 型超声均可证实左心室呈球形增大，左心室收缩幅度和顺应性低下，左心室收缩功能明显降低。内膜弹力纤维增厚，以致多条增强回声。

知识点 40：心内膜弹力纤维增生症的诊断

1 岁以内小儿突然出现充血性心力衰竭，心脏增大，听诊心脏无杂音，心电图示左心室肥厚，超声心动图示左心扩大、射血分数降低、心内膜回声增强，临床应考虑心内膜弹性纤维增生症。

知识点 41：心内膜弹力纤维增生症的鉴别诊断

（1）病毒性心肌炎：可发生于任何年龄，多有前驱感染病史，心电图表现以心律失常、低电压、ST-T 改变为主，一般无显著心室肥厚。心肌酶谱增高。以心力衰竭起病者为暴发性心肌炎，病情重，进展迅速，一旦心力衰竭得到控制，增大的心脏迅速缩小。

（2）糖原贮积症：糖原贮积症Ⅱ型表现为肌张力低下、巨舌和心脏扩大，多在生后 2~3 个月出现充血性心力衰竭。心电图表现为 P-R 间期缩短，显著左心室肥厚。超声心动图示显著心肌肥厚。通过肌肉或肝活检，检测 α-1，4 葡萄糖苷酶活性可证实此病。

（3）左冠状动脉起源于肺动脉：又称 Bland white Garland 综合征。一般在生后 2~6 个月出现充血性心力衰竭和间歇性发绀、呼吸增快、多汗、苍白等表现。心脏扩大以左心室为主。心电图上有类似前壁或前侧壁心肌梗死的图形（Ⅰ、aVL、V_5、V_5 导联有异常 Q 波和 ST 段偏移，T 波倒置）。超声心动图可检出左冠状动脉异常开口以及冠状动脉内双向血流及异常开口处的血流。必要时行超高速 CT 和冠状动脉造影确定诊断。

知识点 42：心内膜弹力纤维增生症的治疗

（1）洋地黄制剂：地高辛 8~10μg/(kg·d)，分 1~2 次口服，可用 6 天停 1 天，长期服用，直到症状消失、X 线、心电图恢复正常 1~2 年后方可停药。

（2）肾上腺皮质激素：一般采用泼尼松 1.5mg/(kg·d)，应用 8~12 周然后逐步减量，以维持量用至心电图、X 线检查接近正常为止。

（3）血管扩张剂：卡托普利每次 0.5mg/kg，必要时可逐渐加大剂量至每次 1mg/kg，每日 2 次。

（4）改善心肌代谢药物：如二磷酸果糖、辅酶 Q_{10} 口服等。

（5）积极防治呼吸道感染。

知识点 43：心内膜弹力纤维增生症的预后

一般认为心内膜弹力纤维增生症患儿，约 1/3 可完全恢复，1/3 能够存活，但心力衰竭症状持续存在，1/3 患儿病情恶化死于顽固性充血性心力衰竭。近年来早期应用洋地黄类等药物治疗，并长期坚持用药，病死率有所下降。

第九节　感染性心内膜炎

知识点 1：感染性心内膜炎的概念

感染性心内膜炎（IE）是由病原微生物循血行途径引起的心内膜、心瓣膜或邻近大动脉内膜的感染并伴赘生物的形成。多发生于先天或后天心脏病患儿，但亦可发生在心脏正常者。

知识点2：感染性心内膜炎的病因

（1）病原微生物：①患有龋齿和牙周病或牙科手术的患儿发生感染性心内膜炎最常见的致病菌为草绿色链球菌。②进行过泌尿生殖系或胃肠道手术或操作的患儿发生感染性心内膜炎时最常见的致病菌为肠球菌。③手术后发生的感染性心内膜炎最常见的致病菌为葡萄球菌。④真菌感染性心内膜炎（预后很差）常见于新生儿、长时间应用抗生素患儿、应用糖皮质激素患儿或进行开胸手术患儿，尤以念珠菌和曲霉菌最常见。

（2）易感因素：大多数感染性心内膜炎发生于器质性心脏病的患儿，主要为先天性心脏病。心脏内置入人工瓣膜或人工材料的患儿是发生感染性心内膜炎高危因素。近年来，无器质性心脏病者发生感染性心内膜炎呈明显增加趋势，可能与各种内镜检查、持续性静脉导管留置等经血管的创伤性检查和治疗增多以及消毒者使用未经消毒的注射器等有关。此外，新生儿、免疫缺陷患者以及应用免疫抑制药者发生感染性心内膜炎常无器质性心脏疾病。

知识点3：感染性心内膜炎的发病机制

正常情况下，自不同途径进入血液循环的致病微生物可被机体的防御机制清除，而完整的心内膜不容易形成血凝块和细菌黏附。因此，在感染性心内膜炎发病过程中，心内膜损伤和菌血症这两个因素起到关键作用。

知识点4：感染性心内膜炎的病理

感染性心内膜炎的特征性病理改变是赘生物形成，由纤维蛋白、血小板、红细胞、白细胞及细菌构成。赘生物外观呈绿色、黄色或粉红色，愈合后变为灰色，愈合时间长者可发生钙化。赘生物可造成瓣膜破坏、穿孔、腱索断裂以及心肌脓肿。

赘生物受血流冲击，可发生栓子脱落，造成体循环和肺循环的栓塞。可导致组织缺血和坏死，栓塞附件组织形成局部脓肿，血管壁受损形成细菌性动脉瘤。

知识点5：感染性心内膜炎的临床表现

（1）全身感染中毒症状：持续发热、寒战、疲乏、出汗、头痛、肌痛及关节疼痛等。小儿常有明显的食欲减退。如为金黄色葡萄球菌感染，起病多急剧，病势凶险。

（2）心脏症状：原有心脏杂音改变或出现新的杂音，可有心脏扩大，心力衰竭的表现。

（3）广泛的栓塞表现：如皮肤淤点，眼底出血点，及肺、肾、脑、脾等实质脏器梗死。病程长者可见杵状指（趾）。

知识点6：感染性心内膜炎的实验室检查

（1）血液学检查：进行性贫血和白细胞增高且以中性粒细胞为主，亦可有血小板减少，血沉增快，血清 α_2 球蛋白增高，C 反应蛋白阳性，血清补体 C3 降低，部分病例呈类风湿因子阳性。常有血尿、蛋白尿及管型尿。

（2）血培养：血培养对诊断治疗至关重要。80%～85%可阳性。早期 1～2 天内多次血培养的阳性率较分散在数日内做培养为高。在血培养标本留置完成前，勿用抗生素。如患儿最近已用过抗生素，则需停药至少 48～72 小时，万不得已时应避开血药浓度高峰时期采血。

（3）超声心动图：应用二维超声可准确探测赘生物的部位、数量、形态、大小，心瓣膜损伤情况，心脏大小和心功能状况，有助于判断药物疗效和预后。

知识点 7：感染性心内膜炎的诊断标准

临床上凡遇到下列表现的患儿应怀疑本病的可能：①器质性心脏病患儿出现原因不明的发热 1 周以上。②新出现的心脏杂音，或原有杂音性质发生明显改变。③动脉栓塞而无原因解释。④原因不明的心力衰竭。⑤心脏手术后伴持续性发热超过 1 周。

改良 Duke 标准是目前应用最广泛的感染性心内膜炎诊断标准。其敏感度和特异度分别为 76%～100% 和 88%～100%，阴性预测值达 92% 以上。

注意诊断标准仅是疾病诊断时的指导，不能代替临床判断。临床医生不能完全根据患儿是否符合或不符合感染性心内膜炎诊断标准来决定是否给患儿相应的治疗。考虑到在主要指标中，微生物学证据往往需要等较长时间才出结果，临床超声心动图指标在早期诊断中的意义就非常重要，因此，在临床上，对所有疑似感染性心内膜炎的患者，应尽快地进行超声心动图的检查。

知识点 8：感染性心内膜炎的治疗

（1）支持疗法：卧床休息。保持水电解质平衡及足够的热量供应。必要时给予输血、血浆或静脉注射免疫球蛋白等。

（2）抗生素治疗：根据血培养选用敏感、有效的抗生素，血培养阴性时选用广谱抗生素。坚持足量及较长期疗程。疗程 4～6 周，需体温正常、急相蛋白试验正常，连续二次血培养阴性方可逐渐停用。

（3）手术疗法：先天性心脏病缺损修补以及切除赘生物、脓肿或更换病变的瓣膜等，手术适应证：①瓣膜破坏所致的进行性或不能控制的心力衰竭。②经最佳抗生素治疗无效。③脱落的赘生物阻塞瓣口或栓塞动脉必须取出时。④反复发生栓塞。⑤真菌感染。⑥新发生的心脏传导阻滞。

知识点 9：感染性心内膜炎的预后

在小儿感染性心内膜炎患者整体的治愈率为 80%～85%。预后取决于下列因素：①治疗越早，治愈率越高。②致病菌的毒性和破坏性，不同病原体引起的心内膜炎病死率从高到低为链球菌>肠球菌>葡萄球菌>革兰阴性杆菌>真菌。③免疫功能低下者或经治疗后免疫复合物效价不下降者预后差。④抗生素治疗未能控制病情者预后差。

<blockquote>知识点10：感染性心内膜炎的预防</blockquote>

有先天性或风湿性心脏病的患儿应注意口腔卫生，防止齿龈炎、龋齿。预防皮肤感染及其他急性感染。发生败血症应及早彻底治疗。行心导管检查、静脉插管及心脏手术应注意无菌操作。若施行拔牙或扁桃体摘除术等，可于术前1~2小时及术后48小时内肌注青霉素每日80万U，或长效青霉素120万U1剂。

第十节 心 包 炎

一、急性心包炎

<blockquote>知识点1：急性心包炎的概念</blockquote>

急性心包炎是指各种原因引起的心包脏层和壁层急性炎症。可单独存在，或是全身性疾病的一个组成部分，亦可由邻近组织蔓延而来。

<blockquote>知识点2：急性心包炎的病因</blockquote>

病因可分为感染性和非感染性两类。临床常见的急性心包炎为金黄色葡萄球菌等细菌引起的化脓性心包炎，结核杆菌引起的结核性心包炎以及风湿热和其他结缔组织病引起的渗出性心包炎。

<blockquote>知识点3：急性心包炎的病理生理</blockquote>

急性心包炎多数情况下可以出现心包腔内液体增多，心包积液的性质随病因的不同而不同，可呈浆液性、纤维蛋白性、脓性或血性。炎症常累及心包膜下的表层心肌，并可导致心包增厚及粘连，迁延不愈可引起心包缩窄。

急性心包炎对血流动力学的影响，主要取决于心包渗液的容量和速度，也取决于心肌功能状况和心包的顺应性。如心肌正常，心包渗液缓慢发生，即使心包积液达数百毫升，血流动力学改变也可不明显。反之，如心肌功能不好，即使渗液量不多，仅100~200ml，如果渗液发生迅速，心包膜不能相应扩张，也会引起严重的循环障碍。

当心包渗液快速发生或大量心包积液时，心包腔内压力会快速急剧上升，使心室在舒张期不能充分舒张，心室充盈不足，导致心排血量减少，收缩压下降，脉压变小。同时心包内压力增加，使静脉回流受阻，引起体循环和肺循环淤血的表现。如大量心包积液快速发生，继而发生急性心脏压塞，心排血量急剧减少，血压下降，继而发生心源性休克。如渗液积聚较慢，引起亚急性或慢性心脏压塞，主要表现为颈静脉怒张、肝大、水肿等体循环与肺循环淤血的表现及奇脉等。

知识点4：急性心包炎的症状

（1）心前区疼痛：是急性纤维蛋白性心包炎的首要症状。疼痛部位通常局限于心前区、胸骨或剑突下，并可向左肩、背部或上腹部放射。在深吸气、咳嗽及左侧卧位时加剧；婴儿无法诉说疼痛，可表现为烦躁不安。同时可伴有发热、气急及干咳等。

（2）心包积液的临床表现：主要是心脏及邻近脏器受积液挤压的结果。常有乏力、恶心、咳嗽、呼吸困难及上腹胀痛。

知识点5：急性心包炎的体征

（1）心包摩擦音：在心前区均可听到，尤以胸骨左缘下部及剑突附近明显，酷似手指捻发音，在收缩期和舒张期均可闻及。听诊器紧压胸壁听诊时可增强。摩擦音可持续数小时至数日，少数可延长数周或更久。当渗液较多而将两层心包完全分隔时，摩擦音即可消失。摩擦音多见于结核性、病毒性及风湿性心包炎。

（2）心脏压塞：心界向两侧扩大，相对浊音界消失，心音遥远且减弱。大量积液压迫肺及支气管时，可在左肩胛下出现浊音及支气管呼吸音。同时有动脉收缩压降低，脉压减少，并出现奇脉。可有肝脏明显肿大伴触痛、颈静脉怒张、腹水及肝颈静脉反流征阳性。迅速大量的心包积液时，可发生心脏压塞现象，此时由于心搏出量不足，表现为代偿性心动过速和血压下降，严重者出现休克状态。

知识点6：急性心包炎的影像学检查

（1）X线检查：心影呈梨形或烧瓶状，心缘各弓消失。卧位时心底部增宽，透视下心搏减弱或消失。

（2）心电图：发病初期多数导联示ST抬高；约持续数小时至数日，ST段回到等电位线，继之出现T波低平、双向或倒置，可持续数周或更久。大量心包积液时常现低电压和T波变化。

（3）超声心动图：为确定心包积液最安全、可靠的方法。少量积液即可在左心室后壁心包脏、壁层间出现液性暗区，积液增多则右心室前壁前方亦出现液性暗区。二维超声对估测积液量和心包穿刺定位极有帮助。

（4）心脏CT和CMR：越来越多地被用于心包炎的诊断，对于检测弥漫或者局限的心包积液非常敏感，并且可以测定心包厚度。正常情况下心包小于2mm，大于4mm为异常。急性心包炎患者心包厚度增加，但是这对于心包炎的诊断并不具特异性。诊断心包炎最敏感的指标是CMR心包延迟增强。

知识点7：急性心包炎的血清学检查

（1）血常规和血生化检查：有助于病因确定，如化脓性心包炎、尿毒症、白血病等。

（2）心肌酶和肌钙蛋白：由于心外膜炎症或其邻近的心肌损伤，心包炎患者常见到 CK 或 CK-MB 升高，部分患者可有 cTNI 升高。

（3）脑利钠肽（BNP）：有利于区分心包炎和心肌病，BNP 水平升高提示心肌病可能性大。

（4）抗心肌抗体：如抗肌纤维膜抗体等有助于自身免疫性心包炎的诊断，在心包切开综合征也可以出现抗心肌抗体的升高。

（5）免疫学检查：自身免疫性疾病时血沉增快，C 反应蛋白增高，ANA 阳性。

知识点8：心包穿刺

可明确心包积液性质，心包积液常规、生化、病原学等方面的检查有助于心包炎的病因诊断。当发生心脏压塞时需行心包穿刺。对于化脓性心包炎，如脓液黏稠、引流不畅或者渗液反复出现，必要时可行心包闭式引流。为避免损伤心肌，心包穿刺可在超声心动图引导下进行。常用部位为：①剑突下区：患儿取 45°半坐位，在剑突与左肋缘相交的尖角处进针，使针与胸壁呈 45°角斜面，针头向上，略向后，紧贴胸骨后推进，感到穿进一层坚硬的包膜时可试抽。②心尖区：在左侧第 5 肋间，心浊音界内侧 1~2cm 进针，针头向内向后，往脊柱方向推进，穿过坚硬的包膜。大量积液时，一次穿刺引流量不宜过多过快，穿刺后监护 24 小时，并行超声复查，警惕心脏压塞复发。

知识点9：急性心包炎的诊断

根据典型症状、体征、心电图和超声心动图检查结果，急性心包炎的诊断并不难。以下 4 条中符合 2 条及以上可诊断急性心包炎：①典型的胸痛。②心包摩擦音。③特征性的心电图改变。④新出现的或者逐渐加重的心包积液。

知识点10：急性心包炎的鉴别诊断

临床上，急性心包炎和急性心肌炎的鉴别有时比较困难，如出现心包摩擦音及奇脉有利于急性心包炎的诊断。而心肌酶谱显著增高、左心室收缩功能降低、心律失常等则考虑急性心肌炎的诊断。但应注意，临床上二者常常共同存在，互相包含。

知识点11：急性心包炎的治疗

（1）一般治疗：卧床休息，限制活动，增加能量，全身支持治疗，物理治疗或者口服镇痛药物减轻胸痛。

（2）化脓性心包炎：治疗要点为有效的抗生素治疗和心包引流。应选择对病原菌敏感的抗生素，以静脉给药为宜。临床以金黄色葡萄球菌感染最常见。疗程视病情而异，一般4~6周。配合每1~2日心包穿刺排脓。目前多主张尽早施行开放成闭合引流手术，以减少心包缩窄发生。

（3）结核性心包炎：主要为抗结核治疗及解除心脏压塞。渗出液多时，可加用泼尼松1~2mg/（kg·d），疗程6~8周，可加速积液吸收及减少粘连。本症易出现心脏压塞，应及时做心包穿刺引流，如心脏压塞反复出现，考虑心包切除术。

（4）病毒性心包炎：对于非甾体抗炎药治疗1周疗效欠佳者，可考虑应用秋水仙碱治疗4~6周。糖皮质激素虽然能迅速控制症状，但早期应用可能增加复发的危险性，因此，一般不用糖皮质激素治疗。但对于严重持续胸痛、高热、超过7~10日，对其他药物耐药并已排除结核的心包炎患儿可以考虑应用皮质激素。足量一般至少2~4周，至疼痛、发热或大量积液缓解，然后逐渐减量，4~6周后停药。

（5）自身免疫性疾病并发的心包炎：针对原发疾病的治疗均能迅速缓解心包炎。

（6）风湿性心包炎：主要行抗风湿治疗，不需进行心包穿刺。

（7）手术疗法：用非手术方法不能解除心脏压塞，应及时做心包切开术或部分心包切除术。如已有心包增厚或已形成缩窄，则应急时做心包切除术。

二、慢性缩窄性心包炎

知识点12：慢性缩窄性心包炎的概念

慢性缩窄性心包炎多由急性心包炎发展而来。急性心包炎经过一个迁延过程后，最后发生心包黏连增厚，纤维组织增生，导致心包纤维化、钙化、瘢痕形成，形成缩窄性心包炎。心脏被坚厚、僵硬的心包所包围，以致在舒张期不能充分扩张，心室不能正常充盈，引起心排血量减低和中心静脉压升高，进而产生一系列临床症状。多见于年长儿，确诊后如能尽早手术，预后良好。

知识点13：慢性缩窄性心包炎的病因

在我国小儿时期缩窄性心包炎最常见的病因为结核性和化脓性。在发达国家，最常见的病因为特发性和心脏外科术后，其次为感染和纵隔放疗。其他导致缩窄性心包炎因还包括结缔组织病、肿瘤、外伤、药物、结节病、尿毒症等，但较为少见。

知识点14：慢性缩窄性心包炎的病理生理

缩窄性心包炎时，心包增厚而失去弹性，限制了心脏舒张和静脉回流，主要影响心脏舒张功能。心脏充盈受限，心室舒张期血量减少使心排血量也减少，外周循环灌注不足，患者出现易疲乏、运动能力下降的表现。静脉回流障碍导致体循环和肺循环淤血。心室充盈和心室舒张功能发生障碍，心房血量增多还可导致心房明显扩大。疾病晚期心脏收缩功能也会减退。与限制型心肌病不同，缩窄性心包炎的心肌顺应性良好。

知识点 15：慢性缩窄性心包炎的症状

早期见劳累后气急或呼吸困难，晚期可出于大量胸腔积液及腹水使横膈抬高，在安静时亦可出现气急或呼吸困难，甚至端坐呼吸。可有乏力、心悸、咳嗽及上腹部疼痛。

知识点 16：慢性缩窄性心包炎的体征

（1）肝脏肿大、腹水、颈静脉怒张等。

（2）动脉压正常，脉压缩小。

（3）心浊音界正常或稍缩小。心脏固定于横膈时，则在心搏动时可见左侧下部肋骨向内牵引；心脏固定于胸壁时，则可见肋间隙凹陷。心音遥远，无杂音。肺动脉第二音可增强，在胸骨左缘 3~4 肋间可闻及舒张早期额外音（心包叩击音）。

知识点 17：慢性缩窄性心包炎的影像学检查

（1）X 线检查：心搏动减弱或消失，其位置固定不变，心影大小近于正常或仅中度扩大，心缘毛糙不清、僵硬，心包钙化为本病特殊征象。计波描记术可见心脏搏动短钝而平坦。

（2）心电图：为非特异性改变。ST-T 改变很常见，其他可表现 QRS 低电压、窦性心动过速、心房肥大，晚期可出现房颤。

（3）超声心动图：①心包增厚，但是部分患者心包厚度正常。②室间隔运动异常，舒张期矛盾运动。③下腔静脉、肝静脉扩张，塌陷减弱。④二尖瓣、三尖瓣血流速度随呼吸变化，吸气时降低超过 25%。⑤二尖瓣舒张早期峰值速度（Ea）增高。⑥心房增大而心室不大。

（4）CT 和 CMR：CT 可显示心包增厚（>4mm）和心包钙化，下腔静脉扩张、心室变形、室间隔变直。心包增厚强烈提示缩窄性心包炎可能，然而正常心包厚度并不能除外缩窄性心包炎的诊断。CMR 也可显示心包增厚和下腔静脉扩张。

知识点 18：慢性缩窄性心包炎心导管检查

可以显示心房压增高，双侧心腔同时舒张期充盈压升高，心室舒张压在早期明显下降后很快上升到较高水平，压力曲线呈现先下陷后高原平台形的"平方根"压力图形。右心室收缩压增高，但很少超过 50mmHg。若右心室收缩压增高超过 50mmHg 或者左右心室舒张末压相差超过 5mmHg 时，更支持限制型心肌病。

知识点 19：慢性缩窄性心包炎的诊断

急性心包炎后逐渐缓慢进展，部分起病隐匿，无明确既往心包炎病史，临床表现为水肿、颈静脉怒张、肝大、腹水、少尿等静脉回流障碍表现，以及乏力、气短、心悸、活动耐力减退等心排血量降低的表现，影像学检查显示心包增厚或心包钙化，则考虑缩窄性心包炎的诊断。

知识点 20：慢性缩窄性心包炎的鉴别诊断

（1）限制型心肌病：有急性心包炎病史，X 线示心包钙化，CT 或 MRI 示心包增厚，均支持缩窄性心包炎诊断。而房室和心室内传导阻滞、心房明显扩大、房室瓣关闭不全、二尖瓣血流不随呼吸运动而改变、二尖瓣环舒张早期运动速度峰值显著降低、肺动脉压力升高、血清脑利钠肽水平增高支持限制型心肌病的诊断。

（2）肝硬化：也有腹水征，但无心脏病态和上腔静脉充血征，颈静脉及上肢静脉无充盈怒张，舒张压正常。

（3）结核性腹膜炎：有发热、腹痛及结核病一般症状。腹水的性质是炎性渗出液，细胞和蛋白都较高。必要时可用豚鼠接种来证实。无心脏异常、颈静脉怒张、奇脉等征象。

（4）慢性心力衰竭：由其他心脏病引起，须作鉴别。心脏增大，常有心脏杂音，慢性充血性心力衰竭腹水常不显著，而下肢水肿明显。

知识点 21：慢性缩窄性心包炎的治疗

诊断确立后应早期进行手术。

（1）一般处理：卧床休息，供应充分蛋白质及维生素，改善患者营养状况，限制食盐并间歇使用利尿剂控制腹水及水肿。可于术前、术后多次小量输血。

（2）手术治疗：缩窄性心包炎的有效治疗是施行心包剥离术并切除一部分增厚的心包，以解除心脏的压迫及束缚。

（3）病因治疗：对于化脓性病例，应追查身体各部的感染病灶，给以适当的治疗。对于活动性结核病，必须先给予抗结核治疗以控制其活动性。

第七章　血液系统疾病

第一节　小儿贫血

一、营养性缺铁性贫血

知识点 1：营养性缺铁性贫血的概念

营养性缺铁性贫血（NIDA）是由于从食物中摄取的铁不能满足生理需要，导致体内储铁减少、血红蛋白合成减少的一种贫血。临床上以小细胞低色素性贫血、血清铁蛋白减少和铁剂治疗有效为特点。本病以 6~24 个月婴幼儿发病率最高，严重危害小儿健康，是我国重点防治的小儿常见病之一。

知识点 2：营养性缺铁性贫血的病因及发病机制

（1）先天储铁不足：胎儿从母体获得的铁以妊娠最后 3 个月最多，故早产、双胎或多胎、胎儿失血和孕母严重缺铁等均可使胎儿储铁减少。

（2）铁摄入量不足：这是缺铁性贫血的主要原因。人乳、牛乳、谷物中含铁量均低，如不及时添加含铁较多的辅食，容易发生缺铁性贫血。

（3）生长发育因素：婴儿期生长发育较快，5 个月时和 1 岁时体重分别为出生时的 2 倍和 3 倍；随着体重增加，血容量也增加较快，1 岁时血液循环中的血红蛋白增加 2 倍；未成熟儿的体重和血红蛋白增加倍数更高；如不及时添加含铁丰富的食物，则易致缺铁。

（4）铁的吸收障碍：食物搭配不合理可影响铁的吸收。慢性腹泻不仅会使铁的吸收不良，而且会增加铁的排泄。

（5）铁的丢失过多：正常婴儿每天排泄铁量相比成人多。每 1 毫升血含铁约 0.5mg，长期慢性失血可致缺铁，如肠息肉、梅克尔憩室、膈疝、钩虫病等可致慢性失血，用不经加热处理的鲜牛奶喂养的婴儿可因对牛奶过敏而致肠出血（每天失血约 0.7ml）。

知识点 3：营养性缺铁性贫血的病理生理

从铁缺乏到贫血出现要经历 3 期。①铁减少期（ID 期）或称隐形缺铁前期：特点为血清铁（SI）正常，骨髓储存铁减少，血清铁蛋白（F）降低。②红细胞生成缺铁期（IDE 期），亦称隐形缺铁期：此期骨髓储存铁耗竭，SF 降低更明显，运铁蛋白饱和度降低，红细胞游离原卟啉（FEP）增多，但血红蛋白（Hb）不降低。③缺铁性贫血期（IDA 期）：

除上述改变外，Hb 降低，出现典型小细胞低色素贫血及一些非血液系统表现。

知识点 4：营养性缺铁性贫血的临床表现

任何年龄均可发病，以 6 个月至 2 岁最多见。发病缓慢，其临床表现随病情轻重而有所不同。

（1）一般表现：皮肤黏膜逐渐苍白，以唇、口腔黏膜及甲床较明显，易疲乏，不爱活动。年长儿可诉头晕、眼前发黑、耳鸣等。

（2）髓外造血表现：由于髓外造血，肝、脾可轻度肿大；年龄越小，病程越久，贫血越重，肝脾肿大越明显。

（3）非造血系统症状：①消化系统症状：食欲减退，少数有异食癖（如嗜食泥土、墙皮、煤渣等）；可有呕吐、腹泻；可出现口腔炎、舌炎或舌乳头萎缩；重者可出现萎缩性胃炎或吸收不良综合征。②神经系统症状：表现为烦躁不安或萎靡不振、精神不集中、记忆力减退，智力多低于同龄儿。③心血管系统症状：明显贫血时心率增快，严重者心脏扩大，甚至发生心力衰竭。④其他：因细胞免疫功能降低，常合并感染。可因上皮组织异常而出现反甲。

知识点 5：营养性缺铁性贫血的诊断标准

（1）为小细胞低色素性贫血：①红细胞形态有明显小细胞低色素的表现：MCV<80fl，MCH<27pg，MCHC<0.31。②贫血的诊断标准（以海平面计）：新生儿期 Hb<145g/L；1~4 个月 Hb<90g/L；4~6 个月 Hb<100g/L：6 个月~6 岁<110g/L；6~14 岁<120g/L。海拔每增高 1000 米，血红蛋白升高 4%。

（2）有明确的缺铁病因：如铁供给不足、吸收障碍、需要增多或慢性失血等。

（3）血清铁蛋白（SF）<15μg/L。

（4）红细胞原卟啉（FEP）>0.9μmol/L（50μg/dl）。血清可溶性转铁蛋白受体（sTfR）>8mg/L。

（5）血清铁（SI）<10.7μmol/L（60μg/dl）。总铁结合力（TIBC）>62.7μmol/L（350μg/dl）；转铁蛋白饱和度（TS）<15%。

（6）骨髓细胞外铁明显减少或消失（正常+~++）；铁粒幼细胞<15%，该检查被认为是诊断 IDA 的"金标准"。但该检查为侵入性，一般不需要做。

（7）铁剂治疗有效。用铁剂治疗 4 周后，血红蛋白上升 20g/L 以上。

（8）排除其他小细胞低色素贫血，尤其是轻型地中海贫血，注意鉴别慢性病贫血、肺含铁血黄素沉着症等。

符合第（1）条和第（2）~（8）条中任意 2 条者，可确诊为缺铁性贫血。

知识点 6：营养性缺铁性贫血的治疗

（1）除去病因：除去病因是治疗关键。补铁虽可缓解病情，但病因不除终会复发。

（2）饮食治疗：添加富含铁且吸收率高的辅助食品，如肝、瘦肉、鱼等。注意合理膳食搭配。纠正不良饮食习惯。

（3）铁剂治疗：口服铁剂可选用二价铁盐如硫酸亚铁、富马酸亚铁、葡萄糖亚铁及琥珀酸亚铁等。最好于两餐之间服用，同时口服维生素 C 可促进铁的吸收。在血红蛋白达正常水平后，铁剂需继续服 2 个月左右，以补足铁的贮存量。

（4）输血治疗：贫血在中度以下者，不必输血。其输血指征为贫血严重，尤其发生心力衰竭者、合并感染者以及急需外科手术者。每次输血应在 5~10ml/kg，贫血越重，每次输血量应越少。

知识点 7：营养性缺铁性贫血的疗效标准

铁剂治疗后反应：口服铁剂 12~24 小时后，细胞内含铁酶开始恢复，烦躁等精神症状减轻，食欲和全身情况应有好转。补铁 3~4 日后网织红细胞开始升高，7~10 日达高峰，2~3 周后降至正常。补铁 2 周后血红蛋白量开始上升，4 周后应上升 20g/L 以上。补铁后如未出现预期的治疗效果，应考虑诊断是否正确，患儿是否按医嘱服药，是否存在影响铁吸收或导致铁继续丢失的原因，应进一步检查或转专科诊治。

知识点 8：营养性缺铁性贫血的预防

（1）早产儿、低出生体重儿：提倡母乳喂养。纯母乳喂养者从 2~4 周开始补铁，剂量 1~2mg/（kg·d）铁元素，直至 1 周岁。不能母乳喂养者采用铁强化配方乳，一般不需额外补铁。1 岁以内不宜采用单纯牛乳喂养。

（2）足月儿：尽量母乳喂养至生后 4~6 月，如此后继续纯母乳喂养，应及时添加富含铁的食物。必要时按 1mg/（kg·d）剂量补铁。未用母乳喂养者服用铁强化乳配方奶，并及时添加蛋黄等含铁丰富的食物。

（3）对 Hb 刚达正常值低限的儿童可间断口服铁剂，每周 1~2 次，连续 3 个月。

（4）孕妇预防：加强营养，摄入富铁食物。从孕期 3 月开始补铁 60mg/d，必要时延续至产后。

二、营养性巨幼细胞性贫血

知识点 9：营养性巨幼细胞贫血的概念

营养性巨幼细胞贫血（NMA）是体内缺乏叶酸和（或）维生素 B_{12} 所致的脱氧核糖核酸（DNA）合成障碍所引起的一组贫血。其临床特点是贫血、神经精神症状、红细胞胞体变大、骨髓细胞出现"巨幼变"、维生素 B_{12} 或（和）叶酸治疗有效。此病在我国北方多见，发生于进食新鲜蔬菜少、肉类少的人群。

知识点10：营养性巨幼细胞贫血的病因

（1）摄入量不足：单纯母乳喂养而未及时添加辅食、人工喂养不当及严重偏食的婴幼儿，其饮食中缺乏肉类、动物肝、肾及蔬菜，可致维生素 B_{12} 和叶酸缺乏。羊乳含叶酸量很低，单纯以羊奶喂养者可致叶酸缺乏。

（2）需要量增加：婴儿生长发育较快，对叶酸、维生素 B_{12} 的需要量较高，严重感染者维生素 B_{12} 的消耗量增加，需要量相应增加。

（3）吸收或代谢障碍：慢性腹泻影响叶酸吸收，先天性叶酸代谢障碍（如小肠吸收叶酸缺陷及叶酸转运功能障碍）也可致叶酸缺乏。

知识点11：营养性巨幼细胞贫血的临床表现

以6个月至2岁多见，起病缓慢。

（1）一般表现：多呈虚胖或颜面轻度水肿，毛发纤细、稀疏、呈黄色，严重者皮肤有出血点或淤斑。

（2）贫血表现：皮肤常呈蜡黄色，睑结膜、口唇、指甲等处苍白，偶有轻度黄疸；疲乏无力，常伴肝脾肿大。

（2）神经精神症状：可出现烦躁不安、易怒等症状。维生素 B_{12} 缺乏者表现为表情呆滞、目光发直、对周围反应迟钝、嗜睡、不认亲人、少哭不笑，智力、动作发育落后甚至退步。重症病例可出现不规则性震颤、手足无意识运动，甚至抽搐、感觉异常、共济失调、踝阵挛和巴宾斯基征阳性等。叶酸缺乏不会导致神经系统症状，但可导致神经精神异常。

（4）消化系统症状：常出现较早，如厌食、恶心、呕吐、腹泻和舌炎等。

知识点12：营养性巨幼细胞贫血的辅助检查

（1）外周血象：呈大细胞性贫血，$MCV>94fl$，$MCH>32pg$。血涂片可见红细胞大小不等，以大细胞为多，易见嗜多色性和嗜碱点彩红细胞，可见巨幼变的有核红细胞，中性粒细胞呈分叶过多的现象。网织红细胞、白细胞、血小板计数常减少。

（2）骨髓细胞学检查：增生明显活跃，以红系增生为主，粒系、红系均出现巨幼变，表现为胞体变大、核染色质粗而松、副染色质明显。中性粒细胞的胞质空泡形成，核分叶过多。巨核细胞的核有过度分叶现象，巨大血小板。

（3）血清维生素 B_{12} 和叶酸测定：血清维生素 B_{12} 正常值为 $200\sim800ng/L$，$<100ng/L$ 为缺乏。血清叶酸水平正常值为 $5\sim6\mu g/L$，低于 $3\mu g/L$ 为缺乏。

知识点13：营养性巨幼细胞贫血的诊断

根据临床表现、血常规检查和骨髓细胞学检查可诊断为巨幼细胞性贫血。在此基础上，如神经精神症状明显，则考虑为维生素 B_{12} 缺乏所致。有条件时测定血清维生素 B_{12} 或叶酸水平可进一步辅助确诊。

知识点 14：营养性巨幼细胞贫血的鉴别诊断

本病应与其他骨髓细胞图片表现为巨幼样变的疾病相鉴别，如骨髓增生异常综合征（MDS）、红血病、溶血性贫血及肝病等。神经系统症状突出者，应与大脑性瘫痪和遗传代谢性疾病导致的脑损害相鉴别。

知识点 15：营养性巨幼细胞贫血的治疗

除去病因，改善饮食。加强护理，防止感染。

（1）维生素 B_{12}：有神经系统症状者以维生素 B_{12} 治疗为主。每次 $50\sim100\mu g$ 肌内注射，每周 $2\sim3$ 次，连用数周，直至临床症状好转、血常规检查恢复正常；或维生素 B_{12} $500\mu g$ 一次肌内注射；有神经系统受累者每日 $1mg$ 肌内注射，连续肌内注射 2 周以上。维生素 B_{12} 吸收障碍者终生每月肌内注射 $1mg$。

（2）叶酸：口服剂量每次 $5mg$，每日 3 次，连用数周至临床症状好转、血象恢复正常。同时口服维生素 C 可帮助叶酸吸收。使用抗叶酸代谢药致病者用甲酰四氢叶酸钙治疗。先天性叶酸吸收障碍者，口服叶酸剂量为 $15\sim50mg/d$。

（3）如不能确定何种维生素缺乏，不许单用叶酸治疗。此时宜同时用叶酸和维生素 B_{12}。

（4）维生素 B_6：加用维生素 B_6 有助于神经症状的缓解。重症者加用氯化钾 $0.25\sim0.5g$，每日 3 次，防止血红蛋白大量合成后发生低血钾，进而导致患儿猝死。恢复期加用铁剂以弥补铁的相对不足。

（5）输血：重度贫血，合并心功能不全或其他并发症者输血治疗。

知识点 16：营养性巨幼细胞贫血的预防

改善哺乳母亲的营养，婴儿应及时添加辅食，注意饮食均衡，及时治疗肠道疾病，注意合理应用抗叶酸代谢药物。

三、再生障碍性贫血

知识点 17：再生障碍性贫血的概念

再生障碍性贫血（AA）简称再障，是由多种病因引起的骨髓造血功能衰竭综合征，临床以全血减少，贫血、出血、感染为特征。部分病例骨髓造血功能障碍仅限于某一系造血细胞，如纯红细胞再生障碍性贫血（简称纯红再障）。再障的年发病率约 1/10 万，在儿童属少见病。

知识点18：再生障碍性贫血的分类

（1）根据受累造血细胞范围不同，分为全血细胞减少性再生障碍性贫血（再障）和病变仅限于红系造血抑制的纯红细胞再生障碍性贫血（纯红再障）。

（2）根据发病时间，二者又可分为先天遗传性与后天获得性两种类型，后者根据病因是否明确又可分为原发性（病因不明）和继发性（病因明确）再障。

知识点19：再生障碍性贫血的发病机制

由于再生障碍性贫血是由多病因引起的临床综合征，因此，其发病机制尚未完全阐明，目前认为其发病主要涉及以下3个方面。①造血干细胞缺陷。②造血微环境不良。③免疫调节功能紊乱。

知识点20：再生障碍性贫血的临床分型

根据外周血常规检查红、白细胞和血小板的减少程度，再障可分为重型（SAA）和非重型再障（NSAA）。

（1）符合下列3项中的2项时为重型再障：①粒细胞$<0.5×10^9$/L。②网织红细胞$<1\%$或绝对值$<15×10^9$/L。③血小板$<20×10^9$/L。

（2）若中性粒细胞$<0.2×10^9$/L则为极重型再障。

我国根据国情于1987年修订了再障的诊断和分型标准，分为急性再障（AAA）、慢性再障（CAA）和慢性重型再障；急性再障为重型再障Ⅰ型（SAA-Ⅰ），慢性重型再障为重型再障Ⅱ型（SAA-Ⅱ）。

知识点21：再生障碍性贫血的临床表现

临床表现主要为贫血、出血和感染。一般无肝、脾、淋巴结肿大。根据起病缓急和病情轻重，临床表现差异极大且预后迥异。

知识点22：再生障碍性贫血的实验室检查

（1）血象：全血细胞减少，贫血为正细胞正色素性。

（2）骨髓象：骨髓涂片特点是脂肪滴增多，骨髓颗粒减少。多部位穿刺涂片示增生不良，三系造血早期细胞少见，非造血细胞成分如淋巴细胞、浆细胞、组织嗜碱细胞和网状细胞增多。骨髓活检示骨髓增生减低、脂肪变和有效造血面积减少（$<25\%$），呈向心性萎缩，无纤维化表现。

（3）骨髓活组织检查（活检）：骨髓活检可提高再障诊断的正确性，可见造血组织出现不同程度的萎缩，造血细胞/脂肪细胞比例下降，巨核细胞减少。

（4）骨髓核素扫描：可判断骨髓的整体造血功能。

（5）其他：造血祖细胞培养，集落形成减少；CD34$^+$细胞，流式细胞仪检测显示该类细胞明显减少。

知识点 23：再生障碍性贫血的诊断标准

1987 年第四届全国再障学术会议修订的再障诊断标准如下：①全血细胞减少，网织红细胞绝对值减少。②一般无脾大。③骨髓检查显示至少一个部位增生减低或者重度减低［如增生活跃，须有红系中晚幼红（炭核）比例增高，巨核细胞明显减少］，骨髓小粒非造血细胞增多及脂肪细胞增加（有条件者做骨髓活检等检查，显示造血组织减少，脂肪组织增加）。④能除外引起全血细胞减少的其他疾病，如阵发性睡眠性血红蛋白尿症，骨髓增生异常综合征中的难治性贫血、急性造血功能停滞、骨髓纤维化、急性白血病、恶性组织细胞增生症等。⑤一般抗贫血药物治疗无效。

知识点 24：再生障碍性贫血的鉴别诊断

（1）阵发性睡眠性血红蛋白尿症（PNH）：是一种获得性克隆性红细胞膜缺陷溶血病，与再障可相互转变，少数以 AA 起病，称 AA-PNH 综合征。实验室检查酸溶血试验阳性。红细胞和粒细胞免疫表型分析出现补体调节蛋白（如 CD55 和 CD59）阴性表达细胞增多（>10%），或 CD55、CD59 阳性细胞<90%。（注意：部分再障患者有小的 PNH 克隆细胞群体，但低于 5%）

（2）低增生型骨髓增生异常综合征（MDS）：是一种获得性造血干细胞克隆性疾病。其外周血象可与再障类似，呈全血减少伴骨髓增生低下，即低增生型 MDS。需仔细寻找病态造血和异常克隆证据，并加以鉴别。骨髓活检发现残余造血灶网硬蛋白增加，提示为 MDS。

（3）低增生性急性白血病（AL）：病程进展缓慢，一般无肝、脾、淋巴结肿大，外周血全血细胞减少，未见或偶见少量原始细胞，骨髓灶性增生减低，但原始细胞百分比达白血病诊断标准。

知识点 25：再生障碍性贫血的治疗原则

（1）避免进一步暴露在引起再障的毒物环境条件下。

（2）维持血红蛋白在必要的水平。

（3）预防和处理感染。

（4）决定是否做骨髓移植。

（4）无条件做骨髓移植者，应用其他刺激造血和骨髓增生的治疗。

知识点 26：再生障碍性贫血的免疫抑制治疗

对不适用 allo-HSCT 的重型或极重型再障，可采用免疫抑制剂治疗。

（1）抗胸腺细胞球蛋白（ATG）或抗淋巴细胞球蛋（ALG）：作为异种蛋白，ATG 或 ALG 的主要不良反应为类过敏反应、血清病、免疫损伤血小板、抑制免疫功能。因此，必须给予强有力的支持治疗，包括肠道消毒预防感染、加强隔离、成分输血、维持血小板 $>20×10^9$/L。事先应用大剂量免疫球蛋白，对预防感染效果更好。

（2）大剂量甲泼尼龙（HDMP）：因疗效较差而不良反应明显，目前已较少使用。

（3）环孢霉素 A（CSA）：疗效确切而不良反应相对较轻，常用制剂为 CSA 溶液或胶囊。副作用是肾毒性及肝脏、神经系统损害。

（4）大剂量免疫球蛋白（HDIG）：有肯定疗效，与 CSA、ATG/ALG 等联合使用除有免疫协同作用外，亦能提供免疫保护，是组成联合免疫抑制治疗的基本药物。HDIG 治疗中偶见过敏反应，尚未见治疗再障时出现其他明显不良反应。

（5）联合免疫抑制治疗：两种以上药物的联合免疫抑制治疗疗效优于单药治疗，以下治疗组合 CSA+ATG+HDMP、ATG+CSA、ATG+CSA+HDIG 对重症再障的有效率均达到 70% 以上。

（6）其他免疫抑制治疗：①抗 T 细胞单克隆抗体（McAb-T）。②大剂量环磷酰胺（HD-CTX）。③他克莫司（FK506）。

知识点 27：异基因造血干细胞移植

重型和极重型再障如有 HLA 完全相合同胞供者，异基因造血干细胞移植（HSCT）应作为首选治疗，移植前应尽量减少输血次数，以免增加排斥概率。移植的长期治愈率可达 85%~93%。

知识点 28：其他支持或传统治疗方法

（1）造血生长因子：可以刺激再障患者体内残存的造血干细胞生长，是可选用的积极治疗药物，如粒系集落刺激因子（G-CSF）、粒单集落刺激因子（GM-CSF）、促红细胞生成素（EPO）、促血小板生成因子（TPO）等，因疗效不能持久且价格昂贵，主要作为上述治疗的辅助和支持治疗。

（2）雄性激素：有刺激造血的作用。可选用的药物有安特尔、美雄酮、司坦唑醇、丙酸睾酮等。

（3）中医中药：与雄性激素等药物联用进行长期治疗，对慢性再障有一定疗效。

知识点 29：再生障碍性贫血的疗效标准

（1）基本治愈：贫血、出血症状消失，血红蛋白>120g/L（男）、100g/L（女），白细胞>4×10⁹/L，血小板>80×10⁹/L，随访 1 年以上无复发。

（2）缓解：贫血、出血症状消失，血红蛋白达治愈标准，白细胞 3.5×10⁹/L 左右，血小板有一定程度恢复，随访 3 个月病情稳定或继续进步者。

（3）明显进步：贫血、出血症状明显好转，不输血，血红蛋白比治前 1 个月增长超过 30g/L，维持 3 个月不下降。

（4）无效：经充分治疗后，不能达到明显进步者。

> 知识点 30：再生障碍性贫血的预后

与疾病分型及治疗方法选择密切相关。慢性再障预后较好，合理治疗后大多数患者可以获得明显疗效。急性重型再障预后最差，但积极治疗有望改善预后。及早诊断，尽早进行免疫抑制治疗或造血干细胞移植治疗，对提高重型再障的治愈率至关重要。

第二节 溶血性贫血

一、遗传性球形红细胞增多症

> 知识点 1：遗传性球形红细胞增多症的概念

遗传性球形红细胞增多症（HS）是一种先天性红细胞膜缺陷性慢性溶血性疾病。以不同程度的贫血、反复出现黄疸、脾肿大、球形红细胞增多及红细胞渗透脆性增加为特征。

> 知识点 2：遗传性球形红细胞增多症的遗传特点

本病系常染色体显性遗传性疾病，患儿均为杂合子。10%～25% 无家族史，可能是基因突变的结果。致病基因位于 8 号染色体短臂上。

> 知识点 3：遗传性球形红细胞增多症的发病机制

由于红细胞膜的内在缺陷，使凹盘形细胞表面积减少，逐渐变小而厚，接近于球形。红细胞面积储备减少，红细胞变形性能显著减低。同时红细胞内钠盐过多，水分随之进入细胞内，使其容易胀破而发生溶血。最终病变红细胞在单核-巨噬细胞系统（尤其是脾）被扣留、破坏，发生血管外溶血。

> 知识点 4：遗传性球形红细胞增多症的临床表现

（1）贫血、黄疸和脾大：是本病的三大临床特征。贫血为轻中度，黄疸较轻，常反复发作，多数病儿均有不同程度的脾大，溶血危象时脾脏明显增大，轻度压痛。

（2）溶血危象或再障危象：溶血危象表现为高热、恶心、呕吐、腹痛，同时贫血、黄疸加剧，脾大明显，网红增高。也可诱发再障危象，表现为贫血迅速加重，血液中白细胞和血小板明显减少，网红下降，血胆红素减少，骨髓出现再生障碍的表现。溶血危象及再障危象一般 7~10 日后可自然缓解。

（3）胆石症：可并发色素性胆石症，年长儿多见。

知识点 5：遗传性球形红细胞增多症的实验室检查

（1）血象：婴幼儿多中度贫血，年长儿轻度或无贫血。网红增高>8%，可达 20% ~ 70%，白细胞和血小板正常。

（2）骨髓细胞学检查：红细胞明显增生，尤以晚幼红明显，偶见巨幼变，提示合并叶酸缺乏。

（3）血清间接胆红素：在溶血时增高。

（4）红细胞渗透脆性试验：增高，温育后渗透脆性增加更显著，此有助于轻症病例的诊断。

（5）红细胞自溶试验：阳性，加入葡萄糖或 ATP 可以不完全纠正，对 HS 的诊断有一定价值。

（6）其他：酸化甘油试验阳性。SDS 聚丙烯酰胺凝胶电泳或放射免疫法测定膜蛋白含量有助于判断膜蛋白的缺陷。分子生物学检测可以确定基因突变位点。红细胞生存时间明显缩短，脾区表面放射性增高，表明脾内红细胞破坏增多。

知识点 6：遗传性球形红细胞增多症的诊断标准

在有以下第④项的基础上，同时具有前 3 项中任何两项可确诊。如具有前 3 项，在排除其他溶血性贫血后可确诊本病。

①慢性溶血性贫血的临床表现（贫血、黄疸、脾大）及实验室检查结果。②小球形红细胞>20%，网织红细胞增加，骨髓呈增生性贫血，血常规检查 MCHC 增高。③红细胞盐水渗透脆性（或孵育脆性）增高或自身溶血试验阳性（加入葡萄糖或 ATP 可有不完全纠正）。④有家族史。

知识点 7：遗传性球形红细胞增多症的诊断分型

根据病情轻重分为轻型、中间型、重型 3 型。①轻型，多见于儿童，约占全部病例的 1/4，由于骨髓代偿功能好，可无或仅有轻度贫血和脾大。②中间型，约占全部病例的 2/3，多成年发病，有轻及中度贫血及脾大。③重型，少见，贫血严重，常依赖输血，生长迟缓，面部骨结构改变类似地中海贫血，偶尔或 1 年内数次出现溶血性或再生障碍性危象。

知识点 8：遗传性球形红细胞增多症的鉴别诊断

（1）温抗体型自身免疫性溶血性贫血：缺乏阳性家族史，室温下渗透脆性增高不明显者，易误诊为该病。但该病患儿全身情况常较差，贫血程度较重，抗人球蛋白试验阳性。

（2）黄疸型肝炎：溶血急性发作时，可误诊为黄疸型肝炎。该病无溶血性贫血的证据，血 ALT 增高，肝炎病毒标志物阳性。

（3）新生儿 ABO 溶血病：血清学检查抗 A（或抗 B）抗体阳性，血涂片球形红细胞随抗体降低而消失，双亲中血象无球形红细胞增加等有助于鉴别。

知识点 9：遗传性球形红细胞增多症的治疗

（1）一般治疗：注意防治感染，避免劳累和情绪紧张。适当补充叶酸。

（2）防治高胆红素血症：新生儿期发病出现高胆红素血症时应防治胆红素脑病（核黄疸）。

（3）输注红细胞：贫血轻者无须输红细胞，重度贫血或发生溶血危象时应输红细胞。发生再生障碍危象时除输红细胞外，必要时输血小板。

（4）脾切除：脾切除对常染色体显性遗传性疾病患者有显著疗效，术后黄疸消失、贫血纠正，不再发生溶血危象和再生障碍危象，红细胞寿命延长，但不能根除先天缺陷。手术应于 4~5 岁后进行，以减少术后感染的危险。部分病人有副脾，手术时应注意寻找，以免术后复发。

知识点 10：遗传性球形红细胞增多症的预后

绝大部分病例预后良好，死亡率较低，部分病例可能影响生长发育并出现身材矮小等征候。

二、红细胞葡萄糖-6-磷酸脱氢酶缺乏症

知识点 11：红细胞葡萄糖-6-磷酸脱氢酶缺乏症的概念

红细胞葡萄糖-6-磷酸脱氢酶缺乏症（G-6-PD）是红细胞葡萄糖-6-磷酸脱氢酶（G-6-PD）缺乏所致的溶血性贫血，是最常见的一种由红细胞酶缺乏所致的溶血。属遗传性急性溶血性疾病，俗称"蚕豆黄"，在进食蚕豆或伯氨喹类药物后突发贫血、黄疸、血红蛋白尿，可因休克或急性肾衰竭死亡。

知识点 12：红细胞葡萄糖-6-磷酸脱氢酶缺乏症的流行病学

本病分布遍及世界各地，全世界估计有 2 亿以上的人患有 G-6-PD 缺乏症。但各地区、各民族间的发病率差异很大。高发地区为地中海沿岸国家、东印度、菲律宾、巴西和古巴等。在我国，此病主要见于长江流域及其以南各省，以云南、海南、广东、广西、福建、

四川、江西、贵州等省（自治区）的发病率较高，北方地区较为少见。

知识点 13：红细胞葡萄糖-6-磷酸脱氢酶缺乏症的遗传特点

本病是由于 G-6-PD 的基因突变所致。G-6-PD 基因定位于 X 染色体长臂 2 区 8 带（Xq28），全长约 18.5kb，含 13 个外显子，编码 515 个氨基酸。男性半合子和女性纯合子均表现为 G-6-PD 显著缺乏；女性杂合子发病与否取决于其 G-6-PD 缺乏的细胞数量在细胞群中所占的比例，在临床上有不同的表现度，故称为不完全显性。

知识点 14：红细胞葡萄糖-6-磷酸脱氢酶缺乏症的发病机制

红细胞 G-6-PD 缺乏时，还原型三磷酸吡啶核苷（NADPH）生成减少，还原型谷胱甘肽（GSH）减少。在外源性氧化性药物、蚕豆、感染、酸中毒和内源性过氧化物等氧化应激作用下，不能保护红细胞免受氧化损伤，导致红细胞膜蛋白、血红蛋白和其他酶被氧化灭活，红细胞膜完整性受损；血红蛋白肽链上-SH 基与 GSH 发生氧化，形成二硫键，导致血红蛋白变性，形成 Heinz 小体，附着在红细胞膜上，损害膜的完整性，红细胞寿命缩短发生急性血管内溶血。这类溶血的显著特点是在溶血过程中可观察到变性珠蛋白小体（即 Heinz 小体）；另一特点是溶血具有自限性，即在溶血达到高潮后，引起溶血的诱因虽未解除，溶血过程不再发展，代之以逐渐康复过程。可能与新生成的红细胞 G-6-PD 活性较高有关。

知识点 15：红细胞葡萄糖-6-磷酸脱氢酶缺乏症的临床分型及临床表现

（1）伯氨喹型药物性溶血性贫血：是由于服用某些具有氧化性的药物而引起的急性溶血。此类药物包括抗疟药、解热镇痛药、硝基呋喃类、磺胺类、砜类、萘苯胺、大剂量维生素 K、丙磺舒、川莲、腊梅花等。常于服药后 1~3 日出现急性血管内溶血。有头晕、厌食、恶心、呕吐、疲乏等症状，继而出现黄疸、血红蛋白尿，溶血严重者可出现少尿、无尿、酸中毒和急性肾衰竭。溶血过程呈自限性是本病的重要特点，轻症的溶血持续 1~2 日或 1 周左右临床症状逐渐改善而自愈。

（2）蚕豆病：主要见于男性，多 10 岁以下发病，3 岁以上儿童约占病例的 70%。常在蚕豆成熟季节流行，进食蚕豆或蚕豆制品（如粉丝）均可致病，母亲食蚕豆后哺乳可使婴儿发病。通常于进食蚕豆或其制品后 24~48 小时内发病，表现为急性血管内溶血，其临床表现与伯氨喹型药物性溶血性贫血相似。

（3）新生儿溶血：缺氧、感染、乳母服用氧化剂药物或新生儿接触有樟脑丸气味的衣物等均可诱发。主要症状为苍白、黄疸，多于出生后 2~4 日达高峰，半数病例可有肝大、脾大。贫血多为轻至中度，血清胆红素增高，重症可引起胆红素脑病。

（4）感染诱发的溶血：细菌、病毒感染可诱发 G-6-PD 缺乏者发生溶血，一般于感染后几天之内突然发生溶血，程度大多较轻，黄疸多不显著。

（5）先天性非球形细胞性溶血性贫血（CNSHA）：分为两型，磷酸己糖旁路代谢酶缺陷者为Ⅰ型，以 G-6-PD 较为常见；糖无氧酵解通路中酶缺乏者称为Ⅱ型，以丙酮酸激酶缺乏较为常见。Ⅰ型自幼年起出现慢性溶血性贫血，表现为贫血、黄疸、脾肿大，可因感染或服药而诱发急性溶血。

知识点 16：红细胞葡萄糖-6-磷酸脱氢酶缺乏症的血象

正细胞正色素性贫血，网织红细胞计数明显升高，外周血涂片可见红细胞碎片或幼红细胞，白细胞计数可能升高，血小板一般正常或升高，也可降低（可能存在弥散性血管内凝血）。

知识点 17：红细胞 G-6-PD 缺乏的筛选试验

（1）高铁血红蛋白还原试验：正常还原率>0.75；中间型为 0.74~0.31；显著缺乏者<0.30。此试验可出现假阳性或假阴性，故应配合其他有关实验室检查。

（2）荧光斑点试验：正常 10 分钟内出现荧光；中间型 10~30 分钟出现荧光；严重缺乏者 30 分钟仍不出现荧光。本试验敏感性和特异性均较高。

（3）硝基四氮唑蓝（NBT）纸片法：正常滤纸片呈紫蓝色，中间型呈淡蓝色，显著缺乏者呈红色。

知识点 18：红细胞 G-6-PD 活性测定

这是特异性的直接诊断方法，正常值随测定方法而不同：

（1）WHO 推荐的 Zinkham 法为 12.1±2.09IU/g Hb。

（2）国际血液学标准化委员会推荐的 Clock 与 Mclean 法为 8.34±1.59IU/g Hb。

（3）NBT 定量法为 13.1~30.0BNT 单位。

（4）近年开展 G-6-PD/6-PD 比值测定，可进一步提高杂合子的检出率，正常值为成人 1.0~1.67，脐带血 1.1~2.3，低于此值为 G-6-PD 缺乏。

知识点 19：变性珠蛋白小体生成试验

溶血时阳性细胞>0.05，溶血停止后呈阴性。不稳定血红蛋白病患者此试验亦可为阳性。

知识点 20：红细胞葡萄糖-6-磷酸脱氢酶缺乏症的诊断

贫血、黄疸及血红蛋白尿的基础上，加上以下任何 1 项即可确定诊断。①上述 3 项红细胞 G-6-PD 的筛选试验中 2 项阳性。②红细胞 G-6-PD 筛选试验 1 项阳性加变性珠蛋白小体生成试验阳性，并排除其他原因所致溶血性贫血。③红细胞 G-6-PD 筛选试验 1 项阳性，并有明确的家族史。④红细胞 G-6-PD 定量测定活性降低。⑤红细胞 G-6-PD 活性正常而高度怀疑为红细胞 G-6-PD 缺陷者可进行变异型鉴定，证实有红细胞 G-6-PD 性质异常。

知识点 21：红细胞葡萄糖-6-磷酸脱氢酶缺乏症的鉴别诊断

（1）新生儿 ABO 溶血症：血型不合，母亲血型多为 O 型，新生儿 A 或 B 型，血清特异性血型抗体检查有助于诊断。

（2）红细胞丙酮酸激酶（PK）缺陷：常染色体隐性遗传，PK 筛选试验（荧光斑点试验）阳性，PK 定量测定活性降低。

（3）自身免疫性溶血性贫血：男女患病概率相同，无阳性家族史，红细胞 G-6-PD 活性正常或高铁血红蛋白还原试验正常，Coombs 试验多为阳性。

（4）阵发性睡眠性血红蛋白尿：发作性夜间血红蛋白尿，红细胞 G-6-PD 活性正常或高铁血红蛋白还原试验正常，酸、热、糖水试验异常，流式细胞仪检测有特殊的红细胞膜单克隆抗体表达异常。

知识点 22：红细胞葡萄糖-6-磷酸脱氢酶缺乏症的治疗

本病为自限性。诊断后首先应去除诱因。轻症者在急性期，一般支持疗法和补液即可；重症者注意水、电解质平衡，纠正酸中毒；对严重贫血者应输入全血；此外，应及时防治休克、急性肾功能不全及心功能不全。肾上腺皮质激素的疗效尚有争论，对危重病人可短程大剂量应用。

知识点 23：红细胞葡萄糖-6-磷酸脱氢酶缺乏症的预后及预防

经及时有效的治疗，绝大部分病例可很快痊愈。在 G-6-PD 缺陷高发地区，应进行群体 G-6-PD 缺乏症的普查；已知为 G-6-PD 缺乏者应避免进食蚕豆及其制品，忌服有氧化作用的药物，并加强对各种感染的预防。

三、地中海贫血

知识点 24：地中海贫血的概念

地中海贫血又称海洋性贫血、珠蛋白生成障碍性贫血，属于遗传性溶血性贫血。其共同特点是珠蛋白基因的缺陷使一种或几种珠蛋白肽链合成减少或不能合成，导致血红蛋白的组成成分改变。本组疾病的临床症状轻重不一。

知识点 25：地中海贫血的分型

因人类珠蛋白由 α、β、γ、δ4 种肽链组成，相应肽链编码基因的缺失或点突变将引起各自肽链的合成障碍，由此将地中海贫血分为 α、β、δ、γ 等类型，其中以 α 和 β 地中海贫血较常见。临床表现主要是贫血、黄疸、肝脾大等慢性溶血现象，病情轻重不一，以地中海沿岸国家和东南亚地区多见，我国华南、西南地区多见。

知识点 26：β 地中海贫血的临床表现

β 地中海贫血系调控 β 珠蛋白的基因缺陷，使 β 珠蛋白合成障碍而引起的慢性溶血性贫血。根据病情轻重的不同，分为以下 3 型。

（1）重型：又称 Cooley 贫血。患儿出生时无症状，3~12 个月开始发病，呈慢性进行性贫血，面色苍白，肝脾肿大，发育不良，常有轻度黄疸，症状随年龄增长而日益明显。常需每 4 周左右输红细胞以纠正严重贫血。若长期中度或以上贫血者，由于骨髓代偿性增生，骨骼变大、髓腔增宽，先发生于掌骨，以后为长骨和肋骨；1 岁后颅骨改变明显，表现为头颅变大、额部隆起、颧高、鼻梁塌陷，两眼距增宽，形成地中海贫血特殊面容。患儿常并发支气管炎或肺炎。

（2）轻型：患者无症状或轻度贫血，脾不大或轻度肿大。病程经过良好，能存活至老年。本病易被忽略，多在重型患者家族调查时被发现。

（3）中间型：多于幼童期出现症状，其临床表现介于轻型和重型之间，中度贫血，脾脏轻度或中度肿大，黄疸可有可无，骨骼改变较轻。

知识点 27：α 地中海贫血的临床表现

α 地中海贫血（简称 α 地贫）是因 α 珠蛋白基因缺失或功能缺陷引起 α 珠蛋白合成障碍的一组溶血性贫血。

（1）静止型：患者无症状。红细胞形态正常，出生时脐带血中血红蛋白 Bart 含量为 0.01~0.02，但 3 个月后即消失。

（2）轻型：患者无症状。红细胞形态有轻度改变，如大小不等、中央浅染、异形等；红细胞渗透脆性降低；变性珠蛋白小体阳性；HbA_2 和 HbF 含量正常或稍低。患儿脐血血红蛋白 Bart 含量为 0.034~0.140，于生后 6 个月时完全消失。

（3）中间型：又称血红蛋白 H 病。患儿出生时无明显症状；婴儿期以后逐渐出现贫血、疲乏无力、肝脾肿大、轻度黄疸；年龄较大患者可出现类似重型 β 地中海贫血的特殊面容。合并呼吸道感染或服用氧化性药物、抗疟药物等可诱发急性溶血而加重贫血，甚至发生溶血危象。

知识点 28：β 地中海贫血的实验室检查

（1）重型：外周血象呈小细胞低色素性贫血，红细胞大小不等，中央浅染区扩大，出现异形、靶形、碎片红细胞和有核红细胞、点彩红细胞、嗜多染性红细胞、豪-周小体等；

网织红细胞正常或增高。骨髓象红系增生明显活跃，以中、晚幼红细胞占多数，成熟红细胞改变与外周血相同。红细胞渗透脆性明显减低。HbF 含量明显增高，大多>0.40，这是诊断重型 β 地中海贫血的重要依据。颅骨 X 线片可见颅骨内外板变薄，板障增宽，在骨皮质间出现垂直短发样骨刺。

（2）轻型：成熟红细胞有轻度形态改变，红细胞渗透脆性正常或减低，血红蛋白电泳显示 HbA_2 含量增高（0.035~0.060），这是本型的特点。HbF 含量正常。

（3）中间型：外周血象和骨髓细胞学检查的改变类似重型，红细胞渗透脆性减低，HbF 含量约为 0.40~0.80，HbA_2 含量正常或增高。

知识点29：α 地中海贫血的实验室检查

（1）静止型、轻型、中间型：外周血象和骨髓象的改变类似重型 β 地中海贫血；红细胞渗透脆性减低；变性珠蛋白小体阳性；HbA_2 和 HbF 含量正常。出生时血液中含有约 0.25 Hb Bart 和少量 HbH；随年龄增长，HbH 逐渐取代 Hb Bart，其含量约为 0.024~0.44。包涵体生成试验呈阳性。

（2）重型：外周血成熟红细胞形态改变如重型 β 地中海贫血，有核红细胞和网织红细胞明显增高。血红蛋白中几乎全是血红蛋白 Bart 或同时有少量 HbH，无 HbA、HbA_2 和 HbF。

知识点30：地中海贫血的诊断及鉴别诊断

根据临床特点和实验室检查，结合阳性家族史，一般可做出诊断。有条件时，可进行基因诊断。本病须与下列疾病鉴别。

（1）缺铁性贫血：轻型地中海贫血的临床表现和红细胞的形态改变与缺铁性贫血有相似之处，故易被误诊。但缺铁性贫血常有缺铁诱因，血清铁蛋白含量减低，骨髓外铁粒幼红细胞减少，红细胞游离原卟啉升高，铁剂治疗有效等可资鉴别。对可疑病例可借助血红蛋白碱变性试验和血红蛋白电泳鉴别。

（2）传染性肝炎或肝硬化：因 HbH 病贫血较轻，还伴有肝脾肿大、黄疸，少数病例还可有肝功能损害，故易被误诊为黄疸型肝炎或肝硬化。但通过病史询问、家族调查、红细胞形态观察、血红蛋白电泳检查即可鉴别。

知识点31：地中海贫血的治疗

轻型地中海贫血无须特殊治疗。应采取下列一种或数种方法中间型和重型地中海贫血给予治疗。

（1）一般治疗：注意休息和营养，积极预防感染。适当补充叶酸和维生素 E。

（2）输血和去铁治疗：此法在目前仍是重要的治疗方法之一。①红细胞输注：少量输注法仅适用于中间型 α 和 β 地中海贫血，不主张用于重型 β 地中海贫血。对于重型 β 地中海贫血应从早期开始给予适量的红细胞输注，以使患儿生长发育接近正常和防止骨骼病变。其方法是首先在 2~4 周内分次输注浓缩红细胞，使患儿血红蛋白含量达 120g/L 左右；然后每隔和 5 周输注浓缩红细胞 10~15ml/kg，使血红蛋白含量维持在 90~140g/L。但本法容易导致含铁血黄素沉着症，故应同时给予铁螯合剂治疗。②铁螯合剂：除铁治疗是改善重型地中海贫血患者生存质量和延长寿命的主要措施。目前临床上使用的药物有去铁胺、去铁酮和去铁斯若。通常在规则输注红细胞 1 年或 10~20 单位后进行铁负荷评估，如有铁过载（SF>1000μg/L），则开始应用铁螯合剂。去铁胺每日 25~40mg/kg，每晚 1 次连续皮下注射 12 小时，或加入等渗葡萄糖液中静脉滴注 8~12 小时；每周 5~7 天，长期应用。去铁胺副作用不大，偶见过敏反应，长期使用偶可致白内障和长骨发育障碍，剂量过大可引起视力和听觉减退。维生素 C 与去铁胺联合应用可加强其从尿中排铁的作用，剂量为每天 2~3mg/kg，最大量为 200mg/d。

（3）脾切除：脾切除对血红蛋白 H 病和中间型 β 地中海贫血的疗效较好，对重型 β 地中海贫血效果差。脾切除应在 5~6 岁以后施行并严格掌握适应证。

（4）造血干细胞移植：异基因造血干细胞移植是目前能根治重型 β 地中海贫血的方法。如有 HLA 相配的造血干细胞供者，应作为治疗重型 β 地中海贫血的首选方法。

（5）基因活化治疗：应用化学药物可增加 γ 基因的表达或减少 α 基因的表达，以改善 β 地中海贫血的症状，已用于临床的药物有羟基脲、5-氮杂胞苷（5-AZC）、阿糖胞苷、白消安、异烟肼等，目前正在探索之中。

知识点 32：地中海贫血的预防

开展人群普查和遗传咨询、做好婚前指导以避免地中海贫血基因携带者之间联姻，对预防本病有重要意义。采用基因分析法进行产前诊断，可在妊娠早期对重型 β 和仅地中海贫血胎儿做出诊断并及时终止妊娠，以避免胎儿水肿综合征的发生和重型 β 地中海贫血患者的出生，这是目前预防本病行之有效的方法。

四、自身免疫性溶血性贫血

知识点 33：自身免疫性溶血性贫血的概念

自身免疫性溶血性贫血（AHA）是由于机体免疫功能紊乱，产生针对自身红细胞的抗体和（或）补体，吸附于红细胞表面，使红细胞破坏加剧而发生的一组溶血性贫血。这种溶血性贫血可以是整个免疫系统功能紊乱的一部分，也可以单独存在。

知识点 34：自身免疫性溶血性贫血的分类

根据自身抗体作用在红细胞所需的最合适温度，可分为温抗体型和冷抗体型。冷抗体型包括冷凝集素综合征和阵发性冷性血红蛋白尿。

知识点 35：自身免疫性溶血性贫血的病因

小儿以病因不明的原发性者较多。继发者的原发病为病毒性感染（巨细胞病毒、肝炎病毒、疱疹病毒、腮腺炎病毒、EB 病毒等）、细菌性感染（伤寒、链球菌、金黄色葡萄球菌等）、支原体肺炎、风湿性疾病（系统性红斑狼疮、类风湿病等）、药物（青霉素、氯霉素、磺胺类、甲基多巴等）、免疫缺陷性疾病和肿瘤性疾病（如恶性淋巴瘤、慢性淋巴细胞白血病等）。

知识点 36：自身免疫性溶血性贫血的临床表现

（1）温抗体型：主要表现为发作性面色苍白，体弱无力，血红蛋白尿（酱油色样，葡萄酒样或浓茶样），常伴有黄疸和肝脾肿大，以脾脏肿大为主。一般根据病情缓急分为两型：①急性型：常见于 3 岁以下，男性儿童多见。发病前 1~2 周有前驱感染尤其是病毒感染史，起病急，发热、寒战、呕吐、腹痛、进行性贫血、黄疸、脾肿大，常发生血红蛋白尿，重者可出现急性肾功能不全。少数患者伴有血小板减少，出现皮肤黏膜出血，称为 Evans 综合征。②慢性型：多见于年长儿，原发性者占多数。起病缓慢，可表现为进行性或间歇性溶血，主要临床表现为贫血、黄疸、肝脾肿大，常伴有血红蛋白尿，临床呈慢性经过，反复感染加重溶血、贫血及黄疸。

（2）冷抗体型：①冷凝集素病：多见于 5 岁以下儿童。常继发于传染性单核细胞增多症、巨细胞病毒感染、支原体肺炎等。起病急，主要表现为受冷后耳郭、鼻尖、足趾末端发绀和雷诺病的征象，随环境温度升高而消失。②阵发性寒冷性血红蛋白尿：多在 1 岁以后小儿发病，也有原发性患者。受冷后急骤起病，突出表现为发热、寒战、腹痛、腰背痛、贫血和血红蛋白尿，大多数持续数小时即可缓解，以后遇冷可再复发。

知识点 37：自身免疫性溶血性贫血的血常规检查

外周血可见红细胞碎片、小球形红细胞、嗜多染性红细胞，偶可见有核红细胞。网织红细胞常与溶血程度呈比例地升高。白细胞和血小板一般正常，偶见减少。

知识点 38：自身免疫性溶血性贫血的骨髓检查

骨髓红细胞系统显著增生，以中晚幼红细胞增生为主，粒红比例降低甚至倒置。

知识点 39：直接抗人球蛋白试验（直接 Coombs 试验）

直接抗人球蛋白试验是测定吸附在红细胞膜上不完全抗体和补体的较敏感的方法，为诊断 AHA 的重要实验室指标。抗人球蛋白抗体是多价的，与不完全抗体的 Fc 段相结合，起搭桥作用，最后导致致敏红细胞相互凝集。但如果红细胞上吸附抗体太少，常致试验阴性。另外，如果自身抗体属于 IgM 或 IgA 类型，则与抗 IgG 抗血清进行试验也呈阴性结果。此外，实验操作时，红细胞洗涤不够或过度均可出现假阴性。

知识点 40：间接抗人球蛋白试验

若 AHA 患者血浆有游离抗体，可用该试验测定。本实验阳性者可将患者血清分别在 20℃ 和 37℃ 下与胰蛋白酶或菠萝蛋白酶处理的红细胞进行溶血及凝集试验。温抗体型 AHA 仅在 37℃ 时溶血试验呈弱阳性反应，而凝集试验则为强阳性反应。冷凝集素综合征者仅在 20℃ 时，溶血及凝集试验均为强阳性反应。

知识点 41：冷凝集素试验

正常人血浆中含有非特异性冷抗体，其效价在 1∶64 以下，本病冷凝集素效价可高达 1∶2000 以上。本试验对冷凝集素综合征有重要的诊断价值。

知识点 42：冷热溶血试验

冷热抗体在 16℃ 时，吸附于细胞上，当温度升高时，抗体与细胞分离，但补体却作用于致敏红细胞而发生溶血。可诊断阵发性冷性血红蛋白尿。

知识点 43：自身免疫性溶血性贫血的诊断标准

（1）温抗体型自身免疫性溶血性贫血：①近 4 月内无输血或特殊药物服用史，如直接抗人球蛋白试验阳性，结合临床表现和实验室检查，可诊断为温抗体型 AHA。②如抗人球蛋白试验阴性，但临床表现较符合，肾上腺皮质激素或脾切除术有效，排除其他溶血性疾病，可诊断为抗人球蛋白试验阴性的 AHA。

（2）冷凝集素综合征（CAS）：①遇冷出现耳郭、鼻尖、手指发绀，加温后消失。贫血、黄疸均较轻，一般无脾肿大。②冷凝集素试验阳性。效价可达 1∶1000。③直接抗人球蛋白试验阳性，几乎均为 C3 型。

（3）阵发性冷性血红蛋白尿症（PLH）：①受寒后，急性血管内溶血发作史，主要表现为寒战、高热、腹痛、血红蛋白尿，贫血明显。②冷热溶血试验阳性。③抗人球蛋白试验阳性，为 C3 型。

知识点 44：自身免疫性溶血性贫血的鉴别诊断

（1）遗传性球形红细胞增多症：可有贫血、黄疸、脾肿大，外周血出现球形红细胞。但有阳性家族史，Coombs 试验阴性可作区别。

（2）G6PD 酶缺陷症：X 连锁不完全显性遗传，有进食蚕豆或氧化型药物史，Coombs

试验阴性，G6PD 酶活性显著降低。

（3）海洋性贫血：小细胞低色素性贫血，呈慢性过程，红细胞盐水渗透脆性试验脆性降低，血红蛋白电泳 HBF 或 HbH 异常升高，Coombs 试验阴性。

知识点 45：自身免疫性溶血性贫血的治疗

（1）一般治疗：积极治疗原发疾病或立即停用引起溶血的药物。

（2）肾上腺皮质激素：对于温抗体型 AHA，肾上腺皮质激素为首选药。泼尼松 $1\sim2mg/(kg\cdot d)$，分 3~4 次口服。经 3~4 周病情好转（红细胞比容达 30%）后逐渐减量，不可过快减量，否则溶血和贫血又会加重，以最小量（$2.5\sim10mg/d$）维持数月至数年，直至溶血指标阴性、直接抗人球蛋白试验阴性时可停药。如治疗持续 3 周而贫血不减轻，可认为治疗无效。

（3）免疫抑制剂：皮质激素无效或依赖时使用免疫抑制剂或联合用药。可选用环磷酰胺、6-MP、硫唑嘌呤及环孢素 A 等。

（4）输血：一般应避免输血，若贫血严重，可输洗涤过的红细胞。对冷抗体型，输血时应加温至 37℃，以减少溶血。

（5）脾切除术：当肾上腺皮质激素治疗无效，而有严重贫血者，可考虑脾切除。但对冷凝集素综合征，肾上腺皮质激素及切脾均无疗效。

（6）IVIG 治疗：对危重患者，可静脉注射大剂量丙种球蛋白，$400mg/(kg\cdot d)$，3~5 日为一疗程。

第三节　出血性疾病

一、原发性免疫性血小板减少性紫癜

知识点 1：原发性免疫性血小板减少性紫癜的概念

原发性免疫性血小板减少症（ITP）是儿童最常见的出血性疾病，过去也称"特发性血小板减少性紫癜（ITP）"。目前，更倾向于命名为"免疫性血小板减少症"，避免使用"特发性"，而选择"免疫性"，以强调其免疫相关的疾病机制，仍保留 ITP 的缩写。其主要临床特点是皮肤、黏膜自发性出血和束臂试验阳性，血小板减少、出血时间延长和血块收缩不良。

知识点 2：原发性免疫性血小板减少性紫癜的病因及发病机制

患儿在发病前常有病毒感染史。病毒感染后机体产生相应的抗体，这类抗体可与血小板膜发生交叉反应，使血小板受到损伤而被单核-巨噬细胞系统清除。此外，病毒感染后，体内形成的抗原-抗体复合物可附着于血小板表面，使血小板易被单核-巨噬细胞系统吞噬

和破坏，使血小板的寿命缩短，导致血小板减少。患者血清中血小板相关抗体（PAIgG）含量多增高。研究证实，辅助性 T 细胞（Th）和细胞毒 T 细胞（CTL）的活化及相关细胞因子紊乱是导致本病慢性化过程的重要原因。血小板和巨核细胞有共同抗原性，抗血小板抗体会导致巨核细胞成熟障碍，生成和释放严重受累，使血小板进一步减少。

知识点 3：原发性免疫性血小板减少性紫癜的临床表现

皮肤黏膜出血是 ITP 最常见的临床表现，多为出血点，亦见淤斑，可伴鼻或齿龈出血、胃肠道出血、血尿等。极少数病例发生颅内出血，预后严重。10%~20% 病例脾脏轻度肿大。本病呈自限性，85%~95% 的患儿于 6~12 个月内自然痊愈，约 10% 转为慢性。病死率约为 1%。

知识点 4：原发性免疫性血小板减少性紫癜的实验室检查

（1）血常规：血小板计数减少，出血不严重者多无红、白细胞改变。血小板形态（如大血小板或小血小板）、白细胞和红细胞的数量和形态有助于鉴别先天性血小板减少症和继发性血小板减少症。

（2）骨髓检查：巨核细胞增多或正常，伴成熟障碍。典型 ITP 无需骨髓检查；骨髓检查的主要目的是排除其他造血系统疾病。

（3）血小板膜抗原特异性自身抗体：单克隆抗体特异性俘获血小板抗原试验法，特异性和敏感性较高，有助鉴别免疫性与非免疫性血小板减少。

（4）其他有助于鉴别继发性血小板减少的检查：如免疫性疾病相关的检查及病毒病原检查等。

知识点 5：原发性免疫性血小板减少性紫癜的诊断

根据病史、临床表现和实验室检查即可做出诊断。2011 年，美国血液学会（Ainerican Society of Hematology，ASH）根据临床病程的长短将 ITP 分为 3 型：①新诊断的 ITP：确诊后<3 个月。②持续性 ITP：确诊后 3~12 个月。③慢性 ITP：确诊后>12 个月以上。以上分型不适用于继发 ITP。ASH 还界定了重型 ITP 和难治性 ITP。重型 ITP：患者发病时需要紧急处理的出血症状或病程中新的出血症状，必须应用提升血小板的药物治疗，包括增加原有药物的剂量。难治性 ITP：是指脾脏切除术后仍为重型 ITP 的患儿。

知识点 6：原发性免疫性血小板减少性紫癜的鉴别诊断

（1）急性白血病：外周血白细胞不增高的急性白血病易与 ITP 混淆，血涂片和骨髓涂片检查见到白血病细胞即可确诊。

（1）再生障碍性贫血：患者表现为发热、贫血和出血，肝、脾和淋巴结不肿大，与

ITF 合并贫血者相似。但再生障碍性贫血时贫血较重，外周血白细胞和中性粒细胞减少，骨髓造血功能减低，巨核细胞减少有助于诊断。

（3）过敏性紫癜：为出血性斑丘疹，呈对称分布，成批出现，多见于下肢和臀部，血小板正常，一般易于鉴别。

（4）继发性血小板减少性紫癜：严重细菌感染和病毒血症均可引起血小板减少。化学药物、脾功能亢进、部分自身免疫性疾病（如系统性红斑狼疮等）、恶性肿瘤侵犯骨髓和某些溶血性贫血等均可导致血小板减少，应注意鉴别。

知识点 7：原发性免疫性血小板减少性紫癜的一般治疗

儿童 ITP 多为自限性，治疗更多地取决于出血的症状，而非血小板计数。当血小板计数 $\geq 20 \times 10^9/L$，无活动性出血表现，可先观察随访，不予治疗。在此期间，必须动态观察血小板计数的变化。适当限制活动，避免外伤。有或疑有细菌感染者，酌情使用抗感染治疗。避免应用影响血小板功能的药物，如阿司匹林等。④慎重预防接种。

知识点 8：原发性免疫性血小板减少性紫癜的一线治疗

血小板计数 $< 20 \times 10^9/L$ 和（或）伴活动性出血，建议使用以下治疗，一般无需血小板输注。

（1）肾上腺糖皮质激素：常用泼尼松，也可用等效剂量的糖皮质激素代替。糖皮质激素治疗 4 周，仍无反应，说明治疗无效，应迅速减量至停用。应用时，注意监测血压、血糖的变化及胃肠道反应，防治感染。

（2）静脉输注免疫球蛋白（IVIg）治疗：用 1 天或连用 2 天，必要时可以重复。

（3）静脉输注抗-D 免疫球蛋白：用于 Rh（D）阳性的 ITP 患儿，提升血小板计数作用明显。用药后可见轻度血管外溶血。

知识点 9：原发性免疫性血小板减少性紫癜的二线治疗

对一线治疗无效病例需对诊断再评估，进一步除外其他疾病。根据病情酌情应用以下二线药治疗。

（1）药物治疗

1）大剂量肾上腺糖皮质激素：①冲击阶段：地塞米松或氢化可的松或甲泼尼龙，加入葡萄糖液中静脉点滴，共 5~7 天。②维持阶段：泼尼松或地塞米松，连用 4 天，每 4 周一疗程，4~6 个疗程。鉴于大剂量糖皮质激素对血压、血糖、行为异常等的影响，应密切观察，同时使用胃黏膜保护剂。

2）抗 CD20 单克隆抗体：使用时多数儿童耐受良好；但可出现血清病。使用半年内应注意获得性体液免疫功能低下。

3）促血小板生成剂：对于严重出血，一线治疗无效可选用重组人血小板生成素

（TPO）或血小板生成素受体激动剂。

4）免疫抑制剂及其他治疗：常用的药物包括硫唑嘌呤、长春新碱、环孢素 A 及干扰素等，可酌情选择。免疫抑制剂治疗儿童 ITP 的疗效不肯定，毒副作用较多，应慎重选择且密切观察。

（2）脾切除术：脾切除指征可参考以下指标：①经以上正规治疗，仍有危及生命的严重出血或急需外科手术者。②病程>1 年，年龄>5 岁，且有反复严重出血，药物治疗无效或依赖大剂量糖皮质激素维持（大于 30mg/日）。③病程>3 年，血小板计数持续<$30×10^9$/L，有活动性出血，年龄>10 岁，药物治疗无效者。④存在使用糖皮质激素的禁忌证。

鉴于儿童患者的特殊性，应严格掌握适应证，尽可能地推迟切脾时间。在脾切除前，必须对 ITP 的诊断重新评价，骨髓巨核细胞增多者方可考虑脾切除术。

知识点 10：原发性免疫性血小板减少性紫癜的紧急治疗

若发生危及生命的出血，应积极输注浓缩血小板制剂以达迅速止血的目的。同时选用甲基泼尼松龙冲击治疗 10~30mg/（kg·d）共用 3 天，和（或）静脉输注丙种球蛋白 1g/（kg·d）连用 2 天，以保证输注的血小板不被过早破坏。

二、血友病

知识点 11：血友病的概念

血友病是一组性联隐性遗传性凝血障碍的出血性疾病，由于缺乏血浆凝血因子，而表现为轻微损伤后有长时间出血倾向。临床上分为：①血友病 A，即因子Ⅷ（又称血友病球蛋白，AHG）缺乏症。②血友病 B，即因子Ⅸ（又称血浆凝血活酶成分，PTC）缺乏症。

知识点 12：血友病的病因及发病机制

血友病 A 和 B 为 X 连锁隐性遗传，由女性传递、男性发病。因子Ⅷ、Ⅸ缺乏均可使凝血过程第一阶段中的凝血活酶生成减少，引起血液凝固障碍，出现出血倾向。因子Ⅷ是血浆中的一种球蛋白，它与 vWF 因子以非共价形式结合成复合物存在于血浆中。vWF 缺乏时，可发生出血和因子Ⅷ缺乏。因子Ⅸ是一种由肝脏合成的糖蛋白，在其合成过程中需要维生素 K 的参与。

知识点 13：血友病的临床表现

血友病患儿绝大多数为男性，临床特点是延迟、持续而缓慢的渗血，出血频度与部位取决于患儿体内的凝血因子水平。重型患儿常在无明显创伤时自发出血，中型患儿出血常有某些诱因。轻型极少出血，常由明显外伤引起，患儿常在外科手术前常规检查或创伤后非正常出血才被发现。

重型患儿关节出血常反复发生，并在学龄期后逐步形成血反病性关节病，不仅致残而且影响患儿就学及参与活动，进而影响其心理发育。

知识点 14：血友病的实验室检查

（1）筛查试验：内源途径凝血试验（部分凝血活酶时间，APTT）、外源途径凝血试验（凝血酶原时间，PT）、纤维蛋白原（Fg）或凝血酶时间（TT）、出血时间、血小板计数、血小板聚集试验等。以上除 APTI 外，其他试验均正常。

（2）确诊试验：血浆 FⅧ：C 减少或极少，辅以 FⅧ抗原（FⅧ：Ag）可确诊血友病 A；血浆 FⅨ：C 减少或极少，辅以 FⅨ抗原（FⅨ：Ag）可确诊血友病 B。血管性血友病因子抗原（vWF：Ag）正常。

（3）FⅧ/FⅨ抑制物检测：临床上有反复应用血制品病史且对血制品治疗无效的血友病 A/B 患者，需高度怀疑是否出现 FⅧ/FⅨ抑制物。首选进行 APTT 纠正试验，若结果呈阳性，再用 Bethesda 法或改良的 Bethesda 法（Nijmegen 法）测定。

（4）基因诊断试验：主要用于携带者检测和产前诊断。血友病的产前诊断：可在妊娠 8~10 周进行绒毛膜活检，以确定胎儿的性别并通过胎儿的 DNA 检测致病基因，即在妊娠的 15 周左右行羊水穿刺进行基因诊断。

知识点 15：血友病的诊断

根据病史、出血症状和家族史即可考虑为血友病，进一步确诊须进行有关实验室检查。携带者检查：男性患者与正常女性所生儿子均为正常，所生女儿均为携带者；女性携带者与正常男性所生的儿子有 50% 的概率为血友病患者，所生的女儿有 50% 的概率为致病基因携带者；女性携带者与男性患者所生的儿子有 50% 的概率为血友病患者；男性患者与女性患者所生的儿子和女儿都是患者，但这种概率极为罕见。基因序列分析除可确诊本病外，亦可发现轻症患者和致病基因携带者。

根据因子Ⅷ：C 或因子Ⅸ：C 活性水平的高低，将 A 型血友病或 B 型血友病分为重型（<1%）、中型（1%~5%）、轻型（5%~25%）及亚临床型（25%~45%）四种临床类型。

知识点 16：血友病的鉴别诊断

血友病须与血管性血友病（vWD）鉴别，后者出血时间延长、阿司匹林耐量试验阳性、血小板黏附率降低、血小板对瑞斯托霉素无凝集反应、血浆Ⅷ：C 减少或正常、血浆 vWF 减少或缺乏。此外，血管性血友病为常染色体显性遗传，家族调查亦有助于鉴别。

知识点 17：血友病预防出血

嘱患儿养成安静的生活习惯，以减少和避免外伤出血，应避免使用阿司匹林和非甾体消炎药，尽量避免肌内注射，如因患外科疾病需行手术治疗，应注意在术前、术中和术后补充所缺乏的凝血因子。

知识点 18：血友病的替代疗法

替代治疗是血友病目前最有效的止血治疗。越早开始治疗越好，最好在症状出现 2 小时以内，凝血因子制品所需剂量越少，康复越快，花费越低。因此，应积极鼓励开展家庭治疗和自我注射，以赢得宝贵的治疗时间。常用制品有：凝血因子Ⅷ浓缩物、rh FⅧ制品、冷沉淀、凝血酶原复合物浓缩剂（PCC）、凝血因子Ⅸ浓缩物/rhFⅨ制品、新鲜冷冻血浆（FFP）。

知识点 19：血友病的预防疗法

预防治疗是有规律地输入凝血因子，保证血浆中的因子（FⅧ：C/FⅨ：C）长期维持在一定水平，从而减少反复出血、致残，力保患儿能够健康成长。初级预防是指婴幼儿在确诊后第 1~2 次出血时或 2 岁前即开始实施预防治疗。次级预防是指婴幼儿/患儿有明显的靶关节出血/关节损害后，开始预防治疗。重型患者和有关节病变患者应根据病情及早开始。

（1）血友病 A：标准剂量为每次浓缩凝血因子Ⅷ25~40U/kg，每周 3 次或隔日 1 次。根据我国目前经济现状和治疗条件，可考虑减低剂量的方案，如小剂量方案，即浓缩凝血因子Ⅷ10~15U/（kg·次），每周 2 周。在国内一些临床实验中也取得了比较好的效果。

（2）血友病 B：标准剂量为浓缩凝血因子Ⅸ每次 25~40U/kg，每周 2 次。同上述原因，可考虑小剂量治疗方法，即基因重组凝血因子Ⅸ制品或 PCC 每次 20U/kg，每周 1 次。

知识点 20：血友病的局部止血

（1）RICE（休息 rest、冷敷 ice、压迫 compression、抬高 elevation）原则：急性出血时执行，在没有因子的情况下也可部分缓解关节、肌肉出血。

（2）对表面创伤、鼻或口腔出血可局部压迫止血，或用纤维蛋白泡沫、吸收性明胶海绵蘸组织凝血活酶或凝血酶敷于伤口处。

（3）早期关节出血者宜卧床休息，并用夹板固定肢体，放于功能位，亦可局部冷敷，并用弹力绷带缠扎。

（4）关节出血停止、肿痛消失时，可行适当体疗，以防关节畸形。严重关节畸形可用手术矫形治疗。

知识点 21：血友病的药物治疗

（1）1-脱氧-8-精氨酸加压素（DDAVP）：有提高血浆内因子Ⅷ活性和抗利尿作用，常用于治疗轻型血友病 A 患者，可减轻其出血症状，需与 6-氨基己酸或氨甲环酸联用。

（2）性激素：雄性激素达那唑和女性避孕药复方炔诺酮均有减少血友病 A 患者出血的作用，但其疗效均逊于替代疗法。

知识点 22：血友病的基因治疗

血友病 B 的基因治疗已有成功的报告。随着研究的不断深入，基因治疗可能成为治愈血友病的有效手段。

第四节　急性白血病

知识点 1：急性白血病发病特点

急性白血病是儿童时期最常见的恶性肿瘤，起源于造血系统的恶性增生，人群发病率为（3~5）/10 万，是儿童的主要病死原因之一。在儿童急性白血病中急性淋巴细胞白血病（ALL）占 75%，急性非淋巴细胞白血病（ANLL）占 25%，男性发病率高于女性，以学龄前期和学龄期发病数最多但包括新生儿在内的任何年龄均可罹患。

知识点 2：急性白血病的病因

病因尚不明了，可能相关因素包括以下几种。

（1）病毒因素：已经证实一种 RNA 反转录病毒，即人类 T 细胞白血病病毒（HTLV）可引起人类 T 淋巴细胞白血病。

（2）理化因素：电离辐射能引起白血病已在核污染地区得到验证，苯及其衍生物以及某些药物，如保泰松和细胞毒药物，均可诱发急性白血病。

（3）遗传因素：白血病不是遗传性疾病，但有家族肿瘤易感性。某些遗传性疾病，如 21-三体综合征、范科尼贫血等罹患白血病的比例增高，同卵双生子中一个患急性白血病，另一个患病概率高达 20%，提示白血病的发生与遗传因素有关。

一、急性淋巴细胞性白血病

知识点 3：急性淋巴细胞性白血病的特点

急性淋巴细胞白血病（ALL）简称急淋，由未成熟的淋巴细胞恶性增殖所致。ALL 是小儿时期最常见的白血病，占儿童急性白血病的 70%~85%。近 20 年来，随着联合化疗方案的不断改进，5 年无病生存率已高达 70%~80%。

知识点 4：急性淋巴细胞性白血病的临床分类

（1）形态学分类（FAB 分型）：根据原始淋巴细胞形态学不同，分为 L1 型（ALL-L1）、L2 型（ALL-L2）和 L3 型（ALL-L3）。

（2）免疫学分类：根据淋巴细胞表面抗原标记、目前采用流式细胞仪检测技术将 ALL 分为 B 细胞系（B-ALL）和 T 细胞系（T-ALL）两大类。

（3）遗传学分类：根据染色体众数及结构改变，分为染色体数目异常和染色体结构异常。

知识点 5：急性淋巴细胞性白血病的临床分型

国内外一般按临床特点将儿童 ALL 分为 3 型，但不同地区的具体分型标准略有差别。德国柏林-法兰克福-蒙斯特（BFM）的临床分型标准已广为人们所接受。

（1）标危型急性淋巴细胞白血病（SR-ALL）：①泼尼松 7 天反应佳，第 8 天外周血幼稚细胞 $<1.0\times10^9/L$。②年龄 ≥1 岁，<6 岁。③WBC $<20\times10^9/L$。④诱导化疗第 15 天骨髓 M_2（原淋+幼淋 $<5\%$）或 M_2（原淋+幼淋为 $5\%\sim25\%$）。⑤诱导化疗第 33 天骨髓 M_1。

（2）中危型急性淋巴细胞白血病（IR-ALL）：①泼尼松反应佳，第 8 天外周血幼稚细胞 $<1.0\times10^9/L$。②年龄 <1 岁，≥6 岁。③WBC $\geq20\times10^9/L$。④诱导化疗后+15 天骨髓 M_1 或 M_2。⑤诱导化疗后+33 天骨髓 M_1。⑥T-ALL。⑦或符合 SR 标准，但诱导化疗后+15 天骨髓 M_3（原淋+幼淋 $>25\%$），而诱导化疗后+33 天骨髓 M_1。

（3）高危型急性淋巴细胞白血病（HR-ALL）：至少符合以下一点：①IR 且诱导化疗后+15 天骨髓 M_3（非 SR 及诱导化疗后+15 天骨髓 M_3）。②泼尼松反应差，+8 天外周血幼稚细胞 $\geq1.0\times10^9/L$。③+33 天骨髓 M_2 或 M_3。④t（9：22）（BCR／ABL）或 t（4：11）（MLL／AF4）异常。⑤诊断时有睾丸白血病，化疗 33 天评价未完全恢复者，应于诱导阶段结束时再评估（可疑者应行睾丸活检病理细胞学检查），证实诊断者按高危方案治疗。⑥诊断时有纵隔大肿块，化疗 33 天评价未完全恢复者，应于诱导阶段结束后 1 周内再行 MRI/CT 评估（可疑者应行肿块活检病理细胞学检查），证实诊断者按高危方案治疗。⑦诊断时已合并中枢神经系统白血病。

知识点 6：急性淋巴细胞性白血病的临床表现

起病多较急，常于数日至 2 个月内出现明显临床症候，发热、贫血、出血是最常见的三大表现。

（1）发热：常为首发症状，热型不定但多为低热。

（2）贫血：进行性加重，有贫血的常见表现如乏力、苍白、气促、纳差等。查体见甲床、眼睑结膜、口唇及面色苍白。

（3）出血：常见的早期症状之一，皮肤黏膜出血多见，表现为出血点或淤斑、口腔黏膜出血及鼻出血，也可有消化道出血、泌尿道出血等；严重者发生颅内出血而危及生命。

知识点7：急性淋巴细胞性白血病的实验室检查

（1）血常规检查：外周血白细胞计数多增高，但也可正常或降低，通常涂片可见原始及幼稚细胞，血红蛋白及红细胞降低，血小板数呈不同程度降低。

（2）骨髓检查：多见骨髓增生活跃至极度活跃，也可见骨髓增生减低，骨髓中某一系的白血病细胞恶性增生，原始及幼稚细胞≥25%，高者达90%以上，其他系明显减少或缺如。

（3）细胞组织化学染色：可帮助鉴别白血病细胞类型，常规做过氧化酶、糖原染色、氟化钠抑制等。

（4）免疫分型：采用流式细胞仪检测，可分B细胞系和T细胞系两大类。

（5）细胞遗传学及基因检测。

知识点8：急性淋巴细胞性白血病的诊断

白血病的诊断标准有：①骨髓细胞学检查发现原始及幼稚淋巴细胞≥25%，有无白血病的临床症状及血液学特点。②根据MICM结果确定ALL类型，结合临床特点确定临床危险度分型。③中枢神经系统白血病，脑脊液中找到肿瘤细胞或脑神经损伤或脑组织受累，除外其他中枢神经系统疾病。④睾丸白血病，有白血病细胞浸润的临床表现，单侧或双侧睾丸增大，睾丸B超可协助诊断，睾丸活检确诊。

知识点9：急性淋巴细胞性白血病的鉴别诊断

（1）类白血病反应：可有肝脾大、血小板减少。末梢血象中偶见中晚幼粒及有核红细胞，为幼儿髓外代偿表现。往往存在慢性感染，骨髓呈感染性骨髓象。

（2）传染性单核细胞增多症：为EB病毒感染所致，可有发热，肝、脾、淋巴结肿大，血清嗜异凝集试验阳性，EB病毒阳性，白细胞增高并出现异型淋巴细胞，血红蛋白及血小板计数多正常，骨髓检查无白血病改变。

（3）再生障碍性贫血：贫血、出血、发热及全血细胞减少与低增生白血病表现类似，但通常无肝、脾、淋巴结肿大，骨髓中无幼稚细胞。

（4）风湿及类风湿关节炎：常有发热，关节痛为游走多发性。建议在诊断前常规骨髓检查以排除以关节痛为首发症状而血液学表现不典型的白血病。

知识点10：急性淋巴细胞性白血病的治疗

以化疗为主的综合治疗，其原则是要早期诊断、早期治疗。根据ALL类型选用不同强度的化疗方案，同时要早期防治中枢神经系统白血病和睾丸白血病，注意支持疗法。对于预后极差的病例，如Ph⁺-ALL，在条件允许时尽可能实施骨髓移植治疗。

（1）支持疗法：①防治感染：在化疗等骨髓抑制阶段，为防止外源性感染采取保护性环境隔离。②输血和成分输血：重度贫血可输给红细胞，血小板过低并有出血者可输浓缩血小板，酌情静脉输注丙种球蛋白。③集落刺激因子：化疗期间，如骨髓抑制明显者，可给予 G-CSF、GM-CSF 等集落刺激因子。④高尿酸血症的防治：注意多补充水分并可口服别嘌醇、用碳酸氢钠碱化尿液。⑤其他：治疗过程中注意营养补充。有发热、出血时应卧床休息。

（2）化学药物治疗：目前对急性淋巴细胞性白血病的化疗常用方案及次序如下：①诱导缓解：目前公认较好的联合化疗方案是采用 4 种药物的 DVLP（柔红霉素，DNR；长春新碱，VCR；左旋门冬酰胺酶，L-ASP；泼尼松，P 或地塞米松，D）方案。②缓解后巩固治疗：目前多用 CAM 方案［环磷酰胺（C）、Ara-c（A）及 6-巯基嘌呤（M）］后采用大剂量甲氨蝶呤+6-巯基嘌呤+四氢叶酸钙（mM+CF）方案，配合甲氨蝶呤（MTX）单药（低危）或 MTX、Ara-c 和地塞米松（Dex）三联药物（中高危）鞘内注射。③延迟强化及维持治疗：维持治疗采用 6-巯基嘌呤（6-MP）或 6-硫鸟嘌呤（6-TG）+MTX 方案，维持期间需根据疾病危险度选用不同的强化治疗方案，总疗程 2~2.5 年。

知识点 11：中枢经系统白血病（CNSL）的防治

初诊时已发生 CNSL 者，照常进行诱导治疗，同时给予三联鞘内注射，全国方案于第 1 周 3 次，第 2 和第 3 周各 2 次，第 4 周 1 次，共 8 次。一般在鞘内注射化疗 2~3 次后 CSF。常转为阴性。在完成诱导缓解、巩固、髓外白血病防治和早期强化后，进行颅脑放射治疗，剂量同上。颅脑放疗后不再用 HDMTX-CF 治疗，但三联鞘内注射必须每 8 周 1 次，直到治疗终止。完全缓解后在维持巩固期发生 CNSL 者，BFM 协作组改用"复发方案"重新诱导治疗。

知识点 12：睾丸白血病（TL）治疗

初诊时已发生 TL 者，先诱导治疗 33 天，评价证实 TL 仍存在者，按"高危"方案治疗，双侧 TL 者进行双侧睾丸放射治疗，总剂量为 24~30Gy，分 6~8 天完成；单侧者可行切除术，亦可行睾丸放射治疗；与此同时继续进行巩固、髓外白血病防治和早期强化治疗。在缓解维持治疗期发生 TL 者，按上法予以治疗，紧接着用 VDLDex 和 VP16+Ara-C 方案各治疗 1 疗程。

知识点 13：造血干细胞移植

可选用外周血和脐带血造血干细胞移植。造血干细胞移植法不仅可提高患儿的长期生存率，而且还可根治白血病。随着化疗效果的不断提高，目前造血干细胞移植仅用于部分高危型急性淋巴细胞白血病（如 Ph⁺-ALL）或化疗后复发的病例，标危型 ALL 不推荐使用。

知识点 14：急性淋巴细胞性白血病的预后

经合理的规范性化疗，目前 ALL 的治愈率已达到 80% 左右。对于复发或高危、难治性病例，部分患者可能通过造血干细胞移植治疗达到治愈。

知识点 15：急性淋巴细胞性白血病的随访

建议对停止治疗的病例进行随访：①停药第 1 年，每 1~2 个月行血常规检查和全面体格检查，重点检查淋巴结、肝、脾及睾丸。停药满 1 年时，建议行胸片、腹部 B 超、免疫功能检查。如果免疫功能恢复，以后不再行免疫功能检查，康复儿童可以做疫苗接种。②停药第 2 年，每 2~3 个月做血常规和全面体格检查，重点检查淋巴结、肝、脾及睾丸。停药满 2 年时，建议行胸片、腹部 B 超或免疫功能检查。③停药第 3 年，每 3 个月行血常规和全面体格检查，重点检查淋巴结、肝、脾及睾丸。停药满 3 年时，建议行胸片、腹部 B 超或免疫功能检查。

二、急性非淋巴细胞性白血病

知识点 16：急性非淋巴细胞性白血病的发病特点

急性非淋巴细胞性白血病（ANLL）又称急性髓细胞性白血病（AML）也是儿童常见的白血病类型，目前总体化疗治愈率 40%~50%，但其中急性早幼粒细胞白血病（APL）的治愈率可以高达 80%~90%，是可以治愈的恶性肿瘤之一。本病病因、发病机制、临床表现等均与 ALL 类似。

知识点 17：急性非淋巴细胞性白血病的临床分类

（1）形态学分类（M，FAB 分型）：按照 FAB 分型标准分为 M0~M7，共 8 个亚型。①微小分化急性髓系白血病（M0 型）。②急性原始粒细胞白血病未分化型（M1）。③急性原始粒细胞白血病部分分化型（M2）。④急性早幼粒细胞白血病（M3）。⑤急性粒-单核细胞型白血病（M4）。⑥急性单核细胞白血病（M5）：骨髓中以原始、幼稚单核细胞为主。可分为未分化型（M5a）和部分分化型（M5b）。⑦急性红白血病（M6）。⑧急性巨核细胞白血病（M7 型）。

（2）免疫学分类（I）：根据髓系免疫标志，如 CD13、CD33、CD14、CD15、CD11、CD45、MPO 等可初步确定粒系或单核细胞白血病类型；根据红系免疫标志 CD71、血型糖蛋白并结合粒系标志可确定红白血病的诊断；而巨核系免疫标志 CD41、CD42、CD68、血小板膜糖蛋白 IIb/IIIa（PGP-IIb/IIIa）是巨核细胞白血病的诊断依据。若伴有淋系抗原表达，如 CD7、CD19 等，则诊断为伴有淋系标记的 AML（Lm$^+$-AML）。

（3）细胞遗传（C）与分子遗传学分型（M）：与 ALL 类似，其中最具特异性的是见于 AML-M3 的 t（15；17）（q22；q12）易位，涉及 PML/RARα 基因重排。

知识点18：急性非淋巴细胞性白血病的临床分型

（1）儿童AML预后相关的危险因素：诊断时WBC>100×10^9/L；染色体核型-7；MDS-AML；标准方案1个疗程不缓解；急性单核细胞白血病（AML~M5）、微小分化急性髓系白血病（AML~M0）。

（2）临床危险度分型：①低危AML（LR-AML）：APL（M3），M2b，M4-inv16。②中危AML（MR-AML）：非低危型以及不存在上述危险因素者。③高危AML（HR-AML）：存在上述危险因素中任何1项。

APL（M3）因预后较好，为便于治疗又单独分为：①高危型：初诊用药前WBC>10×10^9/L。②低危型：初诊用药前WBC<10×10^9/L。

知识点19：急性非淋巴细胞性白血病的诊断

均与ALL类似，但AML更易出现齿龈和口腔黏膜肿胀及溃疡（AML-M5多见）、眼球突出或皮下包块（绿色瘤，AML-M1、M2多见）、广泛性皮肤黏膜出血或凝血障碍（AML-M3），而肝、脾与淋巴结肿大，纵隔侵犯及颅内浸润，睾丸浸润相对ALL轻或少见。确诊时相应类型的骨髓幼稚比率均在25%以上，需要鉴别的病种与ALL相同，初诊时需要做的相关实验室检查，如头胸部CT、腹部B超或CT、常规与血生化检查等与ALL相同。

知识点20：急性非淋巴细胞性白血病的治疗

（1）诱导治疗：与ALL相比，ANLL的诱导化疗难度更大，并发症较多，每个患者都必须经过骨髓抑制期才有可能完全缓解。

1）除M3外，各型ANNL的诱导治疗常用的基本方案如下：①DA方案：DNR每日30~40mg/m^2，静脉滴注，第1~3日，每日1次；第1~7日，Ara-C每日150~200mg/m^2，静脉滴注或肌内注射，分2次（q12h）。②DEA方案：DNR和Ara-C同上；第5~7日，VP16（或VM26）每日100~150mg/m^2，静脉滴注，每日1次。

2）M$_3$者，任选以下方案：①全反式维A酸（ATRA）25~30mg/（m^2·日），第1~60日，口服；第8~10日，DNR 40mg/（m^2·d），静脉滴注30分钟；Ara-C 100mg/（m^2·d），第8~14日，分2次，每12小时静脉滴注1次，皮下注射。②ATRA 25~30mg/（m^2·d），第1~30日，口服；第1~20日，三氧化二砷（As$_2$O$_3$）0.3~0.5mg/（kg·d），静脉滴注。

（2）缓解后治疗：①巩固治疗：采用原有效的诱导方案治疗1~2疗程。②根治性强化治疗：采用含中大剂量Ara-C的化疗方案治疗，或造血干细胞移植。

知识点21：急性非淋巴细胞性白血病的预后

除AML-M3外，绝大部分AML预后较差，接受干细胞移植的机会较高。

知识点 22：急性非淋巴细胞性白血病的随访

建议对停止治疗的病例进行随访。①停药第 1 年，每月体检，重点为肝、脾、淋巴结和睾丸，同时检查血常规。②停药第 2 年，每 2~3 个月体检，重点为肝、脾、淋巴结和睾丸，同时检查血常规。③停药第 3 年，每 3~6 个月体检，重点为肝、脾、淋巴结和睾丸，同时检查血常规。④必要时进行骨髓穿刺检查，同时可检查 PML-RARα、AML/ETO 等融合基因。

第五节　小儿恶性淋巴瘤

知识点 1：小儿恶性淋巴瘤的概念及分类

小儿恶性淋巴瘤是一组原发于淋巴结或淋巴组织的恶性肿瘤，发病率居小儿恶性肿瘤的第三位，仅次于儿童白血病和颅内肿瘤。临床特征为无痛性淋巴结肿大，常伴肝、脾肿大，晚期有贫血、发热、恶病质表现。分为霍奇金淋巴瘤（霍奇金病）和非霍奇金淋巴瘤两类。

一、霍奇金淋巴瘤

知识点 2：霍奇金淋巴瘤的特点

霍奇金淋巴瘤（HL）约占儿童时期恶性肿瘤 4.8%，是一组恶性度相对较低、可治愈的肿瘤。具有以下特点：①病变往往从 1 个或 1 组淋巴结开始，逐渐由邻近淋巴结向远处扩散，原发于淋巴结外淋巴组织者较少。②瘤组织成分多样，但都有一种独特的巨细胞样瘤细胞，即 Reed-Sternberg 细胞（R-S 细胞），瘤组织内常有多种炎症细胞浸润。③预后相对较好。

知识点 3：霍奇金淋巴瘤的病理

常发生于一组淋巴结并扩散至其他淋巴结及结外组织或器官。病变早期肿大淋巴结无粘连、可活动，以后侵入邻近组织并相互粘连、不易推动，形成结节状巨大肿块。病理检查显示瘤组织中有一种独特的多核瘤巨细胞，称为里-施细胞（R-S 细胞），是诊断 HD 的重要依据。

知识点 4：霍奇金淋巴瘤的病理分型

按 WHO 2008 年的分类标准分如下。

（1）结节性淋巴细胞为主型霍奇金淋巴瘤。

（2）经典霍奇金淋巴瘤：结节硬化型经典霍奇金淋巴瘤；富于淋巴细胞的经典霍奇金淋巴瘤；混合细胞型经典霍奇金淋巴瘤；淋巴细胞减少型经典霍奇金淋巴瘤。

知识点 5：霍奇金淋巴瘤的临床分期

（1）Ⅰ期：1 个淋巴结区或结外病变。

（2）Ⅱ期：横膈同侧 2 个及以上淋巴结区或 1 个结外病变伴局部淋巴结浸润。

（3）Ⅲ期：横膈二侧淋巴结区，可同时伴局部的结外病变、肝浸润或二者均存在。

（4）Ⅳ期：1 个或多个结外部位的多病灶病变，伴或不伴淋巴结转移。结外病变伴远处淋巴结转移。

知识点 6：霍奇金淋巴瘤的临床表现

（1）浅表淋巴结肿大：无痛性进行性淋巴结肿大是本病最常见的早期表现。

（2）内脏淋巴结肿大：部分患儿首发表现为纵隔肿块，呼吸困难、咳嗽及上腔静脉综合征。

（3）淋巴结外器官浸润症状：肝脾受累出现肝脾肿大；肝内胆管阻塞出现黄疸；肺门及肺实质受累出现咳嗽、气促、胸腔积液等；神经系统受累脑膜、脑实质损害表现或脑神经受累表现；胃肠道受累出现黏膜溃疡和消化道出血。

（4）全身表现：疾病晚期，可出现发热、盗汗、贫血、消瘦等表现。发热可为持续性或间歇性，可有明显的周期性。

知识点 7：霍奇金淋巴瘤的实验室检查

（1）血象：早期无特别，可见嗜酸性粒细胞和单核细胞增多。晚期骨髓受累时，有贫血、白细胞及血小板计数异常。

（2）骨髓象：多数患儿无阳性发现，少数晚期骨髓受累时可找到里-施细胞。

（3）病理学检查：淋巴结活检找到里-施细胞可诊断。细胞免疫组织化学标记 CD15、CD30 有助于诊断。如无浅表淋巴结肿大，诊断困难时需进行开胸或剖腹探查，取得适当组织标本，进行病理检查，才能最后确诊。

（4）影像学检查：胸部平片或 CT 可显示纵隔、肺门淋巴结肿大。腹部超声或 CT 可显示腹腔内淋巴结肿大、肝脾大及腹部包块。

知识点 8：霍奇金淋巴瘤的诊断

根据无痛性淋巴结肿大，尤其好发于颈部者经病理活检方能确诊，部分有发热、深部淋巴结肿大的病例确诊困难，可能需要多次病理活检才能得出正确的诊断。

知识点 9：霍奇金淋巴瘤的鉴别诊断

需要鉴别的疾病包括非霍奇金淋巴瘤、块状巨大淋巴结病、淋巴结核、传染性单核细胞增多症等，鉴别诊断的主要依据是病理活检。

知识点 10：霍奇金淋巴瘤的治疗

小儿霍奇金淋巴瘤以淋巴细胞为主型和结节硬化型多见，预后较成人为好。治疗包括手术、化疗及放疗。治疗目标已经发展为治愈疾病且尽量避免发生远期并发症。儿童 HL 的治疗当前多根据危险度分层应用联合治疗模式，即化疗后继之以低剂量受累淋巴结区放疗，以减少应用部分毒副作用大的药物（烷化剂、蒽环类抗生素）以及放疗的暴露。

知识点 11：霍奇金淋巴瘤的疗效标准

（1）CR：全身影像学检查正常，临床无症状及体征。
（2）PR：肿瘤缩小≥50%。
（3）治疗失败：肿瘤缩小<50%。

知识点 12：霍奇金淋巴瘤的预后

HL 在合理治疗下预后良好，总的长期无病生存率达 75%，其中Ⅰ、Ⅱ期为 80%~90%，10 年存活率为 60%~70%，Ⅲ期及Ⅳ期 5 年生存率分别为 73% 和 63%。复发多发生在 3 年内，反复复发的晚期广泛病变预后仍不良。

二、非霍奇金淋巴瘤

知识点 13：非霍奇金淋巴瘤的特点

非霍奇金淋巴瘤（NHL）是一组组织学类型、临床表现以及生物学行为均具有多样性的淋巴组织肿瘤性疾病。与 HL 相比，NHL 多为高度恶性的弥漫性肿瘤，侵犯结外组织的倾向大，往往多灶起病，其疗效及预后较 HL 差。

知识点 14：非霍奇金淋巴瘤的临床分期

（1）Ⅰ期：除外纵隔或腹部起源的单个淋巴结区或结外部位受累。
（2）Ⅱ期：横膈同侧病变，≥单个淋巴结或淋巴结外肿块伴区域淋巴结浸润；胃肠道原发（通常为回盲部）病变，伴或不伴相关肠系膜淋巴结受累，手术已完全切除。
（3）Ⅲ期：肿瘤累及横膈两侧；原发于纵隔；所有未能手术切除的广泛腹腔病变；所有脊柱旁或硬膜外肿瘤。

（4）Ⅳ期：有中枢浸润或骨髓浸润。

知识点 15：非霍奇金淋巴瘤的临床表现

本病临床表现差异很大，最常见者为无痛性浅表淋巴结肿大，多见于颈部。原发病灶也常见于纵隔和腹腔。原发于胸部者常见呼吸困难、刺激性咳嗽、上腔静脉综合征，易有骨髓及中枢神经系统受累。原发于腹部者，常见腹痛、腹部肿块、黄疸等。也有病灶起源于颌面部、皮肤、睾丸、涎腺等。与 HL 相比，NHL 更易向远处淋巴结或结外器官转移，常伴有肝脾大及发热、贫血、消瘦，以及胸水、腹水等全身症状。

知识点 16：非霍奇金淋巴瘤的辅助检查

（1）血常规检查：早期无特别。晚期可有贫血、白细胞及血小板计数异常。

（2）骨髓细胞学检查：骨髓受累时可见肿瘤细胞，肿瘤细胞>25%者称 NHL 并白血病。

（3）病理学检查：病检标本可取自淋巴结活检组织，受累骨髓或胸、腹水。找到肿瘤细胞可确诊，病理学诊断至少应包括两部分，即组织学分型和肿瘤细胞的免疫表型。

（4）影像学检查：胸片或胸部 CT，腹腔超声波或腹部 CT，PET/CT 及放射性核素扫描等有助于诊断及分期。

（5）细胞遗传学和分子生物学检测：外周血免疫球蛋白重链（IgH）和 T 细胞受体（TCR）基因重排、细胞染色体分析及淋巴瘤相关的融合基因检测有助于在分子水平诊断。

知识点 17：非霍奇金淋巴瘤的诊断及鉴别诊断

根据临床表现，对疑诊病例首选快速、简便并能确诊的检查，如骨髓涂片、体液（如胸腹腔积液等）肿瘤细胞形态学检查及免疫分型检查。如不能明确形态和免疫分型，应及时做病理活检，尽量争取获得组织标本以明确病理诊断和分型。确诊前尽量避免使用激素和化疗类药物，需要鉴别的疾病同霍奇金淋巴瘤，但因常有白血病样表现，因此，需要与不同类型的白血病进行鉴别。

知识点 18：非霍奇金淋巴瘤的治疗

采用以化疗为主的综合治疗，个别病例结合放疗或自体干细胞移植治疗，同时加强支持治疗及感染防治。

（1）支持治疗与感染防治。

（2）化疗：根据不同亚型和分期采用不同的联合化疗方案，通常根据免疫分型（T-NHL 或 B-NHL）结果选择不同的化疗计划。T-NHL 因进展快，常伴有急性淋巴细胞白血病样表现，通常可借鉴 ALL 的治疗方案，对非进展期病例（Ⅰ～Ⅱ期）也可采用 CHOP 或 CHOP-E 方案。对于 B-NHL，根据疾病分期选用以 CTX、Ifos、Vp-16、MTX、VCR、Adr、

Ara-C、Prednison 等组成的联合方案，采用大剂量、短疗程的治疗计划。

（3）放疗：由于化疗效果显著，很少需要放疗。对化疗效差的病例可考虑使用。

（4）干细胞移植对放、化疗仍不能治愈的病例可考虑实施。

知识点 19：非霍奇金淋巴瘤的疗效标准

应根据原发部位及浸润部位选择相应的影像及细胞学检查进行评估。

（1）完全缓解（CR）：CT/MRI、脑脊液及体检均无残留肿瘤迹象，骨髓涂片<5%幼稚淋巴细胞，或经病理证实残留病灶无肿瘤细胞，并维持 1 个月以上。

（2）部分缓解（PR）：肿瘤缩小>50%，但未达 CR，无新发或重新进展病灶，骨髓涂片<5%幼淋巴细胞、脑脊液必须无肿瘤细胞，并维持在 1 个月以上。

（3）无进展（PF）：所有可检测病灶减少<50%，无新发病灶或新进展。

（4）进展（DP）：原有疾病状态基础上的进展或出现新病灶。

知识点 20：非霍奇金淋巴瘤的预后

与病变范围和肿瘤的组织类型有关，病变局限在一个部位者预后较好。因儿童 NHL 对化疗大多较敏感，因此，预后相对较好，约 80%的病例可能治愈。分期较早且定位在局部的淋巴瘤有 90%以上的治愈机会。

第六节　噬血细胞综合征

知识点 1：噬血细胞综合征的概念

噬血细胞综合征（HPS）又称噬血细胞性淋巴样组织细胞增生症（HLH），是由多种病因引起的一种过度炎症反应综合征。本征属单核-巨噬细胞系统反应性增生疾病，儿童多见，若不及时治疗常导致患者死亡。

知识点 2：噬血细胞综合征的病因及分类

（1）遗传性或原发性噬血细胞综合征：又称家族性噬血细胞综合征，常染色体隐性遗传。

（2）获得性或继发性噬血细胞综合征：主要包括：①感染相关性噬血细胞综合征（IAHS）：多由病毒引起，称为病毒相关噬血细胞综合征（VAHS），也可由细菌、真菌、原虫（尤其利什曼原虫）等引起。②肿瘤相关性噬血细胞综合征（MAHS）：尤与恶性淋巴瘤相关（LAHS），最多见的淋巴瘤是 T/NK 细胞淋巴瘤。③巨噬细胞活化综合征（MAS）：目前认为是 HLH 的一种特殊类型，见于存在自身免疫性疾病（幼年性类风湿关节炎、系统性红斑狼疮等）的患者。

知识点3：噬血细胞综合征的发病机制及病理特点

HPS 的发病机制是大量的炎性细胞因子（细胞因子）的释放。病理特点为骨髓或其他组织中吞噬血细胞的网状（组织）细胞（即噬血细胞）增多。

知识点4：噬血细胞综合征的临床表现

起病通常较急，症状无特异性。

（1）发热最常见，早期出现并持续较长时间，热型不规则或呈稽留热、弛张热型。

（2）肝脾肿大明显并呈进行性增大，约有50%患者有淋巴结肿大，可出现一过性皮疹，因肝功能损伤可出现黄疸、腹水等，因凝血异常及血小板减少常有出血症状。

（3）中枢神经系统症状，儿童相对少见，多在病程晚期出现，表现为兴奋、抽搐、颈强直、脑神经麻痹、共济失调、偏瘫或全瘫、意识障碍、颅内压增高等。

（4）可有寒战、乏力、厌食、体重下降、胃肠道和呼吸系统症状等其他症状。

知识点5：噬血细胞综合征的实验室检查

（1）血象：血红蛋白，白细胞及血小板减少。

（2）血液生化：三酰甘油、血清铁蛋白增高，血清转氨酶、胆红素、LDH、低蛋白血症等肝功能异常较常见。可能有抗核抗体、ENA 多项结果异常（MAS）。

（3）凝血功能：纤维蛋白原减少，纤维蛋白降解产物、D-二聚体增加，部分凝血活酶时间延长（APTT）延长，凝血酶原时间（PT）延长。

（4）骨髓检查：早期为增生性骨髓象，噬血细胞现象不明显，常表现为反应性组织细胞增生。极期除组织细胞显著增生外，红系、粒系及巨噬细胞系均减少，可有明显的吞噬血细胞现象。

（5）脑脊液检查：中枢受累者脑脊液细胞数轻到中度增多，主要是淋巴细胞，蛋白也增高。部分患者脑脊液可正常。

（6）免疫学检查：抗核抗体（ANA）和抗人球蛋白试验（Coombs 试验）可呈阳性。在疾病活动期 IFN-γ 水平增高，IL-10 浓度增高，自然杀伤细胞及 T 细胞活性多降低。

（7）病理学检查：受累器官病理活检显示良性淋巴组织细胞浸润，组织细胞出现吞噬现象，以红细胞被吞噬最多，有时也吞噬血小板和白细胞。

知识点6：噬血细胞综合征的诊断标准

2004 年国际组织细胞协会修订的诊断标准为：

（1）分子水平诊断的 HLH 基因缺陷。

（2）临床和实验室标准（8 条中符合 5 条即可诊断）：①发热。②脾肿大。③外周血两系以上降低，Hb<90g/L（4周以内的新生儿Hb<100g/L），PLT<100×10^9/L，中性粒细胞<1×10^9/L。④高三酰甘油血症和（或）低纤维蛋白原血症（空腹三酰甘油≥3mmol/L，纤维蛋白原<1.5g/L）。⑤铁蛋白≥500μg/L。⑥可溶性血清CD25≥2400U/ml。⑦自然杀伤细胞（NK细胞）活性降低或缺乏。⑧骨髓、脾或淋巴结中有噬血细胞现象。

支持性证据包括：中枢神经系统症状伴脑脊液中单个核细胞增多和（或）蛋白增高；转氨酶、胆红素、LDH增高；低蛋白血症；低钠血症；淋巴结增大；皮疹；肝活检示慢性持续性肝炎等。

知识点7：噬血细胞综合征的鉴别诊断

（1）急性白血病：骨髓原始或幼稚白血病细胞增多可鉴别。

（2）朗格罕组织细胞增多症：有特异性皮疹、骨缺损、不会侵犯脑膜等，可鉴别。

（3）遗传代谢病：婴儿期可有肝脾大、肝功能异常和高三酰甘油血症，但没有进行性全血细胞减少、长期发热等可资鉴别。

知识点8：噬血细胞综合征的治疗

治疗方法的选择依据HLH的临床类型。

（1）病因治疗：继发性HS应以治疗基础病及免疫抑制并重。病毒或细菌感染常可诱发并加重病情，因此，抗生素、抗病毒药物的正确应用是必要的。对于肿瘤相关性HS，则主要的治疗是抗肿瘤。

（2）化学疗法：可选用皮质激素、长春碱类、鬼臼毒素（VP16或VM26）为主的化疗方案。

（3）免疫治疗：大剂量丙种球蛋白、环孢菌素A等可取得满意效果，选用抗胸腺细胞球蛋白（ATG）、抗CD25单克隆抗体亦可能有效。

（4）化学与免疫抑制联合治疗：HLH-2004方案是国际组织细胞协会2004年推出的治疗措施，可使高达50%的病例取得满意疗效。

（5）造血干细胞移植：适用于治疗原发性噬血细胞综合征和难治性的继发性噬血细胞综合征。应在疾病基本缓解后尽早进行异基因骨髓移植。

知识点9：噬血细胞综合征的预后

预后多不良。家族性HS病程短、预后差，只有通过异基因造血干细胞移植才可能治愈。由细菌感染引起者预后相对较好，而EB病毒感染所致者预后较差，肿瘤相关性噬血细胞综合征死亡率几乎为100%，主要死亡原因有出血、感染、多脏器衰竭和弥散性血管内凝血。

第七节 朗格罕细胞组织细胞增生症

朗格罕细胞组织细胞增生症（LCH）曾被命名为组织细胞增生症X，是一组以朗格罕细胞异常增生、浸润为基本病理特征的疾病。临床表现多样、多发于小儿疾病，男多于女。传统上将LCH分为莱特勒-西韦病（LS）、汉-许-克病（HSC）和骨嗜酸性细胞肉芽肿（EGB）三种类型。但各型之间临床表现又可以相互重叠，存在中间型。国际组织细胞协会协作组（WGHS）将朗格罕细胞组织细胞增生症归为组织细胞增生症Ⅰ类，以便与单核-巨噬相关性细胞疾病（Ⅱ类，如噬血细胞综合征）及恶性组织细胞病和急性单核细胞白血病（Ⅲ类）相区别。

病变可只限于单个器官或孤立病灶，也可同时侵犯多个器官，其中以肺、肝、淋巴结、骨骼、皮肤、垂体等处病变最为显著。尸检材料观察同一患者的不同器官或同一器官的不同部位，其组织学改变不同。显微镜下除组织细胞外，还可见到嗜酸性粒细胞、巨噬细胞、淋巴细胞、多核巨细胞和充脂性组织细胞（即泡沫细胞）等，但不见分化极差的恶性组织细胞。病变久者可见大量充脂性组织细胞和嗜酸性粒细胞，形成肉芽肿。各种病理改变中，朗格汉斯细胞（LC）增生最具特征性。

临床表现多样，可为单一部位或器官病变，也可为多部位、多脏器病变，严重者表现为广泛的脏器浸润伴发热等全身症状。多部位受累常见于两岁以下婴幼儿。

（1）骨骼病变：几乎见于所有LCH患者，病灶单发或多发。主要表现为溶骨性损害，可完全修复，不留痕迹。病变局部肿胀、疼痛，一般无发红、发热，轻微外伤后可出现骨折。头颅骨病变最多见，其他长骨和扁骨、骨盆亦常受累。颅骨损害初为包块、质硬，渐变软、有波动感，后形成缺损、与正常骨质分界清晰。颌骨受损可致齿龈肿胀、牙齿松动或脱落。乳突和中耳受侵可出现耳流脓和感染。球后组织受累可致突眼。

（2）皮疹：常见于1岁以内的婴儿。多分布于躯干、头颈部，四肢较少。初为红色或棕黄色斑丘疹，继而呈出血样、湿疹样或脂溢性皮疹，而后结痂、脱屑，遗留白斑或色素沉着。皮疹常成批发生，各期皮疹可同时存在。

（3）肝、脾、淋巴结肿大：肝脏受累常有肝功能异常、黄疸、低蛋白血症、凝血酶原时间延长等，严重时可出现肝功能衰竭。随皮疹消退，肿大的肝脾淋巴结可缩小。

（4）肺部浸润：症状轻重不一，常表现为咳嗽、气急，重者呼吸困难，甚至呼吸衰竭。可并发肺大疱、气胸、肺气肿等。常合并反复呼吸道感染。

（5）垂体病变：出现多饮、多尿，或尿崩症；生长发育迟缓；年长儿性发育延迟等。

（6）发热：常见于多器官受累的婴幼儿。热型不规则，可呈周期性或持续性高热，无明显中毒症状。发热时常伴皮疹，肝、脾及淋巴结肿大，热退后皮疹多消退、肝脾淋巴结亦缩小。

（7）其他：贫血；胃肠道受累时呕吐、腹泻；骨髓受累致红细胞、白细胞和血小板少等。

知识点 4：朗格罕细胞组织细胞增生症的辅助检查

（1）血液学检查：LS 患者常呈不同程度的贫血；白细胞数正常、减少或增多；血小板数正常或减少。HSC 血象改变较 LS 少而轻。EGB 多无血象变化。10%～15%患者骨髓可见组织细胞增多，偶见巨核细胞减少。

（2）X 线检查：骨骼系统受累的 LCH 病变部位呈虫蚀样改变，甚至为巨大缺损，为溶骨性凿穿样损害，形状不规则，呈圆形或椭圆形。脊柱改变多表现为椎体破坏，偶见椎旁脓肿。下颌骨浸润时牙槽硬板及支持骨破坏，出现漂浮齿征象。

（3）病理检查：可做皮疹、病灶组织、淋巴结或肝活检。光镜下见到病理性的郎格汉斯细胞，电镜下有特殊的 Birbeck 颗粒。免疫组化染色主要表达 CD1a 和 S-100 蛋白，α-D-甘露糖酶、ATP 酶和花生凝集素可呈阳性反应。近年发现 langerin（CD207）是 LCH 细胞的特异性标志。

知识点 5：朗格罕细胞组织细胞增生症的诊断

凡原因不明的发热、皮疹、贫血、耳溢脓、反复肺部感染，肝、脾、淋巴结肿大，眼球凸出、尿崩、颅骨缺损、头皮肿物等均应考虑本病。诊断需要结合病史体征、影像学检查和病理三方面。2009 年，国际组织细胞协会制订的病理诊断标准如下：

（1）初诊：压片、皮肤活体组织检查、淋巴结、肿物穿刺或手术标本病理检查光镜发现典型 LC 浸润。

（2）诊断：初诊的基础上以下 4 项中 ≥2 项指标阳性：①ATP 酶阳性。②CD31/S-100 阳性表达。③α-D 甘露糖酶试验阳性。④花生凝集素结合试验阳性。

（3）确诊：在光镜检查的初诊基础上，以下 3 项中至少 1 项指标阳性：①langerin 阳性。②CD1a 抗原阳性。③电镜检查发现病变细胞内含 Birbeck 颗粒。

知识点 6：朗格罕细胞组织细胞增生症的局部治疗

适用于单一病灶。孤立性的骨骼病变可采取手术刮除或切除，比较小的病灶用氢化可的松局部注射亦可取得与手术刮除同样的效果。年龄 5 岁以下尤其 3 岁以下的易复发或病情进展，手术后应进行化疗 6 个月；年龄大于 5 岁者应密切观察。局限性的皮肤病灶可涂抹激素乳膏，严重者可用氮芥乳膏。

知识点 7：朗格罕细胞组织细胞增生症的放射治疗

小剂量（4~6Gy）局部照射可控制局限性损害，也适用于病变广泛或病变部位不能手术者。

知识点 8：朗格罕细胞组织细胞增生症的化疗

适用于多部位或多系统受累者。常用泼尼松、长春新碱（长春花碱）、巯基嘌呤（硫鸟嘌呤）、依托泊苷。

（1）对Ⅰ、Ⅱ级患者采用单药泼尼松或 VP 方案 6 周，然后 6-MP/6-TG（或+MTX）维持，或与 VP 方案交替，总疗程 0.5~1 年。对于Ⅲ、Ⅳ级患者先用 VEP 或 VCP 方案治疗 6~12 周，病情好转后改用 6-MP/6-TG（或+MTX）维持，或与 VP/VEP/VCP 交替，总疗程 1~2 年。

VP 方案：长春新碱（VCR）每次 1.5mg/m^2，每周静脉注射 1 次；泼尼松 40mg/（m^2·d），口服，连续 7 日。

VEP 方案：每 4 周为 1 疗程。VP 同上，依托泊苷（VP-16）或替尼泊苷（VM-26）100~150mg/（m^2·d），静脉滴注，第 1~3 日，每 4 周 1 次。

VCP 方案：每 4 周为 1 疗程。VP 同上，环磷酰胺（CIX）每次 200mg/m^2，静脉点滴，每周 1 次，或每次 800mg/m^2，每 4 周 1 次。

6-MP/6-TG+MTX：巯基嘌呤（6-MP）或硫鸟嘌呤（6-TC）75mg/（m^2·d），口服，连用 3 周；甲氨蝶呤（MTX）每次 20mg/m^2，每周 1 次口服或静脉注射。与 6-MP/6-TC 一起连用 3 周，休 1 周，然后循环用药。

（2）国际上一般采用 DAL-HX 83/90 方案，LCH-Ⅰ、LCH-Ⅱ、LCH-Ⅲ方案，国内有学者采用以上方案加以改进，称为改良的 DAL-HX 83/90 方案、改良的 LCH-Ⅰ、改良的 LCH-Ⅲ方案。

（3）难治性 LCH：可采用克拉曲滨或克拉曲滨+阿糖胞苷治疗，或环孢素 A+抗胸腺细胞球蛋白+泼尼松，也有人采用更强的化疗方案 MACOP-B，或者造血干细胞移植。

知识点 9：朗格罕细胞组织细胞增生症的预后

本病预后与发病年龄、受累器官多少、器官功能损害及初期治疗反应有关。年龄越小，受累器官越多，预后越差；年龄>5 岁，单纯骨损害多可自愈；肺、肝、脾、骨髓等受侵犯，且对初期治疗反应差者，预后不良。痊愈患儿中少数可有尿崩症、智能低下、发育迟缓、颌骨发育不良等后遗症。

第八章 泌尿系统疾病

第一节 小儿泌尿系统解剖和生理特点

一、解剖特点

知识点 1：小儿肾脏解剖特点

儿童年龄越小，肾脏相对越重，足月后出生时两肾重量约为体重的 1/125，而成人两肾重量约为体重的 1/220。婴儿肾脏表面呈分叶状，至 2~4 岁时，分叶完全消失。婴儿肾脏位置较低，上极平第 12 胸椎，下极平第 4 腰椎，其下极可低至髂嵴以下，2 岁以后始达髂嵴以上。右肾位置稍低于左肾。2 岁以内健康儿童腹部触诊时，容易扪及肾脏。

知识点 2：小儿输尿管解剖特点

婴幼儿输尿管长而弯曲，管壁肌肉和弹力纤维发育不良，容易受压及扭曲而导致梗阻，输尿管与膀胱连接部的结构发育不成熟，发生尿潴留而诱发感染。

知识点 3：小儿膀胱解剖特点

婴儿膀胱位置比年长儿高，尿液充盈时，膀胱顶部常在耻骨联合之上，顶入腹腔而容易触到，随年龄增长逐渐下降至盆腔内。

知识点 4：小儿尿道解剖特点

新生女婴尿道长仅 1cm（性成熟期 3~5cm），且外口暴露又接近肛门，易受细菌污染发生上行感染。男婴虽尿道较长，但常有包茎和包皮过长，尿垢积聚时也易引起上行性细菌感染。

二、生理特点

知识点 5：胎儿肾功能

胚胎 12 周，由于近曲小管刷状缘的分化，小管上皮细胞开始运转，已能形成尿液。但胎儿期代谢产物的排泄和内环境稳定是通过胎盘血循环而进行，故无肾的胎儿仍可存活和发育。

知识点6：肾小球滤过功能

新生儿出生时，肾小球滤过率（GFR）平均约 20ml/（min·1.73m²），1 周达成年人的 1/4，早产儿更低，3~6 个月达成年人 1/2，6~12 个月达成年人 3/4，2 岁达成年人水平，故不能有效地排出过多的水分和溶质。新生儿 GFR 低下的原因：①入球和出球小动脉阻力高，肾小球毛细血管内压低。②心搏出量小，血压低。③肾小球毛细血管通透性低，滤过面积小。

知识点7：肾小管重吸收和排泄功能

新生儿葡萄糖肾阈较成年人低，静脉输入或大量口服葡萄糖时易出现糖尿。氨基酸和磷的肾阈也较成年人低。新生儿血浆中醛固酮浓度较高，但新生儿近端肾小管回吸收钠较少，远端肾小管回吸收钠相应增加，生后数周近端肾小管功能发育成熟，大部分钠在近端肾小管回吸收，此时醛固酮分泌也相应减少。新生儿排钠能力较差，如输入过多钠，容易发生钠潴留和水肿。低体重儿排钠较多，如输入不足，可出现钠负平衡而致低钠血症。出生后头 10 天的新生儿，钾排泄能力较差，故血钾偏高。在调节酸碱平衡方面，因婴幼儿碳酸氢钠的肾阈值低（19~21mmol/L），泌氢与产铵能力差，尿中排磷酸盐量少，排出可滴定酸的能力受限，故血浆碳酸氢钠水平低，缓冲酸的能力有限，易发生酸中毒。

知识点8：肾对尿液的浓缩和稀释功能

由于新生儿和婴幼儿髓袢短、尿素形成量少以及抗利尿激素分泌不足，浓缩尿液功能不足，故在应激状态下保留水分的能力低于年长儿和成人。婴儿每由尿中排出 1mmol 溶质时，需水分 1.4~2.4ml，成人仅需 0.7ml。脱水时幼婴尿渗透压最高不超过 700mmol/L，而成人可达 1400mmol/L，故入量不足时易发生脱水，甚至诱发急性肾功能不全。新生儿及幼婴尿稀释功能接近成人，可将尿稀释至 40mmol/L，但因 GFR 较低，大量水负荷或输液过快时易出现水肿。

知识点9：酸碱平衡

新生儿及婴幼儿时期易发生酸中毒，主要原因有：①肾保留。HCO₃⁻ 的能力差，碳酸氢盐的肾阈低，仅为 19~22mmol/L。②泌 NH₃ 和 H⁺ 的能力低。③尿中排磷酸盐量少，故排出可滴定酸的能力受限。

知识点10：肾的内分泌功能

新生儿的肾已具有内分泌功能，其血浆肾素、血管紧张素和醛固酮均高于或等于成年人，生后数周内逐渐降低。新生儿肾血流量低，因而前列腺素合成速率较低。由于胎儿血氧分压较低，故胚肾合成促红细胞生成素较多，生后随着血氧分压的增高，促红细胞生成素合成减少。

知识点 11：小儿排尿次数

93%的新生儿在生后 24 小时内排尿，99%在 48 小时内排尿。生后头几天内，因摄入量少，每日排尿仅 4~5 次；1 周后因新陈代谢旺盛，进水量较多而膀胱容量小，排尿突增至每日 20~25 次；1 岁时每日排尿 15~16 次，至学龄前和学龄期每日 6~7 次。

知识点 12：排尿控制

正常排尿机制在婴儿期由脊髓反射完成，以后由脑干-大脑皮质控制，至 3 岁已能控制排尿。在 1.5~3 岁之间，儿童主要通过控制尿道外括约肌和会阴肌控制排尿，若 3 岁后仍保持这种排尿机制，不能控制膀胱逼尿肌收缩，则出现不稳定膀胱，表现为白天尿频、尿急，偶然尿失禁和夜间遗尿。

知识点 13：每日尿量

儿童尿量个体差异较大，新生儿生后 48 小时正常尿量一般每小时为 1~3ml/kg，2 日内平均尿量为 30~60ml/d，3~10 日为 100~300ml/d，约 2 个月为 250~400ml/d，约 1 岁为 400~500ml/d，约 3 岁为 500~600ml/d，约 5 岁为 600~700ml/d，约 8 岁为 600~1000ml/d，约 14 岁为 800~1400ml/d，>14 岁为 1000~1600ml/d。若新生儿尿量每小时<1.0ml/kg 为少尿，每小时<0.5ml/kg 为无尿。学龄儿童每日排尿量少于 400ml，学龄前儿童少于 300ml，婴幼儿少于 200ml 时为少尿；每日尿量少于 50ml 为无尿。

知识点 14：尿的颜色

生后头 2~3 天尿色深，稍混浊，放置后有红褐色沉淀，此为尿酸盐结晶。数日后尿色变淡。正常婴幼儿尿液淡黄透明，但在寒冷季节放置后可有盐类结晶析出而变混浊，尿酸盐加热后、磷酸盐加酸后可溶解，尿液变清，可与脓尿或乳糜尿鉴别。

知识点 15：尿的酸碱度

生后头几天因尿内含尿酸盐多而呈强酸性，以后接近中性或弱酸性，pH 多为 5~7。

知识点 16：尿渗透压和尿比重

新生儿尿渗透压平均为 240mmol/L，尿比重为 1.006~1.008，随年龄增长逐渐增高；婴儿尿渗透压为 50~600mmol/L，1 岁后接近成人水平；儿童通常为 500~800mmol/L，尿比重范围为 1.003~1.030，通常为 1.011~1.025。

知识点 17：尿蛋白

正常儿童尿中仅含微量蛋白，通常 ≤100mg/（m² · 24h）定性为阴性，随意尿的尿蛋白（mg/dl）/尿肌酐（mg/dl）≤0.2。若尿蛋白含量>150mg/［>4mg/（m² · h）或>100mg/L］、定性检查阳性均为异常。尿蛋白主要来自血浆蛋白，2/3 为清蛋白，其余为 Tamm-Horsfall 蛋白和球蛋白等。

知识点 18：尿细胞和管型

正常新鲜尿液离心后沉渣显微镜下检查，红细胞<3 个/HP，白细胞<5 个/HP，偶见透明管型。12 小时尿细胞计数：红细胞<50 万、白细胞<100 万、管型<5000 个为正常。

第二节　急性肾小球肾炎

知识点 1：急性肾小球肾炎的概念

急性肾小球肾炎（ACN）简称急性肾炎，是指不同病原感染后引起的一组免疫反应性急性弥漫性肾小球炎性病变。临床特征为以血尿为主，可有水肿、高血压或肾功能不全等特点的肾小球疾病。本病为儿科最常见的肾小球疾病，居我国儿童泌尿系统疾病住院患儿的首位。每年 9、10 月份与 1、2 月份为发病的两个高峰，多见于 5 岁以上儿童，2 岁以下小儿罕见。

知识点 2：急性肾小球肾炎的病因

本病绝大多数为 A 组 β 溶血性链球菌感染后所致，称为急性链球菌感染后肾炎（APSGN）；肺炎链球菌、支原体和腮腺炎病毒等病原体较少见，称为急性非链球菌感染后肾炎。

知识点 3：急性肾小球肾炎的发病机制

主要与 A 组溶血性链球菌中的致肾炎菌株感染有关，所有致肾炎菌株有共同的致肾炎抗原性，包括菌壁上的 M 蛋白内链球菌素和"肾炎菌株协同蛋白"（NSAP）。主要发病机制为抗原抗体免疫复合物引起肾小球毛细血管炎症病变，包括循环免疫复合物和原位免疫复合物形成学说。此外，某些链球菌株可通过神经氨酸苷酶的作用或其产物，如某些菌株产生的唾液酸酶，与机体的免疫球蛋白（IgG）结合，改变其免疫原性，产生自身抗体和免疫复合物而致病。另有人认为，链球菌抗原与肾小球基膜糖蛋白间具有交叉抗原性，可使少数病例呈现抗肾抗体型肾炎。

知识点4：急性肾小球肾炎的病理

本病病理属弥漫性毛细血管内增生性肾炎。急性期为渗出性、增生性肾炎，恢复期为系膜增生性肾炎。

知识点5：急性肾小球肾炎的典型表现

（1）水肿：初始于眼睑和颜面，渐下行至四肢及全身，多为轻度或中度水肿，合并浆膜腔积液者少见。水肿一般为非凹陷性，与肾病性水肿明显不同。

（2）尿少：尿量减少，可有少尿或无尿。尿量越少则水肿越重。

（3）血尿：100%患儿有血尿。多为镜下血尿，约1/3病例可有肉眼血尿，此时尿呈鲜红色或洗肉水样（中性或弱碱性尿者），也可呈浓茶色或烟灰样（酸性尿者）。

（4）高血压：70%病例有高血压。不同年龄组其高血压诊断标准不同：学龄儿童≥130/90mmHg；学龄前儿童≥120/80mmHg；婴幼儿≥110/70mmHg。患者可有头晕、头痛、恶心、呕吐和纳差等。

知识点6：急性肾小球肾炎的非典型表现

（1）无症状性急性肾炎：患儿仅有镜下血尿而无其他临床表现。

（2）肾外症状性急性肾炎：患儿有水肿和（或）高血压，但尿改变轻微，多呈一过性尿异常或尿检始终正常，但有链球菌前期感染和血C3水平下降，故又称为尿轻微异常或无异常的急性肾炎。

（3）具有肾病表现的急性肾炎：以急性肾炎起病，但水肿和蛋白尿似肾病，可有低蛋白血症，以至于误诊为肾炎性肾病综合征。

非典型病例需依靠链球菌前驱感染史和血清C3降低来确定诊断。

知识点7：急性肾小球肾炎的严重表现

除上述一般病例的表现外，在疾病早期有以下一项或多项表现：

（1）严重循环充血：表现有尿少加剧、心慌气促、频咳、烦躁、不能平卧、呼吸深大、发绀、两肺湿啰音、心率增快，可有奔马律和肝进行性增大。

（2）高血压脑病：表现有剧烈头痛、频繁呕吐、视物模糊、一过性失明、嗜睡、惊厥和昏迷。此时血压可高达160~200/110~140mmHg。

（3）急性肾功能不全：表现有少尿或无尿、水肿加剧、氮质血症、代谢性酸中毒和电解质紊乱。少尿标准：每日尿量学龄儿童少于400ml；学龄前儿童少于300ml；婴幼儿少于

200ml。无尿标准为每日尿量少于50ml。

知识点8：急性肾小球肾炎的实验室检查

（1）尿液检查：红细胞增多，为肾小球性血尿，尿蛋白多为+~++，可见管型，在疾病早期可有较多的白细胞。

（2）血液检查：常见轻度贫血，多为血液稀释所致。白细胞计数多轻度升高或正常。红细胞沉降率多轻度增快，1~3个月渐恢复正常。

（3）血清补体测定：95%以上病例，病程早期血清总补体（CH50）和C3均明显降低，多于4~8周恢复正常。若8周后，C3仍低则应注意除外其他肾小球疾病可能。

（4）抗链球菌溶血素"O"（ASO）测定：70%~80%病例ASO升高，早期使用青霉素者和脓皮病引起的急性肾小球肾炎可不升高。

（5）抗脱氧核糖核酸酶和抗双磷酸吡啶核苷酸酶的测定：前者在脓皮病引起的急性肾炎中阳性率高于ASO。后者在咽部感染引起的急性肾炎中阳性率较高。

（6）肾功能和血电解质检查：一般病例均为正常。合并肾功能不全时，肾功能和血电解质出现异常。

（7）特殊检查：循环充血病例X线可见肺纹理增粗、胸腔积液和心影增大；ECG示低电压、T波低平倒置、ST段下移或心律失常等；B超可发现心包积液。

知识点9：急性肾小球肾炎的诊断

典型病例往往起病1~3周前有链球菌感染史，出现血尿、水肿、血压高，尿液检查有肾小球源性血尿，不同程度的蛋白尿，血清有链球菌感染的免疫学改变及动态的血补体变化（早期下降，6~8周恢复）即可诊断为急性链球菌感染后肾炎。

知识点10：急性肾小球肾炎的鉴别诊断

（1）其他病原体感染后的肾小球肾炎：多种病原体可引起急性肾炎，可从原发感染灶及各自临床特点相区别。

（2）IgA肾病：以血尿为主要症状，表现为反复发作性肉眼血尿，多在上呼吸道感染后24~48小时出现血尿，多无水肿、高血压，血清C3正常。确诊靠肾活体组织免疫病理检查。

（3）慢性肾炎急性发作：既往肾炎史不详，无明显前期感染，除有肾炎症状外，常有贫血、肾功能异常、低比重尿或固定低比重尿，尿改变以蛋白增多为主。

（4）原发性肾病综合征：具有肾病综合征表现的急性肾炎需与原发性肾病综合征鉴别。若患儿呈急性起病，有明确的链球菌感染的证据，血清C3降低，肾活体组织检查病理为毛细血管内增生性肾炎者有助于急性肾炎的诊断。

（5）其他：还应与急进性肾炎或其他系统性疾病引起的肾炎，如紫癜性肾炎、狼疮性肾炎等相鉴别。

本病主要为对症治疗，治疗原则为纠正病理生理变化及生化异常，防治急性期并发症，保护肾功能，以利其恢复。

（1）一般治疗：病程前两周卧床休息，水肿消退、血压正常和肉眼血尿消失后可下床活动。红细胞沉降率接近正常时可上学。尿液 Addis 计数正常时方可参加体育活动。对有水肿高血压者应限盐及水，有氮质血症者应限蛋白。

（2）抗感染治疗：有感染灶时用青霉素 10~14 天。对青霉素过敏者可改用大环内酯类抗生素。

（3）对症治疗：①利尿：经控制水盐入量仍水肿、高血压、少尿者可予利尿药。一般口服氢氯噻嗪，无效时需用呋塞米口服或注射，呋塞米静脉注射剂量过大时可有一过性耳聋。②降压：凡经休息，控制水盐摄入、利尿而血压仍高者均应给予降压药。常选硝苯地平，在成年人此药有增加心肌梗死发生率和死亡率的危险，一般不单独使用。还可选用血管紧张素转化酶抑制药（如卡托普利），与硝苯地平交替使用降压效果更佳，但肾功能下降者慎用。

（4）严重循环充血的治疗：严格限制水钠摄入，尽快利尿降压，应以使用利尿剂和血管扩张剂为主，慎用或小量使用强心剂。常用呋塞米或依他尼酸静脉注射，每次 1~2mg/kg，必要时 4~8 小时后可重复应用。对难治病例可采用腹膜透析或血液滤过治疗。

（5）高血压脑病的治疗：原则为选用降压效力强而迅速的药物。首选硝普钠，有惊厥者应及时止痉，对有脑水肿者需脱水、供氧。

本病属自限性疾病，其预后良好，痊愈率为 90%~95%，病死率小于 2%，转为慢性肾炎者小于 5%。一次链球菌感染后获得终生免疫，一般无第二次急性肾炎发生，故勿需预防性使用抗生素。偶有因感染另一型致肾炎菌株而再发急性链球菌感染后肾炎。

第三节　急进性肾小球肾炎

急进性肾小球肾炎（RPGN）简称急进性肾炎，系一组病情发展急骤、凶险，由蛋白尿、血尿迅速发展为进行性急性肾功能衰竭，预后恶劣的肾小球肾炎。

急进性肾小球肾炎可继发于全身性疾病如系统性红斑狼疮、过敏性紫癜，也可为重症链球菌感染后肾炎所致，更多者病因不明即称之为原发性急进性肾炎。

知识点3：急进性肾小球肾炎的病理

急进性肾小球肾炎的病理特征是在肾小球包曼囊内有广泛新月体形成，故又称为新月体性肾炎或毛细血管外增生性肾炎。一般将本病分为以下3种类型：①Ⅰ型：抗肾小球基底膜抗体型。②Ⅱ型：免疫复合物型。③Ⅲ型：微量免疫球蛋白沉积型。

知识点4：急进性肾小球肾炎的临床表现

（1）病前2~3周可有疲乏、发热，30%~50%病例有上呼吸道感染。既往无肾脏病史。

（2）起病隐匿或急骤，初期与急性肾炎相似。2~3周后水肿、血尿、蛋白尿和高血压加剧，持续性少尿或无尿，肾功能急剧减退，出现尿毒症症状，如厌食、恶心、呕吐、面色苍白，可有鼻出血和紫癜等出血表现，呈中度或重度贫血貌，呼吸深大，表情淡漠，精神萎靡，病情危重。

知识点5：急进性肾小球肾炎的实验室检查

（1）尿液检查：持续性血尿，可有肉眼血尿和红细胞管型，大量蛋白尿，白细胞也常增多，大量管型尿，尿比重和尿渗透压降低且固定。

（2）血常规：常呈严重贫血，进行性加重，白细胞和血小板可增高。

（3）血C3多正常，免疫复合物型可降低。

（4）与分型有关的血液检查：①抗基底膜抗体：在Ⅰ型可阳性。②抗中性粒细胞胞浆抗体（ANCA）：三种类型均可阳性，以Ⅲ型最敏感。③冷球蛋白试验：在Ⅱ型可阳性。

（5）肾脏B超：可发现肾大或正常大小，皮髓质分界不清。

知识点6：急进性肾小球肾炎的诊断标准

（1）发病3个月内肾功能急剧恶化。

（2）进行性少尿或无尿。

（3）肾实质受累，表现为大量蛋白尿和血尿。

（4）既往无肾脏病史。

（5）肾脏正常大小或轻度肿大。

（6）病理变化为50%以上肾小球呈新月体病变。

知识点7：急进性肾小球肾炎的鉴别诊断

（1）重症急性链球菌感染后肾炎：病初与急进性肾炎相似，但少尿和肾功能不全持续时间较短，预后相对良好。本病急性期血 C3 明显降低，病理为毛细血管内增生性肾炎，均有助于与 RPGN 相鉴别。

（2）溶血性尿毒症综合征：因有急性肾功能衰竭，故需与 RPCN 鉴别，但其贫血严重且为溶血性贫血，周围血红细胞呈现异形多彩性，可见较大量的破碎红细胞，血小板减少和明显的出血倾向有助于与之区别。

（3）继发性急进性肾炎：如狼疮性肾炎、紫癜性肾炎和肺出血-肾炎综合征等。鉴别要点在于提高对上述原发病的认识，尽早做出诊断。

知识点 8：急进性肾小球肾炎的治疗

（1）肾上腺皮质激素冲击疗法：甲基泼尼龙 15～30mg/kg，溶于 5% 葡萄糖溶液 150～250ml 中，在 1～2 小时内静脉滴入，每日 1 次，连续 3 日为一个疗程。继以泼尼松 2mg/（kg·d），隔日顿服。

（2）血浆置换疗法：主要用于本病 Ⅰ 型和 Ⅱ 型的治疗，可有效地清除血中抗肾抗体和抗原抗体复合物，减少和阻止免疫反应。

（3）联合治疗

①肝素：每日 100～150U/kg，加入 100～200ml 葡萄液中静脉滴注，每日一次，以凝血时间延长一倍为宜，疗程 5～10 日，后续华法林口服治疗。②双嘧达莫：每日 5～10mg/kg，分 2～3 次口服，6 个月为一疗程。

（4）透析疗法和肾移植：主张早期进行透析治疗。疾病慢性化至终末期病例可行肾移植。

知识点 9：急进性肾小球肾炎的预防或预后

Ⅰ 型预后差，多依赖肾脏替代治疗；Ⅱ 型和Ⅲ型部分积极治疗后可脱离透析。

第四节　慢性肾小球肾炎

知识点 1：慢性肾小球肾炎的概念

慢性肾小球肾炎又称慢性肾炎，是指病程超过 1 年，有不同程度的肾功能不全和（或）持续高血压的肾炎。慢性肾炎在儿科较少见，是慢性肾功能衰竭最常见的原因，其病理类型复杂，常见有膜增殖性肾小球肾炎、局灶性节段性肾小球硬化、膜性肾病等。多伴有程度不等的肾小球硬化和肾小血管硬化，有时还可以见到病变部位有肾小管萎缩和间质纤维化。

知识点 2：慢性肾小球肾炎的病因和发病机制

目前对慢性肾炎的病因和发病机制尚不完全清楚，绝大部分是各种原发性肾小球疾病直接发展迁延不愈的结果，是由于原来疾病的免疫反应引起的炎症损害持续存在，当致病的原发因素消失后，免疫反应引起的炎症仍继续作用，使得病情呈持续发展。慢性肾炎临床表现多种多样，治疗困难，预后较差，应当引起临床重视。

知识点 3：慢性肾小球肾炎的临床表现

（1）以急性肾炎或肾病综合征起病：发病急，病情发展迅速，水肿、高血压、少尿、肾功能衰竭症状逐渐加重，可在此基础上 1~2 年内死亡。另有一些水肿虽然可以消退，但尿异常持续存在，且在较长的时间内由于感染、劳累或无明显诱因，多次出现急性发作的临床症状，且逐渐加重，肾功能逐步恶化，经过数年或数十年进入慢性肾功能衰竭期。

（2）隐匿起病：无明显临床症状，常在尿筛查或常规体检时发现尿异常或高血压，经进一步检查而明确诊断。病情迁延、反复，可持续多年，以后可以转变为肾病综合征或伴肾功能衰竭。

（3）非特异表现：患儿以苍白、乏力、生长发育迟缓就诊，多为病程晚期，诊断时已有不同程度的肾功能衰竭。

起病后病程进展情况与肾小球病理性质和是否及时采取治疗措施有关。一旦出现明显肾功能衰竭，如不透析治疗或移植治疗以缓解症状，常在数月或数年内死亡。

知识点 4：慢性肾小球肾炎的辅助检查

（1）血常规：有中、重度贫血，血小板减少。

（2）尿液检查：可见蛋白、红细胞及管型，后期呈低比重尿且固定。尿纤维蛋白降解产物（FDP）升高。

（3）肾功能检查：尿素氮、肌酐升高，尿浓缩功能减退，内生肌酐清除率降低。

（4）超声检查：肾脏缩小，皮、髓质界限不清。

知识点 5：慢性肾小球肾炎的治疗

主要治疗原则为去除引起肾功能恶化的一切因素，如感染灶及其他诱发因素，维持内环境稳定，延缓肾功能慢性化进程。

（1）一般治疗：注意饮食调整，给予优质低蛋白饮食，蛋白入量为每天 1g/kg，根据水肿和高血压情况调整水和钠的摄入，禁用肾毒性药物，避免过度劳累。

（2）激素及免疫抑制剂：目前尚无肯定疗效，如肾病综合征可试用，若病理有弥漫肾小球硬化或有明显氮质血症者不宜使用。

（3）对症治疗：控制高血压及心功能不全，改善贫血，利尿，纠正血生化异常，并可适度用一些抗凝药物，如肝素及潘生丁。积极防治感染，去除感染灶及其他诱发因素。

（4）其他治疗：如氮质血症明显、严重高血压、高血钾者可进行透析治疗以缓解症状。肾功能衰竭患者有条件可考虑移植治疗。

第五节　原发性肾病综合征

知识点1：肾病综合征的概念

原发性肾病综合征（NS）是一组由多种原因引起的肾小球基底膜通透性增加，导致血浆内大量蛋白质从尿中丢失的临床综合征。临床有以下4大特点：①大量蛋白尿。②低清蛋白血症。③高脂血症。④明显水肿。以上第①、②两项为必备条件。肾病综合征在儿童肾脏疾病中发病率仅次于急性肾炎。

知识点2：原发性肾病综合征的病因

肾病综合征的病因多种多样，据此可分为原发性、继发性、先天性三类。原发性肾病综合征约占儿童时期肾病综合征总数的90%，目前病因尚未明确。微小病变者主要是滤过膜电荷屏障的丧失，致分子量较小、带负电荷的清蛋白自尿中丢失，表现为高选择性蛋白尿，可能与T细胞功能紊乱有关。非微小病变者可能还有滤过膜结构屏障的改变，在非微小病变者的肾组织内常可发现免疫球蛋白和（或）补体成分的沉着，提示有免疫复合物，局部免疫病理过程，滤过膜的结构屏障受损而引发蛋白漏出。

知识点3：原发性肾病综合征的发病机制

肾病综合征的发病具有遗传基础。国内报道，糖皮质激素敏感肾病综合征患儿HLA-DR7抗原频率高达38%，频复发肾病综合征患儿则与HLA-DR9相关。另外，肾病综合征还有家族性表现，包括同胞患病现象。流行病学调查发现，黑人患肾病综合征的症状表现重，对糖皮质激素反应差，提示肾病综合征发病与人种和环境有关。

知识点4：原发性肾病综合征的病理生理

原发性肾病综合征基本病变是肾小球通透性增加，导致蛋白尿，而低蛋白血症、水肿和高胆固醇血症是继发的病理生理改变。

知识点5：原发性肾病综合征的病理类型

原发性肾病综合征的病理类型多种多样，以微小病变型肾病最为常见，系膜增生性肾炎次之。其他尚有局灶性节段性肾小球硬化、膜性肾病和系膜毛细血管性肾炎（膜增生性肾炎）等。

知识点6：原发性肾病综合征的临床表现

隐匿起病，无明显诱因，30%有前驱感染病史。常有高度水肿，凹陷性水肿为其特征，有下行性倾向，一般为颜面和四肢水肿，重者合并腹腔、阴囊和胸腔积液。

知识点7：原发性肾病综合征的并发症

（1）感染：呼吸道、泌尿道、皮肤等感染，尤应警惕原发性腹膜炎，也可见到带状疱疹、水痘和真菌性肠炎。

（2）电解质紊乱："三低"即低钠、低钾和低钙血症，尤应警惕低钠血症。

（3）血栓形成：以肾静脉血栓最为多见，典型表现为突发腰痛，血尿甚至肉眼血尿，两侧下肢不对称肿胀和活动障碍，但大部分病例为亚临床型，无明显症状。

（4）肾上腺危象：由于皮质激素用药不当或发生感染或应激状态，机体内皮质醇水平不足所致。临床表现为剧烈呕吐、腹痛、血压降低甚至休克，易致死亡。

（5）急性肾功能衰竭：与间质小管损伤、间质水肿或血容量减少所致肾前性氮质血症有关，但需密切注意原发病所致新月体肾炎。

（6）肾小管损伤：可见肾性糖尿、肾小管酸中毒等。

（7）生长迟缓：与大量蛋白尿以及糖皮质激素使用等因素相关。

知识点8：原发性肾病综合征的实验室检查

（1）尿液分析①常规检查：尿蛋白定性多在+++，约15%有短暂显微镜下血尿，大多可见透明管型、颗粒管型和卵圆脂肪小体。②蛋白定量：24小时尿蛋白定量检查>50mg，（kg·d）为肾病范围的蛋白尿。尿蛋白/尿肌酐（mg/mg），正常儿童上限为0.2，肾病时常达≥3.0。

（2）血清蛋白、胆固醇和肾功能测定：血清清蛋白浓度<30g/L（或≤25g/L）可诊断为肾病综合征的低清蛋白血症。由于肝脏合成增加，仅 α_2、B球蛋白浓度增高，IgG降低，IgM、IgE可增加。胆固醇>5.7μmol/L和甘油三酯升高，LDL和VLDL增高，HDL多正常。BUN、Cr在肾炎性肾病综合征可升高，晚期可有肾小管功能损害。

（3）血清补体测定：微小病变型肾病综合征或单纯性肾病综合征患儿血清补体水平正常，肾炎性肾病综合征患儿补体水平可下降。

（4）系统性疾病的血清学检查：对新诊断的肾病患者需检测抗核抗体（ANA）、抗-dsDNA抗体、Smith抗体等。对具有血尿、补体减少并有临床表现的患者尤其重要。

（5）高凝状态和血栓形成的检查：多数原发性肾病患儿都存在不同程度的高凝状态、血小板增多、血小板聚集率增加、血浆纤维蛋白原增加、尿纤维蛋白裂解产物（FDP）增高。对疑似血栓形成者可行彩色多普勒B型超声检查以明确诊断，有条件者可行数字减影

血管造影 （DSA）。

（6）经皮肾穿刺组织病理学检查：多数儿童肾病综合征不需要进行诊断性肾活体组织检查。肾病综合征肾活体组织检查的指征：①对糖皮质激素治疗耐药或频繁复发者。②对临床或实验室证据支持肾炎性肾病或继发性肾病综合征者。

知识点 9：原发性肾病综合征的诊断

（1）单纯型肾病：具有典型的"三高一低"临床表现，常对皮质激素治疗有完全效应。

（2）肾炎型肾病：除典型的"三高一低"临床表现外，尚具有血尿、高血压、氮质血症和血 C3 降低中的一项或多项，常对皮质激素治疗无效应或呈部分效应。

知识点 10：原发性肾病综合征的鉴别诊断

原发性肾病综合征需要和继发性肾病综合征鉴别，儿科常见继发性肾病综合征常见链球菌感染后肾小球肾炎、系统性红斑狼疮性肾炎、紫癜性肾炎、乙型肝炎病毒相关性肾炎等。

知识点 11：原发性肾病综合征的一般治疗

（1）休息：除水肿显著或并发感染，或严重高血压外，一般不需卧床休息。病情缓解后逐渐增加活动量。

（2）饮食：显著水肿和严重高血压时应短期限制水、钠摄入，病情缓解后不必继续限盐。活动期病例供盐 1~2g/d。蛋白质摄入 1.5~2.0g/（kg·d），以高生物效价的动物蛋白（乳、鱼、蛋、禽、牛肉等）为宜。在应用糖皮质激素过程中每日应给予维生素 D 400U 及适量钙剂。

（3）防治感染。

（4）利尿：对糖皮质激素耐药或未使用糖皮质激素而水肿较重伴尿少者可配合使用利尿剂，但需密切观察出入水量、体重变化及电解质紊乱。

（5）对家属的教育：应使父母及患儿很好地了解肾病的有关知识，积极配合随访和治疗。

知识点 12：肾上腺皮质激素疗法

为诱导肾病缓解的首选治疗。

（1）激素治疗

①诱导缓解阶段：足量泼尼松（泼尼松龙）60mg/（m²·d）或 2mg/（kg·d）（按身高的标准体重计算），最大剂量 80mg/d，先分次口服，尿蛋白转阴后改为每晨顿服，疗程

6 周。

②巩固维持阶段：隔日晨顿服 1.6mg/（kg·d）或 40mg/（m² · d）［最大剂量 60mg/（m² · d）］，共 6 周，然后逐渐减量。

（2）激素疗效判断

①激素敏感（完全效应）：足量激素治疗 4 周后尿蛋白完全转阴。

②激素部分敏感（部分效应）：尿蛋白减少至 + ~ ++ 。

③激素耐药（无效应）：足量激素治疗 4 周尿蛋白≥ +++ 。

④激素依赖：对激素敏感，用药缓解，减量或停药 2 周内复发，恢复用量或再次用药又缓解，并重复 2~3 次者。

⑤复发和反复：尿蛋白已转阴，停用激素 4 周以上，尿蛋白又≥ ++ ，称为复发；若在激素使用过程中出现上述改变，称为反复。

⑥频复发和频反复：指半年内复发或反复≥2 次或 1 年内≥3 次。

（3）甲泼尼松龙冲击疗法：适用于对皮质激素治疗无效应和频复发的难治性肾病，方法是将该药（15~30）mg/（kg·d），最大量 1.0g/d，加入 10% 葡萄糖 100~250ml 中，1~2 小时静脉滴注，每日 1 次，连用 3 日为 1 疗程，后续泼尼松 2mg/kg，隔日晨顿服；必要时隔 1~2 周可重复使用 1~2 个疗程。

知识点 13：免疫抑制剂疗法

主要用于肾病综合征频繁复发，糖皮质激素依赖、耐药或出现严重副作用者。在小剂量糖皮质激素隔日使用的同时可选用下列免疫抑制剂。

（1）环磷酰胺：一般剂量为 2.0~2.5mg/（kg·d），分 3 次口服，疗程 8~12 周，总量不超过 200mg/kg。或用环磷酰胺冲击治疗，剂量为 10~12mg/（kg·d），加入 5% 葡萄糖盐水 100~200ml 内静脉滴注 1~2 小时，连续 2 日为 1 疗程。用药日嘱多饮水，每 2 周重复 1 疗程，累积量 <150~200mg/kg。副作用有白细胞减少、秃发、肝功能损害、出血性膀胱炎等，少数可发生肺纤维化。注意远期性腺损害。病情需要者可小剂量、短疗程、间断用药，避免青春期前和青春期用药。

（2）其他免疫抑制剂：可根据患者需要选用苯丁酸氮芥、环孢素、硫唑嘌呤、麦考酚吗乙酯（霉酚酸酯）及雷公藤多苷片等。

知识点 14：抗凝及纤溶药物疗法

由于肾病往往存在高凝状态和纤溶障碍，易并发血栓形成，需加用抗凝和溶栓治疗。

（1）肝素：剂量为 1mg/（kg·日），加入 100A，葡萄糖液 50~100ml 中静脉滴注，每日 1 次，2~4 周为 1 疗程。亦可选用低分子肝素。病情好转后改口服抗凝药维持治疗。

（2）尿激酶：有直接激活纤溶酶溶解血栓的作用。一般剂量为每日 3 万~6 万 U，加入 10% 葡萄糖液 100~200ml 中静脉滴注，1~2 周为 1 疗程。

（3）口服抗凝药：双嘧达莫 5~10mg/（kg·日），分 3 次饭后服，6 个月为 1 疗程。

知识点 15：免疫调节剂的应用

（1）丙种球蛋白静脉滴注：适用于激素耐药和血浆 IgG 过低者。大剂量为每次 400mg/kg，连用 5 天；或每月 1 次补充疗法，每次 400mg/kg，以提高患者免疫力。

（2）左旋咪唑：剂量 2.5mg/（kg·d），隔日口服，疗程 6 个月。其不良反应为可有胃肠不适、皮疹、血中性粒细胞下降，停药后可恢复。

知识点 16：血管紧张素转化酶抑制剂

可减少尿蛋白、延缓肾小球硬化，尤适用于对激素不敏感和伴有高血压的病例。最常用药物为卡托普利和依那普利。

知识点 17：原发性肾病综合征的预后

肾病综合征的预后转归与其病理变化和对糖皮质激素治疗的反应关系密切。微小病变型预后最好，局灶节段性肾小球硬化预后最差。90%~95% 的微小病变型患儿首次应用糖皮质激素有效。其中 85% 可有复发，复发在第 1 年比以后更常见。3~4 年未复发者，其后有 95% 的机会不复发。微小病变型预后较好，但要注意严重感染或糖皮质激素的严重副作用。局灶节段性肾小球硬化者如对糖皮质激素敏感，则预后可改善。

第六节 IgA 肾病

知识点 1：IgA 肾病的概念

IgA 肾病（IgAN）又称 Berger 病。其特点是在肾小球系膜区有以 IgA 为主的免疫沉积，也可伴有 IgC、IgM 及 C3 的沉积。1995~2004 年，我国儿童原发性 IgAN 占同期住院泌尿系统疾病患儿的 1.37%，占肾活检患儿的 11.8%。

知识点 2：IgA 肾病的病因和发病机制

病因和发病机制尚不清楚。IgA 在系膜区的沉积是触发 IgAN 的关键，而 IgA 的分子结构和基本特性与沉积部位和触发炎症反应密切相关。机体的遗传体质也与 IgAN 发病有关。

知识点 3：IgA 肾病的病理

本病的典型病理表现为光镜下系膜细胞增生和基质增多引起系膜增宽，以局灶节段性系膜增生性肾小球肾炎最为常见，其次为肾小球轻微病变，少数呈弥漫性增生性肾小球肾炎伴灶性新月体形成。免疫荧光显示，肾小球系膜区出现单纯 IgA 或以 IgA 为主的免疫球蛋白弥漫性沉积，较重者肾小球毛细血管袢上也可见 IgA 沉积。电镜下主要可见增多的系膜细胞和系膜基质所致的系膜区扩大，系膜区或系膜旁区电子致密物沉积。以肾病综合征为表现的 IgAN 可见广泛性足突融合或消失。

知识点 4：IgA 肾病的临床表现

本病多见于 5 岁以上儿童，男女之比约为 2∶1，起病常以上呼吸道感染为诱因。临床上以反复发作性肉眼血尿或镜下血尿最为常见。根据其临床表现，IgA 肾病一般可分为以下 7 种临床类型：

（1）孤立性血尿型：包括复发性肉眼血尿型和孤立性镜下血尿型。

（2）孤立性蛋白尿型（24 小时尿蛋白定量<50mg/kg）。

（3）血尿和蛋白尿型（24 小时尿蛋白定量<50mg/kg）。

（4）肾病综合征型：多表现为肾炎型肾病综合征。

（5）急性肾炎综合征型：除血尿、蛋白尿外，还可伴有水肿及高血压，血尿素氮及肌酐可升高。

（6）急进性肾炎综合征型：似急性肾炎综合征，但肾功能在短期内进行性恶化。

（7）慢性肾炎性型。

知识点 5：IgA 肾病的实验室检查

尿检大多数为镜下血尿；蛋白尿伴有或不伴有镜下血尿。21%～70%患儿血中 IgA 增高，部分患儿可检出循环免疫复合物。皮肤活检 20%～50%可于血管壁上检出 IgA、C3 沉积。

知识点 6：IgA 肾病的诊断

IgAN 诊断需要肾脏病理学检查，光镜下常见局灶节段性增生或弥漫性系膜增生性肾小球肾炎，免疫荧光可见系膜区。IgA 或以 IgA 为主的免疫球蛋白沉积。

知识点 7：IgA 肾病的鉴别诊断

（1）急性链球菌感染后肾小球肾炎：发病前 1～3 周有链球菌感染的前驱病史，以血尿、水肿及高血压为主要症状。持续肉眼血尿时间较长，可从数天到数周，这点和 IgAN 发作性血尿不同。实验室检查有补体 C3 下降，ASO 和血沉升高。

（2）家族性良性血尿：本病多有家族史，临床 90%表现为持续性镜下血尿，仅少数伴间歇性发作性血尿。一般无症状，多在体检或尿常规检查中发现。电镜证实其中一部分为薄基底膜（基底膜厚度约为正常的 1/3~2/3），预后良好。

（3）家族性出血性肾炎：多为持续性镜下血尿，男重于女，呈进行性肾功能减退，50%伴有神经性高频区耳聋，15%有眼部异常，男性死亡率高。

（4）非 IgA 系膜增生性肾炎：表现与 IgAN 相似，从临床上很难鉴别。主要靠肾活检病理检查鉴别。

知识点8：IgA 肾病的治疗

IgA 肾病无特异治疗，应根据患儿不同的临床表现及病理改变采用不同的治疗方案。治疗原则是预防、控制感染，保护肾功能，减慢病情进展。

（1）孤立性镜下血尿型：无须特殊治疗，定期随访。

（2）反复发作肉眼血尿型不伴蛋白尿：肉眼血尿多与感染有关，可以行病灶清除，如扁桃体切除。治疗的关键在于去除感染等诱发因素，如肉眼血尿反复发作 2 次以上或持续 2 周以上，可考虑用免疫抑制剂。

（3）血尿型伴有少量蛋白尿［25mg/（kg·d）］：目前推荐长期服用肾素-血管紧张素系统（RAS）阻断剂，ACEI/ARB 不但具有明显的降低尿蛋白和降血压作用，同时有益于延缓疾病进展。

（4）血尿型伴有中重度蛋白尿［≥25mg/（kg·d）］或肾病综合征型：可给予糖皮质激素治疗，或联合使用免疫抑制剂，如硫唑嘌呤（AZA）、麦考酚吗乙酯（霉酚酸酯，MMF）等，同时考虑联用 ACEI/ARB，达到减少尿蛋白，延缓肾衰竭的目的。

（5）病理提示新月体型肾炎：多采用环磷酰胺（CTX）和激素的双冲击治疗。可改善病情，稳定肾功能。

（6）慢性肾炎型：重点在于延缓肾功能恶化速度，减少并发症，维持机体内环境的稳定，延迟开始血液净化的时间。在 ACEI/ARB 的基础上选择激素联合 CTX 等治疗。

（7）其他药物治疗：可服维生素 E、鱼油和多聚不饱和脂肪酸等。

知识点9：IgA 肾病的预后

儿童 IgA 肾病的预后不容乐观，少数病例呈进展性发展，并最终发展为 ESRD。因此，儿童 IgA 肾病的早期发现和积极治疗非常重要。

第七节　乙型肝炎病毒相关肾炎

知识点1：乙型肝炎病毒相关肾炎的概念

乙型肝炎病毒相关性肾炎（HBV-GN），简称 HBV 相关性肾炎，是继发于乙型肝炎病毒感染的肾小球肾炎，是我国儿童继发性肾小球肾炎的常见病因之一。

知识点 2：乙型肝炎病毒相关肾炎的病因及发病机制

病因及发病机制尚未完全阐明，虽可能由 HBV 病毒本身直接感染肾细胞而致，但大多数学者认为本症是通过免疫机制所致。即本病可能由 HBV 病毒抗原与相应抗体形成循环免疫复合物沉积于肾小球而致病；或 HBV 病毒抗原先镶嵌于肾小球，再与相应抗体形成原位免疫复合物而致病；或 HBV 感染引起机体免疫功能紊乱，通过自身抗体而致病。

知识点 3：乙型肝炎病毒相关肾炎的病理

本症病理改变类型较多，主要为膜性肾病，其次为膜增生性肾炎、系膜增生性肾炎等。如与原发性膜性肾病不同，光镜下可伴有轻至中度系膜细胞增生，系膜区扩大，基底膜可见数个"钉突"；免疫荧光可见 IgG、C3 沉积，少数有 IgA、IgM 沉积；电镜下见基膜增厚，上皮下及膜内大量电子致密物沉积；可检测到 HBV 抗原或 HBV-DNA。

知识点 4：乙型肝炎病毒相关肾炎的临床表现

（1）90% 患儿在 6 岁以下发病，男女之比为（3~4）∶1，相当部分患儿隐匿起病，因查尿常规和血清 HBV 标志而偶然发现。

（2）有症状者以肾病综合征或肾病样蛋白尿最常见，伴有镜下血尿，少数可有肉眼血尿，高血压不多见。

（3）病程多迁延，蛋白尿时轻时重，时隐时现，常因"上感"而症状加重，出现水肿，对激素治疗多无明显效应，但病程多呈良性过程，大多数可自行缓解。

知识点 5：乙型肝炎病毒相关肾炎的实验室检查

HBV-MN 患儿血清 HBsAg 和 HBcAb 几乎都是阳性，80% 患儿 HBeAg 阳性，其余为 HBeAb 阳性，也有肾小球内 HbsAg 阳性而血清 HBsAg 阴性者，15%~64% 患者有血清 C3 降低。

知识点 6：乙型肝炎病毒相关肾炎的病理检查

（1）光镜：与原发性膜性肾炎（IMN）不同，呈非典型性，即除弥漫性毛细血管壁增厚外，还有程度不等的系膜增生，不一定都有钉突形成。

（2）免疫荧光检查：肾小球毛细血管壁可见 IgG、C3、IgM、IgA 沉积，系膜区也可见沉积物。可检出 HBV 标志物。

（3）电镜检查：上皮下及肾小球基底膜内有大量电子致密沉积物，内皮下和系膜区可见少量电子致密沉积物。

知识点7：乙型肝炎病毒相关肾炎的诊断

具备以下3项可确诊乙肝肾炎，儿童患者如具备第1、2项，且肾活检病理为膜性肾炎者，则拟诊为乙肝肾炎。

（1）有肾小球肾炎表现，并可除外狼疮性肾炎、紫癜性肾炎等继发性肾炎。

（2）血清乙肝病毒标志物阳性。

（3）肾活检切片中检出HBV抗原或HBV-DNA。

知识点8：乙型肝炎病毒相关肾炎的治疗

（1）一般治疗：注意休息、避免过劳、低盐饮食，肝功能异常者行保肝治疗。

（2）抗病毒治疗：抗病毒治疗是儿童乙型肝炎病毒相关性肾炎的主要治疗方法。主要药物有α-干扰素：一般应用重组人类α-干扰素，100万~300万U，肌内注射，每周3次，6个月为1个疗程。临床以e抗原转阴及24小时蛋白尿定量作为观察疗效的指标。该药不良反应包括发热、流感样症状和精神症状，少数患者可发生多形红斑。

（3）糖皮质激素：有研究显示糖皮质激素在减轻蛋白尿上虽有时可获得短期效果，但多数无效。因激素延迟体内中和抗体产生，促进HBV继续复制，致使病情迁延不愈或加重，故必须慎用。肾病缓解后易复发。仅在病情需要，如大量蛋白尿及严重低蛋白血症，且病毒复制指标阴性时可试用，但不宜单独使用，疗程不宜过长。

（4）免疫抑制药：不宜应用免疫抑制药。

（5）中药：活血化瘀、益气补肾对调整机体功能有益。

知识点9：乙型肝炎病毒相关肾炎的预后

HBV-MN预后较好，尤其儿童多能自然缓解，60%患儿在诊断后1年左右病情可缓解，如持续蛋白尿存在，仅7%发生肾功能不全，2%发展为终末肾衰。

知识点10：乙型肝炎病毒相关肾炎的预防

本症预防远重于治疗。全面的乙型肝炎疫苗接种是根本的预防手段。

第八节　先天性肾病综合征

知识点1：先天性肾病综合征的概念

先天性肾病综合征（CNS）通常指生后3个月内发病，临床表现符合肾病综合征，并除外继发所致者（如TORCH或先天性梅毒感染所致等）。

知识点 2：先天性肾病综合征的分类

先天性肾病综合征通常分为两大类。①原发性：包括芬兰型肾病综合征、法国型肾病综合征、微小病变、局灶节段性硬化。②继发性：可继发于甲髌综合征、Denys-Drash 综合征或因新生儿感染等。遗传性是 CNS 的主体，依据是否伴有其他系统疾病，可将其分为非综合征性或单发型和综合征型。

知识点 3：先天性肾病综合征的病因及发病机制

遗传性 CNS 的发病机制目前较为明确，主要是由构成肾小球滤过屏障的重要分子基因突变或调节这些基因的转录因子突变引起。已报道的常见的 CNS 致病基因有 NPHS1、NPHS2、WT1、LAMB2、PLCE1 和 COQ2 等。

知识点 4：先天性肾病综合征的病理

CNS 的肾脏病理为非特异性，病理所见因病期早晚不同。本病患儿肾脏体积及重量是正常儿肾脏的 2~3 倍，肾单位也明显增多。光镜下没有特异性的病变。生后 1 个月肾脏可出现皮质小管囊性改变和增生性肾脏损害；最终小囊中的上皮细胞扁平，刷状缘结构消失，小管萎缩。晚期可见终末期肾病病理改变。免疫荧光电镜检查一般无 Ig 和补体沉着。随疾病进展，在系膜区可有少量的 IgM 或 C3 沉积。电镜示内皮细胞肿胀、足细胞足突广泛融合、基膜皱缩等。

知识点 5：先天性肾病综合征的临床表现

多数患儿生后 3 个月已表现出典型的肾病综合征：大量蛋白尿、低蛋白血症、高胆固醇血症和水肿，其中大量蛋白尿为最突出和特征性表现。芬兰型肾病综合征患儿常有早产史或胎儿窘迫史，常见臀位，大胎盘（胎盘重量>胎儿体重的 25%）。部分患儿可有特殊面容、塌鼻梁等。

知识点 6：先天性肾病综合征的实验室检查

除大量蛋白尿外，常有显微镜下血尿。可见轻度氨基酸尿和糖尿。血浆蛋白降低，血浆胆固醇可高或不高。血清 C3 正常或下降。母血和羊水中甲胎蛋白阳性。

知识点 7：先天性肾病综合征的诊断

诊断本病主要依据阳性家族史、大量蛋白尿、巨大胎盘，出生 6 个月内肾功能正常，必要时应行肾穿刺活体组织检查。根据有无肾外症状，考虑单发型或综合征型 CNS，再根据表型与基因型的关系进行相关基因的检测。

知识点 8：先天性肾病综合征的鉴别诊断

临床鉴别首先应除外已知病因继发者，并与其他类型先天性肾病综合征相鉴别。

（1）继发性先天性肾病综合征：①先天性梅毒伴肾病综合征：发生在生后 1~2 个月。青霉素治疗时先天性梅毒及肾病均有效，不宜用激素治疗。②伴有生殖器畸形的肾病综合征：如 Denys-Drash 综合征、Frasier 综合征等。③肾胚胎瘤及肾静脉栓塞。

（2）其他原发性先天性肾病综合征：①法国型：在出生后至 1 岁以内发病，有典型的肾病综合征表现。肾活检病理表现为弥漫系膜硬化。治疗无效，常在 1~3 年内发展为肾衰竭而死亡。②微小病变型和局灶节段硬化型：起病在 1 岁以内，但常见于后半年，偶有 3 个月以内起病者。对肾上腺皮质激素和免疫抑制药治疗敏感。

知识点 9：先天性肾病综合征的治疗

糖皮质激素和免疫抑制剂治疗无效，需定期输注清蛋白，及时选择透析和肾脏替代治疗。

知识点 10：先天性肾病综合征的预后

本病预后差，如不能及时行透析或肾移植则病死率高。

第九节　家族性出血性肾炎

知识点 1：家族性出血性肾炎的概念

家族性出血性肾炎又称 Alport 综合征，是以血尿、感音神经性耳聋、眼部病变和进行性肾功能减退为临床特点的一类遗传性肾小球肾炎。约占儿童慢性肾衰竭患者的 3%，占各年龄接受肾移植患者的 2.3%。迄今，尚未确定家族性出血性肾炎的发病在人种、种族和地域分布上的不同，但在美国黑人中相对少见。

知识点 2：家族性出血性肾炎的发病机制及遗传方式

家族性出血性肾炎发病机制与基底膜 IV 型胶原的缺陷相关，本病遗传方式有以下 3 种：

（1）X 连锁显性遗传：约占 85%，由致病基因 COL4A5 突变所致，少数患者由 COL4A5 和 COL4A6 两个基因突变所致。这两个基因均位于 Xq22，编码 IV 型胶原 α5 链。因致病基因位在 X 染色体上，所以遗传方式与性别相关。母传子亦传女，子女得病机会均为 1/2；父不传子，但传给所有女儿。故家系中女性患者多于男性，病情男重于女。

（2）常染色体隐性遗传：约占 15%，为编码 Ⅳ 型胶原 α3 链的基因 COL4A3 突变和编码 Ⅳ 型胶原 α4 链的基因 COL4A4 突变所致。此型致病基因位于第 2 号染色体长臂。父母皆为致病基因携带者，子女患病概率为 1/4，纯合子显出疾病。

（3）常染色体显性遗传：罕见报道，确定的突变位于 COL4A3 和 COL4A4 基因。父母一方也是患者，子女患病概率均为 1/2。

另有约 18% 的家族性出血性肾炎患者没有家族史，可能因新突变所致。

知识点 3：家族性出血性肾炎的病理

（1）光学显微镜检查：肾组织光镜下无特异性改变。

（2）免疫荧光检查：常规免疫荧光学检查无特异性变化，有时甚至完全阴性。

（3）电子显微镜检查：典型病变为肾小球基底膜广泛的增厚、变薄以及致密层的分裂。肾小球基底膜超微结构最突出的异常是致密层不规则的外观，还可见到致密层中直径为 20~90nm 的电子致密颗粒。目前仍认为肾小球基底膜出现弥漫性的增厚、撕裂为诊断家族性出血性肾炎的病理依据，其他病理变化，如薄肾小球基底膜等，则要结合家族史、基底膜中 Ⅳ 型胶原 α 链的表达以及遗传学信息予以诊断。

知识点 4：家族性出血性肾炎的临床表现

（1）肾脏表现：以血尿最常见，多为肾小球性血尿。受累男性患者常表现为持续性镜下血尿，其中 50% 的患者在 10~15 岁前可因上呼吸道感染或劳累后出现阵发性肉眼血尿。受累女性患者因多为杂合子，可表现为间歇性血尿，无或仅轻度、间断发作的蛋白尿。肾功能改变因性别及遗传型而异，X 连锁显性遗传的男性患者几乎全部发展至终末期肾病（ESRD）。携带家族性出血性肾炎基因的女性少有 ESRD 发生。若家族性出血性肾炎的女童发生 ESRD，提示常染色体遗传型。

（2）听力障碍：约 50% 的患者伴有双侧感音神经性耳聋，耳聋为进行性，可以不完全对称，但尚无报道聋为先天性。

（3）眼部病变：家族性出血性肾炎伴有眼部异常者占 15%~30%，多为男性。最特征性的眼部异常是圆锥形晶状体，并非出生时已有，而是随着年龄增长渐显现。其他常见的眼部异常有黄斑周围点状或斑点状视网膜病变及视网膜赤道部视网膜病变等。

（4）血液系统异常：可有巨血小板减少症、粒细胞或巨噬细胞内包涵体（Dohle 包涵体）等。

（5）慢性平滑肌瘤：平滑肌显著肥大，常见受累部位为食管、气管和女性生殖道。

知识点 5：家族性出血性肾炎的实验室检查

（1）免疫荧光学检查：应用抗 Ⅳ 型胶原不同 α 链的单克隆抗体，在肾活检以及简单易行的皮肤活检组织进行免疫荧光学检查，可用于诊断 X 连锁型家族性出血性肾炎患者，也可帮助筛查基因携带者，还可用于鉴定家族性出血性肾炎的常染色体隐性遗传型（表 8-1）。

表 8-1　家族性出血性肾炎患者基底膜的免疫荧光检查

	皮肤基底膜	肾小球基底膜	包曼囊	远曲小管基底膜
X 连锁显性遗传				
抗 α3（Ⅳ）单抗	正常无表达	—	—	—
抗 α4（Ⅳ）单抗	正常无表达	—	—	—
抗 α5（Ⅳ）单抗	—	—	—	—
常染色体隐性遗传型				
抗 α3（Ⅳ）单抗	正常无表达	—	—	—
抗 α4（Ⅳ）单抗	正常无表达	—	—	—
抗 α5（Ⅳ）单抗	+	—	+	+

注：①若皮肤基膜不与抗 α5（Ⅳ）单抗反应，可以确诊为 X 连锁型家族性出血性肾炎。②由于某些确诊的 X 连锁型家族性出血性肾炎患者或基因携带者，可有基膜 α5（Ⅳ）链的正常表达，因而基膜与抗Ⅳ型胶原 α5 链抗体反应呈阳性时，并不能除外家族性出血性肾炎的诊断。③无症状的基因携带者，通常皮肤的免疫荧光学检查正常。

（2）分子遗传学分析：筛查、分析 COL4A5 基因，可以提供确切的遗传学信息，有助于产前诊断，也是目前唯一诊断无症状基因携带者的方法。

知识点 6：家族性出血性肾炎的诊断

典型的家族性出血性肾炎根据临床表现、阳性家庭史以及电镜下肾组织的特殊病理变化可作出诊断，其中肾组织的电镜检查一直被认为是确诊该病的重要和惟一的依据。Flinter 等认为如果血尿或慢性肾衰竭或二者均有的患者，再符合如下 4 项的 3 项便可诊断。①血尿或慢性肾衰家族史。②肾活检电镜检查有典型病变。③进行性感音神经性耳聋。④眼病变。

知识点 7：家族性出血性肾炎的鉴别诊断

家族性出血性肾炎应注意与薄基底膜肾病相区别，后者无进行性肾功能减退，肾活检提示肾小球基底膜变薄。还需与其他遗传性肾病鉴别。

知识点 8：家族性出血性肾炎的治疗

迄今，对于家族性出血性肾炎发展至 ESRD 的患者则需透析或移植。尽管有各种试图延缓或阻止家族性出血性肾炎者终末期肾脏病的发生和发展的尝试，如应用环孢霉素 A 或血管紧张素转换酶抑制药（ACEI）等，但因缺少严格的实验对照，关于其疗效尚无定论。

此外，国外报道3%~4%的家族性出血性肾炎患者在肾移植后，患者体内对被移植的正常肾脏基底膜产生抗体，发生抗肾基底膜肾炎，致使移植失败。

第十节 尿路感染

知识点1：尿路感染的概念

尿路感染（UTI）指病原体通过血行或沿泌尿道上行，在尿液中生长繁殖，并侵犯泌尿道组织的感染性疾病。按病原体入侵的部位可分为肾盂肾炎、膀胱炎和尿道炎，但临床上新生儿和幼婴常难以定位，故统称为尿路感染。按临床表现又可分为无症状性菌尿和症状性尿路感染。如果感染迁延不愈，病程超过半年则称为慢性感染。

知识点2：尿路感染的病因

任何致病菌均可引起尿路感染，但绝大多数为革兰阴性杆菌，如大肠埃希菌、副大肠埃希菌、变形杆菌、克雷伯杆菌、铜绿假单胞菌，少数为肠球菌和葡萄球菌。大肠埃希菌是尿路感染中最常见的致病菌，约占60%~80%。初次患尿路感染的新生儿、所有年龄的女孩和1岁以下的男孩，主要的致病菌仍是大肠埃希菌；而在1岁以上男孩主要致病菌多数是变形杆菌。对于10~16岁的女孩，白色葡萄球菌亦常见；克雷伯杆菌和肠球菌多见于新生儿尿路感染。

知识点3：尿路感染的发病机制

（1）感染途径

①上行性感染：这是尿路感染最主要的感染途径。致病菌从尿道口上行并进入膀胱，引起膀胱炎，膀胱内的致病菌再经输尿管移行至肾脏，引起肾盂肾炎。

②血源性感染：经血源途径侵袭尿路的致病菌主要是金黄色葡萄球菌。

③淋巴感染和直接蔓延：结肠内和盆腔的细菌可通过淋巴管感染肾脏，肾脏周围邻近器官和组织的感染也可直接蔓延。

（2）儿童易发生尿路感染的因素

①女婴尿道短；男婴常有包茎或包皮过长。

②婴儿期使用尿布，尿道口易为粪便污染。

③儿童时期产生抗体能力差或IgA产生不足利于细菌侵入。

④儿童较成年人有更多的泌尿系梗阻的解剖和功能异常（如膀胱输尿管反流、不稳定膀胱等），故易发生尿潴留或残留尿，而利于细菌生长，可导致肾瘢痕形成，不仅影响肾的正常生长发育，且其后可致高血压，少数可发展为终末期肾病。

知识点 4：急性尿路感染的临床表现

（1）新生儿：临床症状极不典型，多以全身症状为主，如发热或体温不升、苍白、吃奶差、呕吐、腹泻等。许多患儿有生长发育停滞，体重增长缓慢或不增，伴有黄疸者较多见。部分患儿可有嗜睡、烦躁甚至惊厥等神经系统症状。常伴有败血症，但其局部排尿刺激症状多不明显。

（2）婴幼儿：临床症状也不典型，常以发热最突出。拒食、呕吐、腹泻等全身症状也较明显。局部排尿刺激症状可不明显，但细心观察可发现有排尿时哭闹不安，尿布有臭味和顽固性尿布疹等。

（3）年长儿：症状与成人类似，急性肾盂肾炎时表现为发热、腰痛、腹痛、肋脊角压痛和肾区叩击痛，同时出现尿路刺激征如尿频、尿急、尿痛、尿液混浊、血尿、遗尿等表现。急性膀胱炎时无全身发热、腰痛，仅有尿路刺激征和（或）血尿。

知识点 5：慢性尿路感染的临床表现

病程超过半年，病情迁延，症状轻重不等，轻者间歇出现尿频、尿急、尿痛等尿路刺激征，反复发作可表现为间歇性发热、腰酸、乏力、进行性贫血、消瘦乃至肾功能不全。

知识点 6：尿路感染的实验室检查

（1）尿常规检查：为最简单的初筛方法。如果清洁离心的尿沉渣中白细胞>10 个/HP，应高度疑为尿路感染。对于男孩如尿沉渣中白细胞>5 个/HP，也应考虑尿路感染。如采用直接计数，则非离心尿中白细胞>$250×10^6$/L 即可。肾盂肾炎往往还伴轻至中度蛋白尿和管型尿。部分患者可有明显血尿。

（2）尿培养细菌学检查：尿细菌培养及菌落计数是诊断尿路感染的主要依据。通常认为中段尿培养菌落数≥10^5/ml 可确诊，10^4～10^5/ml 为可疑，<10^4/ml 系污染。但结果分析应结合患儿性别、有无症状、细菌种类及繁殖力综合评价临床意义。临床高度怀疑而尿普通细菌培养阴性的，应做 L 型细菌和厌氧菌培养。

（3）尿液直接涂片法找细菌：油镜下如每个视野都能找到一个细菌，表明尿内细菌数>10^5/ml。

（4）亚硝酸盐试纸条试验（格里斯试验）：大肠埃希菌、副大肠埃希菌和克雷伯杆菌呈阳性；产气杆菌、变形杆菌、铜绿假单胞菌和葡萄球菌呈弱阳性；粪链球菌、结核分枝杆菌呈阴性。如采用晨尿，可提高其阳性率。

（5）其他：如尿沉渣找闪光细胞（甲紫沙黄染色）2 万。4 万个/小时可确诊。新生儿上尿路感染血培养可阳性。

知识点 7：尿路感染的影像学检查

影像学检查的目的在于：①检查尿路有无发育畸形。②了解慢性肾损害或肾瘢痕发生和进展情况。③辅助上尿路感染的诊断。常用的影像学检查有 B 型超声检查、排泄性膀胱尿路造影（检查膀胱输尿管反流）、^{99m}Tc-DMSA 肾皮质显像（检查肾瘢痕形成及检测分肾功能）、核素肾动态显像等。

知识点8：尿路感染的诊断

年长儿尿路感染症状与成人相似，尿路刺激症状明显，常是就诊的主诉。如能结合实验室检查，可立即得以确诊。但对于婴幼儿，特别是新生儿，由于排尿刺激症状不明显或缺如，而常以全身表现较为突出，易致漏诊。故对病因不明的发热患儿都应反复进行尿液检查，争取在用抗生素治疗前进行尿培养、菌落计数和药物敏感试验。凡具有真性菌尿者，即清洁中段尿定量培养菌数 $\geq 10^5/ml$ 或球菌 $\geq 10^3/ml$，或耻骨上膀胱穿刺尿定性培养有细菌生长，即可确立诊断。

完整的尿路感染的诊断除了评定泌尿系被细菌感染外，还应包括以下内容：①本次感染系初染、复发或再感染。②确定致病菌的类型并进行药物敏感试验。③有无尿路畸形，如膀胱输尿管反流、尿路梗阻等，如有膀胱输尿管反流，还要进一步了解"反流"的严重程度和有无肾脏瘢痕形成。④感染的定位诊断，即上尿路感染或下尿路感染。

知识点9：尿路感染的一般治疗

尿路感染应及时控制感染、缓解症状、消除病原去除诱发因素并防止复发。嘱患儿多饮水，以利冲洗细菌及相关毒素、分泌物等；女孩应注意外阴部清洁护理；对于发热、腰痛者可予解热镇痛剂治疗，尿路刺激征明显者可用阿托品每次 $0.01 \sim 0.03mg/kg$、山莨菪碱（654-2）每次 $0.1 \sim 0.2mg/kg$ 等解痉治疗，也可用碳酸氢钠碱化尿液。出现惊厥、黄疸时相应止惊、退黄治疗。

知识点10：抗生素的选用原则

应根据尿培养及药敏试验结果，同时结合临床疗效合理选用抗生素。①感染部位：对肾盂肾炎应选择血浓度高的药物，对膀胱炎应选择尿浓度高的药物。②感染途径：对上行性感染，首选磺胺类药物治疗。如发热等全身症状明显或属血源性感染，多选用青霉素类、氨基糖苷类或头孢菌素类单独或联合治疗。③根据尿培养及药物敏感试验结果，同时结合临床疗效选用抗生素。④药物在肾组织、尿液、血液中都应有较高的浓度。⑤选用的药物抗菌能力强，抗菌谱广，最好能用强效杀菌剂，且不易使细菌产生耐药菌株。⑥对肾功能损害小的药物。

知识点11：症状性尿路感染的治疗

对下尿路感染，在进行尿细菌培养后，经验用药初治首选阿莫西林/克拉维酸钾，20~40mg/（kg·d），分 3 次；或复方磺胺甲噁唑（SMZco）30~60mg/（kg·d），分 2 次。连用 7~10 日。

对上尿路感染或有尿路畸形的患儿，在进行尿细菌培养后，经验用药一般选用广谱或两种抗菌药物，如头孢曲松，75mg/（kg·d），每日 1 次；头孢噻肟，150mg/（kg·d），分次静脉滴注。疗程 10~14 日。治疗开始后应进行尿液检查，必要时随访尿细菌培养以指导和调整用药。

对婴幼儿要注意及时行超声检查，必要时行排泄性膀胱尿路造影和 ^{99m}Tc-DMSA 肾皮质核素显像，排除尿路畸形后方可停止用药。

知识点 12：无症状性菌尿的治疗

单纯无症状性菌尿一般无须治疗。但若合并尿路梗阻、膀胱输尿管反流或存在其他尿路畸形，或既往感染使肾脏留有陈旧性瘢痕者，则应积极选用抗菌药物治疗。疗程 7~14 日，继之给予小剂量抗菌药物预防，直至尿路畸形被矫治为止。

知识点 13：复发性尿路感染的治疗

复发性尿路感染包括：①尿路感染发作 2 次及以上且均为急性肾盂肾炎。②1 次急性肾盂肾炎且伴有 1 次及以上的下尿路感染。③3 次及以上的下尿路感染。

对复发性尿路感染在控制急性发作后需考虑使用预防性抗生素治疗。如果患儿在接受预防性抗生素治疗期间出现了尿路感染，需换用其他抗生素而非增加原抗生素的剂量。预防用药期间，选择敏感抗生素治疗剂量的 1/3 睡前顿服，首选呋喃妥因或磺胺甲基异噁唑。若小婴儿服用呋喃妥因伴随消化道副反应剧烈者，可选择阿莫西林-克拉维酸钾或头孢克洛类药物口服。

知识点 14：尿路感染的预后

急性尿路感染经合理抗菌治疗，多数于数日内症状消失、治愈；但有近 50%的患者可复发或再感染。再发病例多伴有尿路畸形，其中以膀胱输尿管反流最常见。膀胱输尿管反流与肾瘢痕关系密切，肾瘢痕的形成是影响儿童尿路感染预后的最重要的因素。

第十一节 膀胱输尿管反流

知识点 1：膀胱输尿管反流的概念

膀胱输尿管反流（VUR）是指排尿时尿液从膀胱反流至输尿管和肾盂的一种现象，是婴幼儿反复尿路感染的常见原因。部分 VUR 患儿可自行缓解，但是也有部分 VUR 患儿可引起反流性肾病。

知识点 2：膀胱输尿管反流的病因及发病机制

膀胱输尿管反流的主要病因是膀胱输尿管连接部异常，排尿时不能阻止尿液进入输尿管。按病因可分为原发性及继发性两类。原发性主要为膀胱三角区和输尿管末端平滑肌先天脆弱，膀胱壁内走行输尿管短以及膀胱输尿管连接部瓣膜机制不全。继发性主要是由于下尿道梗阻，如后尿道瓣膜、异物、结石等疾病造成膀胱内压上升而引起反流。

知识点 3：膀胱输尿管反流的病理

有反流的乳头管、集合管明显扩张，管壁周围间质充血水肿，淋巴细胞及中性粒细胞浸润，继之肾小管萎缩，局灶性及肾小球周围纤维化。肾盏、肾盂扩张、肾实质变薄，重度 VUR 伴反复尿路感染者瘢痕广泛，一般肾上、下极突出，小动脉可有增厚狭窄。

知识点 4：膀胱输尿管反流的临床表现

因反流程度、有无感染、病程久暂而异。
（1）无症状性反流：无任何症状体征。
（2）症状性反流：排尿时腰痛、尿频、重复排尿、遗尿等。
（3）尿路感染：可出现典型的肾盂肾炎症状，如发热、寒战、肾区绞痛等。
（4）反流性肾病：表现为高血压、蛋白尿以及不同程度的肾功能减退。

知识点 5：膀胱输尿管反流的超声检查

通过 B 超可估计膀胱输尿管连接部功能，观察输尿管扩张、蠕动及膀胱基底部的连续性，观察肾盂、肾脏形态及实质改变情况。在 B 超时可插入导尿管，注入气体（如 CO_2），若气体进入输尿管则 VUR 可诊断。最近用彩色多普勒超声观测连接部功能及输尿管开口位置，但 B 超对上极瘢痕探测具有局限性，对 VUR 不能作分级。

知识点 6：逆行排尿性膀胱尿路造影

此为常用的确诊膀胱输尿管反流的基本方法及分级的"金标准"，可直接确定反流程度。①Ⅰ度：反流至输尿管，输尿管无扩张。②Ⅱ度：反流至肾盂肾盏，输尿管不扩张。③Ⅲ度：输尿管肾盂轻度扩张，输尿管无扭曲。④Ⅳ度：输尿管中度扩张扭曲，肾盂肾盏中度扩张。⑤Ⅴ度：输尿管重度扩张扭曲，肾盂肾盏重度扩张，大部分肾盏乳头压迹消失。

知识点 7：静脉肾盂造影

适用于：①2 岁以下初次尿路感染的女孩。②初次尿路感染的男孩。③2 岁以上反复尿路感染的女孩。可有肾脏瘢痕形成、肾脏变小、肾盏杵状改变、聚拢卷缩、肾影边缘不规则等表现。

知识点 8：放射性核素检查

（1）放射性核素膀胱显像：分直接测定法和间接测定法，用于测定膀胱输尿管反流。

（2）DMSA 扫描技术：用于尿无菌的患者，是诊断儿童反流性肾病的唯一"金标准"。特别是 5 岁以上儿童。Coldraich 根据 DMSA 扫描摄影征象将肾瘢痕分成四级：①Ⅰ级：一处或两处瘢痕。②Ⅱ级：两处以上的瘢痕，但瘢痕之间肾实质正常。③Ⅲ级：整个肾脏弥漫性损害，类似阻梗性肾病表现，即全肾萎缩，肾轮廓有或无瘢痕。④Ⅳ级：终末期、萎缩肾，几乎无或根本无 DMSA 摄取（小于全肾功能的 10%）。

知识点 9：膀胱输尿管反流的诊断

由于临床诊断膀胱输尿管反流时症状多不明显或仅有非特异性表现，故确诊需依赖影像学检查。

（1）下列情况应考虑反流存在的可能性：①反复复发和迁延的尿路感染。②长期尿频、尿淋漓或遗尿。③年龄较小（<2 岁）和（或）男孩尿路感染。④中段尿培养持续阳性。⑤尿路感染伴尿路畸形。⑥家族一级亲属有膀胱输尿管反流、反流性肾病患者。⑦胎儿或婴儿期有肾盂积水。

（2）反流性肾病的诊断：确诊依赖影像学检查，临床表现和肾活体组织检查病理改变有助诊断。

知识点 10：膀胱输尿管反流的治疗

原发性反流随年龄增长有自愈可能。无输尿管扩张的反流大多能治愈，如伴输尿管扩张自愈率降为 30%~50%。因此，治疗方案按反流程度而定。

（1）Ⅰ、Ⅱ、Ⅲ度：治疗感染，长期服药预防。通常可使用复方磺胺甲噁唑 10mg/kg、呋喃妥因 2mg/kg，睡前顿服，疗程在 6 个月以上。同时动态检测肾功能及反流情况，每 3 个月做尿培养 1 次，每半年做肾功能 1 次，每年做肾脏放射核素检查 1 次。

（2）Ⅳ、Ⅴ度：首先服药控制感染，然后手术矫正。术后反流均可消失，但部分病例肾脏瘢痕仍可进展，需同时对症治疗。

知识点 11：膀胱输尿管反流的预后

原发性 VUR 为先天性疾病，是小儿发育不成熟的一部分，随着年龄逐渐增大和发育的逐渐成熟，VUR 逐渐消失。很多生长中的小儿Ⅰ~Ⅲ级反流可自愈，Ⅴ级则难自愈。如感染能被控制且无其他并发症，80% Ⅰ～Ⅱ级反流、50%Ⅲ级反流及30%Ⅳ级反流可自愈。

第十二节　肾小管酸中毒

知识点 1：肾小管酸中毒的概念

肾小管酸中毒（RTA）为儿童常见的肾小管疾病之一，是由于近端肾小管对 HCO_3^- 重吸收障碍和（或）远端肾小管泌 H^+ 或产 NH_3 功能缺陷导致肾脏净酸排出量减少、尿液酸化功能下降而引起的以阴离子间隙正常的高氯性代谢性酸中毒为基本病理生理特征的一组临床综合征。可有或无肾小管器质性病变。早期肾小球功能多正常，但随着疾病的进展或原发病的影响，后期可出现肾小球功能损害。

知识点 2：按尿酸化功能缺陷部位与发病机制分类

（1）Ⅰ型 RTA：即远端肾小管酸中毒，因远端肾小管泌 H^+ 或产 NH_3 功能障碍所致。

（2）Ⅱ型 RTA：即近端肾小管酸中毒，因近端肾小管重吸收 HCO_3^- 功能障碍所致。

（3）Ⅲ型 RTA：亦称为混合型 RTA，为 Ⅰ 型 RTA 伴不同程度的近端肾小管重吸收 HCO_3^- 功能障碍。

（4）Ⅳ型 RTA：即全远端肾小管酸中毒，亦称高钾型 RTA，由于先天性或获得性醛固酮分泌不足或肾小管对醛固酮反应低下，远曲小管产 NH_3、泌 H^+、K^+、NH_4^+ 及重吸收 HCO_3^- 减少所致。

知识点 3：按病因分类

（1）原发性 RTA：病因不明，多与遗传有关，主要为常染色体显性遗传，也可为常染色体隐性遗传。

（2）继发性 RTA：继发于肾脏或全身性疾病。

1）Ⅰ-RTA 的主要原发疾病有：①自身免疫性疾病：高丙种球蛋白血症、系统性红斑狼疮。②引起肾钙化疾病：维生素 D 中毒、甲状旁腺功能亢进、特发性高钙尿症。③先天性肾发育异常：海绵肾、肾髓质囊性病。④先天性代谢性疾病：肝豆状核变性。⑤其他疾病：慢性肾盂肾炎、急慢性间质性肾炎、两性霉素 B 中毒、移植肾等。

2）Ⅱ-RTA 的主要原发疾病有：①胱氨酸病。②酪氨酸血症（肝肾型，即Ⅰ型）。③肝豆状核变性。④急、慢性间质性肾炎。⑤肾病综合征。⑥眼脑肾综合征。⑦维生素 D 缺乏症。⑧重金属或药物的肾毒性。⑨半乳糖血症。⑩多发性骨髓瘤。

3）Ⅳ-RTA 的主要原发疾病有：①醛固酮缺乏性疾病：艾迪生病、18-氧化酶或 21-羟化酶缺乏型先天性肾上腺皮质增生症、肾发育不良、双侧肾上腺切除术后。②肾小管对醛固酮反应低下的疾病：慢性肾小管间质性肾炎、失盐性肾病、低钾性肾病、假性醛固酮减少症。③某些拮抗醛固酮的药物：螺内酯、氨苯蝶啶、血管紧张素转换酶抑制剂等。

知识点4：按有无代谢性酸中毒分类

（1）完全性 RTA：指存在明显失代偿性代谢性酸中毒。

（2）不完全性 RTA：平时无失代偿性代谢性酸中毒，但有尿酸化功能缺陷，在酸负荷条件下可出现典型失代偿性代谢性酸中毒。

知识点5：按血钾水平分类

（1）血钾下降或正常型 RTA。

（2）血钾升高型 RTA。

知识点6：肾小管酸中毒的临床表现

肾小管酸中毒多隐匿存在，可无明显临床表现；显性肾小管酸中毒的典型临床表现有：

（1）各年龄均可发病，原发性 I-RTA 多在 2 岁前发病；原发性 II-RTA 多自婴儿期即发病，且随着年龄增长有自愈倾向。可有家族史，亦可为散发。

（2）生长发育落后与消瘦为各型 RTA 的重要临床表现，有时可为唯一临床表现。

（3）有厌食、恶心、反复呕吐，或伴有腹胀、便秘、腹泻。

（4）烦渴、多饮、多尿、不明原因的脱水，甚至休克、昏迷。

（5）精神萎靡、软弱无力，发作性或持续性肌无力或周期性麻痹。

（6）各种骨病表现，如顽固性维生素 D 缺乏症、骨痛或病理性骨折。

（7）不明原因的高钙尿症，反复或多发性肾结石和（或）肾钙化，可伴反复尿路感染或血尿，续而出现肾功能不全。以 I-RTA 最为常见，多为双侧，少数为单侧。

知识点7：肾小管酸中毒的尿液检查

（1）尿 pH 测定：反映尿中游离 H^+ 浓度。无论血 HCO_3^- 水平高或低，I-RTA 与 III-RTA 尿 pH>6.0，IV-RTA 尿 pH<5.5；而 II-RTA 尿 pH 与血 HCO_3^- 水平有关，当血 HCO_3^- 高于其肾阈时，尿 pH>6.0，当低于其肾阈时尿 pH<5.5。

（2）尿净酸排出量（NAE）、尿 NH_4^+、尿可滴定酸（TA）、HCO_3^- 含量测定：NAE ＝（NH_4^+＋TA）－HCO_3^-。各型 RTA 均必有 NAE 下降。其中 I-RTA 的 TA 下降，NH_4^+ 明显下降，而 HCO_3^- 正常；II-RTA 的 TA 与 NH_4^+ 均正常，而 HCO_3^- 明显升高；III-RTA 的 TA 与 NH_4^+ 均下降，而 HCO_3^- 升高，IV-RTA 的 TA 正常，NH_4^+ 下降，而 HCO_3^- 正常或升高。

（3）尿钾、钠、氯、钙、磷、HCO_3^- 测定：各型 RTA 常伴有高钙尿症；并可计算尿阴离子间隙，［AG ＝（Na^+＋K^+）－Cl^-］，尿 AG 值可反映尿 NH_4^+ 水平，若尿 AG>0，提示尿

NH_4^+ 排泄减少；若尿 AG<0 提示尿 NH_4^+ 排泄增加。

知识点 8：肾小管酸中毒的血液检查

（1）血气分析：各型 RTA 均表现为程度不等的代谢性酸毒，可为代偿性，亦可为失代偿性。

（2）血电解质（钾、钠、氯、钙、磷）测定，并可计算血阴离子间隙 AG [AG = Na^+ - (Cl^- + HCO_3^-)]。各型 RTA 均表现为高氯性代谢性酸中毒，而血阴离子间隙正常，除 IV-RTA 为高钾血症外，其他 RTA 均有程度不同的低钾血症或接近正常。

（3）其他血液检查：测肝、肾功能、碱性磷酸酶活性。IV-RTA 常伴肾小球滤过率下降，但其与酸中毒和高钾血症的程度成比例。

知识点 9：肾小管酸中毒的诊断试验

（1）酸负荷试验：用于判断远端肾小管泌 H^+ 功能。
（2）碱负荷试验：用于判断肾小管重吸收 HCO_3^- 功能。

知识点 10：肾小管酸中毒的治疗原则

RTA 的基本治疗原则包括：①早诊断，早治疗，并坚持治疗。②纠正代谢性酸中毒与电解质紊乱。③防治骨病及肾钙化。④治疗应个体化，并定期随访，及时调整治疗方案。⑤尽可能消除原发病因；⑥加强营养以促进生长发育。

知识点 11：肾小管酸中毒的治疗方法

（1）补充碱性药物：急性重症代谢性酸中毒可用5%碳酸氢钠静脉滴注，但应注意纠酸过快可诱发低钙惊厥或低钾危象；一般病例可口服10%枸橼酸钠、钾的单剂或合剂。

（2）纠正低钾血症或高钾血症：对于重度低钾血症，需先补钾后纠酸，可静脉滴注10%氯化钾；一般病例只需口服含钾的碱性药物即可，尽量避免用氯化钾。但应注意出现高血压和高血容量，可加用排钾利尿剂。此外，还可试用甲氧氯普胺（灭吐灵），以刺激机体释放醛固酮达到治疗的目的。如高钾血症危及生命，可予透析治疗。

（3）补充钙剂：一般病例不需补充钙剂，以免加重高钙尿症。对于严重低钙血症患者，在补碱之前应适当补充钙剂。应定期监测血钙、尿钙，避免长期使用钙剂，以免加重高钙尿症及肾钙化。

（4）维生素 D 的应用：伴有活动性骨病者应酌情应用维生素 D 制剂。应严密观察病情变化，若骨病已纠正、血钙正常、碱性磷酸酶恢复正常后即应停药，以防维生素 D 中毒。

（5）氢氯噻嗪（双氢克尿塞）的应用：I-RTA 补碱后仍不能纠正高钙尿症；II-RTA 补充大量碱剂仍不能纠正酸中毒者均可加用氢氯噻嗪（双氢克尿塞）。症状好转后先减量再停药，同时应注意补钾。

第十三节 溶血性尿毒症综合征

知识点 1：溶血性尿毒症综合征的概念

溶血性尿毒症综合征（HUS）是指以微血管病性溶血性贫血、急性肾功能衰竭和血小板减少为临床特征的综合征。本病为儿童急性少尿型肾功能衰竭的较常见病因之一。

知识点 2：溶血性尿毒症综合征的分型

本病可分为典型（腹泻后 HUS，D^+HUS）和非典型（无腹泻 HUS，D^-HUS）两型。典型病例常有前驱胃肠道症状，儿童多见；非典型病例多有家族史，且易复发。该病尚无特殊疗法，死亡率高，近年采用早期腹膜透析等综合治疗，病死率已明显下降。

知识点 3：溶血性尿毒症综合征的病因

（1）腹泻后 HUS：本病继发于致病性大肠埃希菌 O_{157}：H_7、O_{26}、O_{121}、O_{145} 等产志贺样毒素的细菌感染。75% 的病例与大肠埃希菌 O_{157}：H_7 感染有关，该病菌寄生于家畜的肠道，常通过污染的食物或饮水播散。

（2）无腹泻 HUS：病因不明，可散发，部分有家族史。近年来发现，非典型 HUS 为补体调节异常性疾病。编码补体调节相关蛋白，如 H 因子、I 因子、膜辅助蛋白（MCP）等的基因突变，导致补体旁路途径过度激活，增加非典型 HUS 的易感性。散发病例的常见诱发因素包括：①感染：包括细菌感染（肺炎球菌、空肠弯曲菌、伤寒杆菌、假单胞菌属、耶辛那菌、类杆菌等）和病毒感染（人类免疫缺陷病毒、流感病毒、EB 病毒、柯萨奇病毒、埃可病毒等）。②药物：使用环孢素、他克莫司、丝裂霉素、顺铂、吉西他滨、氯吡格雷、噻氯匹定、奎宁等。③其他：系统性红斑狼疮、肿瘤、恶性高血压、器官移植等。

知识点 4：溶血性尿毒症综合征的病理

以多脏器微血管病变，微血栓形成为特点。肾脏是主要的受累器官。急性期肾小球内皮细胞肿胀，内皮下纤维素沉积，毛细血管壁增厚；肿胀的内皮细胞与基膜分离，可呈双轨样改变。毛细血管腔狭窄，可见红细胞碎片、血小板及微血栓形成。系膜区纤维蛋白沉积，系膜区扩大，系膜细胞无明显增生。严重者可见小动脉血栓形成、肾皮质坏死、系膜溶解、肾小球缺血样改变，偶有新月体形成。肾小管腔内常见透明管型和红细胞管型，可出现小管上皮坏死、萎缩。

知识点 5：溶血性尿毒症综合征的临床表现

主要发生于婴幼儿和儿童，男性多见。散发多见，少数地区呈暴发流行，国内在春末夏初高发。典型临床表现为：

（1）前驱症状：发病前 1~2 周多有胃肠炎或上呼吸道感染等前驱症状。

（2）溶血性贫血：溶血进展迅猛，短时间内血红蛋白可降至 30~50g/L，导致颜面苍白、黄疸、酱油样尿，可有肝脾肿大。

（3）急性肾衰竭：与贫血几乎同时发生，少尿或无尿、水肿、血压增高，出现尿毒症症状，水、电解质紊乱和酸中毒。

（4）其他：大部分患者可出现头痛、嗜睡、烦躁等非特异性中枢神经系统症状，少部分患者可因中枢神经系统微血栓、缺血而出现抽搐、昏迷等症状。

知识点 6：溶血性尿毒症综合征的实验室检查

（1）血液检查：中至重度贫血，血小板中至重度减少，白细胞常增高，网织红细胞增高，末梢血可见异形多彩的红细胞，呈三角形、菱形、盔甲形和红细胞碎片，称为红细胞碎裂综合征。血 FDP 增高、D-二聚体增高。

（2）尿液检查：可见不同程度的血尿、红细胞碎片，严重溶血者可有血红蛋白尿，还可有不同程度的蛋白尿、白细胞及管型。

（3）大便检查：对有腹泻的患儿均应行大便培养，检测有无致病菌并进行分型。

（4）肾组织活检：有助于明确诊断并可估计预后，因为急性期有血小板减少和出血倾向，宜在急性期过后病情缓解时进行。肾活检病理表现为肾脏微血管病变、微血管栓塞。

知识点 7：溶血性尿毒症综合征的诊断

典型 HUS 病例诊断不难，凡有前驱症状后突然出现溶血性贫血、血小板减少及急性肾衰竭三大特征者应考虑本病的诊断。症状不典型者可做肾活检，如发现显著的小血管病变和血栓形成有助诊断。

知识点 8：溶血性尿毒症综合征的鉴别诊断

（1）血栓性血小板减少性紫癜（TTP）：主要发生于成人，其中枢神经损害较 HUS 多见，而肾损害则较 HUS 为轻。

（2）急性溶血性贫血：一般无出血和肾功能衰竭表现，血小板正常，易与 HUS 鉴别。

（3）慢性肾炎并肾衰：发病年龄较大，病程较长或过去有肾脏病史。一般无溶血，水肿更重，血压更高，必要时需做肾活检，方能鉴别。

知识点9：溶血性尿毒症综合征的治疗

本病无特殊治疗，主要是早期诊断，及时纠正水、电解质平衡紊乱，控制高血压，尽早进行血浆置换和透析是治疗的关键。

（1）一般治疗：包括抗感染、补充营养，维持水、电解质平衡等。

（2）急性肾衰竭的治疗：治疗原则与方法与一般急性肾衰竭治疗相似，除强调严格控制入水量，积极治疗高血压及补充营养，维持水、电解质平衡外，提倡尽早进行透析治疗。

（3）贫血的治疗：一般主张尽可能少输血，以免加重微血管内凝血。当血红蛋白低于60g/L时，应输新鲜洗涤红细胞，每次2.5~5ml/kg，于2~4小时内缓慢输入。必要时可隔6~12小时重复输入。

（4）血栓性微血管病的治疗：①去纤维肽：静脉滴注，1~2周后可改为口服，再用1~6个月。②新鲜冰冻血浆：若本病前驱期感染为肺炎链球菌所致，则禁止输血浆。③血浆置换。④抗凝血、抗血小板聚集药和溶栓药。⑤大剂量维生素E。⑥输注PCI$_2$。

（5）肾移植：部分患者对上述治疗反应不佳而逐渐出现慢性肾衰竭，此时可考虑行肾移植手术，但肾移植后可再发本病。

知识点10：溶血性尿毒症综合征的预后

本病预后为小儿急性肾功能衰竭中预后最差者。影响预后的主要因素包括：①婴幼儿预后比年长儿好。②少尿、无尿时间长，肾功能衰竭重者，预后差。③伴中枢神经系统损害者，预后差。④贫血严重需输血6次以上者，预后差。⑤反复发作者，预后差。⑥早期诊断，合理治疗，早期进行透析者，预后好。

第十四节 急性肾衰竭

知识点1：急性肾衰竭的概念

急性肾衰竭（acute renat faiture，ARF）是由多种原因引起的肾生理功能在短期内急剧下降或丧失的临床综合征，患儿体内代谢产物堆积，出现氮质血症、水电解质紊乱和代谢性酸中毒等症状。近年来，为了早期诊断、早期治疗、降低病死率，已渐采用急性肾损伤（acute renal impairment，AKI）的概念取代急性肾衰竭。

知识点2：急性肾衰竭的病因

急性肾衰竭常见的病因可分为肾前性、肾性和肾后性三类。

（1）肾前性肾衰竭：任何原因引起有效循环血容量降低，使肾血流量不足、GFR显著降低所致。

常见的原因包括呕吐、腹泻和胃肠减压等胃肠道液体大量丢失，大面积烧伤，手术或创伤出血等引起的绝对血容量不足；休克、低蛋白血症、严重心律失常、心脏压塞和心力衰竭等引起的相对血容量不足。

（2）肾实质性肾衰竭：又称肾性肾衰竭，系指各种肾实质病变所致的肾衰竭，或由于肾前性肾衰竭未能及时去除病因、病情进一步发展所致。

常见的原因包括急性肾小管坏死（ATN）、急性肾小球肾炎、溶血性尿毒症综合征、急性间质性肾炎、肾血管病变（血管炎、血管栓塞和弥散性血管内栓塞），以及慢性肾脏疾患者在某些诱因刺激下出现肾功能急剧衰退。

（3）肾后性肾衰竭：各种原因所致的尿路梗阻引起的急性肾衰竭，如输尿管肾盂连接处狭窄、肾结石、肿瘤压迫、血块堵塞等。

知识点3：急性肾衰竭的临床表现

根据尿量减少与否，急性肾衰竭可分为少尿型和非少尿型。急性肾衰竭伴少尿或无尿表现者称为少尿型。非少尿型系指血尿素氮、血肌酐迅速升高，肌酐清除率迅速降低而不伴有少尿表现。临床常见少尿型急性肾衰竭，临床过程分为三期：

（1）少尿期：少尿或无尿，伴氮质血症，水过多（体重增加、水肿、循环充血、高血压、脑水肿），电解质紊乱（高钾、高磷、低钠、低钙等），代谢性酸中毒，并可出现循环系统、神经系统、呼吸系统和血液系统多系统受累的表现。

（2）利尿期：尿量逐渐增多或急剧增加$>250ml/(m^2 \cdot d)$，水肿减轻，但氮质血症尚未消失、甚至轻度升高，可伴水、电解质平衡紊乱等表现。

（3）恢复期：氮质血症恢复，贫血改善，而肾小管浓缩功能恢复较慢，约需数月，肾脏病理修复需0.5~2年之久。

知识点4：急性肾衰竭的实验室检查

（1）血液检查：有轻、中度贫血；血尿素氮、肌酐进行性升高，血肌酐每日平均增高$\geq 44.2\mu mol/L$，高分解代谢者上升速度更快，每日平均$\geq 176.8\mu mol/L$。少尿期常有高血钾、高血磷、低血钠、低血钙及代谢性酸中毒。

（2）尿液检查：包括尿常规、尿沉渣、尿比重、尿渗透压、肾衰竭指数及滤过钠排泄分数，有助于区分肾前性、肾性和肾后性。特别是滤过钠排泄分数的意义较大。应注意尿液指标检查须在输液、使用利尿药、高渗药物前进行，否则会影响结果。

（3）影像学检查：尿路超声检查对排除泌尿系统梗阻和慢性肾功能不全很有帮助；必要时可行CT或MRI检查。放射性核素检查可了解肾血流量，肾血管造影可明确诊断。

（4）肾活检：是明确肾病理变化最可靠的手段。

知识点5：急性肾衰竭的诊断

对于有上述引起 ARF 的病因，临床出现少尿 [<250ml/(m^2·d)]、氮质血症及肾小球滤过率急剧下降，即可做出临床诊断。典型病例诊断不难，但要注意非少尿性肾衰竭及不典型或轻型病例的诊断。国内儿科通常采用以下指标：血肌酐≥176μmol/L，BUN≥15mmol/L；或每日增加血肌酐≥44.2~88.4μmol/L，每日增加血 BUN≥3.57~7.5mmol/L；或在 24~72 小时内血肌酐相对增加 25%~100%；有条件测内生肌酐清除率，每分钟≤30ml/1.73m^2。新生儿指标如下：出生后 48 小时无尿或出生后少尿（每小时≤1ml/kg），血肌酐≥88~142μmol/L，BUN≥7.5~11mmol/L；或每日增加血肌酐≥44.2μmol/L，每日增加血 BUN≥3.57mmol/L。

知识点 6：急性肾衰竭少尿期的治疗

（1）去除病因和治疗原发病：肾前性 ARF 应注意及时纠正全身循环血流动力学障碍，包括补液、输注血浆和清蛋白、控制感染等。避免接触肾毒性物质，严格掌握肾毒性抗生素的用药指征，并根据肾功能调节用药剂量，密切监测尿量和肾功能变化。

（2）饮食和营养：应选择高糖、低蛋白、富含维生素的食物，尽可能供给足够的能量。

（3）控制水和钠的摄入：坚持"量出为入"的原则，严格限制水、钠摄入，有透析支持则可适当放宽液体入量。

（4）纠正代谢性酸中毒：轻中度代谢性酸中毒一般无须处理。当血浆 HCO_3^-<12mmol/L 或动脉血 pH<7.2，可补充 5%碳酸氢钠 5ml/kg，将 CO_2CP 提高 5mmol/L。纠正酸中毒时应注意防治低钙性抽搐。

（5）纠正电解质紊乱：包括高钾血症、低钠血症、低钙血症和高磷血症的处理。

（6）透析治疗：凡上述保守治疗无效者，均应尽早进行透析。透析的指征：①严重水潴留，有肺水肿、脑水肿的倾向。②血钾≥6.5mmol/L 或心电图有高钾表现。③严重酸中毒，血浆 HCO_3^-<12mmol/L 或动脉血 pH<7.2。④严重氮质血症，血浆尿素氮>28.6mmol/L，或血浆肌酐>707.2μmol/L，特别是高分解代谢的患儿。现透析指征有放宽的趋势。透析的方法包括腹膜透析、血液透析和连续动静脉血液滤过三种技术，儿童，尤其是婴幼儿以腹膜透析为常用。

知识点 7：急性肾衰竭利尿期的治疗

利尿期早期，肾小管功能和 GFR 尚未恢复，血肌酐、尿素氮、血钾和酸中毒仍继续升高，伴随着多尿，还可出现低钾和低钠血症等电解质紊乱，故应注意监测尿量、电解质和血压变化，及时纠正水、电解质紊乱，当血浆肌酐接近正常水平时，应增加饮食中蛋白质的摄入量。

知识点 8：急性肾衰竭恢复期的治疗

此期肾功能日趋恢复正常，但可遗留营养不良、贫血和免疫力低下，少数患者遗留不可逆性肾功能损害，应注意休息和加强营养，防治感染。

知识点9：急性肾衰竭的预后

因病因而异，肾前性 ARF 如适当治疗多可恢复，肾性 ARF 患儿中以急性肾小球肾炎预后最好。肾少尿型 ARF 预后较少尿或无尿好。一般来说，年龄愈小、原发病越重、病程中有严重并发症者预后愈差。

第十五节 慢性肾衰竭

知识点1：慢性肾衰竭的概念

慢性肾衰竭（chronical renal faiture，CRF）是指由于多种病因引起的持久肾实质损害的结果，是由于肾组织遭到严重破坏而出现多种代谢产物潴留和水电解质平衡紊乱的综合征。由于本病是肾病变长期发展的结果，故常呈不可逆过程，预后差。

知识点2：慢性肾衰竭的病因

小儿 CRF 病因与成年人有所不同，且依年龄而异。5 岁以下的慢性肾衰常为泌尿系统解剖异常，如肾发育不良、发育障碍、梗阻或畸形；5 岁以上患儿则主要为获得性肾小球疾病、遗传性肾病（如家族性出血性肾炎）、尿路感染、肾血管性疾病及全身性疾病。

知识点3：慢性肾衰竭的发病机制

肾功能持续进行性减退的机制目前尚未阐明。可能与局部血流动力学改变（即高灌注、高滤过可致肾小球硬化）、持续蛋白尿（可致肾小管、间质纤维化）、高血压、高脂血症及肾小管高代谢状态有关。目前有多个学说，包括健存肾单位学说、矫枉失衡血说、肾小球高滤过学说、肾小管高代谢学说、脂代谢紊乱学说、尿毒症毒素学说、营养缺乏学说等。

知识点4：慢性肾衰竭的临床分期

目前国际通用将慢性肾病依据肾小球滤过率（GFR）分为 5 期：

Ⅰ 期：GFR $\geqslant$ 90ml/（min · 1.73m^2）（正常）。

Ⅱ 期：GFR 60~89ml/（min · 1.73m^2）。

Ⅲ 期：GFR 30~59ml/（min · 1.73m^2）。

Ⅳ 期：GFR 15~29ml/（min · 1.73m^2）。

Ⅴ 期：GFR<15ml/（min · 1.73m^2）（伴有尿毒症）。

慢性肾病 Ⅱ、Ⅲ、Ⅳ、Ⅴ 期依次被认为是轻、中、重度和终末期肾衰竭。

知识点 5：慢性肾衰竭的临床表现

因尿毒素堆积，水、电解质和酸碱平衡紊乱，内分泌功能障碍，严重影响机体各系统、器官、细胞和酶的正常活动，临床上出现多系统、多种多样的症状和体征。

（1）消化系统表现：食欲不振、恶心、呕吐、腹泻、消化道出血等。

（2）循环系统表现：高血压、心脏扩大、晚期可出现尿毒症性心包炎、心肌病等。

（3）神经系统表现：有倦怠、乏力、头痛、嗜睡、感觉异常、抽搐、惊厥甚至昏迷。

（4）造血系统表现：有不同程度的贫血和出血倾向（包括皮肤出血、鼻出血、齿龈出血等）。

（5）呼吸系统表现：可出现尿毒症性肺炎、呼吸深长（酸中毒）、胸腔积液等。

（6）内分泌紊乱：包括继发性甲状旁腺功能亢进、生长发育障碍（缓慢或停滞）、糖代谢异常（高血糖及葡萄糖的负荷耐受性减低）等。

（7）水电解质和酸碱平衡紊乱：水肿和体腔积液、低钠血症、低钙高磷血症、低钾和高钾血症、高镁血症、代谢性酸中毒。

（8）肾性骨病：包括肾性佝偻病、继发性甲状旁腺功能亢进导致的纤维性骨炎和骨硬化、骨折、铝中毒骨病等。

（9）其他：皮肤瘙痒和干燥，夜尿、多尿、感染等。

知识点 6：慢性肾衰竭的实验室检查

（1）血常规：正色素正细胞性贫血（中度），血小板可减少。白细胞计数多正常，出凝血时间可延长。

（2）尿常规：尿比重低而固定，可有蛋白尿、血尿、白细胞尿或管型尿。

（3）血生化：低钠、低钙、高磷、高钾（少尿）或低钾（多尿）、二氧化碳结合力（CO_2CP）降低、总蛋白和清蛋白可降低。

（4）肾功能检查：BUN 和 Scr 增高，Ccr 降低，尿浓缩功能下降。

（5）血气分析：有代谢性酸中毒。

（6）B 超：双肾缩小，皮质变薄，内部结构紊乱。

（7）心电图：可有心肌劳损、心肌肥厚或心律失常。

（8）X 线：胸片可见心影扩大，循环充血表现左室扩大及肺水肿和胸膜渗出。肾性骨病改变（多种表现）。

（9）眼底检查：可见动脉痉挛（高血压所致）。

知识点 7：慢性肾衰竭的诊断

CRF 可根据长期慢性肾病史，临床显示有生长发育迟缓或停滞、乏力、纳差、恶心、呕吐、多尿夜尿、高血压、贫血、出血倾向，尿比重低且固定于 1.010 左右，尿常规轻度异常，血生化呈氮质血症、代谢性酸中毒，即可作出临床诊断。应尽量明确引起 CRF 的原发病，因某些原发病仍具有某些特异治疗方法，且其中少数经治疗有可能恢复到肾功能代偿期（如狼疮性肾炎），且有助于估计是否于移植肾上复发。

知识点8：慢性肾衰竭的鉴别诊断

慢性肾衰竭需与下述两种情况相鉴别：①原患有某些肾病，当伴发脱水、高分解状态、感染、发热、消化道出血、皮质激素应用而尿量减少致发生一过性的急性肾前性氮质血症。②已有慢性肾功能不全，处于稳定代偿期者，在某些诱因作用下，病情迅速恶化进入尿毒症期，这时需与 CRF 相鉴别。除病史外，还可以检测双侧肾大小，必要时行肾活检。

知识点9：慢性肾衰竭的治疗

（1）去除诱因：积极寻找并去除可逆因素，以期延缓肾功能衰竭的进展。如结石、肿瘤、畸形等尿路梗阻；常见呼吸道感染、尿路感染等；水电解质紊乱、血容量不足，代谢性酸中毒；心力衰竭；高血压；应用肾毒性药物、过量摄入高蛋白饮食等。

（2）饮食与营养：应供给足够热卡。根据不同的肾功能状况调整每日蛋白质量，摄入蛋白选用优质蛋白，减少饱和脂肪酸。

（3）钠扩容后利尿疗法：即每日给一定量钠负荷（成人每日给 3~6g），再给大剂量呋塞米（速尿），连用 3 日，使尿量增长达 200ml/d（成人）为有效，反之为失败。14 岁左右年长儿可试用。年幼儿及重症患者不宜用此疗法。

（4）钙磷代谢紊乱和肾性骨病的治疗：食物中限磷并给予足够的钙。可采用碳酸钙 300~400mg/(kg·d)，分次口服；维生素 D 1U/d；1,25 $(OH)_2D_3$ 0.25μg/d。需定时监测血钙磷变化。

（5）贫血：除了补充维生素、叶酸、铁剂外，当血红蛋白<60g/L 或血细胞比容<20%，有脑缺氧症状时应给予小剂量新鲜血或洗涤红细胞输注。近年来，常给予促红细胞生成素 25~50U/kg，皮下注射，每周 2 次。

（6）高血压：应予控制，对延缓进行性肾损害有一定作用。

（7）口服吸附剂的应用：包括氧化淀粉（尿素氮吸附剂）、活性炭制剂（肌酐吸附剂）等。能结合肠内尿素由大便中排出。

（8）胃肠透析：即引入胃肠透析液（成人量为每次 500ml，每 3 小时 1 次，每日总饮入量高达 4000ml；儿童可减半量，年幼儿不宜用此疗法），服药后患者腹泻，从肠道排出尿素氮而达治疗目的，有腹胀、恶心、呕吐等副作用。

（9）肾替代治疗：必要时给予血液透析、腹膜透析及肾移植治疗。

第九章 神经系统疾病

第一节 小儿神经系统解剖和生理特点

知识点1：影响神经系统的因素

（1）脑的正常发育对以后神经系统的结构和功能至关重要。

（2）神经元是神经系统主要结构单位，而胶质细胞的作用被降低至被动地位。

（3）神经元与胶质细胞的动态相互作用是神经系统的基础功能单位。

知识点2：神经系统的主要发育过程

人类神经系统发育的主要程序有：①诱导及原始神经胚形成（发生高峰于妊娠3~4周）。②前脑发育（发生高峰在2~3个月）。③神经细胞增殖。④移行与分化（发生高峰于妊娠3~5个月）。

知识点3：前脑发育的过程

前脑发育包括前脑形成、前脑分裂和前脑中线发育，是视囊、嗅球、嗅径大脑半球、侧脑室、基底核、胼胝体及下丘脑等结构的重要基础。

知识点4：神经元移行发生高峰

神经元移行发生高峰于妊娠3~5个月。这一时期的遗传和环境的任何异常因素均可导致神经元移行障碍，其临床常表现为智力和运动发育障碍及惊厥发作。

知识点5：脑的发育特点

（1）神经系统的发育在胎儿期最早开始。在婴儿期，甚至整个小儿时期，神经精神发育一直十分活跃。

（2）初生足月儿脑重平均370g，占体重的10%~12%，为成年人脑重（约1500g）的25%左右。6个月婴儿脑重600~700g，1岁时达900g，2岁时达1000g左右，4~6岁时脑重已达成年人脑重的85%~90%。

（3）出生时大脑已有主要的沟回，但皮质较薄、沟裂较浅。

（4）新生儿神经细胞数目与成年人相同，但其树突与轴突少而短。出生后脑重的增加主要由于神经细胞体积增大和树突的增多、加长，以及神经髓鞘的形成和发育；3 岁时神经细胞分化已基本完成，8 岁时接近成年人。

（5）神经纤维的发育较晚，始于胚胎 7 个月，到 4 岁时完成髓鞘化。故婴儿期各种刺激引起的神经冲动传导缓慢，且易于泛化，不易形成兴奋灶，易于疲劳。

（6）出生时大脑皮质下中枢如背侧丘脑、下丘脑、苍白球等发育已较成熟，初生婴儿的活动主要由皮质下系统调节。随着大脑皮质的发育成熟，运动逐渐转为由大脑皮质中枢调节，对皮质下中枢的抑制作用也趋明显。

知识点 6：脊髓的发育特点

（1）足月新生儿出生时脊髓重 2~6g，脊髓功能相对成熟。
（2）脊髓下端在胎儿时位于第 2 腰椎下缘，4 岁时上移至第 1 腰椎。
（3）做腰椎穿刺时应注意，婴幼儿脊髓下端位置较低。
（4）脊髓的髓鞘由上而下逐渐形成，约于 3 岁时完成髓鞘化。

知识点 7：脑脊液的正常值

小儿时期脑脊液的正常值为：压力 0.69~1.96kPa（新生儿 0.29~0.78kPa），外观清亮透明，潘氏试验阴性，白细胞数（0~5）×10^6/L，新生儿或小婴儿（0~20）×10^6/L；蛋白质 0.2~0.4g/L，新生儿 0.2~1.2g/L；糖 2.2~4.4mmol/L。

知识点 8：小儿的先天性反射

正常足月儿出生时即具有觅食、吸吮、吞咽、拥抱、握持等一些先天性（原始）反射和对强光、寒冷、疼痛等的反应。其中有些无条件反射如吸吮、握持、拥抱等反射应随年龄增长而减弱，足月儿一般于生后 3~4 个月消失。如持续存在则影响动作发育，属异常现象。在新生儿或小婴儿时期，如先天性（原始）反射不出现，或表现不对称，或 3~4 个月以上仍持续存在，均提示可能存在神经系统异常。

知识点 9：小儿的神经反射的发育过程

（1）出生后 2 周左右出现第一个条件反射，抱起准备喂奶时出现吸吮动作。
（2）出生 2 个月开始逐渐形成与视、听、味、嗅、触觉等感觉相关的条件反射。
（3）出生 3~4 个月开始出现兴奋性和抑制性条件反射。

知识点 10：小儿的神经反射的发育特点

（1）新生儿和婴儿肌腱反射较弱，腹壁反射和提睾反射也不易引出，到1岁时才稳定。

（2）3~4个月前小儿肌张力较高，凯尔尼格征可为阳性，2岁以下小儿巴宾斯基征阳性（对称）亦可为生理现象。

第二节　热　性　惊　厥

知识点1：热性惊厥的流行病学

热性惊厥（FS）是小儿时期最常见的惊厥性疾病，也是儿科的常见急症。儿童期患病率为3%~4%，首次发作年龄多于生后6个月至3岁，平均在生后18~22个月。绝大多数6岁后不再发作。男孩略多于女孩。可有热性惊厥家庭史。最近，国际抗癫痫联盟不主张把热性惊厥诊断为癫痫，认为其属于一种特殊的综合征。

知识点2：热性惊厥的伴发疾病

热性惊厥多发生在热性疾病初期体温骤然升高时（38.5~40℃或更高），70%以上与上呼吸道感染有关，其他伴发于出疹性疾病、中耳炎、下呼吸道感染、消化道感染等疾病，但不包括颅内感染和各种颅脑病变引起的急性惊厥。

知识点3：一般热性惊厥的特点

（1）多见于6个月至3岁小儿，6岁后罕见。

（2）患儿体质较好，发作前后一般情况良好。

（3）惊厥多发生在病初体温骤升时，常见于上呼吸道感染。

（4）惊厥多为全身强直或阵挛性发作，少数为局灶性或一侧性发作，发作次数少、持续时间短、恢复快速、无任何神经系统异常表现、一般预后好。

（5）发作期脑电图可见慢波活动增多或轻度不对称。

（6）30%~50%患儿以后发热时亦易发生惊厥，一般到学龄期不再发作。

知识点4：热性惊厥的分型及临床表现

（1）单纯性热性惊厥：又称典型热性惊厥，多数呈全身性强直-阵挛性发作。持续数秒至10分钟，可伴有发作后短暂嗜睡。在一次发热疾病过程中，大多只有1次、个别有两次发作。发作后患儿除原发疾病表现外，一切恢复如常，不留任何神经系统异常，预后好。约50%的患儿会在今后发热时再次或多次热性惊厥发作，大多数（3/4）的再次发作发生在首次发作后1年内。

（2）复杂性热性惊厥：少数热性惊厥呈不典型经过，其主要特征有：①一次惊厥发作持续15分钟以上。②24小时内反复发作2次以上。③局灶性或不对称发作。④反复频繁的发作，累计发作总数 5 次以上。

知识点 5：癫痫危险因素的概念

造成热性惊厥患儿发生癫痫的危险性增加的因素称为癫痫危险因素。

知识点 6：癫痫危险因素的主要内容

（1）复杂性热性惊厥。
（2）直系亲属中癫痫病史。
（3）首次热性惊厥前已有神经系统发育延迟或异常体征。
（4）起病年龄<6 个月或>6 岁。

知识点 7：单纯性与复杂性热性惊厥的鉴别要点

（1）单纯性热性惊厥：①发病率：在热性惊厥中约占 80%。②惊厥发作形式：全身性发作。③惊厥持续时间：短暂发作，大多数在 5~10 分钟。④惊厥发作次数：一次热程中仅有 1~2 次发作。⑤热性惊厥复发总次数：≤4 次。

（2）复杂性热性惊厥：①发病率：在热性惊厥中约占 20%。②惊厥发作形式：局灶性或不对称发作。③惊厥持续时间：长时间发作，≥15 分钟。④惊厥发作次数：24 小时内反复多次发作。⑤热性惊厥复发总次数：≥5 次。

知识点 8：热性惊厥的防治

对单纯性热性惊厥，仅针对原发病处理即可，包括退热药物和其他物理降温措施。但对有复发倾向者，可于发热病开始即使用地西泮（安定）1mg/（kg·d），分 3 次口服，连服 2~3 日，或直到本次原发病体温恢复正常为止。对 CFS 或总发作次数已达 5 次以上者，若以地西泮临时口服未能阻止新的发作，可长期口服丙戊酸或苯巴比妥钠，疗程 1~2 年。其他传统抗癫痫药对热性惊厥发作的预防作用较差。

知识点 9：热性惊厥的注意事项

（1）诊断热性惊厥要慎重，并非所有伴有发热的惊厥都是热性惊厥。
（2）热性惊厥患儿需要定期随诊，其中约 5% 的患儿可转为无热惊厥或癫痫。
（3）热性惊厥患儿接种百白破、麻疹等疫苗，并应用亚胺培南类抗生素、大剂量青霉素、氨茶碱、酮替芬、异丙嗪、氯苯那敏、麻黄素滴鼻药等药物时应慎重。

第三节　小儿癫痫

知识点 1：小儿癫痫的概念

癫痫是一种脑部疾病状态，以存在反复癫痫发作的易感性和由此引起的神经生物、认知、心理及社会等方面的后果为特征。

知识点 2：癫痫发作的概念

癫痫发作是因脑部神经元异常过度和同步放电引起的一过性的症状和（或）体征，临床常表现为发作性的意识障碍、惊厥、精神行为和感知觉异常、自主神经功能紊乱等，发作具有突发突止、一过性的特点。

知识点 3：癫痫发作与癫痫的区别

（1）癫痫发作通常指一次发作过程，是脑神经元过度同步放电引起的短暂脑功能障碍，既可以是癫痫患者的临床表现，又可以出现在某些急性疾病中。

（2）癫痫则指反复癫痫发作的慢性脑功能失调综合征。

知识点 4：癫痫的流行病学

癫痫的患病率为 3‰~6‰，大多数癫痫患者起病于儿童时期。经正规治疗，约 80% 可获完全控制，其中大部分能正常生活和学习。

知识点 5：小儿癫痫的分类

小儿癫痫根据病因可分为：

（1）特发性（原发性）癫痫：是指脑部未能找到有关的结构变化和代谢异常的癫痫，与遗传因素有较密切的关系。

（2）症状性（继发性）癫痫：即具有明确的脑部病损或代谢障碍的癫痫。

（3）隐源性癫痫：是指虽未能证实有肯定的脑内病变或代谢异常，但很可能为症状性癫痫。

知识点 6：癫痫的病因

（1）遗传因素：癫痫患儿的家系调查、双生子研究、脑电图分析、基因检测等均已证实遗传因素在癫痫的发病中起重要作用。癫痫的遗传方式较复杂，一般认为癫痫阈值的高低或对癫痫的易感性属于多基因遗传；许多特发性癫痫综合征与单基因遗传有关。此外，不少单基因遗传病和染色体病常伴有症状性癫痫。

（2）脑部病变或代谢异常：先天性或后天性的脑损害均可能成为症状性癫痫的病因。主要包括：①脑发育异常。②脑血管疾病。③感染。④外伤（产伤或生后外伤）。⑤中毒、脑缺血缺氧或代谢异常。⑥颅内占位病变。⑦变性疾病。

（3）诱发因素：特发性癫痫大多好发于某一特定的年龄阶段，女性患儿在青春期发作加频，常在睡眠中发作，这说明年龄、内分泌、睡眠与之有关。此外，感染、发热、疲劳、睡眠不足、饥饿、便秘、饮酒、感情冲动、过度换气、过度饮水、过敏反应及一过性代谢紊乱等均可诱发癫痫发作。只有在某种刺激（如光、声等）作用下才发作的癫痫称为反射性癫痫。

知识点 7：癫痫发作的分类

（1）局灶性发作：①单纯局灶性发作：运动性发作、感觉性发作、自主神经性发作、精神症状性发作。②复杂局灶性发作。③局灶性发作转变为全面性发作。

（2）全面性：①强直-阵挛发作。②强直性发作。③阵挛性发作。④失神发作：典型失神发作和不典型失神发作。⑤肌阵挛发作。⑥失张力发作。⑦痉挛发作。

（3）其他分类不明的各种发作。

知识点 8：局灶性癫痫发作的临床表现

神经元异常过度放电起始于一侧大脑的某一部位，临床表现开始仅限于放电对侧的身体或某一部位。

（1）单纯局灶性发作：发作中意识丧失，并出现知觉损害。

①运动性发作：多表现为一侧某部位的抽搐，如肢体、口角、眼睑等处。也可表现为旋转性发作、姿势性发作或杰克逊发作等。杰克逊发作是指异常放电沿着大脑皮质运动区扩展，其肌肉抽动扩展方式和顺序与运动皮质支配的区域有关，如发作先从一侧口角开始，依次累及手、臂、肩、躯干、下肢等。局灶运动性发作后，抽动部位可以出现暂时性瘫痪，称为托德瘫痪。

②感觉性发作：表现为发作性躯体感觉或特殊感觉异常。特殊感觉异常包括视觉性、听觉性、嗅觉性和味觉性发作。

③自主神经症状发作：发作时可有各种自主神经症状，如上腹不适、呕吐、苍白、潮红、出汗、竖毛、瞳孔散大、肠鸣或尿失禁等。这些症状常伴随其他的发作形式，单独自主神经发作性癫痫罕见。

④精神症状性发作。可表现为幻觉、错觉、记忆障碍、认知障碍、情感障碍或语言障碍等，但精神症状性发作单独出现的很少，多见于复杂局灶性发作过程中。

（2）复杂局灶性发作：发作时有意识、知觉损害。起始于颞叶或额叶内侧。该类发作都有不同程度的意识障碍，往往有精神症状，常伴反复刻板的自动症，如吞咽、咀嚼、舔唇、拍手、摸索、自言自语等。该类发作可先有局灶性发作症状，而后出现意识障碍，也可以发作开始即有意识障碍，而后出现自动症。

（3）局灶性发作演变为全面性发作：由简单局灶性或复杂局灶性发作泛化为全面性发作，也可先由单纯局灶性发作发展为复杂局灶性发作，然后继发全身发作。

知识点9：全身发作的临床表现

全身发作是指发作一开始就有两侧半球同时放电，发作时常伴有意识障碍，运动症状呈双侧性。

（1）失神发作：以意识障碍为主要症状。典型失神发作时，起病突然，没有先兆，正在进行的活动停止，两眼凝视，持续数秒钟恢复，一般不超过30秒，发作后常可继续原来的活动，对发作不能回忆。失神发作常发作频繁，每天数次至数十次，甚至上百次。发作时脑电图示两侧对称、同步、弥漫性3Hz的棘慢复合波，过度换气容易诱发。

非典型失神发作起止均较缓慢，肌张力改变较典型失神明显；脑电图示1.5~2.5Hz的慢棘慢波，且背景活动异常。多见于广泛脑损害的患儿。

（2）强直-阵挛发作：主要表现是意识障碍和全身抽搐，典型者可分三期，即强直期、阵挛期和惊厥后期，小儿发作常不典型。发作时意识突然丧失，全身肌肉强直收缩；也可尖叫一声突然跌倒，呼吸暂停、面色发绀、双眼上翻、瞳孔散大、四肢躯干强直，有时呈角弓反张状态；持续数秒至数十秒钟进入阵挛期，出现全身节律性抽搐，持续30秒或更长时间逐渐停止。阵挛停止后患儿可有尿失禁。发作后常表现为头痛、嗜睡、乏力，甚至在完全清醒前可出现自动症，称为发作后状态。脑电图在强直期表现为每秒10次或以上的快活动，频率渐慢，波幅渐高；阵挛期除高幅棘波外，间断出现慢波。发作间期可有棘慢波、多棘慢波或尖慢波。

（3）强直发作：表现为持续（5~20秒或更长）而强烈的肌肉收缩，身体固定于某种特殊体位，如头眼偏斜、双臂外旋、呼吸暂停、角弓反张等。发作时脑电图为低波幅9~10Hz以上的快活动或快节律多棘波。

（4）阵挛发作：肢体、躯干或面部呈节律性抽动。发作时脑电图为10Hz及以上的快活动和慢波，有时为棘慢波。

（5）肌阵挛发作：表现为某部位的肌肉或肌群，甚至全身肌肉突然快速有力地收缩，引起肢体、面部、躯干或全身突然而快速的抽动。可单个发生，也可为成簇发作。发作时脑电图为多棘慢波或棘慢、尖慢综合波。该类发作一般不伴意识障碍。

（6）失张力发作：发作时由于肌张力的突然丧失而姿势改变，表现为头下垂、双肩下垂、屈髋屈膝或跌倒。脑电图在发作时为多棘慢波或棘慢波。

（7）痉挛发作：多见于婴儿，发作时表现为点头、伸臂、弯腰、踢腿或过伸样动作。其肌收缩持续1~3秒，持续时间比肌阵挛发作长，但比强直发作短。

知识点 10：伴中央颞区棘波的儿童良性癫痫的临床表现

伴中央颞区棘波的儿童良性癫痫是儿童最常见的一种癫痫综合征，占儿童时期癫痫的15%~20%。多数认为与遗传相关，呈年龄依赖性。通常 2~14 岁发病，8~9 岁为高峰，男略多于女。发作与睡眠关系密切，多在入睡后不久及睡醒前呈局灶性发作，大多起始于口面部，如唾液增多、喉头发声、口角抽动、意识清楚，但不能主动发声等，部分患儿很快继发全面性强直，阵挛发作而意识丧失。精神运动发育正常，体格检查无异常。发作间期EEG 背景正常，在中央区和颞区可见棘波或棘，慢复合波，单双侧或交替出现，睡眠期异常波增多，检出阳性率高。本病预后良好，药物易于控制，生长发育不受影响，大多在12~16 岁前停止发作。但该病有少数变异型，表现复杂，有认知障碍，对患儿预后有一定的不良影响。

知识点 11：婴儿痉挛的临床表现

婴儿痉挛又称 West 综合征。多在 1 岁内起病，4~8 个月为高峰。主要临床特征为痉挛频繁发作；特异性高峰失律 EEG；精神运动发育迟滞或倒退。痉挛多成串发作，每串连续数次或数十次，可伴有婴儿哭叫，多在思睡和苏醒期出现。发作形式为屈曲型、伸展型和混合型，以屈曲型和混合型居多。屈曲型痉挛发作时，婴儿前臂前举内收，头和躯干前屈呈点头状。伸展型发作时婴儿头后仰，双臂向后伸展。发作间期 EEG 高峰失律图形对本病诊断有价值。病因为症状性和隐源性，如遗传代谢病、脑发育异常、神经皮肤综合征或其他原因所致的脑损伤。该病属于难治性癫痫，大多预后不良，惊厥难以控制，可转变为Lennox-Gastaut 综合征或其他类型的发作，80%~90% 的患儿会存在智力和运动发育滞后的后遗症。

知识点 12：Lennox-Gastaut 综合征（LGS）的临床表现

Lennox-Gastaut 综合征占小儿癫痫的 2%~5%。1~14 岁均可发病，以 3~5 岁多见。病因多为症状性或隐源性，约 25% 以上有婴儿痉挛病史。临床表现为频繁多样的癫痫发作，其中以强直性发作最多见，也是最难控制的发作形式，其次为不典型失神、肌阵挛发作、失张力发作，还可有强直. 阵挛、局灶性发作等。多数患儿的智力和运动发育倒退。约60% 的患儿发生癫痫持续状态。EEG 主要为 1.5~2.5Hz 慢-棘慢复合波及不同发作形式的EEG 特征。预后不良，治疗困难，病死率约 4%~7%，是儿童期最常见的一种难治性癫痫综合征。

知识点 13：热性惊厥附加症（FS⁺）的临床表现

有热性惊厥史的儿童，如果 6 岁之后仍有热性惊厥，或者出现了不伴发热的全面性强直-阵挛发作，则称为热性惊厥附加症。若有典型的热性惊厥和热性惊厥附加症家族史，失神，或伴失张力，或伴肌阵挛等的热性惊厥附加症，称为全身发作伴热性惊厥附加症（GEFS⁺）。

知识点 14：癫痫持续状态的治疗原则

（1）尽快控制发作。
（2）保持呼吸道通畅。
（3）保护脑和其他重要脏器功能，防治并发症。
（4）病因治疗。
（5）发作停止后，给予抗癫痫药物以防再发。

知识点 15：小儿癫痫的诊断

诊断小儿癫痫时，首先应判断是否为癫痫发作或癫痫，然后确定发作类型及应归属的癫痫综合征，再进一步寻找并确定病因。因为医师很难目睹患儿发作情况，诊断时必须有详细的病史、全面的查体和必要的辅助检查。

知识点 16：癫痫的病史与查体

掌握详细而准确的发作史对诊断特别重要。询问起病年龄、发作时的表现、是否有先兆、持续时间、意识状态、发作次数、有无诱因，与睡眠的关系，以及发作后状态等，还要询问出生史、生长发育史、既往史、家族史。查体应仔细，尤其是头面部、皮肤和神经系统的检查。

知识点 17：癫痫的脑电图

脑电图是诊断癫痫和确定发作类型的客观指标之一，如果发现棘波、尖波、棘慢波、尖慢波、多棘慢波等痫性放电波，对癫痫的诊断有重要值。动态 EEG 或录像 EEG 对癫痫的诊断和分型都有决定性意义。

知识点 18：癫痫的影像学检查

CT 和 MRI 可明确颅内有无发育畸形、结构异常、炎症、变性等癫痫病理灶；SPECT 和 PET、MRS 有助于寻找颅内有无异常血流灌注、代谢和神经递质变化等脑功能改变。

知识点 19：癫痫的其他实验室检查

（1）血糖、血钙、血镁等电解质，肝肾功能、肌酶等生化检查排除相关因素引起的惊厥。

（2）血气分析、血乳酸、丙酮酸、血（尿）有机酸及氨基酸、酰基肉碱分析等检查排除遗传代谢病所致癫痫。

（3）腰穿脑脊液病原学和免疫学检查以排除颅内感染和非感染性炎症。

（4）对服用抗癫痫药物者进行药物浓度监测以调整用量、评估疗效。

（5）对智力发育落后者进行智力测验。

知识点 20：癫痫的鉴别诊断

（1）屏气发作：又称呼吸暂停综合征，多在 6~18 月龄起病，1~2 岁发作最频，5 岁前多停止发作。

（2）晕厥：是各种原因引起的急性广泛性脑供血不足而突然发生的短暂的意识丧失状态。多有明确诱因，常见于较大儿童，久站后易发，发作时先有出汗、苍白和视觉障碍等症状，EEG 无痫性放电。

（3）睡眠障碍：夜惊、梦游、梦魇、发作性睡病等均需与癫痫鉴别。

（4）习惯性阴部摩擦：女孩较多，发作时两腿交叉内收或互相紧贴，有时上下摩擦，全身用力，眼发直，面色潮红，额部出汗，呼吸粗重，会阴部肌肉收缩，持续数分钟或更长时间，发作过程中意识始终清楚，将其抱起或改变体位可终止发作，EEG 恢复正常。

（5）癔症：可与多种癫痫发作类型混淆。但癔症发作并无真正的意识丧失，发作中缓慢倒下，不会有躯体受伤，无大小便失禁或舌咬伤。抽搐动作杂乱无规律，瞳孔无散大，深、浅反射存在，发作中面色正常，无神经系统阳性体征，无发作后嗜睡，常有夸张色彩。发作期与发作间期 EEG 正常，提示治疗有效，与癫痫鉴别不难。

（6）其他：小儿癔症性发作、偏头痛、抽动障碍、代谢紊乱等均需与癫痫发作鉴别。

知识点 21：癫痫综合治疗的原则

（1）正规合理的抗癫痫药物治疗。

（2）合理安排生活及学习，避免癫痫发作的诱发因素和发作可能引起的伤害。

（3）尽可能寻找病因、遗传咨询并给予病因治疗。

（4）通过心理疗法促进患儿生理、心理健康和良好的社会适应能力。

（5）针对难治性癫痫可采用生酮饮食、免疫治疗和外科手术疗法。

知识点 22：抗癫痫药物治疗原则

（1）诊断明确后尽早给予抗癫痫药物治疗。

（2）根据癫痫发作和癫痫综合征类型选药。

（3）提倡单药治疗为主，必要时加用其他抗癫痫药。

（4）考虑个体差异，从小量开始适时调整剂量和治疗方案。

（5）根据抗癫痫药物的半衰期和发作规律决定服药次数。

（6）长期规律服药，缓慢减量至停药，疗程一般 2~4 年。

（7）定期随访，监测药物浓度及不良反应并调整治疗。

（8）复发重治，对复发者从头开始治疗。

知识点 23：不同类型癫痫发作的药物选择

（1）简单部分性发作：CBZ、VPA、PB、PHT、TPM、OXC、PRI。

（2）复杂部分性发作：CBZ、OXC、PB、PHT、PRI、TMP、LEV。

（3）强直-阵挛发作：VPA、PB、CBZ、PHT、TPM、LTG、LEV、OXC。

（4）失神发作：VPA、LTG、ESM、CZP。

（5）肌阵挛、失张力发作：VPA、CZP、TPM、LTG、ESM、LEV。

（6）强直发作：CBZ、PB、VPA、LTG、TMP、LEV、PHT。

（7）婴儿痉挛：ACTH、NZP、CZP、VPA、VGB、TMP、维生素 B_6。

（8）Lennox-Gastaut 综合征：VPA、CZP、LTG、TMP。

知识点 24：小儿癫痫的预后

（1）不同病因和分类的癫痫发作和癫痫综合征预后差别较大，教育家长正确认识不同类型癫痫的预后和抗癫痫药物治疗的有效性和局限性，准确评价和治疗难治性癫痫。

（2）严格掌握各类抗癫痫药物的适应证和副作用，预先告知并严密监测药物的不良反应，尽量避免和及时处理严重不良事件。

（3）癫痫治疗需要患儿和家长积极配合，药物治疗不得随意更换和中断，既要避免癫痫发作的诱发因素，又要防止各种癫痫发作引发的意外事故。

第四节　大脑性瘫痪

知识点 1：大脑性瘫痪的概念

大脑性瘫痪简称脑瘫，是指自受孕开始至婴儿时期非进行性大脑损伤和发育缺陷所导致的综合征，主要表现为运动障碍和姿势异常。

知识点 2：大脑性瘫痪的病因

（1）出生前因素：主要由于宫内感染、缺氧、中毒、接触放射线、孕妇营养不良、妊娠高血压综合征及遗传因素等引起的脑发育不良或大脑发育畸形。

（2）出生时因素：主要为早产、过期产、多胎、低出生体重、窒息、产伤、缺血缺氧性脑病等。

（3）出生后因素：各种感染、外伤、颅内出血、胆红素脑病等。

知识点3：大脑性瘫痪的病理

大脑性瘫痪的病理变化与病因有关，可见各种畸形与发育不良。但最常见的还是不同程度的大脑皮质萎缩和脑室扩大，可有神经细胞减少及胶质细胞增生。脑室周围白质软化变性，可有多个坏死或变性区及囊腔形成。胆红素脑病可引起基底核对称性的异常。出生时或出生后的损伤以萎缩、软化或脑实质缺损为主。

知识点4：大脑性瘫痪的临床表现

（1）运动发育落后和瘫痪肢体主动运动减少：患儿不能完成相同年龄正常小儿应有的运动发育进程，包括抬头、坐、站立、独走等大运动以及手指的精细动作。

（2）肌张力异常：因不同临床类型而异，痉挛型表现为肌张力增高；肌张力低下型则表现为瘫痪肢体松软，但仍可引出腱反射；手足徐动型表现为变异性肌张力不全。

（3）姿势异常：受异常肌张力和原始反射延迟消失不同情况的影响，患儿可出现多种肢体异常姿势，并因此影响其正常运动功能的发挥。体格检查中将患儿分别置于俯卧位、仰卧位、直立位，并由仰卧牵拉成坐位时，即可发现瘫痪肢体的异常姿势和非正常体位。

（4）反射异常：多种原始反射消失延迟。痉挛型大脑性瘫痪患儿腱反射活跃，可引出踝阵挛和阳性巴宾斯基征。

知识点5：大脑性瘫痪的临床分型

（1）根据瘫痪的不同性质，可分为：①痉挛型：以锥体系受损为主，表现主动运动受限、被动运动阻力增加、腱反射亢进以及2岁以后巴宾斯基征仍阳性，上肢肘、腕关节屈曲、拇指内收、手紧握拳状，下肢内收交叉呈剪刀腿或尖足。②手足徐动型：约占脑瘫20%，主要病变在锥体外系，表现为难以用意志控制的不自主运动。当进行有意识运动时，不自主、不协调及无效的运动增多，紧张时加重，安静时减少，入睡后消失。由于颜面肌、舌肌、口咽肌运动受累，常伴有喂养困难，经常做张嘴伸舌状，语言障碍明显。单纯手足徐动型脑瘫腱反射不亢进，不表现巴宾斯基征阳性。1岁以内患儿常表现出肌张力低下，随年龄增大肌张力逐渐变为"僵硬"，呈齿轮状增高。本型患儿智力障碍一般不严重。③强直型：以锥体外系受损为主，呈齿轮、铅管样持续性肌张力增高。④共济失调型：以小脑受损为主，主要表现为步态不稳、走路摇晃、宽基底步态、意向性震颤、眼球水平震颤等。⑤震颤型：此型很少见。表现为四肢震颤，多为静止震颤。⑥肌张力低下型：表现为肌张力低下，四肢呈软瘫，自主运动很少，但可引出腱反射。仰卧时四肢呈外展外旋位，俯卧时，头不能抬起。本型常为过渡形式，婴儿期后大多可转为痉挛型或手足徐动型。⑦混合型：同一患儿表现有两种及以上类型的症状。

（2）根据瘫痪受累部位，可分为：①单瘫：仅一个上肢或下肢出现运动障碍，此型较轻。②偏瘫：运动障碍仅累及一侧肢体，通常上肢重于下肢。③截瘫：双下肢受累明显，躯干及上肢正常。④双瘫：运动障碍不对称地累及两侧肢体，下肢重于上肢。⑤三肢瘫：三个肢体瘫痪。⑥四肢瘫：四肢均瘫痪，上下肢严重程度类似。常累及躯干部。⑦双重偏瘫：四肢均受累，上肢重于下肢。左右两侧可不对称。

知识点6：大脑性瘫痪的伴随症状或疾病

作为大脑损伤引起的共同表现，约52%的大脑性瘫痪患儿可能合并智力低下，45%的患儿伴有癫痫，38%的患儿伴有语言功能障碍，28%的患儿伴有视力障碍，12%的患儿伴有听力障碍。流涎、关节脱位等其他症状则与大脑性瘫痪自身的运动功能障碍相关。

知识点7：大脑性瘫痪的诊断及鉴别诊断

脑瘫的诊断主要依靠病史和体格检查。神经系统影像学检查，可以发现颅脑结构有无异常，对探讨脑瘫的病因及判断预后可能有所帮助。对于合并癫痫者，可做脑电图检查，以确定癫痫发作类型和指导治疗。脑瘫应在婴儿时期就出现中枢性运动障碍症状；诊断时需除外进行性疾病（如各种代谢病或变性疾病）所致的中枢性瘫痪及正常小儿一过性发育落后。另外，亦应注意鉴别韦德尼希–霍夫曼综合征、先天性肌营养不良及其他各种进行性神经肌肉疾病。

知识点8：大脑性瘫痪的诊断步骤

（1）确定病史不提示中枢神经系统进行性或退行性疾病。
（2）确定体格检查没有发现中枢神经系统进行性或退行性疾病的体征。
（3）对大脑性瘫痪进行分类，如四肢瘫、偏瘫、双瘫、共济失调。
（4）对伴随症状和疾病作出判断，如智力低下、癫痫、视觉和听力障碍、语言发育迟缓、关节脱位、脊柱畸形、吞咽功能紊乱、营养状况差等。

知识点9：大脑性瘫痪的治疗原则

（1）早期发现和早期治疗：婴儿运动系统正处于发育阶段，早期治疗容易取得较好疗效。
（2）促进正常运动发育，防止异常运动和姿势。
（3）采取综合治疗手段：除针对运动障碍外，应同时控制癫痫发作，以阻止脑损伤的加重。对同时存在的语言障碍、关节脱位、听力障碍等也需同时治疗。
（4）医师指导和家庭训练相结合，以保证患儿得到持之以恒的正确治疗。

知识点 10：大脑性瘫痪的治疗措施

（1）功能训练：①体能运动训练：针对各种运动障碍和异常姿势进行物理学手段治疗，目前常用 Vojta 和 Bobath 方法，国内还采用上田法。②技能训练：重点训练上肢和手的精细运动，提高患儿的独立生活技能。③语言训练：包括听力、发音、语言和咀嚼吞咽功能的协同矫正。

（2）矫形器的应用：功能训练中，配合使用一些支具或辅助器械，有帮助矫正异常姿势、抑制异常反射的功效。

（3）手术治疗：主要用于痉挛型大脑性瘫痪，目的是矫正畸形，恢复或改善肌力与肌张力的平衡。

（4）其他：如高压氧、水疗、电疗等，对功能训练起辅助作用。

知识点 11：大脑性瘫痪的预后

（1）脑瘫可共患智力低下、癫痫、语言听力障碍、关节脱位等诸多疾病，既要及时全面干预治疗，又要避免因治疗方法不当导致某些症状的诱发加重，如癫痫发作未控制时，避免采用神经肌肉电刺激、肌电生物反馈、高压氧、针灸等兴奋性治疗及应用含有兴奋性氨基酸的神经营养药物。

（2）儿童运动发育迟滞原因众多，既有正常儿童暂时性运动发育落后，也有遗传代谢缺陷病所致的进行性运动智力障碍，鉴别诊断要仔细。

第五节　重症肌无力

知识点 1：重症肌无力的概念

重症肌无力（MG）是指免疫介导的神经肌肉接头处传递障碍的慢性疾病。临床特征为受累横纹肌容易疲劳，活动后加重，休息或给予抗胆碱酯酶药物后减轻或消失，并具有晨轻暮重现象。

知识点 2：重症肌无力的病因

正常神经肌肉接头由突触前膜（即运动神经末梢突入肌纤维的部分）、突触间隙和突触后膜（即肌肉终板膜的接头皱褶）三部分组成。神经冲动电位促使突触前膜向突触间隙释放含有化学递质乙酰胆碱（ACh）的囊泡，在间隙中囊泡释出大量 ACh，与近十万个突触后膜上的乙酰胆碱受体（AChR）结合，引起终板膜上 Na^+ 通道开放，大量 Na^+ 进入细胞内，K^+ 排出细胞外，而使突触后膜除极，产生肌肉终板动作电位，在数毫秒内完成神经肌肉接头处冲动由神经电位-化学递质-肌肉电位的复杂转递过程，引起肌肉收缩。

知识点3：重症肌无力的发病机制

神经肌肉接头超微结构观察提示，突触后膜有 IgG-C3-AChR 结合的免疫复合物沉积，推测该免疫复合物破坏突触后膜，并最终导致 AChR 数目减少是 MG 的主要发病机制。感染（尤其是病毒感染）通过与 AChR 之间可能存在的共同抗原，出现交叉免疫反应，可能是诱发机体产生 AChR 抗体的主要机制。

知识点4：新生儿期重症肌无力的临床表现

（1）新生儿暂时性重症肌无力：重症肌无力女性患者妊娠后娩出的新生儿中，约1/7体内遗留母亲抗 AChR 抗体，可能出现全身肌肉无力，严重者需要机械呼吸或鼻饲。因很少表现眼肌症状而易被误诊。待数天或数周后，婴儿体内的抗 AChR 抗体消失，肌力即可恢复正常，以后并不存在发生重症肌无力的特别危险性。

（2）先天性重症肌无力：本组疾病非自身免疫性疾病，为一组遗传性 AChR 离子通道病，与母亲是否有重症肌无力无关，患儿出生后全身肌无力和眼外肌受累，症状持续，不会自然缓解，胆碱酯酶抑制剂和血浆交换治疗均无效。

知识点5：儿童期重症肌无力的临床表现

大多在婴幼儿期发病，最早生后6个月起病，2~3岁是发病高峰，女孩多见。临床主要表现分为三型。

（1）眼肌型：最多见。单纯眼外肌受累，多数见一侧或双侧眼睑下垂，早晨轻，起床后逐渐加重。反复用力做睁闭眼动作也使症状更明显。部分患儿同时有其他眼外肌，如眼球外展、内收或上、下运动障碍，引起复视或斜视等。瞳孔对光反射正常。

（2）脑干型：主要表现为第Ⅸ、Ⅹ、Ⅻ对脑神经所支配的咽喉肌群受累。突出症状是吞咽或构音困难、声音嘶哑等。

（3）全身型：主要表现为运动后四肢肌肉疲劳无力，严重者卧床难起，呼吸肌无力时危及生命。少数患儿兼有2~3种类型，或由一种类型逐渐发展为混合型。

知识点6：重症肌无力危象

重症肌无力危象是指重症肌无力病情严重，球肌麻痹、膈肌及肋间肌无力导致急性呼吸功能不全。MG 危象常见感染、药物应用不当或突然停药、手术后应激等诱因。对于不明原因的急性呼吸衰竭患者，应考虑肌无力危象之可能。新斯的明试验或腾喜龙试验可助诊。

知识点7：胆碱能危象

胆碱能危象临床罕见，除有明显肌无力外，还有胆碱酯酶抑制剂过量的相应表现，如面色苍白、腹泻、呕吐、高血压、心动过缓、瞳孔缩小及黏膜分泌物增多等。如症状不典型，可借助腾喜龙（依酚氯铵）或新斯的明药物试验。

（1）疲劳试验：重症肌无力患儿骨骼肌持续收缩后症状可明显加重，方法：嘱年长儿连续闭眼、咀嚼 30~50 次或持续平举双臂后即见动作困难，连续说话后语音降低、吐词不清。

（2）新斯的明试验：可选用甲基硫酸新斯的明，每次 0.02~0.04mg/kg，肌内注射，儿童常用量 0.25~0.5mg，观察 30 分钟内肌力显著改善（如睑裂明显增大）为阳性。一般无明显不良反应。如出现严重的副交感刺激症状（肠绞痛、流涎、心率过缓等）时，可用硫酸阿托品 0.01mg/kg，肌内注射。

（3）依酚氯铵试验：依酚氯铵 0.2mg/kg 肌内注射，1 分钟内肌力改善，作用维持不到 5 分钟，不良反应轻微。因药物作用时间短，小儿哭闹不易观察，故不适用婴幼儿。

（4）乙酰胆碱受体抗体（AchR-Ab）检测：AchR-Ab 阳性对 MG 诊断有重要意义，但结果阴性亦不能排除本病。儿童型 MG AchR-Ab 阳性率为 30%~50%。

（5）肌电图检查：神经低频重复电刺激（1~5Hz）检查可见波幅递减现象。第 Ⅳ~Ⅴ 波下降明显；肌肉重复收缩后更易引出，而使用依酚氯铵或新斯的明后波幅递减恢复正常。

（1）药物诊断性试验：当临床表现支持本病时，依酚氯铵（腾喜龙）或新斯的明药物试验有助诊断确立。前者是胆碱酯酶的短效抑制剂，由于顾忌心律失常副作用一般不用于婴儿。儿童每次 0.2mg/kg（最大不超过 10mg/kg），静脉注射或肌内注射，用药后 1 分钟内即可见肌力明显改善，2~5 分钟后作用消失。

新斯的明则很少有心律失常不良反应，剂量每次 0.04mg/kg，皮下或肌内注射，最大不超过 1mg，最大作用在用药后 15~40 分钟。婴儿反应阴性者 4 小时后可加量为 0.08mg/kg。为避免新斯的明引起的面色苍白、腹痛、腹泻、心率减慢、气管分泌物增多等毒蕈碱样不良反应，注射该药前可先肌内注射阿托品 0.01mg/kg。

（2）肌电图检查：对能充分合作完成肌电图检查的儿童，可进行神经重复刺激检查，表现为重复电刺激中反应电位波幅的快速降低，对本病诊断较有特异性。本病周围神经传导速度多正常。

（3）血清抗 AChR 抗体检查：阳性有诊断价值，但阳性率因检测方法不同而有差异。婴幼儿阳性率低，以后随年龄增加而增高。眼肌型（约 40%）又较全身型（70%）低。抗体效价与疾病严重性和治疗方法的选择无关。

（4）胸部 CT 检查：胸片可能遗漏 25% 的胸腺肿瘤，胸部 CT 或 MRI 可明显提高胸腺肿瘤的检出率。

知识点 10：重症肌无力的鉴别诊断

（1）线粒体脑肌病：与眼肌型 MG 相鉴别，患儿脑和肌肉受累、血乳酸及丙酮酸增高、肌活检示破碎红纤维、电镜见线粒体异常。

（2）脑干炎症或肿瘤：与脑干型 MG 相鉴别，脑 CT/MRI 检查发现病灶。

（3）吉兰-巴雷综合征及其亚型米-费综合征：与全身 MG 型相鉴别，呈弛缓性对称性瘫痪，眼外肌受累少见，脑脊液有蛋白细胞分离现象，肌电图示神经源性损害，而米-费综合征则具有眼外肌麻痹、共济失调和腱反射消失等特点。

知识点 11：重症肌无力的治疗

（1）胆碱酯酶抑制剂：是多数患者的主要治疗药物。首选药物为溴吡斯的明，口服量为：新生儿每次 5mg，婴幼儿每次 10~15mg，年长儿每次 20~30mg，最大量每次不超过 60mg，每日 3~4 次。根据症状控制的需求和是否有腹痛、黏膜分泌物增多、瞳孔缩小等毒蕈碱样不良反应发生，可适当增减每次剂量与间隔时间。

（2）糖皮质激素：各种类型的重症肌无力均可使用糖皮质激素。首选药物为泼尼松，$1~2mg/(kg \cdot d)$，症状完全缓解后再维持 4~8 周，然后逐渐减量达到能够控制症状的最小剂量，每日或隔日清晨顿服，总疗程 2 年。要注意部分患者在糖皮质激素治疗最初 1~2 周可能有一过性肌无力加重，故最初使用时最好能短期住院观察，同时要注意皮质激素长期使用的副反应。皮质激素应用的反指征是糖尿病、结核、免疫缺陷等。

（3）胸腺切除术：对于药物难以控制的病例可考虑胸腺切除术。血清抗 AChR 抗体效价增高和病程不足 2 年者常有更好的疗效。

（4）大剂量静脉注射丙种球蛋白（IVIg）和血浆交换疗法：部分患者有效，且一次治疗维持时间短暂，需重复用药以巩固疗效，故主要试用于难治性重症肌无力，或重症肌无力危象的抢救、胸腺切除术前。IVIg 剂量按 $400mg/(kg \cdot d)$，连用 5 日。循环中抗 AChR 抗体效价增高者，疗效可能更佳。

（5）血浆置换：主要用于病情严重者，包括危象和衰弱患者胸腺切除术的术前准备。通常包括 4~6 次置换，每次约要置换掉 50ml/kg 血浆，置换的次数和总量取决于患者的状况，急性期可每天或隔几天进行 1 次治疗，第 1 次或第 2 次置换后 48 小时常见病情改善。难治性 MG 可每 1~2 个月置换 1 次，作为长期治疗的一部分。同样需联合其他治疗，否则临床疗效相对较差。

知识点 12：重症肌无力的预后

（1）疾病过程中避免危象的发生，早期识别、合理处理有助于挽救生命。

（2）在患儿病历中注明禁用药物：氨基糖苷类抗生素、普鲁卡因胺、普萘洛尔、奎宁等禁用药物可加剧患儿神经肌肉接头传递障碍，甚至引起呼吸肌麻痹。

第六节　抽动秽语综合征

知识点 1：抽动的概念

抽动是神经系统常见症状之一，系指肌肉或肌群出现突发性固定或游走的不自主、无目的的重复收缩。可以发生于身体某部位的一组肌肉，也可同时或先后累及多个部位的多组肌肉。

知识点 2：抽动的分类

（1）运动性抽动：指头面部、躯干或四肢肌肉的不自主、突发、快速收缩运动。
（2）发声性抽动：是累及发声相关肌群的抽动，使通过口、鼻和咽喉的气流发出声音。

知识点 3：抽动秽语综合征的概念

抽动秽语综合征是起病于儿童和青少年时期，以运动性抽动和（或）发声性抽动为主要特征的一组复杂慢性神经精神综合征。常伴有注意障碍、多动、强迫或其他行为障碍。

知识点 4：抽动秽语综合征的分类

根据抽动秽语综合征临床症状和病程长短，临床可分为短暂性抽动障碍、慢性抽动障碍和 Tourette 综合征（简称 TS）三种类型。短暂性抽动障碍可以向慢性抽动障碍转化，而慢性抽动障碍也可转为 TS。抽动障碍是儿科神经精神系统常见疾病。短暂性抽动障碍的患病率为 5%～7%，甚至高达 20%；慢性抽动障碍的患病率为 1%～2%；调查结果显示，因诊断标准、人群特征及方法学不同，TS 的发病率差异较大，为 0.05%～3%。

知识点 5：抽动秽语综合征的病因及发病机制

抽动秽语综合征的病因不明，影响其发病的因素很多，主要与遗传、心理、神经生化和环境因素有关。幼年、男性、抽动障碍家族史是本病的主要危险因素。发病机制尚未完全明确，多数学者认为中枢神经递质失衡具有重要作用。可能与遗传缺陷导致多巴胺突触后受体系统超敏感有关。

知识点 6：抽动秽语综合征的流行病学

抽动秽语综合征的起病年龄多在 2～15 岁，90% 在 10 岁以前起病，以 5～9 岁最常见，可晚至 18～21 岁。男性明显多于女性。本病为慢性病程，病情波动，呈周期性缓解和复发。

知识点7：抽动秽语综合征的临床表现

抽动秽语综合征的首发症状为运动性抽动或发声性抽动，可先后或同时出现。通常以眼部、面部或头部的抽动首发，表现为眨眼、咧嘴或摇头等，眨眼是抽动障碍最常见的首发症状。常常逐步累及颈、肩、肢体或躯干，可从简单运动性抽动发展为复杂运动性抽动。可有各种各样的运动性或发声性抽动，可出现复杂、奇特的复杂抽动动作。发声性抽动通常表现为清嗓声、干咳、嗅鼻、犬吠声或尖叫等发声组成，秽语少见，仅占1.4%~6%。抽动症状的频度和幅度起伏波动，时好时坏，可以暂时或长期自然缓解，也可因某些诱因而使抽动症状加重或减轻。部分年长儿为避免别人耻笑或指责，出现抽动或发声后，会迅速以另一种有意识的动作企图掩饰，结果反而又出现一些更为复杂的动作。

知识点8：运动性抽动的分类

根据抽动的特点、受累肌群范围及程度，运动性抽动可分为简单运动性抽动和复杂运动性抽动。

（1）简单运动性抽动：为突然发生的、短暂、重复刻板的动作，以面部抽动多见，常表现为眨眼、眼球转动、皱眉、扬眉、张口、伸舌、噘嘴、歪嘴、舔嘴唇、皱鼻等；颈肩部抽动常表现为点头、仰头、摇头、扭头、斜颈、耸肩等；上肢抽动常见搓手（指）、握拳、甩手、举臂、伸展或内旋手臂等；下肢抽动表现为踢腿、伸腿、抖腿、踮足、蹬足、伸膝、屈膝、伸髋、屈髋等；躯干抽动表现为挺胸、收腹、扭腰等。

（2）复杂运动性抽动：表现为缓慢、似有目的的行为动作，系不自主抽动（简单运动性抽动）与主观掩饰动作之间相互交织所致。如扮“鬼脸”、旋扭手指、捶胸顿足、四肢甩动、走路转圈等。

知识点9：发声性抽动的分类

（1）简单发声性抽动：常发出简单刻板、暴发性的哼叫或清嗓声等。

（2）复杂发声性抽动：常发出似有意义的词语声，包括重复模仿言语或秽语。

知识点10：抽动秽语综合征的诊断

（1）短暂性抽动障碍：①一种或多种运动性和（或）发声性抽动。②一天发作多次，常每天发作，病程至少4周，但不超过1年。③既往无慢性抽动障碍或TS病史。④18岁以前起病。⑤排除其他因素，如某些药物（如兴奋药）或内科疾病（如亨廷顿舞蹈病或病毒感染后脑炎）所致的抽动。

（2）慢性抽动障碍：①一种或多种运动性或发声性抽动，但在病程中不同时出现。②每天发作多次，常每天发作，如有间歇期，一般不超过3个月，病程超过1年。③18岁以前起病。④排除其他因素（同上）所致抽动。

（3）Tourette 综合征：①病程中具有多种运动性抽动及一种或多种发声性抽动，同时或交替出现。②每天发作多次，常每天发作，如有间歇期，一般不超过 3 个月，病程超过 1 年。③抽动的部位、次数、频率、强度和复杂性随时间而变化。④18 岁以前起病。⑤排除其他因素（同上）所致抽动。

知识点 11：抽动秽语综合征的一般治疗

（1）注意合理安排日常生活和活动，避免过度兴奋、紧张和疲劳。

（2）引导患儿进行健康有益的文体活动。为患儿创造和谐的社会和家庭环境，尽可能缓解患儿心理障碍。

（3）心理和行为治疗，生活习惯训练或主动注意力的训练等对本症康复有重要意义。

（4）严重病例，特别是伴严重精神、行为障碍及自伤、伤人行为者应加强监护或住院治疗。

知识点 12：抽动秽语综合征的药物治疗

（1）氟哌啶醇：控制抽动症状总有效率约 80%。一般治疗剂量 2~8mg/d，分 2~3 次口服。常见不良反应为嗜睡、乏力、头晕、便秘等，可影响学习。故近年来多主张将氟哌啶醇作为次选药物。可发生肌张力不全，小量开始并同时用等量苯海索可预防。

（2）匹莫齐特：疗效与氟哌啶醇相近，起始剂量 0.5~1mg/d，一般清晨顿服，视疗效每 3~5 日逐渐增大剂量，有效剂量一般 3~6mg/d。不良反应包括体重增加、抑郁、静坐不能、帕金森症状、急性肌张力障碍等。应注意心脏不良反应，可引起心电图改变，包括 T 波倒置、诱发 U 波出现、Q-T 间期延长致心率减慢。

（3）硫必利（泰必利）：疗效不及氟哌啶醇，但不良反应轻微，可有头晕、乏力、嗜睡、胃肠道反应等。可作为抗抽动的首选药物之一。剂量为每次 50~100mg，每日 2~3 次，最大剂量为 600mg/d。

（4）可乐定：又称氯压定，对部分病例有效，除减少抽动外，对注意力不集中、多动及情绪障碍也有一定疗效。剂量为 3μg/(kg·d)，分 2~3 次服用。常见不良反应有嗜睡、头晕、直立性低血压或心电图改变，服药期间应注意检查血压和心电图。

（5）阿立哌唑：为第三代抗精神病药，试用于治疗抽动障碍患者，取得良好疗效。1/d 次用药。推荐剂量为：6 岁以内起始剂量 2.5mg/d，每周加量 2.5mg/d，目标剂量 5~10mg/d；6~10 岁起始剂量 5mg/d，每周加量 2.5~5mg/d，目标剂量 10~20mg/d；11 岁以上起始剂量 5~10mg/d，每周加量 5mg，目标剂量 15~30mg/d。不良反应轻微，可有恶心、呕吐、头痛、失眠、嗜睡、易激惹和焦虑等。

第七节 吉兰-巴雷综合征

吉兰-巴雷综合征（Giullain-Barre Syndrome，GBS）是目前我国和多数国家小儿最常见的急性周围神经病。该病以肢体对称性弛缓性瘫痪为主要临床特征，病程呈自限性，大多在数周内完全恢复，但严重者可死于急性期呼吸肌麻痹。

空肠弯曲菌菌体脂多糖涎酸等终端结构与周围神经中的神经节苷脂 GM_1、GDl_a 等分子结构相似，因而可发生交叉免疫反应。感染空肠弯曲菌后，血清中同时被激发的抗 GM_1、GDl_a 等抗神经节苷脂自身抗体导致周围神经免疫性损伤，进而发病。除了空肠弯曲菌外，常见的肠道病毒、呼吸道病毒及巨细胞病毒、EB 病毒、水痘病毒、麻疹病毒、肝炎病毒、流感病毒、HIV、弓形虫、肺炎支原体感染或疫苗接种后也可发生本病。

（1）急性炎性脱髓鞘性多神经病（AIDP）：在 T 细胞、补体和抗髓鞘抗体作用下，周围神经运动和感觉原纤维同时受累，呈现多灶节段性髓鞘脱失，伴巨噬细胞和淋巴细胞显著浸润，轴索相对完整。

（2）急性运动轴索神经病（AMAN）：其主要病理特征是轴突的瓦勒样变性，仅有轻微的髓鞘脱失和炎症反应，此型与空肠弯曲菌感染的关系更为密切。

（3）急性运动感觉轴索型神经病（AMSAN）：也是以轴突顺向变性为主，但同时波及运动和感觉神经元纤维，病情大多严重，恢复缓慢。

（4）米-费综合征（MFS）：为一特殊类型，主要表现为眼肌麻痹、共济失调和腱反射消失三联征，无肢体瘫痪。

（1）运动障碍：进行性肌无力是该病的突出表现，一般先从下肢开始，逐渐向上发展，累及上肢及脑神经，少数患儿呈下行性进展。两侧基本对称，一般肢体麻痹远端重于近端。瘫痪呈弛缓性，腱反射消失或减弱，受累部位肌萎缩。患儿肌力恢复的顺序是自上而下，与进展顺序相反，最后下肢恢复。约 50% 以上的患儿出现轻重不同的呼吸肌麻痹，表现为呼吸表浅、咳嗽无力、声音微弱，其中 7%~15% 的患儿需辅助呼吸。

（2）脑神经麻痹：约 50% 患儿累及后组（Ⅸ、Ⅹ、Ⅻ）脑神经，表现为语音低微、吞咽困难、进食呛咳，易发生误吸。约 20% 的患儿合并周围性面瘫。少数患儿可出现视盘水肿而无明显视力障碍。眼外肌受累机会较少，但是少数患儿在病程早期即可出现动眼神经的严重受累，如米-费综合征。

（3）感觉障碍：症状相对轻微，很少有感觉缺失者，主要表现为神经根痛和皮肤感觉过敏。由于惧怕牵拉神经根加重疼痛，可有颈项强直，凯尔尼征阳性。神经根痛和感觉过敏大多在数日内消失。

（4）自主神经功能障碍：症状较轻微，主要表现为多汗、便秘、12~24 小时的一过性尿潴留、血压轻度增高或心律失常等。

知识点 5：吉兰-巴雷综合征的辅助检查

（1）脑脊液检查：多数患儿的脑脊液呈现蛋白细胞分离现象，即脑脊液中蛋白含量增高而白细胞数正常。然而，病初脑脊液蛋白可以正常，通常病后第 2 周开始升高，第 3 周达高峰，之后又逐渐下降。糖含量正常，细菌培养阴性。

（2）电生理检查：电生理改变与 GBS 的型别有关。AIDP 患儿主要表现为运动和感觉传导速度减慢，远端潜伏期延长和反应电位时程增宽，波幅减低不明显。以轴索变性为主要病变的 AMAN 患儿，主要表现为运动神经反应电位波幅显著减低；AMASN 患儿则同时有运动和感觉神经电位波幅减低，传导速度基本正常。

（3）脊髓磁共振：可能有助于对神经电生理检查未发现病变的患者确立诊断，典型患者脊髓 MRI 可显示神经根强化。

知识点 6：吉兰-巴雷综合征的诊断

凡具有急性或亚急性起病的肢体弛缓性瘫痪，两侧基本对称，瘫痪进展不超过 4 周，起病时无发热，无传导束型感觉缺失和持续性尿潴留者，均应想到本病的可能性。若证实脑脊液蛋白-细胞分离和（或）神经传导功能异常，即可确立本病的诊断。

知识点 7：吉兰-巴雷综合征的鉴别诊断

（1）肠道病毒引起的急性弛缓性瘫痪：我国已基本消灭了脊髓灰质炎野生型病毒株，但柯萨奇病毒、埃可病毒等其他肠道病毒引起的急性弛缓性瘫痪仍然存在。根据其肢体瘫痪不对称，脑脊液中可有白细胞增多，周围神经传导功能正常，以及急性期粪便病毒分离阳性，容易与吉兰-巴雷综合征鉴别。

（2）脊髓灰质炎：先有发热，体温开始下降时出现瘫痪，体温正常后不再进展。瘫痪为不对称性分布，以单侧下肢瘫多见。无感觉障碍，疾病早期脑脊液细胞数增加，粪便病毒分离或血清学检查可证实诊断。我国已消灭野生型病毒引起的脊髓灰质炎，但肠道病毒 71 等可引起类婴儿瘫综合征，另外偶可见疫苗相关的急性松弛性瘫痪（AFP），均应注意鉴别。

（3）急性脊髓炎：特别是高位脊髓炎，可出现四肢瘫痪，在脊髓休克期表现为肌张力低下，腱反射消失，需注意鉴别。但急性脊髓炎常有明显的感觉障碍平面和自主神经功能障碍引起的大小便排泄障碍。

（4）急性横贯性脊髓炎：在锥体束休克期表现为四肢松弛性瘫痪，需与吉兰-巴雷综合征鉴别，但急性横贯性脊髓炎有尿潴留等持续括约肌功能障碍和感觉障碍平面，而且急性期周围神经传导功能正常。

（5）脊髓肿瘤：多进展缓慢，有根性痛，常呈不对称性上运动神经元瘫痪，可有感觉障碍和排便功能障碍，MRI 检查可明确诊断。

（6）急性脑干脑炎：常累及脑神经并可引起交叉性瘫痪，肠道病毒 71 引起者常有震颤和共济失调，应注意与米-费综合征鉴别。

知识点 8：吉兰-巴雷综合征的治疗

（1）一般治疗与护理：应严密观察病情变化和呼吸情况。耐心细致的护理对该病尤为重要：要保持瘫痪患儿体位舒适，勤翻身，维持肢体功能位，尽早进行康复训练；及时清除口咽部分泌物，保持呼吸道通畅；脑神经受累者进食要小心，吞咽困难时给予鼻饲，以防食物呛入气管；室内温度、湿度要适宜，保证营养、水分供应及大小便通畅等。

（2）呼吸肌麻痹的处理：凡因呼吸肌麻痹引起明显呼吸困难、咳嗽无力，特别是吸氧后仍有低氧血症者，应及时行气管切开术。术后按时拍背吸痰，防止发生肺不张及肺炎。必要时用人工呼吸器辅助呼吸，并定期做血气分析。

（3）血浆交换疗法：疗效确切，能减轻病情，缩短瘫痪时间，减少并发症，改善预后。但因需专用设备且价格昂贵，使临床应用受到限制。

（4）静脉注射免疫球蛋白：疗效与血浆置换相当或更好，是当前首选的治疗方案。0.3~0.5g/（kg·d），连用 3~5 天，可迅速见效，且未见明显不良反应。

（5）激素疗法：对于肾上腺皮质激素的应用意见不一，大多数学者持否定态度，认为对急性 GBS 无效。也有人主张对危重病儿短期应用。还有人对慢性复发性病例采用甲泼尼龙冲击疗法取得一定效果。

（6）其他：如并发肺炎，应及时给予抗生素治疗，如有心功能受累应及时处理。另外在治疗过程中，维生素类药物常被选用，如维生素 B_1、维生素 B_{12} 等。对于慢性和反复发作病例，可试用免疫抑制药，如硫唑嘌呤。

知识点 9：吉兰-巴雷综合征的预后

吉兰-巴雷综合征的病程呈自限性。肌肉瘫痪停止进展后数周内，大多数患儿肌力逐渐恢复，3~6 个月内完全恢复。但有 10%~20% 的患儿遗留不同程度的肌无力，1.7%~50% 死于急性期呼吸肌麻痹。病变累及脑神经、气管插管、肢体瘫痪严重者往往提示将留有后遗症。

第八节　急性小脑性共济失调

知识点1：急性小脑性共济失调的临床表现

（1）病史：任何年龄均可发病，多见于1~4岁，发病前2~3周有前驱感染，如呼吸道、消化道症状及皮疹。

（2）症状：感染恢复期突然出现共济失调。症状进展快，在数小时及3~4天内发展至高峰。共济失调最先出现在躯干和下肢，表现为走路不稳，重者不能站立、独坐、握物、竖头，一般没有惊厥和昏迷。全身症状少，有的出现嗜睡、头痛、呕吐、不安、激惹。

（3）体征：检查发现辨距不良，指鼻试验、跟膝胫试验不稳，轮替动作不能及意向，震颤。头、躯干和四肢可有不随意的粗大震颤。主动运动时震颤加重，部分病例有眼球震颤。常有共济失调性语言障碍，表现为构音不清，重者完全不能说话。感觉检查正常。颅神经多不受累，仅少数有面神经、舌咽和迷走神经受累。一般无颅内高压表现及病理反射，少数患儿可有一过性锥体束征阳性。

知识点2：急性小脑性共济失调的辅助检查

（1）脑脊液：多数正常。少数患儿淋巴细胞轻度增高，蛋白初期正常，后期增高。

（2）脑电图：约50%正常，其余可有不同程度的非特异改变，如慢波增多。

知识点3：急性小脑性共济失调的鉴别诊断

（1）小脑肿瘤：小脑半球肿瘤常表现为病变侧共济失调，肢体肌张力降低。小脑蚓部肿瘤表现为躯体共济失调。两者均行眼球震颤和进行性的颅内高压征象。头颅CT及MRI可明确诊断。

（2）脑干肿瘤：起病缓慢，常有颅高压征象，四肢共济失调不对称，病侧明显。

（3）药物中毒：常见为抗癫痫药中毒，如苯妥英钠、苯巴比妥、扑米酮等。表现为共济失调和眼球震颤停药或减量后症状消失。

（4）感染性多发性神经根炎：除共济失调外，常有运动和感觉异常。脑脊液可有蛋白细胞分离现象。

知识点4：急性小脑性共济失调的治疗

（1）病因治疗：寻找病因，控制原发感染，应用抗生素或抗病毒药物，药物中毒所致者停用该药。

（2）对症治疗：共济失调症状明显时，可适当给予镇静剂，震颤者可服用苯海索（安坦）至症状消失后逐渐减量。

（3）皮质激素：病程较长反复发作时，或有肌阵挛抽搐、眼球震颤患儿，可用皮质激素，至症状控制后减量停药。

第九节　急性脊髓炎

知识点1：急性脊髓炎的概述

急性脊髓炎又称急性横贯性脊髓炎，系脊髓实质的非化脓性炎症。临床以急性发作的脊髓横贯性损害为主要表现。临床表现取决于脊髓损害的范围与程度。主要特征是受累平面以下运动、感觉及自主神经障碍，急性期出现脊髓休克征象。发病后脊髓损害节段迅速上升，称为上升性脊髓炎，病情多较为危重。儿科病例以学龄儿童多见。本病的确切病因尚未明了。可能为病毒感染后、疫苗接种后或小毒等因素诱发自身免疫反应所致。上胸段受累最多见。本病急性期脑脊液检查可见白细胞数及蛋白含量轻度增高。无特效治疗，预后一般良好。

知识点2：急性脊髓炎的病史

发病前1~3周可有病毒感染史或预防接种史。

知识点3：急性脊髓炎的临床表现

（1）运动障碍：主要表现为病变节段以下的上运动神经元性麻痹。但急性起病者早期表现为一过性弛缓性瘫痪，称为脊髓休克；数日至数周后逐渐出现腱反射亢进、肌张力增高及病理反射等典型体征。病变节段相应的肌肉表现为下运动神经元麻痹，但大多无典型体征。两侧运动障碍症候大多对称。也可累及一侧，或双侧轻重不一。若病变部位较高，可出现呼吸肌麻痹、吞咽困难等。

（2）感觉障碍：病变节段以下感觉减退或丧失，典型者呈传导束型感觉障碍。深浅感觉均有不同程度受累，但双侧严重程度不一定对称。若仅一侧脊髓受累，则表现为病变水平以下对侧肢体痛、温觉缺失，同侧深感觉缺失，于感觉正常与感觉缺失的交界区常有一痛觉过敏区。

（3）自主神经症状：急性期多有尿潴留或便秘，脊髓休克期缓解者逐渐出现尿失禁。随损害节段的小不同，可出现其他自主神经功能障碍，如霍纳综合征、血管舒缩异常、汗液分泌异常、皮肤营养障碍以及内脏功能异常等。

知识点4：急性脊髓炎的辅助检查

（1）血常规：多无异常改变，急性期及合并感染者可见白细胞计数增高、中性粒细胞比例上升。

（2）脑脊液：压力大多正常，若脊髓肿胀明显造成不全梗阻则压力降低，急性期蛋白定量常轻度增高，γ球蛋白增多，细胞数轻度增多或正常，分类以单核细胞为主。

（3）脊髓造影：常见脊髓弥漫性肿胀.或可为正常。主要用于临床表现不典型的病例，其他疾病鉴别。急性期检查可致病病情加重。

（4）脊髓 CT：可见脊髓轻度增粗，密度不均匀等。常与脊髓造影结合应用，以排除其他疾病。

（5）脊髓 MRI：可见脊髓受累部位肿胀，多有不均匀的增强 T_1、增强 T_2 异常信号。

知识点 5：急性脊髓炎的治疗

（1）一般治疗：急性期仰卧床休息，给予富含热量和维生素的饮食，注意预防感染。瘫痪卧床者应勤翻身，保持皮肤清洁、干燥，注意按摩受压部位，防止压疮的发生。

（2）肾上腺皮质激素：目的认为脊髓炎与自身免疫有关，可试用肾上腺皮质激素治疗，一般用氢化可的松每日 5~10mg/kg，每日 1 次，静脉滴注，1 周左右酌情减量，或改为泼尼松口服，并逐渐减停。

（3）对症治疗：有继发呼吸道、皮肤或尿路细菌感染者给予抗生素；尿潴留严重者需留置导尿，导尿期间要注意预防尿路感染。对排便困难者，应及时清洁灌肠，或选用缓泻剂。

（4）其他治疗：急性期可给予 ATP、辅酶 A、胞二磷胆碱等药物，以促进神经功能的恢复。有条件者可进行血浆置换疗法，能去除患者血浆中的自身循环抗体和免疫复合物等有害物质，对危重患者可缓解症状，激素治疗无效者也可能奏效，一般每日 1 次，7 天为一个疗程。恢复期应尽早开始功能锻炼，注意保持肢体处于功能位，以防患肢挛缩或畸形。已发生挛缩或畸形的患者可给予理疗、体疗等，进一步加强训练。

第十节 瑞氏综合征

知识点 1：瑞氏综合征的概念

瑞氏综合征（Reye 综合征）又称脑病合并内脏脂肪变性，是指一种合并急性脑病、并以肝为主的内脏脂肪变性为特征的临床综合征。

知识点 2：瑞氏综合征的病因及发病机制

病因未明，多数与病毒感染或药物、毒素等因素诱发的继发性线粒体损伤有关；某些遗传代谢病，如原发性肉碱缺乏综合征、鸟氨酸氨甲酰基转移酶缺乏等，也可有类似瑞氏综合征的表现。

知识点 3：瑞氏综合征的病理

瑞氏综合征的病理特点是弥漫性脑水肿和内脏的脂肪变性。脑组织在光镜下可见神经元和星形胶质细胞肿胀。肝呈浅黄色，表明三酰甘油含量增高；光镜下可见肝细胞胞质广泛泡沫样变且伴有脂肪沉积；电镜下见线粒体肿胀和形态学改变，有脂质空泡和糖原消耗，过氧化小体增多，滑面内质网增加。此外肾、心肌等也可有类似表现。

知识点 4：瑞氏综合征的临床表现

（1）可见于任何年龄，但以 6 个月至 4 岁多见。

（2）起病前数日或 2~3 周，常有呼吸道或消化道病毒感染症状，或有服用阿司匹林等药物史。

（3）急起频繁呕吐，可伴脱水、酸中毒及电解质紊乱，随病情发展出现脑病和颅内压增高表现，如嗜睡、惊厥、定向障碍、昏迷等，重者有呼吸节律不整、双侧瞳孔不对称或散大、肢体呈去大脑强直等脑疝及脑干功能障碍表现，渐发展为四肢松弛性瘫痪、全身肌张力消失、对外界无反应、心率变慢、血压降低，终至呼吸停止。

（4）一般不伴高热和黄疸，肝脏轻、中度肿大，神经系统局灶体征和脑膜刺激征不明显。

（5）婴儿期以发热、惊厥和呼吸衰竭为突出表现。

知识点 5：瑞氏综合征的辅助检查

（1）血生化：肝功异常和代谢紊乱：血清转氨酶升高、乳酸脱氢酶升高、胆红素正常或稍高，淀粉酶也可升高；血氨升高，血糖降低；凝血酶原时间延长。

（2）脑脊液：除压力升高外，余无明显异常。

（3）脑电图：为弥漫性高幅慢波活动，可有癫痫样放电波。

知识点 6：瑞氏综合征的诊断

（1）前驱病毒感染后出现急性脑病症状。

（2）脑脊液细胞数正常。

（3）肝大、肝功能异常，无黄疸。

（4）代谢紊乱，血氨升高、血糖降低、凝血酶原时间延长等。

（5）排除遗传代谢病、中毒等引起的瑞氏综合征样表现。

知识点 7：瑞氏综合征的鉴别诊断

（1）颅内感染：包括化脓性、结核性、病毒性脑炎，根据血生化、肝功能和脑脊液检查结果进行鉴别。

（2）重症肝炎合并肝性脑病：患儿有肝炎病史和肝功能失代偿持续存在的表现。

（3）遗传代谢缺陷病并脑病或肝病危象：如有机酸尿症、线粒体脂肪酸 β 氧化缺陷、先天性高乳酸血症等，患儿智力运动发育落后（倒退）、血（尿）有机酸和氨基酸、酰基肉碱分析明确诊断。

（4）中毒：某些药物中毒，如灭鼠药、有机磷农药、丙戊酸等，可引起急性脑病症状和肝功能异常，应注意鉴别。临床上有怀疑时，应详细询问病史，必要时进行毒物检测。

知识点 8：瑞氏综合征的治疗原则

瑞氏综合征的治疗原则是积极控制脑水肿、降低颅内压、纠正代谢紊乱，加强护理，做好各种对症处理，并避免使用水杨酸类和酚噻嗪类药物。

知识点 9：瑞氏综合征的治疗

（1）降低颅内压：迅速进展的脑水肿和颅内高压可危及患儿生命，因此应及时降低颅内压，可用20%甘露醇，每次 1g/kg，4~6 小时 1 次。同时可配合其他有益措施，如抬高头位、激素和利尿药的应用等。

（2）降低血氨：门冬氨酸鸟氨酸（瑞甘）静脉滴注，乳果糖口服或灌肠，必要时行腹膜透析或新鲜血液换血。

（3）纠正代谢紊乱：因患儿常有低血糖，可给予 10%~15% 的高渗葡萄糖纠正。同时注意维持水电解质及酸碱平衡。

（4）防治出血：给予维生素 K_1 静脉滴注或肌内注射。

（5）控制惊厥：可选用苯巴比妥或地西泮，注意避免呼吸抑制和肝功能损害。

（6）其他治疗：加强护理，保持气道通畅。急性期补充左旋肉碱［可益能，50~100mg/（kg·d），静脉滴注］，恢复期应用奥拉西坦等促进脑细胞代谢与功能恢复，减少后遗症。

知识点 10：瑞氏综合征的预后

（1）重症患儿，包括早期昏迷、去大脑强直、反复惊厥、血氨≥176μmoL/L、高钾血症、空腹血糖<2.2mmol/L者，病死率可高达 10%~40%，存活者可存在智力低下、癫痫、瘫痪、语言障碍或行为异常等后遗症。

（2）强调早期诊断、及时治疗，若程度较轻或抢救及时，病情可在早期停止发展并逐渐恢复。

第十一节 神经皮肤综合征

知识点 1：神经皮肤综合征的概念

神经皮肤综合征是指一组具有遗传性和家族性发病趋势的异质性疾病，常常同时累及皮肤与中枢神经系统，包括神经纤维瘤结节性硬化等。

知识点 2：神经纤维瘤病

神经纤维瘤病（NF）又称 von Recklinghausen 病，是常染色体显性遗传病。

知识点 3：神经纤维瘤病的种类

（1）NF-1（Ⅰ型）：儿童时期所见的神经纤维瘤病多为Ⅰ型，发病率 1/4000，NF-1 基因座在染色体 17q11.2，编码神经纤维蛋白。

（2）NF-2（Ⅱ型）：约占本病 10%，发病率约 1/50000，NF-2 基因座在染色体 22q。

知识点 4：神经纤维瘤病的病理

神经纤维瘤病主要病理为沿粗大的末梢神经生长的肿瘤，如尺神经和桡神经。常见的肿瘤为神经纤维瘤和神经鞘瘤，颅内肿瘤神经纤维瘤病Ⅰ型常见视神经胶质瘤，在Ⅱ型中为听神经瘤及脑膜瘤。本病也可出现其他肿瘤，如肾母细胞瘤、成神经细胞瘤和嗜铬细胞瘤等。神经纤维瘤多为良性，但也可恶性变，转变为神经纤维肉瘤，概率约为 5%。

知识点 5：神经纤维瘤病的临床表现

（1）神经纤维瘤病Ⅰ型：①皮肤咖啡牛奶斑。②雀斑。③神经纤维瘤。④虹膜 Lisch 结节。⑤神经系统症状。⑥骨骼病变。⑦其他。

（2）神经纤维瘤病Ⅱ型：主要表现为双侧前庭神经鞘瘤（听神经瘤），一般在青春期或青春期以后出现症状。表现为听力丧失、耳鸣、眩晕及面肌无力。听力损害往往从单侧开始。

知识点 6：神经纤维瘤病的诊断

（1）神经纤维瘤病Ⅰ型：①6 个或以上咖啡牛奶斑，青春期前直径>5mm，青春期后直径>15mm。②雀斑。③视神经胶质瘤。④2 个以上神经纤维瘤或 1 个丛状神经纤维瘤。⑤一级亲属中有Ⅰ型神经纤维瘤病患者。⑥2 个或更多的 Lisch 结节。⑦骨病变（蝶骨发育不良、长骨皮质变薄或假关节）。其中至少具备两项。

（2）神经纤维瘤病Ⅱ型：①双侧听神经瘤（MRI、CT或组织病理学检查证实）。②一侧听神经瘤，同时一级亲属中有Ⅱ型神经纤维瘤病患者。③一级亲属中有Ⅱ型神经纤维瘤病患者，而且患者有以下任何两种疾病，包括神经纤维瘤、脑（脊）膜瘤、神经鞘瘤，以及神经胶质瘤等。其中至少具备一项。

知识点7：结节性硬化的概念

结节性硬化（TS）是一种常染色体显性遗传性疾病，约2/3无阳性家族史。发生率为1/万左右。TS基因座在染色体9q34（TSC1）和16p13（TSC2）。

知识点8：结节性硬化的临床表现

（1）皮肤：典型改变包括色素脱失斑、面部血管纤维瘤、指（趾）甲纤维瘤及鲨鱼皮样斑。

（2）神经系统：①癫痫：见于80%～90%的患儿，婴儿时期常表现为婴儿痉挛，较大儿可表现为复杂部分性发作或其他局限性发作，也可为全身强直-阵挛性发作或Lennox-Gastaut综合征。②智力低下：见于约60%的患儿，程度轻重不等，智力低下常与癫痫同时存在，也有部分患儿只有癫痫而无智力低下。③眼部变化：眼底常见桑椹状星形细胞瘤或斑块状错构瘤和无色素区域。视网膜错构瘤是本病重要的体征之一。视网膜病变明显，可影响视力，但一般不引起完全性视力丧失。偶尔患者视力丧失是由于视网膜剥离、玻璃体积血或巨大的病变所引起。④其他：50%～80%患者肾脏有血管肌脂瘤，此肿瘤组织学上属良性，由平滑肌、脂肪组织及血管所构成。约2/3患者有心脏横纹肌瘤，这种心脏肿瘤患者大部分没有症状，少数可早期自行消退。典型的受累表现为出生后不久出现心力衰竭，可能由心腔内肿瘤引起，个别有横纹肌肉瘤。肺部受累仅见于1%的结节性硬化症小儿，女孩较男孩多见。

知识点9：结节性硬化的辅助检查

（1）神经影像学检查：有助于发现颅内病变，对于临床确诊十分重要。神经系统结节数目多少不定，常位于侧脑室底室管膜下，X线平片可见有钙化影，但钙化需要时间，故婴儿不常见到，但CT早期即可发现密度增高，MRI可清晰显示脑回病变，并可显示肿瘤与脑室的关系。部分病例还可见脑皮质缺损区，皮质缺如部位的深部常可见岛状灰质异位症或髓鞘脱失区。

（2）脑电图：对于癫痫的诊断和分类具有重要意义。

（3）其他：酌情选择心脏或腹部超声等检查，以明确相应的病变。

知识点 10：结节性硬化的诊断

（1）明确标准：具有 1 条主要指标；或 2 条二级指标；或 1 条二级指标加上 2 条三级指标。

（2）可能诊断：具有 1 条二级指标加上 1 条三级指标；或 3 条三级指标。

（3）怀疑诊断：具有 1 条二级指标或 2 条三级指标。

结节性硬化诊断指标：

（1）主要指标：①面部血管纤维瘤*。②多发性指（趾）甲纤维瘤*。③脑皮质结节（组织学证实）。④室管膜下结节或巨细胞星形细胞瘤（组织学证实）。⑤多发性室管膜下钙化结节伸向脑室（放射学证实）。⑥多发的视网膜星形细胞瘤*。

（2）二级指标：①心脏横纹肌瘤（组织学或放射学证实）。②其他视网膜错构瘤或无色性斑块*。③脑部结节（放射学证实）。④非钙化性室膜下结节（放射学证实）。⑤鲨鱼皮样斑*。⑥前额斑块*。⑦肺淋巴血管肌瘤病（组织学证实）。⑧肾血管肌脂瘤（组织学或放射学证实）。⑨结节性硬化症多囊肾（组织学证实）。

（3）三级指标：①色素脱失斑*。②皮肤"纸屑样"色素脱失斑*。③肾囊样变（放射学证实）。④乳牙或恒牙不规则的牙釉质破坏凹陷。⑤直肠息肉错构瘤（组织学证实）。⑥骨囊性变（放射学证实）。⑦肺淋巴血管肌瘤（放射学证实）。⑧脑白质"移行痕迹"或灰质异位（放射学证实）。⑨牙龈纤维瘤*。⑩肾以外器官血管肌脂瘤（组织学证实）。⑪婴儿痉挛。

注：*指标不需要组织学证实。

第十二节　小儿急性偏瘫

知识点 1：小儿急性偏瘫的概念

小儿急性偏瘫是指后天获得的急性偏瘫，是指由多种病因引起的一种综合征。临床主要表现为急性偏瘫，常伴有惊厥、失语、智力障碍或行为异常。发病年龄多在 6 个月至 8 岁之间、大多数在 3 岁以前。

知识点 2：小儿急性偏瘫的病因

小儿急性偏瘫多是由闭塞性脑血管病变造成的局部脑组织缺血或坏死所致，以大脑中动脉病变最为常见。病因以感染引起的脑血管炎最常见，即致病微生物直接侵犯或感染后的变态反应所致。结核杆菌、化脓菌、病毒、钩端螺旋体感染均可引起偏瘫，其中以结核杆菌所致者更常见。感染后或预防接种后可因变态反应引起血管周围炎而致偏瘫。惊厥后脑损伤是小儿急性偏瘫另一常见原因，其中以惊厥持续状态引起者最多见。脑血管畸形、颅脑外伤、神经皮肤综合征、同型胱氨酸尿症、脑肿瘤等也可出现偏瘫，甚至以偏瘫为主要表现。

知识点3：小儿急性偏瘫的临床表现

（1）偏瘫：右侧较多见，病初为弛缓麻痹，腱反射消失或降低，肌张力低下。1~2周后肌张力增高。腱反射亢进，伴病理反射。1~3个月后出现肢体挛缩，甚至半侧萎缩。半数病例遗留有运动障碍。

（2）感觉障碍：痛温觉受损不明显，或仅轻度受损。较大儿童对有偏侧复合感觉异常，如位置觉、实体觉及两点辨认觉受损。

（3）颅神经异常：常见同侧舌肌和下部面肌瘫痪。急性期可因广泛脑水肿而也现假性球麻痹。

（4）失语：2岁以内小儿一般无失语，较大儿童优势半球病变易有失语。随病情好转多能恢复。

（5）惊厥：半数以上的患儿有反复惊厥发作。常表现为偏瘫同侧肢体的限局性发作，也可表现为全身性发作。

（6）其他：急性期常合并血管运动障碍，患侧肢体皮肤发红或略发热，数天后肢体变凉。偏瘫发生后数月可出现同侧肌张力低下或手足徐动、舞蹈等不自主运动。常有轻度智力受损，约1/3病儿智力明显受累，严重的智力低下多见于偏瘫－偏侧惊厥－癫痫综合征（HHE综合征）且癫痫控制不满意者。

知识点4：小儿急性偏瘫的辅助检查

（1）血常规：无特异性，视不同病因而异，急性期或细菌感染所致者白细胞计数常升高。

（2）脑脊液：多数病例正常。血性或黄色脑脊液多见于蛛网膜出血、静脉窦血栓形成或镰状细胞贫血。颅内感染所致者细胞数和蛋白增加，细菌性脑膜炎时糖降低，颅内占位性病变时颅压多有升高。

（3）脑电图：90%以上有异常，但缺乏特异性。一般表现为受累半球波幅下降，慢波增多或局灶性异常电活动等。

（4）神经影像学检查：脑CT可见脑组织水肿、脑梗塞等改变。可根据改变的部位及性质而有助于病变的定性与病因诊断。MRI敏感度比CT更高，可早期发现异常信号，对脑血管畸形、脑干病变等的诊断价值较大。脑血管造影对病因诊断及预后判断有较大意义，可直接观察病变部位的血管异常。

知识点5：小儿急性偏瘫的治疗

（1）一般治疗：急性期注意卧床休息，保持安静，避免情绪波动，必要时可给予镇静剂。宜清淡易消化饮食。保持身体内环境稳定。

（2）病因治疗：对于有明确病因者应及时进行针对性处理。

（3）对症治疗：①控制脑水肿：脑水肿明显可予以甘露醇脱水，每次 0.5~1g/kg，每 6~8 小时 1 次；或酌情使用肾上腺皮质激素。②控制惊厥发作：可选用地西泮、苯妥英钠、苯巴比妥等止惊剂，尽快中止惊厥发作，如发作频繁或出现惊厥持续状态，应维持用药数日或数周。

（4）扩血管药物：适用于脑动脉炎伴管腔狭窄或血栓形成的早期和恢复期。常选用罂粟碱、川芎嗪、丹参注射液、钙通道阻滞剂。

（5）其他治疗：血液稀释疗法是在不减少有效循环血量的情况下，降低血细胞比容和血液黏稠度，从而改善血液循环。常用低分子右旋糖酐，每日 10ml/kg，静脉滴注，连用 5~7 天。

第十三节　脑白质营养不良

知识点 1：脑白质营养不良的概念

脑白质营养不良是一类由遗传因素所引起的脑白质髓鞘异常，包括多种神经遗传病，例如异染性脑白质营养不良（MLD），肾上腺脑白质营养不良（ALD），球形细胞脑白质营养不良（即 Krabbe 病），佩利措伊斯-梅茨巴赫病等，以及其他多种不明原因的遗传性进展性脑白质病。

知识点 2：对小儿脑白质营养不良的诊断

（1）一线生化检查有脑脊液（CSF）检查皮质醇测定、ACTH 实验。

（2）一线形态学检查有外周淋巴细胞（或脑活体组织）中沉积物。

（3）二线生化检查有血浆中极长链脂肪酸，尿中硫脂，白细胞溶酶等。

（4）二线形态检查有皮肤、神经、肌肉或脑活体标本等。

（5）三线生化检查为分子遗传学方法。

知识点 3：异染性脑白质营养不良的概念

异染性脑白质营养不良又称脑硫脂沉积病，常染色体隐性遗传，是芳基硫酸脂酶 A 缺陷所致的髓鞘形成不良。

知识点 4：异染性脑白质营养不良的病因

由编码溶酶体芳基硫酸脂酶 A（ASA）的基因 MLD 突变所致，MLD 位于 22q13.33，其突变种类较多；大致可分为两组：I 型突变的患者不能产生具有活力的 ASA，其培养细胞中无 ASA 活性可测得；A 型突变患者则可合成少量具有活力的 ASA。

知识点5：异染性脑白质营养不良患者的表型

患者的表型取决于其基因突变的种类，Ⅰ型突变的纯合子或具两个不同Ⅰ型突变者在临床上表现为晚期婴儿型；具有Ⅰ型和A型突变各一者为青少年型；而两个突变均为A型时，则呈现为成年人型。

知识点6：激活因子缺乏性异染性脑白质营养不良的概念

少数本病患者，特别是青少年型的发病不是由MLD突变所致，其ASA活力正常，这是由于患者缺少一种溶酶体蛋白，硫酸脑苷脂激活因子（SAPl）造成的。这类患者亦称为"激活因子缺乏性异染性脑白质营养不良"。

知识点7：异染性脑白质营养不良的分型与临床表现

（1）晚婴型：最多见，占全部病例的60%~70%，其发病率约为1/4万，初生时正常，85%发病前已能正常行走。多在2岁左右起病。早期步态异常、共济失调、斜视、肌张力低下、自主运动减少、腱反射引不出、神经传导速度减慢。后者是由于末梢神经受累之故。中期智力减退、反应减少、语言消失、病理反射阳性、不注视、瞳孔对光反应迟钝、可有视神经萎缩。晚期呈去皮质强直体位，偶有抽搐发作。有延髓麻痹征。病程持续进展，一般起病后2~4年死亡，常见死因为继发感染。

（2）少年型：大多青春期前后发病，起始表现为步态不稳、共济失调、情感淡漠、智力下降、进行性行走困难，伴有神经传导速度降低等外周神经受累表现。病情进展缓慢，晚期出现癫痫发作、腱反射减退、视神经萎缩，可存活4~6年或更久。

（3）成年人型：发病于成年时期，表现与少年型相似，但情感障碍和精神症状更突出，常先有学习或工作成绩下降、行为异常、认知障碍等，然后才出现共济失调等动作异常和锥体束征。临床表现个体差异很大，病程可长达10年左右。

知识点8：异染性脑白质营养不良的诊断与治疗

（1）异染性脑白质营养不良的确诊依据是ASA活力检测，但在少数有典型症状而ASA活力正常情况时，则应考虑激活因子缺乏性异染性脑白质营养不良的可能性。

（2）异染性脑白质营养不良患者在症状尚未出现以前可考虑进行骨髓移植，以延缓或终止病情发展；对神经系统已有广泛病变者，尚无满意治疗方法。伴癫痫发作者予抗癫痫药物治疗。

知识点9：肾上腺脑白质营养不良的类型

肾上腺脑白质营养不良在遗传方式上可分：①X连锁遗传（XLALD，或ALD），较多见。②新生儿肾上腺脑白质营养不良（NALD），常染色体隐性遗传，临床少见，发生于新生儿。

知识点 10：肾上腺脑白质营养不良的特点

（1）ALD 的病理特点是中枢神经进行性脱髓鞘和（或）肾上腺皮质萎缩或发育不良。

（2）ALD 的生化特点是血浆中极长链脂肪酸异常增高。

（3）细胞中过氧化物酶体有结构的或酶活性缺陷，故属于过氧化物酶体病。

知识点 11：肾上腺脑白质营养不良的临床分型及表现

（1）儿童脑型：10 岁前起病，进行性行为和认知功能障碍，炎症反应性脱髓鞘，进展迅速，多在 3~5 年内成植物人状态或死亡。

（2）青春期脑型：10~21 岁起病，与儿童脑型相似，进展速度较缓慢。

（3）成年人脑型：21 岁以后起病，脑内迅速进展的炎症反应类似儿童型，无 AMN 表现。

（4）肾上腺脊髓神经病型：30 岁左右起病，进行性痉挛性截瘫，瘫痪进展缓慢，感觉缺损和多神经病，常有肾上腺皮质功能不全表现，近半数病程中伴脑部受累。

（5）Addison 病型：原发肾上腺皮质功能不全而无神经系统异常，但有些到成年期发展成 AMN，极易误诊。

（6）无症状型：男孩，>10 岁，有 ALD 基因异常或生化缺陷，无相应临床症状。

知识点 12：肾上腺脑白质营养不良的诊断

（1）CT 和 MRI。

（2）电生理检查，儿童 ALD 早期诱发电位和神经传导速度正常。成人 AMN 时神经传导速度减慢，脑干听觉诱发电位有异常。

（3）脑脊液，ALD 大多正常，可有蛋白和细胞数稍增高。NALD 常见脑脊液蛋白增高。

（4）血浆和皮肤成纤维细胞中极长链脂肪酸（VLCFA）增高，特别是 C26 脂肪酸增高，C26 与 C22 比值增加，有诊断意义，患病男性阳性率达 99.9%。

（5）在发生肾上腺皮质功能不全的艾迪生病危象时，血中皮质醇减低，在不发生危象时，ACTH 刺激试验也能发现。肾上腺代偿储备减少。对于男性 Addison 病，即使未见神经系统症状，也应检测 VLCFA，以免漏诊。

知识点 13：肾上腺脑白质营养不良的治疗

激素替代治疗对 ALD 患者肾上腺皮质功能不全有效，但不能改善神经系统症状。饮食治疗结合服用 Lorenzo 油，能使血浆中 VLCFA 水平降为正常。骨髓或脐血干细胞移植主要适应于影像学异常明显而神经证候轻度的脑型患儿，可以重建酶活性，改善临床症状，能持久提高认知功能，改善脑 MRI 和波谱分析的异常程度。随着移植技术的提高和无症状 ALD 的早期检出，骨髓移植有很好的治疗前景。但骨髓移植本身有一定的病死率，且价格昂贵，供体困难。对症治疗非常重要，包括功能锻炼、调节肌张力和支持延髓功能，鼻饲喂养加强营养等。并发癫痫者应及时给予抗癫痫药物维持治疗。

知识点 14：球形细胞脑白质营养不良的概念

球形细胞脑白质营养不良又称克拉伯病，是常染色体隐性遗传病，致病基因位于 14q31。

知识点 15：球形细胞脑白质营养不良的病因

球形细胞脑白质营养不良的基本代谢缺陷是半乳糖脑苷脂-β-半乳糖苷酶的缺乏，致使半乳糖脑苷脂蓄积于脑内。半乳糖脑苷脂是髓鞘的重要成分，由于酶的缺乏而髓鞘不能代谢更新，神经系统有广泛的脱髓鞘，脑白质出现大量含有沉积物的球形细胞。

知识点 16：球形细胞脑白质营养不良的病理

球形细胞脑白质营养不良的婴儿型较多见，3~6 个月时起病，开始有肌张力减低，易激惹，发育迟缓，对声、光、触等刺激敏感。之后肌张力增高，腱反射亢进，有病理反射。末梢神经受累时，腱反射减低或消失。智力很快减退，常有癫痫发作。视神经萎缩、眼震、不规则发热也是本病特点。有时有脑积水。肝、脾不大。病程进展较快，最后呈去皮质强直状态，对外界反应完全消失，常在 2 岁以内因感染或球麻痹而死亡。晚发型多在 2~5 岁起病，主要表现为偏瘫、共济失调、视神经萎缩，以后出现痴呆、癫痫发作。多在 3~8 岁死亡。

知识点 17：球形细胞脑白质营养不良的实验室检查

实验室检查可见脑脊液蛋白增高。电泳可见清蛋白和 α_2-球蛋白增高，β_1-和 γ-球蛋白减低。晚发型脑脊液多为正常或仅见轻度蛋白增多。神经影像学检查可见脑的对称性白质病变，晚期可见脑萎缩，脑室扩大。末梢神经传导速度在婴儿型均有明显延缓，在晚发型改变不明显。

知识点 18：球形细胞脑白质营养不良的诊断

球形细胞脑白质营养不良的确诊需依据白细胞或皮肤成纤维细胞的酶活性测定。杂合子的酶活性在正常与患者之间。可进行产前诊断。

知识点 19：球形细胞脑白质营养不良的治疗

球形细胞脑白质营养不良的治疗无特异方法，主要是支持疗法和对症处理，溶酶体酶替代疗法和骨髓移植疗效尚未得到广泛认可，但已有成功病例。

知识点 20：Peizaeus-Merzbacher 病的概念

Peizaeus-Merzbacher 病（PMD）是 X 连锁遗传的进行性髓鞘生成不良，可能与（含）蛋白脂类蛋白的代谢异常有关，致病基因位于 Xq22。病理改变主要是脑白质广泛髓鞘缺乏。

知识点 21：Peizaeus-Merzbacher 病的临床表现

婴儿期起病，生后不久可有非节律的、飘动不定的眼震，发育落后。病程数年至数十年，逐渐进展。可有小脑性共济失调，视神经萎缩，智力落后，不自主运动，痉挛性瘫痪，癫痫发作。脑脊液正常。本病亦有其他类型，有的在出生时即发病，很快恶化、死亡；有的为中间类型。

知识点 22：Canavan 病的概念

Canavan 病又称中枢神经海绵样变性，可能是常染色体隐性遗传，病理改变主要见于脑白质，充满含有液体的囊性空隙，似海绵状。

知识点 23：Canavan 病的临床表现

患儿出生时正常，生后 2~4 个月开始出现智力发育迟缓，肌张力低下，视神经萎缩。生后 6 个月开始有明显的进行性头围增大。以后出现癫痫发作，进行性肌张力增高，对声、光、触觉刺激可出现角弓反张。可有舞蹈手足徐动。脑脊液正常。多在 5 岁以内死亡。有些严重病例在出生时即有肌弛缓，吸吮和吞咽困难，于数周内死亡。也有的起病晚，在 5 岁以后，表现为进行性痴呆，视神经萎缩，小脑征，锥体束征。

知识点 24：Canavan 病的诊断

诊断根据进行性神经功能衰退、大头、视神经萎缩、癫痫发作等证候。CT 和 MRI 可见脑白质有囊样改变。生化检查可见尿中 N-乙酰天冬氨酸增多。

知识点 25：Alexander 病的分型

（1）新生儿型：少见。

（2）婴儿型：最常见，占 80%。

（3）少年型：常见程度次于婴儿型，占 14%。

（4）成年人型：少见。

知识点 26：Alexander 病的临床表现

（1）新生儿型：起病于生后 1 个月内，临床表现包括惊厥、脑积水，进展迅速，一般于 2 岁以内导致严重残疾或死亡。

（2）婴儿型：起病于 2 岁以内，典型表现有大头、前额隆起、惊厥、进行性精神运动障碍，可有四肢瘫、继发于导水管狭窄所产生的脑积水。发病后存活数周至数年。

（3）少年型：起病于 4~10 岁，个别可晚至 13~14 岁，一般存活至 13~30 岁。临床表现有大头、延髓麻痹或假性延髓麻痹、下肢痉挛、共济失调、智能逐渐倒退或丧失、惊厥。

（4）成年人型：最少见，临床表现差异很大。

知识点 27：亚历山大病的辅助检查

婴儿期起病，大头，智力倒退，痉挛性瘫痪，癫痫发作。脑电图可见非特异性表现，大多在额叶见较多慢波。CT 检查可见脑白质弥漫性低密度，额部为著。MRI 表现是主要诊断依据，如发现以额叶为主的弥漫性、对称性脑白质异常，不论年龄如何，均应考虑本病的可能。

知识点 28：MRI 的诊断标准

MRI 的诊断标准应符合以下 5 项中之 4 项：

（1）广泛的大脑白质病变，额叶为著。

（2）脑室周围可见 T_1 信号降低、T_2 信号升高的境界线。

（3）基底核和背侧丘脑异常，表现为信号异常和肿胀、萎缩等。

（4）脑干异常，特别是累及延髓和中脑。

（5）增强扫描可见脑室内壁、额叶白质、视交叉、基底节、丘脑、齿状核、脑干等部位异常强化。

知识点 29：Alexander 病的诊断

在活检或尸检脑组织中发现大量的星形细胞包涵体（Rosenthal 纤维）是目前本病确诊的唯一方法。其成分主要包括大量的神经胶质原纤维酸性蛋白（GFAP）、房肽素等。Rosenthal 纤维的大小和数目在病程中不断增加。婴儿患者由于病程太短，Rosenthal 纤维可能尚未形成，可采用 GFAP 抗体进行免疫组织化学染色以证实诊断。

第十四节 急性播散性脑脊髓炎

知识点 1：急性播散性脑脊髓炎的概念

急性播散性脑脊髓炎（ADEM）又称感染后脑脊髓炎、预防接种后脑脊髓炎，是指继发于麻疹、风疹、水痘、天花等急性出疹性疾病或预防接种后，因免疫功能紊乱引起中枢神经系统内的脱髓鞘疾病。

知识点 2：急性播散性脑脊髓炎的病因

（1）可发生于各种感染性疾病，尤其儿童急性发疹性疾病。导致发生 ADEM 的感染性疾病主要有麻疹、风疹、水痘、天花、腮腺炎、流感、副流感、感染性单核细胞增多症、伤寒、支原体肺炎，许多 ADEM 患者是继发于普通的呼吸道感染，EB 病毒、巨细胞病毒感染后，有的发生在原因不明的感染后。

（2）见于疫苗接种以后，如麻疹疫苗、腮腺炎疫苗、风疹疫苗、水痘疫苗、感冒疫苗、狂犬病疫苗、天花疫苗等，偶有出现在破伤风抗毒素注射后的报道。

（3）服用某些药物或食物：左旋咪唑、驱虫净、复方磺胺甲噁唑、炸蝉蛹等。

（4）极少数发生于特殊时期：如围产期、手术后。还有部分病例发病前无先驱感染和疫苗接种史，称为特发性 ADEM。

知识点 3：急性播散性脑脊髓炎的发病机制

非特异性病毒感染或疫苗接种后，通过分子模拟机制导致了中枢神经系统（CNS）小静脉旁炎性反应，即病毒蛋白上的某些肽段与髓鞘蛋白如髓鞘碱性蛋白（MBP）和髓鞘脂蛋白（PLP）的结构相似，它们致敏的 T 细胞通过血液循环，在黏附因子作用下黏附于 CNS 血管内皮细胞，同时释放炎性细胞因子，使血-脑屏障通透性发生改变，致敏细胞更易通过，继而趋化因子募集多种淋巴细胞至中枢内，释放肿瘤坏死因子、γ-干扰素等细胞因子，使髓鞘脱失，引起播散性脑脊髓炎。

知识点 4：急性播散性脑脊髓炎的流行病学

大多数病例为儿童和青壮年。四季均可发病，多数为散发病例。急性起病；发病前感染或疫苗接种史；ADEM 多在感染或疫苗接种后的 1~2 周内急性起病。对大多数有热病或疫苗接种后出现高热、头痛、呕吐、神志不清、昏睡或深昏迷、抽搐、肢体瘫痪等患者要考虑此病。

知识点 5：急性播散性脑脊髓炎的病理

急性播散性脑脊髓炎的病理可见脑、脑干、小脑和脊髓白质中有散在的脱髓鞘病灶，直径为 0.1~1.0mm，重症时可见多个病灶融合成大片。病灶多以中小静脉为中心，病灶及其周围可有淋巴细胞、浆细胞浸润，形成套袖样改变，可见吞噬类脂质的巨噬细胞，并可见小胶质细胞增生。髓鞘脱失明显，而轴索和神经元相对完整。脑部病变以半卵圆中心、脑桥腹侧、背侧丘脑、下丘脑、纹状体、小脑、黑质等处较常见。急性出血性白质脑炎者脑水肿明显，切面显示多发出血灶，或见汇合成大灶出血。以半卵圆中心、脑干、小脑及胼胝体多见，罕见于脊髓。一般说来，本病所有的病灶的病理改变时相是相同的，故认为本病是单时相疾病。

知识点 6：急性播散性脑脊髓炎的临床表现

（1）脑膜炎型：表现为脑膜炎综合征，可能是各种临床类型的早期表现，一些病例终止于脑膜炎阶段不再进展。

（2）脑炎型：首发症状为头痛、发热及意识模糊，严重者迅速昏迷和去脑强直发作，可有痫性发作，脑膜受累出现头痛、呕吐和脑膜刺激征等。局限性运动和感觉障碍很常见，且不对称。可见视神经、大脑半球、脑干或小脑受累的神经体征。ADEM 临床主要表现为急性小脑性共济失调者亦不少见。

（3）脊髓炎型：常见部分或完全性弛缓性截瘫或四肢瘫、传导束型或下肢感觉障碍、病理征和尿潴留等。发病时背部中线疼痛可为突出症状。

（4）急性坏死性出血性脑脊髓炎：又称为急性出血性白质脑炎，为暴发型 ADEM。常见于青壮年，发病前 1~2 周内可有上呼吸道感染史，起病急骤，病情凶险，症状体征在 2~4 天内达高峰，死亡率高。表现为高热、意识模糊或昏迷进行性加深、烦躁不安、痫性发作、偏瘫或四肢瘫。

知识点 7：急性播散性脑脊髓炎的辅助检查

（1）周围血白细胞正常或轻度增多，急性出血性白质脑炎的外周血白细胞可明显增多。

（2）脑脊液压力偏高，50% 以上患儿淋巴细胞轻中度增多，蛋白含量正常或轻度升高，IgG 增高，可发现单克隆带和髓鞘碱性蛋白。

（3）EEG 为弥散性慢波活动，可有痫样放电。

（4）影像学检查 MRI 比 CT 敏感，主要表现脑白质内散在、多灶、不对称斑片状及条状长 T_1，长 T_2 信号。也可侵犯基底核、背侧丘脑、小脑、脑干和脊髓。

知识点 8：急性播散性脑脊髓炎的诊断

预防接种后或感染后出现的急性脑脊髓损害，MRI 示脑和（或）脊髓以白质脱髓鞘为主的病变，一般诊断并不困难。

知识点9：急性播散性脑脊髓炎的鉴别诊断

（1）病毒性脑炎：鉴别主要靠病史、影像学和病原学检查。有时鉴别较困难，应综合考虑。

（2）感染中毒性脑病：常出现在重症肺炎、细菌性痢疾、败血症等疾病的急性期。病理改变以脑水肿为主，脑脊液检查有助诊断。

（3）多发性硬化：两者均为炎性脱髓鞘疾病，但多发性硬化少见于儿童，多见于成年人。常表现为病情缓解与复发，意识障碍少见，病变发生时间的多相性和病变空间的多灶性是其特点。

知识点10：急性播散性脑脊髓炎的治疗

（1）急性期：给予大剂量皮质类固醇激素，可抑制疾病的发展，改善神经症状。大多数儿童患者使用甲泼尼龙 $10\sim30mg/(kg\cdot d)$，最大剂量 $1g/d$；或地塞米松 $1mg/kg$，3 天后，改为口服类固醇逐渐减量。疗程 $4\sim12$ 周或依病情达 6 个月。静脉滴注免疫球蛋白常用于皮质类固醇冲击治疗失败或重症患儿。

（2）对症治疗：①甘露醇降低高颅内压。②抗生素治疗肺部和其他感染。③肢体被动运动防治关节肌肉挛缩以及预防压疮等。

（3）恢复期：可用脑复康、胞二磷胆碱和维生素 B 类药物促进恢复。

知识点11：急性播散性脑脊髓炎的预后

（1）根据病情轻重及诱因不同，治疗效果不尽一致。病死率为 5%~30%。

（2）多数患者经治疗后有相当大程度恢复，部分患者可遗留明显的功能障碍。

（3）部分儿童恢复后可伴持久的行为异常、精神发育迟滞或癫痫发作等。

（4）小脑炎为良性，一般在几个月内完全恢复。

第十章　心理和行为障碍

第一节　儿童睡眠障碍

知识点 1：睡眠的概念

睡眠是一种生理现象，是个体基本的生理需要，睡眠的时间和质量与健康有非常密切的关系，睡眠紊乱或不睡眠可产生一系列精神和躯体损害。

知识点 2：睡眠障碍的概念

睡眠障碍是一组常见且常伴有显著的精神、机体和社会活动障碍的疾病。

知识点 3：睡眠疾病的分类

2005 年，美国睡眠医学会发布的国际睡眠疾病分类第 2 版（ICSD-2）将睡眠疾病划分为 8 类：①失眠。②睡眠相关呼吸障碍。③非呼吸相关的睡眠障碍所致白天过度嗜睡。④昼夜节律失调性睡眠障碍。⑤异态睡眠。⑥运动相关睡眠障碍。⑦独立的睡眠症状。⑧其他睡眠障碍（未做出特异性的诊断）。

知识点 4：正常生理睡眠的状态

正常的生理睡眠由非快速眼动（NREM）睡眠和快速眼动（REM）睡眠两种状态组成。根据睡眠脑电图的一系列变化，NREM 睡眠又分为 NREM Ⅰ ~ Ⅳ期睡眠，每一种状态由不同的神经生理、生化机制调节。

知识点 5：儿童睡眠生理

新生儿无明显的昼夜节律，通常睡眠 3~4 小时，醒觉 1~2 小时。以后由于受到外界环境的影响及生理、心理功能的逐步发育成熟，这些短的睡眠逐渐连成一体，成为夜间睡眠。通常 15 个月后幼儿白天睡觉次数减少到 2 次，3 岁时减少到每天 1 次，到 5~6 岁时大部分儿童都会放弃白天睡觉的习惯。到学龄期每天睡眠时间轻微但稳定地减少。一般地说，6~7 岁的儿童平均睡眠时间为 10 小时左右，青少年（11 ~ 18 岁）每晚睡眠时间减到 8 小时。每个儿童所需要的总睡眠量和白天睡眠的形式个体差异很大。

知识点 6：影响儿童睡眠的因素

（1）年龄：年龄愈小的儿童愈容易出现睡眠障碍，其原因可能与小儿神经功能不够完善及环境适应功能相对较差有关。

（2）外界因素，尤其是父母的教养行为会导致不良的睡眠习惯，往往会破坏正常的睡眠节律，导致睡眠模式紊乱而出现睡眠障碍。

（3）感冒、过敏等儿童躯体状况是儿童睡眠障碍发生的影响因素。

（4）儿童看护人变换也是儿童发生睡眠障碍的影响因素之一：经常变换儿童看护人员会导致儿童睡眠障碍发生率显著升高。由于经常变换儿童看护人，一方面儿童要频繁适应不同的睡眠环境，另一方面亲子间交流相对减少。这样，儿童容易产生内心矛盾及情绪障碍进而导致睡眠障碍。

（5）母亲有睡眠障碍也会引发儿童睡眠障碍。

知识点 7：睡行症的概念

睡行症是指一种在睡眠过程中尚未清醒而起床在室内或户外行走，或做一些简单活动的睡眠和清醒的混合状态。常出现在睡眠的前 1/3 段的深睡期。醒后无记忆。

知识点 8：睡行症的病因及发病机制

（1）药物：许多药物可导致或加剧睡行症的发生，由药物引起的睡行症称之为药源性睡行症。①引起药源性睡行症的常见药物有镇静催眠药、抗精神病药物以及抗抑郁药等，如唑吡坦、水合氯醛、奥氮平、氟奋乃静、奋乃静、锂盐、阿米替林、文拉法辛等。②药源性睡行症的发生由多因素所致，包括既往睡行症发作史，应用增加慢波睡眠的药物以及体内外刺激。③药源性睡行症的发生机制尚不清楚，目前认为药源性睡行症可能是由于某些特殊药物作用于睡眠觉醒周期中起重要作用的神经递质所致，目前研究比较多的神经递质是氨酪酸（GABA）和 5-羟色胺（5-HT）。

（2）疾病：①癫痫、阻塞性睡眠呼吸暂停综合征（有效治疗后）、周期性肢体运动障碍和其他严重干扰 NREM 睡眠的因素与睡行症的发作有关。②其共同的机制可能与 NREM 睡眠（特别是 NREM 第 3、4 期深睡眠）增加有关。

（3）遗传：睡行症可呈家族性发作，患者的一级亲属患病率是普通人群的 10 倍。单卵双生子的同病率远高于异卵双生子。这说明遗传因素与睡行症的发生密切相关。

（4）其他：发热、过度疲劳、情绪紧张或疾病所致睡眠剥夺以及饮用含咖啡因饮料等因素，都可使睡行症的发生频率增加。

知识点 9：睡行症的临床表现

睡行症发生的睡眠时相是 NREM 睡眠，所以最常发生在夜间睡眠的前 1/3 时段或 NREM 睡眠增多的其他时间。睡行症主要的临床表现为睡眠中起床，漫无目的地行走，做一些简单刻板的动作，少数表现为较复杂的行为，如在睡眠中游戏、进食、玩玩具等。患者意识水平低，呈朦胧或中度浑沌状态。患者活动可自行停止，回到床上继续睡眠，醒后对发作经过毫无记忆。患者在发作时对环境只有简单的反应，可出现一些不恰当的行为，如在客厅、房间内大小便。甚至行走到街上或跳出窗口的行为也并不少见。易发生磕碰、摔倒等意外伤害，并且可能会做出攻击行为或产生危害他人的严重后果。发作中意识混乱，不易被唤醒－被唤醒时有意识模糊或有情绪障碍。

知识点 10：睡行症的辅助检查

（1）多导睡眠图：多导睡眠图检查可显示睡行症开始于 NREM 睡眠第 3、4 期，最常见于夜间睡眠第 1 或第 2 个周期的 NREM 睡眠期结束时。患者发作起始前出现极高波幅慢波节律，肌电图波幅也突然增高。睡行症发作时则表现为睡眠波和觉醒波的混合。

（2）脑电图：一般未见癫痫性特征。如合并癫痫，可见癫痫性脑电图。

知识点 11：睡行症的诊断依据

（1）反复发作的睡眠中起床行走，一般持续数分至半小时。
（2）睡行时对外界缺乏反应，不易唤醒，清醒后记忆。
（3）发作后自行回床或在地上继续睡眠。
（4）典型发作出现于夜间睡眠的前 1/3 时段。
（5）夜间多导睡眠图检查有特征性表现。
（6）无痴呆、癔症及器质性障碍的症状。
（7）睡行不是其他睡眠障碍引起的，如 REM 睡眠行为障碍或睡惊症。

知识点 12：睡行症的鉴别诊断

（1）癫痫发作：有时睡行症可与癫痫并存，应并列诊断。癫痫性发作的意识障碍程度比睡行症深，可以发生自伤和伤人。癫痫发作脑电图可以发现癫痫样放电。睡行症通常发生在初入睡的 2~3 小时，即夜晚睡眠的前 1/3 时段，一般每晚仅发作 1 次，面癫痫可发生于夜间任何时候，且多在刚睡或将醒时，可有多次发作。此外睡行症的自动症常比癫痫发作要复杂得多，而且不出现强直或阵挛发作。

（2）睡惊症：睡行症还可与睡惊症并存，也应并列诊断。有逃离恐怖性刺激企图的睡行症发作时症状与睡惊症相似，临床上需仔细鉴别。睡惊症常以尖叫起始，伴有强烈恐惧、焦虑和明显的自主神经症状。

（3）REM 睡眠行为障碍：睡行症有时难以与 REM 睡眠行为障碍的自动症鉴别。REM 睡眠行为障碍的多导睡眠图可显示临床症状发生于 REM 睡眠期，而睡行症则发生于 NREM

睡眠期。

（4）夜间进食综合征：夜间进食综合征常伴有类似睡行症的进食和走动，但夜间进食综合征患者起床进食时意识清楚。

知识点 13：睡行症的治疗

（1）一般治疗措施：多数儿童睡行症的发生可能与过度疲劳、压力过大、过分担心、睡前不良刺激或睡眠时间不足等因素有关，增加患者的总睡眠时间、睡前轻松愉快与舒适的氛围、日常压力调适等可以减少睡行症的发生。在睡行症发作时，不要试图弄醒患者，尽可能引导患者上床睡眠或卧床即可。家长应做好相应的安全防范措施，从床上、房间内移走所有具有危险性的物品；锁好门窗，如果可能，可将卧室安排在底楼，用厚窗帘遮住玻璃窗，在卧室门上安装一个门铃或报警器。

（2）药物治疗：只是在发作频繁时考虑使用药物治疗。如果患者是药源性睡行症，应减少致睡行症可疑药物的剂量甚至停用，常可使发作减少或停止，也可尝试停止晚上睡前服用药物，改为早晨和中午口服，也能使睡行症发作停止。还可使用能减少慢波睡眠的药物。苯二氮䓬类的氯硝西泮和地西泮均能减少 NREM 的第 3 期和第 4 期，能够有效抑制或治疗睡行症。对非药源性睡行症患者，必要时可使用药物治疗。常用苯二氮䓬类抗焦虑药及三环类抗抑郁药，如地西泮、氯米帕明等，常规剂量睡前服。

（3）心理治疗：可采用松弛练习、自我催眠疗法等行为治疗方法。心理治疗在年轻患者中疗效较肯定，结合药物治疗则效果更佳。

知识点 14：睡惊症的概念

睡惊症又称夜惊症，是一种常见于幼儿的睡眠障碍，主要表现为夜间睡眠中突然惊叫、哭喊，伴有惊恐表情和动作及自主神经兴奋症状。可发生于任何年龄多见于儿童，发病的高峰年龄为 5~7 岁。患病率约为 3%，男性较女性多见。

知识点 15：睡惊症的病因

睡惊症可能与遗传、发育及心理因素有关。任何可能加深睡眠的因素均可诱发睡惊症的发作，如发热、睡眠剥夺和使用中枢神经系统抑制药等。睡眠时间不规律、过度疲劳、情绪紧张以及心理创伤等情况则可使发作变频。儿童睡惊症可能与发育因素有关，部分儿童可呈自限性病程，随着年龄增长而发作减少，青春期后渐趋停止。睡惊症的家族性发病现象较睡行症高，约 50% 的睡惊症患儿存在家族史，一个家庭中可有几个睡惊症患者，发作可见于纯合子双胎。

知识点 16：睡惊症的发病机制

睡惊症表现为一种觉醒障碍，系从 NREM 睡眠第 3、4 期中突然觉醒时发病，其发生机制可能与唤醒有关。许多唤醒因素可促使发作，如 NREM 睡眠第 3、4 期被迫唤醒、吵闹或开灯等环境刺激，胃收缩等内在刺激，提示唤醒可能是重要的诱发因素。睡惊症的觉醒过程异常迅速和强烈，提示状态改变的速度和程度也是重要因素。

知识点 17：睡惊症的临床表现

睡惊症多出现在 NREM 睡眠 3~4 期，通常发生在上半夜刚入睡后 1~2 小时，也可在入睡后 15~30 分钟时出现。患者夜间突然发生发作性的惊叫、骚动、坐起或下床，双目凝视，表情十分恐惧和焦急，对外界刺激没有反应。同时伴自主神经兴奋的症状，心率加快、呼吸急促、瞳孔扩大、出汗、皮肤潮红和肌张力增高等。少数患者可有幻觉。发作中不易叫醒，清醒后对发作无记忆。如果被强行唤醒，则出现意识模糊和定向障碍。每次发作持续 1~10 分钟，一般自行停止，可再入睡。也有患者发作持续数十分钟，发作时无法使之平静。睡惊症发作时，由于患者试图下床或挣扎等，可能造成本人或他人受伤。

知识点 18：睡惊症的辅助检查

多导睡眠图检查显示：睡惊症一般发生于 NREM 睡眠第 3、4 期，最常见于夜间睡眠的前 1/3 阶段。需注意的是，睡惊症也可发生于 NREM 睡眠期的任何时候。患者发作时可见肌电图波幅突然增高，心电图示心动过速，呼吸气流和胸腹运动波形可见呼吸急促。肢体运动幅度大时多导睡眠图可受干扰而杂乱或出现伪差。一些患者也可出现不伴极度恐惧的从 NREM 睡眠中部分性觉醒，临床上需注意区别。

知识点 19：睡惊症的诊断

诊断标准：①反复发作的在夜间睡眠中突然惊叫、哭喊伴惊恐表情及自主神经兴奋症状。②多出现在夜间睡眠的前 1/3 阶段，每次持续 1~10 分钟。③不易叫醒，醒后对发作无记忆。④夜间多导睡眠图检查有特征性表现。⑤排除其他疾病，如癫痫、痴呆、癔症及其他器质性障碍。⑥症状不是其他睡眠障碍引起的，如 REM 睡眠行为障碍或睡行症。

知识点 20：睡惊症与夜间惊恐发作的鉴别诊断

夜间惊恐发作多见于女性，其表现为入睡前或觉醒后突然出现惊恐不安，有大祸临头或濒临死亡的感觉，可伴心慌、气急、头晕、呼吸急促、血压升高、手足发凉等交感神经功能亢进症状，持续数分钟至数十分钟。发作时意识完全清楚，发作后能回忆发作过程。

知识点 21：睡惊症的治疗

（1）一般治疗：睡惊症患者应该避免过度疲劳、压力过大、过分担心、睡前不良刺激或睡眠时间不足等不良因素，增加患者的总睡眠时间、睡前营造轻松愉快与舒适的氛围、日常压力调适等有可能减少睡惊症的发生。另外，家属应做好安全措施，避免患者发作时出现危险或遭到伤害。

（2）药物治疗：苯二氮䓬类药物和三环类抗抑郁药对睡惊症有效。苯二氮䓬类的氯硝西泮、地西泮、氟西泮、阿普唑仑常被用来治疗睡惊症，能够有效控制症状。

（3）心理治疗：可采用松弛练习、自我催眠疗法等行为治疗方法。结合药物治疗则疗效更明显。

知识点 22：梦魇的概念

梦魇，又称梦中焦虑发作，是指以恐怖不安或焦虑为主要特征的梦境体验，患者在睡眠中被噩梦突然惊醒，事后对梦中的恐惧内容能清晰回忆的睡眠障碍。

知识点 23：梦魇的流行病学

梦魇可发生于任何年龄，以 3~6 岁多见，50% 始发于 10 岁以前，约 2/3 患者在 20 岁之前发病。儿童的发病率可高达 15%。男女发病率无明显差异。

知识点 24：梦魇的病因与发病机制

（1）精神因素可能与梦魇有关。受到精神刺激或经历了非同寻常的生活事件后，尤其是当生活事件带有恐怖色彩时，容易出现梦魇。各种应激事件，特别是创伤性事件可增加梦魇的发生率，并加剧其严重程度。创伤后应激障碍患者的梦魇发生率为 50%~70%。

（2）特定的人格特征可能与梦魇发作有关，某些药物可导致或加剧梦魇的发生。

（3）梦魇可发生睡眠-觉醒昼夜节律紊乱（倒班和时差反应等）。有时睡姿不当或躯体不适也会诱发梦魇。遗传因素在梦魇发病中起一定作用，高频率的终身性梦魇可追溯到家族史。

知识点 25：梦魇的临床表现

梦魇多发生于夜间睡眠时，通常在夜间睡眠的后 1/3 阶段，或午睡时。梦魇表现为一个长而复杂的噩梦，患者被强烈的梦境所笼罩，有时梦境与白天的活动或现实相关，伴自主神经症状、紧张、心悸、出汗、脸色苍白。患者从不同程度的焦虑状态中惊醒，很快恢复定向与警觉，能够清晰详细地回忆起强烈恐怖性的梦境，梦的内容常常涉及对生命与财产安全或自尊的威胁，可有妖魔鬼怪、毒蛇猛兽等离奇内容，而且越是接近梦的结尾，梦的内容越是离奇和恐怖，以至于患者惊恐万状、呻吟挣扎，但却想喊喊不出、想跑跑不动，直至惊醒。

梦魇频繁发作可明显影响睡眠质量，日久可引起焦虑、抑郁及各种躯体不适等症状。梦境体验以及后继的睡眠紊乱、精神与躯体障碍等，常使患者苦恼，社会功能受损。

知识点 26：梦魇的辅助检查

（1）多导睡眠图检查显示：梦魇发生时患者处于 REM 睡眠期，并突然醒觉。

（2）检查可见 REM 睡眠潜伏期较正常人有所缩短，REM 睡眠密度和强度可增加。

（3）心电图可示心动过速，呼吸气流和胸腹运动波形可见呼吸急促，肌张力增高，但这些指标的增加均不像睡惊症那样显著。

（4）个别创伤后噩梦发作可发生于 NREM 睡眠期，特别是 NREM 2 期。

知识点 27：梦魇的诊断

诊断标准：①夜间睡眠或午睡中被噩梦惊醒，梦境内容恐怖，患者伴有强烈的恐怖、焦虑等痛苦体验。②一旦从梦境中清醒，能迅速恢复定向，完全清醒，醒后能清晰回忆。③通常发生于睡眠的后半段，发作后不易迅速再次入睡。④夜间多导睡眠图检查有特征性表现。⑤排除其他疾病，如癫痫、痴呆、癔症及其他器质性障碍。⑥鉴别其他睡眠障碍或共病的可能。

知识点 28：梦魇与单纯噩梦的鉴别诊断

单纯噩梦也有惊恐体验，伴随心率加快、呼吸加深加快等，但是不伴有压迫感以及肢体欲动不能的体验，而且发生的强度和频率远低于梦魇。

知识点 29：梦魇与 REM 睡眠行为障碍的鉴别诊断

（1）临床上需鉴别 REM 睡眠行为障碍的恐惧性体验，特别是 REM 睡眠中发生激烈恐怖的暴力性行为时。

（2）REM 睡眠行为障碍患者一般没有达到完全清醒，较少主诉害怕或惊恐，多导睡眠图可见特征性表现。

知识点 30：梦魇的治疗

（1）病因治疗：应仔细查明病因，去除相关致病因素，积极治疗相关疾病。

（2）药物：一般不需要药物治疗。在合并其他精神疾病的情况下，可针对性地给予药物治疗。苯二氮䓬类药物和三环类抗抑郁药对梦魇有效。

（3）一般治疗措施：晚餐避免过饱，睡前不接触或观看恐怖刺激性图书资料、影像，注意睡眠姿势等，可减少梦魇的发作。日常压力调适、保证充足的睡眠等对梦魇的治疗也有帮助。此外，在卧室做好相应安全防护措施也很重要。

（4）心理治疗：认知心理治疗有助于完善梦魇患者的人格，提高承受能力，帮助患者（特别是创伤后应激障碍患者）理解创伤并接受现实。意向疗法通过对噩梦的重现、讨论和解释，症状可改善或消失，可大大减少患者对梦魇的恐惧感。

第二节　遗　尿　症

知识点1：遗尿症的概念

遗尿症又称功能性遗尿症或非器质性遗尿症，通常是指5岁后仍不能自主控制排尿而尿床或尿湿裤子，但没有明显的器质性病因。

知识点2：遗尿症的分类

（1）根据遗尿发生的时间可分为：①夜间遗尿。②白日遗尿。

（2）遗尿症分为：①原发性遗尿，是指儿童出生后就一直有遗尿。②继发性遗尿，是指儿童在遗尿停止6个月后又复发。

（3）遗尿症临床分型为：①昼夜尿频型。②觉醒障碍型。③夜间多尿型。④混合型。

知识点3：遗尿症临床分型的临床表现及病理机制

（1）昼夜尿频型：①临床表现：夜尿次数多，经常超过1次，伴有白天尿频。②病理机制：膀胱排尿功能调节障碍。

（2）觉醒障碍型：①临床表现：觉醒障碍突出，白天无尿频。②病理机制：神经传导功能调节障碍。

（3）夜间多尿型：①临床表现：夜间尿量多，但是尿床的次数不多，白天无尿频。②病理机制：夜间抗利尿激素分泌功能调节障碍。

（4）混合型：临床表现为：①昼夜尿频+觉醒障碍。②昼夜尿频+夜间多尿。③觉醒障碍+夜间多尿。

知识点4：遗尿症的诊断

根据ICD-10精神与行为障碍分类的标准：

（1）儿童年龄与智龄至少在5岁以上。

（2）不自主地或有意尿床或尿湿裤子，7岁以下至少2次/月，7岁以上至少1次/月。

（3）病程至少3个月。

（4）不是癫痫发作或精神系统疾病所致的遗尿，也不是泌尿道结构异常或任何其他非精神科疾病的直接后果。

（5）不存在符合 ICD-10 类别标准的任何其他精神障碍的证据，如精神发育迟滞、焦虑症、抑郁症等。

知识点 5：遗尿症的治疗原则

遗尿症的治疗原则强调综合性治疗，包括心理支持和健康教育、排尿功能训练、行为疗法、药物治疗和中医治疗。

知识点 6：遗尿症的心理支持和健康教育

（1）消除遗尿症儿童紧张心情，采取安慰和鼓励的方法，不打骂和责备。
（2）安排合理的生活习惯，避免紧张和疲劳，入睡前不宜过度兴奋。
（3）养成按时排尿和入睡前排尿的习惯。
（4）在入睡前减少饮水，不吃流质饮食。

知识点 7：遗尿症的行为疗法

（1）设置日程表：记录影响遗尿的可能因素，如睡眠时间、傍晚液体摄入量、情绪和疲劳程度等。
（2）强化：患儿未出现遗尿，给予表扬，增强其自信心和能力；发生遗尿后，则要求其与家长一起清洁衣物和床铺。
（3）延长夜间唤醒时间：根据患儿夜间遗尿的时间，适当延长唤醒时间。
（4）使用报警器：让患儿睡在有报警器的床铺上，遗尿后报警器会自动唤醒患儿，反复应用和适当奖赏进行训练。

知识点 8：遗尿症的膀胱功能训练

对膀胱容量小的患儿可进行膀胱扩张训练，即让患儿在白天多饮水，当欲排尿时，尽量延缓排尿，直至不能忍受为止。在排尿时突然停止一会儿，然后继续排尿。

知识点 9：遗尿症的药物治疗

（1）氯丙咪嗪：适用于 6 岁以上的觉醒障碍型，可扩大膀胱容量，刺激大脑皮质，使患儿容易惊醒而起床排尿。剂量：入睡前口服，每次 1.0~1.5mg/kg，见效后持续 3 个月。减量：同样剂量，每 2 天服药一次，持续一个半月；再以每 3 天服药一次，持续一个半月，直至停药，总疗程 6 个月。副作用：睡眠不安，胃口下降，容易兴奋，1~2 周后可自行消失。
（2）奥昔布宁：别名尿多灵，适用于 5 岁以上儿童，能降低膀胱内压，增加容量，减少不自主性的膀胱收缩，入睡前口服每次 2.5~5mg，1 次/日，适用于昼夜尿频型。

（3）去氨加压素：又称弥凝，是一种人工合成的抗利尿激素，适用于 5 岁以上夜间多尿型的儿童。睡前口服 0.1~0.2mg/次，从小剂量开始。

第三节　儿童多动症

知识点 1：儿童多动症的概念

儿童多动症（ADHD）是一组表现为注意力障碍、活动过度和冲动任性，可伴有学习困难的综合征。常表现为容易分心、注意力不集中、容易冲动、自制力差、多动、坐立不安、学习困难。学龄儿童患病率为 3%~5%，男女之比为（4~9）：1。

知识点 2：儿童多动症的病因及发病机制

（1）生物学因素：遗传研究显示注意缺陷多动障碍具有家族聚集性，ADHD 患儿的一级亲属患有 ADHD 的比例远远高于正常对照组，双生子研究发现同卵双生子的同病风险率是 79%，异卵双生子为 32%，明显高于其他儿童。分子遗传学研究发现 ADHD 与多个基因位点相关。神经生化研究提示去甲肾上腺素（NE）、多巴胺（DA）和 5-羟色胺（5-HT）两种神经递质在多动障碍的发生中也起着重要作用。神经影像学研究发现 ADHD 患者右侧大脑功能减退。大量研究提示 ADHD 患者存在大脑前额叶功能减退，表现为执行功能障碍。执行功能指工作记忆、语音内在化、情绪控制、动机控制等，ADHD 症状与此相关。另外，尽管患儿智能基本正常或接近正常，但流行病学研究仍显示存在某种程度的发育延迟，如运动协调能力或言语表达能力的落后。母孕期吸烟、酗酒及儿童铅暴露是 ADHD 的危险因素。孕期和围生期异常、婴儿期脑损伤也可引起神经发育异常，增加 ADHD 的患病风险。

（2）社会心理因素：社会环境和家庭因素也是诱发和促使注意缺陷多动障碍发生发展的重要因素。家庭关系严重不和睦、教育方式简单粗暴、过度保护与缺乏温暖及父母文化、经济水平低下是 ADHD 的危险因素。学习压力大、老师教育方式不当、社会的不良风气也可影响 ADHD 的发生与发展。

知识点 3：儿童多动症的临床表现

（1）注意缺陷：是多动障碍的核心症状之一，主要表现为主动注意的缺陷，被动注意可以正常或强化。在需要集中注意的环境和任务中，注意保持时间达不到患儿年龄和智能相应的水平，易受环境的干扰而分散。听课时容易走神、开小差；做作业时不能全神贯注，边做边玩，拖拖拉拉。易出现粗心所致的错误，经常丢三落四，丢失学习或生活用品。

（2）活动过多：是多动障碍的另一核心症状，表现为在需要相对安静的环境中，活动量和活动内容比预期的明显增多，过分不安宁和（或）小动作多，不能静坐，在座位上扭来扭去，东张西望，摇桌转椅，话多喧闹。行为冲动、唐突、不顾及后果。喜欢危险的游戏，经常恶作剧。

（3）冲动性：表现为对信息处理缺乏延迟反应，容易激惹冲动，行为冒失，不怕危险，不顾后果。易抢嘴插话，容易与人发生冲突，经反复教育也不会汲取教训。

知识点4：儿童多动症的诊断

ADHD 的 DSM-Ⅳ诊断标准：

（1）注意力缺陷型：具备以下6条以上症状，持续6个月以上，且达到与发育水平不符合及不一致的程度：①在学习、工作或其他生活中常不注意细节问题或犯一些粗心大意的错误。②常在学习、工作或其他生活中难以保持注意力集中。③在与别人谈话时，常心不在焉、似听非听。④常不能按要求去完成作业、家务或工作任务（并非由于对抗行为或不理解）。⑤常难以有条理地安排工作和学习。⑥常逃避、不愿做需要持续注意力的工作（如课堂和家庭作业）。⑦常丢失学习和活动的必需品（如玩具、学习用品、书本或工具）。⑧常易受外界干扰而容易分心。⑨在日常生活中很健忘。

（2）多动或冲动型：具备以下6条以上症状，持续6个月以上，且达到与发育水平不符合及不一致的程度：①经常手脚不停或在座位上扭动。②常在课堂上或其他要求静坐的场合离开座位。③常在不适宜的场合跑来跑去、爬上爬下（成人或青少年仅限于主观感受上的坐立不安）。④常难以安静地参加游戏或课余活动。⑤常常动个不停，像安装了"发动机"似的。⑥多话。⑦常在问题未问完前抢答。⑧经常难以等待排队。⑨常常打断或干扰别人的讲话或游戏。

知识点5：儿童多动症的鉴别诊断

（1）正常活泼儿童：好动是儿童的天性，正常活泼儿童的好动与年龄发育水平、兴趣爱好和环境相符合，在需要安静的时候可以安静下来。注意缺陷多动障碍儿童从活动量上较正常儿童显著增多，且不分场合，行为具有冲动性，不计后果。

（2）品行障碍：表现为违反与年龄相应的社会规范和道德准则的行为，行为带有明显的破坏性和反社会性，如打架、说谎、偷盗、逃学、纵火、欺诈、破坏和攻击行为。单纯的注意缺陷多动障碍患儿的多动往往无明显破坏或攻击动机，但两者常常合并存在。对于品行障碍单纯兴奋，药物治疗无效。

（3）情绪障碍：注意力不集中和活动过多都可以作为焦虑或抑郁的一部分而存在，焦虑或抑郁时的坐立不安、易激惹、易分心，经认真细致的精神科检查，可发现情绪障碍的体验起病时间也往往较晚。

（4）学校技能发育障碍：主要表现为学习的基本技能获得障碍，在学习的初级阶段，即在听、说、读、写、算的一个方面或几个方面存在困难，难以完成最基本的学习任务。智力正常。在不涉及受损功能的活动中不存在困难，注意正常。

（5）精神发育迟滞：有部分轻、中度精神发育的迟滞患儿表现为上课注意力不集中、学习成绩不佳。智能测验可作鉴别。

（6）精神分裂症：儿童精神分裂症早期也可出现注意力涣散、坐立不安、烦躁，但一般起病年龄在学龄期或更晚，深入的精神检查就会发现精神分裂症的特征性症状，各种幻觉、情感淡漠、行动怪异、妄想等，精神兴奋药无效或可加剧病情。

（7）睡眠呼吸暂停综合征：此症患儿白天可表现为注意力集中时间短，易分心，易与注意缺陷障碍儿童混淆，但详细询问儿童睡眠情况时，可发现儿童存在睡眠中打鼾、呼吸暂停，多导睡眠监测仪可明确诊断。

知识点 6：儿童多动症的治疗

（1）社会心理干预：采取解释、疏导、安慰和鼓励等方法。与患儿和家长进行交流和教育，帮助了解该病和其对学习、行为、自尊心、社会技能或家庭功能的影响。改善患儿与家庭、同学、老师等的关系，减少破坏性行为，增强自信心和独立完成作业的能力。

（2）行为矫正训练：采取有针对性的单独或集体训练方式持续训练，树立矫正原则。可采取正性强化和负性强化结合进行。正性强化是当患儿的行为达到希望的目标时予以奖励，使良好的行为得以持续。负性强化是指患儿行为未达到目标时，让他承受相应的后果。行为训练还可以采用消退法，即家长和老师对患儿的不良行为予以漠视，使该行为长时间得不到注意而逐渐消退。

（3）药物治疗：常用中枢神经兴奋药和盐酸托莫西丁。目前我国临床常用的中枢神经兴奋药有哌甲酯速释片和哌甲酯控释片，一般用于 6 岁以上患儿，6 岁以下和有癫痫者慎用。药物剂量分别为哌甲酯速释片 5~40mg/d [0.3~1.0mg/（kg·d）]，分 2~3 次顿服；哌甲酯控释片 18~54mg/d，早餐后 1 次吞服。用药宜从小剂量开始，根据疗效和不良反应调整用药剂量。

盐酸托莫西丁可用于 6 岁以上患者，有效剂量为 0.8~1.2mg/（kg·d），早餐后 1 次吞服。用药宜从 10mg/d 开始，根据需要 7 天调整 1 次剂量，直至目标剂量。

第四节　青春期心理行为特征与紊乱

知识点 1：青春期综合征的概念

青春期综合征是青少年特有的生理失衡和由此引发的心理失衡病症。青春期生理与心理发育不同步，心理发育相对滞后、过度用脑和不良习惯是形成青春期综合征的重要原因。

知识点 2：青春期综合征的主要表现

（1）脑神经功能失衡：记忆力下降、注意力分散、上课听不进、思维迟钝、意识模糊、学习成绩下降；白天精神萎靡、大脑昏沉、上课易瞌睡；夜晚大脑兴奋、浮想联翩、难以入眠、乱梦纷纭，醒后大脑特别疲困，提不起精神。

（2）性神经功能失衡：性冲动频繁，形成不良的性习惯，过度手淫，并且难以用毅力克服，由于频繁手淫、卫生不洁，生殖器出现红、肿、痒、臭等炎症表现，甚至性器官发育不良。

（3）心理功能失衡：由于上述种种生理失衡症状困扰着青少年，造成青少年心理失衡，表现为心理状态欠佳、自卑自责、忧虑抑郁、烦躁消极、敏感多疑、缺乏学习兴趣、冷漠、忧伤、恐惧、自暴自弃、厌学、逃学、离家出走，甚至自虐、轻生。

知识点 3：青春期焦虑症

焦虑症即焦虑性神经症，是由一组情绪反应组成的综合征，患者以焦虑情绪反应为主要症状，同时伴有明显的自主神经系统功能紊乱。青春期是焦虑症的易发期，这个时期个体的发育加快，身心变化处于一个转折点。

知识点 4：抑郁症的概念

抑郁是指情绪低落、思维迟钝、动作和语言减少，伴有焦虑、躯体不适和睡眠障碍。情绪抑郁如果每周发生 3 次，每次持续至少 3 小时或更长时间则被认为是持续性抑郁。青春期抑郁症的发病率为 $0.4\% \sim 8.3\%$，女性是男性的 $2 \sim 3$ 倍。

知识点 5：青春期抑郁症的主要表现

（1）自暴自弃：自责，认为自己笨拙、愚蠢、丑陋和无价值。
（2）多动：男性多见，表面淡漠，但内心孤独和空虚。有的则用多动、挑衅斗殴、逃学、破坏公物等方式发泄情感郁闷。
（3）冷漠：整天心情不畅、郁郁寡欢，感觉周围一切都是灰暗的。

知识点 6：神经性厌食症的概念

神经性厌食症是一种由不良心理社会因素引起的饮食障碍，早期为主动性节食、厌食，进而缺乏食欲、消瘦、内分泌代谢紊乱。

知识点 7：神经性贪食症的临床表现

神经性贪食症的临床特征为反复发作和不可抗拒的摄食欲望及暴食行为，患者有担心发胖的恐惧心理，常采取引吐、导泻、禁食等方法，以消除暴食引起的发胖。可与神经性厌食交替出现，两者具有相似的病理心理机制及性别、年龄分布。多数患者是神经性厌食的延续者，发病年龄较神经性厌食晚。

知识点 8：网络成瘾的概念

网络成瘾是指上网者由于长时间地和习惯性地沉浸在网络时空当中，对互联网产生强烈的依赖，以致达到了痴迷的程度而难以自我摆脱的行为状态和心理状态。

知识点 9：判断网络成瘾的基本标准

（1）行为和心理上的依赖感。
（2）行为的自我约束和自我控制能力基本丧失。
（3）工作和生活的正常秩序被打乱。
（4）身心健康受到较严重的损害。

知识点 10：物质滥用的概念

物质滥用是指反复、大量地使用与医疗目的无关且具有依赖性的一类有害物质，包括烟、酒和某些药物，如镇静药、镇痛药、阿片类、大麻、可卡因、幻觉剂、有同化作用的激素类药物等。

知识点 11：青少年中常见的滥用物质及其损害

（1）酒精：其危害主要是中枢神经系统的损伤。
（2）烟草：吸烟是导致心血管疾病、慢性支气管炎、肺气肿、肺癌、喉癌、咽癌、口腔癌等多种癌症及胃溃疡的主要危险因素。
（3）致幻剂：也称拟精神病药，包括大麻、麦角二乙胺。使用此类药物后产生类似精神病患者的表现。
（4）镇静催眠药：包括巴比妥类和苯二氮䓬类。这类药物的主要药理作用是中枢抑制。
（5）兴奋剂：包括可卡因、咖啡因、苯丙胺及哌甲酯等中枢神经系统兴奋药物。临床主要应用于振奋精神，可致欣快感。
（6）阿片类：包括吗啡、可待因类、罂粟碱等。

知识点 12：青少年伤害的概念

青少年伤害是指因为能量（机械能、热能、电能等）的传递或干扰超过人体的耐受性，造成组织损伤、窒息，导致缺氧和刺激引起的创伤。

知识点 13：青少年的日常伤害

（1）自杀：是指自愿或蓄意采取各种手段结束自己生命的行为。是一种自我惩罚和毁灭的行为。其原因有：①遗传因素。②心理障碍。③环境因素。

（2）暴力：指一种以威胁或身体力量对某人或一群人造成伤害或死亡。

（3）车祸：即道路交通伤害，是指车辆，如汽车、摩托车、自行车等交通工具在公用道路上行驶过程中，因违章行为或过失发生碰撞、颠覆等造成人身伤亡或经济损失的事故。车祸的原因包括内源性因素和环境因素。

第五节　孤　独　症

知识点 1：孤独症谱系障碍的概念

孤独症谱系障碍（ASD），又称自闭症、卡纳综合征，以社会交往障碍、语言和非语言交流障碍、狭隘兴趣和重复刻板行为为典型特征。ASD 包括孤独症、阿斯伯格综合征（AS）、未分类的广泛性发育障碍（PDD-NOS）。

知识点 2：孤独症的流行病学

婴幼儿常在 36 个月前逐步显示出来，典型患儿在 18 个月即可诊断。孤独症患病率为1%左右，男女之比为（4~6）∶1。

知识点 3：孤独症的病因和发病机制

孤独症的病因和发病机制有：①遗传因素。②神经系统异常。③神经心理学异常。④其他。

知识点 4：孤独症的临床表现

（1）言语交流障碍：患儿根据病情轻重存在不同程度的言语障碍，充分体现谱系特征，多数患儿语言发育落后，通常在 2~3 岁时仍然不会说话；部分患儿在正常语言发育后出现语言倒退或停滞；部分患儿具备语言能力，但是语言缺乏交流性质，表现为难以听懂的言语、无意义语言、重复刻板语言，或是自言自语。

（2）社会交往障碍：交往障碍是孤独症的核心症状，儿童喜欢独自玩耍，对父母的多数指令充耳不闻，但是父母亲通常清楚地知道孩子的听力是正常的，因为孩子会执行其所感兴趣的指令。

（3）狭隘的兴趣和重复刻板行为：主要体现在身体运动的刻板和对物件玩具的不同寻常的喜好。

（4）智力异常：孤独症患儿的智商从显著低下到天才能力呈谱系分布。

（5）感知觉异常：大多数孤独症儿童存在感、知觉异常，有些儿童对某些声音特别恐惧或喜好；有些表现为对某些视觉图像的恐惧，或是喜欢用特殊方式注视某些物品；很多患儿不喜欢被人拥抱；常见痛觉迟钝现象；本体感觉方面也显得特别。

（6）其他：多动和注意力分散行为在大多数孤独症患儿较为明显，常常成为家长和医师关注的主要问题，也因此常常被误诊为注意缺陷障碍。暴怒发作、攻击、自伤等行为在患儿中较常见，这类行为可能与父母教育中较多使用打骂或惩罚有一定关系。少数儿童表现温顺安静，对于治疗比较有益。

知识点5：孤独症的诊断

（1）下列1、2、3项中，至少符合6条，且1项至少有2条，2、3项至少符合1条。①在社会交往方面存在质的损害：在多种非语言方面存在显著缺损：如不会恰当地运用眼对眼的注视、面部表情、身体姿势和社交姿势等与他人交往。缺乏与他人进行交往的技巧，不能建立适合其年龄水平的伙伴关系。不能与他人共享快乐、兴趣和成就，缺乏与人的感情或社会交往：如喜欢独自玩耍，不会主动参与游戏活动。②在语言和非语言交流存在质的损害：口语发育延迟或不会使用语言表达，也不会用手势、模仿等与他人沟通。有语言能力的患儿不能主动发起或维持与他人对话的能力。语言刻板、重复或古怪。缺乏适合其年龄水平的装扮性游戏或模仿性游戏。③兴趣狭窄和活动刻板重复：兴趣局限，常专注于某种或多种形式，如旋转的电扇、固定的乐曲、广告词、天气预报等，在兴趣的强度或注意力集中程度上是异常的。固执地执行某些特殊、无意义的常规行为或仪式行为。重复刻板的行为：如挥手、搓手或复杂的全身动作等。持久地沉湎于物体的某一部件。

（2）在以下3个方面，至少有1项功能发育迟缓或异常，且起病在3岁以内，①社会交往。②社交语言的运用。③象征性或想象性游戏。

（3）无法用Rett综合征或儿童瓦解性精神障碍解释。

知识点6：孤独症的鉴别诊断

（1）特殊性语言发育延迟：孤独症早期被关注的主要问题往往是语言障碍，比较容易与特殊性语言发育延迟相混淆，鉴别要点在于孤独症儿童同时合并有非语言交流的障碍和刻板行为，而后者除语言障碍外，其他基本正常。

（2）儿童精神发育迟滞（MR）：10%的MR儿童可以表现有孤独症样症状，50%的孤独症儿童亦表现MR。两种障碍可以共存。可以根据孤独症儿童的社交障碍、行为特征以及部分特别认知能力加以鉴别。此外典型孤独症儿童外观正常，动作发育正常甚至表现为灵活，而很多MR儿童往往存在早期运动发育迟滞，有些有特殊（痴呆）面容。

（3）儿童精神分裂症：孤独症儿童多数在2~3岁出现行为症状，而精神分裂症在5岁前起病少见，有人甚至指出，5岁前不存在精神分裂症。此外，尽管孤独症某些行为方式类似精神分裂症，但是不存在妄想和幻觉，故不难鉴别。

（4）儿童多动症：大多数孤独症儿童多动明显，甚至成为家长关注的核心问题，因而常常被误诊为多动症，但是多动症儿童不存在明显的交流障碍和刻板行为，可以鉴别。

（5）聋哑儿童：较多孤独症儿童被疑诊为聋哑，而事实上，孤独症儿童听力通常过度敏感，通过细心观察或听力检查可以鉴别。

（6）其他：脆性 X 染色体综合征、结节性硬化、未恰当治疗的苯丙酮尿症、威廉综合征等疾病均可能存在不同程度的孤独症样行为，这些疾病均有本身的特征。

知识点 7：孤独症的治疗原则

（1）早发现，早治疗。

（2）促进家庭参与，形成患儿、患儿父母、老师、儿童保健医生、心理医生和社会共同参与治疗，形成综合治疗团队。

（3）坚持以非药物治疗为主，药物治疗为辅的综合化治疗培训方案。

（4）治疗方案应个体化、结构化和系统化。

（5）坚持治疗，持之以恒。

知识点 8：孤独症的常用干预方法

孤独症的常用干预方法有：①TEACCH（结构化教学）。②ABA（应用行为分析疗法）。③RDI 和 Floortime。④感觉统合训练。⑤药物治疗。

知识点 9：孤独症的预防及预后

多数孤独症病因不明，目前缺乏有效的特异性预防方法。有研究者指出可以通过产前检出脆性 X 染色体、5p、16p、15q 缺失或重复等已经发现的基因异常进行预防，目前尚处于研究阶段。

儿童孤独症的预后取决于患者诊断年龄、病情严重程度、智力水平、教育和治疗干预的时机和干预程度。儿童的智力水平越高，干预的年龄越小，训练强度越高，效果越好。

第十一章 风湿性疾病

第一节 风 湿 热

知识点1：风湿热的概念

风湿热又称急性风湿热（ARF），是链球菌感染后的全身免疫性炎症，主要表现为心脏炎、游走性关节炎、舞蹈病、环形红斑和皮下小结；常反复发作，遗留下心脏瓣膜损害，称为风湿性心脏病，是小儿常见的后天性心脏病。

知识点2：风湿热的流行病学

风湿热以5~15岁学龄儿童多见，3岁以下罕见，发病无明显性别差异。本病高发季节为1~6月份，4、5月份最为突出。A族溶血性链球菌上呼吸道感染流行与风湿热发病密切相关，感染流行后风湿热的发病率增高。居住条件拥挤、社会经济情况差者发病较多。

知识点3：风湿热的病因

（1）链球菌在咽峡部存在时间越长，发病的机会越大。
（2）特殊的致风湿热A组溶血性链球菌菌株。
（3）患儿的遗传学背景，一些人群具有明显的易感性。

知识点4：风湿热的发病机制

（1）分子模拟：A组乙型溶血性链球菌的抗原性很复杂，各种抗原分子结构与机体器官抗原存在同源性，机体的抗链球菌免疫反应可与人体组织产生免疫交叉反应，导致器官损害，这是风湿热发病的主要机制。这些交叉抗原包括：①荚膜由透明质酸组成，与人体关节、滑膜有共同抗原。②细胞壁外层蛋白质中M蛋白和M相关蛋白、中层多糖中N-乙酰葡糖胺和鼠李糖均与人体心肌和心瓣膜有共同抗原。③细胞膜的脂蛋白与人体心肌肌膜和丘脑下核、尾状核之间有共同抗原。

（2）自身免疫反应：人体组织与链球菌的分子模拟导致的自身免疫反应包括：①免疫复合物病：与链球菌抗原模拟的自身抗原与抗链球菌抗体可形成循环免疫复合物沉积于人体关节滑膜、心肌、心瓣膜，激活补体成分产生炎性病变。②细胞免疫反应异常：周围血淋巴细胞对链球菌抗原的增殖反应增强，患儿T淋巴细胞具有对心肌细胞的细胞毒作用。

患者外周血对链球菌抗原诱导的白细胞移动抑制试验增强，淋巴细胞母细胞化和增殖反应降低，自然杀伤细胞功能增加。患者扁桃体单核细胞对链球菌抗原的免疫反应异常。

（3）遗传背景：有人发现 HLA-B35、HLA-DR2、HLA-DR4 和淋巴细胞表面标志 D8/17[+]等与发病有关，但还应进一步进行多中心研究方能证实该病是否为多基因遗传性疾病和相应的相关基因。

（4）毒素：A 组链球菌还可产生多种外毒素和酶类，直接对人体心肌和关节有毒性作用，但并未得到确认。

知识点 5：风湿热的病理学

（1）渗出变性期：表现为受累部位的渗出、变性和炎症，淋巴细胞和浆细胞浸润，纤维蛋白散在沉积于关节的滑膜、心包及胸膜。本期持续约 1 个月。

（2）增生期：本期特点为 Aschoff 小体的形成，其广泛分布于肌肉及结缔组织，好发部位为心肌、心瓣膜、心外膜、关节处皮下组织和腱鞘，中心为肿胀坏死的胶原纤维，边缘为 Aschoff 细胞，其胞质丰富，呈嗜碱性，胞核为单核或多核，核仁明显，典型的 Aschoff 细胞为鹰眼样胞核。Aschoff 小体是诊断风湿热的病理依据，并表示风湿热为活动期。本期持续 3~4 个月。

（3）硬化期：Aschoff 小体中央变性和坏死物质被吸收，炎症细胞减少，纤维组织增生和瘢痕形成，心瓣膜增厚形成瘢痕。本期持续 2~3 个月。

知识点 6：风湿热的临床表现

（1）一般表现：发热、热型不规则、精神不振、乏力、面色苍白、多汗、鼻出血、腹痛等。

（2）心脏炎：①心肌炎：心率增快，心率与体温不成比例，入睡后心率仍增快，心界扩大，心尖搏动弥散，心音减弱，可闻及奔马律，心尖区可听到轻度收缩期杂音，ECG 示一度房室传导阻滞、ST 段下移及 T 波平坦或倒置，或有心律失常。②心内膜炎：以二尖瓣受累最常见，主动脉瓣次之。心尖部可闻及二尖瓣关闭不全所引起的吹风样收缩期杂音，向腋下传导，以及二尖瓣相对狭窄所引起的舒张中期杂音；主动脉瓣关闭不全时，胸骨左缘第 3 肋音可闻及叹气样舒张期杂音。③心包炎：患儿有心前区疼痛，积液量少时，心底部听到心包摩擦音；积液量多时，心音遥远，有颈静脉怒张、肝大等心脏压塞征表现；ECG 示低电压，广泛 ST 段抬高，以后 ST 段下降和 T 波平坦或倒置。

（3）关节炎：见于 50%~60% 患儿，为游走性多关节炎，以膝、踝、肘、腕等大关节为主，局部红肿热痛，活动受限，经治疗后关节炎可完全治愈，不留畸形。

（4）舞蹈病：又称 Sydenham 舞蹈病，常在溶血性链球菌咽峡炎后 1~6 个月出现。多见于女孩，累及锥体外系，其特征为面部和四肢肌肉的不自主、无目的的快速运动，如伸舌、歪嘴、皱眉、挤眼、耸肩、缩颈、语言障碍、书写困难、细微动作不协调，在兴奋或注意力集中时加剧，入睡后即消失。病程 3 个月左右。部分患儿伴心脏损害。

（5）皮肤症状：①皮下小结：见于 5%~10% 的风湿热患儿，常伴发严重心脏炎。起病后数周才出现，经 2~4 周消失；小结呈圆形、质硬、无压痛、可活动、米粒至花生米大小，分布于肘、腕、膝、踝等关节伸侧，以及枕部、前额头皮、脊柱脊突处。②环形红斑：见于 2%~5% 患儿，位于躯干及四肢近端屈侧，呈环形、半环形红斑，受热时明显，环内皮肤正常，边缘呈匐行性轻微隆起，直径约为 2.5cm。

知识点 7：风湿热的辅助检查

（1）链球菌感染证据：20%~25% 的咽拭子培养可发现 A 组乙型溶血性链球菌，链球菌感染 1 周后血清抗链球菌溶血素 O（ASO）效价开始上升，2 个月后逐渐下降。50%~80% 的风湿热患儿 ASO 升高，同时测定抗脱氧核糖核酸酶 B、抗链球菌激酶（ASK）、抗透明质酸酶（AH）则阳性率可提高到 95%。

（2）风湿热活动指标：包括白细胞计数和中性粒细胞增高、血沉增快、C-反应蛋白阳性、α_2 球蛋白和黏蛋白增高等，但仅能反映疾病的活动情况，对诊断本病并无特异性。

知识点 8：风湿热的诊断

（1）心脏炎[*]：①次要表现：发热。②链球菌感染证据：ASO 和（或）其他抗链球菌。

（2）多关节炎[**]：①次要表现：关节痛。②链球菌感染证据：抗体阳性。

（3）舞蹈病：①次要表现：P-R 间期延长。②链球菌感染证据：咽拭培养 A 族溶血性链球。

（4）环形红斑：①次要表现：血沉增快。②链球菌感染证据：菌阳性。

（5）皮下小结：①次要表现：C 反应蛋白阳性，白细胞增多。②链球菌感染证据：近期患猩红热史。

注：[*] 主要表现为心脏炎者，P-R 间期延长不再作为次要表现。[**] 主要表现为关节炎者，关节痛不再作为次要表现。具有 2 项主要表现，或 1 项主要表现伴 2 项次要表现，并有链球菌感染证据，即可诊断风湿热。

知识点 9：风湿热的鉴别诊断

（1）与风湿性关节炎的鉴别：①幼年特发性关节炎（JIA）：多于 3 岁以下起病，常侵犯指（趾）小关节，关节炎无游走性特点。反复发作后遗留关节畸形，X 线骨关节摄片可见关节面破坏、关节间隙变窄和邻近骨骼骨质疏松。②急性化脓性关节炎：为全身脓毒血症的局部表现，中毒症状重，多累及大关节，血培养阳性，常为金黄色葡萄球菌。③急性白血病：除发热、骨关节疼痛外，有贫血、出血倾向，肝、脾及淋巴结大。周围血片可见幼稚白细胞，骨髓检查可予鉴别。④非特异性肢痛：又名"生长痛"，多发生于下肢，夜间或入睡尤甚，喜按摩，局部无红肿。

（2）与风湿性心脏炎症的鉴别：①感染性心内膜炎：先天性心脏病或风湿性心脏病合并感染性心内膜炎时，易与风湿性心脏病伴风湿活动相混淆，贫血、脾肿大、皮肤瘀斑或其他栓塞症状有助诊断，血培养可获阳性结果，超声心动图可看到心瓣膜或心内膜有赘生物。②病毒性心肌炎：近年单纯风湿性心肌炎病例日渐增多，与病毒性心肌炎难以区别。一般而言，病毒性心肌炎杂音不明显，较少发生心内膜炎，较多出现期前收缩等心律失常，实验室检查可发现病毒感染的证据。

知识点 10：风湿热的治疗

（1）休息：①急性期应卧床休息 2 周，若无心脏受累，可逐渐恢复活动，2 周后达正常活动水平。②心脏炎无心脏扩大患儿，应绝对卧床休息 4 周，之后逐渐于 4 周内恢复正常活动。③心脏炎伴心脏扩大患儿，应卧床休息 6 周，再经 6 周恢复至正常活动水平。④心脏炎伴严重心力衰竭患儿则应绝对卧床休息 8~12 周，然后在 3 个月内逐渐增加活动量。

（2）清除链球菌感染：应用青霉素 80 万单位肌内注射，每日 2 次，持续 2 周，以彻底清除链球菌感染。青霉素过敏者可改用其他有效抗生素。

（3）抗风湿热治疗：心脏炎时宜早期使用糖皮质激素，泼尼松每日 2mg/kg，最大量≤60mg/d，分次口服，2~4 周后减量，总疗程 8~12 周。无心脏炎的患儿可用非甾体抗炎药，如阿司匹林，每日 100mg/kg，最大量≤3g/d，分次服用，2 周后逐渐减量，疗程 4~8 周。

（4）对症治疗：若有充血性心力衰竭，应加用地高辛、卡托普利、呋塞米和螺内酯；注意限制液体入量；纠正电解质紊乱。舞蹈病患儿应给予巴比妥类或氯丙嗪等镇静药。关节肿痛时应予制动。

知识点 11：风湿热的预防

（1）预防风湿热复发：应用长效青霉素 120 万 U 深部肌内注射，每个月 1 次，青霉素过敏者，可改用红霉素等其他抗生素口服，每个月口服 1 周，分次服用；预防期限不得少于 5 年，有心脏炎者应延长至 10 年或至青春期后，有严重风湿性心脏病者，宜作终身药物预防。

（2）预防细菌性心内膜炎：风湿热或风湿性心脏病患儿，当拔牙或行其他手术时，术前、术后应给予抗生素静脉滴注预防细菌感染。

第二节 幼年类风湿性关节炎

知识点 1：幼年类风湿性关节炎的概念

幼年类风湿性关节炎（JRA）是儿童时期常见的结缔组织病，以慢性关节炎为其主要特征。多数预后良好，少数可导致关节永久损害和慢性虹膜睫状体炎，是造成小儿致残的首要原因。

知识点2：幼年类风湿性关节炎的临床表现

（1）全身型：占 JRA 的 10%~20%，可发生于任何年龄，以幼儿多见，无性别差异。①发热：常达40℃以上，骤升骤降，常伴寒战；体温每日 1~2 个峰，热退时一般情况尚好；发热可持续数周至数月，可自行缓解，但易复发。②皮疹：为此型典型表现，为淡红色斑丘疹，可融合成片，分布于全身，以躯干及肢体近端为多，常呈一过性，高热时明显，热退时隐匿，可伴痒感。③关节炎：急性期多数患儿有一过性关节炎、关节痛或肌痛，常在发热时加剧，热退后减轻或缓解。以膝关节最常受累，手指关节、腕、肘、肩、踝关节也常受侵犯。④其他：约半数病例有肝脾肿大，可伴轻度肝功能异常，少数患儿可出现黄疸。多数患儿可有全身淋巴结肿大，肠系膜淋巴结肿大时可出现腹痛。约 1/3 的患儿出现胸膜炎或心包炎，但无明显症状，偶见出现大量心包积液，需减压治疗。少数患儿可有间质性肺炎。

（2）多关节型：见于 30%~40% 的 JRA 患儿，5 个关节以上受累，女孩多见。先累及踝、膝、腕、肘等大关节，常为对称型，逐渐累及小关节，波及指、趾关节，呈典型梭形肿胀；累及颈椎可致颈部活动受限、颈项疼痛，累及颞颌关节则表现为张口困难；晚期多有髋关节受累，股骨头破坏而引起跛行。晨僵是本型特点。

（3）少关节型：占 JRA 的 40%~50%，受累关节少于或等于 4 个。膝、踝、肘或腕等大关节为好发部位，常为非对称型。以女孩多见，常于 4 岁前发病。虽关节反复发作，但很少致残。有 20%~30% 患儿发生慢性虹膜睫状体炎，表现为畏光、流泪、结膜充血，可因虹膜后粘连、继发型白内障、青光眼而致视力障碍，甚至失明。

知识点3：幼年类风湿性关节炎的辅助检查

（1）实验室检查：轻至中度贫血，白细胞计数增高，中性粒细胞增高，内含中毒颗粒，可呈类白血病反应，血小板计数正常或增高。血培养阴性。活动期血沉增快，C-反应蛋白阳性，活动血清免疫球蛋白升高。IgG、IgA、IgM 均增高，C3 可增高。类风湿因子（RF）阳性率低，仅见年龄较大、起病较晚、多关节受累并有骨质破坏的患儿。部分多关节型和少关节型患儿抗核抗体（ANA）可呈阳性。

（2）关节滑膜液检查：外观黄色清亮或浑浊，可自行凝固。白细胞可达 $(5\sim80)\times10^9/L$，分类中性粒细胞为主，蛋白含量增高，糖降低，补体下降或正常。细菌培养阴性。

（3）X 线检查：早期无明显骨质变化，仅见软组织肿胀；以后关节附近骨质疏松、骨膜破坏、关节融合强直、骨质高度疏松脱钙，可有关节半脱位。

（4）CT 扫描：可早期发现骶髂关节、颞颌关节及足部病变。

知识点4：幼年类风湿性关节炎的诊断与鉴别诊断

本病的诊断主要依据临床表现。凡全身症状或关节病变持续 6 周以上，能排除其他疾病者，可考虑本病。鉴别诊断中要注意感染性疾病、其他风湿性疾病和肿瘤性疾病。

知识点5：幼年类风湿性关节炎的治疗

（1）一般治疗：应尽早采用综合疗法。急性发作期宜卧床休息。加强营养，采用医疗体育按摩等方法以防止关节强直和软组织挛缩。应重视心理治疗，使患儿克服因慢性疾病或残疾造成的自卑心理，鼓励他们参加正常活动和上学，以增加他们的自信心，使其身心得以健康成长。

（2）药物治疗：①非甾体抗炎药物（NSAID）。②病情缓解药（DMARD）。③肾上腺皮质激素。

（3）物理疗法：对保持关节活动、肌力强度极为重要。一些简单方法如清晨热浴、中药浴都可减轻晨僵和病情。根据具体情况选择锻炼方式或夹板固定等手段，有利于防止发生和纠正关节残疾。

（4）眼科治疗：对JRA患儿尤其是少关节炎型应每季度应做一次裂隙灯检查，发现虹膜睫状体炎应及时治疗，局部使用皮质激素和阿托品可有效控制眼部炎症。

第三节　儿童系统性红斑狼疮

知识点1：儿童系统性红斑狼疮的概念

系统性红斑狼疮（SLE）是一种累及多系统的自身免疫性疾病，特征为广泛的血管炎和结缔组织炎症，存在抗核抗体（ANA），特别是抗dsDNA和抗Sm抗体。

知识点2：儿童系统性红斑狼疮的流行病学

儿童系统性红斑狼疮可见于小儿的各个年龄，但5岁以前发病者很少，至青春期明显增多，但也可见于新生儿。发病的平均年龄是12~14岁。与成年人一样，都是女性多于男性，但儿童中男性患者的比例较成年人为高。男女之比在儿童中为1：4.3，在成年人中为1：8.5。年龄越小，男性与女性之比越高，至性成熟以后，女性发病率显著升高。

知识点3：儿童系统性红斑狼疮的病因与发病机制

SLE的发病既有遗传、性激素等内在因素，也与环境因素、药物等有关。

可能的发病机制是：具有红斑狼疮遗传素质的人群，在外界的环境因素的作用下，如紫外线、药物、感染等，引起体内一系列免疫紊乱，导致发病。患儿细胞免疫功能减退，T-B淋巴细胞之间，T淋巴细胞亚群之间平衡失调，T细胞绝对值减少及T抑制细胞减少，致使B细胞功能亢进，自发产生大量自身抗体。由于抗淋巴细胞抗体的产生，引起淋巴细胞减少，抗淋巴细胞抗体与神经元组织交叉反应，可引起中枢神经系统病变。大量自身抗体与抗原相结合形成抗原抗体复合物沉积在皮肤血管壁、表皮和真皮连接处、肾小球血管壁及其他受累组织，造成多脏器损害。此外，患者还有 IL-1、IL-2 减少、T 细胞表面受体表达减低、IL-4、IL-6 分泌增加。脑脊液中高水平的 IL-6 与中枢神经系统狼疮的活动性有关。

知识点 4：儿童系统性红斑狼疮的病理学

（1）光镜下的病理变化：①结缔组织的纤维蛋白样变性，是由免疫复合物和纤维蛋白构成的嗜酸性物质沉积于结缔组织所致。②结缔组织的基质发生黏液性水肿。③坏死性血管炎。疣状心内膜炎是心瓣膜的结缔组织反复发生纤维蛋白样变性，而形成的疣状赘生物，是 SLE 特征性的病理表现之一，但目前临床已相当少见（<1%）。

（2）其他特征性病理表现：①苏木素小体：由抗核抗体与细胞核结合，使之变性形成嗜酸性团块。②"洋葱皮样"病变：小动脉周围出现向心性的纤维组织增生。

知识点 5：儿童系统性红斑狼疮的临床表现

（1）一般症状：发热，热型不规则，伴全身不适、乏力、纳差、体重下降、脱发等。

（2）皮疹：对称性颊部蝶形红斑，跨过鼻梁，边缘清晰，略高出皮面，日晒加重；上胸及肘部等暴露部位可有红斑样斑丘疹；掌跖红斑，指（趾）端掌侧红斑，甲周红斑，指甲下远端红斑等均为血管炎所致。也可有皮肤出血和溃疡。特别要注意鼻腔和口腔黏膜有无溃疡。

（3）关节症状：关节、肌肉疼痛，关节肿胀和畸形。

（4）心脏：可累及心内膜、心肌和心包，可表现为心力衰竭。

（5）肾脏：从局灶性肾小球肾炎到弥漫增生性肾小球肾炎，重症可死于尿毒症。

（6）多发性浆膜炎，可累及胸膜、心包、腹膜，可单独或同时受累，一般不留后遗症。

（7）神经系统：头痛、性格改变、癫痫、偏瘫及失语等。

（8）其他：肝、脾、淋巴结肿大，可有咳嗽、胸痛、呼吸困难等症状。

知识点 6：儿童系统性红斑狼疮的辅助检查

（1）血常规检查：白细胞计数减少，常 $<4\times10^9/L$，淋巴细胞减少，常 $<1.5\times10^9/L$，不同程度贫血，Coombs 试验阳性，血小板一般正常，亦可减少。

（2）抗核抗体：多为周边型和斑点型，有抗 ds-DNA 抗体、抗 DNP 抗体、抗 Sm 抗体、抗 Ro（SSA）抗体、抗 La（SSB）抗体等。

（3）免疫学检查：C3 降低；IgG 显著升高，IgA、IgM 亦升高，α_2 及 γ 球蛋白升高，呈高球蛋白血症；循环免疫复合物测定阳性。

（4）尿常规：有蛋白尿、血尿及管型尿，肝肾功能测定可异常。

（5）狼疮带试验：活检取小块皮肤，用直接免疫荧光法观察，可发现表皮与真皮交界线上有颗粒状或线状荧光带，为 IgG、IgA、IgM 及补体沉积所致。

知识点7：儿童系统性红斑狼疮的诊断

SLE诊断标准：①脸颊部蝶形红斑。②盘状红斑。③日光敏感。④口腔或鼻黏膜溃疡。⑤非侵蚀性关节炎。⑥肾炎（血尿，蛋白尿>0.5g/d，细胞管型）。⑦脑病（癫痫发作或精神症状）。⑧胸膜炎或心包炎。⑨血细胞减少（溶血性贫血、白细胞减少、血小板减少）。⑩免疫学异常：抗dsDNA抗体阳性、抗Sm抗体阳性，狼疮细胞阳性，或持续梅毒血清试验假阳性。⑪抗核抗体阳性。符合4项及以上者可确诊SLE。

知识点8：儿童系统性红斑狼疮的鉴别诊断

（1）感染性疾病：病毒感染如细小病毒B19感染，可出现面颊部皮疹及关节炎表现，EB病毒感染可出现发热、皮疹、关节痛、肝酶增高和血液系统受累，需通过检查相应病毒抗体或DNA等排除；败血症亦可出现类似于SLE的全身症状，需通过血培养等明确诊断。有肾受累的患儿尚需除外急性链球菌感染后肾炎。

（2）恶性病：如白血病、淋巴瘤等。如果患儿出现全血细胞减少，明显淋巴结大，需注意除外恶性病，血涂片和骨髓涂片等有助于进一步诊断。

（3）血液系统疾病：如血小板减少性紫癜、溶血性贫血等。

（4）其他风湿免疫性疾病：如幼年特发性关节炎、皮肌炎、硬皮病、混合性结缔组织病、血管炎等。如果患儿出现急性肾炎表现，需注意除外ANCA相关性血管炎，可进一步查ANCA抗体或肾穿等助诊。

（5）药物所致的狼疮样综合征：常见的药物为抗惊厥药物，如苯妥英钠、卡马西平、异烟肼、四环素等，需注意询问相关用药史，停药后症状多可消失为鉴别点。

知识点9：儿童系统性红斑狼疮的治疗

（1）一般治疗：卧床休息，加强营养，低盐饮食，避免日光暴晒及预防接种，慎用各种药物，以免诱发疾病活动，预防感染。

（2）肾上腺皮质激素：泼尼松每日2mg/kg，总量≤60mg，分次服用；病情控制，实验室检查基本正常后改为每日或隔日顿服，剂量逐渐减至0.5~1mg/kg，小剂量维持疗法须持续数年。重症患儿可先用甲泼尼龙冲击治疗3~5天［15~30mg/（kg·d）］后改泼尼松口服。

（3）免疫抑制剂：常用环磷酰胺每次0.75g/m²，静脉滴注，每月一次，半年后每3月一次，持续应用1年以上。观察血象和肝功能；其他有吗替麦考酚酯、硫唑嘌呤、环孢霉素A、来氟米特、他克莫司等。

（4）对症治疗：关节症状应用非甾体抗炎药，但合并肾损害者不宜使用；皮肤症状合并用羟氯喹。

（5）其他：重症可用IVIG、血浆置换术等。

知识点 10：儿童系统性红斑狼疮的预后

儿童系统性红斑狼疮目前预后明显改善，狼疮肾炎中伴弥漫增生性肾炎和狼疮脑病预后较差，10 年存活率为 70% 左右。

第四节 幼年皮肌炎

知识点 1：幼年皮肌炎的概念

幼年型皮肌炎（JDM）是一种多系统疾病，特点是横纹肌和皮肤的急性或慢性的非化脓性炎症，早期存在不同程度的闭塞性血管病，晚期发生钙化。

知识点 2：幼年皮肌炎的流行病学

幼年皮肌炎是幼年肌病中最常见的亚型，占幼年炎性肌病的 85%。该病在各年龄段儿童均可发病，发病年龄高峰为 10~14 岁，2 岁以前发病者很少，发病率约为 2~3/百万，并有一定的种族差异性。女孩发病较男孩多，男女发病比为 1：2。

知识点 3：幼年皮肌炎的病因及发病机制

幼年皮肌炎的病因和发病机制不明，其发病与感染、免疫功能紊乱及遗传易感性有关。JDM 的发病有一定的遗传易感性。多种感染，尤其是病毒感染，特别是柯萨奇病毒与皮肌炎发病有关。感染引起淋巴细胞释放细胞因子等机制损伤肌纤维，同时肌肉蛋白变性具有了抗原性，产生自身抗体反应也可能起一定作用。一般认为本病为细胞介导的免疫失调引起的骨骼肌疾病。体液和细胞免疫均参与疾病的发生和发展。

知识点 4：幼年皮肌炎的病理

广泛血管炎是幼年皮肌炎的主要病理变化。可见小动脉、小静脉和毛细血管血管变性、栓塞、多发性梗死。在电镜下血管变性以内皮细胞变化为主，内皮细胞肿胀、变性坏死，引起血小板堆积、血栓形成进而造成管腔狭窄和梗阻。这种血管病变可见于皮肤、肌肉、皮下组织、胃肠道、中枢神经系统和内脏的包膜。皮肤表现为表皮萎缩、基底细胞液化变性、真皮水肿、慢性炎性细胞浸润、胶原纤维断裂与破碎。甲皱部位可以见到表皮下毛细血管因内皮肿胀而致扩张、增大、数量减少、呈扭曲状，严重者肉眼即可看到。肌组织由于肌束周围肌纤维小血管病变，使肌纤维粗细不等、变性、坏死。病程较长者，肌纤维萎缩或为纤维性结缔组织替代、钙质沉着。胃肠道血管损害可形成溃疡、出血或穿孔。

知识点 5：幼年皮肌炎的临床表现

一般为隐匿性起病，1/3 急性起病，发热不规则 38~40℃，常诉乏力、不适、关节痛、厌食和体重减轻，易激惹，大运动量活动能力减低。

（1）肌肉症状：患儿诉轻度肌痛或肌肉僵硬，肌无力起病时多见于下肢肢带肌，导致不能行走，不能上楼梯，颈前屈肌和背肌无力导致不能抬头和维持坐位。呈对称分布，近端肌明显，如髋、肩、颈屈肌和腹肌；受累肌肉偶呈水肿样，稍硬，轻压痛；肌力减退，患儿不能从卧位坐起，不能从坐位站起，不能下蹲或下蹲后不能起立，上下楼梯困难；重症累及肢体远端肌肉，患儿可完全不能动弹。10% 患儿咽喉肌受累，导致吞咽困难，5% 患儿面肌和眼外肌受累导致面部表情少、上睑下垂。深腱反射一般存在。晚期有肌肉萎缩和关节挛缩。

（2）皮肤症状：3/4 患儿有典型皮肤改变，可为首发症状，亦可肌肉症状出现数周后才有皮肤病变。

（3）消化道症状：食管运动不正常，口咽部溃疡；由于黏膜下血管炎形成的溃疡或急性肠系膜动脉梗死，可发生消化道出血和胃肠道穿孔，有腹痛、黑便，偶有呕血，膈下有游离气体；腹胀时应疑及麻痹性肠梗阻。

（4）肺部病变：可有间质性肺炎、肺纤维化，偶有肺出血、胸膜炎。

（5）其他：可有黄疸，肝大和肝功能异常，淋巴结肿大，脾肿大；常可累及心脏有心肌炎、心律失常、心功能不全等；眼部症状可见视网膜绒毛状渗出、色素沉着、视盘萎缩、水肿和出血。

知识点 6：幼年皮肌炎的实验室检查

（1）血常规检查：急性期白细胞增多，晚期有贫血。

（2）血沉增快，α_2 和 γ 球蛋白增高，CRP 阳性，但变化较轻微。

（3）血清酶学检查：肌酸磷酸激酶（CPK）、肌酸激酶（CK）、乳酸脱氢酶（LDH）、谷草转氨酶（ALT）、醛缩酶（ALD）等明显升高，CK 同工酶 CK-MM 增高。

（4）抗核抗体：50% 阳性，但无 dsDNA 和抗 Sm 抗体，可有特异性抗 JO-1 抗体。

知识点 7：幼年皮肌炎的诊断标准

（1）特征性皮疹：面部上达眼睑的紫红色斑和以眶周为中心的弥漫性紫红色斑，手背、掌指、指关节伸面鳞状红斑（Gottron 征）。

（2）肌肉症状：骨骼肌受累表现为肌肉疼痛和无力，肢带肌和颈前屈肌对称性软弱无力伴疼痛和压痛，并可侵犯咽喉肌、呼吸肌、眼肌产生相应症状。

（3）血清酶检查：血清肌酶谱升高，肌酸磷酸激酶升高明显，其次为醛缩酶、谷草转氨酶、谷丙转氨酶和乳酸脱氢酶。

（4）肌电图：肌源性损害，典型的三联征见于 40% 的患者，①时限短、小型的多相运动电位。②纤颤电位，正弦波。③插入性激惹和异常的高频放电。

（5）肌活检：肌间血管炎和慢性炎症，表现为间质或血管周围单核细胞浸润，伴肌细胞变性、坏死和再生，肌束周围萎缩。

确诊皮肌炎第1项为必备条件，同时具有其余4项中3项及以上。若缺乏第1项，具有其余4项中3项及以上，可诊断为多发性肌炎。

知识点8：幼年皮肌炎的鉴别诊断

（1）感染后肌炎：某些病毒感染，特别是流感病毒A、B和科萨奇病毒B感染后可出现一过性的急性肌炎。可有一过性血清肌酶增高，3~5日或以后可完全恢复。此外，旋毛虫、弓形虫、葡萄球菌感染均可引起类似皮肌炎症状。

（2）重症肌无力：应与无皮疹的多发性肌炎相鉴别。本病的特征为全身广泛性肌无力，受累肌肉在持久或重复活动后肌无力加重，多伴有眼睑下垂，往往晨轻暮重，血清肌酶和活检均正常。抗乙酰胆碱受体（AChR）抗体阳性，新斯的明试验以资鉴别。

（3）进行性肌营养不良：患儿常起病隐匿，有进行性加重或逐渐缓解的肌无力症状，有阳性家族史，为男性发病，有典型的"鸭步"步态及腓肠肌假性肥大，无皮疹表现。基因检查有X染色体短臂缺失，表达肌萎缩蛋白Dystrophin，Dp的基因缺失。在一级亲属，尤其是那些X染色体连锁遗传病患儿的母亲中，血清肌酸激酶含量常增加。

（4）骨骼肌溶解症：往往发生在急性感染、外伤或肌肉用力过度以后，该病突然发生，主要表现为极度无力、肌红蛋白尿，偶尔会出现少尿和肾衰竭。

知识点9：幼年皮肌炎的治疗

（1）一般治疗：注意避免阳光照射，出门宜戴帽子和手套，皮肤护理，避免外伤引起溃疡和溃破处继发感染；注意心脏功能和呼吸情况；低盐饮食；肢体注意功能位，及时进行按摩和理疗。

（2）肾上腺皮质激素：宜早期足量应用，泼尼松 $2mg/(kg \cdot d)$，最大量 $\leqslant 60mg/d$，分次服用，共服用1月，后改为 $1mg/(kg \cdot d)$，随后逐渐减量，连用2年以上；急性期可用甲泼尼龙大剂量冲击疗法，$20 \sim 30mg/(kg \cdot d)$（$\leqslant 1000mg/d$）静脉滴注 $1 \sim 3$ 天。注意JDM时消化道吸收障碍、口服泼尼松不能吸收，宜改用静脉注射相应剂量甲基泼尼龙。

（3）羟氯喹：剂量 $6mg/(kg \cdot d)$，可控制皮肤病变发展。

（4）免疫抑制剂：可选用：①甲氨蝶呤（MTX），每次 $10 \sim 15mg/m^2$，每周一次，PO或 iv/im。②环磷酰胺（CTX）$0.5 \sim 0.75g/(m^2 \cdot 次)$，每月一次静脉滴注。③硫唑嘌呤 $1 \sim 3mg/(kg \cdot d)$，po。④环孢霉素 A $2.5 \sim 7.5mg/(kg \cdot d)$，po。重症可选用两种免疫抑制剂。

（5）IVIG：$400 \sim 500mg/(kg \cdot d)$，连用 $4 \sim 5$ 天，对激素耐药或激素依赖患儿可应用。

（6）血浆置换或血液灌流：适用于重症幼年型皮肌炎。

知识点 10：幼年皮肌炎的预后

除与疾病程度有关外，与延误诊断和治疗、激素用量不足或疗程过短、激素耐药相关。

第五节 过敏性紫癜

知识点 1：过敏性紫癜的概念

过敏性紫癜又称享-舒综合征（HSP），是一种以小血管炎为主要病变的系统性血管炎。皮肤、肾脏活检标本可发现有 IgA 沉积。临床表现为皮肤紫癜，常伴关节炎、腹痛、便血和肾小球肾炎。

知识点 2：过敏性紫癜的流行病学

过敏性紫癜多发生于学龄期儿童，秋冬季节多发，是一种特征性自限性疾病，HSP 表现为全球发病，<14 岁儿童的发病率为 135/100 0000，男女之比为 1.4∶1。

知识点 3：过敏性紫癜的病因

过敏性紫癜属自身免疫性疾病，其病因尚未明确，可能与食物过敏（蛋类、乳类、豆类等）、药物（阿司匹林、抗生素等）、微生物（细菌、病毒、寄生虫等）、疫苗接种、麻醉、恶性病变等有关，但均无确切证据。

知识点 4：过敏性紫癜的发病机制

过敏性紫癜的发病机制可能为：各种刺激因子，包括感染原和过敏原作用于具有遗传背景的个体，激发 B 细胞克隆扩增，导致 IgA 介导的系统性血管炎。

知识点 5：过敏性紫癜的病理改变

过敏性紫癜的主要病理变化为全身性小血管炎，除毛细血管外，也可累及微动脉和微静脉。皮肤病理主要变化为真皮层的微血管和毛细血管周围可见中性粒细胞和嗜酸性粒细胞浸润、浆液及红细胞外渗以致间质水肿。血管壁可有纤维素样坏死，微血管可因血栓形成而堵塞管腔，肠道黏膜下出血、水肿为主要病理表现。肾改变多为局灶性肾小球病变，毛细血管内皮增生、局部纤维化、血栓形成、灶性坏死，病变严重时整个肾小球均受累，呈弥漫性肾小球肾炎改变。此外，关节、肺、胸膜、心、肝及颅内血管受累时，分别出现肺血管周围炎、心肌炎、肝损害和颅内出血等改变。

知识点 6：过敏性紫癜的临床表现

多为急性起病，首发症状以皮肤紫癜为主，部分病例首先出现腹痛、关节炎或肾病症状。起病前 1~3 周常有上呼吸道感染史。可伴有低热、纳差、乏力等全身症状。

（1）皮肤紫癜：病程中反复出现皮肤紫癜为本病特征，多见于四肢及臀部，对称分布，伸侧较多，分批出现，面部及躯干较少；初起呈紫红色斑丘疹，高出皮面，继而呈棕褐色而消退，可伴有荨麻疹和血管神经性水肿，重症患儿紫癜可融合成大疱伴出血性坏死。

（2）消化道症状：半数以上患儿出现反复的阵发性腹痛，位于脐周或下腹部，疼痛剧烈，可伴呕吐，但呕血少见；部分患儿有黑便或血便，腹泻或便秘，偶见并发肠套叠、肠梗阻或肠穿孔。

（3）关节症状：出现膝、踝、肘、腕等大关节肿痛，活动受限，呈单发或多发，关节腔有积液，可在数日内消失，不留后遗症。

（4）肾病症状：肾症状轻重不一，多数患儿出现血尿、蛋白尿和管型，伴血压增高和水肿，称为紫癜性肾炎，少数呈肾病综合征表现；肾病症状绝大多数在起病一个月内出现。亦可在病程更晚期发生，少数以肾炎为首发症状；虽然有些患儿的血尿、蛋血尿持续数月甚至数年，但大多数都能完全恢复，少数发展为慢性肾炎，死于慢性肾衰竭。

（5）其他：偶可发生颅内出血，导致惊厥、瘫痪、昏迷、失语，还可有鼻出血、牙龈出血、咯血、睾丸出血等出血表现，偶尔累及循环系统发生心肌炎、心包炎，或累及呼吸系统，发生喉头水肿，哮喘、肺出血等症状。

知识点 7：过敏性紫癜的辅助检查

（1）周围血常规检查：白细胞正常或增加，中性粒细胞和嗜酸性粒细胞可增高；除非严重出血，一般无贫血。血小板计数正常甚至升高，出血和凝血时间正常，血块退缩试验正常，部分患儿毛细血管脆性试验呈阳性。

（2）尿常规：可有红细胞、蛋白、管型，重症有肉眼血尿。

（3）大便隐血试验：阳性。

（4）腹部超声检查：有利于早期诊断肠套叠，头颅 MRI 对有中枢神经系统症状的患儿可予确诊，肾脏症状较重或迁延者可行肾穿刺以了解病情，给予相应治疗。

（5）其他：血沉轻度增快；血清 IgA 升高，IgG 和 IgM 正常，亦可轻度升高；C3、C4 正常或升高；抗核抗体及类风湿因子阴性；重症血浆黏度增高。

知识点 8：过敏性紫癜的诊断标准

过敏性紫癜的诊断标准：①皮肤紫癜。②弥散性腹痛。③组织学检查示以 IgA 为主免疫复合物沉积。④急性关节炎或关节痛。⑤肾受累。其中第①条为必要条件，加上②~⑤中的至少 1 条既可诊断为 HSP。

知识点9：过敏性紫癜的鉴别诊断

（1）特发性血小板减少性紫癜：根据皮疹的形态、分布及血小板数量鉴别一般不难。过敏性紫癜时常伴有血管神经性水肿，而血小板减少性紫癜时则不伴有。

（2）外科急腹症：在皮疹出现以前如出现急性腹痛者，应与急腹症鉴别。过敏性紫癜的腹痛虽较剧烈，但位置不固定，压痛轻，无腹肌紧张和反跳痛。出现血便时，需与肠套叠、梅克尔憩室作鉴别。过敏性紫癜以腹痛为早期主要症状者，多数为年长儿。因此，儿童时期出现急性腹痛者应考虑过敏性紫癜的可能，需对皮肤、关节和尿液等做全面检查。

（3）流行性脑脊髓膜炎：本病也可有皮肤紫癜，可分布于全身皮肤，受压处明显，且有严重的感染中毒症状如高热、精神差，并有头痛、抽搐或昏迷等中枢神经系统症状，查体脑膜刺激征阳性，脑脊液检查可见蛋白增高、白细胞增高，分类以中性粒细胞为主。

（4）肾疾病：肾病症状突出时，应与链球菌感染后肾小球肾炎、IgA肾病等鉴别。

知识点10：过敏性紫癜的治疗

（1）一般治疗：卧床休息，积极寻找和去除致病因素，如控制感染，补充维生素。有荨麻疹或血管神经性水肿时，应用抗组胺药物和钙剂。腹痛时应用解痉剂，消化道出血时应禁食，可静脉滴注西咪替丁，每日 $20 \sim 40mg/kg$，必要时输血。

（2）糖皮质激素和免疫抑制剂：急性期对腹痛和关节痛可予缓解，但预防肾脏损害的发生疗效不确切，亦不能影响预后。泼尼松，每日 $1 \sim 2mg/kg$，分次口服，或用地塞米松，或甲泼尼松龙，每日 $5 \sim 10mg/kg$，静脉滴注，症状缓解后即可停用。严重过敏性紫癜肾炎可加用免疫抑制剂，如雷公藤多苷、环磷酰胺、硫唑嘌呤等。

（3）抗凝治疗：①阻止血小板聚集和血栓形成的药物：阿司匹林，每日 $3 \sim 5mg/kg$，或每日 $25 \sim 50mg$，每日1次；双嘧达莫，每日 $3 \sim 5mg/kg$，分次服用。②肝素：每次 $0.5 \sim 1mg/kg$，首日3次，次日2次，以后每日1次，持续7日。③尿激酶：每日 $1000 \sim 3000U/kg$，静脉滴注。

（4）其他：钙拮抗剂，如硝苯地平，每日 $0.5 \sim 1.0mg/kg$，分次服用；非甾体抗炎药，如吲哚美辛，每日 $2 \sim 3mg/kg$，分次服用，均有利于血管炎的恢复。

知识点11：过敏性紫癜的预后

过敏性紫癜的预后一般良好，除少数重症患儿可死于肠出血、肠套叠、肠坏死或急性肾功能衰竭外，大多痊愈。病程一般 $1 \sim 2$ 周至 $1 \sim 2$ 个月，少数可长达数月或一年以上；肾病变常迁延，可持续数月或数年，大多自行缓解；部分病例有复发倾向。

第六节　多发性大动脉炎

知识点 1：多发性大动脉炎的概念

多发性大动脉炎又称高安动脉炎或高安病，是主动脉及其主要分支的非特异性、节段性炎性疾病，导致大动脉狭窄或动脉瘤形成；以胸主动脉、腹主动脉、主动脉弓及其分支受累为主。

知识点 2：多发性大动脉炎的流行病学

大动脉炎多发于亚洲和拉丁美洲，尤其是东亚，但是全世界不同人种均有病例分布。男女均可罹患，但女性明显多发，男女患病比例为 1：（3~10），在日本，90% 为女性患者。儿童男女之比为 1：2.5。本病高发年龄为 20~30 岁，30 岁以前发病约占 90%，40 岁以后很少发病。

知识点 3：多发性大动脉炎的病因及发病机制

病因未明，遗传因素起一定作用，例如单卵双胎姐妹有同患 TA 者；部分 TA 与肺结核同时存在，但抗结核药物对大动脉炎无效，说明本病并非由结核菌直接感染所致；目前认为本病与感染后自身免疫可能有关。

知识点 4：多发性大动脉炎的病理

大动脉炎的病理改变是缓慢进展性全层动脉炎。早期血管壁为淋巴细胞、浆细胞浸润，偶见多形核中性粒细胞和多核巨细胞，晚期发生血管纤维化。炎症侵犯内膜使内膜发生水肿，脂质和血细胞浸润，血管内膜增厚，导致管腔狭窄或闭塞。炎症破坏动脉壁中层，弹力纤维及平滑肌纤维坏死，而致动脉扩张、假性动脉瘤或夹层动脉瘤。

知识点 5：多发性大动脉炎的临床表现

在局部症状或体征出现前数周，患儿可有发热、盗汗、消瘦、纳差等全身症状，当局部症状或体征出现后，全身症状可逐渐减轻或消失。根据病变部位分为 4 型：

（1）Ⅰ型主动脉弓型：主要累及主动脉弓及其分支，也称头臂动脉型，脑缺血引起头昏、头痛、眩晕，严重时反复晕厥、抽搐、失语、偏瘫或昏迷。上肢缺血引起肢体无力、麻木、发凉、酸痛，甚至肌肉萎缩。受累动脉搏动减弱或消失，可闻及收缩期杂音，偶可闻及侧支循环所致的连续性血管杂音。

（2）Ⅱ型胸主动脉和腹主动脉型：也称主-肾动脉型，该型儿童常见，有高血压时诉头痛、气促、心悸，下肢无力、发凉、酸痛，可有间歇性跛行，严重时合并心力衰竭，可误诊为心肌病变。体格检查可发现血压增高，股动脉、足背动脉搏动减弱或消失。

（3）Ⅲ型弥漫性主动脉损害（广泛型）：病变广泛，部位多发，病情较重。

（4）Ⅳ型弥漫性主动脉和肺动脉病（肺动脉型）：合并肺动脉高压而出现心悸、气短，肺动脉瓣听诊区有收缩期杂音，P_2 亢进。

知识点 6：多发性大动脉炎的辅助检查

（1）实验室检查：周围血白细胞增高、轻度贫血；血沉明显增快，CRP（+），α_2 球蛋白和 γ 球蛋白增加；RF 和 ANA 可呈阳性，PPD 试验阳性。Ⅷ因子相关抗原是大血管炎的特异性血清标志和内皮细胞激活的指标。

（2）特殊检查：胸部平片可显示主动脉钙化或主动脉增宽。超声波检查可显示周围动脉或主动脉等狭窄部位及程度，动脉造影和 MRI 可清楚显示狭窄或扩张的部位及程度，以及血流减少的程度。

知识点 7：多发性大动脉炎的临床诊断

临床诊断：①单侧或双侧肢体出现缺血症状，表现为动脉搏动减弱或消失，血压降低或测不出。②脑动脉缺血症状，表现为单侧或双侧颈动脉搏动减弱或消失，以及颈部血管杂音。③近期出现的高血压或顽固性高血压，伴有上腹部二级以上高调血管杂音。④不明原因低热，闻及背部脊柱两侧或胸骨旁、脐旁等部位或肾区的血管杂音，脉搏有异常改变者。⑤无脉及有眼底病变者。具有上述表现中 1 项以上者应怀疑本病。

知识点 8：多发性大动脉炎的诊断标准

诊断标准：①发病年龄<40 岁，出现症状或体征时年龄<40 岁。②肢体间歇性运动障碍。活动时 1 个或更多肢体出现乏力、不适或症状加重，尤以上肢明显。③肱动脉搏动减弱。一侧或双侧肱动脉搏动减弱。④血压差>10mmHg。双侧上肢收缩压差>10mmHg。⑤锁骨下动脉或主动脉杂音：一侧或双侧锁骨下动脉或腹主动脉闻及杂音。⑥动脉造影异常。主动脉一级分支或上下肢近端的大动脉狭窄或闭塞，病变常为局灶或节段性，且不是由动脉硬化、纤维肌发育不良或类似原因引起。

符合上述 6 项中的 3 项者可诊断本病。此标准诊断的敏感性和特异性分别为 90.5%和 97.8%。

知识点 9：多发性大动脉炎的鉴别诊断

（1）先天性主动脉缩窄：男童多见，上肢高血压，下肢低血压或测不到。血管杂音位置较高，限于心前区及背部，全身无炎症活动表现，胸主动脉造影见特定部位（婴儿在主动脉峡部，成年人型位于动脉导管相接处）狭窄。

（2）肾动脉纤维肌结构不良：以肾血管性高血压为主要表现，肾动脉造影显示其远端 2/3 及分支狭窄，无大动脉炎的表现。

（3）结节性多动脉炎：主要累及内脏中小动脉，与大动脉炎表现不同。

（4）胸廓出口综合征：可有桡动脉搏动减弱，随头颈及上肢活动其搏动有变化，并常伴有上肢静脉血流滞留现象及臂丛神经受压引起的神经病，颈部 X 线示颈肋骨畸形。

知识点 10：多发性大动脉炎的治疗

（1）肾上腺皮质激素：可有效抑制全身症状，缓解动脉狭窄，如已出现纤维化和栓塞则疗效较差，疗程一般 6 个月；必要时加用其他免疫抑制剂。

（2）对症治疗：积极控制高血压，应用抗血小板聚集药物（阿司匹林、双嘧达莫）。

（3）控制感染：如有结核或其他感染存在，应同时予以治疗。

（4）介入和手术治疗：晚期并发症可根据情况进行经皮穿刺动脉成形术或手术治疗，例如阻塞和狭窄部位血管重建术、旁路移植术、动脉瘤切除术、主动脉瓣置换术等。

知识点 11：多发性大动脉炎的预后

多发性大动脉炎的预后取决于病变范围和是否及时诊断治疗；如及时进行内外科治疗，则 5 年存活率可达 95%。

第七节 结节性多动脉炎

知识点 1：结节性多动脉炎的概念

结节性多动脉炎（PAN）是一种侵犯中、小动脉的坏死性血管炎，在受累的血管壁上形成不规则的小结节和动脉瘤。主要累及皮肤、腹部脏器、肾、中枢神经系统、肌肉或其他部位血管，而造成相应脏器损害。

知识点 2：结节性多动脉炎的流行病学

结节性多动脉炎在儿童发病较少，男女发病率相等。发病的高峰年龄为 9~11 岁。

知识点 3：结节性多动脉炎的病因与发病机制

病因尚不明了，一般认为结节性多动脉炎与易感机体对细菌（链球菌）、病毒（乙型肝炎病毒）感染后所发生的自身免疫反应有关。在动脉病变处可查到乙型肝炎病毒肝炎的表面抗原甚至抗体与补体沉积，这种 HBsAg 免疫复合物大量出现在新鲜的血管病变处，并随病变的恢复而逐渐消失。此外，结核、巨细胞病毒和细小病毒 B19 感染也与结节性多动脉炎的发病有关。

结节性多动脉炎的病理表现为坏死性血管炎。淋巴细胞浸润受累的中小肌型动脉壁的全层，病变分别为节段性，常见于血管的分叉处，向远端扩散。有的病变向血管周围浸润，浅表动脉可沿血管行径分布而扪及结节。各期病变并存，如轻度炎性反应至广泛的纤维素样坏死，伴有血栓形成、栓塞及动脉瘤。最常发生于消化道、肾、心脏和皮肤，也可见于脾、肌肉和周围神经等部位。

（1）患儿常以不明原因的发热、乏力和体重下降等全身症状为主诉就诊，发热多为低热，有时也有低热与高热相间发生。

（2）皮肤表现可出现斑丘疹样紫癜、网状青斑，分布于皮下脂肪小叶，图形不规则，低温时更明显；沿着动脉走行的有触痛的皮下小结，多见于四肢；皮肤表面的梗死，包括皮肤和皮下组织浅层的溃疡或其他较小的缺血性改变，如甲床梗死、指（趾）骨髓坏死；皮肤深层的梗死，包括皮下组织深层和皮下结构的溃疡、指（趾）骨或其他部位的梗死，如鼻和耳组织的坏死或坏疽。皮下肌肉受累时可有多发性肌痛。还可出现关节痛或关节炎。

（3）绝大多数患者（60%~80%）有肾血管受累，表现为高血压、血尿和蛋白尿，还可并发肾梗死、肾动脉瘤，以致死亡。

（4）胃肠道症状常因动脉栓塞或小动脉瘤破裂引起，表现为腹痛、腹泻和消化道出血。严重时可有小肠溃疡、出血、穿孔。胰腺动脉受累时表现为急性胰腺炎的症状和体征。肝内动脉受累时，可有黄疸和转氨酶升高。胆囊动脉炎时可致急性胆囊炎。

（5）约 50% 患者出现周围神经系统受累，可出现麻木、感觉异常、疼痛或运动障碍。少数患者因脑血管栓塞而出现惊厥、昏迷、偏瘫及脑神经麻痹等症状。

（6）心血管系统表现为心肌炎，甚至心肌梗死和心力衰竭，此外，还可出现心包炎和心律失常等。肺部血管损伤，其症状很像哮喘、肺炎或气管炎，可有肺部浸润、肺梗死及胸膜炎。

（6）其他不常见的症状包括睾丸疼痛（类似精索扭转）、附睾炎、视网膜动脉炎及视网膜出血，可致失明。鼻和中耳偶有典型肉芽肿病变。

（1）可有贫血、白细胞增高、血小板增高、血沉明显增快和 C 反应蛋白增高。高丙种球蛋白血症提示多克隆 B 细胞的活化。尿常规检查常有尿蛋白，偶见红细胞和管型。肾功能可异常，表现为尿素氮增高。免疫复合物增高，部分患者可测出乙型肝炎表面抗原。

（2）血管造影可见肝、肾、脑动脉、肠系膜动脉及冠状动脉呈瘤样扩张或血管闭塞。磁共振成像血管造影可证实上述血管的病变。

（3）皮肤结节及肾活检具有诊断意义，组织活检可见到不同阶段的坏死性血管炎改变，在病变血管间有正常血管存在。

知识点7：结节性多动脉炎的诊断标准

2008年欧洲风湿病联盟（EULAR）制定的诊断标准。

（1）组织病理学改变：显示小血管或中等血管的坏死性血管炎或血管造影异常（如果MRI照相无异常需要进行传统的动脉照相方法）、动脉瘤或动脉闭塞。以上为必备条件。

（2）另加下面5条标准中的1条：①皮肤受累　斑丘疹样紫癜、网状青斑；有触痛的皮下小结；皮肤梗死等。②肌痛或肌肉触痛。③高血压　收缩压/舒张压均高于正常值的95百分位。④周围神经病变　感觉周围神经病，手套、袜套样感觉障碍，多发性神经炎。⑤肾受累　蛋白尿、血尿或红细胞管型，肾功能受损（GFR低于正常的50%）。

知识点8：结节性多动脉炎的鉴别诊断

（1）重型过敏性紫癜：其皮肤和肾损害易与本病混淆，但紫癜病例之皮疹多见于下肢，为暂时性，而PAN往往为全身性和持续性皮损。此外腹部症状及预后都以PAN为严重。

（2）慢性肾炎：可有尿检异常、高血压及血尿素氮增加，但PAN因累及多脏器组织，不难鉴别。

（3）肺出血肾炎综合征：具有咯血、贫血及肾炎表现，可有发热、咳嗽及呼吸困难，与PAN之肾及肺部受累时的表现相似。但此症痰涂片可找到巨噬细胞及含铁血黄素颗粒。

（4）多发性大动脉炎：以高血压为临床特征，但常有大动脉闭塞症状。

（5）系统性红斑狼疮：多有肾损伤，应与PAN鉴别。但本病多见于女孩，有典型皮疹，自身抗体检查常阳性。

知识点9：结节性多动脉炎的治疗

（1）肾上腺皮质激素及免疫抑制药治疗：轻症不伴有内脏功能不全者，可单用泼尼松口服，剂量为$1\sim2mg/(kg\cdot d)$，能提高患儿生存率和降低高血压和肾受累的发生率。如激素效果不好，可加用环磷酰胺、硫唑嘌呤或甲氨蝶呤等免疫抑制药治疗。如重症患者合并动脉瘤形成需应用环磷酰胺静脉注射。

（2）免疫球蛋白和血浆置换：重症结节性多动脉炎患儿可用大剂量免疫球蛋白冲击治疗，血浆置换能于短期内清除血液中大量免疫复合物，对重症患者有一定疗效，需注意并发症如感染、凝血障碍和水及电解质紊乱。不论是采用血浆置换还是静脉注射大剂量免疫球蛋白，都应同时使用糖皮质激素和免疫抑制药。

（3）预防治疗：有链球菌感染证据的患儿，提倡预防性应用青霉素，避免疾病的复发。

知识点10：结节性多动脉炎的预后

结节性多动脉炎预后差异很大。一些患者临床过程可表现较轻，不伴有严重的并发症，而另一些病例往往死于严重的多系统损害。然而，积极地应用激素和免疫抑制药治疗可缓解临床症状。

第八节 川 崎 病

知识点1：川崎病的概念

川崎病（KD）又称皮肤黏膜淋巴结综合征（MCLS），是一种急性全身性中、小动脉炎，表现为发热、皮疹、球结膜充血、口腔黏膜充血、手足红斑和硬性水肿以及颈部淋巴肿大。

知识点2：川崎病的流行病学

川崎病好发于婴幼儿，约80%的发病年龄<5岁。亚洲人种发病率明显高于其他人种，发病无明显季节规律，性别差异不大。

知识点3：川崎病的病理学

川崎病的病理变化为全身性血管炎，好发于冠状动脉。病理过程可分为4期：

（1）Ⅰ期：1~9天，小动脉周围炎症，冠状动脉主要分支血管壁上的小营养动脉和静脉受到侵犯。心包、心肌间质及心内膜炎症浸润，包括中性粒细胞、嗜酸性粒细胞及淋巴细胞。

（2）Ⅱ期：12~25天，冠状动脉主要分支全层血管炎，血管内皮水肿、血管壁平滑肌层及外膜炎症细胞浸润。弹力纤维和肌层断裂，可形成血栓和动脉瘤。

（3）Ⅲ期：28~31天，动脉炎症逐渐消退，血栓和肉芽形成，纤维组织增生，内膜明显增厚，导致冠状动脉部分或完全阻塞。

（4）Ⅳ期：数月至数年，病变逐渐愈合，心肌瘢痕形成，阻塞的动脉可能再通。

知识点4：川崎病的临床表现

（1）发热持续5天以上，抗生素治疗无效，体温39~40℃甚至更高，呈稽留热或弛张热，持续7~14天。

（2）双眼球结合膜充血，无脓性分泌物。

（3）口唇充血皲裂，口腔黏膜弥漫充血，舌乳头明显呈草莓舌。

（4）掌跖红斑，手足硬性水肿，恢复期指趾端自指甲和皮肤交界处出现膜状脱皮，指、趾甲有横沟（Beau 线），重者指（趾）甲脱落。

（5）多形性皮疹，可呈弥漫性红斑，肛周皮肤发红、脱皮。婴儿卡介苗接种处可有充血，结痂。

（6）颈部淋巴结肿大，单侧或双侧，直径在 1.5cm 以上，常为一过性。

（7）其他：患儿易激惹、烦躁不安，少数有颈项强直、惊厥、昏迷等非细菌性脑膜炎表现；有腹痛、呕吐、腹泻、麻痹性肠梗阻、肝大、黄疸，以及血清转氨酶升高等消化系统症状；或有咳嗽、关节痛、关节炎；心血管系统可有心包炎、心肌炎、心内膜炎、心律失常，甚至心肌梗死等。

知识点 5：川崎病的实验室检查

（1）血液学检查：周围血白细胞增高，以粒细胞为主。伴核左移，轻度贫血，血小板早期正常，第 2~3 周增多；血沉明显增快，C-反应蛋白、α_2 球蛋白、α_1-抗胰蛋白酶等急相蛋白增高；血浆纤维蛋白原增高，血浆黏度增高；ALT 和 AST 可以升高；脂质代谢紊乱。

（2）免疫学检查：血清 IgG、IgM、IgA、IgE 和血循环免疫复合物升高；Ts 细胞数减少而 Th 细胞数增多；总补体和 C_3 正常或增高。

知识点 6：川崎病的辅助检查

（1）ECG：早期示窦性心动过速，非特异性 ST-T 变化；心包炎时可有广泛 ST 段抬高和低电压；心肌梗死时相应导联有 ST 段明显抬高，T 波倒置及异常 Q 波。

（2）胸部平片：肺部纹理增多、模糊或有片状阴影，心影可扩大。

（3）超声心动图：急性期可见心包积液，左室内径增大，二尖瓣、主动脉瓣或三尖瓣反流；可有冠状动脉异常，如冠状动脉扩张、冠状动脉瘤、冠状动脉狭窄。

（4）冠状动脉造影：超声检查有多发性冠状动脉瘤或心电图有心肌缺血表现者，应进行冠状动脉造影，以观察冠状动脉病变程度，指导治疗。

知识点 7：川崎病的诊断标准

发热 5 天以上，伴下列 5 项临床表现中 4 项者，排除其他疾病后，即可诊断为川崎病。①四肢变化：急性期掌跖红斑，手足硬性水肿；恢复期指（趾）端膜状脱皮。②多形性皮疹。③眼结合膜充血，非化脓性。④唇充血皲裂，口腔黏膜弥漫充血，舌乳头突起、充血，呈草莓舌。⑤颈部淋巴结肿大。

如 5 项临床表现中不足 4 项，但超声心动图有冠状动脉损害，亦可确诊为川崎病。

知识点 8：川崎病的鉴别诊断

（1）败血症：血培养阳性，抗生素治疗有效，可发现病灶。

（2）渗出性多形红斑：婴儿少见，皮疹范围广泛，有疱疹及皮肤剥脱出血，有口腔溃疡。

（3）幼年类风湿关节炎全身型：无眼结合膜充血，无口唇发红皲裂，无手足硬肿及指端脱皮，无冠状动脉损害。

知识点9：川崎病的治疗

（1）阿司匹林：每日 30~50mg/kg，分 2~3 次服用，热退后 3 天逐渐减量，2 周左右减至每日 3~5mg/kg，维持 6~8 周。如有冠状动脉病变时，应延长用药时间，直至冠状动脉恢复正常。

（2）静脉注射丙种球蛋白（IVIG）：剂量为 1~2g/kg，推荐剂量为 2 g/kg，于 8~12 小时静脉缓慢输入，宜于发病早期（10 天以内）应用，可迅速退热，预防冠状动脉病变的发生。应同时合并应用阿司匹林，剂量和疗程同上。部分患儿经 IVIG 效果不好，可重复使用 1~2 次，但 1%~2% 的病例仍然无效。使用 2g/kg IVIG 的患者，11 月内不宜接种麻疹、腮腺炎、风疹和水痘疫苗，因为在 MG 中的特异性抗病毒抗体可能会干扰活病毒疫苗的免疫应答延迟 11 个月。其他疫苗不需要延迟。

（3）糖皮质激素：因可促进血栓形成，易发生冠状动脉瘤和影响冠状动脉病变修复，故不宜单独应用。IVIG 治疗无效的患儿可考虑使用糖皮质激素，亦可与阿司匹林和双嘧达莫合并应用。醋酸泼尼松剂量为每日 2mg/kg，用药 2~4 周。

（4）其他治疗：①抗血小板聚集药：除阿司匹林外，可加用双嘧达莫，每日 3~5mg/kg。②对症治疗：根据病情给予对症及支持疗法，如补充液体、保护肝脏、控制心力衰竭、纠正心律失常等，有心肌梗死时应及时进行溶栓治疗。③心脏手术：严重的冠状动脉病变需要进行冠状动脉搭桥术。

（5）IVIG 非敏感型 KD 的治疗：①继续 IVIG 治疗：首剂 IVIG 后仍发热者，应尽早再次应用 IVIG，可有效预防 CAL。若治疗过晚，则不能预防冠状动脉损伤。建议再次使用剂量为 2g/kg，一次性输注。②糖皮质激素联用阿司匹林治疗：建议 IVIG 非敏感型 KD 可以在 IVIG 使用的基础上联合使用糖皮质激素和阿司匹林。

第九节　渗出性多形性红斑

知识点1：渗出性多形性红斑的概念

渗出性多形红斑是皮肤黏膜多形性红斑的严重型，以伴发高热、全身中毒症状及多器官功能损害为特征。

知识点2：渗出性多形性红斑的病因

（1）感染：可为病毒（主要为单纯疱疹病毒）、细菌、支原体、真菌感染等。

（2）药物及食物，尤其是磺胺类、青霉素类、头孢类、抗惊厥药物和解热镇静药等。

（3）疫苗接种。

（4）内脏疾病：包括结缔组织病、肿瘤等。

知识点3：渗出性多形性红斑的病理

皮肤病变主要发生在表皮与真皮交界处。可见上皮细胞角化不全，细胞内和细胞外水肿；上皮层有炎性细胞浸润，主要为单核细胞和多形核细胞；上皮内或上皮下水疱形成；上皮的表层组织可有严重液化变性；由于水疱下基底细胞变性，上皮内水疱又可变成上皮下水疱；基底膜变薄或消失；固有炎细胞浸润，为嗜酸细胞和多形核细胞；尤其是小血管扩张、充血明显，血管内皮细胞肿胀，有红细胞渗出。黏膜病变与皮肤病理改变相似。

知识点4：渗出性多形性红斑的临床表现

（1）轻型：主要指发病于口腔黏膜或伴发皮肤病损害，一般全身症状较轻。初起皮疹为不规则红斑，直径2mm～2cm不等，可散在或呈融合。红斑扩大后，其中心色素变淡，或渐出现发绀，而周围肤色鲜红。

（2）重型：即史-约综合征，除皮肤症状较重外，同时有全身多器官损害。皮肤病变严重，红斑较大，疱疹多，范围较广。大疱破裂后，大片皮肤剥脱和出血。继发细菌感染可红肿化脓。全身各部位均可见到，躯干部更为多见。黏膜病变也极为广泛，可见于口、鼻、眼、肛门及外生殖器，尤以口唇炎和结膜炎更常见且严重。唇内和结膜也可见疱疹、出血、溃疡及灰白色假膜，可有脓性分泌物。眼睑红肿、畏光、眼角溃疡、形成假膜，重者可影响以后的视力。偶见全眼球炎而导致失明。眼结膜和唇内假膜难以刮除，剥脱后出血。

知识点5：渗出性多形性红斑的辅助检查

无特异性实验室检查所见。外周血白细胞总数增高，中性粒细胞及嗜酸性粒细胞增高。在无尿路感染的情况下，尿检查可见一过性蛋白尿，泌尿道黏膜损害可见到尿红细胞增高。血沉正常或增快。必要时做胸部X线检查和肺功能，了解肺部情况。继发感染的脓性分泌物应做细菌培养。

知识点6：渗出性多形性红斑的诊断

（1）全身症状：以发热起病，1～10天内出现皮肤、黏膜损害，进入极期；患儿高热，全身中毒症状明显，可伴肺炎、肝大、肝功能受损、关节炎、心肌炎、肾炎等病变，甚至发生循环衰竭。

（2）皮肤损害：基本皮损为红色斑丘疹，并逐渐扩大，中央变紫红色形成大疱，可累及全身，包括掌跖，但头皮鲜有波及；反复发生，融合成片，疱破后形成糜烂面，渗出大量浆液或出血性浆液，似Ⅱ度烧伤，若无继发感染，1~4周后结痂脱屑，色素沉着，不留瘢痕。

（3）黏膜损害：①消化道症状：口腔炎，表现为口腔黏膜大疱、糜烂、出血和结痂，疼痛导致吞咽困难和流涎；肛门黏膜亦可有糜烂；累及胃肠黏膜时，可有腹痛、腹泻。②眼部症状：结合膜炎，有假膜形成，角膜炎可发生溃疡和瘢痕形成，导致失明。③外阴和尿道口炎，膀胱炎，可引起排尿困难、尿频、尿急、尿痛。④呼吸道表现：鼻前庭乃至喉、气管、支气管黏膜糜烂，出现声音嘶哑，呼吸困难；严重者可发生肺间质纤维化，继之发生肺心病、心力衰竭而危及生命。

知识点7：渗出性多形性红斑的治疗

（1）去除病因：对于药物过敏引起者，应停用任何可能的过敏药物，治疗用药亦应特别谨慎；痊愈后切忌再次服用过敏药物，以防复发。

（2）支持疗法：饮食宜富营养易消化，进食困难时考虑静脉营养；注意维持水及电解质平衡，补充丧失的血浆蛋白，补充维生素。

（3）肾上腺皮质激素：应早期静脉注射肾上腺皮质激素。甲泼尼龙 1.5~2mg/（kg·d），地塞米松 0.3~0.5mg/（kg·d），或氢化可的松 5~10mg/（kg·d）；重症者可行冲击疗法：甲泼尼龙 10~30mg/（kg·d），地塞米松 1.0~3.0mg/（kg·d），或氢化可的松 10~20mg/（k·d），疗程3~5日，病情控制后减量停用，注意对疱疹病毒感染所致者慎用。对合并肺间质纤维化患者在用甲泼尼龙冲击治疗后，用泼尼松 1~2mg/（kg·d）口服，病情稳定后逐渐减量，疗程视病情而定。

（4）丙种球蛋白：1~2g/kg，一次性静脉注射，以控制病情；或 100~200mg/（kg·d），每日或隔日 1 次静脉滴注，协助治疗继发感染。

（5）防治继发感染：病房严格消毒隔离，加强皮肤、眼部护理，皮肤局部用 1%甲紫，2%硼酸水；双眼涂用金霉素眼膏、红霉素眼膏；静脉滴注抗生素。

知识点8：渗出性多形性红斑的预后

一般轻症病例经1~2周皮疹消退，除有时可见色素沉着外，不留其他痕迹。多数病例通过积极治疗，预后良好。皮肤及黏膜症状较严重者，需经数月才完全退尽，严重型可有其他系统并发症，不仅治疗困难，病程更长。少数病例因继发感染，或心、肾、肺严重并发症而死亡。角膜发生溃疡者，如处理不及时，有可能造成失明。如再接触致病因素，可复发。

第十节 结节性非化脓性脂膜炎

知识点1：结节性非化脓性脂膜炎的概念

结节性非化脓性脂膜炎（NP）又称特发性小叶性脂膜炎或回归热性非化脓性脂膜炎。临床特征为脂肪细胞的坏死和变性，并表现为成批反复发生的皮下结节。

知识点2：结节性非化脓性脂膜炎的临床表现

（1）皮损：皮下结节是本病的主要特征，直径通常为1～2cm，大的可达10cm以上。结节常成批发生，对称分布，好发于臀部和下肢。起始于皮下的部分结节向上发展，皮面可轻度隆起，呈现红斑和水肿；部分可潜于皮下，表面皮肤呈正常肤色，但与皮肤粘连，活动度小，痛感明显。数周或数月后，结节自行消退，消退处局部皮肤凹陷并有色素沉着。偶有少数结节，脂肪坏死时其上皮肤也被累及而发生坏死破溃，并有黄棕色油状液体流出，被称为"液化性脂膜炎"。结节每隔数周或数月反复发作。多数伴有发热，热型不定，持续1～2周，后逐渐下降。还可有乏力、食欲减退以及肌肉和关节酸痛等。

（2）内脏损害：内脏损害可同时出现，或在皮损前后。肝脏损害可出现右胁痛、肝肿大、黄疸和肝功能异常；小肠受累可有脂肪痢和肠穿孔；肠系膜、大网膜和腹膜后脂肪组织受累可出现上腹部疼痛、腹胀和包块等；此外，骨髓、肺、胸膜、心肌、心包、脾、肾和肾上腺等均可受累。

知识点3：结节性非化脓性脂膜炎的辅助检查

血沉显著增高，白细胞轻度增高；如肝肾受累，可有肝肾功能异常，出现血尿和蛋白尿；有的病例可有免疫学异常，如补体降低、免疫球蛋白增高和淋巴细胞转化率降低；骨髓受累可出现贫血、白细胞和血小板低下。

知识点4：结节性非化脓性脂膜炎的鉴别诊断

（1）结节性红斑：春秋季好发。结节多数局限于小腿伸侧，对称分布，不破溃，经3～4周后自行消退，消退处局部呈凹陷萎缩。无内脏损害，全身症状轻微。

（2）硬红斑：结节暗红色，位于小腿屈侧中下部，破溃后形成穿凿性溃疡。组织病理系结核性肉芽肿。

（3）皮下脂质肉芽肿病：本病结节消退后无萎缩性凹陷遗留。无全身症状，有自愈倾向。

（4）其他疾病：部分淋巴瘤、麻风和外伤性或异物引起的皮下脂肪坏死等均需与结节性脂膜炎相鉴别。本病结节有疼痛感和显著触痛，大多数发作时伴发热，结合组织病理学可确诊。

知识点5：结节性非化脓性脂膜炎的治疗

结节性非化脓性脂膜炎尚无特效治疗。在急性炎症期或有高热等情况下，糖皮质激素和非甾体抗炎药有明显效果。

第十二章　内分泌系统疾病

第一节　儿童内分泌疾病的病因

知识点1：儿童内分泌功能障碍所致的疾病

由儿童内分泌功能障碍所致的常见疾病主要有：①生长迟缓。②性分化和性发育异常。③甲状腺疾病。④肾上腺疾病和糖尿病。

知识点2：儿童内分泌疾病的病因

（1）遗传因素：一些儿童内分泌疾病主要是一些单基因遗传病。近年来随着分子遗传学的发展，越来越多的单基因突变所致的内分泌疾病被发现，使得内分泌疾病的病种不断增加，有些病因更加明确，包括一些肽类激素基因突变（生长激素、TSHβ 亚基、LHβ 亚基、甲状旁腺激素等）引起的激素功能亢进、激素受体基因突变引起的功能丧失或者功能获得、合成肾上腺糖皮质激素及盐皮质激素一系列的酶系的基因突变导致的类固醇激素合成障碍等。

另外，与组织胚胎发育有关的基因缺陷也可导致内分泌疾病，例如在垂体发育早期起重要作用的 Hesxl、Poulfl、Propl 基因发生突变，可引起垂体发育不良，导致联合垂体激素缺乏症。在先天性甲状腺发育不良的患者中发现有 TTF-1、TTF-2 和 PAX-8 基因的突变。

（2）环境因素：许多环境因素可引起内分泌疾病。生态环境中缺乏碘可引起地方性甲状腺肿和先天性甲状腺功能减退症，高热量饮食和活动减少使得肥胖发病率迅速增高，胰岛素抵抗和糖尿病的发病率增高。

（3）遗传因素和环境因素共同作用致病：如 2 型糖尿病。

第二节　甲状腺疾病

一、先天性甲状腺功能减退症

知识点1：先天性甲状腺功能减退症的概念

先天性甲状腺功能减退症简称先天性甲低，是由于多种先天性原因引起甲状腺激素合成不足而导致的一种临床综合征。

知识点 2：先天性甲状腺功能减退症的病理生理及发病机制

（1）甲状腺激素的合成：甲状腺的主要功能是合成甲状腺素（T_4）和三碘甲腺原氨酸（T_3）。血液循环中的无机碘被摄取到甲状腺滤泡上皮细胞内，经过甲状腺过氧化物酶的作用氧化为活性碘，再与酪氨酸结合成单碘酪氨酸（MIT）和双碘酪氨酸（DIT），两者再分别偶联生成 T_3 和 T_4。这些合成步骤均在甲状腺滤泡上皮细胞合成的甲状腺球蛋白（TG）分子上进行。

（2）甲状腺素的释放：甲状腺滤泡上皮细胞通过摄粒作用将 TG 形成的胶质小滴摄入胞内，由溶酶体吞噬后将 TG 水解，释放出 T_3 和 T_4。

（3）甲状腺素合成和释放的调节　甲状腺素的合成和释放受下丘脑分泌的促甲状腺激素释放激素（TRH）和垂体分泌的促甲状腺激素（TSH）的调节。下丘脑产生 TRH，刺激腺垂体，产生 TSH，TSH 再刺激甲状腺分泌 T_3、T_4。血清 T_4 则可通过负反馈作用降低垂体对 TRH 的反应性、减少 TSH 的分泌。T_3、T_4 释放入血液循环后，约70%与甲状腺素结合蛋白（TBG）相结合，少量与前清蛋白和清蛋白结合，仅0.03%的 T_4 和0.3%的 T_3 为游离状态。正常情况下，T_4 的分泌率较 T_3 高8~10倍，T_3 的代谢活性为 T_4 的3~4倍，机体所需的 T_3 约80%在周围组织由 T_4 转化而成，TSH 亦促进这一过程。

知识点 3：甲状腺素的主要作用

（1）产热：T_4 能加速体内细胞氧化反应的速度，从而释放热能。

（2）促进生长发育及组织分化：甲状腺素促进细胞组织的生长发育和成熟；促进钙、磷在骨质中的合成代谢和骨、软骨的生长。

（3）对代谢的影响：促进蛋白质合成，增加酶的活力；促进糖的吸收、糖原分解和组织对糖的利用；促进脂肪分解和利用。

（4）对中枢神经系统的影响：T_4 对神经系统的发育和功能调节十分重要，特别在胎儿期和婴儿期。甲状腺素不足会严重影响脑的发育、分化和成熟，且不可逆转。

（5）对维生素代谢的作用：T_4 参与各种代谢，使维生素 B_1、维生素 B_2、维生素 B_3、维生素 C 的需要量增加。同时，促进胡萝卜素转变成维生素 A 及维生素 A 生成视黄醇。

（6）对消化系统的影响：T_4 分泌过多时，食欲亢进、肠蠕动增加、大便次数多，但性状正常。分泌不足时，常有食欲不振、腹胀、便秘等。

（7）对肌肉的影响：T_4 过多时，常可出现肌肉神经应激性增高，出现震颤。

（8）对血液循环系统的影响：T_4 能增强 β-肾上腺素能受体对儿茶酚胺的敏感性，故甲状腺功能亢进症患者出现心跳加速、心排血量增加等。

知识点 4：新生儿和婴儿甲状腺功能减退症的临床表现

新生儿甲状腺功能减退症的症状和体征缺乏特异性，大多数较轻微，或者无明显的症状和体征，但仔细询问病史和体检常可发现可疑线索，如母妊娠时常感到胎动少、过期产、面部呈臃肿状、皮肤粗糙、生理性黄疸延迟、嗜睡、少哭、哭声低下、纳呆、吸吮力差、体温低、便秘、前囟较大、后囟未闭、腹胀、脐疝、心率缓慢、心音低钝等。

知识点 5：幼儿和儿童期甲状腺功能减退症的临床表现

临床症状严重程度与甲状腺激素缺乏程度和持续时间密切相关。①特殊面容：头大，颈短，面部臃肿，眼睑水肿，眼距宽，鼻梁宽平，唇厚舌大，舌外伸，毛发稀疏，表情淡漠，反应迟钝。②神经系统功能障碍：智能低下，记忆力、注意力均下降。运动发育障碍，行走延迟，常有听力下降，感觉迟钝，嗜睡，严重者可产生黏液性水肿、昏迷。③生长发育迟缓：身材矮小，表现躯体长，四肢短，骨龄发育落后。④心血管功能低下：脉搏弱，心音低钝，心脏扩大，可伴心包积液，胸腔积液，心电图呈低电压，P-R 延长，传导阻滞等。⑤消化道功能紊乱：食欲差、腹胀、便秘、大便干燥，胃酸减少，易被误诊为先天性巨结肠。

知识点 6：先天性甲状腺功能减退症的辅助检查

（1）新生儿筛查：生后 2～3 天干血滴纸片，TSH > 20mIU/L，则可疑；血清 $T_4 \downarrow$，TSH↑，则确诊。

（2）血清 T_3、T_4、TSH：$T_4 \downarrow$，TSH↑：周围性；$T_4 \downarrow$，TSH↓：中枢性。

（3）TRH 刺激试验：鉴别下丘脑或垂体性甲低。

（4）放射性核素：SPFCT，^{99m}Tc，判断甲状腺位置、大小、发育状况。

（5）骨龄：左手腕掌指骨正位摄片，显示骨龄落后。

知识点 7：先天性甲状腺功能减退症的诊断

（1）新生儿甲状腺功能减退症筛查：新生儿甲状腺功能减退症筛查采用干血滤纸片方法。必须指出，测定 TSH 进行新生儿疾病筛查，对继发于下丘脑-垂体原因的甲状腺功能减退症无法诊断。

（2）年幼儿童甲状腺功能减退症诊断：根据典型的临床症状、有甲状腺功能减退，可以确诊。甲状腺放射性核素显像、超声波检查和骨龄测定皆有助于诊断。

（3）获得性甲状腺功能减退症：需寻找病因，对慢性淋巴细胞性甲状腺炎患者，需测定抗甲状腺球蛋白抗体和抗过氧化物酶抗体确定。

知识点 8：先天性甲状腺功能减退症的鉴别诊断

（1）佝偻病：有动作发育、生长发育迟缓，但智能正常，皮肤正常，有佝偻病体征以及血生化和骨骼 X 线片的改变，无甲低特殊面容。

（2）先天性巨结肠：出生后即有便秘、腹胀，并伴有脐疝，但其面容、精神反应正常，

血 T_3、T_4、TSH 正常。

（3）21-三体综合征：有智能、运动、生长发育落后，眼距宽、外眼角上斜、鼻梁低、伸舌的特殊面容，但皮肤毛发正常，染色体核型检查确诊。

（4）骨骼发育障碍的疾病：如骨软骨发育不良、黏多糖病等均有生长迟缓，骨骼 X 线片和尿中代谢物检测可鉴别。

知识点 9：先天性甲状腺功能减退症的治疗

（1）本症应早期确诊，尽早治疗，减少对脑发育的损害，甲状腺制剂需终生服用。①L-甲状腺素钠：从小剂量开始，婴儿 8~14μg/（kg·d），儿童 4μg/（kg·d），每 1~2 周增加 1 次剂量，直至临床症状改善、血清 T_4 和 TSH 正常，即作为维持量使用。②甲状腺片：用量参照 L-甲状腺素钠，60mg 相当于 L-甲状腺素钠 100μg。

（2）钙剂及各种维生素等辅助治疗：患儿生长加速后，需及时补充维生素 D 与钙剂；有贫血时，根据病情用铁剂、维生素 B_{12} 或叶酸等。

二、甲状腺功能亢进症

知识点 10：甲状腺功能亢进症的概念

甲状腺功能亢进症是指由于甲状腺激素分泌过多所致，常伴有甲状腺肿大、眼球外突及基础代谢率增高等表现。

知识点 11：甲状腺功能亢进症的病因

在小儿时期多由毒性弥漫性甲状腺肿（Graves 病）引起，亦可由慢性淋巴细胞性甲状腺炎、垂体促甲状腺激素分泌性肿瘤等因素引起。

知识点 12：甲状腺功能亢进症的临床表现

（1）基础代谢增高、食欲增加、消瘦、多汗、怕热、兴奋、急躁、心悸、乏力、腹泻等。部分患儿可表现为食欲不振。

（2）心率增快（安静和睡眠时亦快），心尖部收缩期杂音，心律失常，手震颤，可有一侧或双侧突眼。

（3）甲状腺肿大，多呈弥漫性肿大，柔软，光滑，有震颤，可听到血管杂音。少数呈结节性肿大，质硬。

知识点 13：甲状腺功能亢进症的实验室检查

（1）血清 T_3、T_4 水平增高，TSH 降低。

（2）抗甲状腺球蛋白抗体（TGAb）、抗甲状腺过氧化物酶抗体（TMAb）增高。

（3）部分患儿伴有肝酶和心肌酶增高。

知识点 14：甲状腺功能亢进症的特殊检查

甲状腺扫描与 B 超可了解甲状腺大小、性质，以除外肿瘤、囊肿等。注意心电图异常。

知识点 15：甲状腺功能亢进症的治疗

（1）一般治疗：保持情绪稳定，注意休息，饮食富有营养，补充维生素。

（2）抗甲状腺药物：首选甲巯咪唑，$0.5 \sim 1 mg/(kg \cdot d)$，分 $2 \sim 3$ 次口服，或用甲基硫氧嘧啶 $5 \sim 7 mg/(kg \cdot d)$ 或丙基硫氧嘧啶 $5 \sim 10 mg/(kg \cdot d)$，分 $2 \sim 3$ 次口服，一般用 $4 \sim 8$ 周，控制症状后，剂量减半，维持治疗 $2 \sim 3$ 年。治疗期间定时监测 T_3、T_4、TSH，随时调整剂量；查血常规，注意白细胞减少；并注意有无其他副作用，如药疹、肝功能损害。对症处理，必要时更换治疗药物。

（3）甲状腺素：如在治疗中甲状腺肿大加剧或出现甲状腺功能减低，则加服左旋甲状腺素。

（4）对症治疗：心率增快明显心悸者，可用普萘洛尔，$1 \sim 2 mg/(kg \cdot d)$，分 $2 \sim 3$ 次口服。必要时可用镇静剂，地西泮（安定）$0.25 \sim 0.5 mg/(kg \cdot d)$ 或苯巴比妥 $2 \sim 3 mg/(kg \cdot d)$。突眼明显者，可用泼尼松 $1 \sim 2 mg/(kg \cdot d)$ 和维生素 B_6。

第三节　儿童糖尿病

一、1 型糖尿病

知识点 1：1 型糖尿病的概念

1 型糖尿病又称胰岛素依赖性糖尿病（IDDM），是胰岛 β 细胞破坏，胰岛素分泌绝对不足所致，必须使用胰岛素治疗。

知识点 2：1 型糖尿病的病理生理

正常情况下，胰岛素可促进细胞内葡萄糖的转运，促进糖的利用，蛋白质和脂肪的合成，抑制肝糖原和脂肪的分解。糖尿病患儿的胰岛素分泌不足或缺如，使葡萄糖的利用减少，而反调节激素，如胰高血糖素、生长激素、皮质醇等增高，且具有促进肝糖原分解和葡萄糖异生的作用，使脂肪和蛋白质分解加速，造成血糖和细胞外液渗透压增高，细胞内液向细胞外转移。当血糖浓度超过肾阈值（10mmol/L 或 180mg/dl）时，即产生糖尿。自尿中排出的葡萄糖可达 $200 \sim 300 g/d$，导致渗透性利尿，临床出现多尿症状，每日丢失水分 3~

5L，钠和钾 200~400mmol，因而造成严重的电解质失衡和慢性脱水。由于机体的代偿，患儿呈现渴感增强、饮水增多；由于组织不能利用葡萄糖，会因能量不足而产生饥饿感，引起多食。胰岛素不足和反调节激素增高促进了脂肪分解，使血中脂肪酸增高，肌肉和胰岛素依赖性组织即利用这类游离脂肪酸供能以弥补细胞内葡萄糖的不足，而过多的游离脂肪酸进入肝脏后，则在胰高血糖素等生酮激素的作用下加速氧化，导致乙酰辅酶 A 增加，超过了三羧酸循环的氧化代谢能力，致使乙酰乙酸、β-羟丁酸和丙酮等酮体长期在体液中累积，形成酮症酸中毒。

酮症酸中毒时氧利用减低，大脑功能受损。酸中毒时 CO_2 严重潴留，为了排出较多的 CO_2，呼吸中枢兴奋而出现不规则的呼吸深快，呼气中的丙酮产生特异的气味（腐烂水果味）。

知识点 3：1 型糖尿病的发病机制

（1）遗传易感性：1 型糖尿病的病因除遗传因素外，还有环境因素的作用，属多基因遗传性疾病。

（2）环境因素：1 型糖尿病的发病与病毒感染（如风疹病毒、腮腺炎病毒、柯萨奇病毒等）、化学毒物（如链尿菌素、四氧嘧啶等）、食物中的某些成分（如牛乳中的 α、β-酪蛋白、乳球蛋白等）有关，以上因素可能会激发易感性基因者体内免疫功能的变化，产生 B 细胞毒性作用，最终导致 1 型糖尿病。

（3）自身免疫因素：约 90% 的 1 型糖尿病患者在初次诊断时血中出现胰岛细胞自身抗体（ICA）、胰岛 B 细胞膜抗体（ICSA）、胰岛素自身抗体（IAA）以及谷氨酸脱羧酶（GAD）自身抗体、胰岛素受体自身抗体（IRA）等多种抗体，并已证实这些抗体在补体和 T 淋巴细胞的协同作用下具有对胰岛细胞的毒性作用。

知识点 4：1 型糖尿病的临床表现

典型表现为"三多一少"即多饮、多尿、多食和体重减轻。婴幼儿可有遗尿和夜尿增多。部分患儿起病较缓、消瘦、精神不振、倦怠乏力。以酮症酸中毒为首发症状者占 20%~30%，相当一部分患者临床表现不典型。

知识点 5：1 型糖尿病的辅助检查

（1）血糖：空腹血糖 ≥7.0mmol/L，或任意血浆血糖或口服葡萄糖耐量试验 2 小时的血糖 ≥11.1mmol/L，即可诊断为糖尿病。

（2）尿糖：阳性。

（3）尿酮体：糖尿病酮症酸中毒时，尿酮体阳性。

（4）葡萄糖耐量试验：适应证为临床无症状、尿糖阳性，但空腹和任意血浆葡萄糖浓度 <11.1mmol/L 的患儿。葡萄糖用量为 1.75g/kg，最大量不超过 75g。溶于 200~300ml 水

中，在 5~15 分钟内服完，于服糖前后 30、60、120、180 分钟分别取血测葡萄糖。

（5）糖化血红蛋白（HbA$_{1c}$）：可反映近 3 个月的血糖平均值，缺点在于不能反映日常血糖的波动。

（6）血液气体分析和电解质测定：酮症酸中毒时可见代谢性酸中毒和电解质紊乱等变化。

（7）血脂：胆固醇、三酰甘油、游离脂肪酸等可增高。

（8）血胰岛素及 C 肽水平：可用于 1 型、2 型糖尿病的鉴别诊断。

（9）血胰岛细胞自身抗体测定：如测血中谷氨酸脱羧酶抗体（GAC-Ad），胰岛素抗体（I-AAh），胰岛细胞抗体（ICAAb）等，对 1、2 型糖尿病的鉴别有一定帮助。

知识点 6：1 型糖尿病的诊断

1 型糖尿病诊断标准：①空腹血糖 ≥ 7.0mmol/L（≥126mg/dl）。②随机血糖 ≥ 11.1mmol/L（≥200mg/dl）。③OGTT 2 小时血糖 ≥ 11.1mmol/L（≥200mg/dl）。④HbAlc ≥ 6.5%。

凡符合上述任何一条即可诊断为糖尿病。儿童 1 型糖尿病一旦出现临床症状、尿糖阳性、空腹血糖达 7.0mmol/L 以上和随机血糖在 11.1mmol/L 以上，不需做糖耐量试验就能确诊。

知识点 7：1 型糖尿病的鉴别诊断

（1）肾性糖尿：无糖尿病症状，多在体检或者做尿常规检查时发现尿糖阳性，血糖正常，胰岛素分泌正常。

（2）假性高血糖：短期大量食入或者输入葡萄糖液，可使尿糖暂时阳性，血糖升高。另外，在应急状态时血糖也可一过性升高，需注意鉴别。

知识点 8：1 型糖尿病的治疗目的和要求

1 型糖尿病的治疗目的和要求：①消除临床症状。②预防糖尿病酮症酸中毒发生。③避免发生低血糖。④保证患儿正常生长发育和性成熟。⑤防止肥胖。⑥防止和及时纠正情绪障碍。⑦早期诊断和治疗并发症及伴随疾病。⑧防止慢性并发症的发生和发展。

知识点 9：1 型糖尿病的治疗

糖尿病治疗强调综合治疗，主要包括 5 个方面：①合理应用胰岛素。②饮食管理。③运动锻炼。④自我血糖监测。⑤糖尿病知识教育和心理支持。糖尿病治疗必须在自我监测的基础上，选择合适的胰岛素治疗方案和饮食管理、运动治疗等才能达到满意的效果。

二、2型糖尿病

知识点10：2型糖尿病的概念

2型糖尿病又称非胰岛素依赖性糖尿病（NIDDM），是胰岛 B 细胞分泌胰岛素不足或靶细胞对胰岛素不敏感（胰岛素抵抗）所致。

知识点11：2型糖尿病的特点

2型糖尿病的特点：①占糖尿病病例的比例：>80%。②发病年龄：成年。③发病经过：缓慢。④酮症酸中毒：少见。⑤伴有 HLA 等位基因：不明显。⑥血清胰岛素及肽测定：轻度减失正常。⑦胰岛细胞抗体：<5%。⑧胰岛素分泌异常：较明显。⑨对胰岛素抵抗性：较明显。⑩胰岛素治疗：适于10%的病例。

第四节 身材矮小

一、生长激素缺乏症

知识点1：生长激素缺乏症的概念

生长激素缺乏症（GHD）是指由于腺垂体合成和分泌生长激素（GH）部分或完全缺乏，或由 GH 分子结构异常等所致的生长发育障碍性疾病。

知识点2：生长激素的合成

GH 是由腺垂体嗜碱性粒细胞合成和分泌，由 191 个氨基酸组成的单链多肽，分子量为 22kD。人生长激素基因簇是由编码基因 GH_1（GH-N）和 $CSHP_1$、CSH_1、GH_2、CSH_2 等基因组成的长约 55kbp 的 DNA 链。人 GH 编码基因 GH_1 位于 17q22-q24。在血液循环中，大约 50% 的 GH 与生长激素结合蛋白（GHBP）结合，以 GH-GHBP 复合物的形式存在。生长激素的释放受下丘脑分泌的两种神经激素，即促生长激素释放激素（GHRH）和生长激素释放抑制激素的调节。GHRH 是含有 44 个氨基酸残基的多肽，促进垂体合成、分泌 GH；SRIH 是环状结构的 14 肽，对 GH 的合成和分泌有抑制作用。垂体在这两种多肽的作用下以脉冲方式释放 GH，而中枢神经系统则通过多巴胺、5-羟色胺和去甲肾上腺素等神经递质调控下丘脑 GHRH 和 SRIH 的分泌。

知识点3：生长激素的分泌

GH 的自然分泌呈脉冲式，约每 2~3 小时出现一个峰值，夜间入睡后分泌量增高，且与睡眠深度有关,在Ⅲ或Ⅳ期睡眠相时达高峰;白天空腹时和运动后偶见高峰。初生婴儿血清 GH 水平较高,分泌节律尚未成熟,因此睡-醒周期中 GH 水平少有波动。生后 2~3 周血清 GH 浓度开始下降,分泌节律在生后 2 个月开始出现。儿童期每日 GH 分泌量超过成人,在青春发育期更明显。

知识点 4:生长激素的功能

GH 的基本功能是促进生长,同时也是体内多种物质代谢的重要调节因子。其主要生物效应为:①促生长效应:促进人体各种组织细胞增大和增殖,使骨骼、肌肉和各系统器官生长发育,骨骼的增长使身体长高。②促代谢效应:GH 促生长作用的基础是促进合成代谢,可促进蛋白质的合成和氨基酸的转运和摄取;促进肝糖原分解,减少对葡萄糖的利用,降低细胞对胰岛素的敏感性,使血糖升高;促进脂肪组织分解和游离脂肪酸的氧化生酮过程;促进骨骺软骨细胞增殖并合成含有胶原和硫酸黏多糖的基质。

知识点 5:生长激素缺乏症的病因

(1)原发性:①下丘脑-垂体功能障碍:垂体发育异常,如不发育、发育不良或空蝶鞍均可引起生长激素合成和分泌障碍,其中有些伴有视中隔发育不全、唇裂、腭裂等畸形。因神经递质-神经激素功能途径的缺陷,导致 GHRH 分泌不足引起的身材矮小者称为生长激素神经分泌功能障碍(GHND),这类患儿的 GH 分泌功能在药物刺激试验中可能表现正常。②遗传性生长激素缺乏(HGHD):GH 基因缺陷引起单纯性生长激素缺乏症(IGHD),而垂体 Pit-1 转录因子缺陷导致多种垂体激素缺乏症(MPHD),临床表现为多种垂体激素缺乏。IGHD 按遗传方式分为 Ⅰ(AR)、Ⅱ(AD)、Ⅲ(X 连锁)3 型。此外,还有少数矮身材儿童是由于 GH 分子结构异常、GH 受体缺陷(Laron 综合征)或 IGF 受体缺陷(非洲 Pygmy 人)所致,临床症状与生长激素缺乏症相似,但呈现 GH 抵抗或 IGF-1 抵抗,血清 GH 水平不降低或反而增高,是较罕见的遗传性疾病。

(2)继发性:多为器质性,常继发于下丘脑、垂体或颅内其他肿瘤、感染、细胞浸润、放射性损伤和头颅创伤等。

(3)暂时性:体质性生长及青春期延迟、社会心理性生长抑制、原发性甲状腺功能减退等均可造成暂时性 GH 分泌功能低下,在外界不良因素消除或原发疾病治疗后即可恢复正常。

知识点 6:生长激素缺乏症的临床表现

(1)特发性生长激素缺乏症:多见于男孩,男女之比为 3:1。患儿出生时身长和体重均正常,1 岁以后出现生长速度减慢,身高落后比体重低下更为显著,身高低于同年龄、同性别正常健康儿童生长曲线第 3 百分位数以下(或低于平均数减两个标准差),身高年增长速率<5cm,智能发育正常。患儿头颅呈圆形,面容幼稚,脸圆胖,皮肤细腻,头发纤细,

下颌和颏部发育不良，牙齿萌出延迟且排列不整齐。患儿虽生长落后，但身体各部比例匀称。骨骼发育落后，骨龄落后于实际年龄2岁以上，但与其身高年龄相仿，骨骺融合较晚。多数青春期发育延迟。

（2）部分生长激素缺乏症：患儿同时伴有一种或多种其他垂体激素缺乏，这类患儿除生长迟缓外，尚有其他伴随症状：①伴有促肾上腺皮质激素（ACTH）缺乏者容易发生低血糖。②伴促甲状腺激素（TSH）缺乏者可有食欲不振、活动较少等轻度甲状腺功能不足的症状。③伴有促性腺激素缺乏者性腺发育不全，出现小阴茎，至青春期仍无性器官和第二性征发育等。

（3）器质性生长激素缺乏症：可发生于任何年龄，其中由围生期异常导致者常伴有尿崩症。颅内肿瘤导致者则多有头痛、呕吐、视野缺损等颅内压增高以及视神经受压迫的症状和体征。

知识点7：生长激素缺乏症的实验室检查

（1）生长激素刺激试验：生长激素缺乏症的诊断依靠 GH 水平的测定。因生理状态下 GH 呈脉冲式分泌，这种分泌与下丘脑、垂体、神经递质以及大脑结构和功能的完整性有关，有明显的个体差异，并受睡眠、运动、摄食和应激的影响，故单次测定血 GH 水平不能真正反映机体的 GH 分泌情况。因此，对疑诊患儿必须进行 GH 刺激试验，以判断其垂体分泌 GH 的功能。

（2）血 GH 24 小时分泌谱测定：24 小时的 GH 分泌量可以比较准确地反映体内 GH 的分泌情况。尤其是对 GHND 患儿，其 GH 分泌功能在药物刺激试验可为正常，但其 24 小时分泌量则不足，夜晚睡眠时的 GH 峰值亦低。但该方法繁琐，采血次数多，不易为患者接受。

（3）胰岛素样生长因子（IGF-1）和 IGFBP-3 的测定：IGF-1 和 IGFBP-3 都是检测 GH-IGF 轴功能的指标。两者分泌模式与 GH 不同，呈非脉冲式分泌，较少日夜波动，血液循环中的水平比较稳定。血清 IGF-1 出生时的水平非常低，随后在儿童期缓慢升高，在青春发育期升高显著，以后随着年龄的增长而有所减少。青春期女孩出现高峰的时间约早于男孩2年。IGFBP-3 的水平波动与其相似，但变化较小。

（4）其他辅助检查：①X 线检查：常用左手腕、掌、指骨正位片评定骨龄。生长激素缺乏症患儿骨龄常落后于实际年龄2岁及以上。②MRI 检查：已确诊为生长激素缺乏症的患儿，需行头颅 MRI 检查，以了解下丘脑-垂体有无器质性病变，尤其对检测肿瘤有重要意义。

（5）其他内分泌检查：一旦确诊生长激素缺乏症，应检查下丘脑-垂体轴的其他内分泌功能。根据临床表现可选择测定 TSH、T_4 或促甲状腺素释放激素（TRH）刺激试验和促性腺激素释放激素（GnRH）刺激试验以判断下丘脑-垂体-甲状腺轴和性腺轴的功能。

（6）染色体核型分析：对矮身材具有体态异常的患儿应进行核型分析，尤其是女性矮小伴青春期发育延迟者，应常规行染色体分析，排除常见的染色体疾病。

知识点 8：生长激素缺乏症的诊断

（1）匀称性身材矮小，身高落后于同年龄、同性别正常儿童生长曲线的第 3 百分位数以下（或低于平均数减两个标准差）。

（2）生长缓慢，年生长速率<5cm。

（3）骨龄落后于实际年龄 2 岁以上。

（4）两种药物激发试验结果均示 GH 峰值低下（<10μg/L）。

（5）智能正常。

（6）排除其他影响生长的疾病。

知识点 9：生长激素缺乏症的鉴别诊断

（1）家族性身材矮小：父母身高均矮，小儿身高常在第 3 百分位数左右，但其年生长速率>5cm，骨龄和年龄相称，智能和性发育正常。

（2）体质性生长及青春期延迟：多见于男孩。青春期开始发育的时间比正常儿童迟 3～5 年，青春期前生长缓慢，骨龄也相应落后，但身高与骨龄一致，青春期发育后其最终身高正常。父母一方往往有青春期发育延迟病史。

（3）特发性身材矮小症（ISS）：病因不明，出生时身长和体重正常；生长速率稍慢或正常，一般年生长速率<5cm；两项 GH 激发试验的 GH 峰值≥10μg/L，IGF-1 浓度正常；骨龄正常或延迟。无明显的慢性器质性疾病（肝、肾、心、肺、内分泌代谢病和骨骼发育障碍），无心理和严重的情感障碍，无染色体异常。

（4）先天性卵巢发育不全（特纳综合征）：女孩身材矮小时应考虑此病。本病的临床特点为：身材矮小；性腺发育不良；具有特殊的躯体特征，如颈短、颈蹼、肘外翻、后发际低、乳距宽、色素痣多等。典型的特纳综合征与生长激素缺乏症不难区别，但嵌合型或等臂染色体所致者因症状不典型，需进行染色体核型分析以鉴别。

（5）先天性甲状腺功能减退症：该症除有生长发育落后、骨龄明显落后外，还有特殊面容、基础代谢率低、智能低下，故不难与生长激素缺乏症区别。但有些晚发性病例症状不明显，需借助血 T_4 降低、TSH 升高等指标进行鉴别。

（6）骨骼发育障碍：各种骨、软骨发育不全等，均有特殊的面容和体态，可选择进行骨骼 X 线片检查以鉴别。

（7）其他内分泌代谢病引起的生长落后：先天性肾上腺皮质增生症、性早熟、皮质醇增多症、黏多糖贮积症、糖原贮积症等各有其特殊的临床表现，易于鉴别。

知识点 10：生长激素缺乏症的治疗

（1）生长激素治疗：基因重组人生长激素（rhGH）替代治疗已被广泛应用，目前大都采用 0.1U/kg，每晚临睡前皮下注射 1 次（或每周总剂量分 6～7 次注射）的方案。促生长治疗应持续至骨骺闭合为止。治疗时年龄越小，效果越好，以第 1 年效果最好。rhGH 治疗过程中可能出现甲状腺功能减退，故须进行监测，必要时加用左甲状腺素维持甲状腺功能正常。血清 IGF-1 和 IGFBP-3 水平检测可作为 rhGH 疗效和安全性评估的指标。

（2）性激素治疗：同时伴有性腺轴功能障碍的生长激素缺乏症患儿骨龄达 12 岁时可开始用性激素治疗。男性可注射长效庚酸睾酮 25mg，每月 1 次，每 3 个月增加 25mg，直至每月 100mg；女性可用炔雌醇 1~2μg/d，或妊马雌酮，自每日 0.3mg 起酌情逐渐增加，同时需监测骨龄。

知识点 11：应用基因重组人生长激素（rhGH）治疗的副作用

（1）注射局部红肿，与 rhGH 制剂纯度不够以及个体反应有关，停药后可消失。
（2）少数患者注射后数月会产生抗体，但对促生长疗效无显著影响。
（3）暂时性视盘水肿、颅内高压等，比较少见。
（4）股骨头骺部滑出和坏死，但发生率甚低。

二、其他矮小疾病

知识点 12：小于胎龄儿

小于胎龄儿属身材矮小的后天性疾病，其病史是宫内发育迟缓、足月儿出生体重小于 2500g。

知识点 13：家族性身材矮小症

家族性身材矮小症属身材矮小的先天性疾病，其家族史为阳性，生长率、骨、牙齿发育正常、内分泌正常，属非遗传性疾病。

知识点 14：特发性身材矮小症

特发性身材矮小症是指儿童身高低于正常同龄第三百分位，生长比较缓慢，生长激素和甲状腺功能检查结果均正常，女童的血染色体检查也正常。除外生长激素、甲状腺素功能低下和先天性卵巢发育不全症。家族中没有矮身材的成员，父母青春期性发育不晚，出生时体重正常，无内脏疾病，骨骼发育未见异常。

知识点 15：体质性青春期发育延迟

体质性青春期发育延迟属身材矮小的先天性疾病，其家族史为阳性，骨骼、性发育迟缓、智力正常、内分泌正常，属非遗传性疾病。

第五节　性　早　熟

一、中枢性性早熟

知识点 1：中枢性性早熟的概念

中枢性性早熟（CPP）又称完全性或真性性早熟，是指由于下丘脑-垂体-性腺轴功能提前激活，导致性腺发育和功能成熟，与正常青春发育成熟机制完全一致，并可具有一定的生育能力。主要包括继发于中枢神经系统各种器质性病变的性早熟和特发性性早熟两大类。

知识点 2：特发性性早熟症的概念

特发性性早熟症是指经检查未发现患儿提前启动青春发育的器质性病因的性早熟。

知识点 3：特发性中枢性性早熟症的病因

（1）下丘脑垂体病变：错构瘤、视交叉胶质瘤、星型胶质细胞瘤、神经母细胞瘤、松果体瘤等，感染、外伤、头颅化疗、放疗等。

（2）先天畸形：脑积水、蛛网膜囊肿、中隔-视中隔发育不全、鞍上囊肿等。

（3）其他：原发性甲状腺功能减退症。

知识点 4：中枢性性早熟的临床表现

（1）女孩：首先表现为乳房发育，乳头增大，乳晕增大，大、小阴唇增大，色素沉着，阴道出现白色分泌物；阴道黏膜细胞出现雌激素依赖性改变，子宫、卵巢增大，可有成熟性排卵和月经。

（2）男孩：首先表现为睾丸增大（≥4ml 容积），阴囊皮肤皱褶增加，色素加深，阴茎增长增粗；阴毛、腋毛、胡须生长；声音变低沉；精子生成；肌肉容量增加，皮下脂肪减少。

知识点 5：中枢性性早熟的治疗目的

中枢性性早熟的治疗目的：①控制或减缓第二性征发育，延迟性成熟过程。②抑制性激素引起的骨成熟，防止骨骺早闭而致成年人期身材矮小。③同步进行适当的心理和行为指导，从而达到保证儿童理想生长发育的目的。

二、单纯性乳房发育

知识点 6：单纯性乳房发育的诊断

单纯性乳房早发育是女童不完全性性早熟的特殊表现，起病年龄小，常低于 2 岁，乳腺仅轻度发育，常呈现周期性变化，不伴生长加速和骨龄提前，血清 E_2 和 FSH 的基础值常有轻度增高，GnRH 兴奋试验中 FSH 峰值增高，LH 不增高。乳房发育过早是良性的，但可能是真性或假性性早熟的第一特征，或可能是由外源性雌激素引起。由于本病小部分患者可逐步演变为真性性早熟，故应重视随访，观察女童乳房早发育的发展过程，争取及时介入治疗。

第六节 尿 崩 症

一、垂体性尿崩症

知识点 1：垂体性尿崩症的概念

中枢性尿崩症是由抗利尿激素（ADH）（又名精氨酸加压素，AVP）分泌或释放不足所引起。

知识点 2：垂体尿崩症的病因

（1）特发性：因下丘脑视上核或室旁核神经元发育不全或退行性病变所致。多数为散发，部分患儿与自身免疫反应有关。

（2）器质性（继发性）：任何侵犯下丘脑、垂体柄或神经垂体的病变都可发生尿崩症。①肿瘤：约 1/3 以上患儿由颅内肿瘤所致，常见有颅咽管瘤、视神经胶质瘤、松果体瘤等。②损伤：颅脑外伤（特别是颅底骨折）、手术损伤（尤其是下丘脑或垂体部位手术）、产伤等。③感染：少数患儿是由于颅内感染、弓形虫病和放线菌病等所致。④其他：朗格汉斯细胞组织细胞增生症或白血病细胞浸润等。

（3）家族性（遗传性）：极少数是由于编码 AVP 或运载蛋白 II 的基因突变所致，为常染色体显性或隐性遗传。如同时伴有糖尿病、视神经萎缩和耳聋者，即为 DIDMOD 综合征，是由于 4p16 的 wfsl 基因多个核苷酸变异所致，又称 Wolfram 综合征。

知识点 3：垂体性尿崩症的临床表现

本病可发生于任何年龄，以烦渴、多饮、多尿为主要症状。饮水多（可 $>3000ml/m^2$），每日尿量可达 4~10L，甚至更多，尿比重低且固定。夜尿增多，可出现遗尿。婴幼儿烦渴时哭闹不安，不肯吃奶，饮水后安静。由于喂水不足可发生便秘、低热、脱水甚至休克，严重脱水可致脑损伤及智能缺陷。烦渴、多饮、多尿可影响儿童的学习和睡眠，出现少汗、皮肤干燥苍白、精神不振、食欲低下、体重不增、生长缓慢等症状。如充分饮水，一般情况正常，无明显体征。

知识点4：垂体性尿崩症的实验室检查

（1）尿液检查：每日尿量可达 4~10L，色淡，尿比重低于 1.005，尿渗透压可<200mmol/L，尿蛋白、尿糖及有形成分均为阴性。

（2）血生化检查：血钠、钾、氯、钙、镁、磷等一般正常，肌酐、尿素氮正常，血渗透压正常或偏高。无条件查血浆渗透压者可用公式推算：渗透压=2×（血钠+血钾）+血糖+血尿素氮，计量单位均用 mmol/L。

（3）禁水试验：旨在观察患儿在细胞外液渗透压增高时浓缩尿液的能力。患儿自试验前一天晚上 7~8 时开始禁食，直至试验结束。试验当日晨 8 时开始禁饮，先排空膀胱，测定体重、采血测血钠及渗透压；然后每小时排尿 1 次，测尿量、尿渗透压（或尿比重）和体重，直至相邻两次尿渗透压之差连续两次<30mmol/L，或体重下降达 5%，或尿渗透压≥800mmol/L，即再次采血测渗透压、血钠。结果：正常儿童禁饮后不出现脱水症状，每小时尿量逐渐减少，尿比重逐渐上升，尿渗透压可>800mmol/L，而血钠、血渗透压均正常。尿崩症患者持续排出低渗尿，血清钠和血渗透压分别上升超过 145mmol/L 和 295mmol/L，体重下降3%~5%。试验过程中必须严密观察，如患儿烦渴加重并出现严重脱水症状需终止试验并给予饮水。

（4）加压素试验：禁水试验结束后，皮下注射垂体后叶素 5U（或精氨酸加压素 0.1U/kg），然后两小时内多次留尿，测定渗透压。如尿渗透压上升峰值超过给药前的 50%，则为完全性中枢性尿崩症；在 9%~50%者为部分性尿崩症；肾性尿崩症小于 9%。

（5）血浆 AVP 测定：血浆 AVP 水平对于中枢性尿崩症的诊断意义不大，但血浆 AVP 结合禁水试验有助于鉴别诊断部分性中枢性尿崩症和肾性尿崩症。中枢性尿崩症血浆 AVP 浓度低于正常；肾性尿崩症血浆 AVP 基础状态可测出，禁饮后明显升高而尿液不能浓缩。精神性多饮 AVP 分泌能力正常，但病程久、病情严重者，由于长期低渗状态，AVP 的分泌可受到抑制。

（6）影像学检查：选择性进行头颅 X 线平片、CT 或 MRI 检查，以排除颅内肿瘤，明确病因，指导治疗。

知识点5：垂体性尿崩症的诊断和鉴别诊断

垂体性尿崩症需与其他原因引起的多饮、多尿相鉴别：

（1）高渗性利尿：如糖尿病、肾小管酸中毒等，根据血糖、尿比重、尿渗透压及其他临床表现即可鉴别。

（2）高钙血症：见于维生素 D 中毒、甲状旁腺功能亢进症等。

（3）低钾血症：见于原发性醛固酮增多症、慢性腹泻、Bartter 综合征等。

（4）继发性肾性多尿：慢性肾炎、慢性肾盂肾炎等导致慢性肾功能减退时。

（5）原发性肾性尿崩症：为 X 连锁或常染色体显性遗传性疾病，是由于肾小管上皮细胞对 AVP 无反应所致。发病年龄和症状轻重差异较大，重者生后不久即出现症状，可有多尿、脱水、体重不增、生长障碍、发热、末梢循环衰竭，甚至中枢神经系统症状。轻者发病较晚，当患儿禁饮时，可出现高热、末梢循环衰竭、体重迅速下降等症状。禁水、加压素试验均不能提高尿渗透压。

（6）精神性多饮：又称精神性烦渴。常有精神因素存在，由于某些原因引起多饮后导致多尿，多为渐进性起病，多饮多尿症状逐渐加重，但夜间饮水较少，且有时症状出现缓解。患儿血钠、血渗透压均处于正常低限。由于患儿分泌 AVP 的能力正常，故禁水试验较加压素试验更能使其尿渗透压增高。

知识点 6：垂体性尿崩症的治疗

（1）病因治疗：对有原发病的患儿必须针对病因治疗。肿瘤可手术切除。特发性中枢性尿崩症，应检查有无垂体其他激素缺乏情况。渴感正常的患儿应充分饮水，但若有脱水、高钠血症，应缓慢给水，以免造成脑水肿。

（2）药物治疗：①鞣酸加压素：即长效尿崩停，为混悬液，用前需稍加温并摇匀，再进行深部肌内注射，开始注射剂量为 0.1~0.2ml，作用可维持 3~7 日，须待多饮多尿症状出现时再给药，并根据疗效调整剂量。用药期间应注意控制患儿的饮水量，以免发生水中毒。②1-脱氨-8-D-精氨酸加压素（DDAVP）：为合成的 AVP 类似物。喷鼻剂：含量 100μg/ml，用量 0.05~0.15ml/d，每日 1~2 次鼻腔滴入，用前需清洁鼻腔，症状复现时再给下次用药。口服片剂：醋酸去氨加压素（弥凝），每次 50~100μg，每日 1~2 次。DDAVP 的副作用很小，偶有引起头痛或腹部不适者。③噻嗪类利尿剂：一般用氢氯噻嗪（双氢克尿噻），每日 3~4mg/kg，分 3 次服用。④氯磺丙脲：增强肾脏髓质腺苷环化酶对 AVP 的反应，每日 150mg/m²，一次口服。⑤氯贝丁酯：增加 AVP 的分泌或加强 AVP 的作用。每日 15~25mg/kg，分次口服。副作用为胃肠道反应、肝功能损害等。⑥卡马西平：具有使 AVP 释放的作用，每日 10~15mg/kg。

二、肾性尿崩症

知识点 7：肾性尿崩症的概念

肾性尿崩症（NDI）是指肾脏远曲小管和集合管对内源性抗利尿激素（ADH）或外源性血管加压素不起反应，即使是高浓度的 ADH，从而导致肾脏浓缩功能障碍，排出大量低比重的尿，出现多饮多尿的表现。

知识点 8：肾性尿崩症的病理生理与发病机制

肾性尿崩症是一种遗传性疾病，为伴 X 隐性遗传，少数为常染色体显性遗传。由于中枢分泌的 ADH 无生物活性、或 ADH 受体异常，ADH 不能与肾小管受体结合、或肾小管本身缺陷等所致远端肾小管对 ADH 的敏感性低下或抵抗而产生尿崩症。该型也可由于肾盂肾炎、肾小管酸中毒、肾小管坏死、肾移植与氮质血症等疾病损害肾小管所致。

知识点 9：肾性尿崩症的临床表现

出生后即出现，无明显诱因地持续地排出大量的稀释尿。患儿每日尿量超过 2500ml，夜尿也明显增多，由于饮水量不足，易发生脱水的表现，如烦渴、多饮、皮肤弹性差，尤其是婴幼儿脱水表现严重，如电解质摄入过多或水分摄入不足，可以引起钠和氯离子排除障碍，常出现高渗脱水，不明原因的发热，甚至是惊厥。如不能早期诊断和及时治疗可出现营养不良、精神障碍，严重影响儿童的体格和智力发育。多尿也可引起继发性肾集合管、输尿管和膀胱扩张。

知识点 10：肾性尿崩症的辅助检查

（1）尿比重和尿渗透压：减低，表明肾脏浓缩功能障碍。
（2）禁水试验：可用于鉴别尿崩症和精神性烦渴。
（3）高张盐水试验。
（4）加压素试验：可以鉴别肾性和垂体性尿崩症。

知识点 11：肾性尿崩症的诊断与鉴别诊断

出生后即可发病，持续性多尿、低比重尿，伴有脱水、多饮，但无其他肾功能的改变可诊断，采用加压试验不能改变肾脏浓缩功能。

（1）垂体性尿崩症：由于垂体 ADH 产生或释放不足，在外源性的 ADH 作用下，数小时内尿量减少，而尿比重增加。
（2）原发性烦渴：由于精神性的多饮多尿，禁水试验和高张盐水试验都可能引起尿量减少，尿比重增加。
（3）糖尿病：除了多饮多尿，常伴有血糖和尿糖的异常，尿比重高。

知识点 12：肾性尿崩症的治疗

（1）保证足量的水分，减少肾脏的溶质负荷：限制蛋白和盐 [2~2.5mmol/（kg·d）] 的摄入。肾脏在正常的浓缩功能下，尿的渗透浓度为 1000mmol/L 时（正常值 400 ~ 1400mmol/L），也就是每排出 1mmol/L 溶质，仅需要 10ml 的水。当肾脏的浓缩功能障碍，影响水分不能重吸收，而不影响钠和氯，尿呈低渗时，渗透浓度仅维持在 100mmol/L（80~ 150mmol/L），每排出 1mmol/L 的溶质，相应的需排出 100ml 的水。所以必须终身保持足够的水分摄入，每日水的入量应为 $6 \sim 10L/m^2$。

（2）利尿剂：在限制钠 1mmol/kg 摄入，同时加用利尿剂氢氯噻嗪 $1 \sim 2mg/(kg \cdot d)$，可以增加肾近曲小管对氯化钠和水的重吸收，可减少尿量的50%。有低钾血症时，可补钾 $15 \sim 30mg/(kg \cdot d)$ 或合并用螺内酯 $3mg/(kg \cdot d)$。

第七节 先天性肾上腺皮质增生症

知识点1：先天性肾上腺皮质增生症的概念

先天性肾上腺皮质增生症（CAH）是一组由于肾上腺皮质激素合成途径中酶缺陷引起的疾病，属常染色体隐性遗传病，新生儿中的发病率为 $1/20000 \sim 1/16000$。

一、21-羟化酶缺乏症

知识点2：21-羟化酶缺乏症的临床分型

（1）单纯男性化型：为21-羟化酶不完全缺乏，男性患者出生时大多正常，$1 \sim 2$ 岁后外生殖器过度发育，阴毛出现，阴茎很早达成人大小，但睾丸小于婴儿，呈假性性早熟表现。女性患者在出生时已有男性化表现，出现阴蒂肥大，大阴唇发育似阴囊，常有尿道口开口异常，呈两性畸形，到青春期女性第二性征不出现。男女性均有骨骼发育早、肌肉发达，由于骨骺愈合早，最终身高低于正常人。患者还可表现皮肤黏膜色素增深。

（2）失盐型：为21-羟化酶完全缺乏，除有单纯型性征变化外，患者生后即可有拒食、不安、呕吐、腹泻等症状，且反复发作，体重不增甚至下降，出现脱水、酸中毒、电解质紊乱而死亡。

知识点3：单纯男性化型与真性性早熟、男性化肾上腺肿瘤的鉴别诊断

单纯男性化型睾丸容积与实际年龄相称，17-酮明显升高；而真性性早熟睾丸明显增大，17-酮增高，但不超过成人期水平。男性化肾上腺肿瘤和单纯男性化型均有男性化表现，尿17-酮均升高，需进行地塞米松抑制试验，男性化肾上腺肿瘤不被抑制，而单纯男性化型则显示较小剂量地塞米松即可显著抑制。

知识点4：失盐型与先天性肥厚性幽门狭窄、肠炎的鉴别诊断

失盐型易被误诊为先天性肥厚性幽门狭窄或肠炎，故如遇新生儿反复呕吐、腹泻，应注意家族史、生殖器外形等，必要时进行相关检查。先天性肥厚性幽门狭窄症表现为特征性的喷射性呕吐，钡剂造影可发现狭窄的幽门，无皮肤色素沉着，外生殖器正常。

知识点 5：21-羟化酶缺乏症的实验室检查

（1）血电解质测定：失盐型可有低钠低氯高钾血症。

（2）血 17-羟孕酮测定：该值常升高。

（3）尿 17-羟类固醇和 17-酮类固醇测定：前者常有降低，而后者常升高。

（4）血脱氢异雄酮、雄烯二酮、睾酮测定：大多增高。

（5）血皮质醇、ACTH 测定：皮质醇可正常或降低，ACTH 则不同程度升高。

（6）染色体核型分析：当外生殖器严重畸形不能分辨性别时作此检查以助判断性别。

知识点 6：21-羟化酶缺乏症的特殊检查

（1）X 线检查：左手腕掌指骨摄片判断骨龄，骨龄超过实际年龄。

（2）B 超和 CT 检查：可发现双侧肾上腺增大。

（3）基因诊断：采用直接 PCR、寡核苷酸杂交、限制性内切酶片段长度多态性和基因序列分析可发现相关基因突变或缺失。

知识点 7：21-羟化酶缺乏症的急症处理

严重失盐型患者有脱水、循环衰竭时应紧急抢救。①输液：5%～10% 葡萄糖盐水 100～200ml/（kg·d），第 1 小时内注入 20ml/kg，输液忌用含钾液，可输血浆 10ml/kg。②糖皮质激素：氢化可的松 5～10mg/（kg·d）静脉滴注。③醋酸去氧皮质酮（DOCA）：1～2mg/次，肌内注射，每日可使用 2～3 次。④有高钾危象时，可静脉用碳酸氢钠或钙剂。

知识点 8：21-羟化酶缺乏症的糖皮质激素治疗

对单纯型患者用氢化可的松口服，开始量要大，以替代肾上腺分泌皮质醇的不足，同时抑制过多 ACTH 的释放，减少雄激素的过度产生。1～2 周后，根据尿中 17-酮排除量得到控制时，宜减少剂量，以维持有效的抑制。剂量一般为 10～20mg/（m²·d），分 2～3 次口服，或夜间用 2/3 量，白天用 1/3 量。也可分 3 次口服，上午 8 时和下午 4 时分别用 1/4 剂量，下午 10 时用 1/4 剂量。1～2 周后，视病情控制情况逐渐减量，长期维持，6～8mg/（m²·d）。

知识点 9：21-羟化酶缺乏症的皮质激素治疗

对失盐型，除糖皮质激素外，还需应用适量盐激素，紧急情况可肌内注射 DOCA 每次 1～2mg，一般情况可口服氟氢可的松，每日 0.05～0.1mg（最多不超过 0.2mg），症状改善后（经数日治疗）可逐渐减量停药，因长期使用可引起高血压。注意 0.1mg 氟氢可的松相当于 1.5mg 氢化可的松，应将其量计算于皮质醇的用量中，以免皮质醇过量。

知识点 10：21-羟化酶缺乏症的其他治疗

对女性假两性畸形，矫形手术最好在生后 6 个月至 1 岁。

二、11β-羟化酶缺乏症

知识点 11：11β-羟化酶缺乏症的特点

11β-羟化酶缺乏症（11β-OHD）占本病的 5%~8%，此酶缺乏时，雄激素和 11β-脱氧皮质醇均增多。

知识点 12：11β-羟化酶缺乏症的临床表现

临床可分为经典型与非经典型两种。因 11β-OH 缺乏而导致 DOC 增加，可使部分患儿出现高血钠、低血钾、碱中毒及高血容量，导致高血压症状；又因皮质醇合成减少引起肾上腺雄激素水平增高，出现类似 21-羟化酶缺乏的高雄激素症状和体征。但一般女孩男性化体征较轻，男孩出生后外生殖器多正常，至儿童期方出现性早熟体征。非经典型临床表现差异较大，部分患儿可至青春发育期因多毛、痤疮和月经不规则而就诊，大多血压正常，男孩有时仅表现为生长加速和阴毛早现，临床较难与 21-羟化酶缺乏症的非经典型患者区别。

三、17-羟化酶缺乏症

知识点 13：17-羟化酶缺乏症的临床表现

17-羟化酶缺乏症（17-OHD）较罕见，由于皮质醇和性激素合或受阻，而 11-去氧皮质酮和皮质酮分泌增加，临床出现低钾性碱中毒和高血压。由于缺乏性激素，女孩可有幼稚型性征、原发性闭经等；男孩则表现为男性假两性畸形，外生殖器女性化，有乳房发育，但体格检查可见睾丸。

知识点 14：先天性肾上腺皮质增生症的预防

（1）新生儿筛查：应用干血滴纸片法，对生后 2~5 日的婴儿采集足跟血检测 17-OHP 浓度可进行早期诊断。正常婴儿刚出生时血 17-OHP 水平较高，12~24 小时后降至正常。低体重儿和患某些心肺疾病时 17-OHP 也会上升，需注意鉴别。

（2）产前诊断：①21-OHD：在孕 9~11 周取绒毛膜活检进行胎儿细胞 DNA 分析；孕 16~20 周取羊水检测孕三醇、17-OHP 等。因大部分非典型 21-OHD 患儿生后 17-OHP 水平无明显升高，因此基因检测是此型患儿唯一的早期诊断手段。②11β-OHD：可检测羊水 DOC 或取绒毛膜做相关基因分析进行诊断。

第八节 甲状旁腺功能减退症

一、原发性甲状旁腺功能减低

知识点 1：甲状旁腺功能减退症的概念

甲状旁腺功能减退症是因 PTH 的合成、分泌或其靶器官无效应所引起，具有包括低血钙、高血磷和神经肌肉兴奋性增高等一系列症状。

知识点 2：原发性甲状旁腺功能减退症的发病机制

PTH 是一种 84 个氨基酸的肽链（分子量 9500），但其生物活性位于 N 端 34 个氨基酸的残基。PTH 在甲状旁腺内合成前甲状旁腺激素原（pre-pro-PTH，115 个氨基酸的肽链）和甲状旁腺激素原（pro-PTH，90 个氨基酸的肽链），pro-PTH 再转变成 PTH。PTH（1-84）是甲状旁腺分泌的主要产物，但其在肝、肾中迅速被分解成较小的 C 端、中段和 N 端片段。

PTH 主要调节血钙浓度，当血钙水平下降时，PTH 的分泌物增加。PTH 可激活肾的 1 羟化酶，促进 1,25-二羟 D_3（1,25-$[OH]_2D_3$）的产生。1,25-$[OH]_2D_3$ 的水平升高可引起肠黏膜内的钙结合蛋白的合成，促进钙的吸收。PTH 也可直接促进骨质吸收而动员骨钙，提高血钙水平，这种作用需要 1,25-$[OH]_2D_3$ 的存在。PTH 对于骨和肾的作用要通过与靶细胞膜的特异性钙敏感受体结合，并需激活传导通路中的 G 蛋白与腺苷环化酶系统的耦联。该受体基因位于 3 号染色体长臂 13.3 和 21 区。

知识点 3：甲状旁腺功能减退症的发病机制

在甲状旁腺功能减退症患者中发现甲状旁腺抗体伴有其他自身免疫性疾病，或存在器官特异性抗体时，提示甲状旁腺功能减退症与自身免疫机制有关。自身免疫性甲状旁腺功能减退症常常伴发艾迪生病和慢性黏膜皮肤念珠菌病。这 3 种情况中至少同时有 2 种时被归类"多腺体性自身免疫病 I 型"。呈常染色体隐性遗传，与任何 HLA 组织相容性抗原无关。1/3 患者具有所有上述 3 种临床表现，另 2/3 的患者仅有其中的两项。念珠菌病的发生几乎都先于其他异常，70% 发生在 5 岁以下，甲状旁腺功能减退症 90% 发生在 3 岁以后，艾迪生病发生可较晚。此外患者还可在不同的时间出现其他不同的病变，包括秃发、吸收不良、恶性贫血、慢性活动性肝炎、白癜风以及胰岛素依赖型糖尿病等，但有些伴有的症状可能要到成年期才出现。该病为 AIRE 基因异常，基因位于第 21 号染色体长臂 22 区，可能作为一个转录调控因子在免疫耐受中取重要的作用。

知识点 4：原发性甲状旁腺功能减退症的临床表现

（1）肌肉疼痛和疼痛性痉挛是本症的早期表现，可发展为手足麻木、僵硬和刺痛。可能仅有低钙击面征、低钙束臂征阳性，或喉和手足的痉挛。伴意识丧失的惊厥间断出现，可间隔数天、数周或数月发病 1 次。发作开始时可伴有腹痛，随后出现肌强直、头部后仰及发绀。

（2）患者牙齿的萌发延迟并且不规则，牙釉质的形成也不规则。皮肤干燥、脱屑，指（趾）甲有横纹。如果出现黏膜、皮肤念珠菌病，感染常累及指甲、口腔黏膜及口角，较少发生于皮肤。

（3）长期未经治疗的患者出现白内障是甲状旁腺功能减退症的直接后果，也可能出现其他自身免疫性眼病，如角膜结膜炎、艾迪生病、淋巴细胞性甲状腺炎、恶性贫血、秃发、肝炎等。如果长期不治疗，在智力方面可发生永久性损害。

知识点 5：甲状旁腺功能减退症的实验室检查

（1）血钙浓度降低，而血磷浓度升高，血中游离钙的水平（约占总血钙的 45%）也是降低的。血清碱性磷酸酶水平正常或降低。

（2）血清 PTH 水平降低。给予合成的人 PTH1-34 片段可使尿中 cAMP 和磷的浓度增加，这一检查可将甲状旁腺功能减退症与假性甲状旁腺功能减退症相区别。

（3）1, 25- $[OH]_2D_3$ 的水平通常降低，但在有些严重低钙血症患儿中发现其水平升高。

（4）血镁浓度正常，但低钙血症患者应常规做此检查。

（5）头颅 X 线片或计算机断层扫描可显示基底核钙化。

（6）心电图上有 Q-T 间期延长，当低钙血症得到纠正时即恢复正常。

知识点 6：甲状旁腺功能减退症的鉴别诊断

（1）新生儿出生后 12~72 小时出现低钙血症很常见，尤其是早产儿以及分娩时发生窒息和母亲有糖尿病的新生儿。甲状旁腺的功能不成熟常常被视为低钙血症的一个致病因素，可能这种功能性不成熟是甲状旁腺激素原转变为分泌型 PTH 所需的酶发育延迟，但也不排除存在其他机制的可能。

（2）母亲妊娠期患甲状旁腺功能亢进症可能导致新生儿暂时性低钙血症。这些新生儿表现出低钙血症是由于胎儿甲状旁腺受母体血钙升高的影响而被抑制所引起。手足搐搦常在 3 周内出现，但如果是母乳喂养，也可能延迟 1 个月或更久。低钙血症可持续数周或数月。当婴儿的低钙血症原因不明时，应该测定其母亲血清中钙、磷和 PTH 的水平。

（3）对不明原因的低钙血症患者，必须考虑有无镁缺乏症。给予钙剂无效，而给予镁剂都能迅速同时纠正血钙和血镁的浓度。为维持镁浓度正常，必须口服镁剂。

（4）甲状旁腺功能减退症常被误认为是癫痫。头痛、呕吐、颅内压增高和视盘水肿可能与惊厥有关，并可能提示有脑部肿瘤。

知识点 7：原发性甲状旁腺功能减低的治疗目的

（1）控制症状：主要是手足搐搦和精神症状。
（2）减少并发症：如白内障、异位钙化。如治疗及时，可避免出现并发症。
（3）避免高血钙。

知识点 8：甲状旁腺功能减退症的治疗

（1）新生儿手足搐搦的紧急治疗可用 10% 葡萄糖酸钙溶液 $5\sim10ml$，以每分钟 $0.5\sim1ml$ 的速度静脉注射并同时监测心率。此外还应给予 $1, 25-[OH]_2D_3$（骨化三醇），起始剂量为 $0.25\mu g/d$，维持量为 $0.01\sim0.1\mu g/(kg \cdot d)$，最大剂量 $1\sim2\mu g/d$。骨化三醇的半衰期较短，因此每日剂量应分两次给予。

（2）补葡萄糖酸钙或乳酸钙的形式每天补充 800mg 的元素钙，确保摄入足够的钙。

（3）在治疗早期，应对患者进行临床评价并经常测定血清钙浓度，以确定其骨化三醇的需要量。如果发生高钙血症，即应中止治疗，并在血清钙浓度恢复正常后再以较小的剂量重新开始治疗，在长期未经治疗的患者中，其脑和牙的改变几乎不能恢复。

二、假性甲状旁腺功能减低

知识点 9：假性甲状旁腺功能减低的特点

假性甲状旁腺功能减低症较少见。甲状旁腺无病理变化。其功能也正常，甲状旁腺素浓度正常或偏高。关键是靶细胞对甲状旁腺素完全或不完全无反应。具有甲状旁腺功能减低之临床表现。

知识点 10：假性甲状旁腺功能减低的类型

假性甲状旁腺功能减低的类型有：①假性甲状旁腺功能减低ⅠA型。②假性甲状旁腺功能减低ⅠB型。③假性甲状旁腺功能减低Ⅱ型。

知识点 11：假性甲状旁腺功能减低的临床表现

患儿有甲状旁腺功能减低的低血钙表现，并有先天性骨骼系统和其他方面的发育畸形，如侏儒症、智力低下、圆脸、颈短、下颌小、短指趾畸形、颅骨增厚、异位骨化等。

知识点 12：假性甲状旁腺功能减低的治疗

治疗原则与甲状旁腺功能减低相同，主要为纠正低血钙症。如血钙不低，无需治疗。

三、多发性内分泌自身免疫综合征

知识点 13：多发性内分泌自身免疫综合征的概念

多发性内分泌自身免疫综合征（PGA）系病理性自身免疫反应引起两个以上内分泌腺疾病组合的症候群。

第十三章　遗传性疾病和代谢性疾病

第一节　概　述

知识点 1：遗传性疾病的分类

（1）染色体病：指各类染色体异常导致的疾病。

（2）单基因遗传性疾病：是指由单个基因突变所致的遗传病，每种单基因病均源自相关基因的突变。

（3）多基因遗传性疾病：由多对异常基因及环境因素共同作用。每对基因作用微小，但有积累效应，致使超出阈值而发病。这些微效基因的总和加上环境因素的影响，就决定了个体的疾病性状。

（4）线粒体病：人类细胞中有一部分 DNA 存在于细胞质内，称为线粒体 DNA，按母系遗传。

（5）基因组印记：又称遗传印记，是指基因根据亲代的不同而有不同的表达，印记基因是指仅一方亲本来源的同源基因表达，而来自另一亲本的不表达，即基因根据来源亲代的不同而有不同的表达。

知识点 2：染色体病的分类

（1）根据染色体异常的性质，可分为：①染色体数目异常是指整条染色体的丢失或者增加。②染色体结构异常包括缺失、易位、倒位、环形染色体和等臂染色体等大片段结构改变，明确的染色体畸变综合征有数百种。

（2）根据涉及的染色体，染色体病可分为：①常染色体异常。②性染色体异常。

知识点 3：显性基因与隐性基因的概念

（1）在一对基因中只要有 1 个致病基因存在就能表现性状，称显性基因。

（2）在一对基因中需 2 个等位基因同时存在病变时才能表现性状，称隐性基因。

知识点 4：单基因遗传性疾病的遗传方式

（1）常染色体显性遗传：致病基因在常染色体上，亲代只要有 1 个显性致病基因传递给子代，子代就会表现性状。

（2）常染色体隐性遗传：致病基因在常染色体上，为一对隐性基因。只携带 1 个致病突变的个体不发病，为致病基因携带者，只有携带 2 个相同的致病基因（纯合子）才致病。多数遗传性代谢病为常染色体隐性遗传。

（3）X 连锁隐性遗传：定位于 X 染色体上的致病基因随 X 染色体而传递疾病。女性带有 1 个隐性致病基因，多为表型正常的致病基因携带者，极少可因 X 染色体随机失活而发病。男性只有一条 X 染色体，即使是隐性遗传，也会发病。

（4）X 连锁显性遗传：X 连锁显性遗传致病基因在 X 染色体上。

（5）Y 连锁遗传：Y 连锁遗传致病基因位于 Y 染色体上，只有男性出现症状，由父传子。

知识点 5：遗传性疾病的病史

（1）对有先天性畸形、特殊面容、生长发育障碍、智力发育落后、性发育异常或有遗传性疾病家族史者，应做详细的家系调查和家谱分析，了解其他成员的健康状况。新生儿期出现黄疸不退、腹泻、持续呕吐、肝大、惊厥、低血糖、酸中毒、高氨血症、电解质异常以及尿中有持续臭味，应疑为遗传代谢病，并做进一步检查。

（2）记录母亲妊娠史，如胎儿发育情况、母亲有无糖尿病、羊水过多或过少等。糖尿病母亲婴儿畸形发生率高。羊水过多时胎儿常伴有畸形。

（3）应详细询问母亲孕期用药史及病史，弓形虫、风疹及巨细胞病毒感染能造成胎儿器官畸形，但病史不一定与畸形有因果关系。虽然回顾性流行病学调查认为一些药物与畸形有关，但真正能证实的药物致畸因素很少。

知识点 6：遗传性疾病的体格检查

头面部注意头围，有无小头畸形、小下颌畸形，耳的大小、耳位高低、眼距、眼裂、鼻翼发育，有无唇裂、腭裂和高腭弓，有无毛发稀疏和颜色异常。注意上部量与下部量比例、指距、手指长度、乳头距离，脊柱和胸廓是否异常，关节活动是否正常，并注意皮肤和毛发色素、手纹、外生殖器等，以及黄疸、肝脾肿大和神经系统症状。若嗅到一些不正常的汗味或尿味等，则提示某些遗传性代谢病的可能。

知识点 7：染色体核型分析

染色体核型分析是经典的细胞遗传检测技术，是将一个处于有丝分裂中期的细胞中全部染色体按大小和形态特征，有秩序地配对排列，观察有无染色体数目或结构异常。染色体核型分析是习惯性流产、不孕不育、性发育落后以及智力低下等患者寻找遗传学病因的常规检测方法。染色体核型分析只能检出染色体数目异常和大片段结构异常，染色体的微缺失、微重复与各类基因突变均无法通过染色体核型分析检出。

知识点 8：荧光原位杂交（FISH）技术

FISH 技术是用荧光素标记的特定 DNA 作为探针进行原位杂交来检测患者样本中的目的 DNA 序列。通过荧光显微镜对样品进行观察，能够实时看到探针信号的有无及在染色体上的位置。检查前必须预先知道异常发生部位并有针对性地选择特异性探针，因此只能对个别问题进行分析。FISH 技术主要用于染色体上的微小缺失，这些微缺失综合征无法用传统的染色体分析方法识别，包括 Prader-Willi 综合征、Angelman 综合征、Williams 综合征等。

知识点 9：基因芯片检测的特点

（1）检测高通量：能够在一张芯片上检测整个基因组的基因拷贝数变异（CNVs）。

（2）检测分辨率高：传统的核型分析即使分辨率最高，也只能检测大于 10Mb（$1M = 1 \times 10^6$）的片段，而基因芯片能够检测小于 100kb（$1k = 1 \times 10^3$），甚至 1kb 的拷贝数变异。SNP 芯片能检测单个核苷酸的改变。

知识点 10：基因芯片的用途

（1）用于检测染色体拷贝数变异的疾病，这是目前临床诊断各类染色体微缺失和微重复综合征的首选方法。

（2）进行单核苷酸多态性分析，用于复杂疾病以及多基因遗传性疾病的临床相关性研究。

知识点 11：DNA 分析

基因诊断是在 DNA 水平上对受检者的某一特定致病基因进行分析和检测，从而达到对疾病进行特异性分子诊断的目的。DNA 来源于白细胞或其他组织，包括羊水细胞和绒毛膜绒毛细胞（用于产前诊断）、口腔黏膜细胞（咽拭子）和成纤维细胞（通过皮肤活检获取），从这些组织中能够得到足够的 DNA。DNA 扩增技术，如聚合酶链反应（PCR），能够从少量的细胞中扩增 DNA，然后进行 DNA 直接测序分析。基因诊断在临床诊断和产前诊断中占有重要地位，能够在基因水平诊断遗传性疾病，也可检测出携带者，是一种快速、灵敏和准确的检测手段。

知识点 12：生化学测定

测定血、尿等体液中的生化代谢物质。测定红细胞、白细胞、皮肤成纤维细胞中酶活性是诊断某些遗传代谢病的重要依据。

知识点 13：遗传咨询的概念

遗传咨询是由咨询医师和咨询者，即遗传性疾病患者本人或其家属，就某种遗传性疾病在一个家庭中的发生、再发风险和防治上所面临的问题进行一系列的交谈和讨论，是家庭预防遗传性疾病患儿出生的最有效的方法，咨询医师需协助先证者明确遗传性疾病的诊断和分类。

知识点14：遗传咨询的对象

（1）已确诊或怀疑为遗传性疾病的患者及其亲属。
（2）连续发生不明原因疾病的家庭成员。
（3）疑与遗传有关的先天性畸形、病因不明的智力低下患者。
（4）易位染色体或致病基因携带者。
（5）不明原因的反复流产、死胎、死产及不孕（育）夫妇。
（6）性发育异常者。
（7）孕早期接触放射线、化学毒物、致畸药物或病原生物感染者。
（8）有遗传性疾病家族史并拟结婚或生育者。

知识点15：遗传性疾病的预防

（1）一级预防：防止遗传性疾病的发生近亲结婚所生子女患智力低下的比例比非近亲婚配的要高150倍，畸形率也要高3倍多，国家法律禁止直系血缘和三代以内的旁系血缘结婚。凡本人或家族成员有遗传性疾病或先天性畸形史、家族中多次出现或生育过智力低下儿或反复自然流产者，应进行遗传咨询，找出病因，明确诊断。

（2）二级预防：在遗传咨询的基础上，有目的地进行产前诊断，即通过直接或间接地对孕期胚胎或胎儿进行生长和生物标志物的检测，确定诊断，减少遗传性疾病患儿出生。根据特定的遗传性疾病或者先天缺陷，可用不同的产前诊断方法进行诊断。

（3）三级预防：遗传性疾病出生后的治疗。新生儿疑有遗传性疾病，出生后即尽可能利用血生化检查或染色体分析作出早期诊断。新生儿疾病筛查是提高人口素质的重要措施之一，通过快速、敏感的检验方法，对一些先天性和遗传性疾病进行群体筛检，从而能够在患儿临床上尚未出现疾病表现但体内生化、代谢或者功能已有变化时就做出早期诊断，并且结合有效治疗，避免患儿重要脏器出现不可逆的损害，保障儿童正常的体格和智能发育。

第二节 染色体疾病

一、21-三体综合征

知识点1：21-三体综合征的概念

21-三体综合征又称唐氏综合征，以前也称先天愚型，是人类最早被确定的染色体病，在活产婴儿中的发生率为 1：1000~1：600，母亲年龄越大，发生率越高。

知识点 2：21-三体综合征的病因

（1）母亲妊娠时年龄过大：孕母年龄越大，子代发生染色体病的可能性越大，这可能与母亲卵子老化有关。

（2）放射线：人类染色体对辐射甚为敏感，孕妇接触放射线后，其子代发生染色体畸变的危险性会增加。

（3）病毒感染：传染性单核细胞增多症、流行性腮腺炎、风疹、肝炎病毒等都可以引起染色体断裂，造成胎儿染色体畸变。

（4）化学因素：许多化学药物、抗代谢药物和毒物都能导致染色体畸变。

（5）遗传因素、自身免疫性疾病对其发生也有影响。

知识点 3：21-三体综合征的遗传学基础

细胞遗传学特征是第 21 号染色体呈三体征，其发生主要是由于亲代之一的生殖细胞在减数分裂形成配子时，或受精卵在有丝分裂时，21 号染色体发生不分离，胚胎体细胞内存在一条额外的 21 号染色体。

知识点 4：21-三体综合征的临床表现

（1）典型特殊面容：患儿出生时即已有明显的特殊面容，表现为：眼距宽、眼裂小、眼外侧上斜、内眦赘皮，鼻根低平，耳小而圆、耳轮上缘过度折叠，硬腭窄小，舌厚、舌常伸出口外。

（2）智力落后：智力落后是本综合征最突出、最严重的表现，但程度不一致。

（3）体格发育迟缓，身材矮小，头围小于正常，骨龄常落后于年龄，出牙延迟且常错位，头发细软而少，四肢短，手指粗短，韧带松弛，关节可过度弯曲，小指向内弯曲。动作发育和性发育延迟。

（4）皮肤纹理特征：通贯手、atd 角增大；第四五指桡箕增多，拇趾球胫侧弓形纹和第 5 趾只有一条褶纹等。

（5）伴发畸形：30% 的患儿伴有先天性心脏病、消化道畸形，腭、唇裂，多指（趾）畸形等。

（6）免疫功能低下，易患各种感染，白血病的发生率也增加 10~30 倍。

知识点 5：21-三体综合征的实验室检查

（1）标准型：47，XX（XY），+21 占 90%~95%。由于亲代（患儿父母亲）的生殖细胞在减数分裂时染色体不分离所致。

（2）易位型：占 2.5%~5%。多为罗伯逊易位，额外的 21 号染色体长臂易位到另一近端着丝粒染色体上。有 D/G 易位和 G/G 易位。

D/G 易位最常见，D 组染色体中以 14 号染色体为主，核型为 46，XX（XY），-21，+t（14q21q），少数为 15 号染色体。G/G 易位，是由于 G 组中两个 21 号染色体发生着丝粒融合形成等臂染色体或 21 号染色体易位到一个 22 号染色体上。核型为 46，XX（XY），-21，+t（21q21q）或 46XX（XY），-22，+t（21q22q），较为少见。

（3）嵌合体型：占 2%~4%，患儿体内有两种或两种以上细胞株，一株正常，另一株为 21 三体细胞。核型为 46，XX（XY）/47，XX（XY），+21。本型是受精卵在早期分裂过程中染色体不分离所致。

知识点 6：21-三体综合征的诊断

对于典型病例，根据特殊面容、智能与生长发育落后、皮纹特点等不难做出临床诊断，但应进行染色体核型分析以确诊。新生儿或症状不典型者更需进行核型分析确诊。

知识点 7：21-三体综合征的鉴别诊断

（1）先天性甲状腺功能减低症：患者出生时即可有嗜睡、哭声嘶哑、喂养困难、腹胀、便秘、生理性黄疸消退延迟等症状，舌大而厚，皮肤粗糙，但无本病的特殊面容。检测血清 T_4、TSH 和染色体核型可进行鉴别。

（2）其他以智力落后为主要表现的染色体疾病：染色体核型分析可供鉴别。

知识点 8：21-三体综合征的产前筛查

唐氏筛查（血清学筛查）是目前被普遍接受的孕期筛查方法。唐氏筛查测定孕妇血清中 β-绒毛膜促性腺激素（β-HCG）、甲胎蛋白（AFP）、游离雌三醇（FE_3），根据孕妇检测此三项值的结果并结合孕妇年龄，计算出本病的危险度，将孕妇区分为高危与低危两类。对于高危孕妇进一步进行羊水穿刺作出最终诊断。唐氏筛查的优点是接受度高，只需采血一次即可完成。但是它具有假阳性率高与漏检率高的缺点。

知识点 9：21-三体综合征的治疗

（1）加强教育和训练，使其逐步自理生活，从事力所能及的劳动。
（2）促进精神活动：无特效药物，可试用 γ-氨酪酸、谷氨酸、维生素 B_6、叶酸等。
（3）注意预防感染。
（4）如伴有其他畸形，可手术矫正。

知识点 10：21-三体综合征的预防

（1）避免近亲结婚。

（2）女性避免在 45 岁以后生育。

（3）25~30 岁以下的母亲如生有 21-三体综合征病儿时，应查双亲的染色体，以排除易位携带者或嵌合体。如果母亲染色体 D/G 易位，应节育。如已怀第二胎，可做产前羊水穿刺检查。进行羊水细胞培养，检查胎儿染色体核型，异常者应终止妊娠。

（4）妊娠期间，尤其早期应避免用化学药物打胎或服用磺胺药以及 X 线照射。

（5）产前诊断和筛查。筛查对象为年龄>35 岁孕妇及高危胎儿。筛查方法：①绒毛膜或羊水穿刺进行染色体核型分析。②母体血清生化检测：测母体血清 AFP、游离 βhCG、E3 等。

二、特纳综合征

知识点 11：特纳综合征的概念

特纳综合征是由于全部或部分体细胞中一条 X 染色体完全或部分缺失所致。

知识点 12：特纳综合征的发病机制

（1）亲代生殖细胞的减数分裂发生不分离。

（2）在有丝分裂过程中 X 染色体的部分丢失。

知识点 13：特纳综合征的临床表现

（1）生长发育落后：出生时即有身高、体重落后，手、足淋巴水肿，颈侧皮肤松弛。2~3 岁生长显著缓慢，青春期无生长加速，骨成熟和骨骺融合延迟，成年身高 135~140cm。

（2）性发育不良：表现为青春期无第二性征发育，原发性闭经或成年期无排卵和不育。

（3）特殊的躯体特征：颜面部皮肤色素痣、颈短、颈蹼、后发际低、盾状胸、乳头间距增宽，肘外翻、第 4、5 掌骨短、凸指甲等。

（4）可伴其他畸形：如心脏畸形（主动脉缩窄），肾脏畸形（马蹄肾、异位肾、肾积水等），指（趾）甲发育不良，脊柱侧凸等。

（5）大部分患者智力正常，有时可伴有不同程度的智力低下。

知识点 14：特纳综合征的实验室检查

（1）染色体核型分析：TS 的确诊依赖于外周血淋巴细胞染色体核型分析。目前已证实 TS 的异常核型有多种，常见的有：①X 单体型：45，XO 占 40%~60%。②嵌合型：45，XO/46，XX；45，X/47，XXX 等。约占 25%。③X 染色体结构异常：染色体的短臂或长臂缺失，46，X，del（Xp）或 46，X，del（Xq）等；X 长臂或 X 短臂等臂，46，X，i（Xq）或 46，X，i（Xp）；环状 X 染色体，46，X，r（X）；标记染色体等。

（2）性激素水平：血清 FSH，LH 增高，但雌二醇水平甚低。

（3）盆腔 B 超：子宫发育不良，卵巢幼稚型或呈条索状。

（4）左手腕掌指骨 X 线片：示骨龄落后。

知识点 15：特纳综合征的鉴别诊断

（1）生长激素缺乏症：因生长激素分泌不足导致身材矮小，多无畸形，染色体核型正常。

（2）青春期发育迟缓：本病虽青春期较正常儿童延缓数年，但最后可达到正常发育水平，其核型分析正常。

（3）努南综合征：临床表现与特纳综合征相似，但智能发育障碍多见，常合并肺动脉狭窄和房间隔缺损。

知识点 16：特纳综合征的治疗

（1）矮身材的治疗：治疗目的在于提高患者的生长速率，改善成年身高。重组人生长激素对 TS 患儿身高改善有一定作用，明确诊断后每晚临睡前皮下注射 0.15U/kg。影响 GH 疗效的因素包括开始治疗的年龄及骨龄、GH 用药剂量及疗程、遗传靶身高、雌激素替代治疗的时间等。

（2）雌激素替代治疗：在青春期可用雌激素进行替代治疗，一般从 12~14 岁开始，先用小剂量治疗 6~12 个月，逐步增加到成年人替代治疗剂量，以促使乳房及外阴发育。2 年后可进行周期性的雌激素-孕激素治疗（人工周期治疗），有助于患者的第二性征发育。由于性激素具有促进骨骺愈合、限制骨骼生长的作用，故在青春期前慎用。极少数嵌合型患者可能有生育能力，但其流产或者死胎率极高，30% 的后代有染色体畸变。

三、肝豆状核变性

知识点 17：肝豆状核变性的概念

肝豆状核变性，又称 Wilson 病，是一种常染色体隐性遗传的铜代谢缺陷病。

知识点 18：肝豆状核变性的病因

由于编码 P 型铜转运 ATP 酶的 ATP7B 基因突变，铜沉积在肝、脑、肾、角膜等组织，引起一系列临床症状。ATP7B 基因定位于染色体 13q14.3-21.1 区域，含 21 个外显子，cDNA 全长约 7.5kb，编码 1411 个氨基酸，基因产物主要表达于肝，其主要是将铜转动至血浆铜蓝蛋白，经胆道排出。

知识点 19：肝豆状核变性的临床表现

（1）肝病变：发病隐匿，常在 6~8 岁以后逐渐出现反复的疲劳、食欲不振、呕吐、黄疸、水肿或腹水。部分可并发病毒性肝炎。少数迅速发展呈急性肝功能衰竭。约 15% 的患儿在肝病症状前可发生溶血性贫血。

（2）神经系统病变：多在 12 岁以后出现构语困难，动作笨拙或不自主运动、表情呆板、吞咽困难、肌张力改变等。晚期精神症状明显，常见行为异常和智能障碍。

（3）肾病变：出现肾结石、血尿、蛋白尿、糖尿、氨基酸尿、肾小管酸中毒的表现。

（4）其他：背部和关节疼痛。

知识点 20：肝豆状核变性的实验室检查

（1）血清铜蓝蛋白测定：正常人 200~400mg/L，患儿常低于 200mg/L。

（2）尿铜测定：正常人 24 小时尿铜排出，低于 40μg，患儿明显增高，常达 100~1000μg。

（3）肝细胞铜含量测定：正常人约为 20μg/g（干重），患儿可高达 200~3000μg/g（干重）。

（4）核素铜结合试验：一次给予患者 ^{64}Cu 或 ^{67}Cu 0.3~0.5μCi 静脉注射，于 1、2、4、24 和 48 小时各采血样一次，检测其放射量。正常人在 4~48 小时呈持续上升，而患者在 4 小时以后持续下降，48 小时血样的计数仅为 4 小时的一半。

（5）基因诊断：应用 RFLP 法进行 DNA 分析进行早期诊断。

知识点 21：肝豆状核变性的特殊检查

（1）裂隙灯检查：在角膜周缘可看到棕黄色环状物，即 K-F 环。

（2）X 线检查：常见骨质疏松，关节间隙变窄或骨赘生。

（3）头颅 CT 或 MRI 检查：豆状核密度改变。

知识点 22：肝豆状核变性的诊断

根据肝脏和神经系统症状、体征和实验室检查结果，特别是角膜 K-F 环阳性，血清铜蓝蛋白低于 200mg/L，铜氧化酶吸光度低于 0.17，可确立诊断。

知识点 23：肝豆状核变性的鉴别诊断

主要与急、慢性肝炎、肾脏病、溶血性贫血和某些神经系统疾病相鉴别。在婴幼儿需与自身免疫性肝病、急性肝功能衰竭鉴别。

知识点 24：肝豆状核变性的治疗

（1）促进铜排泄的药物：主要有青霉胺，从小剂量开始，逐步增加，最大剂量为每日 20mg/kg，每日 2~3 次饭前半小时口服。首次服用应进行青霉素皮内试验，阴性才能使用，阳性者酌情脱敏试验后服用。青霉胺还可引起维生素 B_6 缺乏，每日应补充维生素 B_6 10~20mg，每日 3 次。服用青霉胺期间应定期检查血、尿常规和 24 小时尿铜等的变化。

（2）减少铜吸收的药物：常用锌制剂，服后大便排铜增加，减少体内铜的蓄积。常用制剂为硫酸锌，儿童用量为每次 0.1~0.2g，每日 2~3 次口服。年长儿可增至每次 0.3g，每日 3 次。服药后 1 小时内禁食以免影响锌的吸收。重症患者不宜首选锌制剂。

青霉胺与锌盐联合治疗可减少青霉胺的用量，青霉胺每日 7~10mg/kg，4~6 个月后可用锌盐维持治疗。轻症者单用锌盐也可改善症状。两药合用时最好间隔 2~3 小时，以免影响疗效。

（3）低铜饮食：避免食用含铜量高的食物，如肝、贝壳类、蘑菇、蚕豆、豌豆、玉米和巧克力等。

第三节　代谢性疾病

一、糖原贮积症

知识点 1：糖原贮积症的概念

糖原贮积症（GSD）是一类由先天性酶缺陷所造成的糖原代谢障碍疾病。其生化特征是糖原贮存异常，绝大多数是糖原在肝脏、肌肉、肾脏等组织中贮积量增加。仅少数病种的糖原贮积量正常，而糖原的分子结构异常。

知识点 2：常见的各型糖原贮积症

（1）O 型：①酶缺陷：糖原合成酶。②主要临床表现：类似酮症性低血糖症，低智能。

（2）Ⅰ 型 von Gierke 病：①酶缺陷：葡萄糖-6-磷酸酶。②主要临床表现：矮身材、肝大、低血糖。

（3）Ⅱ 型 Pompe 病：①酶缺陷：α-1,4-葡萄糖苷酶。②主要临床表现：肌张力低、心脏扩大。

（4）Ⅲ 型 Cori 病：①酶缺陷：脱支酶。②主要临床表现：低血糖、惊厥、肝大。

（5）Ⅳ 型 Andersen 病：①酶缺陷：分支酶。②主要临床表现：肝大、进行性肝硬化。

（6）Ⅴ 型 McArdle 病：①酶缺陷：肌磷酸化酶。②主要临床表现：疼痛性肌痉挛、血红蛋白尿、继发性肾衰竭。

（7）Ⅵ 型 Hers 病：①酶缺陷：肝磷酸化酶。②主要临床表现：轻度低血糖、生长迟缓、肝大。

（8）Ⅶ型 Tarui 病：①酶缺陷：肌磷酸果糖激酶。②主要临床表现：肌痉挛、肌红蛋白尿。

（9）Ⅸ型：①酶缺陷：肝磷酸化酶激酶。②主要临床表现：肝大。

知识点 3：糖原贮积症Ⅰa 型的发病机制

糖原贮积症Ⅰa 型是由于葡萄糖-6-磷酸酶（G6PC）基因缺陷所致的常染色体隐性遗传性疾病，是肝糖原贮积症最常见的类型，G6PC 基因位于 17 号染色体长臂 2 区 1 带，约有 12.5kb，包含 5 个外显子。葡萄糖-6-磷酸酶为细胞内质网膜蛋白，包含 357 个氨基酸。

知识点 4：糖原贮积症Ⅰ型的临床表现

（1）饥饿性低血糖：患儿出生后即出现低血糖，空腹诱发严重低血糖，少数幼婴在重症低血糖时尚可伴发惊厥，甚至昏迷，但亦有血糖降至 0.56mmol/L（10mg/dl）以下而无明显症状者，长期低血糖影响脑细胞发育，可伴有智力低下。随着年龄的增长，低血糖发作次数可以减少。

（2）腹部膨隆，肝脏增大：肝细胞大量糖原沉积，新生儿期即出现肝大，腹部膨隆，肝脏持续增大，不伴黄疸或脾增大，成人期可出现单发或多发肝腺瘤。

（3）生长发育落后：由于慢性乳酸酸中毒和长期胰岛素/胰高糖素比例失常，患儿身材明显矮小，但身体各部比例正常，骨龄落后，骨质疏松。

（4）其他表现：伴酮症和乳酸性酸中毒。肌肉松弛，四肢伸侧皮下常有黄色瘤可见。因高脂血症，臀和四肢伸面有黄色瘤。高尿酸血症。由于血小板功能不良，患儿常有鼻出血等出血倾向。肾小管上皮细胞因大量糖原沉积，出现肾大，进行性肾小球硬化、肾功能衰竭。

知识点 5：糖原贮积症Ⅰ型的实验室检查

（1）常规辅助检查：①血生化检测：空腹血糖降低，乳酸增高，血清丙酮酸、三酸甘油酯、磷脂、胆固醇、尿酸均增高。多数肝功能正常。②血气分析：可有代谢性酸中毒。③血小板功能检查：出血时间延长，血小板黏附率下降。④X 线骨龄片：示骨龄落后。⑤肝脏 CT 或 MRI 扫描：有肝大，少数病程较长者可并发单个或多个腺瘤。

（2）糖代谢功能试验：①胰高糖素实验：肌内注射高血糖素 $20 \sim 30\mu g/kg$（最大量 1mg），0、10、30、60、90、120 分钟测血糖和血乳酸，正常者血糖可升高 $1.5 \sim 2.8$mmol/L，Ⅰ型糖原累积病患儿血糖不身高或升高幅度低于正常，部分患儿乳酸升高。②肾上腺素试验：皮下注射 1‰的肾上腺素 0.01mg/kg，0、10、30、60、90、120 分钟测血糖和血乳酸，正常者血糖可升高 $1.5 \sim 2.8$mmol/L，Ⅰ型糖原累积病患儿血糖不身高或升高幅度低于正常，血乳酸明显升高。③糖负荷试验：根据患儿情况试验前空腹 $3 \sim 8$ 小时，血糖在 2.8～

3.3mmol/L 时开始，口服葡萄糖 2g/kg（最大剂量 50g），5~10 分钟内服完，0、30、60、90、120、150、180 分钟抽血测定血糖、乳酸，患儿 0 分钟乳酸增高，随后出现下降。

（3）酶学检查：可行肝组织活检测定葡萄糖-6-磷酸酶活性为确诊依据。

知识点 6：糖原贮积症Ⅰ型的特殊检查

（1）胰高血糖素或肾上腺素试验：血糖无明显增高，而乳酸增高。

（2）肝组织活检：可确诊。典型改变为细胞核内糖原贮积、肝脂肪变性，但无纤维化。电镜超微结构特征性改变为胞核和胞质内显著糖原和脂质贮积。

（3）酶活性测定：肝组织葡萄糖-6-磷酸酶活性测定为重要的确诊断依据。

知识点 7：糖原贮积症Ⅰ型的治疗

（1）一般治疗：少量多餐饮食防止低血糖休克或酸中毒的发生，患儿日常饮食应以高碳水化合物为主。

（2）生玉米淀粉治疗：两餐间口服生玉米淀粉，2 岁以下患儿每次可给予 1.6g/kg，每 4 小时一次；2 岁以上者可每次给予 1.75~2g/kg，以冷开水调服，每 6 小时一次。

（3）其他治疗：尿酸高时可给予别嘌呤醇，严重高脂血症时给予降脂药，监测肾功能，早期干预，出现肾功能衰竭者可考虑肾移植。

知识点 8：糖原贮积症Ⅰ型的产前诊断

可通过胎儿肝活检测定葡萄糖-6-磷酸酶活力进行，通常在孕 18~22 周进行。

知识点 9：糖原贮积症Ⅰ型的预后

（1）未经正确治疗的患儿因低血糖和酸中毒发作频繁，常有体格和智能发育障碍。

（2）伴有高尿酸血症患儿常在青年期并发痛风。

（3）患儿在成年期心血管疾病、胰腺炎和肝腺瘤的发生率高于正常人群。少数患者可并发进行性肾小球硬化症。

二、黏多糖贮积症

知识点 10：黏多糖贮积症的概念

黏多糖病（MPS）是一组由酶缺陷造成酸性黏多糖（氨基葡聚糖）不能完全降解的溶酶体累积病。

知识点 11：黏多糖贮积症的发病机制

黏多糖是结缔组织细胞间的主要成分，广泛存在于各种细胞内。黏多糖是带负电荷的多聚物，重要的黏多糖有硫酸皮肤素（DS）、硫酸肝素（HS）、硫酸角质素（KS）、硫酸软骨素（CS）、透明质酸（HA）等，前3种是黏多糖贮积症的主要病理性黏多糖。这些黏多糖都是直链杂多糖，由不同的双糖单位连接而成，包括N-乙酰氨基己糖和糖醛酸或者己糖组成。每个氨基葡聚糖直链由50~100个分子组成，许多直链又同时与一条蛋白质肽链结合，形成更大分子量的聚合体。结缔组织便是由这类聚合体所形成。多糖链的降解在溶酶体中进行，溶酶体含有许多种糖苷酶、硫酸酯酶和乙酸转移酶，不同的黏多糖需不同的溶酶体酶进行降解。已知有10种溶酶体酶参与其降解过程。其中任何一种酶的缺陷都会造成氨基葡聚糖链分解障碍，在溶酶体内积聚，尿中排出增加。患儿缺陷的酶活性常仅及正常人的1%~10%。

知识点 12：黏多糖贮积症的临床表现

（1）体格发育障碍：患儿大多在周岁以后呈现生长落后、矮小身材；关节畸变，脊椎后凸或侧凸，常见膝外翻、爪形手；头大，面部丑陋，前额和双颧突出，毛发多而发际低，眼裂小，眼距宽，鼻梁低平、鼻孔大，唇厚，下颌小。IS 型骨骼病变极轻。通常不致影响身高。IV型病变最为严重：患儿椎骨发育不良而呈扁平，表现为短颈、鸡胸，肋下缘外突和脊柱极度后、侧凸；膝外翻严重；因第 2 颈椎齿状突出发育欠佳和关节韧带松弛而常发生寰椎半脱位。

（2）智能障碍：周岁后精神神经发育逐渐迟缓并倒退，但 IS、IV、VI 型患儿智能大都正常。

（3）眼部病变：大多周岁左右出现角膜混浊，大部分患儿在周岁左右即出现角膜混浊，II、IV型的发生时间稍晚且较轻。因角膜基质中的黏多糖以 KS 和 DS 为主，而III型酶缺陷仅导致 HS 降解障碍，故无角膜病变。IS、II 和III型可能有视网膜色素改变；IS 型并可发生青光眼。

（4）其他：可有肝脾大、耳聋、心瓣膜损伤，随疾病进展可有动脉硬化，肺功能不全，颈神经压迫症状和交通性脑积水等继发病变。

知识点 13：黏多糖贮积症的实验室检查

（1）尿液黏多糖检测：甲苯胺蓝深色法常作为本病的筛查，阳性者用醋酸纤维薄膜电泳区分尿中排出的黏多糖类型，以协助分型。

（2）酶学分析：各型 MPS 的确诊应依据酶活性测定，可采用外周血白细胞、血清或培养成纤维细胞进行。

（3）骨骼 X 线检查：骨质普遍疏松且有特殊形态改变：颅骨增大，蝶鞍浅长；脊柱后、侧凸，椎体呈楔形，胸、腰椎椎体前下缘呈鱼唇样前突；肋骨的脊柱端细小而胸骨端变宽，呈飘带状；尺、桡骨粗短，掌骨基底变尖，指骨远端窄圆。

（4）基因突变检测：造成不同临床型的各种酶的编码基因均已定位，可进行基因测序来进行确诊。

知识点 14：黏多糖贮积症的诊断

（1）根据临床特殊面容和体征、X 线表现以及尿黏多糖阳性，可以做出临床诊断，根据酶学分析可分型和确定诊断。

（2）若有黏多糖贮积症家族史，有助于早期诊断。

知识点 15：黏多糖贮积症的鉴别诊断

黏多糖贮积症应与佝偻病，先天性甲状腺功能低下症，骨、软骨发育不良和黏脂病等相鉴别。

知识点 16：黏多糖贮积症的治疗

目前尚无有效治疗方法，骨髓移植或可改善症状，特别适用于智能损伤轻微的患儿。酶替代和基因治疗方法正在研究中。培养羊水细胞可供进行酶活性测定，便于产前诊断。

三、苯丙酮尿症

知识点 17：苯丙酮尿症的概念

苯丙酮尿症（PKU）是常见的氨基酸代谢障碍疾病，主要是由于苯丙氨酸羟化酶或合成辅酶四氢生物蝶呤的相关酶缺乏或活性降低，使体内各组织不能将苯丙氨酸转化为酪氨酸，导致苯丙氨酸及其代谢物在体内蓄积，引起一系列的功能异常，且患儿尿中排出大量苯丙酮酸等代谢产物。

知识点 18：苯丙酮尿症的发病机制

（1）典型 PKU：是由于患儿肝细胞缺乏苯丙氨酸羟化酶，不能将苯丙氨酸转化为酪氨酸，因此，苯丙氨酸在血、脑脊液、各种组织和尿液中的浓度极高，同时产生大量苯丙酮酸、苯乙酸、苯乳酸和对羟基苯乙酸等旁路代谢产物自尿中排出，高浓度的苯丙氨酸及其旁路代谢产物导致脑细胞损伤。此外，因酪氨酸来源减少，致使甲状腺素、肾上腺素和黑色素等合成不足。绝大多数本病患儿为典型 PKU。

（2）四氢生物蝶呤（BH_4）缺乏型 PKU：是由鸟苷三磷酸环化水合酶（GTP-CH）、6-丙酮酰四氢蝶呤合成酶（6-PTPS）或二氢生物蝶呤还原酶（DHPR）等酶缺乏所致。BH_4 是苯丙氨酸、酪氨酸和色氨酸等芳香氨基酸在羟化过程中所必需的共同的辅酶，BH_4 缺乏时不仅苯丙氨酸不能氧化成酪氨酸，而且造成多巴胺、5-羟色胺等重要神经递质的合成受阻,加重了神经系统的功能损害,故 BH_4 缺乏型 PKU 的临床症状更重,治疗亦不易。

知识点 19:苯丙酮尿症的临床表现

(1) 患儿出生时正常,一般在 3~6 个月时始出现症状。1 岁时症状明显。

(2) 神经系统:以智能发育落后为主,可有表情呆滞、易激惹,可伴有惊厥,如未经治疗,大都发展为严重的智力障碍。BH_4 缺乏型神经系统症状出现早且重,常见肌张力减低、嗜睡或惊厥、智能落后明显。

(3) 外貌:出生时毛发色泽正常,生后数月后因黑色素合成不足。毛发、皮肤和虹膜色泽变浅,面部可有湿疹样皮疹。

(4) 尿和汗液有"霉臭"或呈"鼠尿"味,常有呕吐。

知识点 20:苯丙酮尿症的诊断

根据智力落后、头发由黑变黄,特殊体味和血苯丙氨酸升高,排除四氢生物蝶呤缺乏症就可以确诊。

知识点 21:苯丙酮尿症的鉴别诊断

(1) 暂时性高苯丙氨酸血症:见于新生儿或早产儿,血酪氨酸的增高比 PA 增高更为明显,可能为苯丙氨酸羟化酶成熟延迟所致。生后数月苯丙氨酸可逐渐恢复正常。

(2) 持续性轻型高苯丙氨酸血症:症状较轻,多数患儿无明显智力低下。血 PA 为 0.244~1.22mmol/L。

(3) 苯丙氨酸转氨酶缺陷:PA 负荷后,血 PA 增高,尿中苯丙酮酸只有轻度增高。

(4) 二氢生物蝶呤还原酶(DHPR)缺陷:可引起严重高苯丙氨酸血症,临床表现为严重脑功能障碍。CT 和 MRI 可见进行性脑萎缩。诊断根据血 PA 增高,神经递质减少,皮肤成纤维细胞中 DHPR 的活性减低或消失。

(5) 二氢生物蝶呤合成酶缺陷:临床表现同 DHPR 缺陷。但尿中新蝶呤增高,生物蝶呤减少。

知识点 22:苯丙酮尿症的治疗

(1) 低苯丙氨酸饮食:饮食治疗的原则是使苯丙氨酸的摄入量既能保证生长和代谢的最低需要,又要避免血中含量过高。婴儿给予低苯丙氨酸奶粉;幼儿以淀粉类、蔬菜水果等低蛋白饮食为主。每日苯丙氨酸按 30~50mg/kg 供给,维持血苯丙氨酸浓度在 2~10mg/dl 为宜。饮食控制需持续到青春期以后。

(2) 伴有惊厥者,使用抗惊厥药物。

(3) BH_4 缺乏型患儿除饮食控制外,还应给予 $BH4_4$、5-羟色氨酸和左旋多巴。

知识点 23：苯丙酮尿症的预防

（1）避免近亲结婚。

（2）杂合子之间不应婚配。

（3）有家族史者，应行 DNA 分析或检测羊水中蝶呤进行产前诊断。

（4）开展新生儿筛查以早期发现 PKU 病儿，早期治疗，防止发生智力低下。

四、戈谢病

知识点 24：戈谢病的概念

戈谢病是一种常染色体隐性遗传所造成的葡糖脑苷脂沉积症，是脂类沉积症中最常见者。其临床特征为肝脾大、脾功能亢进、骨骼病变，也可以出现造血系统和中枢神经系统症状。

知识点 25：戈谢病的病因和发病机制

戈谢病系因 β-葡糖脑苷脂酶缺乏，致使葡糖苷脂不能水解成神经酰胺和葡萄糖而大量沉积于全身单核-吞噬细胞系统细胞内，以脾、肝和骨骼等为主。β-葡糖脑苷脂酶的编码基因位于 1q21，长约 7kb，含有 11 个外显子，已知该基因突变种类繁多，包括点突变、插入和缺失等，其中以点突变 1226G 和 1448C 最为多见，由此造成酶分子结构发生不同的变异，酶活性缺陷程度亦不等，在临床上本病有 3 种不同表现的类型。Ⅰ 型戈谢病不同于 Ⅱ、Ⅲ 型，其脑组织中并无节苷脂降解生成的葡糖脑苷脂累积，可能是因为该型患者的脑组织中尚保留有 β-葡糖脑苷脂酶同工酶的活性所致。

知识点 26：戈谢病的病理

患儿全身单核-吞噬细胞系统中均有特殊的戈谢细胞浸润。戈谢细胞是由脾的组织细胞、肝的 Kupffer 细胞、肺泡的巨噬细胞和其他器官内的单核细胞族转变形成；是一种直径达 20～100μm 的充满脂类的大型细胞，呈圆或卵圆形，含 1 个或数个偏心的圆形或不整形胞核，染色质粗糙，胞质浅蓝色，量多，有纤维条纹结构，如皱纹纸样。电镜下可见胞质中有特异性的管状脑苷脂包涵体。糖原染色（PAS）和酸性磷酸酶染色呈强阳性，苏丹黑染色阳性。

知识点 27：戈谢病的临床表现

（1）Ⅰ 型，即慢性（非神经）型：是最常见的一型，其 β-葡糖脑苷脂酶活性为正常人的 18%～40%。发病年龄可自生后数月至 70 岁间的任何阶段，多数在学龄前期因肝、脾大和贫血就诊。在发病早期，仅有脾大和轻度贫血。随着病程进展，脾大显著，并出现脾功能亢进现象，贫血显著，白细胞和血小板亦减少。至晚期时，生长发育显著落后，腹部明显膨胀，各种症状加重，贫血加重，白细胞和血小板明显减少。常伴有感染和皮肤黏膜出血倾向。淋巴结轻度肿大。肝功能受损，常见食管静脉曲张、Ⅸ因子等凝血因子缺乏。骨髓被浸润导致严重骨痛和关节肿胀，X线检查可见普遍性骨质疏松、髓腔增宽、股骨远端呈烧瓶状和股骨头无菌性坏死等局限性骨质破坏甚至骨折。年长患者面部和四肢暴露部位常见色素沉着和肺部浸润症状。

（2）Ⅱ型，又称为急性（神经）型：发病年龄自新生儿期至18个月，以3~4个月为多见。其β-葡糖脑苷脂酶活性低于正常人的5%，是预后最差的一型。初起症状以哭声微弱、吸吮能力差和肝脾进行性增大为主，继而出现吞咽困难、斜视、头后仰等症状。多数患儿在6~9个月时发生肌张力增高、腱反射亢进、喉喘鸣、惊厥和病理反射等神经系统症状。肺内可有大量戈谢细胞浸润或并发肺炎，多有咳嗽、呼吸困难和发绀。一般在2岁以内死于肺部感染。

（3）Ⅲ型，即亚急性（神经）型：较少见，其β-葡糖脑苷脂酶活性约为正常人的12%~20%。本型常在2岁左右时发病，初起以脾肿大为主，肝脾肿大发展缓慢。经过3~7年的无明显症状期后，逐渐出现神经系统症状，如斜视、肌痉挛、智能低下和惊厥发作等。晚期出现骨骼病变、脾功能亢进、全血细胞减少和出血症状。患儿常在神经症状出现后2年左右死亡。

知识点28：戈谢病的诊断

（1）典型的临床症状和体征。

（2）戈谢细胞检查：患儿骨髓、脾、肝或淋巴结穿刺，均可能检测出戈谢细胞。

（3）血清酸性磷酸酶增高。

（4）β-葡糖脑苷脂酶活性测定：通常采用外周血白细胞或培养皮肤成纤维细胞进行。由于人体组织中含有多种β-葡糖苷酶，如所选的方法不当，则结果不尽可靠，必须注意。

（5）DNA分析：较酶法诊断可靠，但本病基因突变种类繁多，尚有目前尚未查明者，因此分析结果正常者亦不能完全排除本病。

（6）产前诊断：对有本病家族史的孕妇，可测定培养羊水细胞或绒毛细胞中的β-葡糖脑苷脂酶活性、进行产前诊断。

知识点29：戈谢病的治疗

（1）纯化酶替代疗法：已成为现代治疗Ⅰ型戈谢病的重要手段，可减少各脏器的损伤，包括症状性骨病、重度贫血、出血倾向、肝和肺部浸润改变等。该酶对Ⅲ型患者的神经损害有一定的改善作用，但对Ⅱ型无效。

（2）其他：骨髓移植治疗Ⅰ、Ⅲ型患者亦已获得满意效果，但术后约有10%患儿死亡，故应慎重考虑。

第十四章 小儿结核病

第一节 概 述

知识点1：小儿结核病的病因

结核分枝杆菌属于分枝杆菌属，具抗酸性，为需氧菌，革兰染色阳性，抗酸染色呈红色。分裂繁殖缓慢，在固体培养基上需4~6周才出现菌落。结核分枝杆菌可分为4型：人型、牛型、鸟型和鼠型，对人类致病的主要为人型和牛型，其中人型是人类结核病的主要病原体。

知识点2：小儿结核病的流行病学

（1）传染源：开放性肺结核患者是主要的传染源，正规化疗2~4周后，传染性随菌排量减少降低。

（2）传播途径：呼吸道为主要传染途径，小儿吸入带结核分枝杆菌的飞沫或尘埃后即可引起感染，形成肺部原发病灶。少数经消化道传染者，产生咽部或肠道原发病灶；经皮肤或胎盘传染者少见。

（3）易感人群：生活贫困、居住拥挤、营养不良、社会经济落后等是人群结核病高发的原因。新生儿对结核分枝杆菌非常易感。儿童发病与否主要取决于：①结核分枝杆菌的毒力及数量。②机体抵抗力的强弱：患麻疹、百日咳、白血病、淋巴瘤或艾滋病等小儿免疫功能受抑制和接受免疫抑制剂治疗者尤其好发结核病。③遗传因素：与本病的发生有一定关系。单卵双胎儿结核病的一致性明显高于双卵双胎儿；亚洲人种（主要为菲律宾）发病率最高，白种人最低；身材瘦长者较矮胖者易感。

知识点3：小儿结核病的传染途径

（1）呼吸道传染：是主要的传染途径，由带菌微滴核吸入呼吸道所致。

（2）消化道传染：使用被结核杆菌污染的食具，或摄入混有结核杆菌的食物时，结核杆菌进入肠壁淋巴滤泡形成病灶，构成感染。

知识点4：小儿结核病的病理变化

结核病具有增殖、渗出和变性3种基本病理变化。当结核菌侵入肺泡后，局部充血、水肿、中性粒细胞浸润，24小时左右巨噬细胞开始浸润，吞噬并杀灭结核菌，为渗出性病变。结核菌破坏后释放出磷脂质，使巨噬细胞转化为类上皮细胞、朗格汉斯巨细胞。类上皮细胞、朗格汉斯巨细胞和淋巴细胞进浸润，形成典型的结核结节或肉芽组织，即增殖性病变。

在大量结核菌侵入后，毒力强、机体变态反应增高或抵抗力弱的情况，渗出性和增殖性病变均可发生坏死。结核性坏死呈淡黄色、干燥、质硬呈均质状，形如干酪，故呈干酪性坏死。干酪性坏死物质在一定条件下可液化，液化后的干酪物质沿支气管排除，造成支气管播散，或播散到其他肺叶。

上述三种病变常同时出现在结核患者中，只是因结核菌与机体状态的不同，病变性质以一种为主，在治疗和发展过程中病变的性质有不同的变化。

知识点5：小儿结核病的结核菌素试验

（1）我国常规以5单位结核菌纯蛋白衍化物（PPD）进行皮内注射试验。在皮试后48~72小时测量局部硬结大小，取横、纵径的均值判断结果：<5mm为阴性；5~9mm为阳性反应（+）；10~19mm为（++）；≥20mm为（+++）；若局部有水疱、破溃、双圈反应或局部淋巴结炎则为（++++）。

（2）阳性反应见于：①BCG反应：硬结多<10mm，质软、浅红、边缘不整、持续时间短。②自然感染：++以上阳性（质坚、深红、边缘清晰、持续时间长达7~10天或以上，可遗留色素沉着）；或未接种BCG者呈阳性；或阴转阳性其强度>10mm，且增幅>6mm。③假阳性：见于非结核分枝杆菌感染，一般<10~12mm。

（3）结核菌素反应在下列情况可减弱或暂时消失（假阴性反应）：①患急性传染病如麻疹、百日咳、猩红热及肝炎1~2个月内。②体质极度衰弱如重度营养不良、重度脱水、重度水肿等。③严重结核病如粟粒型肺结核、干酪性肺炎和结核性脑膜炎。④应用肾上腺皮质激素和免疫抑制剂治疗时。⑤原发或继发免疫缺陷病。

知识点6：小儿结核病的临床表现

小儿结核病的主要症状为结核中毒症状，如长期低热、盗汗、乏力、纳差、消瘦等，肺部体征多不明显，如病情严重可出现高热以及相应器官受累表现，如咳嗽、咳痰、咯血等呼吸系统症状；头痛、惊厥、神志障碍等神经系统表现等。

知识点7：小儿结核病的一般疗法

加强营养，选用富含蛋白质和维生素的食物，适当休息。保持室内最佳温湿度，空气流通。避免继续与开放性结核患者接触，以防重复感染。保护患儿不患麻疹、百日咳等传染病。

知识点8：小儿结核病的用药原则

小儿结核病的用药原则：①早期。②联合。③规则。④适量。⑤分段。⑥全程。

知识点9：常用抗结核治疗的药物及方案

（1）常用抗结核药物：①异烟肼（INH 或 H）。②利福平（RFP 或 R）。③吡嗪酰胺（PZA 或 Z）。④链霉素（SM 或 S）。⑤乙胺丁醇（EMB 或 E）。

（2）常用抗结核治疗方案：除预防性化疗外，化疗方案分为两个阶段。强化治疗阶段，一般3~6个月；巩固治疗阶段，一般3~9个月。短程化疗为 WHO 推荐的结核病治疗方案。

知识点10：小儿结核病的预防

（1）隔离开放性结核患者。

（2）接种卡介苗：目前国家免疫程序要求新生儿在生后3天内普种 BCG。

（3）药物预防指征：①与开放性结核患者密切接触者，不论年龄大小以及结核菌素试验是否为阳性。②未接种卡介苗，而新近结核菌素试验呈阳性的3岁以下婴幼儿。③未接种卡介苗，结核菌素试验由阴性转为阳性的儿童。④近期患过百日咳或麻疹等传染病的儿童，结核菌素试验呈阳性者。⑤需长期应用肾上腺皮质激素或其他免疫抑制剂治疗的结核菌素试验阳性者。

知识点11：判断儿童活动性结核病的参考指标

（1）结核菌素试验≥20mm。

（2）<3岁，尤其是<1岁婴儿未接种卡介苗而结核菌素试验阳性者。

（3）有发热和其他结核中毒症状者。

（4）排出物中找到结核菌。

（5）胸部 X 线检查显示活动性原发型肺结核改变者。

（6）血沉加快而无其他原因解释者。

（7）纤支镜检有明显支气管结核病变者。

第二节 肺 结 核

一、原发复合征

知识点1：原发复合征的病理

肺部原发病灶多位于右侧，肺上叶的底部和下叶的上部，近胸膜处。基本病变为渗出、增殖、坏死。渗出性病变以炎症细胞、单核细胞及纤维蛋白为主要成分；增殖性改变以结核结节和结核性肉芽肿为主；坏死的特征性改变为干酪样改变，常出现于渗出性病变。结核性炎症的主要特征是上皮样细胞结节和朗格汉斯细胞。

典型的原发复合征呈"双极"病变，即一端为原发病灶，一端为肿大的肺门淋巴结、纵隔淋巴结。由于小儿机体处于高度过敏状态，使病灶周围炎症广泛，原发病灶范围扩大到一个肺段甚至一叶。小儿年龄越小，此种大片性病变越明显。引流淋巴结肿大多为单侧，但亦有对侧淋巴结受累者。

知识点 2：原发复合征的临床表现

（1）症状：①轻者症状可不明显或无症状，仅在肺部 X 线检查时发现。②一般患儿缓慢起病，常有低热、疲乏、食欲不振、消瘦、盗汗、睡眠不安、学习成绩下降等。③重者急性起病，多见于婴幼儿。常为突起高热，持续 2~3 周后转为低热，伴咳嗽等，同时有明显的结核中毒症状。胸腔内淋巴结高度肿大时，可产生压迫症状。压迫气管分叉处可出现痉挛性咳嗽；若压迫支气管使其部分阻塞时可引起喘鸣，有时发生肺气肿，完全阻塞则导致局限性肺不张。

（2）体征：全身浅表淋巴结有不同程度的肿大。肺部常无明显体征。与肺内病变不一致。重症者因肺原发灶较大或伴肺段性病变，叩诊呈浊音，听诊有呼吸音减低或管状呼吸音，或有少量干湿啰音。婴幼儿可出现轻到中度肝脾大。部分患儿可出现眼疱疹性结膜炎、皮肤结节性红斑和（或）多发性一过性关节炎等结核变态反应表现。

知识点 3：原发复合征的影像学表现

原发复合征表现为典型的哑铃状双极阴影，支气管淋巴结增大为其特征性表现。发生淋巴结-支气管瘘和支气管结核时，可见支气管狭窄、肺不张或肺实变——肺不张。病程较长的患儿，可发现淋巴结钙化。胸部 CT 在判断有无淋巴结增大、空洞、支气管病变等方面优于胸 X 线片。支气管淋巴结结核强化 CT 的典型表现为淋巴结周围出现环形强化，中心有低密度坏死。合并急性粟粒型肺结核或干酪性肺炎时，会出现相应的影像学表现。

知识点 4：原发复合征的结核杆菌检测

（1）较大儿童或青少年能够咳痰者，检查痰液结核杆菌。小婴儿取空腹胃液，连续 3 天检查。胃液或痰液结核杆菌培养阳性，可确立结核病的诊断。

（2）痰、晨起空腹胃液、支气管洗涤液涂片或培养，寻找结核菌。阴性不能排除结核病。

知识点 5：原发复合征的诊断

原发综合征肺内原发灶大小不一。局部炎性淋巴结相对较大而肺部的初染灶相对较小是原发性肺结核的特征。婴幼儿患者病灶范围较广，可占据一肺段甚至一肺叶；年长儿病灶周围炎症较轻，阴影范围不大，多呈小圆形或小片状影。部分病例可见局部胸膜病变。小儿原发型肺结核在 X 线胸片上呈典型哑铃状双极影者已少见。

知识点 6：原发复合征的鉴别诊断

原发复合征应与肺炎、支气管异物、纵隔肿瘤等鉴别。鉴别要点为原发性肺结核起病亚急性或慢性，咳嗽、中毒症状较轻，肺部体征少；影像学有肺门和气管旁淋巴结大；PPD 皮试阳性，胃液或痰液中发现结核杆菌，或有结核病密切接触史；抗结核药物治疗有效。

知识点 7：原发复合征的治疗原则

（1）抗结核药物：①无明显症状的原发型肺结核：选用标准疗法，每日服用 INH、RFP 和（或）EMB，疗程 9~12 个月。②活动性原发型肺结核：宜采用直接督导下短程化疗（DOTS）。强化治疗阶段宜用 3~4 种杀菌药：INH、RFP、PZA 或 SM，2~3 个月后以 INH、RFP 或 EMB 巩固维持治疗。常用方案为 2HRZ/4HR。

（2）辅助治疗：发生支气管结核者，可进行支气管镜介入治疗。增大的淋巴结压迫气道时，会出现明显喘息、呛咳、气促时，此时可短期应用糖皮质激素，视病情好转情况，适当减量或停用。

二、急性粟粒型肺结核

知识点 8：急性粟粒型肺结核的概念

急性粟粒型肺结核，又称急性血行播散性肺结核，常是原发综合征恶化的结果。包括急性、亚急性及慢性三型，但后两型在儿童极为罕见。多在原发感染后 6 个月内发生，以婴幼儿多见，20%~40% 患儿同时伴有脑膜炎和（或）腹膜炎。

知识点 9：急性粟粒型肺结核的发病机制

（1）肺内原发灶或胸腔内淋巴结干酪样病变破溃侵入血管。

（2）结核杆菌接种在血管壁上，发生血管内膜干酪性血管炎，病灶内的结核杆菌溃入血流。

（3）肺内结核杆菌经毛细血管直接进入血流。结核杆菌在肺内形成粟粒样小结节，一般需 3 周时间，显微镜下为典型的增殖性结核结节或渗出性改变。

知识点 10：急性粟粒型肺结核的临床表现

（1）症状：①疾病早期即有剧烈咳嗽、咳痰、气急、呼吸困难及发绀，偶有痰中带血丝等呼吸道症状，似肺炎。②急起者有高热 39~40℃，并有严重中毒症状，类似败血症和伤寒。起病缓或不典型者仅有低热及结核中毒症状，在摄胸片前与原发型肺结核难以区别。发热可持续至有效抗结核菌治疗后 2~3 周。③有全身血行播散时，约半数以上患儿起病同时出现脑膜炎征象。

（2）体征：①肺部偶可闻及少许细湿啰音，与 X 线变化不成正比。②全身浅表淋巴结及肝脾肿大。皮肤可有结核疹。③有脑膜炎时，可出现脑膜刺激征，婴儿多表现前囟隆起紧张。④眼底检查可见脉络膜粟粒结节。

知识点 11：急性粟粒型肺结核的影像学表现

病后 2~3 周胸片可见均匀一致、细小的粟粒状阴影满布两肺，婴幼儿由于病灶融合和病灶周围渗出性反应明显而呈雪花状阴影，偶见空洞形成。有时可伴肺气肿、自发性气胸、纵隔气肿和皮下气肿。个别患儿典型 X 线变化于发热 1 个月后才出现，故对怀疑本病者应动态观察胸片。X 线胸片异常可持续数月。胸部 CT 检查具有更高的分辨度和灵敏度。

知识点 12：急性粟粒型肺结核的结核杆菌检查

胃液、痰液涂片或培养可找到结核杆菌。

知识点 13：急性粟粒型肺结核的辅助检查

多数患儿外周血白细胞升高，伴有中性粒细胞增多。大多数患儿血沉和 C 反应蛋白（CRP）升高。

知识点 14：急性粟粒型肺结核的诊断及鉴别诊断

诊断主要根据结核接触史、临床表现、肝脾肿大及结核菌素试验阳性，可疑者应进行细菌学检查、血清抗结核分枝杆菌抗体检测与胸部 X 线摄片。胸部 X 线摄片常对诊断起决定性作用，早期因粟粒阴影细小而不易查出。至少在起病 2~3 周后胸部摄片方可发现大小一致、分布均匀的粟粒状阴影，密布于两侧肺野。肺部 CT 扫描可见肺影显示大小、密度、分布一致的粟粒影，部分病灶有融合。

临床上应与肺炎、伤寒、败血症、朗格汉斯组织细胞增生症、肺含铁血黄素沉着症及特发性肺间质疾病等相鉴别。

知识点 15：急性粟粒型肺结核的治疗

（1）抗结核药物：目前主张将抗结核治疗的全疗程分为两个阶段进行，即强化抗结核治疗阶段和维持治疗阶段，此方案可提高疗效。前者于治疗开始时即给予强有力的四联杀菌药物，如INH、RFP、PZA及SM。开始治疗越早，杀灭细菌的效果越好，以后产生耐药菌的机会越小，此法对原发耐药病例亦有效。

（2）糖皮质激素：有严重中毒症状及呼吸困难者，在应用足量抗结核药物的同时，可用泼尼松1~2mg/（kg·d），疗程1~2个月。

知识点16：急性粟粒型肺结核的预后

病情多急重，但若能早期诊断和彻底治疗仍可治愈。如延误诊断和治疗，则可导致死亡。

第三节 结核性胸膜炎

知识点1：结核性胸膜炎的概念

小儿原发性结核常并发胸膜炎，以渗出性胸膜炎最为多见，称结核性胸膜炎。此外又可见叶间胸膜炎、纵隔胸膜炎、包裹性积液和肺底积液等。

知识点2：结核性胸膜炎的临床表现

渗出性胸膜炎多见于较大儿童，多发生在原发感染开始后半年内。起病可急可缓，有发热，高热1~2周后渐退为低热，同时有胸痛、疲乏、咳嗽、气促等。积液增多后胸痛即渐消失。体格检查可发现患侧呼吸运动受限，气管和心脏向对侧移位，叩诊实音，听诊呼吸音减低。

知识点3：结核性胸膜炎的辅助检查

（1）X线检查在中等量积液时可见典型有弧形上缘的致密阴影。

（2）胸水多为草黄色渗出液，少数病儿呈血性胸水，胸水中能找到结核菌，但阳性率不高。

知识点4：结核性胸膜炎的鉴别诊断

婴幼儿患细菌性或病毒性肺炎时可发生渗出性胸膜炎，应予鉴别。风湿性渗出性胸膜炎多发生在风湿热极期，不难鉴别。此外，胸腔内恶性肿瘤合并的胸腔积液多为血性，且较少见。

知识点 5：结核性胸膜炎的治疗

（1）抗结核药物治疗：①异烟肼加链霉素联用：用于肺内无病灶的初治患儿。②异烟肼+链霉素+对氨基水杨酸钠三联治疗：用于肺内有病灶的患儿。③异烟肼与利福平联用：用于复治或疑有耐药菌感染的患儿。

（2）激素治疗：在治疗结核性胸膜炎时应在有效抗结核治疗的同时合用激素。常用泼尼松每日 1~1.5mg/kg，分 3~4 次口服，每日剂量不超过 40mg，疗程 4~6 周。一般在症状消失，积液基本吸收后，逐渐减量停药。

（3）胸腔穿刺治疗：病初应做诊断性胸腔穿刺，以进行胸水常规和细菌学检查。在应用抗结核药物加激素后，一般不需要反复胸腔穿刺抽液。但胸水量较大，出现呼吸困难时可做胸腔穿刺减压治疗。如胸膜炎转为结核性脓胸、宜反复抽脓，并以 0.1% 碳酸氢钠液冲洗后注入异烟肼。

（4）其他治疗：经过内科治疗、临床症状消失。胸膜明显增厚，影响患儿的发育和呼吸功能者，宜做胸膜剥脱术。

第四节　腹腔结核病

一、肠结核

知识点 1：肠结核的发生部位

肠结核可发生在肠的任何部位，回盲部结核最多见，其次为升结肠、空回肠、横结肠、降结肠、十二指肠、乙状结肠、直肠和肛门周围等。

知识点 2：肠结核的分型

按病理所见分为：①溃疡型；②增殖型；③混合型。

知识点 3：肠结核的临床表现

（1）轻症患者症状不明显。

（2）较重病例有不规则发热和消化道症状，包括食欲减退、消化不良、恶心、呕吐、腹痛、腹胀、腹泻或腹泻与便秘交替出现。

（3）腹胀和腹痛是小儿最常见的主诉。

（4）溃疡型肠结核可大便带血，有时是脓血便。

（5）重症病例由于吸收障碍可出现各种营养缺乏症，包括严重营养不良、水肿、贫血和糙皮病等。

知识点 4：肠结核的辅助检查

（1）X 线钡剂检查：可发现肠蠕动亢进、肠段激惹性增强、肠管痉挛、回盲部病变处钡剂不停留、肠狭窄、升结肠缩短等征象。

（2）纤维结肠镜检查：可直接发现溃疡或增殖性病变，如果活检找到干酪坏死性肉芽肿或结核菌，则可确诊肠结核。

知识点 5：肠结核的诊断

对于活动性或陈旧性肺结核患者，具有肠结核的症状和体征，X 线钡剂检查有典型的肠结核征象时，诊断不难。但无肠外结核时，则诊断较难，需做纤维结肠镜检查和活检。

知识点 6：肠结核的鉴别诊断

（1）肠结核须与慢性消化不良、慢性痢疾、阿米巴痢疾、蛔虫病、溃疡性结肠炎、克罗恩病以及淋巴瘤鉴别。

（2）应依据结核病接触史、结核菌素试验、粪便镜检与细菌培养以及其他部位的结核病变等鉴别。

（3）X 线钡剂造影检查和纤维结肠镜检查有助于诊断。

知识点 7：肠结核的治疗

（1）抗结核药物治疗：可采用异烟肼、利福平以及吡嗪酰胺联合抗结核治疗，疗程 1 年。

（2）外科手术治疗：外科手术治疗仅适用于内科治疗无效及合并症的处理，术后仍应进行有效的抗结核药物治疗。适用的情况有：①完全性或不完全性肠梗阻，内科治疗不能缓解者。②溃疡型肠结核伴肠穿孔。③肠道大出血，经积极抢救，不能满意止血者。④结核性肛门瘘形成，全身和局部治疗无效者。⑤局限性增殖型结核引起部分肠梗阻，或难与腹腔内肿瘤鉴别者。

二、肠系膜淋巴结结核

知识点 8：肠系膜淋巴结结核的概念

肠系膜淋巴结结核在小儿较多见，淋巴结结核可能为肠道原发复合征的部分表现，可由淋巴或血行播散而来，即为继发性肠系膜淋巴结结核，或与肠结核并存，常同时有腹膜结核。

知识点 9：肠系膜淋巴结结核的临床表现

肠系膜淋巴结结核的主要症状为一般结核中毒症状及局部胃肠道症状，如恶心、呕吐、腹泻、便秘、腹胀、腹痛等，其中以腹痛最为常见。增大的淋巴结有时可引起压迫症状。触诊可见腹壁轻度紧张和膨隆，阑尾点处或左上腹内带相当于第 2 腰椎水平即肠系膜根处可有压痛。有时可触及 1 个或多个增大的淋巴结。

知识点 10：肠系膜淋巴结结核的辅助检查

（1）腹部 CT：能发现淋巴结大，强化 CT 可发现坏死和周围强化。

（2）腹部 B 超：可发现肠系膜淋巴结大，可有坏死和粘连表现，并可伴有腹膜增厚和包块等其他腹腔结核的表现。

知识点 11：肠系膜淋巴结结核的诊断

根据临床表现、结核病接触史、结核菌素试验阳性以及腹部 CT 和 B 超检查做出诊断。

知识点 12：肠系膜淋巴结结核的鉴别诊断

肠系膜淋巴结结核应与急慢性阑尾炎、非特异性肠系膜淋巴结炎、隐球菌感染以及腹部肿瘤相鉴别。

知识点 13：肠系膜淋巴结结核的治疗

（1）抗结核药物治疗：根据病情，可应用异烟肼、利福平联合治疗或加用吡嗪酰胺联合治疗，疗程 9~12 个月。

（2）外科手术治疗：增大的淋巴结经内科治疗无效且产生持久性压迫症状，不能缓解的急性或慢性肠梗阻，形成不可控的腹腔巨大结核性脓肿及其他并发症时，可考虑外科手术治疗。

三、结核性腹膜炎

知识点 14：结核性腹膜炎的传染途径

结核性腹膜炎可能是肺部或其他部位原发感染灶内的结核菌通过淋巴、血行播散感染腹膜所致。但由肠结核、肠系膜淋巴结结核或泌尿生殖系统结核直接蔓延至腹膜是本病的主要传染途径，也更多见。

知识点 15：结核性腹膜炎的临床分型

结核性腹膜炎发病缓慢，有慢性结核中毒症状。其具体分型与表现有：

（1）渗出型：典型症状为四肢消瘦与腹部膨隆形成鲜明的对比，查体发现腹水。

（2）粘连型：常表现为反复出现的不全性肠梗阻现象，触诊腹部柔韧有揉面感，可触及大小不等的肿块。

（3）干酪溃疡型：多表现为弛张热和腹泻、腹痛和压痛等症状，并有严重的消瘦。

知识点 16：结核性腹膜炎的辅助检查

（1）腹部 B 超和 CT：同肠系膜淋巴结结核。

（2）腹水的检查：呈渗出液。白细胞轻度升高，以淋巴细胞为主，糖在正常范围。

知识点 17：结核性腹膜炎的诊断

根据临床表现、结核病接触史、结核菌素试验阳性、腹水性质以及腹部 CT 和 B 超检查进行诊断。

知识点 18：结核性腹膜炎的鉴别诊断

（1）渗出型腹膜炎：应与心脏病、肾病、肝硬化、恶性肿物及营养不良性水肿所引起的腹水区别。应与化脓性腹膜炎、巨结肠及腹腔内囊肿（尤以大网膜囊肿）相鉴别。

（2）粘连型和干酪溃疡型腹膜炎：应与腹部恶性肿瘤和炎性肠病等相区别。

（3）鉴别诊断要点：①临床表现、腹水检查。②结核菌感染证据，PPD 皮试阳性或腹水找到结核杆菌或密切结核病接触史。③治疗反应示抗结核药物治疗有效。

知识点 19：结核性腹膜炎的治疗

（1）抗结核药物：一般选择三联或四联治疗，疗程 9~12 个月。

（2）激素的应用：在抗结核的基础上，对于渗出型腹膜炎，加用皮质激素治疗可促进腹水吸收及减少粘连发生，效果良好。结核性腹膜炎合并肠结核应视为应用肾上腺皮质激素的禁忌证。粘连型结核性腹膜炎要慎重应用肾上腺皮质激素。

（3）腹水处理：大量腹水有压迫症状时，可穿刺放腹水，放腹水后用腹带包裹腹部。

（4）外科适应证：①并发完全性急性肠梗阻，或有不完全性慢性肠梗阻经内科治疗无效者。②肠穿孔引起急性腹膜炎，或局限性化脓性腹膜炎经抗生素治疗无效者。③肠瘘经加强营养和抗结核治疗而未能闭合者。④当本病诊断有困难，与腹腔肿瘤或其他原因引起的急腹症无法鉴别时，可考虑腹部探查。

第五节　结核性脑膜炎

知识点 1：结核性脑膜炎的发病机制

结核性脑膜炎常为全身性粟粒性结核病的一部分，经血行播散。婴幼儿中枢神经系统发育不成熟、血脑屏障功能不完善、免疫功能低下与本病的发生密切相关。结核性脑膜炎亦可由脑实质或脑膜的结核病灶溃破，结核分枝杆菌进入蛛网膜下腔及脑脊液中所致。偶见脊椎、颅骨或中耳与乳突的结核灶直接蔓延侵犯脑膜。

知识点2：结核性脑膜炎的病理变化

（1）脑膜病变：软脑膜弥漫充血、水肿、炎症渗出，并形成许多结核结节。蛛网膜下腔大量炎症渗出物积聚，因重力关系、脑底池腔大、脑底血管神经周围的毛细血管吸附作用等，使炎症渗出物易在脑底诸池聚集。渗出物中可见上皮样细胞、朗格汉斯细胞及干酪样坏死。

（2）脑神经损害：浆液纤维蛋白渗出物波及脑神经鞘，包围挤压脑神经引起脑神经损害，常见面神经、舌下神经、动眼神经、展神经障碍的临床症状。

（3）脑部血管病变：在早期主要为急性动脉炎，病程较长者，增生性结核病变较明显，可见栓塞性动脉内膜炎，严重者可引起脑组织梗死、缺血、软化而致偏瘫。

（4）脑实质病变：炎症可蔓延至脑实质，或脑实质原已有结核病变，可致结核性脑膜脑炎。少数病例脑实质内有结核瘤。

（5）脑积水及室管膜炎：室管膜和脉络丛受累，出现脑室管膜炎。如室管膜或脉络丛结核病变使一侧或双侧室间孔粘连狭窄，可出现一侧或双侧脑室扩张。脑底部渗出物机化、粘连、堵塞，使脑脊液循环受阻，可导致脑积水。

（6）脊髓病变：有时炎症蔓延至脊膜、脊髓及脊神经根，脊膜肿胀、充血、水肿和粘连，蛛网膜下腔完全闭塞。

知识点3：结核性脑膜炎的临床表现

（1）早期（前驱期）：病程1~2周。主要表现为懒动、少言、精神呆滞、易激惹、睡眠不安等性格改变和精神状态变化。同时伴有低热、消瘦、纳差、便秘、无原因的呕吐和头痛。

（2）中期（脑膜刺激期）：病程1~2周。主要表现：①脑膜刺激征：颈项强直、克氏征和布氏征阳性。典型的脑膜刺激征多见于年长儿。②颅内压增高：剧烈头痛，呕吐多呈喷射性，惊厥，可伴有脑积水征。婴幼儿常表现为前囟隆起和紧张。③脑神经和脑实质损害：最常见的脑神经障碍有面神经、动眼神经、外展神经瘫痪等。脑实质损害多表现为肢体瘫痪、多动、失语、手足徐动或震颤等。可有感觉过敏。④烦躁与嗜睡交替出现，以后逐渐进入昏睡状态。

（3）晚期（昏迷期）：病程1~3周。上述症状进一步加重。病儿由意识模糊、半昏迷而后进入昏迷，频繁发作阵挛性或强直性惊厥，角弓反张或去大脑强直，弛张高热，呼吸不整等明显颅内高压表现，甚至出现脑疝。常伴有代谢性酸中毒、脑性失盐综合征、低钾血症等水、电解质代谢紊乱。

（1）起病急，病程短，诊断结核性脑膜炎时病程仅 2~5 日。

（2）婴儿可无前驱期症状，以惊厥为首发症状，突起高热、前囟隆起，而脑膜刺激征不明显，脑脊液变化轻微。

（3）前驱期长，有时长达 40 天至 5 个月。

（4）以舞蹈样多动症起病。

（5）突然偏瘫起病。

（1）压力增高，典型外观为毛玻璃状，亦可呈无色透明，偶呈血性或淡黄色。细胞总数为（50~500）×10^6/L，偶有超过 1000×10^6/L 者；白细胞分类初有中性粒细胞增多，随后以淋巴细胞增多为主，球蛋白试验阳性，蛋白定量增高，多在 400~5000mg/L；糖大多低于 2.2mmol/L；氯化物含量亦降低。

（2）脑脊液 5~10ml 静置 12~24 小时后，可有蜘蛛网状薄膜形成，取膜培养或涂片检查，结核菌检出率较高。

（3）脑脊液免疫球蛋白测定：IgG、IgA 和 IgM 均增高，以 IgG 显著；化脓性脑膜炎以 IgM 增高明显；而病毒性脑膜炎则仅见 IgG 轻度升高，故此测定对三者的鉴别有一定价值。

（4）用聚合酶链反应检测脑脊液中结核杆菌特异性基因片段，灵敏度高、特异性强。

结核性脑膜炎时易出现低血钾、低血钠、低血氯和脱水，与脑性低钠血症、摄入不足和损失过多、高渗液使用有关。

（1）脑 CT：结核性脑膜炎在 CT 扫描上可显示直接和间接征象，直接征象有结核瘤、基底池渗出物及脑实质粟粒状结核灶，为诊断结核性脑膜炎的重要依据；间接征象有脑水肿、脑积水及脑梗死等。

（2）MRI 表现：表现与脑 CT 基本相同。对于结核性脑膜炎，MRI 的诊断优于 CT，定位具有较高敏感性和特异性，特别是对于基底核的异常信号灶（基底池渗出），检出阳性率明显优于 CT。

知识点 8：结核性脑膜炎的临床病型

（1）浆液型（或反应型、过敏型，Ⅰ型）：其特点为浆液渗出物只局限于颅底，脑膜刺激症状和脑神经障碍不明显，可出现头痛、感觉过敏等症状，无局灶性症状，脑脊液改变轻微，压力增高，细胞数轻度升高，以淋巴细胞为主，蛋白轻度增高或正常，其余生化检查方面基本正常，经抗结核药治疗症状及脑脊液改变很快消失。多在粟粒性结核病常规腰椎穿刺时发现。

（2）脑底脑膜炎型（Ⅱ型）：其临床特征为有明显的脑膜刺激症状及脑神经障碍，可有程度不等的颅压高及脑积水症状，但无脑实质受累症状。脑脊液有典型结核性脑膜炎变化。

（3）脑膜脑炎型（Ⅲ型）：炎症从脑膜蔓延到脑实质，出现弥漫性或局限性受损表现。

（4）结核性脑脊髓软、硬脑膜炎（脊髓型）：炎症病变不仅限于脑膜和脑实质，且蔓延到脊髓膜及脊髓。

知识点 9：结核性脑膜炎的诊断

早期诊断主要依靠详细的病史询问、周密的临床观察及对本病高度的警惕性，综合资料全面分析，最可靠的诊断依据是脑脊液中查见结核分枝杆菌。

知识点 10：结核性脑膜炎的鉴别诊断

（1）化脓性脑膜炎：脑脊液检查结果是重要的鉴别点，涂片或培养可找到致病菌。

（2）隐球菌脑膜炎：起病比结核性脑膜炎更缓慢，常表现为剧烈头痛、颅内压异常增高与其他表现不平行。症状有时自行缓解。脑脊液涂片墨汁染色可发现厚荚膜圆形发亮的隐球菌，或隐球菌荚膜抗原阳性，或在沙氏培养基上有隐球菌生长即可确诊。

（3）病毒性脑膜炎：发病较急，脑脊液无色透明，糖和氯化物常正常，脑脊液病毒特异性抗原或抗体检测、免疫球蛋白测定和结核菌素试验阴性等均有助于诊断。

知识点 11：结核性脑膜炎的治疗

（1）抗结核药物：分强化期和巩固期治疗两个阶段。强化期联合应用 INH、RFP、PZA 3 个月，病情重者或恢复较慢可延长到 6 个月。巩固期治疗联合应用 INH 和 RFP，一般病人结核性脑膜炎总疗程为 1 年，若培养阳性或病情重、症状缓解缓慢者，疗程可延长到 18 个月。

（2）糖皮质激素：激素的剂量要适中，泼尼松 $1.5 \sim 2mg/(kg \cdot d)$，最大量不超过 $45mg/d$。氢化可的松在急性期可静脉滴注 $1 \sim 2$ 周，剂量 $5mg/(kg \cdot d)$。对于中、晚期结核性脑膜炎患儿可加用甲泼尼龙 $2 \sim 5mg/(kg \cdot d)$，根据病情静点 1 周左右逐渐减至 $1 \sim 2mg/(kg \cdot d)$，总疗程 $1 \sim 2$ 周，改为泼尼松口服。激素于用药 $6 \sim 8$ 周后缓慢减量，根据病情在

2~3 个月内减完。

（3）颅内高压的治疗：①乙酰唑胺：作用较慢，剂量为 20~40mg/（kg·d），分 2~3 次口服，疗程宜长，1~2 个月。②脱水治疗：常用的高渗液有 20% 甘露醇。③侧脑室穿刺引流：适用于颅内压急剧升高，用其他降颅压措施无效；急性梗阻性脑积水，有严重颅内压；慢性脑积水急性发作或慢性进行性脑积水用其他降颅压措施无效。

知识点 12：结核性脑膜炎的预后

（1）治疗早晚：治疗越晚，病死率越高，早期病例无死亡，中期病死率为 3.3%，晚期病死率高达 24.9%。

（2）年龄：年龄越小，脑膜炎症发展越快、越严重，病死率越高。

（3）病期和病型：早期、浆液型预后好，晚期、脑膜脑炎型预后差。

（4）结核分枝杆菌耐药性：原发耐药菌株已成为影响结核性脑膜炎预后的重要因素。

（5）治疗方法：剂量不足或方法不当可使病程迁延，易出现并发症。

第六节　周围淋巴结结核

知识点 1：周围淋巴结结核的临床表现

轻者可无症状，较重病例可伴有长期低热等慢性中毒症状。淋巴结逐渐增大，初起时较硬，互不粘连，可以移动，并无感痛。在发生淋巴结周围炎时可有疼痛和压痛，界限不甚清楚，软组织可肿胀。淋巴结可彼此粘连成团块，或与皮下组织相粘连，极易发生干酪样变。双侧颈部多个淋巴结高度肿大时，可使颈部变粗似牛颈。干酪坏死液化后形成冷脓肿，触诊时表面有波动感。合并继发感染时，表皮可发红发热，触诊有压痛。冷脓肿破溃干酪液化物质排出后可形成瘘道，愈合甚慢或长久不愈，最后形成形状不规则的瘢痕。当瘘道长期不愈时，经常有少许脓性分泌物排出，日久可引起附近皮肤并发皮肤结核，有时蔓延广，终成大片瘢痕，往往影响肢体运动。常伴有疱疹性角膜结膜炎、结节性红斑等。泛发性淋巴结结核是一种特殊类型的淋巴结结核，是全身血行播散的结果。全身多组淋巴结同时或相继发生结核。其临床特点为严重的全身结核中毒症状，高热，常呈弛张型，持久不退，盗汗明显，病儿苍白、消瘦、全身无力，有中度或重度贫血，骨髓检查可见生血抑制现象。淋巴结穿刺可多次找到大量结核菌。

知识点 2：周围淋巴结结核的辅助检查

PPD 试验强阳性。轻度贫血和血沉加快。在有化脓和瘘管形成时，白细胞可增高。淋巴结穿刺可见上皮样细胞、朗格汉巨细胞及干酪样坏死等特异性结核改变，耐酸菌染色试验常可找到抗酸菌。

知识点 3：周围淋巴结结核的鉴别诊断

最常见者为颈部化脓性淋巴结炎，常由龋齿、头部化脓性皮疹及扁桃体炎等合并发生，其发病较急、局部淋巴结急性炎症现象明显。白细胞和中性粒细胞都明显增高。但化脓性淋巴结炎在经过抗生素治疗后急性炎症不明显时，易与淋巴结结核混淆，应注意。此外应与传染性单核细胞增多症鉴别。重症淋巴结结核需与霍奇金病、白血病及淋巴肉瘤鉴别。霍奇金病的淋巴结肿大范围极广，从颈部、胸腔直到腹腔皆有波及。淋巴结肿大发生快，往往压迫食管和气管引起吞咽与呼吸困难，或压迫门静脉而发生腹水症状，但不会发炎、化脓或钙化；常有反复性发热（每次发热 1~2 星期）和皮肤发痒。有时可见显著脾肿大：血液内淋巴细胞减少，未成熟粒细胞增多，嗜酸性粒细胞可增加。以上诸特点均能协助诊断，但最可靠的方法还是活组织检查。早期进行放射治疗可使淋巴结迅速缩小，这也是霍奇金病的特点之一。白血病有特殊血象可资鉴别。淋巴肉瘤病情险恶，很快发生压迫症状，如嘶哑和呼吸困难，又常合并胸痛、胸水等。鉴别主要靠活组织检查。此外，淋巴结结核又应与淋巴结反应性增生（包括组织细胞型反应性增生和免疫母细胞性淋巴结病）相鉴别，后者的临床特点为弛张高热、全身淋巴结肿大、肝脾肿大及血沉增快，部分病例有皮疹和关节痛，激素治疗有效，确诊靠淋巴结活检。颈淋巴结结核需与颈部放线菌病相区别。后者颈部大多是沿下颌缘形成坚韧而不能移动的浸润，可红肿、软化，逐渐破溃形成若干瘘管，分泌带有硫黄样颗粒的稀薄脓液，显微镜下可查到放线真菌。

知识点 4：周围淋巴结结核的治疗

在全身疗法的基础上进行抗结核药物治疗。在抗结核药物治疗的同时可加用激素、大量维生素 C 及钙剂，以达到脱敏和消炎的目的。

局部用药：如淋巴结已形成冷脓肿，可先将脓抽出，然后用 SM0.25~0.5g 溶为 1~2ml 液或用 2.5%INH 液 1~2ml 或用 10%~20%PAS 溶液 1~2ml 注入淋巴结内，隔日 1 次或每周 2 次，如脓肿已破溃，可用 10%PAS 软膏外敷或用黄连素纱条或 1%~2%SM 纱条换药。

如比较大的、有广泛干酪样变的淋巴结粘连程度不致引起手术困难，可采用手术切除。

第七节　潜伏性结核感染

知识点 1：潜伏性结核感染的概念

潜伏性结核感染又称结核感染，是小儿感染结核杆菌后导致 PPD 试验阳性和（或）血清抗结核 IgM 或 IgG 抗体阳性，临床上有或无结核中毒症状，但全身找不到结核病灶者。

知识点 2：结核菌素试验的受试对象

（1）可能新近感染结核菌的人群（如与传染性肺结核密切接触者，结核菌素试验由阴转阳性者，过去 5 年内出生于结核病高发地区者以及未接种卡介苗的儿童）。

（2）患有促使结核病恶化的相关疾病者，如接受糖皮质激素和其他免疫抑制药的治疗，患恶性肿瘤、终末期肾病、糖尿病、营养不良、HIV 感染者，胸部 X 线片见纤维化病灶等。

（3）属于结核病高发地区的人群。

知识点 3：结核菌素试验的结果判定

标准结素试验是在被试者左前臂皮内注射 0.1ml 含 5 个结核菌素单位（5Tu）PPD，注射后 48~72 小时观察硬结直径大小以此作为判断反应的标准。判定阳性和诊断意义的解释根据不同人群的特殊情况而定。

知识点 4：结核菌素试验诊断潜伏结核感染的局限性

结核菌素试验敏感性和特异性受诸多因素影响，诊断潜伏结核感染存在以下缺点：结核感染后出现结素阳性时间一般为 3~8 周，但最近观察发现家庭结核病接触的儿童出现结核菌素阳性之潜伏期可长达 3 个月，在此潜伏期的结核感染患儿，随时可发展成致命的结核病；与 BCG 接种后和非结核菌抗酸杆菌感染存在着交叉阳性反应。

知识点 5：全血 IFN-γ 测定

利用 PPD 在体外刺激全血，测定 T 细胞释放 γ 干扰素的水平。本试验的理论机制同结核菌素试验，而且多中心试验显示其结果与结素试验基本一致，本试验近年已得到美国 FDA 的认可。由于 PPD 抗原成分在自然感染结核菌株与 BCG 株之间有交叉，故利用 PPD 作为刺激物的试验结果同样可受到 BCG 接种的影响。

知识点 6：酶联免疫斑点试验

结核杆菌菌体中含有两种不同的抗原成分，即早期分泌抗原靶蛋白 6（ESAT-6）和培养滤过蛋白（CFP10），而 BCG 不含以上成分。潜伏结核感染儿童可以产生较强的细胞免疫反应，感染者机体的 T 细胞对此 2 种抗原可产生反应。结核感染后引起的血内特异性敏感 T 细胞，遇到此两种结核杆菌抗原后，其释放的 IFN-α 使 T 细胞出现斑点，观察带斑点 T 细胞的数量，以此可作为结核感染的特异性诊断。此试验从结核杆菌提取的早期分泌抗原靶蛋白。ESAT 抗原成分不存在于 BCG 中，故用它在体外刺激全血，测定 T 细胞释放 γ 干扰素的水平，能够区别自然结核菌感染与卡介苗接种后反应。

知识点 7：儿童潜伏结核感染的临床表现

一般无症状，少数可出现不明原因的疲劳、低热、食欲减退、体重下降、腹痛、睡眠不安、易激惹或精神萎靡等结核中毒症状。体检可出现全身浅表淋巴结轻度肿大，肺部正常，有时可见结节性红斑、疱疹性结膜炎。

> 知识点 8：儿童潜伏结核感染的诊断要点

（1）病史：多有结核病接触史。

（2）临床表现：有或无结核中毒症状，体格检查可无阳性发现。

（3）胸部 X 线检查：正常。

（4）结核菌素试验：阳性。

（5）应注意与慢性扁桃体炎、反复上呼吸道感染、尿路感染及风湿热相鉴别。

> 知识点 9：儿童潜伏结核感染的辅助检查

（1）PPD 试验呈阳性反应：①接种过卡介苗，PPD 试验硬结直径 ≥10mm。②新近 PPD 试验由阴性转为阳性。③PPD 试验呈强阳性的婴幼儿。④PPD 试验呈阳性反应的小儿最近 2 个月患麻疹或百日咳等传染病，或在用糖皮质激素等免疫抑制剂时。

（2）X 线检查：肺部无异常发现，或支气管淋巴结稍有肿大，但已钙化。

> 知识点 10：儿童潜伏结核感染的治疗

（1）接种过卡介苗，但结核菌素试验最近 2 年内硬结直径增大 ≥10mm 者可认定为自然感染。

（2）结核菌素试验反应新近由阴性转为阳性的自然感染者。

（3）结核菌素试验呈强阳性反应的婴幼儿和少年。

（4）结核菌素试验阳性并有早期结核中毒症状者。

（5）结核菌素试验阳性而同时因其他疾病需用糖皮质激素或其他免疫抑制剂者。

（6）结核菌素试验阳性，新患麻疹或百日咳的小儿。

（7）结核菌素试验阳性的人类免疫缺陷病毒感染者及艾滋病患儿。

以上情况按预防性抗结核感染治疗。

第十五章　感染性疾病

第一节　流行性感冒

知识点 1：流行性感冒的概念

流行性感冒，简称流感，是指由流行性感冒病毒（流感病毒）引起的一种常见的急性呼吸道传染病。

知识点 2：流行性感冒的病原学

流感病毒属正黏病毒科，基因组为单股正链 RNA，其结构包括核衣壳（含核蛋白 NP）、蛋白壳（含基质蛋白 M1）和包膜。包膜带有三种蛋白突起，即血凝素（HA）、神经氨酸酶（NA）和基质蛋白（M2）。HA 具有亚型和株特异性，能识别靶细胞表面受体，与靶细胞膜融合和诱导保护性中和抗体。NA 亦具亚型和株特异性，可使病毒通过黏液层结合上皮靶细胞；促进 HA 被蛋白酶水解；还可破坏宿主细胞 HA 受体，协助新生病毒颗粒再吸附于易感细胞。

知识点 3：流行性感冒的类型

根据病毒 NP 和 M 蛋白抗原性不同，流感病毒分为甲、乙、丙 3 型，根据 HA 和 NA 抗原性又分为若干亚型（15 个 HA 亚型 H1~H15；9 个 NA 亚型 N1~N9）。

知识点 4：流感病毒抗原性变异的形式

流感病毒抗原性变异主要指 HA 和 NA 抗原性变异，有两种形式：
（1）抗原性漂移：变异幅度小，属量变，往往引起局部暴发流行。
（2）抗原性转换：变异幅度大，系质变，形成新亚型。

知识点 5：流行性感冒的传染源

传染源主要是患者和隐性感染者。患者自潜伏期末即有传染性，持续约 1 周；隐性感染者带毒时间短。

知识点 6：流行性感冒的传播途径

病毒主要通过空气飞沫传播。患者呼吸道分泌物中的病毒颗粒可达 100 万/ml 以上，直径<10μm 的飞沫在空气中悬浮时间长，故在人群密集场所感染率高。分泌物污染环境可间接传播病毒。

知识点 7：流行性感冒的易感人群

当一种新亚型病毒出现时人群普遍易感，6~15 岁发病率最高，新生儿同样易感。病后或接种后获同型病毒的免疫力，维持时间不超过 2 年。

知识点 8：流行性感冒的流行病学

流感流行有明显的季节性，我国流感流行存在南北地区差异：长江以北主要在冬季，长江以南主要在冬、春季，南方沿海地区全年均可发生，于春末夏初（3~6 月份）和冬季出现两个流行高峰。

知识点 9：流行性感冒的发病机制和病理改变

流感病毒进入上呼吸道后停留于上皮细胞表面的黏液中。若过去感染过类似毒株，其呼吸道局部 SIgA 抗体能将病毒清除；若未感染过，病毒则进入细胞内复制，释放大量感染性病毒侵入邻近细胞，于 1~2 日内引起呼吸道广泛炎症。在少数抵抗力差者，感染下行致间质性肺炎。当呼吸道黏膜被破坏时，部分病毒及其产物如 HA、NA 等进入血液，引起全身中毒症状。流感病毒感染后，近 100% 的感染者产生局部抗体 SIgA，能中和同亚型内不同毒株；约 50% 产生血清 IgA。特异性 IgM 和 IgA 在感染后两周内达峰值；而特异性 IgG 在 4~8 周内达峰值。抗 HA 抗体是主要的保护性中和抗体；NA 抗体不能中和病毒，但能抑制病毒从感染细胞中释放。特异性细胞毒性 T 细胞（CTL）可直接杀伤感染靶细胞，控制病毒在体内扩散；特异性 CTL 回忆反应能迅速清除再次感染的病毒而对再次感染有保护作用。流感时，由于细胞免疫功能受抑制，易继发细菌感染。流感所致的死亡多见于继发细菌感染或体弱并有其他慢性疾病者。呼吸道黏膜早期有单核细胞浸润和水肿，晚期见广泛上皮细胞坏死和出血性渗出物，但基底层细胞正常。肺间质有水肿及炎性细胞浸润，肺泡内可有肺透明膜形成。

知识点 10：流行性感冒的潜伏期

流行性感冒的潜伏期很短，数小时至 4 日，常为 1~3 日。

知识点 11：典型流感的临床表现

（1）新生儿流感：突起高热或体温不升、拒乳、不安、衰弱，类似败血症。但有鼻塞、流涕，提示病毒感染。

（2）幼儿流感：可发生上呼吸道感染、喉气管炎、支气管炎、毛细支气管炎和肺炎等症。常有高热、中度中毒征象和流涕。此外，可见腹泻和皮疹。高热时易发生惊厥。

（3）学龄儿和青少年流感：发病近似成年人，急起畏寒高热，体温达 39～41℃，面颊潮红，结膜充血，伴全身肌肉酸痛、头痛、乏力、食欲减退等全身症状及鼻塞、流涕、咽痛、干咳等呼吸道炎症状。肺部可闻干啰音。偶有鼻出血。1/3 患者出现腹泻水样便。无并发症者热程一般 2～5 日，热退后全身症状好转，但呼吸道症状常持续 1～2 周。

知识点 12：轻型流感的临床表现

轻型流感急性起病，热度不高，呼吸道症状轻，全身症状不明显。病程 1～2 天。

知识点 13：肺炎型流感的临床表现

肺炎型流感（流感病毒性肺炎）见于老年人、幼儿、体弱多病或正在使用免疫抑制药者。起病与典型流感相似，1～2 天内病情迅速加重，高热持续不退，剧咳带血样痰，烦躁不安，呼吸困难和发绀，可伴心力衰竭和脑病。两肺密布湿啰音和喘鸣音。X 线检查双肺有散在絮状或结节状阴影，由肺门向四周扩散。多于 5～10 天后因呼吸困难与循环衰竭而死亡，病死率高达 80% 以上。

知识点 14：流行性感冒的病原学诊断

（1）病毒分离：发现新毒株的唯一方法。取发病 5 天内鼻咽分泌物，同时采用鸡胚羊膜腔接种和细胞培养可提高检出率。

（2）快速诊断：直接检查病毒抗原和病毒核酸，具体方法有：①病毒抗原检测：用免疫荧光法或免疫酶法检测鼻咽分泌物脱落细胞中的病毒抗原。②病毒颗粒检查：用电镜或免疫电镜在症状出现 24 小时鼻咽分泌物沉渣中直接镜检病毒颗粒。③病毒基因检测：采用核酸杂交法或 RT-PCR 法检测鼻咽分泌物中的病毒特异性基因。

（3）血清学诊断：取双份血清（间隔 2～4 周），采用血凝抑制试验、型特异性补体结合试验和中和试验检测相应特异性 IgG 抗体，效价≥4 倍增高有回顾性诊断意义。用 ELISA 法检测特异性 IgM 和 IgA 可诊断之。

知识点 15：流行性感冒的药物预防

（1）金刚烷胺：主要用于甲型流感的预防。1～9 岁：4.4～8.8mg/（kg·d），分 2 次服用，最大剂量≤150mg/d；9～12 岁剂量同成年人：100mg，2 次/天，疗程至少 10 天，若联合应用灭活疫苗，需在接种后持续使用 2～4 周至机体产生保护性抗体。

（2）金刚乙胺：用于甲型流感的预防。1～10岁，5mg/（kg·d）一次口服，最大剂量≤150mg/d，10岁以上同成年人剂量，100mg，2次/日，疗程同上。

（3）扎那米韦和奥司他韦：为NA抑制药，分别为吸入和口服剂型，已成功用于家庭和集体机构内预防，保护率达70%～90%。预防量为1/2治疗量（1次/日），一般人群7～10天，免疫抑制病儿可用4～8周。

知识点16：流行性感冒的疫苗接种

（1）灭活疫苗：目前多采用多价纯化的灭活疫苗或裂解的亚单位疫苗（保留HA和NA，去除核酸），后者不良反应减少，但免疫原性不如纯化的全毒株疫苗。将佐剂与亚单位疫苗一起应用，可提高疫苗的效果。

（2）减毒活疫苗：鼻内给药，使病毒只在上呼吸道增殖，刺激产生局部和体液免疫，已用于成年人和儿童，显示良好的免疫原性。

知识点17：流行性感冒的综合对症治疗

卧床休息，多饮水，加强护理，预防并发症。对高热烦躁者给予解热镇静药，避免使用阿司匹林（因其可能诱发瑞氏综合征）。剧咳者给予镇咳祛痰药。继发细菌感染时给予相应的抗生素（一般不必预防性用药）治疗。

知识点18：流行性感冒的抗病毒治疗

（1）金刚烷胺：用于治疗无并发病的甲型流感。最好在症状出现后24～48小时开始用药，持续至症状消失后1～2天，剂量同预防量。

（2）扎那米韦：用于治疗甲型和乙型流感。7岁以上儿童用量：为每次10mg，经口吸入，2次/天，共5天，发病36～48小时开始用药。

（3）奥司他韦：用于治疗甲型和乙型流感。1～12岁儿童用量：为每次2mg/kg（每次≤75mg），口服，2次/d，共5天，发病36～48小时开始用药。

第二节　出疹性疾病

一、麻疹

知识点1：麻疹的概念

麻疹是指由麻疹病毒引起的急性出疹性传染病。临床特征为发热、流涕、咳嗽、麻疹黏膜斑和全身斑丘疹，疹退后脱屑且留有棕色色素沉着为特征。

知识点2：麻疹的病原学

麻疹病毒为 RNA 病毒，属副黏病毒科，球形颗粒，有6种结构蛋白，一种血清型。人是唯一宿主。麻疹病毒在外界生存力弱，不耐热，对紫外线和消毒剂均敏感。随飞沫排出的病毒在室内可存活32小时以上，但在流通的空气中或阳光下半小时即失去活力。

知识点3：麻疹的发病机制

麻疹病毒通过鼻咽部进入人体后，在呼吸道上皮细胞和局部淋巴组织中增殖并侵入血液，通过单核-吞噬细胞系统向其他器官传播，如脾、胸腺、肺、肝、肾、消化道黏膜、结膜和皮肤，引起广泛性损伤而出现一系列临床表现。同时，患者免疫反应受到抑制，常并发喉炎、支气管肺炎或结核病恶化，特别是营养不良或免疫功能缺陷的儿童，可发生重型麻疹，并发重症肺炎、脑炎而导致死亡。

知识点4：麻疹的病理改变

多核巨细胞是麻疹的病理特征，主要分布于皮肤、淋巴组织、呼吸道和肠道黏膜及眼结膜。真皮和黏膜下层毛细血管内皮细胞充血、水肿、增生、单核细胞浸润并有浆液性渗出，形成麻疹皮疹和麻疹黏膜斑。由于皮疹处红细胞裂解，疹退后形成棕色色素沉着。麻疹病毒引起的间质性肺炎为 Hecht 巨细胞肺炎，继发细菌感染则引起支气管肺炎。亚急性硬化性全脑炎（SSPE）患者有皮质和白质的变性，细胞核和细胞质内均可见包涵体。

知识点5：典型麻疹的临床表现

（1）潜伏期：6~18天，平均为10~14天，接受被动免疫者可延至3~4周。可有低热、精神萎靡和烦躁不安。

（2）前驱期：①发热：热型不定，渐升或骤升。②上感症状：干咳、流涕、喷嚏、咽部充血、结合膜充血、流泪畏光。在下眼睑边缘见一条充血横线（Stimson 线）对诊断麻疹有帮助。③麻疹黏膜斑（科氏斑）：为早期诊断的重要依据。出疹前1~2天，在两侧颊黏膜上，相对于下磨牙处，可见到直径为0.5~1mm灰白色小点，外有红色晕圈，开始量少，但在1天内很快增多，可累及整个颊黏膜和唇黏膜，出疹后逐渐消失。④其他：可有食欲减退、呕吐、腹泻，偶见皮肤荨麻疹或猩红热样皮疹。

（3）出疹期：发热3~4天后，体温骤然升高并开始出疹，持续3~5天。皮疹先见于耳后发际，渐波及面部、颈部，然后自上而下延至躯干和四肢，甚至手掌和足底。皮疹为玫瑰色斑丘疹，略高出皮面，疹间皮肤正常，逐渐融合成片。此期咳嗽加剧，出现烦躁或嗜睡，颈淋巴结和脾脏轻度肿大，肺部可闻及湿啰音，胸部 X 线检查可见肺纹理增多。

（4）恢复期：出疹3~4天后皮疹按出疹顺序消退。疹退后皮肤留有糠麸样脱屑及棕色色素沉着，1~2周后完全消失。此为恢复期诊断的重要依据。随着皮疹消退，体温下降，精神食欲好转，呼吸道症状消失。

知识点 6：其他类型麻疹的临床表现

（1）轻型麻疹：见于感染病毒量小、潜伏期内接受过丙种球蛋白或成人血注射者。发热低，上呼吸道症状轻，麻疹黏膜斑可不明显，皮疹稀疏，病程约 1 周，无并发症。

（2）重症麻疹：见于病毒毒力过强、患者身体虚弱和原有严重疾病者。中毒症状严重，发热高达 40℃ 以上或体温不升。皮疹密集或融合成片，有时疹出不透或突然隐退或皮疹呈出血性且有消化道出血、鼻出血或血尿等。常伴惊厥、昏迷、休克、心功能不全。此型病死率高。

（3）无皮疹型麻疹：见于免疫能力较强或应用免疫抑制剂者。全程不见皮疹，可有麻疹黏膜斑。临床不易诊断，只有前驱期表现和血清特异性抗体可作为诊断依据。

（4）异型麻疹：见于接受过灭活疫苗或个别减毒活疫苗者。前驱期无麻疹黏膜斑；出疹期发热和全身症状较重，皮疹顺序先为四肢远端，后向躯干、面部发展，皮疹为多形性，有斑丘疹、荨麻疹、水疱和紫癜等。常并发手足水肿、肺炎、肝炎和胸腔积液等。恢复期麻疹血凝抑制抗体效价常 >1：256。

知识点 7：麻疹的实验室检查

（1）多核巨细胞检查：于出疹前 2 天至出疹后 1 天取患者鼻、咽、眼分泌物涂片，瑞氏染色后直接镜检多核巨细胞。

（2）病原学检查：①发热期取血、尿或鼻咽分泌物分离病毒。②用免疫荧光法检测鼻咽分泌物或尿脱落细胞中病毒抗原。③特异性 IgM 可诊断急性期感染。

知识点 8：麻疹的并发症

（1）喉、气管、支气管炎：麻疹病毒本身可引起呼吸道炎症。若继发细菌感染、可造成呼吸道阻塞。表现为声嘶、犬吠样咳嗽、吸气性呼吸困难及三凹征，重者可窒息死亡。

（2）肺炎：麻疹病毒引起的间质性肺炎随出疹和体温下降而好转。继发性支气管肺炎的常见病原有金黄色葡萄球菌、肺炎链球菌及流感嗜血杆菌或腺病毒等，此类肺炎可发生于麻疹病程的各个时期，中毒症状重，易并发脓胸或脓气胸，病死率高。

（3）麻疹脑炎：发病率为 0.1%～0.2%。多见于婴幼儿，多发生于出疹后第 2～6 天。临床表现和脑脊液变化与其他病毒性脑炎相似。病死率高，存活者遗留有运动、智力和精神等神经系统后遗症。

（4）营养障碍：多见于病程中持续高热，胃肠功能紊乱，以及护理不当，各种营养摄入不足的患者。易发生营养不良性水肿，维生素 A 缺乏性干眼症等。

（5）结核病恶化：患麻疹时机体细胞免疫功能受到暂时性抑制，使原有隐伏的结核病灶趋于恶化，可发展为粟粒性肺结核或结核性脑膜炎。

知识点9：麻疹的诊断及鉴别诊断

可依据流行病学史，各期典型表现（如前驱期麻疹黏膜斑），出疹期出疹与发热的关系，出疹顺序和皮疹形态可诊断典型麻疹；恢复期疹退脱屑和色素沉着可以确立诊断，必要时辅以病原学检查，尤其是非典型麻疹者。需与风疹、猩红热、幼儿急疹、肠道病毒感染和药物疹等鉴别。

知识点10：麻疹的预防

（1）控制传染源：早发现、早隔离、早治疗。隔离患者至出疹后5日，合并肺炎者延长至10日。

（2）切断传播途径：在麻疹流行季节，易感儿应尽量少去公共场所。患者曾住过的房间通风，并用紫外线照射，患者的衣物在阳光下暴晒或肥皂水清洗。

（3）被动免疫：接触麻疹后5天内立即肌内注射免疫球蛋白0.25ml/kg，可预防麻疹；6~9天注射者，仅能减轻症状。使用免疫球蛋白者若患麻疹可使潜伏期延长，临床症状不典型，且有潜在传染性。被动免疫最长维持8周。

（4）主动免疫：采用麻疹减毒活疫苗是预防麻疹的重要措施。按我国规定的儿童免疫程序，初种年龄为8个月。鉴于疫苗的免疫期不长，需再次强化接种麻疹疫苗。有急性结核感染者如注射麻疹疫苗的同时应给予抗结核治疗。

知识点11：麻疹的治疗

（1）一般治疗：①卧床休息，房间内保持适当的温度、湿度以及空气新鲜。②经常清洗口腔和眼睛。③给予易消化、富营养的食物，补充足够的水分。

（2）对症治疗：①高热时可用小剂量的退热剂，烦躁可给予苯巴比妥等镇静。②剧咳时用祛痰镇咳剂。③继发细菌感染可用抗生素。④麻疹时应给予维生素A，1岁以下每日10万单位，年长儿每日20万单位，共2天。⑤有干眼症者，1~4周后应重复给予维生素A制剂。

二、风疹

知识点12：风疹的概念

风疹是一种儿童常见的病毒性出疹性传染病，病原为风疹病毒。以前驱期短、发热、出疹及耳后、枕后和颈部淋巴结肿大为其临床特征。胎儿早期感染可致严重先天畸形。

知识点13：风疹的病原学

风疹病毒属披膜病毒科，由核衣壳和包膜构成。病毒核酸为单股正链 RNA。包膜含两种蛋白，E_1 具凝血作用，能刺激机体产生中和抗体和血凝抑制抗体，E_2 抗原性不如 E_1 强，亦能诱导中和抗体。病毒可被脂溶剂、甲醛、紫外线、强酸和热等灭活，干燥冰冻可保存 9个月。

知识点 14：风疹的流行病学

风疹患者或隐性感染者是传染源，经空气飞沫传播，多发生在冬春季，在集体机构可引起流行。多见于 5~9 岁儿童。

知识点 15：风疹的发病机制和病理改变

病毒侵入上呼吸道，在黏膜和颈部和耳后淋巴结内增殖，而后入血，形成二次病毒血症。风疹病毒的抗原抗体复合物引起真皮上层毛细血管炎，形成皮疹。淋巴结增大，呼吸道见轻度炎症。先天性风疹的发病机制并不十分明确。风疹病毒导致血管内皮细胞受损是胎儿供血不足、组织细胞代谢失调和脏器发育不良的重要原因；病毒抑制感染细胞有丝分裂，致染色体断裂，使器官组织分化发育障碍；特异性免疫复合物和自身抗体形成可能是组织脏器损伤的另一机制。风疹病毒持续性感染可解释患儿生后出现的迟发性疾病如生后某时期出现的听力障碍、白内障及进行性全脑炎。

知识点 16：风疹的临床表现

（1）后天性风疹：前驱期短或不显，具有上呼吸道感染症状，软腭可见细小红疹，能融合成片。一般于发热第 2 天出疹并于 1 天内出齐。皮疹呈浅红色小斑丘疹，出疹顺序：脸部→颈部→躯干→四肢。平均持续 3 天（1~5 天）后疹退，可有细小脱屑，无色素沉着，体温恢复正常。伴耳后、枕后和两侧颈部浅表淋巴结肿大。

（2）先天性风疹综合征：母孕期感染风疹时，病毒经胎盘至胎儿，可引起流产、死胎。出生时可见低体重、肝脾大、血小板减少性紫癜、先天性心脏病、白内障、小头畸形、骨发育不良和脑脊液异常等；或出现迟发性疾病包括听力丧失、内分泌疾病、白内障或青光眼以及进行性全脑炎；也可为隐性感染。

知识点 17：风疹的病原学诊断

（1）病毒分离、抗原和基因检测：取咽部分泌物可分离出病毒；先天性风疹生前取羊水或胎盘绒毛，生后取鼻咽分泌物、尿、脑脊液、骨髓等分离病毒。采用免疫标记技术或印迹法或核酸杂交技术/PCR 法检测胎盘绒毛、羊水或胎儿活检标本中病毒特异性抗原或基因。

（2）血清学检查：血清特异性 IgM 是近期感染指标。双份血清（间隔 1~2 周采血）特异性 IgG 效价升高>4 倍有诊断意义。先天风疹患儿特异性 IgM 在生后 6 个月内持续升高；胎血（孕 20 周后）中检出特异性 IgM 可证实胎儿感染。

（3）血常规检查：白细胞总数减少，淋巴细胞相对增多。

知识点 18：风疹的治疗

（1）卧床休息。
（2）给予营养丰富、易消化的饮食。
（3）对症支持治疗。
（4）先天风疹患儿须早期检测视力、听力或其他损害，并予以相应干预治疗。

知识点 19：风疹的预防

（1）隔离患者至出疹后 5 天。孕妇（尤其早孕）避免与风疹患者接触。
（2）保护易感者：①风疹疫苗接种：95%产生抗体，无副作用。适用年龄为 15 个月至青春发育期。②高效免疫球蛋白：孕早期接触患者后 3 天内肌内注射高效价免疫球蛋白 20ml，可起到预防作用。

三、幼儿急疹

知识点 20：幼儿急疹的概念

幼儿急疹又称婴儿玫瑰疹，是一种婴幼儿时期的急性出疹性传染病。

知识点 21：幼儿急疹的病原学及流行病学

幼儿急疹的病原为人类疱疹病毒 6 型和 7 型（HHV-6、HHV-7）。本病多见于 6~18 个月小儿，3 岁以后少见。

知识点 22：幼儿急疹的潜伏期

幼儿急疹的潜伏期为 5~15 天，平均 10 天。

知识点 23：幼儿急疹的临床表现

（1）发热期：突起高热，体温 39~40℃，持续 3~5 天，可伴有惊厥。全身症状和体征轻微，可见咽部轻微充血、头颈部浅表淋巴结轻度肿大或轻微腹泻。

（2）出疹期：发热 3~5 天后体温骤退，同时出现皮疹。皮疹呈红色斑疹或斑丘疹，很少融合。主要见于躯干、颈部、上肢。皮疹于 1~3 天内消退，无色素沉着和脱皮。

知识点 24：幼儿急疹的诊断

幼儿急疹在发热期诊断比较困难，一旦高热骤退，同时出现皮疹，就很容易建立诊断。非典型病例可借助病原学诊断：在发病 3 天内取外周血淋巴细胞或唾液分离 HHV-6 或检测病毒抗原与基因以及血清 HHV-6 特异性 IgM。

知识点 25：幼儿急疹的实验室检查

外周血常规大多表现为白细胞总数下降，淋巴细胞相对增高。

知识点 26：幼儿急疹的治疗

（1）无特殊治疗，主要是对症治疗。
（2）高热时退热、伴有惊厥者镇静止痉，给予充足的水分和营养。

四、水痘

知识点 27：水痘的概念

水痘是指由水痘-带状疱疹病毒（VZV）引起的传染性极强的儿童期出疹性疾病。

知识点 28：水痘的病原学

病原为水痘-带状疱疹病毒，属疱疹病毒科 α 亚科，为双链 DNA 病毒。初次感染患水痘，随后病毒潜伏在神经节内，在机体免疫低下时可活化增生引起带状疱疹。

知识点 29：水痘的流行病学

水痘和带状疱疹患者是主要的传染源。经直接接触疱疹液和呼吸道飞沫传播。水痘多见于儿童，2~6 岁为发病高峰。四季都可发病，多发生于冬春季。

知识点 30：水痘的发病机制

病毒自结合膜和上呼吸道黏膜侵入，在局部淋巴结内繁殖，然后侵入血液，约在感染后 5 天发生第一次病毒血症。病毒到达肝、脾和其他脏器内增殖后再次入血（第二次病毒血症），此时病毒侵入皮肤。在感染后平均 14 天出现皮疹。

知识点 31：水痘的病理改变

水痘病变主要发生于皮肤和黏膜。最初，皮肤真皮层毛细血管内皮细胞肿胀，血管扩张充血。随后，表皮棘细胞层上皮细胞发生气球样变，细胞肿胀、溶解，间质液积聚，形成单房水疱疹，其顶部为皮肤的角质层和透明层，底部为较深的棘细胞层。当多形核细胞侵入疱疹液时，疱疹液从清亮转为云雾状。疱疹液之后被吸收，形成结痂。有时水痘疹破裂，留下浅表溃疡，很快愈合。免疫抑制的儿童易患重症水痘，病毒可播散至肺、肾、脑，或表现为大量出血性痘疹和弥散性血管内凝血（DIC）。肺部见间质性肺炎伴结节性实变性出血区。水痘脑炎主要为白质区血管周围脱髓鞘病变。

知识点 32：水痘的潜伏期

典型水痘的潜伏期为 10~21 天，一般 14 天左右。出疹前可有低热、厌食等。

知识点 33：水痘的临床表现

（1）典型水痘：①皮疹特点：成批出现，初为红色斑疹或丘疹，6~8 小时演变成水疱疹，壁薄易破形成溃疡，24 小时内疱液转为浑浊，然后从中心干缩而结痂。故常同时存在斑疹、丘疹、水疱疹和结痂疹。皮疹可出现在口腔、结膜、生殖器等黏膜处。②出疹顺序：皮疹呈向心性分布，初见于发际处，随后见于躯干，至头皮和面部，四肢远端较少。有痒感。

（2）重症水痘：见于免疫缺陷或恶性疾病的患者。表现为进行性弥漫性水痘疹，常为大疱型或出血性疱疹，呈离心性分布，四肢多，伴持续高热。常并发水痘肺炎和血小板减少致出血。严重出血或并发 DIC 时危及生命。

（3）先天性水痘：①孕妇在妊娠早期感染水痘病毒可致多发畸形：肢体萎缩、皮肤瘢痕、皮层萎缩、小头畸形、肠梗阻或 Homer 综合征。②眼部异常：小眼球、白内障、脉络膜视网膜炎。病儿常在 1 岁内死亡。存活者可留有严重神经系统损伤。

（4）新生儿水痘：孕母在分娩前 4 天内患水痘，其新生儿于生后 5~10 天可患严重致死性水痘，皮疹广泛，呈出血性，伴发热并常累及肺和肝脏。病死率高达 30%；若孕母产前 5 天之前患病，其新生儿则在生后 4 天内发病，但病情不重。

知识点 34：水痘的诊断及鉴别诊断

病原学诊断包括：①取出疹后 3~4 天内疱疹液拭子分离病毒。②用免疫标记法检测疱疹拭子或活检标本中 VZV 抗原。③双份血清特异性 IgG≥4 倍增高或特异性 IgM 阳性提示近期感染。>8 个月婴儿持续存在抗 VZV IgG 提示先天性水痘可能。需与全身性 HSV 感染、丘疹性荨麻疹、脓疱病和手足口病等鉴别。

知识点 35：水痘的并发症

（1）继发皮肤细菌感染。

（2）水痘脑炎：可发生在出疹前和出疹后 3~8 天。临床症状与一般病毒性脑炎相似。

（3）水痘肺炎：多见于免疫缺陷和新生儿患水痘时，发生在患病后 1~5 天。

（4）其他：可发生周围神经炎、肾炎、肝炎、心肌炎、关节炎等。

知识点 36：水痘的实验室检查

（1）外周血白细胞计数：白细胞总数正常或稍低。

（2）疱疹刮片：刮取新鲜疱疹基底组织和疱疹液涂片，瑞氏染色见多核巨细胞；苏木素-伊红染色可查到细胞核内包涵体。疱疹液直接荧光抗体染色查病毒抗原简捷、有效。

（3）病毒分离：取水痘疱疹液、咽部分泌物或血液进行病毒分离。

（4）血清学检查：血清水痘病毒特异性 IgM 抗体检测，可帮助早期诊断；双份血清特异性 IgG 抗体效价 4 倍以上增高也有助诊断。

知识点 37：水痘的治疗

（1）抗病毒治疗：首选阿昔洛韦（ACV）。重症水痘、围生期感染和有并发症的新生儿水痘需静脉用药，推荐剂量为 30mg/（kg·d），每 8 小时 1 次给药（静脉滴注 ≥1 小时），肾功能不良者减至 1/3~1/2 量，连用 7 天或不再出新皮疹后 48 小时为止。最好在出疹后 2~3 天内开始用药。伐昔洛韦是 ACV 的 1-缬氨酸酯，儿童推荐剂量为 15mg/（kg·d），分 2 次口服，连用 5 天。对 AVC 耐药者可选择静脉用膦甲酸（PFA）。皮疹局部可涂搽 3%ACV 霜剂或软膏。

（2）对症治疗：如剪短病儿指甲，戴手套以防抓伤，勤换内衣。皮疹瘙痒时可局部应用炉甘石洗剂或口服抗组胺药。发热时给予布洛芬或对乙酰氨基酚。针对并发症进行相应对症治疗。

知识点 38：水痘的预防

（1）隔离患者：隔离患者至全部皮疹结痂为止。对接触的易感者检疫 3 周。

（2）主动和被动免疫：接种水痘减毒活疫苗（VZV Oka 株），70%~85% 能完全预防水痘，100% 能预防严重水痘。高危人群接触传染源后 3 天（≤5 天）内可肌内注射 VZV 免疫球蛋白（VZIG）预防，每 10kg 体重 1.25ml（125U），最大剂量 5ml（625U）。

五、猩红热

知识点 39：猩红热的概念

猩红热是指由 A 群 β 型溶血性链球菌引起的急性出疹性传染病。临床以发热、咽炎、草莓舌、全身鲜红皮疹、疹退后脱皮为特征。少数患者病后 2~5 周可发生急性肾小球肾炎或风湿热。

知识点 40：猩红热的流行病学

猩红热患者、链球菌性咽峡炎和健康带菌者均是传染源。经空气飞沫传播，或经皮肤伤口或产道入侵，后者称外科型或产科型猩红热。多见于学龄前和学龄儿童。多发生在温带地区的冬、春季。

知识点 41：猩红热的发病机制及病理改变

A 群链球菌可经呼吸道黏膜、皮肤及其他部位侵入机体，由于其外层荚膜和细胞壁中的 M 蛋白具有抗吞噬作用，可快速繁殖，细菌产生透明质酸酶、链激酶和链道酶等使其易于在宿主组织中扩散，同时细菌产生毒素如红疹毒素（又称致热外毒素）和溶血素等在其致病机制中发挥作用。红疹毒素可引起真皮层毛细血管充血、水肿和炎性细胞浸润等，形成红色皮疹。

知识点 42：猩红热的潜伏期

猩红热的潜伏期 1~7 天，外科型 1~2 天。

知识点 43：猩红热的临床表现

（1）普通型：①前驱期：起病急，发热 38~39℃，重者可达 40℃ 以上。伴有咽痛、头痛和腹痛。咽部与扁桃体充血水肿，可见脓性分泌物，软腭处有细小红斑或出血点。病初舌被白苔，舌尖及边缘红肿，突出的舌乳头也呈白色，称白草莓舌。4~5 天后，白舌苔脱落，舌面光滑鲜红，舌乳头红肿突起，称红草莓舌。②出疹期：皮疹于发病 24 小时左右迅速出现，其顺序先为颈部、腋下和腹股沟处，24 小时内遍及全身。皮疹的特点为全身皮肤弥漫性充血发红，其间广泛存在密集而均匀的红色细小丘疹，呈鸡皮样，触之沙纸感。面部潮红无皮疹，口唇周围发白，形成口周苍白圈。皮肤皱褶处如腋窝、肘窝及腹股沟等处，皮疹密集，其间有出血点，形成明显的横纹线，称为帕氏线。在皮疹旺盛时在腹部、手足上可见到粟状汗疱疹。③恢复期：一般情况好转，体温正常，皮疹沿出疹顺序消退。疹退 1 周后开始脱皮，其顺序同出疹顺序，面部躯干糠屑样脱皮，手足可呈大片状脱皮。脱皮的程度和时间视皮疹轻重而异，脱皮期可达 6 周，无色素沉着。

（2）轻型：发热、咽炎及皮疹等表现均轻，易漏诊，常因脱皮或患肾炎才被回顾诊断。

（3）重型（中毒型）：骤起高热，感染中毒症状严重，表现嗜睡、烦躁、谵妄、惊厥及昏迷。皮疹可呈片状红斑，伴有出血。咽、扁桃体炎症状严重，可并发咽后壁脓肿、颈部蜂窝织炎。可出现心肌炎、感染性休克、败血症和脑膜炎等。病死率高，现已罕见。

（4）外科型：皮疹从伤口开始，再波及全身。伤口处有局部炎症表现，无咽炎及草莓舌。

知识点 44：猩红热的诊断及鉴别诊断

根据发热、咽炎、草莓舌和皮疹特征，外周血白细胞总数和中性粒细胞增高，可做出临床诊断。咽拭子培养 A 群 β 型溶血链球菌和感染后 1~3 周检测抗链球菌溶血素 "O" 有助病原诊断。

知识点 45：猩红热的治疗

（1）抗菌疗法：首选青霉素，肌内注射或静脉滴注，共 7~10 日。对青霉素过敏或耐药者，可用红霉素或头孢菌素类抗生素治疗。

（2）一般疗法：呼吸道隔离，卧床休息，供给充足水分和营养，防止继发感染。

知识点 46：猩红热的预防

（1）隔离传染源：隔离患者至痊愈及咽拭子培养阴性。

（2）切断传染源：消毒处理患者的分泌物及污染物，戴口罩检查患者。

（3）保护易感者：对曾密切接触患者的易感儿，可口服复方新诺明 3~5 天，也可肌内注射 1 次长效青霉素 60 万~120 万 U。

第三节　流行性腮腺炎

知识点 1：流行性腮腺炎的概念

流行性腮腺炎是指由腮腺炎病毒引起的急性呼吸道传染病。病毒对腺体和神经组织具有亲和力。其临床特征为唾液腺肿大，尤以腮腺肿大最常见，可并发脑膜脑炎、睾丸炎、胰腺炎和其他腺体受累。

知识点 2：流行性腮腺炎的病原学

腮腺炎病毒属副黏病毒。基因组为单股负链 RNA，有核衣壳和包膜。病毒只有一个血清型，有 6 种主要结构蛋白。核衣壳含可溶性抗原（S 抗原），后者包括 NP、P 和 L 蛋白；包膜有融合蛋白（F）和血凝素神经氨酸酶糖蛋白（HN），后者又叫 V 抗原。还有基质蛋白（M）。HN 和 F 蛋白诱导产生保护性抗体。M 蛋白在病毒包装中起决定作用。病毒体外可在许多原代细胞和细胞系内增殖。紫外线、甲醛、乙醚、56℃下 20 分钟均可将其灭活。4℃下可存活数天，加病毒保护剂-70℃可长期保存。

知识点 3：流行性腮腺炎的流行病学

传染源为患者（腮腺肿大前 6 天到后 9 天唾液带病毒）和隐性感染者，病毒经呼吸道传播。好发年龄为 5~15 岁，常在集体机构中流行，全年均可发病，冬春季为高峰季节。

知识点 4：流行性腮腺炎的发病机制

病毒通过口、鼻进入人体后，在上呼吸道黏膜上皮组织和淋巴组织中增殖，导致局部炎症和免疫反应，并进入血液引起病毒血症，进而扩散到腮腺和全身各器官。亦可经口腔沿腮腺管传播到腮腺。由于病毒对腺体组织和神经组织具有高度亲和性，多种腺体（腮腺、舌下腺、颌下腺、胰腺、生殖腺等）可因此而发生炎症改变，一旦侵犯神经系统，可发生脑膜炎等严重病变。

知识点 5：流行性腮腺炎的病理改变

受侵犯的腺体出现非化脓性炎症为本病的病理特征，如间质充血、水肿、点状出血、淋巴细胞浸润和腺体细胞坏死等。腺体导管细胞肿胀，管腔中充满坏死细胞及渗出物，使腺体分泌排出受阻，唾液中的淀粉酶经淋巴系统进入血液，使血、尿淀粉酶增高。如发生脑膜脑炎，可见脑细胞变性、坏死和炎症细胞浸润。

知识点 6：流行性腮腺炎的潜伏期

流行性腮腺炎潜伏期为 12~25 天，一般 16~18 天，30%~40% 患者为隐性感染。

知识点 7：流行性腮腺炎的临床表现

典型病例先有发热、头痛、不适等，随后诉有"耳痛"，次日腮腺逐渐肿大，以耳垂为中心呈马鞍形，有轻触痛。腮腺管口红肿有助诊断。通常一侧腮腺先肿大，数日内可累及对侧。其他唾液腺如颌下腺或舌下腺可同时肿大或单独肿大。

知识点 8：流行性腮腺炎的诊断及鉴别诊断

（1）缺乏腮腺炎或接种过疫苗者需行病原学诊断：①取急性期唾液和脑膜炎发生后 5 天内脑脊液分离病毒。②特异性 IgM 阳性提示近期感染。

（2）需与急性淋巴结炎、急性化脓性腮腺炎、复发性腮腺炎（感染、药物过敏或腮腺管结石引起）和其他病毒所致腮腺炎鉴别。

知识点 9：流行性腮腺炎的实验室检查

（1）病毒分离：收集急性期唾液标本和脑膜脑炎发生后 5 天内脑脊液分离病毒。

（2）特异性抗体：用补体结合试验、血凝抑制试验或 ELISA 法检测双份血清，特异性 IgG 增高达 4 倍及以上可建立诊断。特异性 IgM 阳性提示近期感染。

知识点 10：流行性腮腺炎的并发症

（1）脑膜脑炎：常发生在腮腺炎后 3 ~ 10 天，表现为发热、头痛、呕吐、颈项强直，很少惊厥。脑脊液呈无菌性脑膜炎改变。一般无后遗症。

（2）睾丸炎、附睾炎：10 岁后男性患者有 20% ~ 35% 发生，多为单侧。患者突起发热、寒战、头痛、恶心、呕吐和下腹痛。睾丸肿胀、疼痛和变硬。

（3）胰腺炎：患者突起上腹疼痛和紧张感，伴发热、寒战、软弱、反复呕吐。

（4）其他：女性患者可有卵巢炎；还可见甲状腺炎、乳腺炎、泪腺炎、关节炎、肝炎、间质性肺炎、肾炎、心肌炎和神经炎等。

知识点 11：流行性腮腺炎的治疗

流行性腮腺炎为自限性疾病，主要为对症治疗。急性期注意休息，补充水分和营养，给予流质和软食，避免摄入酸性饮食；高热者给以退热剂或物理降温；腮腺肿痛明显者，可给予镇痛剂，也可局部温敷或冷敷（因人而异）；可用中药板蓝根口服或静脉注射，或用青黛散调醋局部涂敷。发生睾丸炎时，将阴囊托起；局部冷湿敷以减轻疼痛；可用镇痛药。发生胰腺炎时，应禁食；静脉输液维持水、电解质、酸碱平衡和热量的供给；使用胰酶分泌抑制剂，如奥曲肽（善得定），剂量为 0.1mg，皮下注射，每天 4 次，疗程 3 ~ 7 天。并发脑膜炎时作相应对症处理，包括降低颅内压、退热等。

知识点 12：流行性腮腺炎的预防

（1）一般预防：应隔离患者至腮腺肿胀完全消退为止。孕早期易感孕妇应避免接触患者，以免造成胎儿感染。

（2）疫苗接种：腮腺炎减毒活疫苗接种后诱生的抗体可维持至少 20 年。应用麻疹-腮腺炎-风疹（MMR）三联疫苗抗体阳转率可达 95% 以上，推荐大于 12 月龄儿童普遍接种。

第四节　病毒性脑炎和脑膜炎

知识点 1：病毒性脑炎和脑膜炎的概念

病毒性脑炎和脑膜炎是指由病毒引起的中枢神经系统感染性疾病。

知识点 2：病毒性脑炎和脑膜炎的发病机制及病理改变

多数病毒从不同途径侵入机体后，先在局部增殖，然后入血，形成病毒血症，若血中循环抗体不足以中和病毒或病毒毒力强，就能突破血脑屏障，侵入中枢神经系统。有些病毒可在血管内皮（乙脑病毒）或白细胞（单纯疱疹病毒、腮腺炎病毒）内复制，使病毒血症持续存在。少数病毒经外周神经纤维如单纯疱疹病毒经嗅神经、水痘病毒经感觉神经侵入脑内。脑组织的基本病变为神经元变性、坏死。急性病变主要表现为血管充血、水肿和血管周围炎性细胞（初为中性粒细胞，后为淋巴细胞和浆细胞）浸润；慢性病变则以胶质细胞增生和脱髓鞘病变为主。

知识点3：病毒性脑炎和脑膜炎的临床表现

（1）前驱症状或伴随症状：前驱症状多表现为呼吸道或消化道症状，如咽痛、咳嗽、呕吐、腹泻、食欲减退等。某些病毒感染可伴有特殊表现，如腮腺炎病毒感染时腮腺肿大；埃可病毒和柯萨奇病毒感染时常有皮肤斑丘疹或黏膜疹；单纯疱疹病毒感染时皮肤黏膜疱疹。

（2）发热：一般为低至中等度发热；流行性乙型脑炎时常急起高热或超高热。

（3）脑炎表现：①意识障碍（或称脑症状）：轻者反应淡漠、迟钝或烦躁、嗜睡；重者出现谵妄、昏迷。②惊厥：可为局限性、全身性或持续状态。③颅内高压征：年长儿持续性头痛及频繁呕吐；婴儿常表现为易激惹、烦躁、尖叫或双眼凝视。常伴不同程度的意识障碍；四肢肌张力增高或强直（去大脑强直：四肢伸性强直和痉挛，角弓反张；去皮质强直：一侧或双侧上肢痉挛伴屈曲状，下肢伸性痉挛）；血压增高、脉搏减慢、呼吸不规则甚至暂停；婴儿前囟隆起、张力增高，继而颅缝分离及头围和前囟增大。视盘水肿，但在急性颅内高压时常缺如，婴儿少见。④锥体束征阳性：巴氏征等病理征阳性。⑤局限性脑症状（与受累部位有关）：脑干受损：呼吸改变、脑神经麻痹、瞳孔变化；基底核受损：震颤、多动、肌张力改变；小脑受损：共济失调；额叶受损：精神行为异常、运动性失语；颞叶受损：中枢性失聪；枕叶受损：中枢性失明；脑皮质运动功能区受损：中枢性单侧或单肢瘫痪。

（4）脑膜炎表现：①头痛、呕吐等颅内压增高的表现。②脑膜刺激征：颈强直、克尼格征和布鲁津斯基征阳性。③惊厥少见，意识障碍比较轻微。

知识点4：病毒性脑炎和脑膜炎的辅助检查

（1）脑脊液常规检查：①外观多清亮，偶微混。②蛋白质正常或轻度增高。③细胞计数（0~500）$\times 10^6/L$，早期以中性粒细胞为主，但很快转为以淋巴细胞为主。④糖和氯化物正常。⑤涂片和培养无菌。

（2）病原学检查：①脑脊液病毒分离。②脑脊液中特异性病毒基因或抗原检测。③脑脊液或血清特异性 IgM 抗体检测。

（3）其他检查：①脑电图检查：脑炎时早期即有脑电图改变，出现弥漫性或局限性慢波，也可见尖波、棘波、尖-慢或棘-慢复合波。②影像学检查：头颅 CT 或 MRI 检查可发现脑水肿、局灶性病变、脑软化灶、脑膜炎等。

知识点 5：病毒性脑炎和脑膜炎的抗病毒治疗

某些病毒感染可选用相应抗病毒药物。如单纯疱疹病毒性脑炎可静脉用阿昔洛韦，推荐剂量：10mg/（kg·次），静脉滴注，每 8 小时一次，共用 14~21 天。

知识点 6：病毒性脑炎和脑膜炎的对症治疗

（1）退热止惊：高热时，采用头部冰枕乃至冰毯等物理降温，或中、西药物退热。止惊可用苯巴比妥（每次 5~10mg/kg，肌内注射）、地西泮（每次 0.3~0.5mg/kg，静脉注射），每次最大剂量 5 岁以下不超过 5mg，5 岁以上不超过 10mg，以及水合氯醛（每次 40~60mg/kg，口服或保留灌肠，最大量每次不超过 1g）等，或交替使用。

（2）减轻脑水肿、降低颅高压：①20% 甘露醇每次 0.5~1.0g/kg，间隔 4~6 小时重复使用；脑疝时剂量增至 2.0g/kg，可分 2 次，间隔 30 分钟，或加用利尿剂，同时用强心剂。可同时应用地塞米松 0.25~0.5mg/（kg·d）。②脑炎患者常规给氧，保持呼吸道通畅，维持正常血压以保证脑内灌注压和脑部供氧。③过度通气，维持 PaO_2 90~150mmHg，$PaCO_2$ 25~30mmHg。④侧脑室持续外引流，可获得迅速而有效的效果，常在颅内高压危象和脑疝时采用。

知识点 7：病毒性脑炎和脑膜炎的一般治疗

（1）重症监护。

（2）昏迷者防止痰阻，尿潴留时置导尿管辅助排尿。

（3）液体量 30~60ml/（kg·d）；总张力 1/5~1/4；重症脑炎病儿在开始补液 12 小时左右可给予清蛋白（0.5~1.0g/kg，最大量每次 25g）或血浆（贫血者给全血，每次 10ml/kg），以增加血浆胶体渗透压，维持组织脱水。

（4）保证热量供给，维持电解质和酸碱平衡。

知识点 8：病毒性脑炎和脑膜炎的恢复期及康复治疗

至恢复期可选用促神经生长和促脑细胞代谢药，如神经节苷脂、维生素 B_1 和 B_{12}、脑活素等。脑炎患儿可根据病情选择高压氧治疗；易遗留各种神经系统后遗症时应及时予以相应康复治疗。

第五节 流行性乙型脑炎

知识点 1：流行性乙型脑炎的概念

流行性乙型脑炎简称乙脑，又称日本脑炎，是指由乙脑病毒引起的急性中枢神经系统传染病。重症病死率高，常遗留神经系统后遗症。

知识点 2：流行性乙型脑炎的病原学及流行病学

乙脑病毒属虫媒病毒，系披膜病毒科，基因组为单股 RNA。乙脑为自然疫源性疾病，传染源及扩散宿主主要是感染的动物，包括蹄类家畜、禽类和鸟类。猪的自然感染率最高，其血中病毒浓度高，持续时间长，是主要的传染源和扩散宿主。人是终末宿主，感染后病毒血症短暂，病毒载量低，传播病毒的作用不大。蚊虫是乙脑病毒的主要传播媒介，蚊-猪-蚊循环使大量蚊虫携带病毒，在乙脑流行中起重要作用。非流行区任何年龄均可发病，流行区儿童为易感人群，10 岁以下，尤其是 2~6 岁儿童多见。流行有严格季节性，多于 7、8、9 月份发病；发病高度分散；流行后期常见到轻型病例。

知识点 3：流行性乙型脑炎的发病机制

病毒经皮肤进入血液循环，发病与否取决于病毒量和毒力，尤其是机体防御能力。当机体抵抗力强时，病毒很快被清除，呈不显性感染；当机体抵抗力低，感染病毒量大而毒力强时，病毒经血-脑屏障侵入中枢神经系统，主要感染星状细胞，还可在神经元内增殖，干扰细胞代谢，诱导感染细胞凋亡，引发病毒相关性炎症反应和免疫性损伤如形成免疫复合物沉积于脑实质细胞和血管内皮细胞。

知识点 4：流行性乙型脑炎的病理改变

中枢神经系统病变广泛，大脑皮质、脑干和基底核病变最明显，脑桥、小脑和延髓次之，脊髓最轻。基本病理改变为血管病变（小血管扩张、充血、出血、血栓形成和血管周围套式细胞浸润）、神经细胞变性坏死（软化灶形成）、局部胶质细胞增生（胶质小结形成）和明显脑水肿。

知识点 5：流行性乙型脑炎的潜伏期

流行性乙型脑炎的潜伏期为 4~21 天，大多为 10~14 天。

知识点 6：流行性乙型脑炎的临床表现

（1）病程分期：①初热期：病程第 1~3 天。急起发热，2 天左右升至 40℃左右，伴头痛、呕吐、嗜睡等。可有颅内高压表现。②极期：病程第 4~10 天。持续高热 5~10 天，多呈稽留热型；轻重不等意识障碍；抽搐或惊厥；颅内高压症；锥体束和锥体外束征；浅反射减退或消失，深反射先亢进后减退或消失；脑膜刺激征；呼吸衰竭（是主要死因，由呼吸中枢炎性病变、脑水肿/颅内高压或脑疝等引起）。③恢复期：多于病程第 8~11 天体温开始渐下降，神志渐转清，深浅反射和病理反射在 2 周左右恢复，其他神经精神异常可在 6~12 个月内恢复。④后遗症期：少数病例在病程 6~12 个月或以后仍留有神经精神异常进入本期。若积极治疗仍有可能恢复。

（2）病情分型：①轻型：体温 38~39℃，无昏迷和惊厥，恢复期无症状。②普通型：体温 39~40℃，有浅昏迷，偶有惊厥或抽搐，恢复期多无症状或有轻度神经精神症状。③重型：持续高热 40℃以上，反复或持续惊厥，昏迷，无明显呼吸衰竭征象，恢复期有神经精神症状，少数有后遗症。④极重型：体温迅速升至 40℃以上，反复或持续惊厥，深昏迷，有呼吸衰竭和脑疝征象，多于 3~5 天死亡，存活者多有严重后遗症。

知识点 7：流行性乙型脑炎的诊断及鉴别诊断

在流行季节对有发热、意识障碍和惊厥等表现者应高度警惕本病。其外周血白细胞总数和中性粒细胞明显增高，但脑脊液常规和脑电图与其他病毒性脑炎相似。若 1 个月内未接种乙脑疫苗者血清或脑脊液中特异性 IgM 阳性（病后 3~7 天出现），或特异性 IgG 阳转或双份血清其效价≥4 倍增高，或脑脊液、血清、脑组织分离乙脑病毒阳性可确定诊断。需与其他病毒性脑炎、化脓性脑膜炎、结核性脑膜炎、中毒型菌痢和脑性疟疾等疾病鉴别。

知识点 8：流行性乙型脑炎的预防

（1）疫苗接种：一般在流行季节前 1 个月，即每年 4~5 月份接种乙脑疫苗。目前国内应用的疫苗有两种：①乙脑灭活疫苗：保护率为 76%~94%，初次免疫 2 针，间隔 7~10 天，次年加强 1 次。②乙脑减毒活疫苗：初免 1 针，次年加强 1 次，2 次接种后保护率达 97.5%。

（2）防蚊灭蚊在乙脑流行季节前 1~2 个月开展群众性灭蚊活动，户外活动注意防蚊虫叮咬。

（3）控制中间宿主：主要有改善猪圈环境和卫生，做好灭蚊工作和用乙脑减毒活疫苗免疫家畜等措施。

知识点 9：流行性乙型脑炎的治疗

（1）一般处理：①密切监测生命体征、神志和瞳孔变化及尿量。②吸氧和保持气道通畅，必要时辅助呼吸。③维持水、电解质和酸碱平衡。

（2）降温止惊：高热易引起惊厥，加重脑缺氧和脑水肿，可综合采用物理（冷盐水灌肠、置冰袋于头部、腋窝及腹股沟等处）、药物降温或亚冬眠疗法：氯丙嗪、异丙嗪各 0.5~1mg/kg，肌内注射或稀释后静脉注射；每隔 2~5 小时重复 1 次，冬眠时间维持 12~24 小时。惊厥不止者，可静脉注射地西泮每次 0.3~0.5mg/kg（最大剂量每次不超过 10mg）或水合氯醛溶液（每次 40~60mg/kg，极量 1g/kg）灌肠或肌内注射苯巴比妥钠（每次 5~10mg/kg，极量每次 0.2g）。

（3）脑水肿和呼吸衰竭的治疗：首选 20% 甘露醇，一般剂量 0.5~1.0g/kg，30 分钟内快速静脉注射，每 4~6 小时 1 次；脑疝时剂量增至 2.0g/kg，分 2 次间隔 30 分钟快速静脉注射，可先利尿或同时用强心药。使用大剂量脱水药后应补充血浆等胶体液以提高血浆胶体渗透压而维持有效脱水。重症病例可短期加用地塞米松静脉推注。如有早期呼吸衰竭表现者应及早使用呼吸机。

第六节 脊髓灰质炎

知识点 1：脊髓灰质炎的概念

脊髓灰质炎简称灰髓炎，是指由脊髓灰质炎病毒引起的严重危害儿童健康的急性神经系统传染病，临床特征为分布不规则和轻重不等的迟缓性瘫痪。

知识点 2：脊髓灰质炎的病原学

脊髓灰质炎病毒简称灰髓炎病毒，属于微小 RNA 病毒科的肠道病毒属，为 20 面体球形、无包膜的裸体颗粒。有 3 个血清型，型间较少交叉免疫。该病毒体外生存力强，耐寒、耐酸，耐乙醚、氯仿等有机溶剂，零下 20℃ 下能长期存活；高温、紫外线照射、含氯消毒剂、氧化剂等可将其灭活。

知识点 3：脊髓灰质炎的流行病学

人是脊髓灰质炎病毒的唯一自然界宿主。粪-口感染为本病的主要传播方式。急性期患者和健康带病毒者的粪便是最重要的病毒来源，其中隐性感染者（占 90% 以上）和轻型无麻痹患者是最危险的传染源。感染之初患者的鼻咽分泌物也排出病毒，故亦可通过飞沫传播，但为时短暂。病程的潜伏期末和瘫痪前期传染性最大，热退后传染性减少。患儿粪便中脊髓灰质炎病毒存在时间可长达 2 个月，但以发病 2 周内排出最多。一般以 40 天作为本病的隔离期。人群普遍易感，感染后获得对同型病毒株的持久免疫力。

知识点 4：脊髓灰质炎的发病机制及病理改变

病毒先在咽部和肠壁的淋巴组织内复制。机体产生特异性抗体，可阻止病毒复制，使感染中断，形成隐性感染。在少数患者，病毒可侵入血循环，形成第一次病毒血症。病毒到达全身淋巴组织和网状内皮细胞内继续复制，再次入血（第二次病毒血症），此时患者有发热等前驱期症状。若产生的特异性抗体使疾病停止发展，则成为顿挫型。如病毒量多、毒力大，透过血脑屏障侵犯神经组织，产生瘫痪等症状；若病变轻微，可无瘫痪发生。病变以脊髓前角的运动神经元损害为主，尤以颈段和腰段损害多见；其次为脑干，病灶呈多发散在性，可见神经细胞内胞质染色质溶解，周围组织水肿、充血和血管周围炎性细胞浸润，严重者见神经细胞坏死和瘢痕形成。

知识点5：脊髓灰质炎的潜伏期

脊髓灰质炎的潜伏期3~35天，一般9~12天。

知识点6：脊髓灰质炎的临床表现

（1）前驱期：多有低或中度发热，伴食欲缺乏、乏力、不适和头痛等一般"感冒"症状；或有腹痛、呕吐、腹泻、便秘等胃肠道症状；咽痛、咳嗽、流涕等呼吸道症状。经数小时至4日热退，症状全消。疾病终止于此期，称顿挫型。

（2）瘫痪前期：经2~6日静止期再次发热，亦可无前驱期而直接进入本期。呈全身兴奋状态，面赤、皮肤微红、多汗；可有呕吐和咽痛；肌痛，感觉过敏，颈背强直。有脑膜刺激征和脑脊液白细胞增多。如疾病终止，称无瘫痪型。

（3）瘫痪期：肌肉瘫痪多于上期第3~4日开始，随发热而加重，大都经过5~10日。一般热退后瘫痪不再进展。依据主要病变部位分为脊髓型、延髓型（脑干型或球型）、脑炎型、混合型。

（4）恢复期：瘫痪后1~2周病肌逐渐恢复功能，常以足趾为起点，然后上升至胫、股部。膝腱反射也渐回复。轻症经1~3个月恢复，重症需6~18个月或更久。

（5）后遗症期：由于神经组织损害严重，瘫痪不易恢复，受累肌群萎缩，造成躯肢畸形，如马蹄内翻足、脊柱弯曲等后遗症。

知识点7：脊髓灰质炎的并发症

呼吸肌麻痹者可继发吸入性肺炎、肺不张；尿潴留易并发尿路感染；长期卧床可致压疮、肌萎缩、骨质脱钙、尿路结石和肾衰竭等。

知识点8：脊髓灰质炎的实验室检查

（1）血常规：外周血白细胞多正常，急性期血沉可增快。

（2）脑脊液：瘫痪前期及瘫痪早期可见细胞数增多（以淋巴细胞为主），蛋白增加不明显，呈细胞蛋白分离现象，对诊断有一定的参考价值。至瘫痪第3周，细胞数多已恢复正常，而蛋白质仍继续增高，4~6周后方可恢复正常。

（3）血清学检查：近期未服用过脊髓灰质炎疫苗的患者，发病1个月内用ELISA法检测患者血液和脑脊液中抗脊髓灰质炎病毒特异性IgM抗体，可帮助早期诊断；恢复期患者血清中特异性IgG抗体效价较急性期有4倍以上增高，有诊断意义。

（4）病毒分离：粪便病毒分离是本病最重要的确诊性试验。对发病2周内、病后未再服过脊髓灰质炎减毒活疫苗的患者，间隔24～48小时收集双份粪便标本（重量≥5g），及时冷藏4℃以下送各级疾控中心脊髓灰质炎实验室检测。发病1周内，从患儿鼻咽部、血、脑脊液中也可分离出病毒。

知识点9：脊髓灰质炎的诊断及鉴别诊断

脊髓灰质炎出现典型瘫痪症状时，诊断并不困难。瘫痪出现前多不易确立诊断。血清学检查和大便病毒分离阳性可确诊。需与其他急性松弛性瘫痪（AFP）相鉴别。

（1）急性感染性多发性神经根神经炎（吉兰-巴雷综合征）：起病前1～2周常有呼吸道或消化道感染史，一般不发热，由远端开始的上行性、对称性、弛缓性肢体瘫痪，多有感觉障碍。面神经、舌咽神经可受累，病情严重者常有呼吸肌麻痹。脑脊液呈蛋白细胞分离现象。血清学检查和大便病毒分离可鉴别。

（2）家族性周期性瘫痪：较少见，常有家族史及周期性发作史，突然起病，发展迅速，对称性四肢弛缓性瘫痪。发作时血钾降低，补钾后迅速恢复。

（3）周围神经炎：臀部注射时位置不当、维生素C缺乏、白喉后神经病变等引起的瘫痪可根据病史、感觉检查和有关临床特征鉴别。

（4）假性瘫痪：婴儿如有先天性髋关节脱位、骨折、骨髓炎、骨膜下血肿时可见假性瘫痪。应详细询问病史、体格检查，必要时经X线检查容易确诊。

（5）其他原因所致弛缓性瘫痪：应进行病原学检查来确诊。

知识点10：脊髓灰质炎的预防及治疗

（1）控制传染源：及时隔离患者和疑似患者，并报告疫情。对确诊患者，自发病之日起隔离40天。最初1周强调呼吸道和消化道隔离。

（2）主动和被动免疫：按计划普遍服用灰髓炎减毒活疫苗。流行发生时对周围易感儿及时疫苗预防可中断流行。暴露前肌内注射丙种球蛋白0.3～0.5ml/kg，有一定保护作用。

（3）急性期治疗：前驱期和瘫痪前期宜卧床休息；有肌痛者可局部湿热敷或口服镇痛药；静脉注射适量50%葡萄糖溶液和维生素C可减少神经水肿；口服可促进神经系统功能恢复的药物。瘫痪期注射加兰他敏可促进肌张力。将瘫痪肢体置于功能位以防止畸形。有呼吸肌麻痹时，应保持呼吸道通畅，并给予吸氧和各种辅助呼吸。呼吸中枢或循环中枢受累时按呼吸衰竭或循环衰竭抢救措施进行处理。

（4）后遗症期治疗：病情进入恢复期时就应加强瘫痪肌群的功能锻炼，并行针刺、推拿、按摩、理疗等康复治疗。遗有畸形时，可手术矫治。

（5）抗病毒治疗：目前只有 Pleconaril 已经进行Ⅲ期临床试验。该药通过与病毒衣壳蛋白结合，干扰肠道病毒吸附、脱衣壳而抑制病毒复制，具有广谱抗小 RNA 病毒效应。口服吸收好，生物利用度高，半衰期长，能很好地渗透至脑脊液内。用于治疗脑膜炎时剂量为 2.5mg/kg 或 5.0mg/kg，3 次/天，连用 7 日。

第七节 病毒性肝炎

一、甲型肝炎

知识点 1：甲型肝炎的概念

甲型肝炎简称甲肝，是由甲型肝炎病毒（HAV）引起的急性传染病，主要经粪－口途径传播，其发病高峰在儿童时期，一般以秋冬季节多见。临床表现多样，一般无慢性病例，预后良好，病后终生免疫。

知识点 2：甲型肝炎的病原

甲型肝炎病毒（HAV）属小核糖核酸病毒科。HAV 无包膜，核衣壳含 3 种主要蛋白 $VP_1 \sim VR_3$ 基因组为单股正链 RNA，共有 7 个基因型和 1 个血清型。HAV 体外能在各灵长类动物的原代和传代细胞中增殖，对低 pH 和热有很强的抵抗力，在水、土、毛蚶和奶油制品中可存活数天至数月，100℃加热 5 分钟、紫外线、甲醛、含氯化合物、过氧乙酸等处理可灭活。

知识点 3：甲型肝炎的流行病学

（1）所居住地区有甲型肝炎流行。
（2）病前 15~45 天（平均 30 天）有甲肝患者接触史或摄入 HAV 污染的水或食物。
（3）未接种过甲肝疫苗。

知识点 4：甲型肝炎的发病机制及病理改变

肝是 HAV 的主要靶器官，肝外增殖部位可能在咽部或扁桃体。现认为，HAV 并不直接破坏肝细胞，病毒诱导的免疫性损伤为其主要致病机制。病理改变早期常见肝细胞气球样变，部分患者有嗜酸性小体形成。病变进展后发生肝细胞灶状坏死和再生、汇管区单核细胞和淋巴细胞浸润、肝血窦内皮细胞增生。

知识点 5：甲型肝炎的潜伏期

甲型肝炎的潜伏期 2~6 周，平均 28~30 日。

知识点 6：甲型肝炎的临床表现

（1）急性黄疸型：①黄疸前期：起病急，多有发热，伴疲乏、畏食、恶心、呕吐、肝区不适等。历时 2~8 天。此期末已有肝大和肝酶升高。②黄疸期：先有尿黄，继而出现巩膜、皮肤黄染，并逐渐加深，肝脏继续增大，质地转坚伴触痛，少数伴脾大。黄疸出现后热退。上述症状逐渐好转，此期 1~2 周。③恢复期：黄疸于数日内消退，肝酶逐渐下降至正常，肝脏渐缩小变软，完全恢复需 1~2 个月或更长。

（2）急性无黄疸型：病情较轻，病初少有发热。

（3）亚临床型：无临床症状，但有肝大和肝酶异常。

（4）淤胆型：黄疸持续时间长，大便色淡。此型儿童少见。

（5）重症型：起病为急性黄疸型，而后出现肝性脑病（Ⅱ度以上），凝血酶原活动度（PTA）低于 40%，黄疸迅速加深，鼓肠、腹水等重症表现时诊断为重型。起病 14 天内发生上述危象伴肝浊音界进行性缩小（黄疸有时很浅或未出现）为急性重型；起病 15 天至 24 周出现者为亚急性重型。

（6）复发型：少数病例在恢复期或病愈后，肝炎病情再度出现，但复发病情一般较轻，黄疸少见。

（7）隐性感染：无任何肝炎症状和体征，肝酶正常，仅在血清中测得抗 HAV IgM 抗体。

知识点 7：甲型肝炎的实验室检查

（1）肝功能检查：①胆色素代谢：血清总胆红素 >17.1μmol/L 即视为有黄疸（包括隐性黄疸），伴直接胆红素升高。早期尿中尿胆原增加，其后胆红素亦增多。②血清转氨酶：主要检测血清丙氨酸转氨酶（sALT）>40U/L。

（2）血清学和病原学检查：①血清抗 HAV 抗体：抗 HAV IgM：在黄疸前期即可检出，持续 4~6 个月，为 HAV 急性感染的可靠指标。抗 HAV IgG：于黄疸期末产生，可终身存在。单项阳性表明既往感染或甲肝疫苗接种后免疫反应。②免疫学检查：取粪便标本分离病毒；用免疫电镜检测粪便中 HAV；用 ELISA 法检测 HAV 抗原；用分子杂交或 PCR 法检测 HAV RNA 等。

（3）血常规检查：白细胞总数可偏低，可见异形淋巴细胞。

（4）B 超检查：急性期常见胆囊壁增厚或毛糙等改变。

知识点 8：甲型肝炎的鉴别诊断

（1）其他病毒性肝炎：主要靠血清学或病原学检查鉴别。

（2）中毒性肝炎和药物性肝炎：根据病史、临床表现或用药史等不难鉴别。

知识点9：甲型肝炎的治疗

（1）一般治疗：急性期限制活动，恢复期避免过劳。低脂、足量蛋白、高维生素饮食，呕吐者可静脉补充营养和液体。恢复期不可多食，以免发生脂肪肝。

（2）退黄降酶：可口服垂茵茶糖浆 10~30ml/次，每天 3 次。黄疸重者可用茵栀黄注射液 10~20ml，加入 10% 葡萄糖注射液 100~250ml 内静脉滴注。急性病毒性肝炎时不应使用皮质激素，因其应用并未显示出益处，且大剂量使用增加继发严重细菌或真菌感染的危险性。对淤胆型黄疸持续不退者可采用皮质激素短程疗法：地塞米松 0.2~0.3mg/kg，每日或隔日静脉注射，连用 5 次。sALT 持续不降者可加服联苯双酯（1.5mg/粒），每次量：婴儿 1~2 粒；幼儿 3~4 粒；学龄儿 5~8 粒，每天 3 次，可根据病情酌情增减剂量，并注意逐渐减量停药。

（3）保护肝细胞和改善肝功能：一般选用肌苷、维生素（B 族、C 族、K 族等），还可选用其他抗肝细胞损伤药。

知识点10：甲型肝炎的预防

（1）一般预防：管好传染源，改善卫生条件和培养良好卫生习惯。

（2）主动免疫：目前已有两种疫苗用于临床：①减毒活疫苗（H$_2$ 株和 L-A-1 株）：H$_2$ 减毒疫苗保护率达 100%，一次 1ml 上臂皮下注射即可。②灭活疫苗：需多次注射（0、1、6 程序），1ml/次，已在国外用于旅行者等人群的预防。

（3）被动免疫：在接触甲肝患者 2 周内，肌内注射含抗 HAV IgG 的人血丙种球蛋白 0.02~0.06ml/kg，可防止发病或减轻症状。暴露前预防（去 HAV 感染高发地区旅行前）：保护期<3 个月 0.02ml/kg；3~5 个月 0.06ml/kg。5 个月以上者需重复注射。

二、乙型肝炎

知识点11：乙型肝炎的概念

乙型肝炎，简称乙肝，是指由乙型肝炎病毒（HBV）引起的传染性疾病。主要经注射（包括血制品）途径、母婴传播和密切接触等方式传播。儿童感染后常迁延不愈，易成为慢性病毒携带状态或慢性肝炎。

知识点12：乙型肝炎的病原

乙型肝炎病毒（HBV）又称 Dane 颗粒，属嗜肝 DNA 病毒科，有双层结构，外层为脂蛋白包膜，含糖蛋白，即表面抗原（HBsAg）；内为核衣壳，含核心抗原（HBcAg）。C 基因还编码另一种蛋白——preC 蛋白，经翻译后剪切，成为 e 蛋白（HBeAg）。后者被分泌入血或定位于感染细胞膜。病毒核心为环状双股 DNA 和 DNA 聚合酶。根据 HBsAg 亚型抗原决定簇差异性，现已将 HBV 分为 10 个亚型，主要亚型为 adw、adr、ayw 和 ayr。

知识点 13：乙型肝炎的流行病学

（1）家族成员，特别是母亲有 HBV 感染，或所在集体机构中有乙肝患者。

（2）输注过血制品或使用过非一次性注射器。

（3）未接种过乙肝疫苗。

知识点 14：乙型肝炎的发病机制

HBV 经皮肤或黏膜进入血液循环，肝是其主要靶器官，但在胰腺、胆管上皮、肾小球、血管上皮、骨髓、性腺、胎盘、脾和外周血单个核细胞内都能找到病毒。HBV 并不直接损伤靶细胞。针对肝细胞表面病毒抗原的 CTL 是构成肝细胞损伤和最终清除病毒的主要机制。

知识点 15：乙型肝炎的病理改变

乙型肝炎的主要病理表现为肝细胞变性（常见水肿性和嗜酸性变）、不同程度的坏死（点状、灶状、桥状或碎屑状坏死）和再生。汇管区和肝实质可见淋巴细胞、单核细胞、浆细胞和组织细胞浸润。其他可见淤胆或胆栓形成、胆小管增生、纤维组织增生等。

知识点 16：乙型肝炎的潜伏期

乙型肝炎的潜伏期为 45~160 日。

知识点 17：乙型肝炎的临床表现

（1）急性肝炎：临床表现与甲肝类似。

（2）慢性肝炎：急性肝炎病程超过半年或原有乙型肝炎 HBsAg 携带史，本次因 HBV 出现肝炎病情者。根据肝损害程度又分为：①轻度：症状、体征轻微或缺如，肝功能指标仅 1 项或 2 项轻度异常如 ALT≤正常上限的 3 倍，胆红素≤正常上限的 2 倍，γ 球蛋白≤21%；凝血酶原活动度（PTA）>70%。肝活检炎症活动度（G）分级为 1~2，纤维化程度（S）分期为 0~2。②中度：症状、体征和实验室检查介于轻、重度之间。肝活检呈 G3 级，S1~3 期。③重度：有明显或持续肝炎症状伴肝掌、蜘蛛痣、脾大但无门脉高压者，ALT 反复或持续升高；清蛋白明显下降，TB>正常 5 倍，PTA 为 60%~40%，胆碱酯酶<2500U/L，4 项中至少有一项符合；肝活检为 G4 级，S2~S4 期改变。

（3）重型肝炎：分为急性、亚急性和慢性重型肝炎。前两者同甲型重型肝炎。慢性重型是在慢性 HBV 携带或慢性肝炎或肝硬化基础上发生，起病时表现同亚急性重型，随病情发展而加重，有出血倾向（PTA<40%），黄疸加深（TB>正常 10 倍），腹水、肝性脑病等重症表现。肝活检见慢性肝病变背景上出现大块性或亚大块性新鲜肝实质坏死。

（4）淤胆型肝炎：可分为急性淤胆型和慢性淤胆型。临床表现同甲型淤胆型肝炎，但慢性淤胆型发生在慢性肝炎基础上。黄疸持续时间更长，预后较急性淤胆型差。

（5）肝炎肝硬化：肝活检有弥漫性肝纤维化及结节形成。B超可见肝脏缩小，表面凹凸不平，肝实质回声增强，呈结节状，门静脉和脾静脉内径增宽。代偿性肝硬化指早期肝硬化，可有门静脉高压症，但无腹水、肝性脑病或上消化道出血。失代偿性肝硬化指中晚期肝硬化，有明显肝功能异常和失代偿征象。可有腹水、肝性脑病和门脉高压症引起的侧枝血管明显曲张或出血。

知识点 18：乙型肝炎的肝外损害

（1）肾损害：①乙型肝炎相关性肾炎：多为膜性肾小球肾炎或肾病。临床表现多样。肾组织免疫荧光检查有乙肝抗原、IgG 和 C_3 沉积。②肾小管酸中毒：慢性乙肝出现厌食、呕吐、多饮多尿、生长障碍，代谢性酸中毒伴碱性尿等。

（2）血液系统损害：①再生障碍性贫血：各型肝炎时均可发生，治疗效果差，病死率高。②血小板减少性紫癜：对治疗反应差，常伴抗心磷脂抗体阳性。

（3）血清病样表现：有皮疹、关节疼痛、短暂发热等。

（4）婴儿丘疹样肢皮炎：见于婴儿 HBsAg 为 ayw 亚型者。面部和四肢有非化脓性红色丘疹。病变皮肤的微血管壁有 HBsAg、IgG 和 C_3 免疫复合物沉积。

知识点 19：乙型肝炎的病原学诊断

（1）血清 HBV 标志物（HBV markers）检测（常用 ELISA 法）：①HBsAg 和其抗体（抗 HBs）：HBsAg 是 HBV 感染标志，高效价阳性提示有 HBV 复制。抗 HBs 为保护性中和抗体，在乙肝恢复期或疫苗免疫后出现。两者同时阳性见于疫苗免疫后 HBV 变异株感染。②HBeAg 和其抗体（抗 HBe）：HBeAg 是 HBV 复制标志。HBeAg 阴转和抗 HBe 出现表明病毒复制停止，见于急性感染恢复期；慢性感染 HBV 非复制期；HBV 极低复制状态或慢性期 Pre-core 基因突变时。两者不会同时阳性，同时持续阴性提示 Pre-core 变异株感染。③HBcAg 和其抗体（抗 HBc）：HBcAg 是 HBV 复制标志。抗 HBc IgM 在急性期呈高效价阳性，慢性感染 HBV 复制期亦呈阳性，但效价较低。抗 HBc IgG 在 HBV 感染后常持续存在，高效价阳性提示有 HBV 复制。

（2）血清 HBV DNA：是 HBV 复制的直接标志，可用 PCR 法进行定性或定量分析。

知识点 20：乙型肝炎的预防

（1）乙肝疫苗预防：①基础免疫：基础免疫共 3 针，阻断母婴传播每次 $10\mu g$，其他人群 $5\mu g$/次，采取 0-1-6 方案（新生儿出生 24 小时内，1 个月和 6 个月各 1 针），注射部位以上臂三角肌最佳。②加强和复种：基础免疫后应强调检测抗 HBs 水平。产生有效抗 HBs 表明免疫成功；无抗 HBs 产生者应全程复种；免疫成功后抗 HBs 水平下降或消失应加强免疫（单剂接种即可）。

（2）乙肝高效免疫球蛋白（HBIG）的使用：高危新生儿（母亲 HBsAg 阳性，特别是伴 HBeAg 阳性者）生后 12 小时内肌内注射 HBIG 200~400U；单次急性接触 HBV（如输血制品、意外污染针头刺伤等）后 48 小时内肌内注射 HBIG 600U，推荐使用两剂，间隔 30日。接触 HBV 达 7 日或超过 7 日者不应使用 HBIG。HBIG 与乙肝疫苗联合应用可更有效地阻断母婴传播 HBV。

> 知识点 21：乙型肝炎的治疗

（1）一般治疗：一般治疗同其他肝炎，包括合理营养、适宜活动、保护肝细胞、改善肝功能、预防肝纤维化、调整免疫和对症治疗等综合治疗措施。

（2）抗病毒治疗：①干扰素-α（IFN-α）：血清 HBV-DNA>10^4copies/ml 伴 ALT 异常的慢性患者适合 IFN-α 治疗，失代偿性肝硬化和患自身免疫性疾病或有重要脏器疾病者不宜使用。儿童推荐剂量为每次 600 万 U/m²，皮下或肌内注射，每周 3 次，疗程≥6 个月。治疗初期常见发热等感冒样综合征，在晚间或睡眠前用药可减轻不适反应。粒细胞和血小板减少是常见不良反应，前者经加服复方阿胶浆可获改善，当 WBC 计数<$3.0×10^9$/L 或粒细胞计数<$1.5×10^9$/L 或血小板计数<$40×10^9$/L 时应停药，一般可自行恢复，恢复后可重新治疗。②拉米夫定：为核苷类似物，适应证同 IFN-α。儿童推荐剂量：<12 岁 3mg/（kg·d），>12 岁同成人：100mg/d，口服，每天 1 次，疗程暂定 1 年。用药期间应监测肝功能和血常规，若服药 6 个月以上病情复发，应考虑发生 HBV 变异而停药。一般停药 3~6 个月后，因 LAM 作用消除而病情复发，将 LAM 与 IFA-α 联合应用，可更早获得疗效。③其他药物：阿地福韦（ADV）：用于治疗 LAM 耐药的 HBV 变异株感染。儿童用药的安全性和药代动力学尚在研究中。胸腺素 α₁（Tα₁）：通过诱导和促进细胞免疫而清除病毒，其副反应极小，12~16 岁儿童 1.6mg 皮下注射，每周 2 次，共 6 个月。患者能很好耐受，适于对 IFN 和 LAM 不能耐受者和重型肝炎，可用于联合治疗。④肝移植：国外对慢性失代偿性乙肝患者采用肝移植和 LAM 联合治疗（移植后持续服用 LAM），5 年存活率可达 95% 以上。

三、丙型肝炎

> 知识点 22：丙型肝炎的概念

丙型肝炎，简称丙肝，是指由丙型肝炎病毒（HCV）引起的传染病。主要经血及血制品传播，儿童还可经母婴传播获得。临床上儿童病例常呈亚临床型，易慢性化。干扰素治疗可改善肝脏病变，部分患儿病毒血症消失。

> 知识点 23：丙型肝炎的病原

丙型肝炎病毒（HCV）属于黄病毒科，基因组为单正链 RNA，有包膜和核衣壳。主要有 5 个基因型，其分布有地域性，我国以 II 型和 III 型为主。HCV 在细胞培养中增殖困难，黑猩猩是目前唯一理想的模型动物。加热 100℃ 10 分钟、紫外线、20% 次氯酸和氯仿处理可灭活之。

知识点 24：丙型肝炎的流行病学史

（1）有输血和血制品史。
（2）家庭成员，特别是母亲患有丙型肝炎。

知识点 25：丙型肝炎的发病机制及病理改变

（1）HCV 有直接致细胞病变作用，又能诱导免疫性损伤。特异性 CTL 是机体清除 HCV 的主要机制，同时又是直接或间接破坏感染肝细胞的重要原因。Fas 抗原介导的感染肝细胞凋亡亦参与肝细胞坏死的机制。

（2）肝病理改变特点：脂肪变性多见，汇管区淋巴细胞聚集，胆管受损或胆管消失，肝细胞坏死较轻。

知识点 26：丙型肝炎的潜伏期

丙型肝炎的潜伏期 2~26 周，平均 8 周。

知识点 27：丙型肝炎的临床表现

（1）急性丙型肝炎：多起病隐匿，症状较轻，常见乏力或活动耐力下降、厌食、腹部不适等。约 25% 出现黄疸，多呈轻度。肝轻中度增大，脾大少见。ALT 增高曲线可表现为单相或多相型增高，后种类型预示肝损害严重或易发展成慢性型。病程 3~6 个月或更长时间。有明显转慢性化倾向，40%~60% 转为慢性肝炎。

（2）慢性丙型肝炎：分型同乙肝。病毒血症可呈持续性或间歇性，以前者多见，自然痊愈的可能性极小，部分病儿可发展为肝炎肝硬化。

（3）亚临床型丙型肝炎：为儿科常见临床类型。无肝炎症状，常在体检或因其他疾病就医时发现肝炎病情，进一步追查病原方得以诊断。追问相关病史可发现有些患儿处于急性期，而有些已进入慢性阶段。

（4）病毒携带状态：从无肝炎症状。定期随访也无肝脏大小和质地异常，sALT 无升高。肝活检基本正常或呈轻微病变。

（5）婴儿 HCV 感染的特点：①显性感染者易出现黄疸，脾大较年长儿多见。②经母婴传播获得感染的婴儿可呈短暂的病毒血症，即在出生数月后病毒血症消失，抗 HCV 多随之转阴。

知识点28：丙型肝炎的病原学诊断

（1）血清 HCV RNA（RT-PCR 法）：是活动性 HCV 感染的标志。应注意慢性感染者可呈间歇阳性。

（2）血清抗 HCV（包括针对结构和非结构抗原的抗体）：常检测抗 HCV IgG 型抗体，阳性表明已感染或正在感染 HCV；其 IgM 型抗体可在 IgG 出现前、同时、甚至继其之后出现，持续半年以上不消退者常转为慢性肝炎，在慢性型肝病活动期常呈阳性。

（3）HCV 抗原检查：已建立免疫 PCR 法，可直接检测血清和体液中低水平表达的 HCV 抗原；或用免疫组化法检测肝组织内 HCV 抗原。

知识点29：丙型肝炎的治疗

（1）一般治疗：一般治疗同乙肝。

（2）抗病毒治疗：首选 IFN-α，或采用 IFN-α 与利巴韦林（病毒唑）联合用药。IFN-α 用法同乙肝。利巴韦林：儿童推荐口服剂量为 $10\sim15mg/(kg \cdot d)$，疗程≥6 个月。利巴韦林与 IFN 联用，较 IFN 单用的成功率高 9.8 倍，但大剂量口服可致溶血，对胎儿有致畸作用。疗效观察：除肝炎病情外，疗程中每月需检测血清 HCV RNA，若治疗 12 周无效，即 sALT 未下降 50%，HCV-RNA 仍阳性，可考虑停止治疗。

知识点30：丙型肝炎的预防

严格献血员筛查和血制品管理以及医疗器材的消毒管理，可以减少经输血制品和医源性途径传播的 HCV 感染。目前尚无主动和被动免疫措施。

四、丁型肝炎

知识点31：丁型肝炎的病原及流行病学

丁型肝炎病毒（HDV）是一种"亚病毒"因子，表面为 HBV 包膜，内为 HDV 抗原和基因组。后者为单股环状负链 RNA，需依赖 HBV 包膜吸附和穿入靶细胞或从细胞中释出，并利用靶细胞的 RNA 聚合酶Ⅱ复制病毒 RNA，故必须伴有 HBV 共同感染。其传染源为患者和携带者，主要经输血制品、注射、针刺和密切接触等方式传播。HBV 感染者为 HDV 感染的高危人群，两种病毒可同时感染一般人群。

知识点32：丁型肝炎的临床表现

（1）HDV 和 HBV 同时感染：潜伏期 6~12 周。多表现为急性黄疸型，ALT 可呈双峰型，由于两种病毒互相制约，病情常自限，预后良好。

（2）HDV 和 HBV 重叠感染：潜伏期 3~4 周。患者原有肝病情加重：原为无症状

HBsAg 携带者多表现为急性肝炎或发展成慢性肝炎；原为慢性肝炎者病情加重，易发生急性或亚急性重型肝炎。

知识点 33：丁型肝炎的病原学检查

（1）HDVAg 和抗 HDV：血清 HDVAg 阳性是急性感染的证据，慢性感染时多以免疫复合物形式持续存在，需用免疫印迹法分析。肝内 HDV Ag 检测更具直接诊断价值。抗 HDV IgM 在急性早期出现，慢性感染呈持续高水平，一旦病毒消除则迅速下降。抗 HDV IgG 于病后 3~8 周出现低水平；慢性感染时持续高浓度。

（2）HDV RNA：检测血清或肝组织内 HDV RNA 是可靠诊断指标。

知识点 34：丁型肝炎的治疗

丁型肝炎的治疗主要选用 IFN-α，用法同乙型肝炎，可有部分疗效。有报道采用膦甲酸（PFA）治疗急性重型肝炎可提高存活率。

知识点 35：丁型肝炎的预防

预防 HBV 感染是控制 HDV 感染的有效手段，严格筛选供血员和医疗器材消毒管理可减少 HDV 传播，尚无有效丁型肝炎病毒疫苗。

五、戊型肝炎

知识点 36：戊型肝炎的病原及流行病学

戊型肝炎病毒（HEV）属嵌杯病毒科，无包膜，核酸为单股正链 RNA。有 2 个基因型：缅甸株（B）和墨西哥株（M）。中国株与前者属同一亚型。病毒在体外对高盐、氯化绝、氯仿等敏感。细胞培养尚未建立。患者于潜伏期末至急性早期从粪便中排出大量病毒，是主要传染源。病毒经粪-口途径和接触传播。食物和水源污染可致暴发流行，经移民或旅行者可致输入性传播。人群普通易感。青壮年发病率最高，儿童发病少见，男性多见于女性，秋冬季为发病高峰季节，感染后获短期免疫，抗体仅持续 5~6 个月。

知识点 37：戊型肝炎的发病机制及病理改变

HEV 主要侵犯肝，通过直接致病作用和（或）免疫性损伤引起肝细胞炎症和坏死。肝病理改变有肝细胞变性，灶状坏死，汇管区淋巴细胞、单核-巨噬细胞和 NK 细胞浸润。急性黄疸型患者 50% 以上可见淤胆和胆栓形成。

知识点 38：戊型肝炎的潜伏期

戊型肝炎的潜伏期 15~70 日，平均 36 日。

知识点 39：戊型肝炎的临床表现

（1）急性黄疸型：占显性感染的 86.5%。临床 3 期经历同甲型肝炎，前驱期症状可持续到黄疸出现后第 4~5 日。淤胆较为常见。总病程为 4~6 周。

（2）急性无黄疸型：表现与甲型肝炎类似。

（3）淤胆型：较为常见，病程可长达 2 个月以上。

（4）重型：约占 5%。高危因素包括妊娠妇女、年老体弱者和合并 HBV 感染。多为急性重型。

（5）与其他病毒混合感染：①与 HAV 同时或先后感染并不加重病情。②与 HBV 重叠感染患者 HBV 常有活动性复制，HEV 不易被清除。病情易迁延或反复发作。病情重，发生重型者多。

知识点 40：戊型肝炎的病原学诊断

（1）潜伏期末至急性早期取粪便用免疫电镜找病毒颗粒或用酶免疫法检测病毒抗原（发病 2 周后不能检出）。

（2）急性期特异性 IgM 阳性有诊断价值；特异性 IgG 在病后 2~3 周检出率为 72.7%，4~8 周达 84.9%。

（3）用 RT-PCR 法可在血清和粪便中检测 HEV RNA。

知识点 41：戊型肝炎的治疗及预防

（1）治疗：尚无特异性抗病毒药物。综合对症措施同甲型肝炎。

（2）预防：主要是保护水源、加强食品卫生管理、注意个人卫生和改善环境卫生。人丙种球蛋白对本病无明显预防作用。基因重组疫苗和核酸疫苗正在研究之中。

第八节　EB 病毒感染

知识点 1：EB 病毒感染的概念

EB 病毒感染是指由 EB 病毒（EBV）引起，多发生于儿童期，除免疫缺陷者感染时可危及生命外，大多预后良好。

知识点 2：EB 病毒感染的临床表现

（1）无症状或不典型感染：多见于年幼儿。显性表现常较轻微，如上呼吸道感染、扁桃体炎、持续发热伴或不伴淋巴结肿大。

（2）急性传染性单核细胞增多症（IM）：为原发性 EBV 感染的典型表现。多见于年长儿和青少年。常先有 3~5 天前驱期表现：头痛、不适、乏力、畏食等。

（3）免疫缺陷儿童 EB 病毒感染：主要指 X 性联淋巴细胞增生综合征（XLP）和获得性免疫缺陷患儿。常发生致死性单核细胞增多症、继发性低或无免疫球蛋白血症、恶性多克隆源性淋巴瘤、再生障碍性贫血、慢性淋巴细胞性间质性肺炎等。病死率高达 60%。

（4）慢性活动性 EB 病毒感染：多见于幼儿期发病者，主要表现为持续性或反复发热，伴有肝大和脾大，还可有淋巴结肿大、贫血或全血减少、皮疹、黄疸和对蚊虫叮咬的过敏反应等，若 EBVVCA IgG、EA IgG 参和 VCA IgA 异常增高，尤其是病变组织或外周血单个核细胞内检出 EB DNA 或抗原支持本病的诊断。预后不良，常死于脏器功能衰竭，或继发感染、并发恶性淋巴瘤或 EBV 相关性噬血细胞综合征。

知识点 3：EB 病毒感染的病原学诊断

（1）血清学检查：抗 VCA IgG 阳性表明已感染或正在感染 EB 病毒，由于其峰值在急性期，故观察双份血清诊断急性原发感染的价值不大。抗 VCA IgM 在疾病早期出现，2~3 个月消失，是急性原发感染的指标。4 岁以下小儿抗 VCA IgM 水平低，消失快（常于病后 3~4 周内消失）。慢性感染时，抗 VCA IgG 高效价；抗 EA 常增高；抗 EBNA 阳性（偶不能检出）；而抗 VCA IgM 通常阴性。

（2）病毒标志物检测：用核酸杂交和 PCR 方法在唾液或口咽洗液脱落上皮、淋巴组织和肿瘤组织中检测 EB 病毒 DNA 是最特异的检测方法。还可用免疫标记技术检测样本中病毒抗原，如 EBNA，潜伏膜抗原（LYDMA 成分之一）。

（3）病毒分离：利用 EBV 感染使培养 B 细胞（人脐血或外周淋巴细胞）无限增生的特性进行病毒分离鉴定。需耗时 6~8 周。

知识点 4：EB 病毒感染的嗜异性抗体

患者血清中出现羊红细胞凝集素即嗜异性抗体，为 IgM 类抗体，可协助诊断。4 岁以下患儿少见阳性。

知识点 5：EB 病毒感染的治疗

（1）支持对症治疗：急性期需卧床休息，给予对症治疗如退热、镇痛、护肝等，症状严重者慎用短期糖皮质激素，发生因扁桃体肿大明显或气管旁淋巴结肿致喘鸣或有血液或神经系统并发症时常使用糖皮质激素。根据咽拭培养或抗原检测证实继发链球菌感染时需加用敏感抗生素。脾大者恢复期应避免明显身体活动或运动，以防脾破裂；脾破裂时应紧急外科处理或非手术治疗。因深部上呼吸道炎症致完全呼吸道梗阻时宜行气管插管。

（2）抗病毒治疗：目前尚缺乏对 EBV 感染有明显疗效抗病毒药物。更昔洛韦等核苷类似物体外有抑制 EB 病毒的效果，急性期临床应用可缩短热程和减轻扁桃体肿胀。

知识点 6：EB 病毒感染的预防

传染性单核细胞增多症患者恢复期时仍可存在病毒血症，故在发病 6 个月后才能献血。已有 2 种 EB 病毒疫苗用于志愿者：表达 EB 病毒 gp320 的重组痘病毒疫苗和提纯病毒 gp320 膜糖蛋白疫苗，有望开发应用于预防 EB 病毒感染。

第九节　巨细胞病毒感染

知识点 1：巨细胞病毒感染的概念

巨细胞病毒感染是指由人类巨细胞病毒（HCMV）引起，多在儿童时期发生。大多数感染者无症状，但先天感染和免疫抑制个体可引起严重疾病，婴幼儿期感染常累及肝。

知识点 2：巨细胞病毒感染的病原

HCMV 属疱疹状毒 β 亚科。基因组为线状双链 DNA，暂定一个血清型。病毒抗原种类多，包括即刻早期抗原（IEA）、早期抗原（EA）和晚期抗原（LA，病毒结构蛋白）。HCMV 在尿中较稳定，置于 4℃ 可保存 10 天，在 -20℃ 比 4℃ 灭活更快。HCMV 具严格种属特异性和潜伏-活化特性。初次感染称原发感染；在免疫功能减退时潜伏病毒活化繁殖或再次感染外源性病毒则称再发感染。

知识点 3：巨细胞病毒感染的流行病学

我国一般人群 HCMV 抗体阳性率为 86%～96%，孕妇 95% 左右；儿童至周岁时已达 80% 左右。感染者是唯一传染源，HCMV 存在于鼻咽分泌物、尿、宫颈及阴道分泌物、乳汁、精液、眼泪和血中。原发感染者可持续排病毒数年之久；再发感染者可间歇排病毒。传播途径主要有：①母婴传播：先天感染（经胎盘传播）和围生期感染（产时或母乳）。②水平传播主要通过密切接触和医源性传播。

知识点 4：巨细胞病毒感染的细胞和组织嗜性

上皮、内皮细胞和成纤维细胞是其主要靶细胞；外周血细胞是其易感细胞；实质性细胞如脑和视网膜的神经细胞、胃肠道平滑肌细胞和肝细胞亦可被感染。HCMV 的组织嗜性与宿主年龄和免疫状况有关。在胎儿和新生儿，神经细胞、唾液腺和肾上皮细胞对 HCMV 最为敏感，单核-吞噬细胞系统也常受累。在年长儿和成年人，免疫正常时病毒多局限于唾液腺和肾，显性原发感染者易累及淋巴细胞；免疫抑制者肺部最常被侵及，并易发生播散型感染。

HCMV 经血流至各个器官，白细胞是其载体。HCMV 与宿主细胞相互作用，导致下列结局（前三者可相互转化）。

（1）产毒型感染或称活动性感染：病毒在宿主细胞核内复制，形成包涵体，并引起细胞病变，最终致其溶解死亡。

（2）潜伏感染：原发感染后，HCMV 可终身潜伏于宿主细胞内，病毒不复制，不形成包涵体，电镜，免疫荧光抗体和病毒分离均不能检出，而用核酸杂交法和 PCR 法可检出病毒 DNA。

（3）细胞转化：病毒基因整合至细胞基因组内，并可表达病毒抗原，宿主细胞因病毒基因整合而发生转化和增生。

（4）不全感染：病毒在宿主细胞内有少量复制，可致细胞功能紊乱而无明显细胞形态改变。

体液免疫在宿主抗 HCMV 反应中不起主要保护作用，如高效价中和抗体存在时仍可有病毒血症、排病毒或发生疾病，但可减轻感染的程度。特异性细胞免疫（主要是 CTL）在限制病毒播散和防止潜伏病毒活化中起关键作用。已证实，HCMV 本身可致细胞免疫功能抑制，这与患者持续排病毒、病毒扩散、易继发感染有关。

HCMV 是弱致病因子，对免疫正常的健康个体并不具明显毒力，绝大多数感染为无症状或亚临床型；病毒能产生逃逸宿主免疫攻击和免疫监视的机制，使其侵入机体后得以长期存在，故有 HCMV 复制并不总是代表疾病过程，只有在免疫抑制（生理性或病理性）个体才易引起 HCMV 性疾病。

巨细胞病毒感染的特征是病变细胞明显增大，胞核也增大，常偏于一端。感染细胞可产生包涵体，位于核内或胞质中。核内包涵体与核膜间有一亮圈，使细胞呈"猫头鹰眼"样。病变细胞附近常有浆细胞、淋巴细胞等浸润。

（1）婴儿期 HCMV 相关性疾病：①先天感染综合征：5%~10%有临床症状。严重感染者常有多系统、多器官受损，旧称巨细胞包涵体病（CID）。临床上以黄疸（直接胆红素升高为主）和肝脾大最为常见，可有血小板减少所致皮肤淤斑、头小畸形、脑钙化、视网膜脉络膜炎和视神经萎缩、外周血异型淋巴细胞增多、脑脊液蛋白增高和血清肝酶增高；部分患儿出现感音神经性耳聋和神经肌肉功能障碍如肌张力减退、瘫痪和癫痫发作等。HCMV 相关畸形以腹股沟疝最多见，其他包括腭裂、胆管闭锁、心血管畸形和多囊肾等。非典型表现可以上述症状的多种组合形式出现。严重感染婴儿病死率达 30%，主要死因为肝衰竭、DIC 和继发严重感染。幸存者肝损害多可恢复，但神经性损害常为不可逆性。约 90%有后遗症，包括智力障碍、耳聋、神经缺陷和眼部异常等。部分听力和智力正常儿童可有语言表达障碍和学习困难。②HCMV 肝炎：为最常见的表现类型。可呈黄疸型或无黄疸型，轻中度肝大，常伴脾大和不同程度胆汁淤积，血清肝酶轻至中度升高。部分婴儿呈临床型。③HCMV 肺炎：多无发热，可有咳嗽、气促、肋间凹陷，偶闻肺部啰音。X 线检查多见弥漫性肺间质病变，可有支气管周围浸润伴肺气肿和结节性肺浸润。部分病儿同时伴肝损害。④输血后综合征：临床表现多样，可有发热、黄疸、肝脾大、溶血性贫血、血小板减少、淋巴细胞和异型淋巴细胞增多。常见皮肤灰白色休克样表现。可有肺炎征象，甚至呼吸衰竭。该病虽是自限性，但早产儿，特别是极低体重患儿病死率可达 20%以上。

（2）免疫正常儿童 HCMV 相关性疾病：多无症状，显性感染在 4 岁以下可致支气管炎或肺炎；7 岁以下可表现为无黄疸型肝炎；在青少年则与成人相似，表现为单核细胞增多症样综合征：有不规则发热、不适、肌痛等，全身淋巴结肿大较少见，渗出性咽炎极少，多在病程后期（发热 1~2 周后）出现典型外周血象改变 [白细胞总数达（10~20）×10^9/L，淋巴细胞>50%，异型淋巴细胞>5%]；90%以上患儿血清肝酶轻度增高，持续 4~6 周或更久，仅约 25%有肝脾大，黄疸极少见，嗜异性抗体均为阴性。

（3）免疫抑制儿童 HCMV 相关性疾病：最常表现为单核细胞增多症样综合征，但异型淋巴细胞少见。部分患儿因免疫抑制治疗，有白细胞减少伴贫血和血小板减少。其次为肺炎，骨髓移植患者最为多见和严重，病死率高达 40%。HCMV 肝炎在肝移植受者较为严重，常与急性排斥反应同时存在，以持续发热。肝酶升高，高胆红素血症和肝功能衰竭为特征。

知识点 10：巨细胞病毒感染的病原学检查

（1）直接证据：在血样本（全血、单个核细胞、血清或血浆）、尿及其他体液包括肺泡灌洗液（最好取脱落细胞）和病变组织中获得如下病毒学证据：①病毒分离是诊断活动性 HCMV 感染的"金标准"，采用小瓶培养技术检测培养物中病毒抗原可缩短检出时间。②电子显微镜下找病毒颗粒和光学显微镜下找巨细胞包涵体（阳性率低）。③免疫标记技术检测病毒抗原，如 IEA、EA 和 pp65 抗原等。④反转录 PCR 法检测病毒特异性基因转录产物，阳性表明活动性感染。⑤实时荧光定量 PCR 法检测病毒特异性 DNA 载量。HCMV DNA 载量与活动性感染呈正相关，高载量或动态监测中出现载量明显升高提示活动性感染可能。血清或血浆样本 HCMV DNA 阳性是活动性感染的证据；全血或单个核细胞阳性时存在潜伏感染的可能，高载量支持活动性感染。在新生儿期检出病毒 DNA 是原发感染的证据。

（2）间接证据：主要来自特异性抗体检测。①原发感染证据：动态观察到抗 HCMV IgG 抗体的阳转；抗 HCMV IgM 阳性而抗 HCMV IgG 阴性或低亲和力 IgG 阳性。②近期活动性感染证据：双份血清抗 HCMV IgG 效价≥4 倍增高；抗 HCMV IgM 和 IgG 阳性。

新生儿期抗 HCMV IgM 阳性是原发感染的证据。6 个月内的婴儿需考虑来自母体的 IgG 抗体；严重免疫缺陷者或幼婴可出现特异性 IgM 抗体假阴性。

知识点 11：巨细胞病毒感染的诊断及鉴别诊断

（1）临床诊断：具备活动性感染的病毒学证据，临床上又具有 HCMV 性疾病相关表现，排除现症疾病的其他常见病因后可做出临床诊断。

（2）确定诊断：从活检病变组织或特殊体液如脑脊液、肺泡灌洗液内分离到 HCMV 病毒或检出病毒复制标志物（病毒抗原和基因转录产物）是 HCMV 疾病的确诊证据。

（3）在 CID 时，应与其他宫内感染如先天性风疹，弓形虫、梅毒螺旋体、单纯疱疹病毒等感染相鉴别。HCMV 引起传单样综合征时应与其他病原，特别是 EBV 引起者鉴别。输血后综合征应排除 HBV 和 HCV 等感染。

知识点 12：抗 HCMV 药物的主要应用指征

（1）符合临床诊断或确定诊断标准并有较严重或易致残的 HCMV 疾病包括间质性肺炎、黄疸型或淤胆型肝炎、脑炎和视网膜脉络膜炎（可累及黄斑而致盲），尤其是免疫抑制者如艾滋患者。

（2）移植后预防性用药。

（3）有中枢神经损伤（包括感音神经性耳聋）的先天感染者，早期应用可防止听力和中枢神经损伤恶化。

知识点 13：巨细胞病毒感染的预防

（1）一般预防：避免暴露是最主要的预防方法。包括：①医护保健人员按标准预防措施护理 HCMV 感染婴儿，手部卫生是预防的主要措施。②使用 HCMV 抗体阴性血制品或洗涤红细胞（去除白细胞组分）。

（2）阻断母婴传播：①易感孕妇应避免接触已知排病毒者分泌物；遵守标准预防措施，特别注意手部卫生。②带病毒母乳处理：已感染 HCMV 婴儿可继续母乳喂养，无需处理；早产和低出生体重儿需处理带病毒母乳。-15℃ 以下冻存至少 24 小时后室温融化可明显降低病毒效价，再加短时巴氏灭菌法（62~72℃，5 分钟）可消除病毒感染性。

（3）药物预防：骨髓移植和器官移植患者的预防：①伐昔洛韦（VACV）：主要用于移植后预防。口服剂量：肾功能正常时，2g，每天 4 次；肾功能不良（尤其肾移植后）者剂量酌减，每天 1.5g，每天 1~4 次。一般需服药 90~180 天不等，总剂量不超过 2000g。②

GCV：同治疗剂量诱导治疗 7~14 天后维持治疗至术后 100~120 天。③VGCV：2009 年获准用于 4 月龄~16 岁接受心脏或肾移植儿童的预防。儿童剂量（mg）= 7×体表面积（BSA）×肌酐清除率（CrCl），单剂不超过 900mg，每天 1 次，术后 10 天内开始服用直至移植后 100 天。

有建议使用抗病毒药物加 IVIG 或高效价 HCMV 免疫球蛋白预防某些高危移植患者的 HCMV 疾病，100~200mg/kg，于移植前 1 周和移植后每 1~3 周给予，持续 60~120 天。

第十节 狂 犬 病

知识点 1：狂犬病的概念

狂犬病又称恐水病，是指由狂犬病毒侵犯中枢神经系统引起的急性传染病。

知识点 2：狂犬病的病原

狂犬病病毒属弹状病毒科狂犬病病毒属。有 5 个血清型，病毒由核衣壳和类脂质包膜构成，基因组为单负链 RNA。核衣壳蛋白能刺激 T 细胞免疫，包膜糖蛋白（G）可诱导中和抗体和细胞免疫。病毒对理化因素抵抗力较低，56℃ 30 分钟或 100℃ 2 分钟、强酸、强碱、甲醛、氯化汞、脂溶剂、季胺类化合物都能很快杀灭之；紫外线和直射阳光可迅速降低病毒活力。4℃ 以下可存活数周，冷冻干燥后置 4℃ 以下，感染性可维持数年。

知识点 3：狂犬病的流行病学

狂犬病的传染源主要是犬，其次是猫和狼，其他野生动物如狐、浣熊、吸血蝙蝠也能传播本病。患病或带毒动物唾液中有大量病毒，通过咬伤、抓伤和舔伤皮肤黏膜而侵入，偶经食入带毒肉类而感染。人群普通易感，被病犬咬伤而未预防接种者发病率为 10%~70%，病死率近 100%。狂犬病在全球 2/3 的国家和地区流行。

知识点 4：狂犬病的发病机制

狂犬病病毒的靶细胞是神经细胞和肌细胞。侵入后先在局部神经末梢或在附近肌细胞中增殖，其后再侵入神经末梢，沿周围传入神经轴索上行至脊髓前背根神经内大量增殖，然后侵入脊髓和中枢神经系统，主要侵犯脑干、基底核、海马回及小脑等处神经元，引起弥漫性脑脊髓病变；再沿传出神经侵入各组织器官继续复制。由于迷走神经、舌咽神经核及舌下神经核受损伤，可发生呼吸肌及吞咽肌痉挛。交感神经受累时，可致唾液分泌和出汗增多。延髓和脊髓受损，则可引起各种类型的瘫痪。最终因脑实质损伤导致呼吸和循环衰竭而死亡。病毒侵入靶细胞的机制与病毒结合乙酰胆碱受体或其他受体有关。病毒抗原诱导的特异性中和抗体、特异性细胞免疫及其分泌的细胞因子，特别是干扰素在抗狂犬病病毒免疫中起重要作用。

狂犬病的主要病理改变为脑实质和脑膜水肿、充血及微小血管出血，尤以大脑海马、延髓、脑桥、小脑及咬伤部位相应的背根节及脊髓段最为严重。显微镜下见神经细胞空泡形成，透明变性和染色体分解及小神经胶质细胞浸润，血管周围单核细胞及浆细胞浸润。70%~80%患者的神经细胞内可发现胞质内包涵体，又称内基小体，呈圆形或卵圆形，直径 3~10μm，由狂犬病病毒核糖核蛋白聚集而成，有特异性诊断价值。

有被病犬、猫或狼咬伤史。潜伏期可短至 8 天，也可长达数年或更长，一般为 1~2 个月。

（1）前驱期（2~10 天）：常有发热、乏力、头痛、恶心及呕吐等，咬伤局部麻木、发痒、刺痛及感觉异常。

（2）兴奋期（1~3 天）：患者处于紧张兴奋状态，烦躁不安、恐惧、有濒死感、怕水、怕光、怕声的"三怕"症状。遇到刺激即出现角弓反张、全身痉挛。呼吸肌痉挛时，呼吸困难、缺氧和发绀。同时可有大汗、流涎、瞳孔散大，对光反射迟钝、心率加快等自主神经功能亢进症状。大多神志清楚，部分有精神失常。

（3）麻痹期（6~18 小时）：全身痉挛停止、渐趋安静，各种反射减弱或消失，四肢呈弛缓性瘫痪。此期可因呼吸、循环衰竭而死亡。

（4）整个病程 3~5 天。不典型病例以进行性外周神经麻痹为主，伴高热、尿失禁、肢体瘫痪，但意识清楚，病程可延长至 10 天以上。

（1）血常规检查：白细胞总数增高，中性粒细胞达 80% 以上。

（2）脑脊液：呈无菌性脑膜炎样改变。

（3）病原学检查：①荧光抗体染色、酶联免疫吸附试验均可从角膜上皮的涂片中检查狂犬病病毒抗原。②于发病 1 周内可从唾液、尿液、脑脊液、结膜、鼻分泌物中分离出病毒。

（4）患者唾液或脑组织细胞镜检，发现细胞质内嗜酸性包涵体（内氏体），即可确诊。

知识点9：狂犬病的诊断与鉴别诊断

对发作阶段病例，根据病兽咬伤史及典型症状即可作出临床诊断。但在疾病早期，咬伤史不明确时容易误诊。确诊有赖于病原学检查或尸检脑组织发现内氏小体。需与破伤风和其他病毒所致的脑炎和脑膜炎鉴别。

知识点10：狂犬病的一般治疗

（1）应隔离患者于较暗而安静的单人病房内，避免一切不必要的刺激，如音响、光亮、阵风等。

（2）应有专人护理，医务人员最好是经过免疫接种者，并宜戴口罩和橡皮手套，以防止鼻和口腔黏膜及皮肤细小破损处为患者的唾液所污染。

知识点11：狂犬病的伤口处理

立即处理伤口甚为重要。以20%肥皂水或0.1%新洁尔灭冲洗伤口半小时，再用70%酒精多次擦拭，3天内不必包扎伤口（大出血除外）。

知识点12：狂犬病的疫苗接种

（1）狂犬病病毒疫苗：目前主要使用细胞培养疫苗：①人二倍体细胞疫苗：免疫原性强，不良反应很少，注射次数少，但价格昂贵。②佐剂地鼠肾细胞疫苗：国内广泛采用，使用安全。③纯化Vero狂犬病疫苗：免疫原性和不良反应与①相似，且价格较低。其他有纯化鸡胚细胞疫苗和鸭胚疫苗等。

（2）接触前免疫：对象为有职业危险者和狂犬患者密切接触者。推荐0、28日两剂和0、7、28或0、28、56日三剂接种方案，每次1ml，肌内注射或深皮下注射。

（3）接触后免疫：世界卫生组织推荐的标准免疫方案为在0、3、7、14和30日各肌内注射1ml，第90日再加强1次。注射部位成人取三角肌，儿童取腿前外侧。

知识点13：狂犬病的被动免疫

凡创伤较深广，或位于头面、颈、手等处，同时咬人动物确有狂犬病的可能性，则应立即注射高效免疫血清一剂。

（1）抗狂犬病马血清：用量40U/kg，先作皮肤试验，阳性者作脱敏注射。一半剂量在伤口局部浸润注射，另一半量肌内注射。

（2）人狂犬病免疫球蛋白：用量为20U/kg。

知识点14：狂犬病的对症治疗

（1）对狂躁、痉挛的患者可用镇静剂，如肌内注射或静脉滴注苯巴比妥、地西泮（安定）等。

（2）咽肌或辅助呼吸肌痉挛不能为镇静剂控制时，可考虑气管切开、采用肌肉松弛剂、间歇正压给氧等。

（3）有心动过速、心律失常、血压升高时，可应用 β 受体阻滞剂或强心剂。

（4）有脑水肿时，给予脱水剂。

（5）患者因多汗和不能进水，故脱水现象多见，宜于静脉滴注葡萄糖盐水、右旋糖酐、血浆等，鼻饲给予营养和水分，纠正电解质紊乱和酸碱失衡等。

第十一节　HIV　感　染

知识点1：HIV 感染的传播途径

HIV 存在于受染者的血液、精液、唾液和泪液中，需经密切身体接触由血或精液传播，可因加热、去污剂或干燥而灭活。婴儿多通过母-婴垂直传播发病，宫内或产时感染是最常见的传播方式，或 HIV 感染母亲的乳汁、注射器针头传染。围产期感染的潜伏期为 8 月至 3 年或更长，输血感染的儿童潜伏期平均为 2 年，都比成年为短。成年人主要经静脉毒瘾和性途径传播。

知识点2：HIV 感染的病史

可有输注血液或血液制品史，或母亲有 HIV 感染。

知识点3：HIV 感染的临床表现

（1）一般表现：发热、盗汗、乏力、厌食、腹泻、消瘦、全身淋巴结肿大、皮疹、尿布疹及肝脾肿大等。

（2）主要表现：①生长迟缓或停滞，间质性肺炎。②反复而严重的细菌性感染和败血症。③部分患儿发生卡波西肉瘤或淋巴、单核细胞恶性增生症。④进行性恶化的神经症状。

知识点4：HIV 感染的辅助检查

（1）血常规：轻度至中度贫血，白细胞减少，70%患者的淋巴细胞减少。

（2）血清学检查：以 T 淋巴细胞免疫功能异常为特征：辅助 T 细胞（$CD4^+$）减少，抑制 T 细胞（$CD8^+$）正常或增高，$CD4^+/CD8^+$比例倒置，多低于 1.0（正常为 1.4~5）。血清 IgG、IgA、IgM 含量显著增高。循环免疫复合物、抗核抗体常呈阳性反应。

（3）人类免疫缺陷病毒血清学检查：血清 HIV 抗体阳性即可确诊。

知识点 5：HIV 感染的治疗

（1）一般治疗：适当增加营养，注意休息，防止感染。

（2）对症治疗：合并感染时可用相应抗生素，静脉输注大剂量免疫球蛋白（400mg/kg，2 周 1 次），有预防感染作用。卡氏肺孢子菌肺炎可用复方新诺明或戊烷脒治疗。

第十二节　百　日　咳

知识点 1：百日咳的概念

百日咳是指由百日咳杆菌引起的急性呼吸道感染。其特征为阵发性的痉挛性咳嗽，咳嗽未伴有深长的鸡鸣样吸气性吼声，病程可长达 2~3 个月。

知识点 2：百日咳的流行病学

发病前 1~3 周有百日咳接触史。患者是唯一的传染源，通过飞沫传播。6 岁以下小儿易感染，新生儿无被动免疫也可患病。冬春季发病较多。

知识点 3：百日咳的潜伏期

百日咳的潜伏期 7~14 日，最长 21 日。典型患者全病程 6~8 周。

知识点 4：百日咳的临床表现

（1）卡他期：1~2 周，表现为流涕、咳嗽及低热等上呼吸道感染症状。咳嗽渐加重，进入痉咳期。

（2）痉咳期：2~4 周，此期突出表现为阵发性痉挛性咳嗽。每次咳嗽连续十几声到几十声，直至咳出黏稠痰液或将胃内容物吐出为止；紧接着深长吸气发出鸡鸣样吸气性吼声。痉咳时患儿两眼圆睁、面红唇绀、屈肘握拳，舌向外伸，颈静脉怒张、躯体弯曲成团状。昼轻夜重。痉咳时舌外伸与下切牙摩擦可使舌系带溃疡。痉咳久后，因胸腔压力增高，头颈部静脉回流受阻，出现颜面眼睑水肿、结膜下出血，也可发生鼻出血、咯血，甚至引起颅内出血。痉咳反复发作，患儿易倦怠、食欲不振，又加上常呕吐，易出现营养不良。新生儿和小幼婴可无典型痉咳，往往咳嗽几声后即出现屏气、发绀、窒息，甚至惊厥或心脏停搏。

（3）恢复期：1~2 周，阵咳发作减少，程度减轻，渐痊愈，但受烟熏、冷空气等刺激或上呼吸道感染时，可再次出现百日咳样阵咳。

知识点 5：百日咳的实验室检查

（1）血象：卡他期末期和痉咳期，白细胞总数升高至（20~50）×10⁹/L，淋巴细胞可达 60%~80%，但无幼稚淋巴细胞。

（2）细菌培养：于卡他期和痉咳早期，用鼻咽拭子由鼻咽后壁取分泌物，或用咳喋法将培养皿面对患者咳嗽取样，置 B-G 培养基培养，均可获得阳性结果。

（3）抗原检测：取鼻咽部分泌物作涂片，用免疫荧光法检查百日咳杆菌抗原，可作早期快速诊断，但有假阳性。

（4）抗体检查：用酶标法测定特异性 IgG、IgA 抗体，在细菌培养阴性时可协助诊断。但 3 个月以下幼婴常为阴性。

知识点 6：百日咳的并发症

（1）肺炎：常发生在痉咳期，肺部病变以间质性改变为主。继发其他细菌感染时，表现发热、呼吸困难。肺部可闻及细小湿啰音。黏稠分泌物可致肺不张或肺气肿。剧咳时可使肺泡破裂，引起气胸、纵隔或皮下气肿。

（2）百日咳脑病：剧咳嗽可引起脑缺氧、出血、颅内压增高及毒素作用致脑病。

（3）结核病恶化：百日咳使原有的结核灶恶化。

知识点 7：百日咳的治疗

（1）抗生素治疗：首选红霉素 50mg/（kg·d），疗程 14 日，或其他大环类酯类，如阿奇霉素或复方新诺明等。虽用药后 4 日内能清除鼻咽部的百日咳杆菌，但只有在发病 14 天内给药才能减轻症状和缩短病程。

（2）对症治疗：镇咳、祛痰，痰多且黏稠者可雾化吸入 α-糜蛋白酶和 5%碳酸氢钠混合液，每日多次。维生素 K₁ 可减轻痉咳，1 岁以下 20mg/d，1 岁以上 50mg/d 注射用。痉咳严重者可用百日咳免疫球蛋白，疗效显著。

（3）并发症治疗：针对不同的并发症给予相应病因及对症治疗。

知识点 8：百日咳的预防

（1）控制传染源：隔离患者，对密切接触的易感者检疫 3 周。

（2）保护易感者：①主动免疫：用百日咳、白喉、破伤风三联疫苗于 3、4、5 月时各肌内注射 1 次，在 1.5~2 岁再加强 1 次。②药物预防：密切接触患者的易感者可服红霉素 50mg/kg，分 4 次口服，连用 14 日。

第十三节　流行性脑脊髓膜炎

知识点 1：流行性脑脊髓膜炎的概念

流行性脑脊髓膜炎，简称流脑，是指由脑膜炎球菌引起的急性化脓性脑膜炎，为急性呼吸道传染病。临床以发热、头痛、呕吐、皮肤黏膜淤点、淤斑及脑膜刺激征为特点。重者可有败血症性休克和脑膜脑炎。

知识点 2：流行性脑脊髓膜炎的传染源

患者和带菌者为传染源，患者从潜伏期末开始至发病 10 天内具有传染性。显性感染与隐性感染的比例为 1∶（1000~5000）。

知识点 3：流行性脑脊髓膜炎的传播途径

经呼吸道传播，病原菌借咳嗽、喷嚏、说话等由飞沫直接从空气中传播；密切接触对 2 岁以下婴儿传播有重要意义，如同睡、怀抱、哺乳、接吻等但由于脑膜炎球菌对外界环境抵抗力差，只有与传染源密切接触时才可能发病。

知识点 4：流行性脑脊髓膜炎的易感人群

普遍易感，6 个月至 2 岁的儿童发病率最高。通过隐性感染可获得免疫，故发病多为儿童。

知识点 5：流行性脑脊髓膜炎的流行特征

有明显的季节性，多在冬、春季节发病，多呈散发性，有时也可小流行。流行因素与室内活动多，空气不流通，阳光缺少，居住拥挤，患上呼吸道病毒感染等因素有关。

知识点 6：流行性脑脊髓膜炎的病原学

脑膜炎球菌属奈瑟菌属，革兰阴性菌，又称脑膜炎奈瑟菌。根据夹膜多糖抗原的不同，分为 13 个亚群，其中常见的有 A、B、C、Y 和 W-135 亚群，我国流行菌群以 A 群为主，近年也有 B、C 等亚群局部流行或暴发。脑膜炎球菌在体外生活力、抵抗力极弱，对干燥、寒冷、日光极为敏感，含自溶酶，如不及时接种易溶解死亡。

知识点 7：流行性脑脊髓膜炎的病理生理学

脑膜炎球菌从鼻咽部侵入血流形成菌血症或败血症，再侵入脑脊髓膜形成化脓性脑脊髓膜炎。先天性或获得性 IgM 缺乏或减少，补体 C_3 或 $C_3~C_9$ 缺乏易引起发病，甚至是反复发作或呈暴发型，有学者认为特异性 IgA 增多及其与病菌形成的免疫复合物亦是引起发病的因素。脑膜炎球菌在毛细血管内皮细胞内迅速繁殖释放大量的内毒素，所致微循环障碍，并且激活凝血系统导致 DIC，同时内毒素还激活体液和细胞介导反应系统，发生全身性施瓦茨曼反应，导致肾上腺皮质出血，微循环障碍，临床表现为暴发败血症；以脑血管损伤为主则形成脑膜炎型。脑的病变以软脑膜为主，多为炎症反应。病变主要在大脑两半球表面和颅底。

知识点 8：流行性脑脊髓膜炎的潜伏期

潜伏期 1~10 天，短者数小时，一般为 2~3 天。

知识点 9：流行性脑脊髓膜炎的临床表现

（1）流行性脑脊髓膜炎可表现为急性暴发性脑膜炎球菌血症或败血症和（或）脑膜炎的症状，为突然发热、寒战、乏力、衰竭和皮肤出现淤点、淤斑，病情进展迅速，严重的可导致华-佛综合征，淤点、淤斑可迅速扩大，且因血栓形成发生大片坏死、DIC、休克、昏迷，6~24 小时内即可危及生命，导致死亡；以脑膜炎表现为主的除高热及毒血症外，主要表现为中枢神经系统症状：剧烈头痛、呕吐，可呈喷射性，烦躁不安；脑膜刺激征阳性：出现颈项强直、布氏征和克氏征阳性。颅内压增高明显者有血压升高、脉搏减慢等。严重者可进入谵妄、昏迷。

（2）早期部分患者有发热、咽痛、鼻炎和咳嗽等上呼吸道感染症状，然后出现恶寒、高热、头痛、呕吐、乏力、肌肉酸痛、神志淡漠等。

（3）婴幼儿多不典型，高热、拒食、烦躁、啼哭不安外，惊厥、腹泻及咳嗽较成年人多见。少见症状包括肺炎、结膜炎、慢性菌血症。

知识点 10：流行性脑脊髓膜炎的流行病学史

在冬春季节特别要询问有无接种流脑疫苗史；近 1 周内有与脑膜炎患者接触史。

知识点 11：流行性脑脊髓膜炎的体格检查

（1）皮肤淤点，淤斑，甚至坏死。
（2）休克、DIC 等体征。
（3）颅压增高。血压升高、脉搏减慢、球结膜水肿等。
（4）脑膜刺激征阳性。颈项强直、布氏征和克氏征阳性。前囟未闭者则为前囟突出，脑膜刺激征可能不明显。

知识点 12：流行性脑脊髓膜炎的并发症

继发感染以肺炎多见，特别是在婴幼儿；还可并发关节炎、心肌炎、心包炎和眼内炎等；脑及其周围组织因炎症或粘连可引起动眼神经麻痹、视神经炎、听神经及面神经损害、肢体运动障碍、失语、大脑功能不全、癫痫、脑脓肿等。

知识点 13：流行性脑脊髓膜炎的辅助检查

（1）血常规：白细胞总数明显增加，一般在（10~20）×10^9/L，中性粒细胞升高在 0.8~0.9 或以上。

（2）脑脊液检查：包括常规、生化检查。病初或休克型患者，脑脊液外观多为澄清，细胞数、蛋白和糖量尚无改变，可表现为压力增高。典型的脑膜炎期，其脑脊液的外观、常规、生化改变同其他急性细菌性脑膜炎相似。

（3）细菌学检查：包括涂片和细菌培养检查。取皮肤淤点处的组织液或离心沉淀后的脑脊液做涂片染色，可在中性粒细胞内外，见革兰阴性肾形双球菌，阳性率为 60%~80%。在使用抗菌药物前取淤斑组织液、血或脑脊液，进行培养可培养出脑膜炎球菌。

（4）血清免疫学检查：夹膜多糖抗原检测。采用对流免疫电泳、乳胶凝集试验、金黄色葡萄球菌 A 蛋白协同凝集试验、反向被动血凝试验，酶联免疫吸附试验等用以检测血液、脑脊液或尿液中的夹膜多糖抗原。一般在病程 1~3 天可出现阳性。

特异性抗体测定。采用间接血凝试验、杀菌抗体测定等。双份血清效价达 4 倍以上，则有诊断价值。

知识点 14：流行性脑脊髓膜炎的诊断

结合当地的流行病学资料，临床出现脑膜炎的表现，皮肤黏膜淤点、淤斑，脑膜刺激征阳性，化脓性脑膜炎样脑脊液改变。确切的诊断需依脑脊液、血液细菌学和免疫学检查。

知识点 15：流行性脑脊髓膜炎的鉴别诊断

（1）其他细菌所致的化脓性脑膜炎：患者身体其他部分可同时存在化脓病灶或出血点，如肺炎球菌脑膜炎大多发生在肺炎、中耳炎的基础上；葡萄球菌脑膜炎大多发生在葡萄球菌败血症病程中，确切的诊断需依脑脊液、血液细菌学和特异的免疫学检查。

（2）流行性乙型脑炎：与流脑的发病季节不同，为夏秋季流行，无皮疹。脑脊液外观清亮，白细胞多在（50~500）×10^6/L，很少超过 1000×10^6/L，糖和氯化物正常或稍增加。

（3）在流脑的早期，要注意与上感、其他原因的所致的败血症以及各种原因的发绀相鉴别。

知识点 16：流行性脑脊髓膜炎的病原治疗

治疗的关键是尽早足量应用细菌敏感并能透过血脑屏障的抗生素，以便彻底杀灭体内的脑膜炎球菌。青霉素是对脑膜炎球菌高度敏感的杀菌药，特别是在败血症阶段，能迅速达到高浓度，很快杀菌，作用明显优于磺胺药。但青霉素不易透过血-脑屏障，即使脑膜炎时也只有 10%~30% 药物透过，所以使用时必须加大剂量，以保证脑脊液中达到有效浓度。青霉素 25 万~30 万 U/(kg·d) 分 3~4 次静脉滴注，疗程 5~7 天。还可选用头孢曲松、头孢噻肟和氨苄西林、氯霉素。

对青霉素耐药（MIC ≥ 1μg/ml）的脑膜炎球菌菌株是极少的，对于 MIC 在 0.12~1.0μg/ml 的脑膜炎球菌使用大剂量的青霉素治疗是有效的。

知识点 17：流行性脑脊髓膜炎的对症治疗

保证热量供给及水电解质平衡。高热时可用物理降温和药物降温；颅内高压时予 20% 甘露醇 1~2g/kg，快速静脉滴注，根据病情 4~6 小时 1 次，可重复使用。惊厥时可给予镇静药。

知识点 18：流行性脑脊髓膜炎的抗凝治疗

如皮肤淤点淤斑迅速增多及扩大融合成大片瘀斑，且血小板急剧减少，凝血酶原时间延长，纤维蛋白原减少时应高度怀疑有 DIC，宜尽早应用肝素，不必等待实验室检查结果，剂量为 0.5~1.0mg/kg，加入 10% 葡萄糖溶液 100ml 静脉滴注，根据情况 4~6 小时重复 1 次，多数 1~2 次即可见效，重者 3~4 次。应用肝素时，用凝血时间监测，调整剂量。要求凝血时间维持在正常值的 2.5~3 倍为宜，如在 2 倍以下，可缩短间隔时间，增加剂量，如超过 3 倍，可延长间隔时间或减少剂量，肝素治疗持续到病情好转为止。用肝素后可输新鲜血液以补充被消耗的凝血因子；如果有继发纤溶症状，可试用氨基己酸，剂量为 4~6g 加入 10% 葡萄糖溶液 100ml 静脉滴注，或氨甲苯酸 0.1~0.2g 加入葡萄糖溶液内静脉滴注或静脉推注。

知识点 19：流行性脑脊髓膜炎的防治呼吸衰竭治疗

在积极治疗脑水肿的同时，保持呼吸道通畅，必要时气管插管，使用呼吸机治疗。

知识点 20：流行性脑脊髓膜炎的预防

（1）呼吸道隔离：患者须隔离至症状消失后 3 天，但不少于发病后 7 天。接触者医学观察 7 天。

（2）疫苗预防：可用 A 群、C 群或 A+C 群双价高分子量多糖菌苗，但 B 群菌苗迄今尚未研制成功。

（3）药物预防：可采取口服磺胺药进行预防，共 3 天。亦有人主张对 A 群流脑密切接触者，可采用头孢噻肟或头孢曲松，肌内注射 1 次。

知识点 21：流行性脑脊髓膜炎的预后

可由并发症引起各种后遗症，发生率为 11%~19%，包括听力下降、失明、动眼神经麻痹、瘫痪、智力或性情改变，精神异常和皮肤瘢痕等。总病死率约为 10%，在青少年可达 25%。

第十四节　化脓性脑膜炎

知识点 1：化脓性脑膜炎的概念

化脓性脑膜炎又称急性细菌性脑膜炎，是指由细菌所致的软脑膜、蛛网膜、脑脊液及脑室的急性炎症，脑及脊髓表面可轻度受累，最常见的致病菌为脑膜炎球菌、肺炎链球菌、B 型流感嗜血杆菌，其次有金黄色葡萄球菌、链球菌、大肠杆菌、变形杆菌、厌氧杆菌、沙门菌、铜绿假单胞菌等。

知识点 2：化脓性脑膜炎的流行病学

化脓性脑膜炎是小儿最常见的中枢神经系统感染，病原菌与年龄有密切关系，新生儿期以 B 组链球菌、革兰阴性菌（大肠埃希菌、肺炎克雷伯菌）和产单核细胞李斯特菌最为常见；在没有接种流感嗜血杆菌疫苗的婴幼儿（常见 1 个月龄至 4 岁），流感嗜血杆菌是常见的病原；年长儿则主要以肺炎链球菌为主。近年来耐药的肺炎链球菌脑膜炎有所增加。金黄色葡萄球菌脑膜炎多系败血症所致，或因创伤、手术、先天畸形而并发此菌感染。医院内感染的病原以革兰阴性杆菌、链球菌、金黄色葡萄球菌、表皮葡萄球菌为多见。

知识点 3：化脓性脑膜炎的发病机制

细菌可经多种途径抵达脑膜，最多见细菌经血行播散，还可由颅脑外伤或手术的直接接种；鼻窦炎、中耳炎、乳突炎等局部病灶可窝藏细菌，也可因病变扩展直接波及脑膜。婴幼儿的皮肤、黏膜、肠胃道以及新生儿的脐部也常是感染侵入的门户。

知识点 4：化脓性脑膜炎的临床表现

（1）感染相关的表现：寒战、高热，在新生儿、小婴儿等发热症状可不明显或无发热，常先有呼吸系统或消化系统的症状。新生儿特别是早产儿常缺乏典型的临床表现。

（2）脑膜刺激征的表现：炎症累及脊髓神经根周围的蛛网膜、软脑膜、软脊膜，致使神经根通过椎间孔时受压，当颈部或背部肌肉活动时引起疼痛。

（3）颅内压升高的表现：表现为头痛、喷射性呕吐，严重可有全身抽搐、意识障碍等。

知识点5：化脓性脑膜炎的流行病学史

（1）在婴幼儿要注意询问是否接种流感嗜血杆菌疫苗；皮肤黏膜、胃肠道以及脐部有无感染。

（2）近期有无颅脑外伤或手术史；有无鼻窦炎、中耳炎、乳突炎病史等。

知识点6：化脓性脑膜炎的体格检查

（1）感染相关的体征：链球菌、肺炎链球菌、流感嗜血杆菌所致脑膜炎偶可见出血性皮疹；基底部脑膜炎累及自该处出颅的第Ⅲ、Ⅳ、Ⅴ、Ⅵ和Ⅶ对脑神经，因而引起相应的神经麻痹症状等。

（2）脑膜刺激征的体征：颈项强直，凯尔尼格征和布鲁津斯基征阳性；在婴幼儿，由于腰背肌肉发生保护性痉挛，布鲁津斯基征阳性是重要的体征，还可出现角弓反张。在新生儿常缺乏脑膜刺激征。

（3）颅内压升高的体征：婴幼儿可表现有前囟饱满、意识障碍甚至昏迷。

知识点7：化脓性脑膜炎的并发症

（1）硬脑膜下腔积液：常见于1岁以下肺炎链球菌及流感嗜血杆菌脑膜炎的患儿，年龄超过18个月的少见。多见于化脓性脑膜炎病程的7~10天后，只有10%~20%的硬脑膜下腔积液患儿有临床症状，硬脑膜下腔的液体如超过2ml，蛋白定量在0.4g/L以上，红细胞在$100×10^6$/L以下，可诊断为硬脑膜下积液。

（2）脑室膜炎：是造成预后不良和严重后遗症的重要原因。对于临床上出现病情危重，惊厥频繁，中枢性呼吸衰竭，常规治疗疗效差，特别是革兰阴性杆菌脑膜炎可进行脑室穿刺帮助诊断。

（3）脑积水：当治疗不当或治疗过晚的化脓性脑膜炎，特别是新生儿和小婴儿因分泌物堵塞或粘连阻碍脑脊液循环会出现梗阻性脑积水。

（4）脑性低钠血症：因感染影响脑垂体后叶，抗利尿激素分泌过多会导致水潴留。

知识点8：化脓性脑膜炎的辅助检查

（1）脑脊液检查：包括常规、生化、涂片和细菌培养。

（2）血常规：白细胞总数及中性粒细胞明显增加。贫血常见于流感杆菌脑膜炎。

（3）血培养：早期、未用抗生素治疗者可得阳性结果，能帮助确定病原菌。

（4）其他实验室辅助检查：②C反应蛋白（CRP）：血清和脑脊液的CRP常升高，当CRP不升高时，对排除化脓性脑膜炎的诊断具有很大的意义。②脑脊液乳酸：可用于鉴别未经抗生素治疗的细菌性脑膜炎和非细菌性脑膜炎，乳酸不高常可排除化脑。

（5）血清电解质：由于抗利尿激素分泌（SI-ADH）异常或不恰当的液体输入，可有低血钠。

（6）特异性细菌抗原测定：①乳胶凝集试验和对流免疫电泳：以已知抗体检测脑脊液中的特异性抗原，但阴性结果时不能排除相应的病原。②聚合酶链反应（PCR）：可用于抗生素治疗后的化脓性脑膜炎病原诊断。

（7）影像学检查：在怀疑化脓性脑膜炎，准备行腰椎穿刺进行脑脊液检查前没有必要常规做头颅 CT 检查，以排除是否有颅内高压。

知识点 9：化脓性脑膜炎的诊断

（1）患儿有呼吸道或其他感染如上呼吸道感染、肺炎、中耳炎、乳突炎、骨髓炎、蜂窝织炎或败血症，同时伴有神经系统症状。

（2）有头面部周围组织器官感染灶、头颅损伤，同时伴有神经系统症状。

（3）婴儿不明原因的持续发热，经一般治疗无效。

（4）婴幼儿高热伴惊厥，而不能用一般高热惊厥解释者。对怀疑化脓性脑膜炎的患儿，应尽早进行血培养和脑脊液检查。

知识点 10：化脓性脑膜炎的鉴别诊断

（1）病毒性脑膜炎：脑脊液外观微毛或轻度浑浊，白细胞数每毫升十余个至数百个，早期多核细胞稍增多，但在病程的 12~36 小时或以后，即以单核细胞为主，蛋白轻度增高，糖、氯化物正常。某些病毒脑膜炎早期，尤其是肠道病毒感染，脑脊液细胞总数可明显增高，且以多核白细胞为主，但其糖量一般正常，PCR 方法检测相关病原可助鉴别。

（2）结核性脑膜炎：典型结核性脑膜炎脑脊液外观磨玻璃样，有时因蛋白含量过高而呈黄色。白细胞数（200~300）×10^6/L，偶尔超过 1000×10^6/L，单核细胞占 70%~80%。糖、氯化物均明显减低。蛋白增高达 1~3g/L，脑脊液留膜涂片可找到抗酸杆菌。应仔细询问患者有无结核接触史，检查身体其他部位是否存在结核病灶，进行结核菌素试验，在痰及胃液中寻找结核菌等以协助诊断。

（3）真菌性脑膜炎：最常见的是新型隐球菌性脑膜炎，其临床表现、病程及脑脊液改变与结核性脑膜炎相似，起病缓慢症状更为隐匿，病程更长，病情可起伏加重。确诊靠脑脊液印度墨汁染色见到厚荚膜的发亮圆形菌体，在沙氏培养基上有新型隐球菌生长。

（4）脑脓肿：起病较缓慢，有时有神经系统的局部定位症状和体征，脑脊液压力增高明显，细胞数正常或稍增加，蛋白略高。当脑脓肿向蛛网膜下腔或脑室破裂时，可引起典型化脑。头颅 B 超、CT、MRI 等检查有助进一步确诊。

（5）脑肿瘤：病程较长，临床经过更隐匿，一般有颅内高压症，可有局部神经定位体征，常缺乏感染表现，多依靠 CT、MRI 检查鉴别。

知识点 11：化脓性脑膜炎的抗菌治疗

（1）临床怀疑或初步确诊的化脓性脑膜炎：对于临床怀疑或初步确诊的化脓性脑膜炎，应尽快使用经验性抗生素治疗，由静脉给予适当、足量的抗生素，以杀菌药物为佳，一旦获得细菌培养阳性结果，将按分离株敏感试验的结果，根据药敏结果以及病情改善情况做出适当的抗生素调整。

（2）当抗生素治疗 48 小时，临床症状无改善时，应重复脑脊液检查。治疗有效时，体温多在 3 天左右下降，临床症状减轻，脑脊液细菌消失，细胞数明显减少，其他生化指标亦有相应好转，此时可继续使用原来药物治疗，2 周后再复查脑脊液。如治疗反应欠佳，需及时腰椎穿刺复查，观察脑脊液改变，以确定所用药物是否恰当，再酌情调整治疗方案。

（3）脑膜通透性随病情好转逐渐恢复正常，因而继续进入脑脊液的药量亦随之减少。为保证治疗效果，需大剂量由静脉给药，直到疗程结束，不要中途减少药物剂量及改变给药方法。

（4）停药指征，即在完成疗程时症状消失、退热 1 周以上，脑脊液细胞数少于 20×10^6/L，均为单核细胞，蛋白及糖量恢复正常。

知识点 12：病原已明确的化脓性脑膜炎的治疗

（1）肺炎链球菌脑膜炎：如果肺炎链球菌对青霉素的 MIC 为 0.1μg/ml 和对头孢噻肟、头孢曲松的 MIC>0.5μg/ml 可继续应用这些药物，进行临床密切观察，建议用药后 24~48 小时再做腰穿，进一步评价临床疗效。对于脑脊液中肺炎链球菌对青霉素的 MIC≥2.0μg/ml，头孢噻肟钠或头孢曲松≥2.0μg/ml 为耐药。对于有明确证据或高度怀疑细菌性脑膜炎，年龄在 1 个月以上的小儿，应该尽早应用万古霉素联合头孢噻肟钠或头孢曲松。对 β-内酰胺类抗生素（如青霉素和头孢类抗生素）有高度过敏危险的小儿，可考虑使用万古霉素和利福平联合应用。疗程一般推荐 10~14 天。其他可用来治疗肺炎链球菌脑膜炎的抗生素还有美罗培南、氯霉素。

（2）流感嗜血杆菌脑膜炎：首选氨苄西林，头孢曲松或头孢噻肟，第四代头孢菌素。治疗青霉素敏感菌株所致流感嗜血杆菌脑膜炎，氨苄西林为首选用药物。疗程一般推荐 7 天。

（3）李斯特菌脑膜炎：病死率可高达 30%，青霉素、氨苄西林、庆大霉素为有效的抗生素，疗程一般推荐 14~21 天。头孢类抗生素李斯特菌脑膜炎不具备抗菌活性。

（4）革兰阴性菌脑膜炎：如分离菌敏感可选择氨苄西林，也可选用广谱头孢类，如头孢噻肟或头孢曲松，疗程一般推荐 21 天。产超广谱 β-内酰胺酶的革兰阴性菌脑膜炎选择美罗培南。对新生儿要重复进行脑脊液检查，抗生素疗程应用至细菌培养阴性。治疗无效或培养仍为阳性建议鞘内注射，但新生儿不建议使用。

（5）金黄色葡萄球菌脑膜炎：敏感菌用萘夫西林或苯唑西林加万古霉素±庆大霉素，对于耐药或对青霉素过敏的选用万古霉素，严重者建议加用利福平。

知识点 13：化脓性脑膜炎的糖皮质激素的应用

婴幼儿、儿童的流感嗜血杆菌和肺炎链球菌的脑膜炎时，在抗生素应用前 10~20 分钟或同时使用地塞米松 0.15mg/kg，每 6 小时 1 次，疗程 2~4 天，可以降低病死率，改善晚期的后遗症。

知识点 14：化脓性脑膜炎的对症处理

（1）控制惊厥：最常见的原因是颅内压增高，用脱水药降低颅内压，对症治疗可采用地西泮、水合氯醛、副醛、苯巴比妥等药物抗惊厥。

（2）减低颅内压：可用 20% 甘露醇，4~6 小时 1 次。

（3）维持机体循环平衡：不要求限制入量，否则影响脑灌注。

知识点 15：化脓性脑膜炎的预后

（1）与化脓性脑膜炎预后有关的因素是患儿年龄、感染细菌种类、病情轻重，治疗早晚，有无并发症及细菌对抗生素的敏感性等。及时治疗大多数患者都能痊愈，其病死率已降到 5% 以下。

（2）婴幼儿抵抗力差，早期诊断较困难故预后差。新生儿化脑病死率可达 65%~75%，致残率 61%，特别是宫内感染肠道细菌预后极差。金黄色葡萄球菌和革兰阴性细菌引起的脑膜炎由于易产生细菌耐药性，治疗困难，病死率亦高。肺炎链球菌所致的化脓性脑膜炎病死率可达 15%~25%，且易复发。

第十五节　伤寒和副伤寒

知识点 1：伤寒和副伤寒的概念

伤寒、副伤寒，是指由伤寒沙门菌和甲、乙、丙副伤寒沙门菌引起的急性全身系统性传染病。

知识点 2：伤寒和副伤寒的流行学

（1）传染源：患者和带菌者。患者从潜伏期末到整个患病期间都有传染性，病程后期的传染性较前期强；带菌者是伤寒、副伤寒的重要传染源，包括潜伏期带菌、恢复期带菌、慢性带菌、健康带菌。

（2）传播途径：粪-口途径传播，经由被污染的水和食物，日常生活接触和生物媒介传播。

（3）易感人群：人群普遍易感，发病或隐性感染后，可获得较巩固的免疫力，再次感染者少见。

（4）流行特征：发病地区呈不均衡性，以夏秋季为高峰（8~10 月份）；学龄及学龄前儿童多见，流行形式有散发、暴发和流行，散发是主要流行形式，在暴发流行中以水型暴发为主。

知识点3：伤寒和副伤寒的病原学

伤寒、副伤寒甲、乙、丙均为沙门菌属，革兰阴性杆菌。有菌体抗原（O），鞭毛抗原（H）和表面抗原（Vi）三种。根据抗原分型，伤寒杆菌为 D 群，甲、乙、丙型副伤寒分别属于为 A、B、C 群，沙门菌属可发生自发性突变，不产生外毒素，能产生毒力较强的内毒素以及其他影响细菌侵袭力的抗原，如 Vi 抗原，能干扰血清中的杀菌效能与阻止吞噬，使细菌的侵袭力增强，是决定伤寒杆菌毒力的重要因素，但其抗原性弱，感染人后，可诱生相应的抗体，但不是保护性抗体。"O"与"H"的抗原性较强，可以用伤寒血清凝集试验（肥达反应）。

知识点4：伤寒和副伤寒的病理生理学

伤寒、副伤寒沙门菌经口进入小肠，入侵肠黏膜达肠壁固有层，一些病原菌被巨噬细胞吞噬，并在其胞质内繁殖，另一些经淋巴管进入回肠集合淋巴结、孤立淋巴滤泡及肠系膜淋巴结中生长繁殖，然后经胸导管进入血流，引起菌血症、出血、坏死并形成溃疡。病菌随血液扩散全身，菌体裂解时释放内毒素，增强局部病灶的炎症反应，激活单核-吞噬细胞与中性粒细胞，使之产生及释放各种细胞因子，加上坏死组织产生的有毒物质，引起相应的临床表现，此外，内毒素也可诱发 DIC 或溶血性尿毒症综合征。

知识点5：伤寒和副伤寒的潜伏期

伤寒和副伤寒的潜伏期为 5～21 天。

知识点6：伤寒和副伤寒的临床表现

（1）持续发热：多为稽留热，也可为弛张热和不规则高热。

（2）相对缓脉：年长儿较常见。

（3）消化系统：食欲减退、腹胀，多数便秘，少数腹泻，右下腹可有压痛。

（4）神经系统：淡漠、耳鸣、谵妄、昏迷或脑膜刺激征阳性。

（5）玫瑰疹：小儿较少见，胸、腹、背分批出现淡红色斑丘疹，2～4mm，3～5 天自退。

（6）肝脾大：质软、轻压痛，小儿较常见，肝大甚于脾大。

知识点7：伤寒的临床分期

（1）初期：通常为病程第1周，各项表现较轻。

（2）极期：病程第2、3周，各项表现严重。

（3）缓解期：病程第4周，各项表现缓解。

（4）恢复期：病程第5周，症状消失，一般持续1个月左右恢复。

知识点8：伤寒的再燃与复发

少数患者可出现。进入恢复期之前，体温尚未降至正常又重新上升，血培养阳性，称为再燃；热退1~3周后，症状再现，血培养再度阳性，称为复发。

知识点9：伤寒和副伤寒的流行病学史

流行病学史注意询问当地近3周内有无伤寒流行史，既往病史，有无伤寒菌苗接种史，有无与伤寒患者接触史。

知识点10：伤寒和副伤寒的体格检查

（1）肝、脾大或伴压痛，少数有黄疸、肝功能异常。

（2）多在病程的7~13天在胸、腹、背部和四肢皮肤出现淡红色小斑丘疹称为玫瑰疹，分批出现，直径2~4mm，压之褪色，为数在12个以下，多在2~4天消失，在婴幼儿较少见。

知识点11：伤寒和副伤寒的并发症

肠出血、肠穿孔、支气管炎、肺炎、伤寒肝炎、中毒性心肌炎、肾炎、溶血尿毒症综合征、神经系统疾病、骨髓炎等。

知识点12：伤寒和副伤寒的辅助检查

（1）血常规：白细胞减少，伴中性粒细胞减少和嗜酸性粒细胞减少或消失。但在婴幼儿白细胞计数常增高，学龄儿童白细胞计数常不减少。高热时可有轻度蛋白尿。粪便隐血试验阳性。

（2）病原学检查：①培养：在病程的第1~2周血培养常获阳性结果；在病程的第3~4周粪便培养，阳性率可高达80%，病后6周阳性率迅速下降；骨髓培养阳性率较高。玫瑰疹的刮取物或活检切片也可获阳性培养。②聚合酶链反应（PCR）：扩增出血液中伤寒、甲、乙、丙副伤寒特异基因片段，特别适用于低水平的菌血症伤寒患儿。

（3）血清学检查：①肥达试验（伤寒血清凝集试验）抗"O"抗体凝集价≥1∶80以上，抗"H"体凝集价≥或1∶160以上，或恢复期血清抗体4倍增高，对伤寒、副伤寒有辅助诊断价值。该试验在病程第 2 周开始，阳性率逐渐增高，至第 4 周可达 90%，病愈后阳性反应可持续数月之久。但阴性结果不能据此而排除本病。②对流免疫电泳（CIE）、酶联免疫吸附试验（ELISA）、被动血凝试验（PHA）等检测血清中特异性抗原或抗体，辅助临床诊断。

知识点 13：伤寒和副伤寒的诊断及鉴别诊断

（1）诊断：根据流行病学资料，临床表现，结合临床血清学检查可协助诊断，病原学检查阳性可确诊。

（2）鉴别诊断：早期与注意病毒感染、败血症、非伤寒副伤寒沙门菌感染相鉴别；还要与粟粒性肺结核，恶性组织细胞病、白血病等相鉴别。

知识点 14：伤寒和副伤寒的病原治疗

（1）头孢他定：剂量为 50~100mg/（kg·d），必要时剂量可加至 150~200mg/（kg·d），分 2~4 次静脉滴注。

（2）头孢噻肟：剂量为 50~100mg/（kg·d），分 2~4 次静脉滴注。

（3）头孢曲松：剂量为 20~100mg/（kg·d），单次或分 2 次静脉滴注。

（4）头孢哌酮-舒巴坦：剂量为 80~160mg/（kg·d），分 2~3 次静脉滴注。

（5）哌拉西林-他唑巴坦：剂量为 60~150mg/（kg·d），分 3~4 次静脉滴注。

（6）泰能（亚胺培南西司他丁钠）：剂量为 30~60mg/（kg·d），重症可增至 100mg/（kg·d），但每日总量不超过 2g，分 3~4 次静脉滴注（每 6~8 小时 1 次）。每次静脉滴注时间应超过 1 小时。

知识点 15：伤寒和副伤寒的一般治疗及护理

（1）隔离、休息。

（2）注意皮肤、口腔护理、勤翻身，饮食以流质、半流质、少渣饮食为主。

（3）注意电解质平衡及多种维生素供给。

（4）对症处理：①物理降温，慎用解热镇痛药，必要时只用常规量的 1/6~1/4 量，并注意防治虚脱。②便秘者忌用泻药，可用开塞露或生理盐水低压灌肠。③腹泻忌用阿片制剂，腹胀忌用新斯的明，可用肛管排气或腹部热敷。④中毒症状严重者，在足量有效抗生素治疗前提下可小量使用糖皮质激素，但显著腹胀者应慎用。⑤肠出血者应禁食、静卧，应用止血药、酌情输血；肠穿孔者禁食、胃肠减压及外科手术治疗。

知识点 16：伤寒和副伤寒的预防

重点应采取切断传播途径为重点的综合性预防措施；伤寒预防接种对易感人群能够起

一定的保护作用。伤寒，副伤寒甲、乙三联菌苗预防效果尚不够理想，反应也较大，不作为常规免疫预防应用。患者经正规治疗临床症状完全消失后 2 周或临床症状消失，停药 1 周后，粪便两次阴性（间隔 2~3 天），方可解除隔离。

第十六节 霍 乱

知识点 1：霍乱的概念

霍乱是指由霍乱弧菌引起的烈性肠道传染病，在我国属于甲类传染病。临床以无痛性泻吐、米泔样大便、严重脱水、肌肉痛性痉挛及周围循环衰竭等为特征。

知识点 2：霍乱的传染源

自然界中广泛存在霍乱弧菌。人是唯一的自然宿主，患者和带菌者为传染源，从潜伏期末到临床症状消失后 1 周，均有排菌，少数人可持续到临床症状消失后 3 个月。

知识点 3：霍乱的传播途径

污染的水或食物经消化道传播，也可通过带菌者的排泄物（尿液、粪便）传播。

知识点 4：霍乱的易感人群

人群普遍易感，特别是低胃酸和 O 型血型人感染的危险性较高。

知识点 5：霍乱的流行特征

我国绝大多数地区的发病季节一般在 5~11 月份，而流行高峰多在 7~10 月份。

知识点 6：霍乱的病原学

霍乱的病原霍乱弧菌是一种能运动的弯曲呈弧形的革兰阴性菌，属兼性厌氧菌，分为 2 个生物型，古典生物型（霍乱的病原体）和埃尔托生物型（副霍乱的病原体）。根据细胞壁表面抗原成分，分成 139 个血清群，其中仅 O1 与 O139 可引起霍乱流行，古典生物型和埃尔托生物型都属于 O1 型。

霍乱弧菌对干燥、日光、热、酸及一般消毒剂均敏感。煮沸 1~2 分钟可杀灭。0.2%~0.5% 的过氧乙酸溶液可立即杀死。在正常胃酸中仅能存活 5 分钟，但在自然环境中存活时间较长，如在江、河、井或海水中能生存 1~3 周，在鱼、虾和介壳类食物中可存活 1~2 周。

知识点7：霍乱的病理生理学

（1）霍乱弧菌能产生内毒素、外毒素（霍乱肠毒素）、溶血素、酶类及其他代谢产物，其中霍乱肠毒素是致病的主要毒素，造成分泌性腹泻。

（2）霍乱弧菌经口进入小肠，依其黏附因子紧贴于小肠上皮细胞表面，在小肠碱性环境中大量繁殖，并产生大量霍乱肠毒素，刺激小肠黏膜大量分泌肠液，超过肠管再吸收的能力，临床上出现剧烈泻吐，电解质失衡，严重脱水，致使血浆容量明显减少，发生休克和急性肾衰竭；血液浓缩，出现周围循环衰竭。因钾、钠丢失，肌肉痉挛。霍乱肠毒素还能促使肠黏膜杯状细胞分泌黏液增多，使水样便中含大量黏液。此外腹泻导致的失水，使胆汁分泌减少，使粪便可成"米泔水"样。

（3）霍乱的病理改变不显著，主要为严重脱水，脏器实质性损害不重。小肠黏膜仅见非特异性浸润。

知识点8：霍乱的潜伏期

霍乱的潜伏期短者数小时，长者3~6天，一般为1~3天。

知识点9：霍乱的临床表现

（1）隐性感染者多，在显性感染，特别是感染了埃尔托生物型，临床以轻型病例为多；古典生物型和O139群霍乱弧菌引起的疾病，症状较严重。

（2）起病多急骤，无明显前驱症状。腹泻常是首发症状，无里急后重感，多数无腹痛，以黄色水样便多见，严重者排出白色浑浊的"米泔水"样大便。无发热，可有肠道出血，腹泻次数由每天数次至数十次不等，重者可大便失禁。腹泻后，多有喷射性呕吐。严重者亦可呕吐"米泔水"样物。

（3）由于剧烈的吐泻，出现脱水、电解质紊乱、低钾血症、代谢性酸中毒等，如果严重脱水没有及时纠正，在4~12小时出现低血容量休克、昏迷、惊厥、循环衰竭，甚至死亡。一般持续数小时至2~3天。

（4）恢复期少数患者由于血液循环的改善，残留于肠腔的内毒素被吸收入血，可致轻重不一的发热，可达38~39℃，持续1~3天后自行消退。

知识点10：霍乱的流行病学史

询问是否有来自霍乱流行地区，周围是否有类似症状患者。在夏秋季节对可疑患者应详细询问发病前1周内的活动情况，是否来自疫区、有无与霍乱患者及其污染物接触史，以及是否接受过霍乱预防接种等。

知识点 11：霍乱的体格检查

（1）脱水体征：根据皮肤黏膜、皮肤弹性、眼窝、血压、尿量和神志状态，分为轻、中、重度脱水，判断脱水的程度。

（2）休克体征：当血容量明显减少，出现四肢厥冷、毛细血管充盈时间延长、皮肤花斑，血压下降或不能测出。由于脑部供血不足，脑缺氧而出现意识障碍，开始为烦躁不安，继而嗜睡甚至昏迷。

（3）酸中毒及电解质紊乱体征：表现为呼吸增快，意识障碍，如嗜睡、感觉迟钝甚至昏迷。大量电解质丢失，低血钠引起腓肠肌、腹直肌等肌肉痉挛。低血钾表现为肌张力减弱，膝反射减弱或消失，腹胀等。

知识点 12：霍乱的辅助检查

（1）粪便检查：①直接镜检：可见黏液和少许红、白细胞。涂片染色可见革兰阴性弯曲弧菌。②悬滴检查细菌动力：暗视野镜下见运动活泼呈穿梭状的弧菌；制动试验阳性。③分离培养：将吐泻物直接或先经碱性胨水增菌后，再进行培养，容易检出霍乱弧菌。获得的所有霍乱弧菌菌株必须由各级疾病预防控制中心进行菌株的常规鉴定。④病原检测：应用荧光抗体检测粪便中霍乱弧菌，可于 1~2 小时获得结果。

（2）血清学检查：①血清凝集试验检测抗体：在发病第 1~3 天及第 10~15 天各取 1 份血清，双份血清的抗体效价增高 4 倍以上，有诊断参考价值，但血清学检查无助于早期确诊。②血清电解质检测：霍乱患者丢失的液体是等渗液体，但其中含钾的量为血清钾的 4~6 倍，故低血钾明显，还有低血钠和低血氯。

知识点 13：霍乱的诊断

在霍乱流行地区，或流行季节，任何有腹泻和呕吐的患者，均应疑似霍乱，均需做排除霍乱的粪便细菌学检查。凡有典型症状者，应先按霍乱处理。诊断以临床表现、流行学史和病原检查三者为依据。

知识点 14：霍乱的鉴别诊断

（1）要与其他原因的腹泻病相鉴别：如痢疾杆菌、沙门菌、葡萄球菌、变形杆菌等引起的细菌性腹泻、产肠毒素大肠菌（ETEc）性腹泻；病毒性（特别是轮状病毒性）肠炎；寄生虫性腹泻；病原学诊断是关键。

（2）某些毒物（如有机磷农药、三氧化二砷等）引起的腹泻临床症状类似霍乱。急性砷中毒以急性胃肠炎为主要表现，粪便为黄色或灰白水样，常带血，严重者尿量减少，甚至无尿和循环衰竭等，检查粪便或呕吐物砷含量可明确诊断。

知识点 15：霍乱的治疗原则

霍乱的治疗原则是严格隔离，及时补液，辅以抗菌和对症治疗。最重要的是纠正脱水，维持机体水电解质酸碱平衡。

知识点 16：霍乱的治疗方法

（1）隔离治疗：按消化道传染病严密隔离，隔离至症状消失 6 日后，粪便弧菌检查，连续 3 次阴性，方可解除隔离。

（2）纠正脱水，维持电解质酸碱平衡：补充水分是霍乱的基础治疗，轻症可口服补液，重症需静脉补液。补液的原则为早期、迅速、适量、先盐后糖、先快后慢、纠酸补钙、见尿补钾。

（3）抗生素治疗：应用抗生素控制病原菌后能缩短病程，减少腹泻次数和迅速从粪便中清除病原菌，但仅作为液体疗法的辅助治疗。对于中、重症霍乱应使用抗生素治疗，霍乱弧菌对多西环素、四环素、磺胺甲噁唑或甲氧苄啶、氨苄西林、红霉素、环丙沙星敏感，疗程 3 天。近年来已发现四环素的耐药菌株，但应用多西环素仍敏感。8 岁以下儿童禁用四环素类。

知识点 17：霍乱的预后

预后与所感染霍乱弧菌生物型、临床轻重、治疗是否及时和正确有关。死亡原因早期主要是循环衰竭，严重脱水时多因急性肾衰竭或其他感染等并发症而导致死亡。

知识点 18：霍乱的预防

发现隔离患者，切断传播途径，此外，我国已有新型的口服重组 B 亚单位/菌体霍乱疫苗预防霍乱。

第十七节　细菌性痢疾

知识点 1：细菌性痢疾的概念

细菌性痢疾，简称菌痢，是由志贺菌属引起的肠道传染病。临床特征有发热、腹痛、腹泻、黏冻脓血便、里急后重；重者有惊厥和休克，可导致死亡。

知识点 2：细菌性痢疾的流行病学

（1）传染源：虽然其他灵长类动物可被感染痢疾杆菌，但人类是痢疾杆菌的自然宿主。

患者和带菌者均为传染源。

（2）传播途径：主要通过粪-口途径传播。家蝇可为携带者，通过物理性携带感染者的粪便，而使疾病传播。最主要的传播方式包括人与人之间的接触、接触被污染的物体、摄入受污染的食物或水。

（3）易感人群：普遍易感，正常成年人食入 10~200 个病原菌足以引起感染，儿童中发病的高峰年龄是 1~5 岁，感染后免疫力短暂并且不稳定，可重复感染。

（4）流行特征：菌痢在我国全年均可发生，但有明显的季节高峰，以夏秋季最为常见。地区分布集中在温带或亚热带。

知识点 3：急性菌痢的诊断

潜伏期在 7 天内。

（1）**典型菌痢**：发热（多为高热）、纳差，同时或数小时后腹痛（常呈阵发性，以中下腹或左下腹明显）、腹泻。腹泻初为水样，继而为黏冻脓血便，半数以上患儿次多量少；里急后重，重症者大便失禁及脱肛。频泻者可引起水、电解质、酸碱平衡失调。

（2）**轻型菌痢**：起病稍缓，全身中毒症状不明显，不发热或低热，腹泻为稀便或黏液便，无典型黏冻脓血便。婴幼儿多见。

（3）**中毒型菌痢**：多见于 2~8 岁小儿。突起高热，可伴头痛、畏寒。迅速出现反复惊厥、意识障碍或循环衰竭，而病初肠道症状不明显，常于病后 6~12 小时才有黏冻脓血便。

知识点 4：中毒型菌痢的病因和发病机制

病原是痢疾杆菌，属于肠杆菌的志贺菌属，分 A、B、C、D 四群（志贺菌、福氏菌、鲍氏菌、宋内菌），我国以福氏志贺菌多见。志贺菌内毒素从肠壁吸收入血后，引起发热、毒血症及急性微循环障碍。中毒型菌痢可发生脑水肿甚至脑疝，出现昏迷、抽搐及呼吸衰竭，是中毒型菌痢死亡的主要原因。

知识点 5：中毒型菌痢的病理

中毒型菌痢肠道病变轻微，多见充血、水肿，个别病例结肠有浅表溃疡，但全身病变重，多脏器的微血管痉挛及通透性增加，突出的病理改变为大脑和脑干水肿，神经细胞变性及点状出血，肾小管上皮细胞变性坏死，部分病例肾上腺充血、皮质出血和萎缩。

知识点 6：中毒型菌痢的临床表现

（1）**休克型**（皮肤内脏微循环障碍型）：主要表现为感染性休克。

（2）**脑型**（脑微循环障碍型）：因脑缺氧、水肿而发生反复惊厥、昏迷和呼吸衰竭。早期有嗜睡、呕吐、头痛、血压偏高，心率相对缓慢。随病情进展，很快进入昏迷、频繁或持续惊厥阶段。瞳孔大小不等、对光反射消失，呼吸深浅不匀、节律不整，甚至呼吸停止。此型较严重，病死率高。

（3）肺型（肺微循环障碍型）：又称呼吸窘迫综合征，以肺微循环障碍为主，常在中毒型痢疾脑型或休克型基础上发展而来，病情危重，病死率高。

（4）混合型：上述两型或三型同时或先后出现，是最为凶险的一种，病死率很高。

（5）严重病例常合并 DIC、肾衰竭，偶可合并溶血性尿毒症综合征。

知识点 7：典型菌痢的分型

（1）休克型：精神萎靡，面色苍灰，四肢凉冷、脉搏细速，呼吸、心率加快，血压偏低、脉压减小，重者谵妄或昏迷，皮肤花纹、湿冷、脉搏细弱、血压下降、心音低钝、少尿等。后期出现多器官功能衰竭。

（2）脑型：反复惊厥、意识障碍，意识障碍包括烦躁、谵妄、昏睡、昏迷。颅内压增高，甚至脑疝形成。

（3）混合型：上述两种征象同时存在，病情更重。

知识点 8：慢性菌痢的诊断

病程超过 2 个月。因治疗不彻底、细菌耐药、营养不良和免疫功能低下等所致。根据临床表现分为三型。

（1）迁延型：迁延不愈的腹泻，黏冻软便或成形便带黏冻或脓血便。

（2）隐匿型：无症状，大便培养阳性，直肠乙状结肠镜检可发现肠道病变。

（3）急性发作型：急性发作类似急性菌痢，但全身中毒症状不明显。

知识点 9：细菌性痢疾的辅助检查

（1）血常规：急性菌痢时白细胞增高，且以中性粒细胞为主。慢性者有贫血。中毒型伴 DIC 时，血小板减少。

（2）大便常规：取黏冻脓血便送检，可见大量脓细胞和红细胞，以白细胞为主，偶见吞噬细胞。

（3）细菌培养：大便培养是目前确诊和鉴别诊断最可靠依据。最好在使用抗生素之前取样，并连送数次。

（4）免疫学检查：检测大便中的细菌抗原，但有假阳性。

（5）结肠镜检及黏膜活检：对慢性患者须与其他结肠炎鉴别时可考虑使用。

知识点 10：细菌性痢疾的治疗

（1）一般治疗：包括隔离、低脂饮食、对症处理、营养支持疗法。

（2）抗生素治疗：①SMZco：50mg/（kg·d），分两次口服，共 7 日。②静脉用药参见伤寒，疗程 5 天。

（3）中毒型菌痢：①病原治疗：同上。②抗休克治疗：扩容、纠酸、血管活性药物等。③颅内高压、脑水肿、脑疝治疗。④密切观察生命体征并做相应对症处理。

（4）慢性菌痢：①加强营养支持疗法。②病原治疗：确定病原菌及药敏，疗程适当延长，并加用灌肠给药：0.5%卡那霉素、1%~2%新霉素或 1∶5000 呋喃西林溶液，每日 1~2 次，7 日一疗程。

第十八节 食 物 中 毒

知识点 1：食物中毒的概念

食物中毒是指误食含有毒物的食物引起的中毒。这种中毒可以是细菌或细菌毒素引起，亦可为化学物质或有毒动、植物中毒，前者较为常见。

知识点 2：食物中毒的病史

起病 1~2 小时或 24 小时内有不洁饮食史。沙门菌食物中毒多因食用污染的肉食，如猪、牛、羊肉及其内脏等，潜伏期 6~24 小时；葡萄球菌食物中毒多为毒素型中毒，进食被葡萄球菌肠毒素污染的食物引起，发病急，一般 6 小时内发病；嗜盐菌食物中毒多为进食含有嗜盐菌的食物，如未煮熟的海产品、腌渍食品等；肉毒杆菌食物中毒多因食用罐头、腊肠、咸肉及自制的某些食物如豆瓣酱等，潜伏期为 12~48 小时，长者可达几天。

知识点 3：食物中毒的临床表现

恶心、呕吐、腹痛、腹泻，常伴有发热，吐泻重者可出现脱水、酸中毒、休克等。沙门菌感染大便多为水样便，偶有脓血，常有里急后重；嗜盐菌食物中毒多数人先有上腹部或脐周疼痛，随后呕吐腹泻，大便常呈洗肉水样，或有脓血便；肉毒杆菌则以神经系统症状为主，消化系统表现并不明显，主要表现为头痛、头晕、复视、瞳孔散大、失音、咽下困难、呼吸肌麻痹，死亡率极高。

知识点 4：食物中毒的治疗

（1）清除毒物：应在 6 小时内催吐、洗胃和导泻，可采用 1∶2000~1∶4000 的高锰酸钾液或大量清水洗胃。

（2）输液纠正脱水和酸中毒：根据患儿脱水的程度和性质决定补液量。有休克时，要及时扩容。

（3）控制感染：病原未明确前，可选用广谱抗生素。病原明确后，应根据药敏选择用药。

（4）选用针对性解毒剂：肉毒杆菌中毒者，应尽快用多价抗肉毒素血清 50000U，肌内注射，每 6 小时 1 次，以后每日 1 次，每次 10000~20000U，直至症状消失。注射前应做皮肤过敏试验，阳性者先脱敏。

（5）对症治疗：根据不同症状，采用退热、镇静、吸氧等方法。

一、细菌性食物中毒

知识点 5：细菌性食物中毒的病因

细菌性食物中毒多是因为食物在制作、储存、出售的过程中处理不当，被细菌污染，食后引起胃肠炎和中毒症状。最多见的细菌是沙门菌、葡萄球菌、大肠杆菌、嗜盐菌和肉毒杆菌等。

知识点 6：细菌性食物中毒的临床特点及治疗

细菌性食物中毒的临床特点为多有不洁饮食史，恶心、呕吐、腹痛、腹泻等，常伴发热，重者脱水、酸中毒和休克等。治疗上应清除毒物，控制感染，纠正水、电解质平衡紊乱。

知识点 7：细菌性食物中毒的治疗原则

迅速催吐、洗胃、导泻，及时输液和抗感染。

一般治疗卧床休息，短暂禁食。根据病情及脱水情况给予补液。抗生素治疗小儿食物中毒较成人来势迅猛，一般都需要抗感染治疗。沙门菌中毒使用氯霉素、黄连素等。大肠杆菌食物中毒可用头孢菌素等药。

抗毒素治疗肉毒杆菌食物中毒用多价肉毒抗毒素（A、B、E 型）为特效治疗，早期足量使用，5 万 U，必要时 6 小时重复 1 次。

二、病毒性食物中毒

知识点 8：病毒性食物中毒的原因

（1）病毒不能像细菌和霉菌那样，以食品为培养基进行繁殖，这也是人们忽略病毒性食物中毒的主要原因。

（2）在食品中的数量少，必须用提取和浓缩的方法，但其回收率低，大约为 50%。

（3）有些食品中的病毒尚不能用当前已有的方法培养出来。

知识点 9：病毒在食品上的残存

病毒粒子不仅在自然环境，如土壤、水、空气中存在，甚至在一些物品和金属仪器上也可存在，其存在时间的长短与病毒种类和污染程度有关。病毒性疾病既可以通过食物、粪便污染，还可以通过衣物、接触、空气等感染，说明这些地方都有病毒存在，成为污染源。

第十九节 败 血 症

知识点 1：败血症的概念

败血症过去系指致病菌进入血液循环并在其中繁殖，产生毒素而引起的全身性严重感染。出现低灌注和脏器功能失调的败血症称为重症败血症。各种细菌感染所引起的全身性炎症反应称为全身炎症反应综合征（SIRS）。败血症新的定义是指微生物进入血液循环并在其中繁殖，产生毒素，并发生 SIRS。

知识点 2：败血症的病因

各种致病菌都可引起败血症。革兰阳性球菌主要为葡萄球菌、肠球菌和链球菌；革兰阴性菌主要为大肠埃希菌、肺炎克雷伯杆菌、假单胞菌属、变形杆菌、克雷伯菌属等；厌氧菌以脆弱类杆菌、梭状芽胞杆菌及消化道链状菌为多见。败血症致病菌种类可因不同年龄、性别、感染灶、原发病、免疫功能、感染场所和不同地区而有一定差别。自抗生素应用以来，特别是随着新型抗生素的不断问世并被广泛应用于临床，革兰阳性菌感染已有所下降，革兰阴性菌和各种耐药菌株感染逐年上升。由于糖皮质激素等免疫抑制剂和抗肿瘤药物的广泛应用，机体防御功能受损，致使一些既往认为不致病或致病力弱的条件致病菌所致的败血症亦有所增加。

知识点 3：败血症的发病机制

侵入人体的病原微生物能否引起败血症，不仅与微生物的毒力及数量有关，更重要的是取决于人体的免疫防御功能。当人体的抵抗力因各种慢性疾病、皮肤黏膜屏障破坏、免疫抑制受到削弱时，致病微生物可自局部侵入血液循环，细菌进入血液循环后，在生长、增殖的同时产生了大量毒素，造成机体组织受损，进而激活 TNF、IL-1、IL-6、IL-8、IFN-γ 等细胞因子，发生 SIRS，激活补体系统、凝血系统、血管舒缓素、激肽系统等，造成广泛的内皮细胞损伤、凝血及纤溶过程改变，血管张力丧失及心肌抑制，引发感染性休克、DIC 和多器官功能衰竭（MOF）。

知识点 4：败血症的病理

败血症患者共同的和最显著的病理变化是毒血症引起的中毒改变。组织器官细胞变性、微血管栓塞、组织坏死、出血及炎症细胞浸润。除肺、肠、肝、肾、肾上腺等具有上述病变外，心、脾等也常被波及。

知识点5：败血症的临床表现

（1）原发感染灶：多数败血症患者都有轻重不等的原发感染灶。原发感染灶的特点为所在部位红、肿、热、痛和功能障碍。

（2）感染中毒症状：大多起病较急，突然发热或先有畏冷或寒战，继之高热，弛张热或稽留热，间歇或不定型。体弱、重症营养不良和小婴儿可不发热，甚至体温低于正常。精神萎靡或烦躁不安、面色苍白或青灰、头痛，肌肉、关节酸痛，软弱无力、不思饮食、气急、脉速，甚至呼吸困难。少数患者可有恶心、呕吐、腹痛、腹泻等胃肠道症状。重者可出现中毒性脑病、中毒性心肌炎、肝炎、肠麻痹、感染性休克、DIC等。

（3）皮疹：可有出血点、斑疹、丘疹或荨麻疹等。金黄色葡萄球菌败血症可出现猩红热样皮疹、荨麻疹；脑膜炎双球菌败血症常有大小不等的淤点、淤斑；坏死性皮疹可见于铜绿假单胞菌败血症。

（4）肝脾肿大：一般仅轻度增大，当发生中毒性肝炎或肝脓肿时则肝增大显著且伴明显压痛，并可出现黄疸。

（5）迁徙性病灶：随病原菌而不同，常见的迁徙性病灶有皮下及深部肌肉脓肿、肺炎、渗出性胸膜炎、肺脓肿、脓胸、感染性心内膜炎、化脓性心包炎、脑脓肿、骨髓炎等。

知识点6：败血症的实验室检查

（1）外周血象：白细胞总数以及中性粒细胞增加，核左移，细胞质中出现中毒颗粒。重症或衰弱者白细胞总数减少，红细胞以及血红蛋白常降低，重症者血小板减少。

（2）病原学检查：可送血及骨髓培养、原发病灶及迁徙病灶的脓液培养及涂片和淤点涂片寻找病原菌。为提高病原菌检出率，尽量于早期、抗菌药物治疗之前多次于发热和寒战发作期间采血，连续两次或同时从不同部位取双份标本，以便能分清是污染还是致病菌。必要时应同时做厌氧菌、L型细菌和真菌培养。

（3）其他检查：PCR可用于检测病原菌DNA，方法快速，敏感性强，但易出现假阳性。对流免疫电泳、乳胶凝集试验用于检测病原菌抗原，有辅助诊断价值。

知识点7：败血症的诊断和鉴别诊断

若出现急性发热，外周血白细胞和中性粒细胞明显增高，而无局限于某一系统的急性感染，应考虑有败血症的可能。凡新近有皮肤感染、外伤，特别是有挤压疮疖史者，或者呼吸道、尿路等感染病灶或局灶感染虽经有效抗菌药物治疗但体温仍未控制且感染中毒症状明显，应高度怀疑败血症的可能。血培养和（或）骨髓培养阳性为败血症确诊的依据，但一次血培养阴性不能排除败血症。

败血症应与伤寒、粟粒性肺结核、恶性组织细胞病、结缔组织病（如幼年特发性关节炎）等相鉴别。

知识点 8：败血症的治疗

（1）一般治疗：患儿宜卧床休息，加强护理，供给营养丰富的食品及足够液体，注意电解质平衡及维生素补充，防止压疮等发生。感染中毒症状严重者可在足量应用有效抗生素的同时给予小剂量糖皮质激素治疗 5~7 天。

（2）抗菌治疗：应尽早使用抗生素，在未获得病原学结果之前根据情况给予抗菌药物经验治疗，以后再根据病原菌种类和药物敏感试验结果调整给药方案。常选用二联或三联杀菌性抗生素联合静脉给药，2~3 周病情稳定后改用肌内注射或口服。疗程需持续到症状改善，退热后 2~3 周，或血培养转阴后 1~2 周或连续 2~3 次血培养阴性后方可停药。

针对革兰阳性球菌，可用青霉素加氨基糖苷类（阿米卡星或庆大霉素）；金黄色葡萄球菌耐药菌株可用万古霉素；耐药性革兰阴性菌可用第三代头孢菌素或含有酶抑制剂的第三代头孢菌素。抗生素宜用足量或大剂量静脉给药，无尿或少尿者不宜用对肾脏有毒副作用的药物。

（3）并发症的防治：①感染性休克。②原发炎症及迁徙性化脓性炎症或脓肿：应及时进行处理，有效引流。③基础疾病的治疗：败血症易发生在某些有基础疾病的患者，如糖尿病、肝硬化、慢性肾炎、恶性肿瘤等。对这些基础疾病仍应继续治疗。

第二十节　院　内　感　染

知识点 1：院内感染的概念

院内感染是指患者在住院期间，由于各种医疗行为因素所造成的外界病原微生物侵入体内引起感染，以及患者体内常居寄生菌易位而引起的内源性感染，亦是在住院期间遭受到病原微生物侵入所致的感染性疾病。

知识点 2：院内感染的病因

院内感染 30%~50% 是可以预防的，造成这部分院内感染的因素是医护人员的无菌观念不强，或缺乏感染管制措施、或应用侵入性诊疗方法不妥、或使用抗生素、激素、免疫抑制剂不够合理、或由于环境卫生、膳食管理不当等。这类医院内感染称为可预防性院内感染。也有些情况是由于患者机体免疫功能低下，如婴幼儿、老年、糖尿病、恶性肿瘤、慢性消耗性疾病、免疫缺陷等因素引起自身防卫屏障功能受损，无力抵抗外界环境或体内寄居菌的侵入而发生的院内感染，称为难预防性院内感染。

知识点 3：院内感染确定准则

（1）患者入院时无感染症状或无潜在感染而在住院期间发生的病原微生物侵入机体引起的感染者。

（2）患者入院时已有感染症状，其感染源因与前次住院有关，或因前次住院诊疗期间再感染潜伏的病原体所引起的感染病变。

（3）在原位感染病灶又有新的或不同的病原微生物出现。

（4）医院内感染病原微生物的来源有外界环境病原微生物及患者自身体内常居寄生菌群。

（5）医院内感染诊断确定，需要准确的临床和实验室、影像学检查等资料，以及确切的感染发生时间，符合院内感染疾病的诊断标准。

（6）院内感染疾病需主治医师认定。

知识点 4：院内感染病例填报标准

（1）血流感染：血流病原微生物培养阳性。

（2）尿路感染：①尿液培养细菌菌落数每毫升大于 10 万个以上。②尿液分析检查高倍镜检中每视野超过 10 个白细胞以上者。③主治医师确诊为尿路感染。

（3）呼吸道感染：①上呼吸道感染：专科主治医师诊断为感冒症状群、急性咽喉炎、急性中耳炎、急性鼻窦炎等。②下呼吸道感染：含有肺炎、肺脓肿、胸膜炎、胸部 X 线检查有肺、胸腔浸润性病变，经专科主治医师认定为下呼吸道感染者。

（4）手术切口感染：①手术伤口有脓性渗出液。②手术后引起手术切口部脓肿、腹膜炎、软组织炎等。

（5）皮肤及软组织感染：①各类注射部位表现感染症状与体征。②皮肤脓疱、脓疡、压疮。③软组织化脓性炎症。

（6）胃肠道感染：①粪便检查有脓细胞或白细胞于高倍镜检中每视野中在 10 个以上。②腹泻每日 3 次以上并连续两天。③粪便培养有沙门氏菌、志贺杆菌、埃希杆菌、克雷伯杆菌、肠杆菌、沙拉菌、变形杆菌、摩根杆菌等。

（7）病毒性肝炎：①血液酶学检测 GOT、GPT 为正常的 10 倍以上。②血液免疫学检测呈阳性反应，专科主治医师诊断为急性病毒性肝炎者。

（8）中枢神经系统感染：①脑脊髓液（CSF）中白细胞增多，每立方毫米 100 以上，其中以多核白细胞为主。②脑脊髓液病原培养为阳性。

（9）骨科感染：骨髓炎、关节炎。

（10）子宫内膜感染：经妇产科主治医师认定为子宫内膜炎。

（11）眼科感染：经眼科主治医师诊断为以下疾病：眼睑炎、结合膜炎、角膜炎、泪囊炎、巩膜炎、眼内炎症。

知识点5：院内感染的诊断标准

（1）院内血流性感染：患者住院时无败血症临床表现，在住院期间发生败血症，血液病原微生物培养证实为菌血症者。

（2）院内尿路感染：患者入院时无尿路感染症状，尿化验正常，尿液微生物培养阴性。住院后患者有或无膀胱、尿道刺激症状，尿液培养细菌呈阳性，细菌菌落数每毫升大于10万个以上，或尿液检查高倍镜每个视野超过10个白细胞以上者。或患者入院时已诊断为尿路感染，但住院期间尿液细菌培养菌种有改变，或虽是同一菌株，但抗生素药敏试验差三种及以上者。

（3）院内呼吸道感染：①上呼吸道感染：患者住院期间患有感冒症候群、咳嗽、咽喉疼痛、流鼻涕、鼻塞、发热等，或患链球菌喉炎，或鼻窦炎，或中耳炎等，上呼吸道感染原因可能为病毒性感染，应注意其潜伏期以分辨院内或院外感染。②下呼吸道感染：患者入院时没有肺炎、肺脓肿、胸腔积脓等临床症状与体征，胸部 X 线摄片亦无肺浸润性病变，在住院后出现肺炎或肺脓肿或胸腔积脓等感染症状与体征，X 线摄片显示有新的肺浸润性病变或肺脓肿、胸腔积脓等，经专科主治医师认定诊断。

（4）院内手术伤口感染：于本院手术后伤口感染化脓，无论有无细菌培养，均属于院内手术后伤口感染。

（5）院内胃肠道感染：患者住院期间发生胃肠道症状与体征，或患者住院后粪便病原微生物培养阳性。

（6）院内肝炎感染：患者住院以后发生急性病毒性肝炎症状，入院日期大于肝炎病毒致病的潜伏期，经主治医师、传染科或胃肠病科会诊确定。院内感染日期以采检 GOT、GPT 为准。

（7）院内皮肤及软组织感染：住院后皮肤或皮下组织发生化脓，并包含非手术伤口感染，皮肤脓疱，或如入院时已有皮肤或皮下组织感染化脓，但在同一化脓灶菌种已有改变者也是院内感染，或住院期间做过静脉导管注射或在穿刺部位有感染者。

（8）院内中枢神经系统感染：入院时无脑膜炎症状，住院期间做过脑脊髓侵入性检查或治疗，或中枢神经系统手术后发生脑脓肿、脑膜炎、脑脊液细菌培养为阳性，或脑脊液中白细胞上升100个以上。如果患者入院时已有脑膜炎症状，但再次脑脊液细菌培养菌株有改变者。

（9）院内子宫内膜炎：入院后或住院分娩后发生子宫颈有脓样分泌物，细菌培养为阳性，或出现全身性感染症状，经主治医师确定诊断。

（10）院内骨科感染：入院时无临床感染症状，在住院期间发生细菌性或霉菌性感染，经主治医师诊断为骨髓炎或关节炎，或患者入院时已有骨髓炎或关节炎，其感染与前次在本院做侵入性检查或治疗有关，亦因前次住院所潜伏的感染所致。

知识点6：院内感染病原微生物的来源

（1）外界环境病原微生物：①医院环境、医院建筑面积及各诊疗单位结构分布是否有利于感染管制，应注意并慎防医院病房、走廊的地面、门窗、废弃污物、供水及膳食等病原微生物的状况。患者所需的生活各种用具与物品、医疗设备器械以及日常诊疗所用的静脉输液器、各种体腔引流管等是否有潜在病原存在。②院内其他住院患者或医护工勤人员患有活动性疾病，或正处于疾病的潜伏期，或他们就是带菌者。

（2）内源性病原微生物：在正常状况人体口咽部、呼吸道、肠道、生殖泌尿道等部位都有细菌寄生繁殖，这些细菌多数是非致病菌，其中部分是条件致病菌，少数是致病菌，它们相互制约与宿主维持平衡状态不引起发病。

知识点7：院内感染传播方式

院内感染传播方式有：①接触感染：直接接触、间接接触、口沫传染。②空气传播。③媒介传染。④病媒感染。⑤细菌易位。

知识点8：院内感染最常见的微生物

引起院内感染的常见病原是肠源性肠杆菌、肠球菌、耐药菌株以及条件致病菌、霉菌和病毒。

第二十一节　厌氧菌感染

知识点1：厌氧菌感染的概念

除极少数梭菌外，厌氧菌感染是一种内源性感染，即正常菌群引起的感染。

知识点2：厌氧菌感染涉及的范围

人体的各个部位、各种器官和组织都可发生厌氧菌感染，而且感染力相当高，有些甚至可达100%。其中一部分是厌氧菌单独感染，而大部分是与需氧菌混合感染。

知识点3：厌氧菌感染的临床及细菌学特征

（1）感染的局部产生气体：其中以产气荚膜梭菌产生气体最多。

（2）分泌物恶臭。

（3）发生在黏膜上的感染：人体黏膜上寄生着成千上万个厌氧菌。

（4）常规血培养阴性的细菌性心内膜炎，并发脓毒症的血栓性静脉炎，伴有黄疸的菌血症等，很可能有厌氧菌感染。

（5）长期使用氨基糖苷类抗生素。

（6）分泌物带血或呈黑色，并在紫外线照射下发出红色荧光，这是产黑素类杆菌感染的特征。

（7）在细菌学方面，凡标本恶臭，分泌物带气泡，直接涂片染色镜检发现细菌染色不均、形态奇特、多形性明显者；标本直接涂片有细菌，而培养阴性者；在含有 $100\mu g/ml$ 的庆大霉素或卡那霉素的培养基中能生长者；在硫乙醇酸盐和琼脂高层底部能生长者；菌落有双溶血环，呈黑色，或菌落表面不平有小斑点，或菌落如面包屑者，都要怀疑是厌氧菌。

知识点 4：厌氧菌感染的发病机制

（1）机体因素：①全身免疫功能下降者或慢性病患者。②局部免疫力下降，并具备厌氧菌生长的特定条件者。

（2）细菌因素：①细菌致病的物质基础：外毒素、内毒素、菌毛、荚膜、酶。②细菌之间的协同作用。

知识点 5：新生儿厌氧菌感染的诱发因素

新生儿厌氧菌感染的诱发因素有胎膜早破、早产、胎儿体重偏低，分娩时胎儿呼吸功能受抑制，致使胎儿缺氧及母体围产期患病等。围产期的生殖道感染与胎儿关系最大。

第二十二节　淋　病

知识点 1：淋病的概念

淋病又称淋球菌病，是指由淋病奈瑟菌感染引起的传染性疾病，临床以泌尿生殖系统的化脓性炎症为特点，也可引起眼、咽、直肠肛门感染和播散性感染。

知识点 2：淋病的传染源

人是唯一的宿主，患者和带菌者为传染源。

知识点 3：淋病的传播途径

淋病的传播途径有：①主要是性接触传播，婴幼儿和儿童感染多因密切接触含淋球菌分泌物或使用被污染的家庭生活卫生用具而感染。②可经母婴传播，母亲的感染可累及羊膜腔，导致胎儿感染。③在分娩时，新生儿经过感染的产道可受感染。

知识点 4：淋病的易感人群

人群普遍易感，女童发病多，与阴道口及尿道口完全暴露及女童使用家庭生活卫生用品机会较多有关。淋球菌可潜伏在腺体内形成慢性淋病反复发作。

知识点 5：淋病的病原

淋球菌又称淋病奈瑟菌，是革兰阴性双球菌，喜潮怕干，对外界抵抗力弱，并有自溶的特性，对各种消毒剂很敏感。淋球菌容易产生耐药菌株，已出现产 β-内酰胺酶的耐青霉素淋球菌株（PPNG）、染色体介导的 β-内酰胺酶阴性的耐药淋球菌株（CMRNG）、质粒介导的耐四环素淋球菌株（TRNG），给治疗增加了难度。

知识点 6：淋病的病理生理

淋球菌主要侵犯黏膜，尤其是柱状上皮和移行上皮形成的黏膜，淋球菌外膜上的菌毛和蛋白Ⅱ黏附到黏膜表面上皮细胞，然后直接侵入上皮细胞，使其变性、溶解，刺激上皮细胞吞噬而逐渐侵入黏膜下组织，引起皮下感染。淋球菌内毒素、脂多糖、补体和 IgM，引起局部急性炎症，出现充血、水肿、化脓、粘连，使黏膜上皮细胞，甚至黏膜下及浆肌层等都遭到破坏。病变在各腺管及开口处尤为明显，造成开口阻塞，形成脓肿，破溃后可形成瘘。

知识点 7：播散性淋球菌感染的概念

播散性淋球菌感染是指淋球菌从黏膜感染部位侵入血液，可在各个组织中引起淋球菌感染。

知识点 8：淋病的潜伏期

淋病的潜伏期 2~10 天，平均 3~5 天。

知识点 9：淋病的临床表现

淋球菌感染可造成婴幼儿及儿童多种疾病，临床表现取决于最初感染的部位。

（1）新生儿：多经母亲产道感染，主要累及眼，还可导致头皮脓肿、阴道炎、败血症、关节炎或脑膜炎。

（2）儿童：多为间接接触传染，是与淋病患者密切接触或使用被污染的卫生用具等感染，但亦有因性虐待而直接感染。主要累及生殖道，也可发生肛门直肠和咽扁桃体的感染。

（3）青少年：性活跃期的青少年感染来源主要通过性传播。主要累及泌尿生殖道。

知识点 10：新生儿淋菌性眼炎的临床表现

新生儿淋菌性眼炎多发生出生后 2~5 天，表现为急性化脓性结膜炎，双眼睑水肿、充血，大量脓性分泌物，严重可侵及角膜，引起角膜炎、角膜溃疡，甚至角膜穿孔，少数可引起全眼发炎及眼球脱落造成失明。

知识点 11：新生儿淋菌性关节炎的临床表现

新生儿淋菌性关节炎：是淋菌性败血症的最常见症状之一，多在出生后 1~4 周发病，多累及大关节，如膝、肘、踝、腕、肩、髋等，可累及多个关节。初起患肢不能活动，因疼痛被动活动时则引起哭闹。如不及时处理，股骨头可形成坏死。

知识点 12：儿童淋菌性泌尿生殖道炎的临床表现

（1）幼女淋病：多为淋菌性外阴和阴道炎，表现为外阴潮红肿胀，两阴唇间有黄绿色脓性分泌物流出，可出现糜烂、溃疡、疼痛，伴排尿困难，有时肛门、直肠也可出现淋菌性炎症，表现为里急后重，大便含脓血。若未及时处理，可沿阴道、子宫腔上行，引起输卵管炎和盆腔炎。

（2）男童淋病：多为淋菌性尿道炎，表现为尿频、尿痛、尿道口有脓性分泌物流出，也可伴淋菌性直肠炎、扁桃体炎、咽炎。偶可表现为无症状的脓尿。

知识点 13：青少年淋菌性疾病的临床表现

（1）女性淋菌性阴道炎、尿道炎、子宫颈炎、输卵管炎临床症状常不明显，但少数女性可导致盆腔炎合并肝周围炎，导致异位妊娠和不孕症。血源播散可累及皮肤关节发生淋球菌关节炎或皮炎综合征。播散最常发生在月经期 1 周内。

（2）男性淋菌性尿道炎常有明显尿急、尿频、尿痛等症状。也常见直肠肛门和咽部炎症，可导致附睾炎。

知识点 14：淋病的并发症

各种淋菌性炎症可从原发部位经血源播散发展为播散性淋球菌感染，也有很多患者原发部位的症状已不明显，导致淋菌性败血症、脑膜炎、心内膜炎、心肌炎、肝炎，重者可致死，造成的播散性淋球菌感染的危险因素包括免疫缺陷和月经期等。

知识点 15：淋病的流行病学史

注意询问家庭成员中特别是母亲是否有淋病史。

知识点 16：淋病的体格检查

（1）新生儿：眼睑水肿、结膜充血，大量脓性分泌物，四肢活动少，疼痛。

（2）儿童及青少年：外阴潮红肿胀，有黄绿色脓性分泌物流出，可见糜烂、溃疡、伴排尿困难。尿道口有脓性分泌物。要注意检查有无性虐待。

知识点 17：淋病的常规检查

淋病的常规检查主要有眼、外阴、阴道、尿道等处的分泌物检查，可见大量的白细胞和脓细胞。

知识点 18：淋病的病原学检查

（1）直接涂片检查：取分泌物涂片革兰染色，可见细胞内革兰阴性双球菌。

（2）分离培养：标本采集后，应立即送检，并采用含有可选择地抑制许多其他细菌生长的选择培养基进行分离培养和药物敏感试验。儿童咽部培养出奈瑟菌时，应注意排除是否是咽部的正常的菌群。

（3）抗原检测：固相酶免疫试验（EIA）可用来检测临床标本中的淋球菌抗原。

（4）基因检测：淋球菌的基因探针、PCR 技术，检测淋球菌。

知识点 19：淋病的诊断与鉴别诊断

（1）诊断：根据流行病学资料、不同年龄的典型临床表现和实验室检查做出诊断。

（2）鉴别诊断：应与其他非淋球菌病原引起的新生儿结膜炎、外阴炎、尿道炎等相鉴别。

知识点 20：新生儿淋菌性眼炎的治疗

新生儿淋菌性眼炎需用水剂青霉素 10 万 U/（kg·d），静脉滴注，共 5 天。有高胆红素血症的婴儿，尤其是未成熟儿慎用头孢曲松。眼局部可用盐水冲洗分泌物。

知识点 21：非播散性淋球菌感染的治疗

体重<45kg 的儿童，头孢曲松钠 125mg，体重≥45kg 者 250mg，1 次肌内注射；或头孢噻肟 25mg/（kg·d）（最大剂量 1g）1 次肌内注射；或头孢克肟 20mg/（kg·d）（最大 800mg），口服；或阿奇霉素 20mg/（kg·d）（最大 1g），口服。

知识点 22：播散性淋病的治疗

播散性淋病可选用青霉素、头孢曲松、头孢噻肟、环丙沙星、氧氟沙星等，共 7 天，有脑膜炎时疗程 10~14 日。

知识点 23：对产生青霉素酶的淋球菌的治疗

对产生青霉素酶的淋球菌（PPNG）可使用青霉素加舒巴坦钠，也可选用其他头孢菌素类、大观霉素，氧氟沙星，β-内酰胺酶抑制药和青霉素类药合药。

知识点 24：淋病的预防

（1）对有淋球菌病母亲的新生儿：生后用 1% 硝酸银或 1% 四环素或 0.5% 红霉素眼药水预防新生儿淋球菌性结膜炎。

（2）对家庭成员中有淋病的儿童：应避免接触患者的衣物，不要共用生活卫生用具。积极治疗患者。

第二十三节　支原体感染

知识点 1：支原体的概念

支原体是一类无细胞壁，呈多形态性，能在无生命的培养中生长繁殖的最小的原核细胞型微生物。

知识点 2：支原体的生物学性状

支原体没有细胞壁，常呈多形态性，有球形、丝状、环状、星状和螺旋形等。大小一般在 0.2~0.3μm，可通过一般除菌滤器。

知识点 3：支原体感染的致病性

肺炎支原体是人类原发性非典型肺炎的病原体，约占非细菌性肺炎的 1/2。本病由呼吸道传播，多发生在 5~19 岁的青年人中，以夏末秋初多见。受染者多数无症状或出现头痛、发热、咳嗽等。溶脲脲原体是非淋球菌性尿道炎（NGU）的主要病原体，在这类患者中的检出率达 13%~50%。本病主要通过性接触传播，可引起尿道炎、阴道炎、盆腔炎等，甚至不孕。还可通过胎盘感染胎儿，引起早产或死胎等。

知识点 4：支原体感染的免疫性

支原体感染后，可诱发机体产生体液免疫和细胞免疫。分泌型 IgA 及特异性细胞免疫在防止支原体再感染上有一定作用。

知识点 5：支原体感染的微生物学检查和防治原则

微生物学诊断上主要靠病原体分离和血清学试验，分离到病原体后应作生长抑制试验（GIT）进一步鉴定；血清学试验主要有补体结合试验和非特异的冷凝集试验。治疗上多选用红霉素，其次为四环素等。

第二十四节　衣原体感染

知识点 1：衣原体的种类

引起人类感染的常见衣原体有：①沙眼衣原体。②鹦鹉热衣原体。③肺炎衣原体。

知识点 2：衣原体感染的传染源

衣原体的传染源主要有：①人类是沙眼衣原体的自然宿主，感染沙眼衣原体的母亲常是重要的传染源。②鸟类是人类感染鹦鹉热衣原体的传染源。③人是肺炎衣原体唯一的宿主，患者和带菌者为传染源。

知识点 3：衣原体感染的传播途径

（1）母婴垂直传播：沙眼衣原体可以通过产道接触感染、宫内感染及产褥期感染。
（2）呼吸道传播：鹦鹉热衣原体和肺炎衣原体主要通过呼吸道吸入而感染。
（3）性接触感染传播：沙眼衣原体可通过性接触传播，造成泌尿生殖道的感染。
（4）间接接触传播：沙眼衣原体还可以通过污染的衣物、浴盆、浴巾等物品传染。

知识点 4：衣原体感染的易感人群

人群普遍易感。感染后，产生的特异性免疫较弱，持续时间短暂，容易造成持续、反复以及隐性感染。

知识点 5：衣原体感染的病原学

衣原体是一类在真核细胞内专营寄生生活的微生物，其对理化因素的抵抗力不强，对热较敏感，一般消毒剂、脂溶剂和去污剂可在几分钟内破坏其活性。

知识点 6：衣原体感染的病理生理学

衣原体感染人体后，首先侵入柱状上皮细胞并在细胞内生长繁殖，然后进入单核巨噬细胞系统的细胞内增殖，导致感染细胞死亡，同时尚能逃避宿主免疫防御功能。衣原体的致病机制主要是抑制被感染细胞代谢，溶解破坏细胞并导致溶解酶释放，代谢产物的细胞毒作用，引起变态反应和自身免疫反应。

衣原体可侵入肺、肝、脾、心、肾、神经系统以及消化系统等组织器官。在肺内引起小叶性或间质性肺炎，肺间质有淋巴细胞浸润，病变部位可产生实变和少量出血；引起细支气管炎和支气管上皮细胞脱屑和坏死。肺门淋巴结可增大。肝可出现局部坏死，脾常增大。

知识点7：衣原体感染的潜伏期

潜伏期沙眼衣原体至少1周，鹦鹉热衣原体一般为1~2周，肺炎衣原体21天。

知识点8：衣原体感染结膜炎的临床表现

沙眼衣原体常引起新生儿结膜炎，常出现于出生后7~14日，表现为眼部充血，水肿和分泌物，分泌物为黏液性或缺如，2/3病例为单侧发病，病程多为自限性（1~2周），早期经适当的治疗，一般不会发生并发症。

知识点9：衣原体感染沙眼的临床表现

沙眼是一种慢性滤泡性角膜结膜炎，为沙眼衣原体反复和慢性感染所致，表现为畏光、流泪、发痒、异物感、分泌物增多等眼部不适感，刺激症状较为显著，视力减退，并可致盲。

知识点10：衣原体感染肺炎的临床表现

肺炎可由沙眼衣原体、鹦鹉热衣原体和肺炎衣原体引起。沙眼衣原体主要引起小婴儿肺炎。肺炎衣原体感染可无症状，也可表现为呼吸道的轻到中度的症状。小婴儿表现为隐匿起病，常不伴发热，临床症状为鼻炎伴鼻腔黏液性分泌物和鼻塞，随后发展为百日咳样阵咳，但无回声，呼吸增快，偶有呼吸暂停，不常见喘息。在年长儿，可起病较缓，初起有上感症状，并常伴咽痛、声音嘶哑、发热。继之咳嗽加重，且持续时间长，多可持续3周以上，少数可伴有肌痛、胸痛等。肺炎衣原体除可引起呼吸道疾病外，还可引起心肌炎、脑炎等呼吸系统以外的疾病，可有嗜睡、谵妄、抽搐等神经精神症状。

知识点11：衣原体感染生殖道感染的临床表现

生殖道感染主要为沙眼衣原体感染。

（1）青春前期女性表现为阴道炎；青春后期的女性表现为尿道炎、宫颈炎、子宫内膜炎、输卵管炎和肝周炎，还可以发展为急性或慢性盆腔炎，将来可能引发异位妊娠或不孕、血栓性浅静脉炎。

（2）男性表现为附睾炎，尿道炎，主要症状为尿道内不适，刺痛及烧灼感，并伴有不同程度的尿频、尿急、尿痛 Reiter 综合征（无菌性尿道炎、眼结膜炎和多发性关节炎）感染可持续数月到数年。

知识点 12：衣原体感染性病性淋巴肉芽肿的临床表现

性病性淋巴肉芽肿为沙眼衣原体感染所致，表现为侵入性淋巴感染，最初的症状为生殖器溃疡伴触痛、化脓。

知识点 13：衣原体感染的过去史

注意询问母亲及家庭成员中有无衣原体感染症状，有无鸟类接触史，有无沙眼病史等。

知识点 14：衣原体感染的体格检查

（1）结膜炎：眼部充血、水肿和分泌物。

（2）沙眼：眼睑结膜血管充血、乳头增生、滤泡形成。

（3）肺炎：小婴儿有呼吸增快，偶有呼吸暂停，肺部可出现湿啰音，有时可有呼气性喘鸣音，在年长儿肺部体征常不明显，偶可闻及湿啰音，还可合并咽炎、中耳炎、鼻窦炎。重者可有肺实变体征。常伴淋巴结肿大，还可有心内膜炎、贫血，肝、脾大、蛋白尿、结节性红斑、DIC 等。

（4）生殖道感染：外阴充血、分泌物等。尿道口轻度红肿并有浆液或黏液脓性分泌物；附睾肿大，变硬，有触痛，多为单侧。

（5）性病性淋巴肉芽肿：生殖器溃疡伴触痛、化脓，腹股沟、股部淋巴结大等，多为单侧。

知识点 15：衣原体感染的辅助检查

（1）血常规肺炎时末梢血象往往出现嗜酸性粒细胞增多。

（2）病原学检测：①衣原体细胞培养：取眼结膜刮屑物、鼻咽部或咽后壁拭子、痰、气管和支气管吸出物、肺泡灌洗液或从肺组织中分离病原体，需进行专性细胞内菌体培养。②PCR：检测衣原体 DNA，应注意质量控制，防止出现假阳性结果。③单克隆抗体检测：用荧光素标记的抗衣原体单克隆抗体，来检测细胞涂片中的衣原体，使用较为方便，目前主要用衣原体外膜蛋白（MOMP）的单克隆抗体的商品试剂。

（3）血清学检查检测血清特异性 IgM、IgG 和 IgA 抗体，双份血清抗体 IgG 效价升高达 4 倍以上，或 IgM>1∶32。感染后 2~3 周 IgG 出现升高，在 6~8 周达高峰；在再感染时，IgM 可能不出现升高，而 IgG 在 1~2 周内升高。早期抗生素的治疗可抑制抗体反应。

知识点 16：衣原体感染的诊断

根据不同类型的临床表现特点，检测出病原体或病原体特异性 DNA 是诊断衣原体感染的确诊依据。

知识点 17：衣原体感染的治疗

（1）结膜炎：口服琥乙红霉素 50mg/（kg·d），分 4 次日服，疗程 14 天；对于不能耐受红霉素，年龄超过新生儿期的小婴儿可选用磺胺类药物。局部治疗无效也无必要。

（2）沙眼：局部应用红霉素、多西环素和磺胺，2 次/日，疗程 2 个月；感染严重者，口服红霉素或阿奇霉素，疗程 3 周。

（3）肺炎：口服阿奇霉素 20mg/（kg·d），疗程 3 天，或红霉素 50mg/（kg·d），分 4 次口服，疗程 14 日，不能耐受红霉素的可选用磺胺类药物；8 岁以上可选择多西环素。

（4）无并发症的生殖道感染：多西环素 200mg/d，或红霉素 2.0g/d，疗程 7 天，还可选用阿奇霉素、琥乙红霉素、氧氟沙星、左氧氟沙星。

（5）性病性淋巴肉芽肿：多西环素 200mg/d；或红霉素 2.0g/d，或阿奇霉素 1g，疗程 21 日。

第二十五节　真　菌　感　染

一、念珠菌病

知识点 1：念珠菌病的概念

念珠菌病是由念珠菌引起的皮肤、黏膜和内脏的急性、亚急性和慢性炎症。

知识点 2：念珠菌病的病原学

念珠菌又称假丝酵母，属于酵母菌。念珠菌属有 300 余种，主要为白念珠菌、光滑念珠菌、热带念珠菌、克柔念珠菌、近平滑念珠菌、伪热带念珠菌、吉利蒙念珠菌、葡萄牙念珠菌、挪威念珠菌、皱褶念珠菌等，以白念珠菌毒力最强，也最为常见。

知识点 3：念珠菌病的流行病学

念珠菌广泛存在于自然界的土壤、医院环境，各种用品的表面及水果、乳制品等食品上，亦可作为共栖菌寄生于健康人的皮肤、口腔、胃肠道和阴道等处。健康小儿咽拭子或粪便中带菌率可达 5%~30%。正常情况下，念珠菌和其他菌群与机体处于平衡状态，一般不致病；而当人体因某些原因抵抗力低下时则可致病，此为内源性感染。外源性感染则由接触引起，如新生儿原发性鹅口疮系因产妇阴道念珠菌病的直接接触而感染。

婴幼儿发病率较高，多继发于长期腹泻、营养不良、免疫功能不全以及某些重症疾病所致的体质虚弱，尤其是长期大量应用抗生素或激素等治疗的患儿更易诱发本病。

知识点4：皮肤念珠菌病的临床表现

（1）念珠菌间擦症：是最常见的一种皮肤念珠菌病，好发于新生儿、较小婴儿及较肥胖的儿童。常累及光滑皮肤相互直接摩擦的部位，最常见于尿布包裹处，如肛周、臀区、外阴及腹股沟等处皮肤，其次为腋窝、颈前和下颌等。皮损开始为皮肤潮红、糜烂，以后形成边缘清楚、潮红而鲜红的疮面，伴有灰白色脱屑和翘起的表皮，皮损外周可有散在丘疹、水疱或脓疱，呈卫星状分布，具特征性。常有自觉瘙痒。

（2）慢性皮肤黏膜念珠菌病：较为罕见。主要见于先天性T淋巴细胞功能异常者。多在3岁内发病，先出现口腔念珠菌病特别是白念珠菌口炎，以后累及全身皮肤，表现为红斑鳞屑性皮疹，局部可有角质增生现象。手指末节肿胀、甲板破坏、头发稀疏脱落，外观呈早老样。赘疣增殖性皮损有时呈蛎壳或皮角状。

知识点5：黏膜念珠菌病的临床表现

（1）鹅口疮：以新生儿最为多见，好发部位为舌、软腭、颊黏膜、牙龈、咽部等。损害为灰白色假膜附着于口腔黏膜上，呈点状或融合成片附着于黏膜上，剥除白膜后可留下红色糜烂面或轻度出血，严重者黏膜可出现溃疡、坏死。此膜不如白喉假膜那样坚硬，容易剥落，但常更为广泛，可波及咽喉部、食管、气管、肺和血液循环内。此类患儿母亲多有念珠菌性阴道炎。

（2）阴道炎和阴茎头炎：小儿少见，其表现为阴道发痒、阴道分泌物增多和烧灼感，阴道窥镜检查可见阴道黏膜糜烂，被有灰白色假膜，并排出豆渣状分泌物，外阴皮肤病损与念珠菌间擦症相似。念珠菌性阴茎炎或阴茎包皮炎在小儿更为少见。

知识点6：深部器官念珠菌病的病因

深部器官念珠菌病的发生是由于抗生素抑制了与真菌相竞生的细菌，引起菌群失调，从而促进了白念珠菌的大量繁殖。此外，风湿病、血液病及恶性肿瘤的患儿，在应用激素或抗代谢药物治疗过程中，诱发严重的深部器官念珠菌病。

知识点7：深部器官念珠菌病的临床表现

（1）念珠菌性肺炎：常继发于婴幼儿肺炎、肺结核及血液病等。起病慢，病程长，在长期应用广谱抗生素过程中，出现发热、剧烈咳嗽、气喘、发绀等症状，痰为无色胶胨样，偶带血丝。肺部可及湿啰音和叩诊浊音。肺部病变易于融合而成广泛实变。

（2）念珠菌性食管炎：小儿发病少见。主要症状为呕吐、吞咽困难，较大儿童可诉说在进食时食管部位有烧灼感，出现拒食现象。若未及时治疗，念珠菌可由此而入血导致败血症。

（3）腹膜及胆囊念珠菌感染：腹膜炎一般见于血液透析、胃肠道手术和腹腔脏器穿孔者。感染一般局限于腹腔，胃肠道穿孔者播散性感染发生率为25%，婴幼儿播散感染相对多见。念珠菌感染可累及胆囊和胆管。

（4）念珠菌性肠炎：常由口腔念珠菌病发展而来或常发生在口服多种广谱抗生素后。临床表现与婴幼儿喂养不当所致腹泻不易区别。腹泻次数以每日3~4次至数十次不等，大便形状呈泡沫状水样或有黏液，严重者有血样大便，甚至肠穿孔继发腹膜炎。

（5）念珠菌性骨髓炎和关节炎：骨髓炎主要见于中性粒细胞减少及低体重新生儿播散性念珠菌病血行播散。临床表现与细菌性骨髓炎相似，好发于腰椎和肋骨，表现为局部疼痛，可形成瘘管，有溶骨现象，但常无发热。关节炎多为播散性念珠菌病的血行播散，也可见于行关节治疗术后。临床表现同急性关节炎。

（6）肾念珠菌病：约80%播散性念珠菌病累及肾，少数为泌尿道的上行感染所致。主要临床症状为发热、寒战、腰痛和腹痛，婴儿常有少尿或无尿。尿常规检查可见红细胞、白细胞、蛋白和管型，尿液直接镜检和培养念珠菌阳性。

（7）念珠菌性心内膜炎：多见于心脏瓣膜病、接受心脏手术或心导管检查的患者。起病突然或隐匿，症状和体征类似于急性细菌性心内膜炎，但赘生物较大者易于发生动脉栓塞。

（8）念珠菌性脑膜炎：多见于已有念珠菌感染的低体重新生儿。症状和体征与细菌性脑膜炎相似，可有局灶性神经系统症状如失语、偏瘫等。少见症状有颅内压增高、视盘水肿等。本病诊断困难，关键是脑脊液应送检真菌检查。

（9）念珠菌性败血症：为危及生命的严重真菌感染。多个脏器受累，临床表现多种多样。

知识点8：念珠菌病的辅助检查

（1）直接镜检：根据感染累及的部位不同采集标本，如皮肤黏膜拭子、血液、尿液、粪便、痰液、脑脊液、支气管肺泡灌洗液、阴道白带、活检标本等，加5%~10%KOH液，显微镜下检查。阳性者可见假菌丝和孢子。如有大量假菌丝存在，有诊断价值。

（2）1,3-β-d 葡聚糖抗原（G 试验）：1,3-β-d 葡聚糖为真菌细胞壁成分，可用于真菌感染的诊断，但接合菌和隐球菌除外。假阳性见于黄疸、输注清蛋白、血液透析、应用抗肿瘤等多糖类药物者。

（3）真菌培养：无菌部位所取标本培养阳性有诊断意义。开放部位标本，如痰液、支气管肺泡灌洗液、粪便等培养阳性，应结合直接镜检结果判断。若两者均阳性，一般可将培养分离的念珠菌视为致病菌。若直接镜检未见假菌丝，则应对培养阳性的结果进行慎重考虑，不可简单地视为病原菌。但同一部位反复培养均分离出同一种念珠菌或数处标本同时培养出同一念珠菌一般可视为病原菌。

（4）组织病理：呈急性化脓或坏死，可有多个脓肿或微小脓肿，内含大量中性粒细胞、假菌丝和孢子。组织中假菌丝和孢子是深部念珠菌感染的确切证据。

知识点9：念珠菌病的诊断

根据患者有无真菌感染高危因素、临床表现和真菌学实验室检查依据，诊断真菌感染分为：

（1）确诊病例：为非黏膜组织穿刺或活检标本的组织病理学或细胞病理学检查见白念珠菌假菌丝或真菌丝。确诊患者的诊断可有或无宿主高危因素或者其他临床特征，但血培养念珠菌阳性的患者需有相应的临床表现。

（2）拟诊病例：为有宿主高危因素、临床表现、真菌学诊断依据。

（3）疑似病例：为有宿主高危因素、临床表现、无真菌学诊断依据。

知识点10：念珠菌病的治疗

（1）皮肤黏膜念珠菌病：皮肤黏膜念珠菌病局部应用克霉唑、咪康唑或制霉菌素，慢性皮肤黏膜念珠菌病需长期治疗并全身用药。

（2）念珠菌性肺炎：首选氟康唑 $3 \sim 6mg/(kg \cdot d)$，1 次/天，连用 $6 \sim 8$ 周。如病原菌为克柔念珠菌等耐药菌株或病情严重，可应用伊曲康唑 $3 \sim 5mg/(kg \cdot d)$，分 $1 \sim 2$ 次；伏立康唑 $8mg/(kg \cdot d)$，分两次服用，或两性霉素 B 第 1 天 $0.1mg/(kg \cdot d)$，第 2 天 $0.2mg/(kg \cdot d)$，以后每天加量 $0.1mg/(kg \cdot d)$，最大剂量 $0.5 \sim 0.6mg/(kg \cdot d)$，静脉滴注，1 次/天。同时必须纠正基础病和去除易感因素，疗程视患儿免疫功能而定。

（3）消化道念珠菌病：治疗同念珠菌性肺炎。

（4）念珠菌性骨髓炎和关节炎：初始予以氟康唑 $3 \sim 6mg/(kg \cdot d)$，每日 1 次，或两性霉素 B 第 1 天 $0.1mg/(kg \cdot d)$，第 2 天 $0.2mg/(kg \cdot d)$，以后每天加量 $0.1mg/(kg \cdot d)$，最大剂量 $0.5 \sim 0.6mg/(kg \cdot d)$，静脉滴注，每日 1 次，继以氟康唑，总疗程 $6 \sim 12$ 个月。

（5）泌尿系念珠菌病：膀胱炎可用两性霉素 B 灌注膀胱。氟康唑大多以原型从泌尿系统排出，对膀胱炎治疗效果好。肾盂肾炎首选两性霉素 B 第 1 天 $0.1mg/(kg \cdot d)$，第 2 天 $0.2mg/(kg \cdot d)$，以后每天加量 $0.1mg/(kg \cdot d)$，最大剂量 $0.5 \sim 0.6mg/(kg \cdot d)$，静脉滴注，1/d，或脂质体 $3 \sim 5mg/(kg \cdot d)$，静脉滴注，每天 1 次。重症患儿应同时加用氟胞嘧啶 $50 \sim 150mg/(kg \cdot d)$，分 $3 \sim 4$ 次口服或氟康唑 $3 \sim 6mg/(kg \cdot d)$，每天一次。

（6）念珠菌性败血症：两性霉素 B 与氟康唑联用。粒细胞缺乏者宜选用两性霉素 B 含脂制剂 $3 \sim 5mg/(kg \cdot d)$，静脉滴注，每日一次。疗程为血培养阴性和临床症状及体征消失后 14 日。

（7）念珠菌性心内膜炎和念珠菌性脑膜炎：治疗同念珠菌性败血症。

知识点 11：念珠菌病的预后

（1）大多数皮肤黏膜念珠菌病经局部治疗可获得满意效果，但有复发的可能。

（2）慢性皮肤黏膜念珠菌病虽经两性霉素 B 静脉滴注治疗，复发仍不可避免。

（3）深部器官念珠菌病的疗效取决于与其并发疾病的性质及严重程度。

（4）心内膜念珠菌病如不治疗往往导致死亡。

二、隐球菌病

知识点 12：隐球菌病的概念

隐球菌病是由新型隐球菌感染引起的亚急性或慢性深部真菌病，可侵犯各脏器组织，但主要侵犯中枢神经系统和肺部。

知识点 13：隐球菌病的病原学

隐球菌属包括 17 个种和 8 个变种，其中只有新型隐球菌及其变种具有致病性。新型隐球菌菌体被宽厚的荚膜所包裹，PAS 染色菌体呈红色。

隐球菌的主要成分荚膜多糖是确定抗原血清型的基础，与毒力、致病性及免疫性密切相关。血清型分为 A、B、C、D4 型，其中 A/D 归为一组，B/C 归为另一组。我国隐球菌血清型分布以 A/D 型为主，且绝大多数为 A 型，D 型及 B/C 均少见。

知识点 14：隐球菌病的流行病学

新型隐球菌存在于土壤和鸽粪中，鸽粪是重要的传染源，此外，分离出该菌的动物还有马、奶牛、狗、猫、山羚羊、貂、猪、考拉、鼠等。

知识点 15：中枢神经系统隐球菌病的临床表现

（1）脑膜炎型：本型最常见，可合并肺隐球菌病。起病可呈急性、亚急性、慢性。临床表现为颅内高压和脑膜刺激征。头痛为初发症状，绝大多数有发热，患者可出现眼部症状，甚至视神经萎缩以至完全失明。部分患者出现脑神经麻痹与常见的脑神经损害，包括视力减退、中枢性面瘫、听力减退等。急性脑膜炎型常起病急骤，发病突然，若不及时救治，常在数天至 3 周内死亡。亚急性常从类似上呼吸道感染的症状开始，以后逐渐加重，1~2 个月出现典型的脑膜炎症状。慢性可反复出现症状及缓解，病程可迁延数年，机体呈现显著消瘦状态。

（2）脑膜脑炎型：除了脑膜炎症状外，尚可出现脑实质病变部位的症状和体征，如抽搐、瘫痪、失语、局灶性癫痫等。

（3）肉芽肿型：较少见，位于大脑、间脑、脑桥、小脑、中脑或延髓的隐球菌性肉芽肿，可产生相应部位占位病变的症状和体征，如意识障碍、精神症状、抽搐、瘫痪、眼球震颤等。术前常难以确诊，需行开颅探查术，术中见肉芽肿表现，病理切片发现隐球菌而确诊。

（4）囊肿型：为隐球菌刺激脑膜形成囊肿所致，表现为颅内占位性病变，蛛网膜明显增厚，蛛网膜腔内形成单个或多个囊肿，囊肿内为无色透明的液体。

知识点 16：肺隐球菌病的临床表现

急性或亚急性起病，临床表现有低热、乏力、体重减轻、咳嗽、胸痛、咳痰、痰中带血丝或咯血，严重病例可有高热、呼吸困难。肺部体征可闻及干、湿啰音。肺隐球菌病可单独发生，但常同时伴有其他部位隐球菌病如脑膜炎、浅表淋巴结或腹腔淋巴结隐球菌病等。

知识点 17：皮肤黏膜隐球菌病的临床表现

全身隐球菌病患者中 10%～15% 有皮肤黏膜损害，其中以黏膜病变多见，多发生于口腔内软腭、硬腭、牙龈、舌、扁桃体及咽喉等，表现为结节、肉芽肿及慢性溃疡。皮肤损害好发于面颈部、胸背及四肢，表现为丘疹、水疱、脓疱、传染性软疣样丘疹、痤疮样脓疱等。

知识点 18：隐球菌败血症的临床表现

因肺部隐球菌病未控制，继而发生全身播散，可播散到腹腔、脑膜等部位，引起 2 个以上器官的隐球菌病，亦称播散性隐球菌病。

知识点 19：骨和关节隐球菌病的临床表现

大多为全身感染的一部分，很少单独发生，全身骨骼皆可累及，以骨突、颅骨及脊椎为多，关节很少受累。患处肿胀，形成瘘管，排出蛋白样脓液，病变进展缓慢，无骨皮质增生。

知识点 20：隐球菌病的常规实验室检查

（1）血常规：外周血白细胞数正常或轻度增高，中性粒细胞计数升高，个别患者明显增高。

（2）脑脊液检查：脑脊液压力明显增高，外观清澈、透明或微浑，细胞数轻至中度增高，一般在 $(100\sim500)\times10^{6}$/L，以淋巴及单核细胞为主，蛋白含量轻至中度增高，糖含量通常明显降低，甚至为 0，氯化物降低。

知识点21：隐球菌病的直接镜检

隐球菌病的直接镜检取脑脊液、尿、痰等标本，墨汁染色后镜检，约70%隐球菌脑膜炎可获阳性结果。

知识点22：隐球菌病的抗原检测

荚膜多糖抗原检查对于早期诊断隐球菌感染甚为重要，乳胶凝集试验的敏感性与特异性均达到90%以上。在感染早期一般就能检测到抗原，但应除外肿瘤、系统性红斑狼疮、结节病等，血清类风湿因子阳性时也会造成假阳性。

知识点23：隐球菌病的培养检查

脑脊液、血、尿、痰等标本真菌培养，可发现隐球菌。

知识点24：隐球菌病的影像学检查

（1）中枢神经系统隐球菌病：影像学表现多种多样，不同病程或临床类型其改变亦有所差异，但缺乏特异性，头颅CT主要呈弥漫性脑水肿，表现为脑实质大片不规则低密度灶，常见于脑基底核、背侧丘脑和大脑皮质区；颅内脑实质等密度、略高密度块影或低密度片状影，直径>0.5cm，单发或多发，呈均匀性强化，一般不发生坏死或形成脓肿，病灶周围有水肿，增强后病变多有明显强化，类似肿瘤；颅内多发片状低密度区，可有相互融合趋势，有脑室、脑池受压等占位表现，增强后病变呈多发小结节或环状强化；脑积水，脑室对称性扩大；假性囊肿，常见于脑基底核区，呈单个或多发性圆形低密度小囊，直径5~10mm，壁薄而光滑，无强化，无周边脑水肿，无炎症反应或胶质增生，内含大量胶胨样物质，周围为正常脑组织而缺乏真正的囊壁。

（2）肺隐球菌病：影像学表现为结节状阴影较为常见，单发或多发，见于一侧或双侧肺野，常位于胸膜下，大小不一，此种征象多见于免疫机制健全的患者；肺实质浸润，单侧或多侧，与其他病原体感染肺炎难于区别，多见于免疫功能低下患者；弥漫性粟粒状阴影或肺间质性病变少见。

知识点25：隐球菌病的诊断及鉴别诊断

（1）诊断：脑脊液、痰液及支气管肺泡灌洗液直接镜检或培养发现新型隐球菌或脑脊液、血液荚膜多糖抗原阳性即可诊断。

（2）鉴别诊断：中枢神经系统隐球菌病需与化脓性脑膜炎、结核性脑膜炎、病毒性脑膜炎鉴别。肺隐球菌病需与肺结核、肺部肿瘤鉴别。

知识点 26：隐球菌病的治疗

（1）隐球菌性脑膜炎：分阶段治疗，即初期治疗、维持治疗和抗复发治疗。初期治疗应用两性霉素 B 第 1 天 0.1mg/(kg·d)，第 2 天 0.2mg/(kg·d)，以后每天加量 0.1mg/(kg·d)，最大剂量 0.5~0.6mg/(kg·d)，静脉滴注，每天一次，或脂质体 3~5mg/(kg·d)，静脉滴注，1 次/天与氟胞嘧啶 50~150mg/(kg·d)，分 3~4 次口服或氟康唑 3~6mg/(kg·d)，1 次/天口服联合治疗，疗程 8~12 周，待脑脊液转阴后口服氟康唑维持治疗 3~4 个月，有复发倾向者氟康唑疗程延长。

（2）肺隐球菌病：可应用氟康唑治疗，疗程 6~12 个月。对于免疫功能异常的严重肺隐球菌病，可联合应用两性霉素 B 和氟胞嘧啶，两周后再用氟康唑治疗。

（3）播散性隐球菌病：根据受累器官，参考隐球菌脑膜炎或肺隐球菌病的治疗。

知识点 27：隐球菌病的预后

隐球菌脑膜炎如不治疗几乎全部死亡，经适当治疗后，其病死率降至 25%。即使治疗成功，往往留下视神经萎缩、脑积水、性格改变甚至痴呆等后遗症。

三、其他真菌感染

知识点 28：曲霉菌病的病原学

曲霉菌分为 18 个群、132 个种和 18 个变种，其中有 30 余种为致病菌，引起人类致病的曲霉菌有以下几种：烟曲霉、黄曲霉、黑曲霉、土曲霉、构巢曲霉等，其中以烟曲霉最常见。曲霉特征性结构为分生孢子和足细胞，曲霉最适生长温度为 25~30℃，致病性曲霉能在 35~37℃生长，烟曲霉耐热性更高，在 40~50℃也能生长。

知识点 29：曲霉菌病的流行病学

曲霉菌是一种腐生丝状真菌，广泛存在于自然环境中，易在土壤、水、食物、植物和空气中生存。近 20 年来，由于干细胞移植、实体器官移植、肿瘤化疗、大剂量广谱抗生素的应用，以及糖皮质激素、免疫抑制药的广泛应用，侵袭性曲霉菌感染已成为粒细胞缺乏患者继发感染的重要死亡原因。

知识点 30：肺曲霉菌病的临床表现

（1）曲霉菌球：此型多在肺部存在空洞性病变的情况下，真菌在空腔内寄生，形成曲霉球。主要症状是咯血，少数可咳出咖啡色颗粒状物，常为曲菌球脱落的碎片。典型的 X 线表现是空洞内有一个新月形气体阴影，由于菌丝不侵袭空洞壁，较小的曲霉球可在空洞内移动，或随体位改变而移动。

（2）过敏性支气管肺曲霉菌病：绝大多数发生于哮喘或有过敏性疾病的患者。特征性的临床过程是咳黏液性痰、咯血、间断性发热、胸痛、反复肺炎。X 线表现为肺上野有短暂的浸润影，常伴有典型的黏液栓形成的分支状阴影和中心性支气管扩张征象。

（3）侵袭性肺部曲霉菌病：①急性肺曲霉病：本型多见于中心粒细胞缺乏、长期使用免疫抑制药和广谱抗生素、存在移植物抗宿主病、有慢性基础疾病等患儿。表现为急性肺炎的症状，可以迅速进展为呼吸衰竭，咯血是本病具有诊断价值的症状，约 30% 患者可有肺外器官受累。急性患者胸部 CT 检查的典型表现是 0~5 日为双肺弥漫性团块影、云絮影，周围出现薄雾状渗出即晕轮影，为病灶周围出血所致；5~10 日炎症病灶出现气腔实变，可见支气管充气征；10~20 日病灶呈半月形透光区（空气新月征），形成完整的坏死空洞，多为单发性，或多发性，病灶大小不一，分布无明显特征。②慢性坏死性肺曲霉病：表现为发热、咳嗽，病程常达数月甚至数年。胸部 CT 表现单发或多发肺部实变，伴有结节病变和胸膜肥厚或积液，有空洞形成。

知识点 31：曲霉菌肉芽肿的临床表现

（1）脑肉芽肿：较少见，病情严重，可出现于脑室或脑实质内。临床表现因病变部位和范围不同而异。脑脊液可异常。

（2）鼻窦曲霉肉芽肿：多为单发，常有头痛、鼻塞、流脓涕、鼻分泌物恶臭味等。有浸润型与非浸润型，前者可浸润到骨质，引起骨质破坏，继而侵入眼眶和脑、面部。非浸润型为鼻腔分泌物增加，肉芽肿形成，分泌物可有灰黑色痂块或绿灰色胶胨样物。

（3）播散性曲霉病：可发生于任何年龄，常继发于急性白血病、骨髓移植、系统性红斑狼疮、实体器官移植，或长期使用糖皮质激素、细胞毒药物的者。偶有发生在免疫功能正常者。曲霉主要自肺部病灶侵入血液循环，也可经烧伤创面、消化道病灶、破损的皮肤黏膜侵入血流，继而播散至心、脑、肝、食管、胃、肠、胰、肾等全身各器官。

知识点 32：曲霉菌病的辅助检查

（1）直接镜检：由患处所得的标本，加 10%KOH 溶液镜检，见分隔菌丝和分生孢子，有时可见分生孢子梗、顶囊和小梗。

（2）培养：取标本接种于培养基上均可做曲霉菌培养。但由于曲霉无处不在，故临床上不能仅仅根据痰培养阳性就诊断为曲霉菌感染。只有反复培养出同一曲霉菌并结合临床表现，方有诊断价值。组织或无菌体液培养阳性可确诊。

（3）血清学检查：①血清半乳糖甘露聚糖（GM）抗原检测（GM 试验）：半乳糖甘露聚糖仅存在于曲霉细胞壁中，阳性提示侵袭性曲霉感染。②血清 3-β-d 葡聚糖抗原（G 试验）：1,3-β-d 葡聚糖为真菌细胞壁成分，阳性提示侵袭性念珠菌或曲霉感染。若能联合 GM

试验对侵袭性曲霉病的诊断临床意义更大，可以大大降低其假阳性。

（4）组织病理学检查：曲霉病的组织病理反应一般为化脓性或混合性炎症反应。HE 染色呈蓝色略带红色，PAS 染色呈红色，嗜银染色呈黑色。

知识点 33：曲霉菌病的诊断及鉴别诊断

（1）诊断：肺内咳出物或活检组织病理检查发现曲霉菌丝或血液、心包液、脑脊液一次培养阳性，可确诊。痰液或支气管肺泡灌洗液 2 次以上培养为同一种曲霉菌生长或两次 GM 试验阳性，可做出临床诊断。

（2）鉴别诊断：曲霉菌感染的临床表现酷似细菌、其他真菌和肿瘤性疾病，鉴别诊断不需一一列举。重要的是要重视高危患者有发生曲霉菌感染的可能并及时进行必要的检查。

知识点 34：曲霉菌病的治疗

两性霉素 B 是传统治疗侵袭性曲霉菌的首选药物，第 1 天 0.1mg/（kg·d），第 2 天 0.2mg/（kg·d），以后每天加量 0.1mg/（kg·d），最大剂量 0.5~0.6mg/（kg·d），静脉滴注，每日 1 次。伊曲康唑和伏立康唑可用于侵袭性曲霉菌的治疗，伊曲康唑 3~5mg/（kg·d），分 1~2 次；伏立康唑 8mg/（kg·d），分两次。药物治疗后仍迁延不愈、合并大咯血、病变局限能耐受手术时可考虑外科手术切除病灶。

知识点 35：曲霉菌病的预后

病情轻重不一，非侵袭性疾病进展缓慢，病情相对较轻，而侵袭性疾病进展较快，尤其是免疫功能严重低下患者，病情可迅速恶化，病死率极高。

知识点 36：组织胞质菌病的病原学

组织胞质菌属双相型真菌，当环境温度低于 35℃时，以真菌形式（菌丝相）存在，形成球形小分生孢子；在组织内温度 35~37℃时，则形成酵母型（组织相），通过出芽繁殖，常寄生于巨噬细胞内，也可在单核细胞、中性粒细胞内或细胞外。

知识点 37：组织胞质菌病的流行病学

组织胞质菌是一种能在自然界或室温下培养生长的真菌，鸟粪和蝙蝠粪是重要的病原载体，常生长于洞穴、鸡舍、鸟巢、腐木和陈旧建筑中。传染源为自然界带菌的禽鸟如鸡、蝙蝠、鸽或其粪便污染的土壤、灰尘等。呼吸道是主要的传播途径，因吸入被鸟或蝙蝠粪便污染的泥土或尘埃中的真菌孢子而感染。儿童还可经消化道或通过皮肤、黏膜侵入人体，甚至经血行播散。人群普遍易感，尤以免疫缺陷者、婴幼儿和老年患者最为多见。本病遍及全球，但主要集中在北美洲和中美洲。

知识点 38：肺组织胞质菌病的临床表现

（1）急性起病急，有发热、咳嗽、呼吸困难，肺内有湿啰音，肝、脾大。X 线表现为弥漫性结节状致密影或局限性肺浸润，可伴纵隔淋巴结大。

（2）慢性型临床表现与肺结核类似，X 线表现为肺实变。

知识点 39：播散型组织胞质菌病的临床表现

播散型组织胞质菌病约 50% 见于婴幼儿，多数免疫功能低下。病情较为严重，分为急性、亚急性和慢性三种类型。急性、亚急性患者常在发病数日或数周后出现急性感染症状，出现感染性休克并多脏器衰竭，最常受累的是肺，表现为畏寒、发热、厌食、咳嗽、呼吸困难，肝、脾和淋巴结大、贫血、白细胞和血小板减少。X 线表现为粟粒样肺浸润、肺实变、结节增殖样病灶、空洞形成和肺门淋巴结大，可伴有胸腔积液。

知识点 40：组织胞质菌病的其他常见临床综合征

其他常见的临床综合征有：①纵隔肉芽肿病。②肺孤立性或多发性结节。③慢性脑膜炎。④心包炎。⑤钙化的淋巴结侵袭到支气管引起咯血。⑥胆总管阻塞。⑦进行性纵隔纤维化伴支气管。⑧血管阻塞。

知识点 41：组织胞质菌病的辅助检查

（1）直接镜检：血、痰、脓液等涂片进行 PAS 染色，可见卵圆形出芽细胞，常聚集于吞噬细胞内。

（2）培养：取标本接种于沙氏琼脂室温培养为真菌相，脑心浸膏琼脂 37℃ 培养为酵母相。

（3）组织病理学检查：吞噬细胞、中性粒细胞等细胞内含有孢子。急性播散型感染患者肺、肝、脾、骨髓和淋巴结中有大量组织细胞浸润，非急性播散型病例为上皮样细胞肉芽肿形成。

知识点 42：组织胞质菌病的诊断及鉴别诊断

（1）诊断：有近期密切接触鸟粪、鸡粪史者，出现发热、咳嗽、贫血、肝脾大和全身浅表淋巴结增大者，要高度怀疑组织胞质菌病。确诊主要依靠病原学检查或病理学确认的细胞内孢子。

（2）鉴别诊断：肺组织胞质菌病主要应与肺结核以及其他真菌所引起的感染相鉴别。

播散型感染所致的肝、脾大、贫血、淋巴结大等应与淋巴瘤、传染性单核细胞增多症等鉴别。

知识点 43：组织胞质菌病的治疗

两性霉素 B 对感染者有很好的疗效，伊曲康唑或氟康唑也有一定疗效。

知识点 44：组织胞质菌病的预后

急性肺组织胞质菌病治疗反应良好。慢性肺组织胞质菌病治疗效果通常不佳。

知识点 45：卡氏肺孢子菌病的病原学

卡氏肺孢子菌过去一直将它看作是一种原虫，研究发现其 DNA 序列与真菌非常接近，目前已将其列入真菌。

知识点 46：卡氏肺孢子菌病的临床表现

（1）婴儿型：主要发生在 1~6 个月小婴儿，起病缓慢，主要症状为食欲差、烦躁不安、咳嗽、呼吸增速及发绀，但发热不显著。肺部啰音不明显，本病特点之一是肺部体征与呼吸窘迫症状严重程度不成比例。

（2）儿童型：主要发生于各种原因致免疫功能低下的小儿，起病急骤，发热常见，症状为干咳、呼吸急促，听诊肺部啰音不明显，与呼吸困难严重程度不成比例，病程发展快，不治疗时多死亡。

知识点 47：卡氏肺孢子菌病的辅助检查

（1）血常规：白细胞计数正常或稍高，约 50% 的病例淋巴细胞减少，嗜酸性粒细胞轻度增高。

（2）血气分析：低氧血症。

（3）影像学检查：X 线检查可见双侧弥漫性颗粒状阴影，自肺门向周围伸展，伴支气管充气影，以后变成致密条索状，间杂有不规则片块状影，后期有持久的肺气肿，可伴纵隔气肿及气胸和囊泡。

（4）直接镜检：取痰液、支气管肺泡灌洗液，细胞染色可见具特征性肺泡内泡沫状嗜伊红物质团块富含肺孢子菌。乌洛托品硝酸银染色见直径 $6~8\mu m$ 的黑褐色圆形或椭圆形的囊体，位于细胞外。

（5）培养：取标本接种于培养基上可做真菌培养。

知识点48：卡氏肺孢子菌病的诊断及鉴别诊断

（1）诊断：气管吸取物或肺活检组织切片、支气管肺泡灌洗液中细胞染色直接镜检，或真菌培养阳性可确诊。

（2）鉴别诊断：本病需与细菌性肺炎、病毒性肺炎、真菌性肺炎，ARDS及淋巴细胞性间质性肺炎鉴别。病原学检查是鉴别的重要依据。

知识点49：卡氏肺孢子菌病的治疗

首选药物为甲氧苄啶（TMP）20mg/（kg·d）联合磺胺甲噁唑（SMZ）100mg/（kg·d），分2次服，连服2周。亦有主张复方磺胺甲噁唑（SMZCo）100mg/（kg·d）2周后减1/2量再用两周，再减为1/4量连用2个月。在应用免疫抑制药的高危患儿中，为预防此病使用剂量为TMP 5mg/（kg·d）和SMZ 25mg/（kg·d），均分2次口服，每周连服3日，停4日，连用6个月。

第二十六节　钩端螺旋体病

知识点1：钩端螺旋体病的概念

钩端螺旋体病，简称钩体病，是指由各种不同型别的致病性钩端螺旋体引起的以全身血管炎为临床特征的急性发热性疾病。

知识点2：钩端螺旋体病的传染源

钩端螺旋体病主要是被感染的齿类和家畜动物。在我国南方以野生鼠类黑线姬鼠和猪为主，北方的动物宿主是猪。钩端螺旋体随带菌动物尿排出，污染水源。钩体可从钩体病患者和隐性感染者的尿中排出，因尿为酸性，多不适宜钩端螺旋体的生长，所以人作为传染源的意义不大。

知识点3：钩端螺旋体病的传播途径

疫水接触后经皮肤或黏膜侵入人体，还可经消化道、呼吸道和生殖系统的黏膜侵入人体；也可以通过胎盘引起先天性感染，通过乳汁传播给婴儿。

知识点4：钩端螺旋体病的易感人群

人群普遍易感，不同型的钩端螺旋体间无交叉免疫。

知识点 5：钩端螺旋体病的流行特征

夏秋季节为流行季节，我国南方水稻种植区为流行地区。

知识点 6：钩端螺旋体病的病原学

钩端螺旋体病的致病菌属于问号钩端螺旋体种，钩端螺旋体属，革兰染色阴性，需氧菌，在暗视野显微镜下较易见到发亮的活动螺旋体。全世界已发现的钩端螺旋体共有 23 个血清群，200 个血清型。钩端螺旋体的型别不同，对人的毒力、致病力也不同。我国最主要的流行菌株是黄疸出血群的赖型和波摩那群的波摩那型。钩端螺旋体耐低温，在水或湿土中可存活 1~3 个月，对干燥和高温非常敏感，极易被稀盐酸、70%乙醇、次氯酸钙粉、来苏儿、苯酚、肥皂水和 0.5%氯化汞灭活。

知识点 7：钩端螺旋体病的病理生理学

钩端螺旋体自皮肤破损处或各种黏膜，侵入人体内如口腔、鼻、肠道、眼结膜等，经淋巴管或小血管至血液循环和全身各脏器（包括脑脊液和眼部），迅速繁殖引起菌血症。钩端螺旋体的代谢产物（如内毒素样物质），细胞毒性因子、细胞致病作用物质及溶血素等，引起非特异性免疫反应，后期在清除钩端螺旋体过程中发生一系列特异性变态反应。基本病理改变是全身毛细血管损伤，血管壁水肿变性，小血管广泛扩张，出血灶形成。

黄疸出血群赖型毒力较强，波摩那型毒力较弱，然而，病情的轻重还与人体免疫状态的高低有关。临床往往由于某个脏器病变突出，而出现不同的临床类型，主要累及肺、肾、肝等器官。

知识点 8：钩端螺旋体病的潜伏期

钩端螺旋体病的潜伏期 5~14 天，平均 2~30 天。

知识点 9：钩端螺旋体病的临床表现

（1）钩端螺旋体败血症期：起病 3 天内，起病急骤，表现为非特异性全身中毒症状，概括为"三症"（即寒热、酸痛、全身乏力），如寒战、高热、剧烈头痛、全身肌酸痛，全身极度乏力，特别是腿软。

（2）免疫反应期：在起病后 3~14 日，出现器官损伤表现。根据临床表现可分为流感伤寒型、肺出血型、黄疸出血型和脑膜炎型等类型。

（3）后发症期：起病后 7~14 日，患者热退后，各种症状逐渐消退，但也有少数患者退热后经几日到 3 个月左右，再次发热，出现症状，称后发症。包括后发热、眼后发症（葡萄膜炎、虹膜睫状体炎、脉络膜炎）、神经系统后发症（反应性脑膜炎、闭塞性脑动脉炎）和胫前热。

知识点 10：免疫反应期的分型及临床表现

（1）流感伤寒型：最常见的类型。波摩那型钩端螺旋体病多表现为此型，以全身不同程度的感染中毒症状为特征，没有明显的器官损害的表现。起病急骤，临床表现类似流行性感冒，是早期钩体血症症状的继续。自然病程 5～10 天。

（2）肺出血型：是无黄疸钩端螺旋体病引起死亡的常见原因，主要损害肺。表现为以呼吸道症状为主，咳嗽、血痰或咯血，肺出血，最后进入循环与呼吸衰竭。

（3）黄疸出血型：又称威尔病，多为黄疸出血群的赖型钩端螺旋体引起。以黄疸出血为主，病死率较高。病后 3～7 日出现黄疸，伴有不同程度的出血症状，常见有鼻出血、皮肤和黏膜淤点、淤斑、咯血、尿血、阴道出血、呕血，严重者消化道出血引起休克而死亡。主要损害肝和肾。肾衰竭是常见的死因。

（4）脑膜脑炎型：以脑炎或脑膜炎症状为特征，剧烈头痛、呕吐、腓肠肌痛、烦躁不安、神志不清、颈项强直和阳性的克氏征等。

知识点 11：钩端螺旋体病的流行病学史

应询问近 2 周有无疫水接触史、洪水暴发，如涉水、游泳、下稻田等。

知识点 12：钩端螺旋体病的体格检查

病程早期（钩端螺旋体败血症期）大多数患者有"三征"，即眼红、腿痛、淋巴结大，持续性结膜充血，无分泌物；肌肉疼痛，特别是腓肠肌、腰背肌压痛，全身表浅淋巴结大，压痛，多见腹股沟、腋窝淋巴结，持续 3～4 日。部分患者可有肝、脾肿大，出血倾向。约 10% 的患者出现黄疸、肺出血、肾衰竭、循环衰竭。

知识点 13：钩端螺旋体病的辅助检查

（1）常规检查：①血常规：白细胞总数及中性粒细胞增高。②尿常规：有红细胞、白细胞、蛋白和管型。③脑脊液中蛋白及细胞数可轻度升高，糖和氯化物往往正常，类似于无菌性脑膜炎。

（2）病原学检查：①直接镜检：钩端螺旋体不易着色，必须采用黑底荧光法可直接查找钩端螺旋体。在早期患者血液和脑脊液中，在病程的 7～10 日或以后从尿中可分离出钩端螺旋体。②培养及动物接种：早期血液，病程 7～10 日或以后的尿液进行培养和动物接种。③钩端螺旋体核酸检测：利用聚合酶链反应和分子杂交技术早期检测钩端螺旋体 DNA。

（3）血清学检查：钩体 IgM 抗体检测：多在病程的第 2 周阳性；凝集溶解试验效价 1∶400 以上为阳性；双份血清效价增长 4 倍以上可确诊。

知识点 14：钩端螺旋体病的诊断及鉴别诊断

（1）诊断：钩端螺旋体病的临床表现非常复杂，早期诊断较困难，容易漏诊、误诊。临床确诊需要有病原学或血清学检查的阳性结果，早期的诊断必须结合流行病学特点、早期的临床特点（三症、三征）及辅助检查等综合分析。

（2）鉴别诊断：须与细菌性败血症、流行性乙型脑炎、病毒性肝炎、流行性出血热、肾炎等鉴别。

知识点 15：钩端螺旋体病的治疗

（1）病原治疗：早期使用青霉素有提前退热，缩短病期，防止和减轻黄疸和出血的功效，首次剂量为 5 万~25 万 U/(kg·d)，以后逐渐增加治疗剂量达每日 120 万~160 万 U/d，分 3~4 次肌内注射，疗程 7 日，或体温正常后 2~4 日。重症患者剂量加大至每日 160 万~240 万 U，分 4 次肌内注射。

（2）对症和支持治疗：给予高热量，维生素 B、C 以及容易消化的饮食；并保持水电解质和酸碱平衡；出血严重者应立即输血并及时应用止血药。肺大出血者，应使患者保持镇静，酌情应用镇静药；肝功能损害者应保肝治疗，避免使用损肝药物。

（3）后发症治疗：多采取对症治疗，可取得缓解，重症患者可用肾上腺皮质激素能加速恢复。

知识点 16：钩端螺旋体病的预防

灭鼠和接种多价钩端螺旋体疫苗是预防钩端螺旋体病的关键。在流行前 1 个月，进行预防接种，共 2 次，间隔时间均为 7~10 日，可产生对同型钩端螺旋体的免疫力，维持 1 年左右。

皮肤搽防护剂，如樟子油，1% 苯酚凡士林等，可以防止钩端螺旋体附着皮肤。

知识点 17：钩端螺旋体病的预后

因临床类型不同，病情轻重不一，预后有很大的不同。轻型病例或亚临床型病例，预后良好，病死率低；而重症病例如肺大出血、休克、肝肾功能障碍、微循环障碍、中枢神经严重损害等其病死率高。病死率 5%~15%。如能在起病 2 天内应用抗生素和对症治疗，则病死率可下降。眼和神经系统并发症者有时可长期遗留后遗症。

第十六章 寄 生 虫 病

第一节 蛔 虫 症

知识点 1：蛔虫病的概念

蛔虫病是蛔虫寄生于人体小肠所引起的疾病，为小儿最常见的肠道寄生虫病之一，轻者无明显症状，重者影响小儿食欲和肠道功能，妨害小儿生长发育，并导致多种并发症。

知识点 2：蛔虫病的病因

蛔虫不需中间宿主，人经口摄入感染期虫卵后，其幼虫在小肠上段孵出，侵入肠壁末梢静脉→门静脉→肝→下腔静脉→右心→肺动脉→肺微血管→肺泡→细支气管，至咽部被咽下，经胃抵小肠，先后经 4 次脱皮成为成虫。从经口感染至成虫产卵需 10~11 周，成虫在小肠寄生期限 1 年左右。

知识点 3：蛔虫病的流行病学

蛔虫病患者是主要的传染源，由于雌虫产卵量极大和虫卵对外界理化因素抵抗力强，虫卵可在泥土中生存数月，在 5~10℃可生存两年仍具感染力，因此是构成蛔虫易于传播的重要因素。生吃未洗净且附有感染性虫卵的食物或用感染的手取食是主要的传染途径，虫卵亦可随飞扬的尘土被吸入咽下。

人蛔虫病是世界上流行最广的人类蠕虫病，据世界卫生组织估计，全球有 13 亿患病儿童，特别是学龄前儿童感染率高。世界各地均有蛔虫病，在温暖、潮湿和卫生条件差的地区感染较普遍。感染率农村高于城市，儿童高于成年人。蛔虫是国内感染率最高、分布最广的寄生虫。

知识点 4：蛔虫病的病理

（1）幼虫致病：①幼虫移行穿破肺部血管引起出血、水肿。②代谢产物和幼虫死亡可引起蛔蚴性肺炎或嗜酸细胞性肺炎。③异位移行引起胸膜炎、癫痫、视网膜炎等。④钻孔习性引起肠、胆道并发症。

（2）成虫致病：①唇齿机械损伤肠黏膜。②掠夺营养致营养不良。③变态反应：由成虫代谢产物和死亡虫体引起。

知识点 5：蛔虫病的临床表现

（1）幼虫致病：①肺：发热、咳嗽、哮喘、血痰，痰中可见蛔蚴、嗜酸性粒细胞增多，胸部 X 线呈现出一过性阴影。②肝：可有一过性肝炎、右上腹痛、肝大、肝功能异常等。③异位：胸膜炎、癫痫、视网膜炎等。④全身过敏症状：荨麻疹、皮肤瘙痒、颜面水肿、急性结膜炎、哮喘等。

（2）成虫致病（肠蛔虫病）：成虫寄生于肠道，以肠腔内半消化食物为食。临床表现与蛔虫多少、寄生部位有关。轻者无任何症状，大量蛔虫感染可引起食欲不振或多食易饥，异食癖；常腹痛，位于脐周，喜按揉，不剧烈；部分患者烦躁、易惊或萎靡，磨牙；虫体的异种蛋白可引起荨麻疹、哮喘等过敏症状。感染严重者可造成营养不良，影响生长发育。

（3）并发症：蛔虫有游走钻孔习性，蛔虫过多或小儿高热、消化不良、大量食入辛辣食物、驱虫不当等情况均可使蛔虫骚动。①胆道蛔虫症：是最常见的并发症。典型表现为阵发性右上腹剧烈绞痛、屈体弯腰、恶心、呕吐，可吐出胆汁或蛔虫。腹部检查无明显阳性体征，或仅有右上腹压痛。当发生胆道感染时，患儿可出现发热、黄疸、外周血白细胞数增高。个别情况下，蛔虫可直接窜入肝脏引起出血、脓肿或虫体钙化。其他还包括胆道大出血、胆结石、胆囊破裂、胆汁性腹膜炎、急性出血性坏死性胰腺炎、肠穿孔等。②蛔虫性肠梗阻：年幼儿童多见。表现为突发的脐周或右下腹阵发性剧痛，可见肠型和蠕动波，腹部可摸到蛔虫包块或痉挛肠管，包块形状和部位常发生变化。③蛔虫性肠穿孔和腹膜炎：表现为突发全腹的剧烈绞痛，伴恶心、呕吐、进行性腹胀。体检可见明显的腹膜刺激症状，腹部 X 线检查见膈下游离气体。

知识点 6：蛔虫病的实验室检查

（1）血象：幼虫移行期，白细胞计数和嗜酸性粒细胞增加；并发胆道、肠道细菌感染时，白细胞和中性粒细胞增多。

（2）B 超：胆道蛔虫可作 B 超检查，可疑时作静脉胆道造影。

（3）粪便：生理盐水直接涂片或饱和盐水漂浮法找虫卵。

知识点 7：蛔虫病的诊断

根据临床症状和体征、有排蛔虫或呕吐蛔虫史、粪便涂片查到蛔虫卵即可确诊。血中嗜酸性粒细胞增高有助于诊断。

知识点 8：蛔虫病的鉴别诊断

蛔虫幼虫移行症与肺炎、哮喘、肺结核、肺含铁血黄素沉着症等鉴别；肠蛔虫症与胃肠炎、其他营养不良等鉴别；胆道蛔虫症主要与其他外科急腹症鉴别。

知识点9：蛔虫病的驱虫治疗

（1）苯咪唑类：阿苯达唑、甲苯咪唑均为广谱驱虫药，驱虫作用较慢，服药后2~4日方排虫，2岁以下小儿慎用。阿苯达唑（肠虫清），400mg（2片）顿服，治愈率为96%，虫卵转阴率为100%。甲苯咪唑：200mg顿服，或100mg每天2次给药×3日，未愈者于3周后重复第二疗程，作用缓慢，对蛔虫有激惹作用。

（2）噻嘧啶：广谱驱线虫药，作用快。每片300mg，含基质100mg，基质剂量为5~10mg/kg，睡前顿服，驱蛔率几乎100%。

（3）左旋咪唑：又名驱钩蛔片，2~3mg/（kg·d），睡前顿服，必要时1周后重复1次。

（4）枸橼酸哌嗪：作用温和缓慢，100~160mg/（kg·d），每天最大量不超过3g，睡前顿服或分2次口服，连服2天。严重感染者，1周后重复。

知识点10：蛔虫病的并发症治疗

（1）胆道蛔虫：内科治疗为主。原则：解痉止痛、早期驱虫、抗炎。内科治疗持久不缓解者，必要时手术治疗。

（2）蛔虫性肠梗阻：不全性梗阻者，先内科治疗：胃肠减压、纠正水电解质与酸碱平衡紊乱、禁食、解痉止痛。腹痛缓解后驱虫，服植物油有松解蛔虫团的作用，60ml口服。完全性肠梗阻应立即手术治疗。

（3）蛔虫性肠穿孔和腹膜炎：一旦确诊，应立即手术治疗。

知识点11：蛔虫病的预防

（1）普及卫生知识，注意饮食和个人卫生，作好粪便管理，不随地大小便。

（2）广泛给易感人群投药以降低感染是比较可行的方法，但蛔虫病的感染率极高，应隔3~6个月再给药。

（3）最重要的是，人的粪便必须进行无害化处理后再作为肥料使用，并提供污水处理的卫生设施，这些才是长期预防蛔虫病最有效的措施。

第二节 钩 虫 病

知识点1：钩虫病的概念

钩虫病是指由钩虫科线虫寄生于人体小肠所引起的肠道寄生虫病。

知识点2：钩虫病的病因

成虫呈半透明灰白色或米黄色，长约 1cm，雌雄异体，寄生于人体小肠上段，以其口囊咬吸在肠黏膜上，摄取血液及组织液。成熟的十二指肠钩虫雌虫每日产卵 1 万~3 万个；美洲钩虫雌虫每日产卵 5 千至 1 万个。虫卵随粪便排出，在温暖、潮湿、疏松的土壤中孵育成杆状蚴，1~2 周后，经过二次蜕皮发育为丝状蚴，即感染期蚴。丝状蚴通过毛囊、汗腺口或皮肤破损处钻入人体进入血管和淋巴管，随血流经右心至肺，穿过肺微血管进入肺泡，向上移行至咽部，被吞咽入胃，达小肠发育为成虫。成虫在人体内一般可存活 3 年左右，最长可达 15 年。

知识点 3：钩虫病的流行病学

钩虫病患者为主要传染源。皮肤接触污染的土壤是主要感染途径；进食污染感染期蚴的食物也是感染途径之一；婴幼儿可因尿布、衣服晾晒在或落在沾有钩蚴的土地上而感染，或因坐地、爬玩而感染。

知识点 4：钩虫病的临床表现

（1）钩蚴引起的症状：①钩蚴皮炎：钩蚴入侵的皮肤处多见于足趾或手指间皮肤较薄处及其他部位暴露的皮肤，可出现红色点状丘疹或小疱疹、烧灼、针刺感、奇痒，数日内消失。搔抓破溃后常继发感染，形成脓疱，并可引起发热和淋巴结炎。②呼吸道症状：感染后 3~7 天，幼虫移行至肺部可引起喉咙发痒、咳嗽、发热、气急和哮喘，痰中带血丝，甚至大咯血。胸部 X 线检查见肺有短暂的浸润性病变，血嗜酸性粒细胞增高。病程数日或数周。

（2）成虫引起的症状：①贫血：失血性贫血是主要症状。表现为不同程度的贫血、皮肤黏膜苍白、乏力、眩晕，影响小儿体格和智能发育。严重者可发生贫血性心脏病。②消化道症状：初期表现为贪食、多食易饥，但体重下降。后期食欲下降、胃肠功能紊乱、腹胀不适、异食癖、营养不良等，严重者可出现便血。

（3）婴儿钩虫病：临床表现为急性便血性腹泻，大便黑色或柏油样，胃肠功能紊乱、面色苍白、发热、心尖部可闻及明显收缩期杂音、肝脾肿大、生长发育迟缓、严重贫血，血红蛋白低于 50g/L，大多数患儿周围血白细胞总数增高，嗜酸性粒细胞显著增高，有时呈类白血病样反应。发病多在 5~12 个月。

知识点 5：钩虫病的诊断

（1）病原体检查：在流行区，对有贫血、胃肠功能紊乱、异食癖、营养不良、生长发育迟缓的小儿，应考虑钩虫病的可能。粪便中检出钩虫卵或孵化出钩蚴是确诊的依据。粪便饱和盐水漂浮法简便易行，钩蚴培养法检出率较高。当咳嗽时痰中找到钩蚴亦可确诊。

（2）免疫学诊断：适用于大规模普查。用钩虫虫体抗原进行皮内试验，阳性者结合流行病学和临床特点，可作出早期诊断。

知识点6：钩虫病的治疗

（1）驱虫治疗：①苯咪唑类药物：是一类广谱驱肠线虫药，但驱虫作用缓慢，治疗3～4日才排钩虫。②噻嘧啶：也是一类广谱驱肠线虫药，驱虫作用快，服药1～2日排虫。常用剂量为11mg/kg（最大量1g），每日1次，睡前顿服，连服2～3日。不良反应轻，可见恶心、腹痛、腹泻等。急性肝炎、肾炎者暂缓给药。③左旋咪唑：是广谱驱肠虫药，剂量为1.5～2.5mg/kg，睡前1次顿服，连用3天为1疗程。不良反应轻微，可有头痛、呕吐、恶心、腹痛，偶有白细胞减少、肝功能损害、皮疹等。肝肾功能不良者慎用。④联合用药：左旋咪唑和噻嘧啶合用可提高疗效。

（2）对症治疗：纠正贫血，给予铁剂和充足营养，严重贫血可少量多次输血。

知识点7：钩虫病的预防

（1）加强卫生宣教，注意饮食卫生，不随地大便，加强粪便无害化管理。
（2）在流行区定期普查普治，加强个人防护，防止感染。

第三节 蛲 虫 病

知识点1：蛲虫病的概念

蛲虫病是蛲虫寄生于小肠下段至直肠所致的疾病，尤以幼儿期多见，临床以夜间会阴部和肛门附近瘙痒为主要特征。蛲虫又称蠕形住肠线虫。

知识点2：蛲虫病的传播途径

蛲虫病容易在家庭和儿童集体机构中传播，通过虫卵污染的食物、用具或手，经口感染自身或周围人群。蛲虫患者是唯一的传染源，经粪-口传播。人群普遍易感。

知识点3：蛲虫病的临床表现

多数患儿无明显症状。仅在雌虫移行至肛门周围排卵时才会感到肛周或会阴部瘙痒，以夜间为甚，以致睡眠不安、遗尿或交叉擦腿动作。虫数较多时可引起腹痛、腹泻及成虫排出，有时蛲虫可侵入邻近器官，引起异位并发症，如尿道炎、阴道炎、输卵管炎、阑尾炎等。小儿夜间入睡后可在肛周附近找到蛲虫。

知识点4：蛲虫病的实验室检查

检出虫卵或成虫即可诊断。粪便中不易查到虫卵，可用棉拭子或玻璃棒拭抹肛门周围皱襞处，然后洗脱下来涂于玻片上，显微镜下检查蛲虫卵。

知识点 5：蛲虫病的诊断

结合临床症状，同时检出虫卵或成虫可以确诊蛲虫病。因蛲虫一般不在肠内产卵，故粪便直接涂片法不易检出虫卵，必须从肛门周围皮肤皱襞处直接采集标本。可于夜间患儿入睡后 1~3 小时观察肛周皮肤皱褶处有无白色小线虫；或凌晨用透明胶纸紧压肛周部位粘取虫卵，然后在显微镜下观察虫卵，多次检查可提高阳性率。

知识点 6：蛲虫病的治疗

（1）一般护理：蛲虫寿命一般为 1~2 个月，若不被再感染可自行痊愈，故应注意个人卫生，剪短指甲，饭前便后洗手，勤换洗内衣及床褥。

（2）药物驱虫：①枸橼酸哌嗪（驱蛔灵）：剂量为 50~60mg/（kg·d），早晚分两次口服，连服 7~10 日，每天量不超过 2g。为防止再感染，服药后每周继续按原剂量服药 2 日，共服 4 周。②阿苯哒唑（肠虫清）：剂量为 200~400mg/次，睡前一次顿服。为防再感染，服药后间隔 1 周每次再服 100~200mg。2 岁以下慎用。③甲苯达唑：2 岁以上儿童，每次 100mg，每日 2 次，或每日 200mg 顿服，连用 3 天。未愈者于 2 周后重复 1 个疗程。2 岁以下慎用。④恩波吡维铵（扑蛲灵）：剂量为 5mg/（kg·d），睡前一次顿服。为防再感染，可每隔 2~3 周再服 1~2 次。口服药片不可嚼碎。

（3）局部治疗：每次排便后，用温水洗净肛门，涂以 2% 白降汞软膏或 1% 氧化锌油膏，即可止痒，又可减少自身再感染。也可用蛲虫软膏注入直肠以止痒杀虫。

知识点 7：蛲虫病的预防

（1）彻底治疗患者：包括家庭中和儿童集体机构中成员，均应一起治疗，以杜绝相互感染。

（2）开展卫生宣教，加强个人卫生、饮食卫生和环境卫生。

第四节　弓形虫病

知识点 1：弓形虫病的概念

弓形虫病，又称弓形体病，是由刚地弓形虫引起的人畜共患病。多为隐性感染，主要侵犯眼、脑、心、淋巴结等。

知识点 2：弓形虫病的病原

弓形虫属细胞内寄生性原虫。弓形虫的终宿主为猫和猫科动物，中间宿主非常广泛为包括人在内的哺乳动物、鸟类、鱼类和爬行类动物。弓形虫在终宿主体内呈有性繁殖形成卵囊，随粪便排出。卵囊被中间宿主吞食后进入小肠，囊内子孢子释出后穿过肠壁，随血流和淋巴循环播散至全身各组织细胞内增殖，在细胞内形成多个虫体的集合体称假包囊，囊内原虫为滋养体或速殖子，当宿主细胞破裂后释放滋养体，再侵犯其他组织细胞，如此反复增殖呈无性繁殖。当宿主产生免疫力后，原虫增殖减慢，其外有囊壁形成，称为包囊，囊内原虫称为缓殖子。包囊在中间宿主体内可长期存在，呈隐性感染状态。当免疫功能减退时，包囊破裂释放出缓殖子，潜伏感染复发，出现临床表现。

知识点 3：弓形虫病的传染源

感染弓形虫的猫及猫科动物是本病的重要传染源，其粪便中含有大量卵囊。急性期患者的排泄和分泌物中可含有弓形虫，但在外界不能久存，所以患者作为传染源的可能性很小。

知识点 4：弓形虫病的传播途径

后天获得性感染主要是通过食入被弓形虫卵囊污染的食物和水、未煮熟的含有包囊和假包囊的肉类等，或与受感染的猫密切接触。偶尔可经输血和器官移植传染。所谓先天性感染是指孕妇在妊娠期感染后，原虫经胎盘垂直传播给胎儿。

知识点 5：弓形虫病的易感人群

人群普遍易感，免疫功能减退者易发生显性感染。

知识点 6：弓形虫病的流行特征

弓形虫病呈全球分布，感染者多为隐性感染或原虫携带者。不同国家感染率有很大差别（0.5%~90%），推算全球平均感染率为25%。我国人口标准化感染率为6.02%。家畜的感染率可达10%~50%，猫的感染率最高（15%~78%），依次为猪、犬、羊、牛、马等。

知识点 7：弓形虫病的临床表现

（1）先天性弓形虫病：若孕妇在妊娠头3个月感染弓形虫又未治疗，约17%的胎儿会被感染，生后婴儿通常病情严重；若妊娠中期感染，约30%胎儿受到感染；若在妊娠最后3个月感染又未治疗，则约65%的胎儿被感染，但病情较轻，出生时症状不明显。免疫功能正常的孕妇若怀孕前已经感染弓形虫，很少发生胎儿的先天性感染。几乎所有先天性感染个体若在新生儿期未治疗，则随后都会出现感染的症状和体征。主要表现为中枢神经系统及眼部等多器官病变。大多于生后数月或数年发生视网膜脉络膜炎、失明、癫痫、精神运动和智力发育落后；部分出生即有症状者多表现为：视网膜脉络膜炎，颅内钙化或脑积水或无脑儿，伴脊柱裂和脑脊膜膨出，肾上腺缺如和多囊肾，抽搐和运动障碍。淋巴结和肝脾大，发热，黄疸，皮疹。

（2）后天性弓形虫病：病情轻重不一，从亚临床型到暴发型感染不等，可为局限性或全身性。局限性感染以淋巴结炎最多，常累及颈部或腹股沟淋巴结，质韧，大小不一，分散，轻压痛，无破溃；可伴咽痛，肌痛，低热，头痛乏力等；部分有腹痛；临床表现可类似传染性单核细胞增多症或巨细胞病毒感染。较少见有心肌炎、心包炎、肝炎和脑炎等。全身性感染多见于免疫缺陷者，可有高热、皮疹、关节痛、肌痛、全身乏力和神经症状等。有的几天或几周后症状自行消失，有的可因弓形虫脑病等死亡。

知识点 8：弓形虫病的病原学检查

（1）直接镜检：取患者血液、骨髓、淋巴结、穿刺液、脑脊液沉淀作涂片，或活组织切片作瑞氏或姬氏染色镜检找到滋养体或包囊，此法阳性率不高。

（2）动物接种或组织培养。

（3）DNA 杂交和 PCR 技术。

知识点 9：弓形虫病的免疫学检查

（1）检测抗体：①常用染色实验（亚甲蓝）检测 IgG 抗体，一般于感染后 1~2 周出现阳性，3~5 周效价达到最高峰．可维持数月到数年。抗体效价 1：16 为阳性，提示为隐性感染；1：256 为活动性感染；1：1024 为急性感染。②间接荧光抗体实验（IFAT）：检测 IgM 和 IgG 抗体，与染色实验基本一致，但具有灵敏、特异、快速及重复性好等特点。③此外还可用间接血凝实验（IHA）、EIJSA、RIA 等方法。

（2）用免疫学方法检测宿主细胞内的病原（速殖子或包囊）、血清及体液中的代谢或裂解产物，是早期诊断和确诊的可靠方法。

知识点 10：弓形虫病的诊断

弓形虫病临床表现缺乏特征性，表现多样，轻重不一，因此仅凭临床表现难以诊断，结合流行病学史，如患儿或母亲妊娠时有无与猫密切接触史及是否进食未煮熟的肉类、蛋类和奶类等，若有相应的临床表现，则临床可高度疑似弓形虫感染，确诊有赖于实验室病原和血清抗体检测。

知识点11：弓形虫病的鉴别诊断

以淋巴结大为主要表现时，应与EB病毒感染、结核性淋巴结炎和淋巴瘤进行鉴别；弓形虫脑炎应与结核性脑膜炎、真菌性脑膜炎和病毒性脑炎等鉴别；新生儿或婴儿出现以眼部和中枢神经系统病变为主，伴其他脏器损害的先天性弓形虫病，应与其他宫内感染常见病原如巨细胞病毒、风疹病毒及单纯疱疹病毒等相鉴别；免疫功能抑制者弓形虫感染病情较重，除脑炎、脉络膜视网膜炎外，还可累及多脏器，严重者可出现脓毒血症样表现，因此免疫抑制者一旦发生脑炎或多脏器感染时，应考虑有弓形虫感染的可能。

知识点12：弓形虫病的治疗

（1）病原治疗：①磺胺嘧啶和乙胺嘧啶合用：适于急性期治疗。磺胺嘧啶50~150mg/(kg·d)，分4次口服。乙胺嘧啶1mg/(kg·d)，分2次口服，经2~4日后将剂量减半。每天最大剂量不超过25mg。2~4周为一疗程。因乙胺嘧啶排泄极慢，易致中毒，发生叶酸缺乏、骨髓造血抑制现象，故用药时给叶酸5mg口服，每天3次；或醛氢叶酸5mg肌内注射，每周2次，并口服多酶片以减少毒性反应。②螺旋霉素：有抗弓形虫作用，且通过胎盘，对胎儿无不良影响，适用于妊娠期治疗，尤其是妊娠4月以内，孕妇每天口服3克，20~30日为一疗程，常与磺胺嘧啶交替使用。在先天性弓形虫病治疗时，须用乙胺嘧啶+磺胺嘧啶治疗2~4疗程，其间歇期（1个月）可用螺旋霉素，剂量100mg/(kg·d)，一岁后停用。急性发作时再重复治疗。

（2）支持疗法：加强免疫支持疗法。对眼弓形虫病和弓形虫脑炎等可应用肾上腺皮质激素以防治脑水肿等。

知识点13：弓形虫病的并发症

轻症感染多无并发症。重者或先天性或免疫缺陷者弓形虫病易累及多脏器，可产生相应器官炎症时的并发症（同其他感染）。

知识点14：弓形虫病的预后

免疫功能正常的后天获得性弓形虫病预后良好，如淋巴结炎通常不治而愈，脏器累及少见但及时治疗多可痊愈。先天性弓形虫病预后较差，即使新生儿期无症状者也可遗留后遗症如认知和运动障碍、癫痫、视力障碍及听力障碍。免疫功能缺陷者（如AIDS、恶性肿瘤、器官移植等）弓形虫病易导致播散性多脏器受累，预后差。

知识点15：弓形虫病的预后

（1）搞好环境卫生和个人卫生，勿与猫狗密切接触，防止猫粪污染食物、饮水和饲料；

不吃生的或不熟的肉类、生乳、生蛋等。

（2）对免疫缺陷者和孕妇做血清学检查。

第五节 疟 疾

知识点 1：疟疾的概念

疟疾是疟原虫经雌性按蚊叮咬所传播的一种寄生虫病。主要临床特征是间歇性、定时性、发作性的寒战、高热、大汗、贫血和脾大。

知识点 2：疟疾的种类

根据感染疟原虫不同，疟疾分为间日疟、恶性疟、三日疟和卵形疟。我国以间日疟发病为主。间日疟和三日疟常复发。而恶性疟发热不规则，常侵犯内脏，可致凶险发作。夏秋季发病较多，而热带、亚热带四季都可发病。

知识点 3：疟疾的病原

疟原虫需要两个宿主：蚊体内的有性繁殖和人体内的无性繁殖。在人体内又可分为红细胞外期（肝细胞内发育）和红细胞内期。疟原虫通过在红细胞内增生、破裂、再增生的循环使红细胞成批破裂而产生相应的临床表现。

知识点 4：疟疾的传染源

患者和无症状带虫者是唯一的传染源。

知识点 5：疟疾的传播途径

按蚊为传播媒介。疟疾主要通过按蚊叮咬在人类传播。还可经输血或使用污染注射器等途径传播。

知识点 6：疟疾的易感人群

人群对疟疾普遍易感。感染后可产生一定免疫力，多次发作或重复感染后症状轻微或无症状。一般无先天免疫，故初生婴儿对疟原虫易感。

知识点 7：疟疾的流行特征

疟疾呈全球性分布，以热带和亚热带地区多见，尤其在经济落后、卫生条件差的地区发病率高。热带地区全年可见，季节分明地区主要见于雨季等有利于蚊虫繁殖的季节。我国除海南和云南两省为间日疟和恶性疟混合流行外，主要以间日疟流行为主。

知识点8：疟疾的潜伏期

间日疟潜伏期13~15日，长潜伏期可达6个月以上；三日疟潜伏期24~30日；卵形疟为13~15日；恶性疟潜伏期7~12日；输血中疟疾潜伏期7~10日（少数1月）。

知识点9：疟疾的临床表现

（1）典型发作：①寒战期：10分钟至2小时，突起畏寒，寒战，常伴有头痛、恶心呕吐；同时体温上升。②高热期：2~6小时，体温常≥40℃，全身灼热、口干、烦躁，重者谵妄。③大汗期：1~2小时，大汗，体温迅速下降，症状消失，但感疲乏。④间歇期：仅表现为疲乏。⑤热程特点：初发数日，发热不规则，5~7日后呈典型隔日发作（三日疟则每三日发作一次）；多在中午前或傍晚发作；轻→重→轻；发作5~7次后，可自行停止，2~3月后可再次发作（近期复发）。⑥体征：随着发作增多，脾大轻→重度，可出现巨脾，质地变硬；肝大程度较轻，部分患儿有肝功能异常，可见黄疸；贫血：发作次数越多越明显。

（2）恶性疟：潜伏期7~12日，起病急缓不一，多半急，无寒战，而仅有畏寒，热型不规则，持续发热时间长，出汗期不明显，无明显缓解期，贫血明显，无远期复发。

（3）凶险发作：主要见于恶性疟，偶见间日疟和三日疟。①脑型：来势凶险、病死率高，高热、剧烈头痛、呕吐、昏迷、抽搐、瘫痪及脑膜刺激征；脑脊液压力、细胞及蛋白无明显异常。②超高热型：急起持续性高热（>41℃）、谵妄、昏迷、抽搐，可数小时内死亡。③厥冷型：体温不升，突然昏倒、虚脱、休克。④胃肠型：腹泻、恶心呕吐、腹痛。⑤急性肾衰型：进行性少尿至尿闭，尿中蛋白、红细胞、白细胞及管型存在。⑥胆汁型：弛张型高热、呕吐胆汁、黄疸、贫血、肝脾大、昏迷。

（4）特殊类型疟疾：①孕妇疟疾：较重，贫血显著，易致流产、早产、死胎、胎儿先天性疟疾。②先天性疟疾：生后6日内即贫血、脾大，血中疟原虫与母同种。③婴幼儿疟疾：重，弛张热或持续高热，易惊厥，贫血明显，脾大更甚；热型不典型，少有寒战、大汗，而消化道症状明显，复发率及病死率高。④输血后疟疾：潜伏期7~10日（少数1月），症状典型。

知识点10：疟疾的辅助检查

（1）血象：白细胞正常或减少，大单核细胞增多，贫血。
（2）外周血找疟原虫：寒战时取厚、薄血片二张查找，应多次查找。
（3）骨髓穿刺查找疟原虫。
（4）免疫学方法、核酸杂交及PCR技术查疟原虫的抗体和DNA。

知识点 11：疟疾的诊断

根据流行病学史如曾在疟疾流行地区居住或旅行史，临床典型疟疾发作表现伴贫血和脾大，有规律的发作周期，均应高度怀疑疟疾诊断，明确诊断须依赖实验室病原检查，需多次反复检查，一旦血液或骨髓涂片发现疟原虫即可明确诊断。高度怀疑，但多次病原检查阴性者或检测条件受限时，可采用诊断性治疗的方法。服用氯喹 10mg/（kg·d）（<0.6g）顿服×3 日，一般在服药 24~48 小时热退，停止发作者可拟诊为疟疾，否则可排除疟疾。

知识点 12：疟疾的鉴别诊断

（1）一般疟疾：应与败血症、伤寒、胆道感染鉴别，主要从流行病学、典型发作、查到疟原虫及试验治疗着手。

（2）脑型疟疾：应与乙型脑炎、中毒型菌痢、中暑、化脓性脑膜炎及病毒性脑炎相鉴别。①警惕性。②注意流行病学特点。③参照相关疾病的实验检查，不难鉴别。

知识点 13：一般疟疾的病原治疗

（1）现症患者：氯喹 3 日+伯氨喹 4 日联合疗法。

（2）休止期患者：乙胺嘧啶 2 日+伯氨喹 4 日联合疗法。

知识点 14：耐药疟疾的治疗

（1）标准：我国大部分恶性疟及海南部分间日疟株对氯喹耐药。用体内法判断的标准是：服用氯喹 3 日，血中疟原虫无性体在 7 日内消失，28 日内无复燃，为敏感，否则为耐药。

（2）药物选择：①硫酸奎宁加乙胺嘧啶：硫酸奎宁为 25mg/（kg·d），分 3 次口服，共 3 天，最大量 < 650mg/次；乙胺嘧啶：> 25kg，25mg/d；10~20kg，12.5mg/d；10kg，6.25mg/d，共 3 天。副作用有耳鸣、耳聋、头晕、心悸及荨麻疹，大剂量可致心脏抑制。②>7 岁儿童：硫酸奎宁+四环素 5mg/（kg·6h），联用 7 天。③<7 岁儿童或孕妇：单用硫酸奎宁 7 天。④甲氟喹 ≥15kg 者，25mg/kg，一次口服，最大量 ≤1250mg。孕妇禁用。⑤青蒿素或蒿甲醚、磷酸咯萘啶。

知识点 15：凶险型疟疾的抗疟治疗

先静脉给药，神志清醒后改用口服，并加用伯氨喹。

（1）二盐酸奎宁：每次 5~10mg/kg+10% 葡萄糖（浓度为 1mg/ml），静脉滴注，24 小时内不超过 3 次，同时给予心电监护。

（2）青蒿素：成人口服为 0.6/次，一日 3 次，共 3 日，总量 5.4g；或肌内注射每次 200~300mg，每天 1 次或每天 2 次×3 日。儿童酌减。

（3）磷酸氯喹注射液：用于不抗药者，每次 3~5mg/kg，加 10%葡萄糖或生理盐水中静脉滴注。首日不超过 3 次。

（4）磷酸咯萘啶注射液：3~6mg/（kg·d），加 5%葡萄糖或生理盐水中静脉滴注，或分次肌内注射。

知识点 16：疟疾的对症治疗

（1）对高热、急性颅高压、休克、DIC、肾功能衰竭、贫血、肺水肿的处理，但对脑型疟疾，禁用激素。

（2）黑尿热：停用奎宁与伯氨喹，改用氯喹、乙胺嘧啶及蒿甲醚。

（3）如果原虫血症密度超过 10%或出现并发症（如脑型疟疾），可考虑换血疗法。

（4）实行重症监护管理。

知识点 17：疟疾的并发症

（1）黑尿热：急性血管内溶血的表现与处理。

（2）疟疾性肾病：①急性肾炎型，抗疟治疗可缓解。②肾病综合征型：抗疟无效，激素反应差。

知识点 18：疟疾的预后

间日疟和三日疟无并发症者预后良好，恶性疟伴凶险发作者预后较差。脑型疟及并发黑尿热者，病死率很高。

第六节 阿 米 巴 病

知识点 1：阿米巴病的概念

阿米巴病是指由于阿米巴寄生于肠腔或阿米巴原虫穿透肠黏膜侵犯其他脏器致病，临床症状包括无症状包囊感染、阿米巴肠炎、阿米巴痢疾、阿米巴瘤及其他肠外疾病。肠道外疾病一般仅见于肝，少数也见于脑、肺病变和皮肤溃疡、生殖器官损害。

知识点 2：阿米巴病的病原

溶组织内阿米巴是具有伪足的原虫类寄生虫。在其生活周期中具有两种形态，即包囊和滋养体。包囊直径 10~16μm，内含 1~4 个核，4 核成熟包囊具有传染性。4 核包囊被吞食后可抵抗胃酸并最终到达碱性环境肠道，在那里脱去包囊，释放出 4 个滋养体，随后以二分裂法繁殖产生 8 个滋养体。滋养体直径 10~60μm，有单个核。多数无症状感染者体内的阿米巴原虫以小滋养体形式存在，随食物残渣结肠远端运送，在肠腔中逐渐形成包囊后随粪便排出体外。发生侵袭性病变时，侵袭的滋养体由于吞噬了红细胞和组织碎屑等而体积增大，被称为大滋养体，常见于急性期患者的粪便和病灶组织中，排出体外后迅速死亡。

原虫通常以包囊形式排出体外，包囊对外界环境抵抗力较强，能抵抗饮水消毒所含余氯和胃酸，在潮湿环境下可存活数周至数月，但不耐热，60℃时仅存活 10 分钟。

知识点 3：阿米巴病的传染源

人是溶组织阿米巴的主要储存宿主。患者和无症状带包囊者是重要传染源。滋养体离体后很快死亡，而且易被胃酸杀灭，因此对于疾病传播意义不大。

知识点 4：阿米巴病的传播途径

经粪-口途径传播。人体通过摄入被粪便（含包囊）污染的食物和水源而感染。水源污染可导致地方性流行。

知识点 5：阿米巴病的易感人群

各年龄组人群普遍易感。年幼儿、老年和孕妇感染后病情较重，阿米巴肠病男女发病率无差异，但阿米巴肝脓肿主要发生于成年人（90%），男性为主。感染后获得的抗体缺乏保护作用，可发生重复感染。

知识点 6：阿米巴病的临床表现

（1）肠阿米巴病：潜伏期 2 周至数月不等，起病缓，症状轻重不一。轻者仅有腹部不适和食欲不振。先腹痛，继之排便，表面带有小量黏液及血液；典型者黏液血便如猪肝酱样，每天 5~6 次；部分呈便秘和腹泻交替出现，病程迁延不愈；重症者可呈菌痢样改变。一般全身症状不重，白细胞总数略升高。

（2）肝阿米巴病：是阿米巴感染扩散的表现。仅 1% 或稍多的肠阿米巴病合并肝脓肿，而其肠病病史往往不明显。主要临床表现为发热，同时合并腹痛、腹胀、肝大和肝压痛。

知识点 7：阿米巴病的辅助检查

（1）粪便镜检直接找到阿米巴原虫，送检粪便要新鲜，挑选含黏液、脓血部分，至少送检 4~6 次，反复检查找到滋养体。

（2）乙状结肠镜或结肠镜检查：用于多次粪便检查为阴性而临床不能排除本病者。在肠黏膜可见到大小不等散在溃疡，中心区有渗出，边缘整齐，周围有一红晕。溃疡间黏膜正常。边缘涂片或活检可见滋养体。

（3）血清学检查：粪检多次为阴性而高度怀疑者，可行多种血清阿米巴抗体实验。临床症状出现后 7 天以上血清学实验阳性率达 95%。

知识点 8：阿米巴病的诊断

根据既往史（如接触史或流行区旅游史等）和临床表现，如起病缓慢，中毒症状轻，迁延或反复发作性腹泻，伴腹痛、里急后重，果酱样大便等特点，临床可高度怀疑，确诊必须依据病原学证据。对于病因不明，临床表现不典型的慢性腹泻患者，也应怀疑此病。不典型病例可借助血清学、结肠镜检等检查方法。对于临床高度怀疑而病原学无法确诊者，可进行诊断性治疗，效果明显者可考虑诊断成立。

知识点 9：阿米巴病的鉴别诊断

阿米巴肠病鉴别诊断应包括细菌性痢疾等侵袭性肠道细菌感染、溃疡性结肠炎、肠结核等；阿米巴肝脓肿鉴别诊断包括细菌性肝脓、包虫病和肝癌等。

知识点 10：阿米巴病的治疗

（1）一般治疗：急性期卧床休息，根据病情给予流质或少渣饮食。慢性患者应避免刺激性食物，注意维持营养。大量腹泻者纠正水电解质紊乱，必要时静脉补液，发生休克时及时输血，并加用血管活性药物。

（2）病原治疗：抗阿米巴治疗要及时、充分、全疗程，必要时重复 1~2 个疗程以防复发。①甲硝唑（灭滴灵）30~50mg/（kg·d），儿童最大量为 1g，分 3 次口服，5~7 为一疗程，多用于急性期病例。②氯碘喹：每次 10~20mg/kg，每天 3~4 次，连服 10，对肠腔内阿米巴有效。③双碘喹：每次 10~15mg/kg，每天 2~3 次，连服 15~20 日。

（3）对症治疗：①合并细菌感染时加用适当抗生素。②肠出血时及时输血，肠穿孔时及时行手术治疗，并应用甲硝唑和广谱抗生素。

知识点 11：阿米巴病的并发症

（1）肠内并发症：肠出血、肠穿孔、局限性腹膜炎、阑尾炎、肠狭窄和肠阿米巴瘤。

（2）肠外并发症：阿米巴肝脓肿、阿米巴胸膜炎、心包炎、膈下脓肿、阿米巴肺脓肿、脑脓肿、脑膜脑炎、宫颈阴道炎等。

知识点 12：阿米巴病的预后

一般良好。与病程长短、是否正确治疗、有无并发症等有关。暴发型、发生肠出血、肠穿孔、弥漫性腹膜炎等并发症者预后较差。

知识点 13：阿米巴病的预防

控制环境卫生，注意饮水和饮食卫生，加强粪便管理，注重手卫生宣教。及早彻底治疗患者。采取适当疾病监测和控制措施。尚无有效疫苗，基因重组疫苗正在研制中。

第七节　血吸虫病

知识点 1：血吸虫病的概念

血吸虫病是日本血吸虫寄生于门静脉系统引起的疾病。由皮肤接触含尾蚴的疫水而感染，主要病变为虫卵引起肝与结肠肉芽肿。

知识点 2：血吸虫的种类

感染人类的主要血吸虫有：①曼氏血吸虫。②日本血吸虫。③埃及血吸虫。前两种引起胃肠道和肝疾病，埃及血吸虫主要导致泌尿系疾病。

知识点 3：血吸虫病的病因

血吸虫从虫卵经毛蚴、母胞蚴和子胞蚴（中间宿主为钉螺）、尾蚴至成虫（终宿主）有 6 个阶段，从尾蚴侵入人体到在肝内发育为成虫 1 个月左右。钉螺是唯一中间宿主，人是终宿主，牛、猪、羊、狗等均可为其终宿主。

知识点 4：血吸虫病的病理

（1）结肠病变：早期有虫卵结节、黏膜充血、水肿甚至坏死和浅表性溃疡。虫卵反复沉积，晚期肠壁纤维增生、肥厚，并可伴发肠息肉、肠腔狭窄和肠梗阻。

（2）肝脏病变：早期门静脉分支内形成虫卵嗜酸肉芽肿，晚期汇管区结缔组织增生，肝纤维化。门静脉窦前阻塞，出现一系列门静脉高压症状。

（3）异位损害：虫卵形成成虫迷走，寄生于门脉系统外的器官内。

知识点 5：我国血吸虫病流行区的类型

根据地理环境、钉螺分布和流行病学特点，我国血吸虫病流行区可分为 3 种类型：

（1）水网型：主要分布于长江三角洲平原，钉螺沿河沟呈网状分布。

（2）湖沼型：为严重流行区域，分布于长江中下游两岸及其邻近湖泊地区，包括湖北、湖南、江西、安徽、江苏等省，钉螺呈大片状分布。

（3）山丘型：钉螺沿山区水系自上而下呈线状分布，发病数少且分散。

知识点6：血吸虫病的传染源

血吸虫病的传染源为患者和保虫宿主。保虫宿主包括家畜、犬、猫、鼠等动物。

知识点7：血吸虫病的传播途径

血吸虫病的传播环节为：①水源被患者和保虫宿主的粪便所污染。②钉螺的存在，钉螺是日本血吸虫的唯一中间宿主。③接触疫水。

知识点8：血吸虫病的易感人群

人对血吸虫普遍易感。男性多于女性。15~20岁青年感染率最高，5岁以下儿童感染率较低。感染后可有部分免疫力，流行区重复感染常见。

知识点9：血吸虫病的临床分期

（1）急性期：有发热、肝大、腹痛、腹泻或脓血便、血中嗜酸性粒细胞显著增多。

（2）慢性期：以消化道症状和肝脾大为主。

（3）晚期：以门静脉周围纤维化病变为主，可发展为门静脉高压症、巨脾与腹水。

知识点10：血吸虫病的临床表现

（1）急性血吸虫病：多见于夏秋季，小儿及青壮年为多，常有明显疫水接触史，常为初次重度感染，约半数出现尾蚴性皮疹（接触疫水部位），2~3日自行消退。潜伏期为30~40日。①发热，以间歇热为主，高热伴畏寒。②过敏反应，荨麻疹多见。③腹部症状：腹痛、腹泻、脓血便，或与便秘交替。④肝脾大：以左叶肝大为主。

（2）慢性血吸虫病：①无症状患者，仅在粪便普查或其他疾病就医时发现。②有症状者：以腹胀、腹泻为常见，肝脾大，早期以肝左叶大为主。

（3）晚期血吸虫病：主要是肝硬化，分巨脾、腹水、侏儒三型。①巨脾型：伴脾功能亢进，最为常见。②腹水型：晚期血吸虫肝功能失代偿的表现。③侏儒型：反复感染使肝生长介素减少，影响生长发育，患儿身材呈比例性矮小，面容苍老，性器官不发育，男性睾丸细小，女性无月经。

（4）异位损害：①肺血吸虫病：多见于急性血吸虫病患者，为虫卵沉积引起的肺间质性病变。肺部病变经病原治疗后3~6个月内逐渐吸收消失，不发展为肺源性心脏病。②脑血吸虫病：急性感染时，童虫移行至脑血管中，致使成虫产卵沉积在脑部，急性期发生类似脑炎、脑膜脑炎症状，经病原治疗症状很快消失。未经治疗或急性期症状不显著者于3~6个月或更长时间可在颅内形成较大虫卵肉芽肿团块，可出现癫痫或颅内压增高的症状。

知识点11：血吸虫病的辅助检查

（1）血象：急性期嗜酸性粒细胞增多显著。但极重型嗜酸性粒细胞常不增多，代之以中性粒细胞增多。慢性期嗜酸性粒细胞轻度增多。晚期脾亢，血常规检查"三少"。

（2）病原学检查：①粪便沉淀孵化法。②改良加藤厚涂片法。③直肠黏膜活检。

（3）免疫学检查：①成虫抗原皮内试验。②环卵沉淀试验：是目前流行区综合查病的一项措施，可作为考核疗效的参考。③酶联免疫吸附试验：有助于鉴别急性血吸虫病及疗效。④近年来用单克隆抗体检测血清中循环抗原，有可能用于活动性感染的诊断，并可作疗效参考。

知识点12：血吸虫病的诊断

根据疫水接触史、居住流行区或曾到流行区旅游等流行病学史和典型临床表现及病原学检查、血清免疫学检查等结果可予以诊断。急性血吸虫病以发热、肝大与外周血嗜酸性粒细胞增多为主要特征，伴有肝区压痛、脾大、咳嗽、腹胀及腹泻；慢性血吸虫病可无症状或间有腹痛、腹泻或脓血便，多数伴有以肝左叶为主的肝大，少数伴脾大；晚期血吸虫病者多有长期或反复疫水接触史，或明确血吸虫病治疗史，临床有肝门静脉高压症状和体征或结肠肉芽肿表现。一旦粪便血吸虫卵或毛蚴检查阳性，或慢性和晚期患者直肠活检，在无治疗史者发现血吸虫卵，有治疗史者发现活卵或近期变性虫卵，均可明确诊断。粪检阴性，但COPT（>3%）和（或）IHA（≥1：10），ELISA阳性，LA（≥1：10）等血清免疫反应阳性可进行临床诊断。

知识点13：血吸虫病的鉴别诊断

急性血吸虫病应与伤寒、疟疾、粟粒性肺结核、败血症、急性细菌性痢疾、细菌性或阿米巴性肝脓肿等鉴别。慢性期与无黄疸性肝炎鉴别，腹泻者与慢性痢疾、肠结核区别，晚期巨脾、腹水与其他原因所致肝硬化鉴别。侏儒症与垂体性侏儒区别。流行区癫痫发作者应结合其他急性血吸虫病症状，怀疑或除外血吸虫脑病。

知识点14：血吸虫病的治疗

（1）病原治疗（常用吡喹酮）：①急性血吸虫病：总剂量140mg/kg，6日疗法，1/2量前2日内服用，1/2量后4日内服用，每日分2~3次。②慢性血吸虫病：总剂量70mg/kg，

2 日疗法，每日剂量分 2~3 次。③晚期血吸虫病：总剂量 60mg/kg（儿童 70mg/kg），3 日疗法，每日剂量分 2~3 次。

（2）对症治疗：急性期患者住院治疗。晚期按肝硬化治疗，实行内外科结合、病原治疗与对症治疗结合、中西医结合的原则。

知识点 15：血吸虫病的并发症

（1）门脉高压症、上消化道大出血是血吸虫病肝硬化的主要并发症。上消化道大出血后可并发肝性脑病；腹水型可并发原发性腹膜炎与革兰阴性杆菌败血症。

（2）肠道并发症：可发生不全性肠梗阻；可为急性阑尾炎的一种诱因。

知识点 16：血吸虫病的预后

急性和慢性早期血吸虫病经抗血吸虫治疗后，绝大多数预后好，患儿临床症状消失，生长发育恢复正常。晚期发生肝硬化失代偿，并发上消化道出血等并发症者预后差。

知识点 17：血吸虫病的预防

控制传染源，在流行区开展定期普查和同步治疗，一般慢性感染者给予吡喹酮（40mg/kg）单剂治疗，可降低人群感染率。切断传播途径，消灭钉螺是控制血吸虫病的重要措施。保护易感人群，加强卫生宣教，严格粪便管理，提倡安全用水、饮水，必须接触疫水者应采取个人防护措施。对接触疫水者可采用口服药物预防，如青蒿琥酯或蒿甲醚。

第十七章　免疫缺陷性疾病

第一节　概　　述

知识点 1：免疫的概念

免疫是机体的生理性保护机制，其本质为识别自身，排除异己；具体功能包括防御感染，清除衰老、损伤或死亡的细胞，识别和清除突变细胞。

知识点 2：免疫缺陷性疾病的概念

免疫缺陷性疾病（ID）是指因免疫细胞（淋巴细胞、吞噬细胞和中性粒细胞）和免疫分子（可溶性因子，如白细胞介素、补体、免疫球蛋白和细胞膜表面分子）发生缺陷引起的机体抗感染免疫功能低下的一组临床综合征。

第二节　原发性免疫缺陷病

一、X-连锁无丙种球蛋白血症

知识点 1：X-连锁无丙种球蛋白血症的概念

X 连锁无丙种球蛋白血症（XLA）又名 Bruton 病，是一种 X 连锁隐性遗传病，是指由缺乏 B 淋巴细胞和浆细胞，导致各类免疫球蛋白（Ig）合成不足，特异性抗体水平低下，因而自幼易反复发生严重细菌感染。约 20% 患儿的母系亲属有同样疾病史。

知识点 2：X-连锁无丙种球蛋白血症的病因

XLA 是低 γ 球蛋白血症最常见的原因，Bruton 酪氨酸激酶（BTK）基因突变是导致 XLA 的原因。

知识点 3：X-连锁无丙种球蛋白血症的特征

X-连锁无丙种球蛋白血症属 X-连锁隐性遗传，多见于男性婴幼儿，以血液循环中缺乏 B 细胞及 γ 球蛋白为主要特征，为最常见的先天性 B 细胞免疫缺陷病。

知识点4：X-连锁无丙种球蛋白血症的病理

在XLA患者的骨髓中可以找到原始B细胞，但是由于该病的B细胞发育中断在前B细胞阶段，所以患者的外周循环中几乎没有产生抗体的成熟B细胞（CD19⁺细胞<2%），并且B细胞对抗原刺激的应答也有缺陷，血清中缺乏IgG（<2g/L）、IgM、IgA、IgD和IgE。此外还缺乏初级和次级淋巴滤泡。但因T细胞功能和数量正常，对病毒、真菌等细胞内寄生物有一定抵抗力。

知识点5：X-连锁无丙种球蛋白血症的临床表现

（1）一般在出生后4~12个月开始出现感染症状。也可迟至4~5岁开始发病，仅见于男性。反复出现化脓性感染症状。感染包括疖肿、中耳炎、鼻窦炎、扁桃体炎、肺炎、败血症、脑膜炎等，主要致病菌为化脓性球菌或革兰阴性杆菌。一般对病毒、真菌和原虫有抵抗力。易发生过敏性、风湿性疾病和自身免疫性疾病。包括类风湿关节炎、恶性贫血、卡氏肺孢子菌肺炎、顽固性腹泻、皮肌炎及硬皮病等。

（2）主要体征：浅表淋巴结和扁桃体等淋巴组织较正常小或缺如，浅表淋巴结及脾不能触及。常因反复感染呈现慢性消耗性体质，如苍白、贫血貌及精神萎靡等，出现营养不良与生长发育落后等。

知识点6：X-连锁无丙种球蛋白血症的治疗

（1）特殊治疗：长期定期给予静脉注射用人血丙种球蛋白（IVIG）补充治疗。剂量为每月一次400~600mg/kg静脉滴注，效果明显优于每月一次200mg/kg。也可深部肌内注射丙种球蛋白。一般剂量为每月一次200mg/kg，每次注射量不超过30ml（分数个部位注射，每一部位应少于5ml）。或定期输新鲜血浆，剂量为每月20ml/kg。

（2）控制感染：有感染时应用大剂量有效抗生素。必要时行外科手术清除感染病灶。

（3）禁止预防接种，尤其是不能接种活疫苗。

知识点7：X-连锁无丙种球蛋白血症的预防

一般情况下XLA患者的血清IgG水平在2g/L以下，因此XLA患者应用IVIG替代治疗十分必要。IVIG能够预防XLA患者的大多数感染和并发症，其剂量应使患者应用IVIG后的IgG水平达到同年龄血清正常水平。

二、湿疹血小板减少免疫缺陷综合征

知识点8：湿疹血小板减少免疫缺陷综合征的概念

湿疹血小板减少免疫缺陷综合征（WAS）是一种 X-连锁隐性遗传性疾病，由编码 WAS 蛋白（WASP）的基因突变所引起。以免疫缺陷、湿疹和血小板减少三联征为典型临床表现，不典型者主要表现为血小板减少，而无明显的免疫缺陷，此时需与特发性血小板减少性紫癜相鉴别。常见于男性婴儿，罕见女性患者。

知识点 9：湿疹血小板减少免疫缺陷综合征的临床表现

男性发病，起病年龄较小甚至在新生儿期发病。常因血小板减少致出血，多发生于生后 6 个月之内婴儿。一些患儿以血小板减少和出血倾向作为唯一的临床表现。80% 患儿有典型的异位湿疹病史，湿疹通常于婴幼儿期出现，随年龄增长趋于严重；家族中常有湿疹患者。反复感染是常见的临床表现，随年龄增长感染病情加重。其他可发生关节炎、自身免疫性溶血性贫血，年长儿易发生恶性疾病。

知识点 10：湿疹血小板减少免疫缺陷综合征的辅助检查

血小板减少和血小板体积变小是该病的特征性表现，有明显出血时可伴有贫血，骨髓巨核细胞正常或增多。迟发型超敏反应皮肤试验减弱或阴性，淋巴细胞转化率减低。血清免疫球蛋白测定提示 IgG 正常，IgA 和 IgE 水平显著升高，IgM 明显减低。胸部 X 线片常显示肺部感染；头颅侧位片可显示咽后壁淋巴组织发育不良。

知识点 11：湿疹血小板减少免疫缺陷综合征的治疗

急性出血发作时可静脉注射辐照血小板。有感染时应及时给予抗生素，尽快控制感染。局部用类固醇药物控制顽固性湿疹，但应尽量避免全身使用糖皮质激素。可应用转移因子、左旋咪唑及胸腺素治疗。脾切除术能使血小板数量增加和体积增大，但有发生败血症的危险。因此，脾切除术后应终生使用抗菌药物预防感染。骨髓或脐血干细胞移植是目前根治 WAS 最有效的方法。

三、选择性 IgA 缺乏症

知识点 12：选择性 IgA 缺乏症的特点

（1）IgA 水平显著低下。

（2）常伴有 IgG_2 缺陷，其他免疫球蛋白水平正常或升高。

（3）伴有或不伴有 T 细胞功能障碍。

（4）本病常伴有其他疾病，如自身免疫性疾病、肺部疾病、肠道疾病、过敏性疾病、神经系统疾病及恶性肿瘤等。

知识点 13：选择性 IgA 缺乏症的临床表现

患儿可无症状或伴发多种疾病，如哮喘、呼吸道感染、腹泻和各种自身免疫性疾病，半数患儿有反复感染。1/4 左右患儿有自身免疫性或血管结缔组织疾病。IgA 缺陷病出现症状者，占临床上严重免疫缺陷病的 10%～15%。

知识点 14：选择性 IgA 缺乏症的实验室检查

血清 IgA 总量常低于 0.05g/L，其余 Ig 可正常甚至升高，分泌型 IgA（SIgA）低于 0.002g/L。约 40% 患儿可测出自身抗体。血浆蛋白电泳可见缺乏 IgA 区带。T 细胞免疫功能有不同程度的减低。

知识点 15：选择性 IgA 缺乏症的治疗

（1）对于严重感染者可选择使用适当的抗生素及无症状的选择性 IgA 缺陷患者的血浆。

（2）严重腹泻者可采用初乳治疗以补充 SIgA。

（3）选择性 IgA 缺陷病患者一般禁忌输注含有 IgA 的血制品（包括丙种球蛋白制剂），以防产生抗 IgA 抗体，从而发生过敏反应。

四、X-连锁联合免疫缺陷病

知识点 16：X-连锁重症联合免疫缺陷的概念

X-连锁重症联合免疫缺陷（XSCID）是最多见的一种 SCID，占 SCID 的 50% 左右，是由编码 IL-2 受体 γ 链（IL2RG）的基因突变所引起。淋巴细胞表型为 $T^-B^+NK^-$。由于 IL2RG 还参与了 IL-4、IL-7、IL-9、IL-15 和 IL-21 受体的组成，因此该基因的突变也使这些细胞因子无法发挥作用。

知识点 17：X-连锁重症联合免疫缺陷的临床表现

（1）临床表现为胸腺极小（<2g），外周淋巴结、扁桃体等缺如或发育极度不良。由于 B 细胞的成熟依赖于 T 细胞的辅助，因此尽管 B 细胞数目正常，但不能正常合成免疫球蛋白，致使 IgG、IgA 和 IgM 水平低下，甚至缺如。

（2）突出临床表现为出生后 1 个月内即发生严重的致死性感染，如持续性呼吸道感染、反复腹泻和生长发育停滞。

知识点 18：X-连锁重症联合免疫缺陷的治疗

XSCID 的主要治疗措施是 HSCT，如果不进行 HSCT，大部分患者都会在出生后 1 年内因各种感染并发症而死亡。HSCT 最好在发生严重感染前进行，因为成功率比较高，特别是在出生后 3~4 个月内进行同种（异体）的 HSCT，其效果会更好。

五、X-连锁高 IgM 血症

知识点 19：X-连锁高 IgM 血症的概念

X-连锁高 IgM 血症（XHIGM）是指由于 T 细胞 CD40L 基因突变所致，是一种 X-连锁隐性遗传病。

知识点 20：X-连锁高 IgM 血症的病理

由于 X-连锁高 IgM 血症的 CD40L 分子表达缺陷，B 细胞表面的 CD40 分子不能有效地与 T 细胞结合，因此 B 细胞在缺乏共刺激的情况下，不能正常地发生免疫球蛋白类别转换，从而导致患者的血清免疫球蛋白 IgG、IgA、IgE 水平降低、而 IgM 升高。XHIGM 患者的 B 细胞和 T 细胞计数是正常的，但是由于 CD40L 分子缺陷，T 细胞不能与树突状细胞和 B 细胞相互作用，T 细胞本身的活化也会发生障碍，因此该病表现为联合免疫缺陷。

知识点 21：X-连锁高 IgM 血症的临床表现

临床上，患者的感染程度往往比其他类型的低丙种球蛋白血症要严重，除了反复细菌感染外，尚可出现卡氏肺孢子菌、巨细胞病毒、曲霉菌、隐孢子虫和其他罕见病原体感染。此外，隐孢子虫感染所致的小肠炎还可扩散到胆管，从而导致硬化性胆管炎或肝硬化。XHIGM 常可伴有中性粒细胞减少症。

知识点 22：X-连锁高 IgM 血症的治疗

X-连锁高 IgM 血症的主要治疗措施是 HSCT。在未进行 HSCT 之前，主要是预防和控制感染。可以通过 IVIG 来预防感染，感染时根据病原选择抗生素治疗，饮用沸水或过滤水可降低隐孢子虫的感染，中性粒细胞减少症患者可以用粒细胞集落刺激因子治疗。

六、X-连锁淋巴组织增生性疾病

知识点 23：X-连锁淋巴组织增生性疾病的概念

X-连锁淋巴组织增生综合征（XLP）是指由于 SH2D1A 基因突变，导致机体清除 EB 病毒免疫的选择性缺陷所致。

知识点 24：X-连锁淋巴组织增生性疾病的临床表现

XLP 患者对 EB 病毒高度易感，但是大部分患者在感染 EB 病毒前通常是无症状的，或仅表现为轻微的免疫异常，只有在感染 EB 病毒后，才会表现出各种各样的临床症状。也有部分患者没有 EB 病毒感染的证据，而表现出 XLP 的各种临床表现。虽然临床表现较为复杂，但是大多数 XLP 患者有 3 个共同的表现：暴发性传染性单核细胞增多症、淋巴组织增生性疾病以及淋巴瘤和丙种球蛋白异常血症。XLP 患者发生 EB 病毒感染后，主要表现为T、B 细胞缺陷。

知识点 25：X-连锁淋巴组织增生性疾病的治疗

（1）病因治疗：主要是 HSCT，是唯一能治愈 XLP 的方法。

（2）对症治疗：包括针对 EB 病毒感染的抗病毒治疗和针对丙种球蛋白异常血症的定期 IVIG 替代治疗，以及针对淋巴瘤的化疗等。

七、慢性肉芽肿病

知识点 26：慢性肉芽肿病的概念

CGD 是由于吞噬细胞还原型烟酰胺腺嘌呤二核苷磷酸（NADPH，又称还原型辅酶Ⅱ）氧化酶缺陷，不能有效产生具有杀菌活性的超氧化物阴离子及其代谢产物，如过氧化氢，氢氧根离子核次氯酸等，造成吞噬细胞不能杀灭过氧化氢酶阳性的细菌和真菌而引起的。

知识点 27：NADPH 氧化酶的结构

NADPH 氧化酶的结构可分为膜结合成分和细胞质成分，膜结合成分含有 α 亚单位 P22 吞噬细胞氧化物和 β 亚单位 gP91-phox，细胞质成分包含 P47-phox、P67-phox、P40-phox 和小 G 蛋白 rac。

知识点 28：慢性肉芽肿病的临床表现

CGD 以反复发生致命性过氧化氢酶阳性的细菌或真菌感染为主要临床表现。大多数患者幼年即起病，感染主要发生在淋巴结、皮下组织、肺、肝和胃肠道等，过度的炎症反应逐渐形成肉芽肿，导致消化道、泌尿生殖道阻塞和伤口长期不愈；此外还可伴有生长发育障碍和自身免疫性疾病。

知识点 29：慢性肉芽肿病的诊断

硝基四氮唑蓝还原试验（NBT）可用于 CGD 的筛查，患者 NBT 试验阴性，女性携带者可为 NBT 阳性或阴性。此外，化学发光试验、氧化酶活性测定和中性粒细胞杀菌功能试验也可用于 CGD 的诊断。基因分析发现相应基因的突变可确诊 CGD，并能判断 CGD 的不同类型。

知识点 30：慢性肉芽肿病的治疗

治疗可以长期使用磺胺预防感染和抗真菌药，也可以使用 γ-干扰素作为预防性用药。应用造血干细胞移植有望使其得到根治。

第三节　继发性免疫缺陷病

知识点 1：继发性免疫缺陷病的概念

继发性免疫缺陷病（SID）是指由于出生后因不利的环境因素导致免疫系统暂时性功能障碍，不利因素一旦被纠正，免疫功能即可恢复正常。

知识点 2：导致继发性免疫缺陷病的因素

（1）营养紊乱：蛋白质-热能营养不良、铁缺乏症、锌缺乏症、维生素 A 缺乏症、肥胖症。

（2）免疫抑制剂：放射线、抗体、糖皮质激素、环孢素、细胞毒性药物、抗惊厥药物。

（3）遗传性疾病：染色体异常、染色体不稳定综合征、酶缺陷、血红蛋白病、张力性肌萎缩症、先天性无脾症、骨骼发育不良。

（4）肿瘤和血液病：组织细胞增生症、类肉瘤病、淋巴系统肿瘤、白血病、霍奇金淋巴瘤、淋巴组织增生性疾病、再生障碍性贫血。

（5）新生儿：属生理性免疫功能低下。

（6）感染：细菌、真菌、病毒、寄生虫感染。

（7）其他：糖尿病、蛋白质丢失性肠病、肾病综合征、尿毒症、外科手术和外伤。

知识点 3：继发性免疫缺陷病的临床表现及处理

SID 最常见的临床表现为反复呼吸道感染，包括反复上呼吸道感染、支气管炎和肺炎，亦有胃肠道感染者，一般症状较轻，但反复发作。反复感染，尤其是胃肠道感染，可引起更严重的营养吸收障碍而加重营养不良；感染本身也可直接引起免疫功能的进一步恶化。如此，形成"营养不良—免疫功能下降—感染—加重营养不良"的恶性循环，构成了儿童时期重要的疾病谱。SID 的治疗原则是治疗原发性疾病，去除诱发因素。

知识点 4：获得性免疫缺陷综合征的概念

获得性免疫缺陷综合征（AIDS），即艾滋病，是由人类免疫缺陷病毒（HIV）所引起的一种传播迅速、病死率极高的感染性疾病。

知识点 5：获得性免疫缺陷综合征的病因

HIV 属 RNA 反转录病毒，直径为 $100 \sim 200nm$，目前已知 HIV 有两个型，即 HIV-Ⅰ 和 HIV-Ⅱ。两者均能引起 AIDS，但 HIV-Ⅱ 致病性较 HIV-Ⅰ 弱。HIV-Ⅰ 共有 A、B、C、D、E、F、G、H、O 9 种亚型，以 B 型最常见。本病毒为圆形或椭圆形，外层为类脂包膜，表面有锯齿样突起，内有圆柱状核心，含 Mg^{2+} 依赖性反转录酶。病毒包括结构蛋白 P19、核心蛋白 P24 和 P15、反转录酶蛋白 P66 和 P51、外膜蛋白 gp120 和跨膜蛋白 gp41 等。病毒对热敏感，56℃30 分钟能灭活，50% 浓度的酒精、0.3% 的过氧化氢、0.2% 的次氯酸钠及 10% 的漂白粉经 10 分钟能灭活病毒，但对甲醛溶液、紫外线和 γ 射线不敏感。

知识点 6：获得性免疫缺陷综合征的传染源与传播方式

（1）传染源：患者和无症状病毒携带者是本病的传染源，特别是后者。病毒主要存在于血液、精子、子宫和阴道分泌物中。其他体液，如唾液、眼泪和乳汁亦含有病毒，均具有传染性。

（2）儿童 HIV 感染的传播方式：①母婴传播：是儿童感染的主要途径。感染本病的孕妇可以通过胎盘、产程中及产后血性分泌物或喂奶等方式感染婴儿。②血源传播：如输血、注射、器官移植等。③其他途径：如性接触传播、人工授精等，主要发生在成年。

知识点 7：获得性免疫缺陷综合征的发病机制

HIV 产生的逆向转录酶能以病毒 RNA 为模板，逆向转录而产生 cDNA，然后整合入宿主细胞 DNA 链中，随着宿主细胞 DNA 的复制而得以繁殖。病毒感染靶细胞后 $1 \sim 2$ 周内芽生脱落而离开原细胞侵入新的靶细胞，使得人体 $CD4^+$T 淋巴细胞遭受破坏。HIV 侵入 $CD4^+$T 淋巴细胞时，必须借助融合素，可使 $CD4^+$T 淋巴细胞融合在一起，使未受 HIV 侵犯的 $CD4^+$T 淋巴细胞与受害的 $CD4^+$T 淋巴细胞融合而直接遭受破坏。由于 $CD4^+$T 淋巴细胞被大量破坏，丧失辅助 B 淋巴细胞分化的能力，使体液免疫功能亦出现异常，表现为高免疫球蛋白血症，出现自身抗体和对新抗原反应性降低。抗体反应缺陷，使患儿易患严重化脓性病变；细胞免疫功能低或衰竭，引起各种机会性感染，如结核分枝杆菌、卡氏肺孢子菌、李斯特菌、巨细胞病毒感染等，常是致死的原因。

知识点 8：获得性免疫缺陷综合征的病理

HIV 感染后可见淋巴结和胸腺等免疫器官病变。淋巴结呈反应性病变和肿瘤性病变两种。早期表现是淋巴组织反应性增生，随后可出现类血管免疫母细胞淋巴结病，继之淋巴结内淋巴细胞稀少，生发中心空虚。脾脏小动脉周围 T 细胞区和脾小结淋巴细胞稀少，无生发中心或完全丧失淋巴成分。胸腺上皮严重萎缩，缺少胸腺小体。艾滋病患儿往往发生严重的机会性感染，其病理改变因病原体不同而异。

HIV 常侵犯中枢神经系统，病变包括胶质细胞增生、灶性坏死、血管周围炎性浸润、多核巨细胞形成和脱髓现象。

知识点 9：获得性免疫缺陷综合征的临床表现

（1）无临床表现（N）：儿童无任何感染的症状和体征，或仅有轻微临床表现中的一个情况。

（2）轻度临床表现（A）：儿童具有下列两个或更多的表现，但无中度和严重临床表现期的情况：淋巴结病（>0.5cm，发生在两个部位以上，双侧对称分布），肝肿大，脾肿大，皮炎，腮腺炎，反复或持续性上呼吸道感染、鼻窦炎或中耳炎。

（3）中度临床表现（B）：除 A 类表现外，尚有以下表现：①贫血（Hb<80g/L），中性粒细胞减少（<1×10⁹/L），或血小板减少（<100×10⁹/L），持续 30 天。②细菌性脑膜炎、肺炎或败血症（纯培养）。③6 个月婴儿持续 2 个月以上的口腔念珠菌病。④心肌病。⑤发生于出生后 1 个月内的巨细胞病毒感染、反复和慢性腹泻、肝炎。⑥单纯疱疹病毒性口腔炎，1 年内发作两次以上；单纯疱疹病毒性毛细支气管炎、肺炎或食管炎，发生于出生 1 个月内。⑦带状疱疹至少发作两次或不同皮损部位。⑧平滑肌肉瘤伴有 EB 病毒感染。淋巴样间质性肺炎或肺淋巴样增生综合征。⑨肾病。⑩诺卡菌属感染，持续发热 1 个月以上。⑪弓形虫感染发生于出生后 1 个月内。⑫播散性水痘。

（4）严重临床表现（C）：包括以下情况：①严重反复和多发性细菌感染，如脓毒血症、肺炎、脑膜炎、骨关节感染和深部脓肿，不包括中耳炎、皮肤黏膜脓肿和导管插入引起的感染。②念珠菌感染累及食管、气管、支气管和肺；深部真菌感染，呈播散性（肺、肺门和颈淋巴结以外的区域）。③隐球菌感染伴持续腹泻 1 个月以上。④巨细胞病毒感染发生于出生 1 个月内，累及肝、脾和淋巴结以外的区域。⑤脑病：以下表现之一，至少持续 2 个月，找不到其他原因者：发育滞后或倒退，智能倒退；脑发育受损，头围测定证实为后天性小头畸形或 CT/MRI 证实为脑萎缩；后天性系统性运动功能障碍：瘫痪、病理性反射征、共济失调和敏捷运动失调，具有其中 2 项者。⑥单纯疱疹病毒性黏膜溃疡持续 1 个月以上，或单纯疱疹病毒性支气管炎、肺炎或食管炎发生于出生 1 个月以后。⑦组织胞浆菌病累及肺、肺门和颈淋巴结以外的区域。⑧卡波西肉瘤；淋巴瘤（Burkitt 淋巴瘤或免疫母细胞性、B 细胞性、大细胞性或免疫学表型不明性）。⑨结核病，肺外播散型。⑩卡氏肺孢子菌肺炎。⑪进行性多发性白质性脑病。⑫沙门菌属（非伤寒）脓毒血症，反复发作。⑬脑弓形虫感染发生于出生 1 个月以后。⑭消耗综合征：体重持续丧失基线的 10%；大于 1 岁者的体重-年龄曲线下降 25 个百分位；出生 1 个月后体重-身高曲线下降 5 个百分位；同时伴有：慢性腹泻（每天至少 2 次稀便持续 1 个月以上）；发热 1 个月以上（持续性或间歇性）。

知识点 10：获得性免疫缺陷综合征的病原学诊断

（1）病毒抗体检测：是初筛试验的主要手段，包括：①初筛试验：血清或尿的酶联免疫吸附试验，血快速试验。②确认试验：蛋白印迹试验或免疫荧光检测试验。病毒抗体检查对小于 18 个月龄小儿的诊断存在局限性。

（2）病毒分离：目前常采用的方法是将受检者周围血单个核细胞（PBMCs）与经植物血凝素（PHA）激活 3 日的正常人 PBMCs 共同培养（加入 IL-2 10U/ml）。3 周后观察细胞病变，检测反转录酶或 P24 抗原或病毒核酸（PCR），确定有无 HIV。目前一般只用于实验研究，不作为诊断指标。

（3）抗原检测：主要是检测病毒核心抗原 P24，一般在感染后 1~2 周内即可检出。

（4）病毒核酸检测：利用 PCR 或连接酶链反应（LCR）技术，可检出微量病毒核酸。

知识点 11：获得性免疫缺陷综合征的免疫缺陷实验诊断

（1）血淋巴细胞亚群分析：$CD4^+/CD8^+$ 倒置、自然杀伤细胞活性降低、皮肤迟发型变态反应减退或消失，抗淋巴细胞抗体和抗精子抗体、抗核抗体阳性。β_2 微球蛋白增高，尿中新蝶呤升高。

（2）各种机会性感染病原的检查、诊断：应尽早进行，以便及时明确感染原，实施针对性治疗。

知识点 12：小儿无症状 HIV 感染的诊断

（1）流行病史：①HIV 感染母亲所生的婴儿。②输入未经 HIV 抗体检测的血液或血液制品史。

（2）临床表现：无任何症状、体征。

（3）实验室检查：≥18 个月儿童，HIV 抗体阳性，经确认试验证实；患儿血浆中 HIV RNA 阳性。

（4）确诊标准：①≥18 个月小儿，具有相关流行病学史，实验室检查中任何一项阳性可确诊。②<18 个月小儿，具备相关流行病学史，两次不同时间的血浆样本 HIV RNA 阳性可确诊。

知识点 13：小儿 AIDS 的诊断

（1）流行病学史：同无症状 HIV 感染。

（2）临床表现：不明原因的持续性全身淋巴结肿大（直径>1cm）、肝脾肿大、腮腺炎；不明原因的持续性发热超过 1 个月；慢性反复发作性腹泻；生长发育迟缓；体重下降明显（3 个月下降>基线 10%）；迁延难愈的间质性肺炎和口腔真菌感染；常发生各种机会性感染等。与成人 AIDS 相比，小儿 AIDS 的特点为：①HIV 感染后，潜伏期短、起病较急、进展快。②偏离正常生长曲线的生长停滞是小儿 HIV 感染的一种特殊表现。③易发生反复的细菌感染，特别是对多糖荚膜细菌更易感染。④慢性腮腺炎和淋巴细胞性间质性肺炎常见。⑤婴幼儿易发生脑病综合征，且发病早、进展快、预后差。

（3）实验室检查：HIV 抗体阳性并经确认试验证实，患儿血浆中 HIV RNA 阳性；外周血 CD4$^+$T 淋巴细胞总数减少，CD4$^+$T 淋巴细胞占淋巴细胞的百分比减少。

（4）确诊标准：患儿具有一项或多项临床表现，≥18 个月患儿 HIV 抗体阳性（经确认试验证实）或 HIV RNA 阳性可确诊；<18 个月患儿 2 次不同时间的样本 HIV RNA 阳性可确诊。有条件者应做 CD4$^+$T 淋巴细胞计数和百分比以评估免疫状况。

知识点 14：获得性免疫缺陷综合征的治疗

（1）抗病毒治疗：①核苷类反转录酶抑制剂。②非核苷类反转录酶抑制剂。③蛋白酶抑制剂。

（2）免疫学治疗：基因重组 IL-2 与抗病毒药物同时应用对改善免疫功能是有益的，IL-12 是另一个有治疗价值的细胞因子，体外实验表明 IL-12 能增强免疫细胞杀伤被 HIV 感染细胞的能力。

（3）支持及对症治疗：包括输血及营养支持疗法，补充维生素，特别是维生素 B$_{12}$ 和叶酸。

（4）抗感染和抗肿瘤治疗：发生感染或肿瘤时应给予相应的治疗。

知识点 15：获得性免疫缺陷综合征的预防

儿童 AIDS 的预防应特别注意以下几点：①普及艾滋病知识，减少育龄期女性感染 HIV。②HIV 感染者避免妊娠，HIV 感染或 AIDS 孕妇应规劝其终止妊娠或尽量进行剖宫产。③严格禁止高危人群献血，在供血员中必须除外 HIV 抗体阳性者。④HIV 抗体阳性母亲及其新生儿应服用 AZT，以降低母婴传播的概率。⑤严格控制血液及各种血制品的质量。⑥疫苗预防：美国 Vax Gen 公司研制的 AIDS VAX 疫苗是利用基因重组技术，以 HIV-Ⅰ的糖蛋白 gp120 为靶位点，目前正在美国和泰国等地进行三期临床试验。

第十八章　变态反应性疾病

第一节　过　敏　症

知识点1：过敏症的病因

过敏症又称过敏性休克，属于儿科急诊。多由 IgE 介导的免疫反应引起。常见的病因有花生、蛋清、牛奶等食物，以及青霉素、阿司匹林、蜂毒等药物。

知识点2：过敏症的临床表现

起病急，多数患儿先有皮肤发红、红斑、瘙痒，可有一过性的荨麻疹或血管神经性水肿，然后迅速波及各个系统，可以导致低血容量性休克、心律不齐、声音嘶哑及上呼吸道梗阻等喉部水肿表现。也可有腹疼、腹泻、呕吐等消化道症状。累及心血管系统和呼吸系统的患儿病情多比较危急，可在短时间内出现意识障碍。

知识点3：过敏症的辅助检查

测定血清特异性 IgE 或进行过敏原皮肤试验可能明确过敏原。

知识点4：过敏症的治疗

迅速祛除或停止使用引起过敏的各种病因。有休克及喉部水肿等危重状态可以先用 1:1000 肾上腺素，按 0.01ml/kg（最大 0.3ml）皮下注射，必要时可间隔 15~30 分钟重复给药1次。同时静脉输液，补充血容量、纠正酸中毒。以及静脉使用糖皮质激素。轻症患儿可以使用抗过敏药物。

第二节　血　清　病

知识点1：血清病的概念

血清病是指使用动物血清制剂后所引起的一种免疫复合物性疾病。药物也间以引起类似血清病样表现，并随着血清制剂应用的减少，已是引起血清病的主要病原。

知识点 2：血清病的临床表现

血清病多在注射异种血清或球蛋白后 1~3 周内发生（常在 7~10 日）；少数患儿在 48 小时以内发病。临床上主要表现为发热、多种形态的皮疹（荨麻疹、血管神经性水肿等）、关节肿痛、淋巴结肿大等，极少数患儿可有喉头水肿表现。

知识点 3：血清病的辅助检查

通常可有白细胞总数中等度升高，但嗜酸性粒细胞增多少见。血清总补体与 C3 均可下降。有时血内可找到免疫复合物。

知识点 4：血清病的并发症

少数并发多发性神经炎、肾小球炎、心肌炎等，血清病最严累的并发症是吉兰-巴雷综合征和外周神经炎。

知识点 5：血清病的治疗

应立即停用致病的血清制剂或可疑药物；本病具有自限性，治疗以对症给药为主。发热或关节痛者可用水杨酸制剂。有皮疹和瘙痒者可用抗组胺药，如苯海拉明、赛庚啶，并可同时加用葡萄糖酸钙静脉注射。有血管神经性水肿或严重荨麻疹者，可用 0.1% 肾上腺素 0.1~0.3ml 皮下注射。必要时可隔半小时重复 1 次。累及神经系统、肾脏或其他内脏的重症患者，应使用糖皮质激素治疗。

第三节　变应性鼻炎

知识点 1：变应性鼻炎的概念

变应性鼻炎俗称过敏性鼻炎，可分为常年性和季节性两类。常年性过敏性鼻炎的致敏物多为屋内尘土、螨霉菌、动物脱屑、禽毛等，季节性变态反应性鼻炎的致敏原多为花粉、蒿类植物，故又称花粉病。

知识点 2：变应性鼻炎的诊断

（1）常年或某一季节发生阵发性喷嚏、鼻痒、水样黏液性鼻溢、鼻阻、流泪、头昏眩等。
（2）症状突然发生，反复发作，持续时间不等。
（3）常有家族史或既往史。
（4）特异性皮肤试验阳性。

（5）血液和鼻分泌物 IgE 增高或变应原鼻激发试验阳性。

知识点3：变应性鼻炎的治疗

（1）非特异性治疗：抗组胺药 H_1-受体拮抗剂，如仙特明。激素类药，如地塞米松。局部滴药，如 0.5% 的麻黄素、2% 的色甘酸钠、立复汀喷鼻剂、辅舒良喷鼻剂等。

（2）特异性脱敏治疗：针对皮肤试验阳性反应，采用逐渐增多的脱敏治疗。

（3）激光治疗：YAG 激光凝固术。

（4）中医中药治疗：如辛芩颗粒冲剂。

知识点4：变应性鼻炎的预防

（1）最好的方法是避免与过敏原接触。

（2）特异性过敏原脱敏疗法：通过皮肤试验找出过敏原，然后以稀释过的、极小量的这种过敏原，给患儿注射，使之逐渐改变体质，加强对过敏原的耐受能力。

第四节　支气管哮喘

知识点1：支气管哮喘的概念

支气管哮喘简称哮喘，是儿童期最常见的慢性呼吸道疾病，是由嗜酸性粒细胞、肥大细胞、T淋巴细胞、中性粒细胞及气道上皮细胞等和细胞成分共同参与的气道慢性炎症性疾病，该炎症导致气道对刺激反应性的增高，可引起易感者不同程度的、广泛而可逆性的气道阻塞症状。

知识点2：支气管哮喘的病因病理

支气管哮喘任何年龄均可发病，但 70%~80% 始发于5岁以前。其发病机制十分复杂，遗传和环境因素共同影响哮喘的发展。

支气管哮喘具有以下病理生理特征：气道慢性炎症、气道高反应性、可逆性的气流受限。

知识点3：支气管哮喘的症状

支气管哮喘主要症状是喘息，起病可呈急性或逐渐进展，年长儿起病较急且多在夜间。开始干咳、喘息，严重者可有烦躁、气促、呼吸窘迫、发绀、冷汗淋漓、端坐样呼吸、心动过速、奇脉等，发作持续数小时到1天。当患者在呼吸极度困难时，喘息可以不存在，这种患者只有在用支气管扩张剂后减轻气道阻塞，有足够空气在气道中移动才可表现出喘息。腹疼很常见，特别是年幼儿，可能由于紧张应用腹部从横膈肌引起。由于过度呼吸用力可引起低热。

知识点 4：支气管哮喘的体征

支气管哮喘胸部体征表现为在中重度哮喘吸气出现三凹症。在呼气时因胸部内压增高，肋间隙反见凸出，颈静脉怒张。叩诊两肺呈鼓音，心浊音界缩小，提示已发生肺气肿，并有膈下移，致使有时可能触到肝、脾。此时呼吸音减弱。全肺可闻及喘鸣音及干啰音，严重病例两肺几乎听小到呼吸音，允其处于哮喘持续状态时。并由于严重低氧血症、引起肺动脉痉挛，使右心负荷增加，导致心功能衰竭。

知识点 5：儿童哮喘的诊断标准

（1）反复发作的喘息、气促、胸闷和咳嗽，多与接触过敏原、冷空气、物理或化学性刺激、病毒性上下呼吸道感染、运动等有关。

（2）发作时，双肺可闻及以呼气相为主的哮鸣音，呼气相延长。

（3）支气管扩张剂有明显的疗效。

（4）除外其他疾病引起的喘息、气促、胸闷或咳嗽的。

（5）对于症状不典型的患儿如果肺部可闻及哮鸣音，可支气管扩张试验协助诊断。如果肺部未闻及哮鸣音，且 $FEV_1 > 75\%$ 者，可做支气管激发试验，若阳性可诊断为哮喘。

知识点 6：咳嗽变异性哮喘（CVA）的诊断标准

（1）持续咳嗽>1 个月，常在夜间和（或）清晨发作，运动、遇冷空气或嗅到特殊气味后加重，痰少，临床上无感染征象，或经较长时间抗生素治疗无效。

（2）诊断的基本条件：支气管扩张剂诊断性治疗可使咳嗽发作缓解。

（3）有个人或家族过敏史、家族哮喘病史，过敏原检测阳性可作辅助诊断。

（4）除外其他原因引起的慢性咳嗽。

知识点 7：哮喘的分期与病情的评价

根据就诊前日间症状、夜间症状和肺功能情况对其病情进行评价，分成四级，见表 18-1。

表 18-1　哮喘慢性持续期病情严重程度的分级

级别	日间症状	夜间症状	PEF 或 FEV_1 占预计值（%）	PEF 变异率（%）
一级（轻度间歇）	<1 次/周，发作间歇无症状	≤2 次/月	≥80	<20

续 表

级别	日间症状	夜间症状	PEF 或 FEV$_1$ 占预计值（%）	PEF 变异率（%）
二级（轻度持续）	≥1 次/周，＜1 次/天，发作时可能影响活动	＞2 次/月	≥80	20～30
三级（中度持续）	每日有症状，影响活动	＞1 次/周	60～80	＞30
四级（重度持续）	持续有症状，体力活动受限	频繁	≤60	＞30

注：①患儿只要具有某级严重程度的一个特点，就可将其列为该级别，即严重程度按最严重一项来确定。

②患儿属于任何一级，甚至间歇发作，都可以有严重的哮喘发作。

③哮喘危重状态（哮喘持续状态）：指哮喘发作在合理应用常规缓解药物治疗后，仍有严重或进行性呼吸困难者。

表现：哮喘急性发作，出现咳嗽、喘息、呼吸困难、大汗淋漓和烦躁不安，甚至表现出端坐呼吸、语言不连贯、严重发绀、意识障碍及心肺功能不全的征象。

④哮喘预测指数：能有效地预测3岁以上儿童反复发作喘息发展为持续性哮喘的危险性。

（1）主要危险因素：①父母有哮喘史。②经医生诊断为特应性皮炎。③有吸入变应原致敏的依据。

（2）次要危险因素：①有食物变应原致敏的依据。②外周血 E≥4%。③与感冒无关的喘息。

如果在过去1年喘息≥4次，具有1项主要危险因素或2项次要危险因素，则视为指数阳性，应按哮喘规范治疗。尽管可能存在过度治疗的问题，但与使用抗生素相比，宁肯按照哮喘使用吸入激素，也比按照感染治疗的疗效好，副作用小。

知识点8：支气管哮喘的实验室检查

（1）周围血嗜酸粒细胞计数超过 300×10^6/L，红细胞、白细胞总数及中性粒细胞计数一般正常。血清 IgE、IgG4 增高，抗原特异性 IgE 和 IgG4 增高见于外源性哮喘患儿。

（2）肺功能检查：对估计哮喘严重程度及判断疗效有重要意义。哮喘的肺功能显示气道阻力增高，流率（PF）、潮气量（TV）及呼气峰流速（PEF）均降低；功能残气量（FRC）和残气容量（RV）均增加。发作间歇期只有残气容量增加，而其肺功能仍属正常。

（3）血气分析：是监测哮喘病情的重要检查，可用来指导治疗。

（4）过敏原检测：皮肤点刺或血清检测，可明确过敏原。

知识点9：支气管哮喘的X线检查

X线胸片显示双肺过度充气，肺纹理增多。并发支气管肺炎或小片肺不张，大片肺不张常发生于右肺中叶。

知识点 10：支气管哮喘的治疗原则

去除诱因、控制发作和预防复发。应长期、持续、规范和个体化治疗。

（1）急性发作期治疗重点：抗炎、平喘，以便快速缓解症状。

（2）慢性持续期：坚持长期抗炎，降低气道反应性，防止气道重塑，避免危险因素和自我保健。

知识点 11：支气管哮喘治疗的目标

哮喘是气道的慢性炎症性疾病，虽然不可治愈，但可以有效控制。

（1）有效控制急性发作症状，并维持最轻的症状，甚至无症状。

（2）防止症状加重或反复。

（3）尽可能将肺功能维持在正常或接近正常水平。

（4）防止发生不可逆的气流受限。

（5）保持正常活动（包括运动）能力。

（6）避免药物不良反应。

（7）防止因哮喘而死亡。

知识点 12：哮喘发作期治疗

（1）β_2 受体激动剂：β_2 受体激动剂是目前临床应用最广的支气管舒张剂，包括吸入法与口服法。吸入治疗是首选的药物治疗方法。吸入型速效 β_2 受体激动剂疗效可维持 4~6 小时，为缓解哮喘急性症状的首选药物。急性发作病情相对较轻时也可选择短期口服短效 β_2 受体激动剂。

（2）全身性糖皮质激素：病情较重的急性病例应给予口服泼尼松短程治疗（1~7 日），每日 1~2mg/kg，分 2~3 次。严重哮喘发作时应静脉给予甲基泼尼龙，每日 2~6mg/kg，分 2~3 次输注，或琥珀酸氢化可的松或氢化可的松，每次 5~10mg/kg。必要时可加大剂量。一般静脉糖皮质激素使用 1~7 日。

（3）抗胆碱能药物：舒张支气管的作用比 β_2 受体激动剂弱，起效也较慢，但长期使用不易产生耐药，不良反应少。

（3）短效茶碱：短效茶碱可作为缓解药物用于哮喘急性发作的治疗，主张将其作为哮喘综合治疗方案中的一部分，而不单独应用治疗哮喘。需注意其不良反应，长时间使用者，最好监测茶碱的血药浓度。茶碱类药物：①氨茶碱：静脉滴注每次 2~4mg/kg；口服每次 4~6mg/kg，每 6~8 小时一次。②茶碱缓释片（舒弗美）：每次 4~5mg/kg，每 12 小时 1 次。

知识点 13：哮喘慢性持续期治疗

（1）吸入型糖皮质激素：吸入型糖皮质激素（ICS）是哮喘长期控制的首选药物，也是目前最有效的抗炎药物。通常需要长期、规范吸入 1~3 年才能起预防作用。

（2）白三烯调节剂：特别是难治性儿童哮喘，多在合并使用白三烯调节剂后疗效更佳。

（3）缓释茶碱。

（4）长效 β_2 受体激动剂：药物包括福莫特罗、沙美特罗、班布特罗及丙卡特罗等。长效 β_2 受体激动剂应与糖皮质激素合用，因单用有可能出现肺泡塌陷，危及生命。

（5）肥大细胞膜稳定剂：色甘酸二钠是一种非激素抗炎药，常用于预防运动及其他刺激诱发的哮喘，治疗儿童哮喘效果较好，副作用小。

（6）全身性糖皮质激素：仅短期在慢性持续期分级为重度持续患儿，长期使用高剂量 ICS 加吸入型长效 β_2 受体激动剂及其他控制药物疗效欠佳的情况下使用。

（7）联合治疗：对病情严重度分级为重度持续和单用 ICS 病情控制不佳的中度持续的哮喘提倡长期联合治疗，如 ICS 联合吸入型长效 β_2 受体激动剂、ICS 联合白三烯调节剂和 ICS 联合缓释茶碱。吸入糖皮质激素加吸入长效 β_2 受体激动剂疗效优于单纯增加吸入糖皮质激素剂量。

知识点 14：哮喘持续状态的处理

（1）氧疗：提供高浓度湿化氧气，初始吸氧浓度以 40% 为宜，流量 4~5L/min，使 PaO_2 保持在 70~90mmHg。

（2）补液、纠正酸中毒。

（3）糖皮质激素：全身糖皮质激素作为儿童危重哮喘治疗的一线药物，应尽早使用。甲泼尼龙每次 1~3mg/kg，每天 1~2 次；氢化可的松每次 5~10mg/kg，每 6 小时一次；地塞米松每次 0.25~0.75mg/kg；部分患者皮质激素难以撤离，可口服泼尼松每天 1~2mg/kg，每 3 天减 5mg 直至最小剂量维持。病情严重时不能以吸入治疗替代全身糖皮质激素治疗，以免延误病情。

（4）支气管扩张剂的使用：可用吸入型速效 β_2 受体激动剂；氨茶碱静脉滴注；抗胆碱能药物；肾上腺素皮下注射，药物剂量：每次皮下注射 1∶1000 肾上腺素 0.01ml/kg，儿童最大量不超过 0.3ml。必要时可每 20 分钟使用 1 次，不能超过 3 次。

（5）镇静剂：可用水合氯醛灌肠，慎用或禁用其他镇静剂；在插管条件下，亦可用地西泮（安定）镇静，剂量为每次 0.3~0.5mg/kg。不宜使用麻醉剂和巴比妥类，因可引起呼吸中枢抑制。

（6）抗生素酌情使用：如同时发生下呼吸道细菌感染则选用病原体敏感的抗菌药物。

（7）机械通气指征：①持续严重的呼吸困难。②呼吸音减低或几乎听不到哮鸣音及呼吸音；③因过度通气和呼吸肌疲劳而使胸廓运动受限。④意识障碍、烦躁或抑制，甚至昏迷。⑤吸氧状态下发绀进行性加重。⑥$PaCO_2 \geq 65mmHg$。

知识点 15：5 岁以下哮喘患儿长期治疗方案

5岁以下哮喘患儿长期治疗方案见表18-2。每3个月应评估病情，以决定升级治疗、维持目前治疗或降级治疗。

表18-2　长期治疗方案（5岁以下）

级别	长期控制药物	其他治疗选择
一级（轻度间歇）	部分可吸入低剂量糖皮质激素 $100 \sim 200\mu g/d$	按需口服或吸入速效 β_2 受体激动剂或白三烯调节剂
二级（轻度持续）	吸入糖皮质激素 $100 \sim 400\mu g/d$	缓释茶碱或白三烯调节剂或吸入色甘酸钠
三级（中度持续）	吸入糖皮质激素 $400 \sim 600\mu g/d$	吸入糖皮质激素 $400 \sim 600\mu g/d$＋缓释茶碱或口服长效 β_2 受体激动剂或白三烯调节剂
四级（重度持续）	吸入糖皮质激素 $600 \sim 800\mu g/d$ 雾化吸入布地奈德悬液 $0.5 \sim 1mg$，2次/天	如需要加用以下一种或多种缓释茶碱：①白三烯调节剂。②口服长效受体激动剂。③口服糖皮质激素

知识点16：5岁以上哮喘儿童长期治疗方案

5岁以上哮喘儿童长期治疗方案见表18-3。每3个月应评估病情，以决定升级治疗、维持目前治疗或降级治疗。

表18-3　长期治疗方案（5岁以上）

级别	长期控制药物	其他治疗选择
一级（轻度间歇）	部分可吸入低剂量糖皮质激素 $100 \sim 200\mu g/d$	按需口服或吸入速效 β_2 受体激动剂或白三烯调节剂
二级（轻度持续）	吸入糖皮质激素 $100 \sim 400\mu g/d$（可＋吸入长效 β_2 受体激动剂）	缓释茶碱或白三烯调节剂或吸入色甘酸钠
三级（中度持续）	吸入糖皮质激素 $200 \sim 400\mu g/d$＋吸入长效 β_2 受体激动剂或吸入糖皮质激素 $400 \sim 600\mu g/d$	吸入糖皮质激素 $200 \sim 400\mu g/d$＋缓释茶碱或口服长效 β_2 受体激动剂或白三烯调节剂
四级（重度持续）	吸入糖皮质激素 $400 \sim 800\mu g/d$＋吸入长效 β_2 受体激动剂或吸入糖皮质激素 $>800\mu g/d$	如需要加用以下一种或多种缓释茶碱：①白三烯调节剂。②口服长效 β_2 受体激动剂。③口服糖皮质激素

知识点17：支气管哮喘的预防

（1）免疫疗法：①特异性免疫疗法（脱敏疗法）：对难以避免的过敏原（如尘埃、尘螨、花粉等）过敏，根据皮肤试验结果，将引起阳性反应的过敏原浸液作皮内注射，浓度由低到高，剂量逐渐递增，每周1次，持续2年。若发作有季节性，则于发作前1个月开始上述脱敏治疗，每周1次，15~20次为1疗程。②免疫调节治疗：可采用中医中药或胸腺肽、卡曼舒、核酪、免疫球蛋白或死卡介苗等免疫调节剂提高机体免疫水平。

（2）色甘酸钠：在好发季节前的 1 个月开始应用，而达到预防作用。每次吸入 10~20mg，每日 3~4 次；如 4~6 周无效者可停用。

（3）酮替芬：作用与色甘酸钠相似，3 岁以下者每次 0.5mg，每日 2 次；3 岁以上者每次 1mg，每日 1~2 次，6 周无效可停用。

（4）糖皮质激素类气雾剂吸入：病情缓解后，应继续吸入维持量糖皮质激素，至少 6 个月~2 年或更长时间。

（5）哮喘的教育与管理：加强患儿及家属的哮喘防治知识的教育，调动患儿及家属抗病的积极性，增强体质。注意避免诱发哮喘发作的各种危险因素。

第五节 变态反应性皮肤病

一、湿疹

知识点 1：婴儿湿疹的临床表现

婴儿湿疹通常在出生后第 2~3 个月后出现，皮疹主要发生在面颊、额部及头皮，个别可发展至躯干、四肢，常见的皮疹有渗出型、干燥型和脂溢型。

知识点 2：儿童湿疹的临床表现

儿童湿疹多由婴儿湿疹演变而来，表现为丘疹和浸润性苔藓化斑片，皮疹可以呈湿疹型和痒疹型。

知识点 3：湿疹的辅助检查

外周血嗜酸精细胞及血清 IgE 增高；直接免疫荧光检查，可以在表皮和真皮连接处发现有 IgG 和 C3 沉积。

知识点 4：湿疹的治疗

首先应寻找并去除疾病的诱发因素，避免过度的皮肤清洁和使用碱性较强的肥皂，避免食用过敏性和刺激性药物。对以渗出和结痂为主的急性期皮炎，可用 1%~4% 硼酸溶液加 0.1% 呋喃西林溶液清洁，再用 15% 氧化锌软膏外涂。慢性或亚急性皮炎，可局部用皮质类固醇激素。此外也可以同时服用抗组胺药物，如氯苯那敏、苯海拉明等。

二、接触性皮炎

知识点 5：接触性皮炎的病因

接触性皮炎是皮肤或黏膜直接接接触了某些物质后，在接触部位所发生的急性炎症反应。发病既可以是外来物质对皮肤或黏膜的直接损害，也可由Ⅳ型变态反应介导。

知识点6：接触性皮炎的临床表现

皮损局限于接触部位，边界清晰。轻型皮疹多表现局部潮红、红斑及轻度水肿；重症皮损表现为皮肤肿胀和大小不等的浅表水泡，甚至出现糜烂、坏死及浆液性分泌物渗出，多伴有明显瘙痒，皮疹多在1~2周后逐渐消失；但反复接触致敏物质会导致皮损反复发作，而逐渐转为慢性，局部出现色素沉着及苔藓样变。

知识点7：接触性皮炎的治疗

明确和避免过敏原，局部使用止痒霜，必要时可局部或全身用糖皮质激素。合并感染可适当应用抗生素治疗。

三、荨麻疹

知识点8：荨麻疹的概念

荨麻疹又称风疹块，表现为皮肤非指压痕性水肿，有时还累及上呼吸道或肠胃道黏膜。荨麻疹仅损害皮肤表层，表现为红色、中央苍白的团块皮疹，有时可融合成巨大风团。

知识点9：荨麻疹的临床表现

急性可发生于任何年龄。起病突然，成批发生，有时1天反复出现多次，可见于任何部位，表现为红色、中央苍白、高出皮面的闭块状皮疹，有时可融合成巨大风团。常伴有明显的瘙痒。荨麻疹通常48小时内消退，但新的皮疹可反复出现。

如果荨麻疹持续6周以上，称为慢性荨麻疹。多为特发性或受一些物理刺激诱发，如寒冷性荨麻疹、胆碱能性荨麻疹、日光性荨麻疹等，多数皮肤划痕征阳性。

知识点10：荨麻疹的辅助检查

血嗜酸粒性细胞增高，IgE可增高。寒冷性荨麻疹患儿血清中可测出冷球蛋白或冷纤维蛋白原。血清病样荨麻疹患儿的血循环免疫复合物可增高，补体C3水平及总补体活性降低，对慢性荨麻疹患儿应进行外周血嗜酸细胞计数、粪便虫卵、肝酶生化指标检查。

知识点11：荨麻疹的治疗

大多数荨麻疹有自限过程，仅需要给予抗组胺类药物就能够得以控制。有喉血管神经性水肿患儿应立即皮下注射 1:1000 肾上腺素 0.3~0.5ml，同时静脉用糖皮质激素，如出现严重的喉梗阻，应进行气管切开。对顽固的、应用抗组胺受体拮抗剂无效的患者，以及伴有明显腹痛的急性荨麻疹，可合并应用抗组胺受体 H_2 拮抗剂如西咪替丁（甲氰咪胍）或雷尼替丁。糖皮质激素应用于急性严重病例如过敏性休克、血清病性荨麻疹或伴发于坏死性皮肤血管炎的荨麻疹。

四、血管性水肿

知识点 12：血管性水肿的概念

血管性水肿的病变累及皮肤深层（包括皮下组织），呈现容易识别的局限性水肿。这些表现均可一过性迅速出现和消失，又称血管神经性水肿，荨麻疹可与之分别出现或同时发生。

知识点 13：血管性水肿的临床表现

血管神经性水肿多为非凹陷性水肿，多见于皮下组织疏松的部位，如口周、眼周、舌、生殖器和四肢、水肿处皮肤紧张发亮、色泽苍白；与荨麻疹不同，血管神经性水肿往往边界不清，有刺痛或烧灼感，瘙痒不明显。有时可累及上呼吸道出现喉血管神经性水肿而危及生命，如累及胃肠道，可能出现腹痛、恶心、呕吐，以致进行不必要的外科探查。一般都在 2~3 日后消失。血管性水肿多伴有荨麻疹，如果反复血管性水肿，而无荨麻疹表现，要注意遗传性血管性水肿。

知识点 14：血管性水肿的辅助检查

C1 酯酶抑制物缺陷的血管性水肿患者血清中缺乏 C1NH 或仅有无活性的 C1INH，还可伴有补体系统前段补体成分（C1、C4、C2）水平异常。

知识点 15：血管性水肿的治疗

治疗方法基本与荨麻疹治疗相同。

五、丘疹性荨麻疹

知识点 16：丘疹性荨麻疹的概念

丘疹样荨麻疹多为臭虫、蚊子、蚤、螨虫等虫咬后发生的一种变态反应。少数以食物过敏为主。

知识点 17：丘疹性荨麻疹的诊断

丘疹样荨麻疹常见于婴幼儿,夏秋季较多见、皮疹常分批出现,常见于四肢伸侧,下肢为多。初起为红色丘疹,继而顶部出现小水疱,伴有明显的瘙痒,7~10日后逐渐消退。

知识点18:丘疹性荨麻疹的治疗

常用如氯苯那敏、苯海拉明等抗组胺药物对症处理;局部外用止痒剂,如炉甘石洗剂、氧化锌洗剂等。

六、结节性红斑

知识点19:结节性红斑的概念

结节性红斑是一种发生在皮下组织的结节性血管炎性疾病。链球菌和结核感染是儿童结节性红斑的重要原因。但也可以是全身性疾病在皮肤的表现,如系统性红斑狼疮、溃疡性结肠炎、白血病等。

知识点20:结节性红斑的临床表现

结节性红斑患者女性多见,好发于春秋季。表现为四肢的伸侧、对称分布的痛性结节,色泽鲜红,周围水肿、边缘不清。数天后结节变软,色转紫红色,2~3周后消退。

知识点21:结节性红斑的辅助检查

常有外周血白细胞增高,中性粒细胞为主;血沉增快;蛋白电泳示 α_2 和 γ 球蛋白增高。

知识点22:结节性红斑的治疗

积极治疗原发病,疼痛明显者可用非甾体类抗炎药物. 必要时加用糖皮质激素。

七、药物性皮炎

知识点23:药物性皮炎的概念

药物性皮炎又称药疹,是指药物进入体内引起的皮肤或黏膜反应,常见药物有解热镇痛药(如吡唑酮类、水杨酸类)、磺胺药物、抗生素(如 SMZ-co、青霉素)、抗癫痫及镇痛安眠药。

知识点24:药物性皮炎的临床表现

临床表现多种多样,同一种药物可以引起不同的皮疹,而不同的药物会产生相同的皮疹。常见的皮疹有固定性药疹、荨麻疹样、猩红热样皮疹，严重的可出现大疱表皮松解及剥脱性皮炎，常伴肝、肾功能损害。

知识点 25：药物性皮炎的治疗

首先停用可疑药物，加速药物排泄。轻者可用抗组胺药物治疗，重者可以加用糖皮质激素。

第十九章　儿科急救

第一节　心肺脑复苏

知识点1：心肺复苏的概念

心肺复苏（CPR）是指在心跳呼吸骤停的情况下所采取的一系列急救措施，其目的是使心脏、肺脏恢复正常功能，使生命得以维持。

知识点2：心肺脑复苏的概念

CPR的最终目标不仅是重建呼吸和循环，而且需维持脑细胞功能，无神经系统后遗症，因此，CPR过程也称为心肺脑复苏（CPCR）。

知识点3：儿童心跳呼吸骤停的病因

引起儿童心跳呼吸骤停的原因包括疾病和意外伤害，如呼吸衰竭、新生儿窒息、婴儿猝死综合征、外伤、败血症、神经系统疾病、溺死、中毒等。新生儿和婴儿死亡的主要原因是先天性畸形、早产的并发症和婴儿猝死症等；意外伤害逐渐成为导致年长儿童死亡的主要原因。

知识点4：疾病状态下出现心跳呼吸骤停的原因

（1）呼吸系统疾病急速进展：如严重哮喘、喉炎、重症肺炎、肺透明膜病等。与成人心跳呼吸骤停主要原因为原发性心脏疾病不同，儿童心跳骤停主要原因为进行性呼吸衰竭或休克，又称窒息性心跳停止。

（2）心血管系统的状态不稳定：如大量失血、严重心律失常、心肌炎、心肌病、心力衰竭等。

（3）神经系统疾病急剧恶化：如昏迷患者常无足够的呼吸驱动以保证正常的通气。

（4）某些临床诊疗操作：对于有高危因素的患儿，某些诊疗操作能加重或触发心跳呼吸骤停。

知识点5：临床诊疗操作引起的心跳呼吸骤停的原因

（1）气道的吸引：能引起低氧、肺泡萎陷及反射性心动过缓。

（2）不适当的胸部物理治疗（如拍背、翻身、吸痰等）：可使更多的分泌物溢出，阻塞气道，也可使患儿产生疲劳。

（3）任何形式的呼吸支持（如人工呼吸机的应用）的撤离：患者必须从以前的人工呼吸转变为自主呼吸做功，如降低吸入氧浓度、撤离 CPAP 或机械通气、拔除气管插管等。

（4）安有人工气道的患儿气管插管发生堵塞或脱开。

（5）镇静剂的应用：如麻醉剂（包括外科手术麻醉剂的使用）、镇静药和止咳药的应用所致的呼吸抑制。

（6）各种操作：如腰椎穿刺、心包穿刺、鼻胃管的放置、气管插管、心血管介入治疗操作等。

（7）高危婴儿喂养时由于吞咽-呼吸的不协调，也可引起心跳呼吸骤停。

知识点 6：意外伤害引起的心跳呼吸骤停

会造成心跳骤停的意外伤害包括外伤、车祸、溺水、触电、雷击、烧伤、误服药品或毒品，甚至自杀等，因此，应在乘车儿童安全座椅的使用、儿童安全知识、珍爱生命等方面进行必要的教育，防止意外的发生。

知识点 7：儿童心跳呼吸骤停的临床表现

临床表现为突然昏迷，部分有一过性抽搐、呼吸停止，面色灰暗或发绀，瞳孔散大和对光反射消失、大动脉（颈动脉、股动脉、肱动脉）搏动消失、听诊心音消失，心电图检查可见等电位线、电机械分离或心室颤动等。

知识点 8：儿童心跳呼吸骤停的诊断

心跳呼吸骤停的诊断并不困难。一般患儿突然昏迷及大血管搏动消失即可诊断；但在紧急情况下，触诊不确定有无大血管搏动亦可拟诊（10 秒），而不必反复触摸脉搏或听心音，以免延误抢救时机。

知识点 9：儿童生存链

为获得心跳呼吸骤停后最佳的生存率和生命质量，儿童生存链包括五个环节：①防止心跳呼吸骤停。②尽早进行心肺复苏。③迅速启动急救医疗服务系统。④快速高级生命支持。⑤综合的心脏骤停后治疗。

知识点 10：儿童基本生命支持的概念

儿童基本生命支持（PBLS）包括儿童生存链中的前三个环节，即防止心跳呼吸骤停、尽早进行心肺复苏、迅速启动急救医疗服务系统。

知识点11：儿童高级生命支持的概念

儿童高级生命支持（PALS）PALS为心肺复苏的第二阶段，有经验的医护人员参与此时的抢救工作，并且常有明确的分工，协调处理呼吸、胸外心脏按压、辅助药物应用、输液、电除颤、监护及必要的记录。

知识点12：综合的心脏骤停后治疗的概念

综合的心脏骤停后治疗主要针对ROSC后的治疗和护理。包括优化心肺等重要器官的血流灌注、转运患者至具有心肺复苏系统治疗能力的医院或重症监护中心、确定诱发心跳呼吸骤停的原因和防止复发、控制体温以利于生存和神经系统康复、优化机械通气和减少肺损伤、器官功能支持和降低多器官衰竭的风险、提供必要的复苏后康复训练等。

知识点13：心肺脑复苏术应遵循的规则

临床上根据2005年美国心脏协会制定的《心肺复苏与心血管急救指南》实施CPR，并遵循复苏ABC法则。

（1）基础生命支持（BLS）：是指对呼吸停止或呼吸心搏骤停的儿童进行序列评估，并实施有效通气支持及恢复有效循环。对危重病或严重创伤患儿在现场及时进行BLS，有利于患者的最终恢复。

（2）高级生命支持（ALS）：当心搏呼吸停止已存在或即将发生时，往往需要专业医护人员迅速进行高级生命支持。

（3）脑复苏：心搏停止、CPR后脑缺血再灌注损伤是由多种综合机制引起。脑复苏目的是减轻已存在或已发生的脑损伤，逆转正进行中的损害，保护未受损的脑组织。

知识点14：基础生命支持的方法

（1）开放气道（A）：①非创伤患者：一旦确定小儿昏迷且无呼吸，就立即采用仰头提颏法开放气道（5~10s内完成）。②创伤患者：尤其颅面外伤、Glasgow评分<8、疑颈部受伤者采用推举下颌法开放气道以避免加重颈椎损伤。如此法不能使气道开放，则采用仰头提颏法。

（2）建立呼吸（B）：通过看胸腹部起伏，听有无呼气声和感受口鼻呼出的气流以确定患儿是否有自主呼吸（5~10秒完成）。施救者对无自主呼吸患者进行口对口鼻（对<1岁婴儿）或口对口（对>1岁患者）人工呼吸，将患者维持头后仰体位，给予2次呼吸（每次送气时间1秒），然后检查脉搏（5~10秒完成），如不能确切感受到脉搏，或脉搏<60次/分

伴循环灌注差（苍白、发绀），给予5个循环；PR（按压/通气比：1人施救30：2，2人施救15：2）。未建立高级人工气道前，患者无呼吸有脉搏（>60次/分），无须胸外按压，人工送气频率12~20次/分。5个循环CPR后启动急救医疗服务系统（即120急救系统），继续CPR。

（3）建立循环（C）：徒手CPR时，胸外按压是建立循环最有效的方法。①婴儿：用单手两指按压法（单人）或双手环抱法（双人）。单手两指按压法，两手指紧贴乳头连线正下方按压胸骨（胸骨下1/2）；双手环抱法，两手环绕胸背部拇指按压胸骨下1/2，此法较单手2指按压法为佳。②儿童：用单手或双手掌根部于乳头连线水平按压胸骨，避免按压剑突和肋骨。

知识点15：高级生命支持的方法

（1）开放气道和人工通气：小儿危重状况多数由于呼吸衰竭导致呼吸停止，再发生心搏停止，因此维持呼吸道通畅、人工通气极为重要。气管插管是建立高级人工气道的重要手段，也是最可靠的通气途径。

（2）建立循环（胸外按压）：充分通气、供氧后，婴儿和儿童心率或脉搏仍<60次/分或没有心搏、脉搏，立即胸外按压。按压频率100次/分，高级人工气道建立后通气时胸外按压不需停顿，要求按压快速、有力、连续，尽可能不要间断。

（3）复苏常用药物和液体：肾上腺素、胺碘酮、利多卡因、碳酸氢钠及其他药物。

（4）复苏时血管通路的建立：急救时快速建立静脉（IV）通路（包括中央和外周）比较困难，延迟建立静脉通路会影响复苏效果。紧急情况下无法在短时间内获得静脉通路，可先建立骨髓腔通路（IO），其适用于任何年龄，复苏时静脉所用的任何药物和液体都能安全地从IO途径输入，IO输注的药物起效和浓度类似于静脉通路途径。当无法建立静脉通路（或）IO时，肾上腺素、阿托品、利多卡因、纳洛酮可从气管内给药。气管内给药后，必须给予数次正压通气。气管内给药的最佳剂量还不明确，但一般肾上腺素剂量是静脉用药的10倍，其他药用量为静脉的2~3倍。给药后尽快实施CPR可以帮助药物进入血液循环。经静脉通路或IO给药效果优于气管内给药。避免心内注射。

知识点16：气管插管的操作方法

在气管插管前，开放气道，人工复苏囊加压通气（也称球囊面罩通气），用两手操作：一手用"E-C"手法开放气道固定面罩，另一手按压通气囊。要求面罩大小合适、密闭性能良好，通气时紧密地包绕鼻梁至唇下区域（包括鼻和口，避免遮盖眼），以保证有效通气。

知识点17：气管插管导管内径的选择

插管导管内径选择：足月新生儿、小婴儿3mm或3.5mm；1岁以内4mm；1~2岁

5mm。也可以通过目测选择，即选择外径与小儿小指粗细相仿的导管。计算公式用于 2 岁以上小儿，如：导管内径（mm）-年龄（岁）/4+4（无套囊导管）；或导管内径（mm）-年龄（岁）/4+3（带套囊导管）。

知识点 18：气管插管导管插入深度的计算

导管插入的合适深度（气管隆凸上）的计算方法（cm）：年龄（岁）/2+12（适用于 2 岁以上小儿）或插入深度（cm）= 导管内径（mm）×3。

知识点 19：气管插管完成后，对导管位置的评定

（1）观察两侧胸廓运动是否对称，听呼吸音（两侧肺部，尤其腋下）。
（2）听诊上腹部有无胃充气声。
（3）监测呼气末 CO_2 水平。
（4）监测 SpO_2。
（5）如仍不能确定位置时则用喉镜再次检查。
（6）最后摄胸片确定插管位置。

知识点 20：肾上腺素的适应证

肾上腺素的适应证有：①心脏停搏。②心动过缓（<60 次/分）伴体循环灌注差，且对通气和供氧治疗没有反应。③非容量不足所致的低血压。④对有消耗心肌去甲肾上腺素储存的患儿如慢性充血性心力衰竭，应用肾上腺素优于其他儿茶酚胺类药。

知识点 21：肾上腺素的剂量与用法

若 β 受体阻断药过量，可考虑大剂量肾上腺素（0.1mg/kg）。在复苏期间肾上腺素可每隔 3~5 分钟重复 1 次。如果间歇肾上腺素推注治疗不能维持心脏节律，则给予肾上腺素持续输注，根据心率、血压、体循环灌注改善情况调整剂量。肾上腺素和其他儿茶酚胺类一样，不能加于碱性溶液内。

知识点 22：胺碘酮的适应证及注意事项

胺碘酮用于顽固性和致命性心律失常，包括室上性和室性快速性心律失常。输注胺碘酮时注意监测血压，由于其血管扩张的特性，可以引起血压过低，所以尽可能缓慢输注。但对于心室颤动的患者则快速给药。胺碘酮可能出现心动过缓、心脏阻滞和尖端扭转性室速等并发症，输注时严密监测 ECG。

知识点 23：利多卡因的适应证及注意事项

利多卡因适用于复发性室性心动过速、心室颤动或复苏后原因不明的严重室性异位节律（多发性室性早搏）。如果在前 15 分钟内没有推注利多卡因，则在静脉滴注前给予负荷量。如果室性心律失常考虑是由代谢异常或药物中毒所致，没有指征静脉滴注利多卡因，而是选择病因治疗。QRS 波增宽的室性逸搏伴心动过缓患儿禁用利多卡因。

知识点 24：脑复苏的方法

（1）维持稳定的心肺功能：保持足够的血压和 PaO_2 在可接受的范围。

（2）呼吸管理：自主呼吸过缓或过弱导致氧合不足，应给予机械通气，同时进行动脉血压监测，根据 PaO_2、$PaCO_2$ 及血 pH 调节通气，维持：$PaCO_2$ 35～45mmHg 和 pH（7.35～7.45）在正常范围。

（3）低温疗法：适当的低体温可以降低脑代谢，改善心肺复苏后患者的神经系统预后。

（4）渗透性脱水剂及襻利尿药的应用：心脏复搏、血压已上升到最低有效水平，可开始应用脱水剂，20% 甘露醇首剂 0.5～1.0g/kg，以后每 6～8 小时再给 0.5g/kg，持续 48～72 小时。

（5）控制惊厥：惊厥时大脑氧耗量增加，必须及时控制，常用止痉药物为地西泮每次 0.2～0.3mg/kg、苯巴比妥钠每次 5mg/kg。

（6）维持内环境稳定：出入量略呈负平衡状态，补充热量，维持生理热卡需要量。

知识点 25：心肺脑复苏的预后

儿童 OHCA 死亡率较高，预后差。临床研究显示 OHCA 发生时现场有目击者、现场行 CPR、使用肾上腺素次数少者、OHCA 发生在救护车或到达医院时、采用救护车转运等是急诊复苏成功的良好预测指标。疾病预防→早期 BLS→早期启动急救医疗服务系统→儿科 ALS 4 个环节构成了儿童患者完整的生存链，完善的急救网络，保证生存链中的各环节的处置均迅速而有效，才能为危重症儿童赢得最佳的救治时间，从而提高 OHCA 患儿的救治成功率，改善预后。

第二节 呼 吸 衰 竭

知识点 1：呼吸衰竭的概念

呼吸衰竭是指由各种原因导致的中枢性和（或）外周性的呼吸生理功能障碍，使动脉血氧分压降低和（或）二氧化碳分压增加，患儿有呼吸困难（窘迫）的表现，如呼吸音降低或消失、吸气时有辅助呼吸肌参与，出现吸气性凹陷，以及意识状态的改变。

知识点 2：呼吸衰竭的病因

（1）严重呼吸系统疾病：各种重症肺炎、重症毛细支气管炎、哮喘持续状态、肺出血、急性呼吸窘迫综合征、气管异物、急性喉梗阻、气胸、大量胸腔积液、广泛性肺不张、肺水肿、刺激性气体吸入等。

（2）中枢神经系统疾病：中枢神经系统感染（脑炎、脑膜炎）、癫痫持续状态、颅脑损伤，颅内出血，脑水肿，脑缺氧等。

（3）严重中毒：毒物和药物等所致的呼吸抑制，如有机磷中毒、一氧化碳中毒、镇静镇痛药物过量（吗啡、苯巴比妥、氯丙嗪、麻醉剂）等。

（4）神经肌肉病变：急性炎症性脱髓鞘性多神经根病（吉兰-巴雷综合征）、脊髓灰质炎、重症肌无力、重症皮肌炎、进行性脊髓性肌营养不良等。

（5）其他疾病：严重低钾麻痹等。

知识点 3：呼吸衰竭的病理生理

呼吸衰竭主要病理生理是呼吸系统不能有效地在空气-血液间进行氧和二氧化碳的气体交换，包括通气不足、弥散障碍、肺内分流、通气-血流（V/Q）比例失调 4 个方面，导致低氧血症和高碳酸血症。

知识点 4：呼吸衰竭的临床分型

（1）根据动脉血气分析分型：①Ⅰ型呼吸衰竭：缺 O_2 而无 CO_2 潴留，动脉血气分析特点：$PaO_2<60mmHg$，$PaCO_2$ 正常或降低。②Ⅱ型呼吸衰竭：缺 O_2 伴 CO_2 潴留，动脉血气分析特点：$PaO_2<60mmHg$，$PaCO_2<50mmHg$。

（2）根据原发病变部位分型：①中枢性呼吸衰竭：呼吸中枢功能异常导致。②外周性呼吸衰竭：呼吸器官原发或继发性病变引起。

知识点 5：呼吸衰竭的临床表现

（1）原发疾病的临床表现：如肺炎、脑炎等症状和体征。

（2）呼吸衰竭的早期表现：在发生严重肺部疾病呼吸衰竭前，患儿常有明显的呼吸窘迫表现，如呼吸频率增加，过度使用辅助呼吸肌参与呼吸，鼻翼扇动等；由于儿童的胸廓顺应性好，吸气性凹陷特别明显。新生儿和较小的婴儿存在呼气时关闭会厌以增加呼气末正压的保护机制，因此在呼气时会出现呻吟。由于呼吸泵衰竭所致的呼吸衰竭在早期无明显的呼吸窘迫表现，在临床上相对不易发现。

（3）重要脏器的功能异常：儿童呼吸衰竭，除原发疾病，如肺炎、脑炎等症状和体征外，低氧、高碳酸血症、酸中毒等足以导致重要脏器的功能异常，包括：①心血管系统：中等程度的低氧和高碳酸血症可引起心率和心排血量的增加，而严重低氧血症可致心排血量降低。中等程度的低氧血症可使心律失常的机会增加。低氧和高碳酸血症可引起肺血管阻力增加。②呼吸系统：在外周和中枢化学感受器正常的状态下，呼吸衰竭时患儿的每分通气量增加；随气道阻塞程度的加重，辅助呼吸肌常参与呼吸运动。急性呼吸窘迫综合征（ARDS）是急性呼吸衰竭中较为严重的典型病症。由于严重的肺损伤而影响肺的气体交换、肺顺应性降低、胸部 X 线片显示肺弥漫性浸润。儿童 ARDS 的常见触发因素有严重的窒息、休克、脓毒症、心脏外科手术后并发症、肺的化学损伤、血液系统恶性肿瘤、重症肺炎，尤其是重症病毒性肺炎，如流感、副流感、禽流感等。③中枢神经系统：因低氧和高碳酸血症，可出现头痛、神志模糊、嗜睡、激惹和焦虑等。④肾脏：呼吸衰竭可导致钠、水排出减少。⑤血液系统：慢性呼吸衰竭可引起红细胞增多，由于血二氧化碳分压增加、氧离曲线右移，使红细胞携带的氧在外周更易释放。⑥代谢：由于无氧代谢，乳酸产生增加，使血 pH 明显降低。

知识点 6：实验室检查对呼吸衰竭的作用

实验室检查能客观反映呼吸衰竭的性质与程度，对指导氧疗、机械通气时参数的调节，纠正水、电解质和酸碱平衡失调，以及寻找呼吸衰竭的原发病因有重要价值。

知识点 7：呼吸衰竭的辅助检查

（1）动脉血气分析：为诊断依据，并为主要监测指标。低氧性呼衰或 I 型呼衰：PaO_2 <60mmHg，$PaCO_2$ 正常或降低。高碳酸血症性呼衰或 II 型呼衰：PaO_2<60mmHg，$PaCO_2$> 50mmHg。

（2）其他：检测肝、肾功能，血电解质测定，影像学检查等。

知识点 8：呼吸衰竭的诊断标准

呼吸衰竭的诊断标准有：①临床存在导致呼吸衰竭的原发疾病。②有不同程度呼吸困难和发绀的表现。③根据动脉血气分析结果，一般认为在海平面大气压水平，静息状态下吸入空气时，PaO_2<60mmHg 伴（或不伴）$PaCO_2$>50mmHg，提示呼吸衰竭。

知识点 9：呼吸衰竭与呼吸窘迫的鉴别诊断

呼吸窘迫是呼吸衰竭的早期表现，两者的区别在于前者表现为呼吸作功增加（呼吸增快、鼻翼扇动、使用辅助呼吸肌、呻吟、点头呼吸等），患者无意识改变。当呼吸窘迫进一步恶化，可进展为呼吸衰竭，后者有气体交换障碍表现（呼吸减慢，胸廓起伏弱，发绀等），常伴有意识改变。

知识点 10：呼吸衰竭治疗的目的

呼吸衰竭治疗的目的是：①稳定患儿的呼吸功能，使之得到合适的氧合和通气，避免发生心搏停止。②治疗原发疾病。③维持内环境稳定。④支持重要脏器功能。

知识点 11：呼吸衰竭的治疗方法

（1）一般治疗：包括将患儿置于舒适的体位，如俯卧位对需要呼吸支持患儿的通气及预后更为有利。胸部物理治疗，如给予翻身、拍背、吸痰等，使气道保持通畅，减少呼吸道阻力和呼吸做功，是呼吸衰竭治疗的辅助措施。适当的营养支持、合理的液体平衡对原发病恢复、气道分泌物排出和保证呼吸肌正常做功有重要意义。

（2）原发疾病的治疗：应尽快治疗诱发呼吸衰竭的原发疾病，如先天性心脏病心力衰竭肺水肿所致呼吸功能不全，应采用强心剂和利尿剂；对于哮喘持续状态，应用抗炎、解除气道痉挛等措施；对于肺部感染，选用合理的抗感染治疗等。

（3）氧疗与呼吸支持：①无创性通气支持：低氧血症较高碳酸血症的危害更大，而用氧相对比较安全，故在呼吸衰竭早期应给予吸氧；并可在启动辅助机械通气前，尝试使用无创性通气支持方法。②人工机械通气：尽管吸氧可能纠正低氧，严重的呼吸衰竭常常需要机械通气。

（4）特殊的呼吸支持：对重症呼吸衰竭，在常规呼吸支持无效的情况下，可给予特殊的呼吸或生命支持。

知识点 12：无创通气的目的

无创通气的目的是控制呼吸衰竭，避免气管插管及减少机械通气时的相关并发症，无创通气时上气道生理和防御功能得以保存。

知识点 13：无创通气的指征

无创通气指征有：①患者意识清醒能够配合且血流动力学稳定，无面部创伤，耐受面罩。②处于呼吸衰竭的早期（尤其是伴有免疫抑制者）。③心源性肺水肿者。④气管插管拔管后用于撤机后的序贯治疗。⑤无肺不张和呼吸肌疲劳表现的低氧性呼吸衰竭患者。

知识点 14：常频机械通气的临床常规设置

（1）通气频率：根据年龄调节通气频率，新生儿 25~35 次/分，婴儿 20~30 次/分，儿童 16~25 次/分。

（2）吸气峰压（PIP）：定压通气时设定，年龄不同 PIP 设定范围不同，一般足月新生儿设置在 15~20cmH_2O，婴儿、儿童 20~25cmH_2O，为避免气压伤尽可能 PIP<35cmH_2O。

（3）潮气量（VT）：定容通气时设定，VT 6~8ml/kg，限制平台压（P_{plat}）<30cmH_2O。

（4）吸气时间（Ti）：小儿通常 0.5~0.8 秒，如呼吸频率已确定，则根据所需的吸呼比［一般在 1:（1.5~2.5）］，就能得到所需的 Ti。

（5）呼气末正压（PEEP）：给予一定的 PEEP，初始水平以 2~4cmH_2O 为宜，以防止肺泡萎陷；选择最佳或理想的 PEEP 值，即能够使肺泡膨胀，患者氧合改善，而又未影响患者的血流动力学。

（6）吸入氧浓度（FiO_2）：低氧血症时初始 FiO_2 可设置在 0.6~1.0（30 分钟至 1 小时）；FiO_2 设置的原则是能使 PaO_2 维持在 8.0kPa（60mmHg）前提下最低的 FiO_2 水平。

知识点 15：高频通气的参数设置

临床常用高频震荡通气（HFOV），除设置 FiO_2 外（儿童最初设定为 1.0），还需设置的参数有：①平均气道压（MAP），初始设置较 CMV 时的 MAP 高 2~4cmH_2O；摄床旁胸片，使肺膨胀达第 8~10 后肋。②频率（Hz），一般为 5~10Hz，降低频率可以改善通气。③吸气时间，通常设置为 33%。④振幅（△P），其设置使胸廓和髋部振动，监测动脉血气，增加△P 可以改善通气。

知识点 16：儿童应用 HFOV 的适应证

（1）肺出血。
（2）CMV 时患者氧合不足。
（3）大量的气漏影响肺泡张开，例如严重气胸。
（4）严重肺泡通气不足伴呼吸性酸中毒。

知识点 17：呼吸衰竭的病因治疗

当氧合与通气改善后，需针对呼吸衰竭的直接病因，采取各种有效措施，促进原发疾病恢复。

知识点 18：呼吸衰竭纠正酸碱失衡的方法

液体入量一般 60~80ml/（kg·d）；有腹泻、发热等情况时，可酌情加量；有脑水肿时，液量应减至 30~60ml/（kg·d）。呼吸衰竭常伴呼吸性酸中毒或混合性酸中毒，纠正方法主要是改善通气，适当应用 5% 碳酸氢钠，每次 1~2ml/kg。电解质紊乱常见高钾、低钾、低氯、低钠，应根据血液生化检查结果，并及时补充纠正。

知识点 19：呼吸衰竭的营养支持

合理的营养支持有利于肺组织修复，增强患儿的机体免疫能力。尽量争取经口进食，经口进食受限或不能经口进食者，则部分或全部经静脉营养。

知识点20：呼吸衰竭需监测与改善重要脏器功能

呼吸衰竭治疗的过程中须监测和维持心、脑、肝、肾等重要脏器功能，必要时可给予强心、利尿药、脱水等治疗，并注意维持水及电解质平衡。

知识点21：呼吸衰竭的其他呼吸支持治疗

其他呼吸支持治疗有：①一氧化氮吸入（iNO）。②肺表面活性物质（PS）替代。③体外膜氧合器（ECMO）。④部分液体通气（PLV）等治疗。

知识点22：呼吸衰竭的预后

呼吸衰竭的预后取决于原发疾病及其严重程度以及是否得到及时有效的监护与治疗，例如哮喘或喉炎导致的呼吸衰竭患者及时救治存活率几乎100%；而ARDS存活率可能只有50%；如果因呼吸衰竭未及时有效地干预导致心搏停止，可导致100%死亡。

第三节　急性呼吸窘迫综合征

知识点1：急性呼吸窘迫综合征的概念

急性呼吸窘迫综合征（ARDS）是由心源性以外的各种肺内、肺外因素导致的急性弥漫性肺泡损伤，肺泡-毛细血管通透性增加，且不能用左心房或肺动脉压增高解释，临床上表现为急性、进行性、缺氧性严重呼吸衰竭，以呼吸窘迫、顽固性低氧血症和非心源性肺水肿为特征的临床综合征。ARDS晚期多诱发或合并多器官功能不全综合征（MODS）。

知识点2：急性呼吸窘迫综合征的病因

（1）直接原因：①肺部感染（细菌、病毒、肺囊虫）。②吸入有害气体（NO_2、Cl_2、SO_2、光气、烟雾、氧中毒）。③误吸（胃内容物、淹溺、碳氢化合物）。④肺栓塞（空气、脂肪、羊水）。⑤肺挫伤。⑥放射性肺炎。

（2）间接原因：①败血症或脓毒症。②休克。③创伤（多发创伤、骨折、烧伤、头部创伤）。④血液疾病（DIC、大量输血）。⑤药物过量。⑥代谢性疾病（糖尿病酮症酸中毒、尿毒症、胰腺炎）。⑦体外循环。⑧血液透析。⑨心律转复后。

知识点3：急性呼吸窘迫综合征的发病机制

ARDS 是全身炎症反应综合征在肺部的特殊表现，肺部的炎症瀑布反应，导致肺泡毛细血管内皮、肺泡上皮细胞和间质构成的呼吸膜结构受到弥漫性损害，引起呼吸膜对液体和溶质的通透性增加，富含蛋白的液体积聚于肺泡和间质间隙，导致渗透性肺水肿（非心源性肺水肿）。当损伤因素作用于机体，炎症细胞被激活，产生、释放大量炎症介质，产生一系列炎症反应，包括趋化因子产生、黏附分子表达与功能局部上调、急性期反应发生、自由基生成、补体与凝血途径被激活以及多种炎症细胞因子表达。凝血和纤溶系统失衡也参与 ALI/ARDS 的发病，ARDS 早期促凝机制增强，而纤溶过程受到抑制，引起广泛血栓形成和纤维蛋白的大量沉积，导致血管堵塞以及微循环结构受损。Ⅱ型肺泡上皮细胞受损，表面活性物质合成、再生障碍，肺泡张力降低引起肺泡萎陷、不张，导致严重通气/血流比例失调，肺内分流明显增加，从而产生严重低氧血症。肺血管痉挛和肺微小血栓形成引发肺动脉高压。

知识点 4：急性呼吸窘迫综合征的病理生理

ARDS 的特征是肺泡-毛细血管间屏障的渗透性增高，引起间质和肺泡水肿，导致肺顺应性降低，功能残气量减少，无效腔增加。肺动脉高压和气道压力增加而引起的胸压增加使淋巴回流减少，进一步加剧水肿形成。ARDS 时病变区域通气/血流比降低，少数未受损区域通气/血流比增加，最终肺内分流增加，气体交换降低，导致明显低氧血症，即使增加吸入氧浓度（FiO_2）也不能改善缺氧。缺氧继发过度通气，使动脉二氧化碳分压（$PaCO_2$）降低。ARDS 早期，肺泡上皮细胞均匀受损，肺水肿和伴随的呼吸功能异常不是很均匀。在受损区域肺通气容量降低，肺顺应性降低，没有水肿的区域通气功能正常，故人工通气后易产生通气相关肺损伤。ARDS 晚期，弥漫性肺纤维化引起局限性肺气肿和气道阻塞，这些变化相似于支气管肺发育不良。左、右心功能降低是由于 ARDS 本身或气道正压通气所致，并不是以充血性心力衰竭表现，而是不能达到足够的心功能代偿及静脉回流减少为表现。右心功能不全可能与后负荷增加和心肌缺血有关；右心室扩张、压力增加导致室隔向左偏倚，从而影响左心功能。

知识点 5：急性呼吸窘迫综合征的临床表现和分期

（1）临床表现：①呼吸窘迫症状：呼吸增快，呼吸费力，吸气三凹。②缺氧症状：心率增快，烦躁，唇、指、趾端发绀，缺氧症状不因常规吸氧治疗而明显好转。

（2）体征：早期除缺氧表现外，肺部体征不明显，肺部多无啰音，随着病情的发展，肺部可听见少数细啰音，并可逐渐增多。

（3）分期：①急性损伤期。②潜伏期。③急性呼吸衰竭期。④严重生理异常期。

知识点 6：急性呼吸窘迫综合征的辅助检查

（1）常规检查：血常规、尿常规、粪常规、肝肾功能、血电解质、凝血功能、病原学检查等基本项目。

（2）血气分析：早期动脉血气为明显低氧血症，后期可出现 CO_2 潴留，呼吸性酸中毒，或合并代谢性酸中毒。根据动脉血气计算 PaO_2/FiO_2 比值、氧合指数（OI），以此判断病情变化和预后。

（3）影像学表现：胸部 X 线片表现与疾病不同阶段、不同病因有关。早期肺纹理增多，边缘模糊，散在分布小斑片状阴影，随后出现两肺弥漫性模糊渗出影（间质、肺泡有液体），或呈均匀磨玻璃样改变，伴支气管充气征，心脏边缘不清，称"白肺"。ARDS 进展到纤维化期，可见网状、条索状、蜂窝状阴影。胸部 CT 比胸部 X 线片更早、更清晰显示 ARDS 的病变分布、范围和形态，为早期诊断提供帮助。早期（先于胸部 X 线片）可见液体渗出于肺间质，病情进展，渗出液充满肺泡，主要坠积于下垂的肺泡区域，呈不均匀分布的实变影，可伴有胸腔积液。晚期可见网状、条索状影等纤维化的改变。

（4）呼吸力学变化：出现 ARDS 后呼吸力学会明显改变，包括肺顺应性降低、气道阻力增高。前者与肺水肿、表面活性物质减少、肺不张有关，后者与支气管收缩介质释放有关。

（5）超声心动图：此检查有助于了解心功能和排除左心房压增高，可间接排除心源性肺水肿。

（6）心导管测定：测肺动脉楔压（PAWP），若 $PAWP \leq 18mmHg$，则考虑肺水肿为 ARDS 所致，排除心源性肺水肿。

知识点 7：急性呼吸窘迫综合征的诊断

（1）1994 年 AECC 标准：①急性起病。②胸片示两肺浸润影。③肺动脉楔压（PAWP）$\leq 18mmHg$，或临床上无左心房压增高（无左心衰竭）的证据。④$PaO_2/FiO_2 \leq 300mmHg$（不考虑 PEEP 水平）时考虑 ALI；$PaO_2/FiO_2 \leq 200mmHg$（不考虑 PEEP 水平）时考虑 ARDS。

几点补充说明：①急性起病，指出现原发病与 ALI/ARDS 的间期不超过 7 天。②第二条与第四条标准须在同一个 24 小时内同步出现。③两肺浸润影，意指肺水肿、轻度及小叶性浸润影均可考虑。但不包括胸膜渗出、增厚，肺团块或结节影、小叶肺不张及边缘清楚的亚节段性肺不张、胸外浸润影及皮下气肿等。

（2）2012 年 ARDS 柏林新标准：①起病时间：起病一周以内具有明确的危险因素或在一周以内出现新的/突然加重的呼吸系统症状。②胸片 X 线片：两肺透亮度减低影，不能用渗出、小叶肺不张或结节影来解释。③肺水肿原因：呼吸衰竭不能完全用心力衰竭或液体负荷过重解释，如无相关危险因素，需行客观检查（如多普勒超声心动图）以排除静水压增高型肺水肿。④低氧血症：轻度：在 $PEEP/CPAP \geq 5cmH_2O$ 时，$200mmHg < PaO_2/FiO_2 \leq 300mmHg$；中度：在 $PEEP \geq 5cmH_2O$ 时，$100mmHg < PaO_2/FiO_2 \leq 200mmHg$；重度：在 $PEEP \geq 10cmH_2O$ 时，$PaO_2/FiO_2 \leq 100mmHg$。

知识点 8：急性呼吸窘迫综合征的治疗

急性呼吸窘迫综合征的治疗方法有：①积极治疗原发疾病。②机械通气。③肾上腺皮质激素的应用。④肺表面活性物质（PS）替代治疗。⑤一氧化氮（NO）吸入治疗。⑥液体管理。⑦多器官功能不全的防治。

知识点 9：急性呼吸窘迫综合征的预后

急性呼吸窘迫综合征的死亡危险因素与最初 PaO_2/FiO_2 比值、器官功能衰竭和原发疾病密切相关。PaO_2/FiO_2 比值低于 200 越多，病死率越高，所需机械通气时间越久；肺外因素（尤其是脓毒症）、慢性器官功能不全、免疫抑制、严重颅脑损伤（不可逆）、先天代谢异常所致的急性呼吸窘迫综合征为高死亡风险。

第四节　急性颅内压增高症

知识点 1：急性颅内压增高症的概念

急性颅内压增高症是一种常见的神经系统危急综合征，指急性起病、且侧卧位时颅内压力超过正常者。

知识点 2：急性颅内压增高症的病因

（1）感染性疾病：①颅内感染：各种病原所致的脑炎、脑膜炎、脑膜脑炎、脑脓肿、脑寄生虫病。②颅外感染：各种病原感染所致的中毒性脑病，如中毒型菌痢、重症肺炎、脓毒症等。

（2）非感染性疾病：①颅内非感染性疾病：癫痫、颅内出血、颅内肿瘤、颅内创伤、脑积水。②颅外非感染性疾病：CO 或氰化物等中毒、水电解质酸碱平衡紊乱、各种原因引起的脑缺血缺氧、高血压脑病、重度贫血、心源性休克、溺水、窒息、肝性脑病、瑞氏综合征等。

知识点 3：急性颅内压增高症的临床表现

（1）头痛：是颅内高压的主要症状，常最先出现，有时是唯一症状。头痛呈持续性或间歇性，多在清晨起床时明显，可因咳嗽、用力及头位改变等动作而加重。通常为弥漫性，但以额部或枕部疼痛较为明显。婴儿不能诉述头痛，常表现为阵发性哭闹、烦躁、撞头或尖叫等。

（2）呕吐：常在清晨空腹时，或于剧烈头痛时发生，晨起明显，多呈喷射性呕吐，一般不伴恶心，且与饮食无关。

（3）眼部改变：眼球突出、球结膜充血、水肿；眼底出现静脉淤血、视网膜水肿及视盘水肿、出血等变化。颅内高压时，外展神经易受压，发生单侧或双侧不全麻痹，出现复视。

（4）瞳孔变化：为颅内高压的重要体征，早期双侧瞳孔大小不等，可缩小或忽大忽小。如瞳孔由小变大，最后固定不变，对光反应消失，表明已发生脑疝。

（5）意识障碍或昏迷：可出现不同程度的意识障碍。如烦躁不安或淡漠、迟钝，继而嗜睡以至进行性昏迷。

（6）肌张力增高或（和）惊厥：多在颅内压增高后期出现，但急性颅内高压者也可出现频繁的抽搐，可表现为局限性、全身性或持续状态。

（7）呼吸不规律：可出现呼吸节律不齐，呼吸暂停，叹息样呼吸，双吸气样呼吸，或潮式呼吸。多为脑疝前驱症状，常提示中枢呼吸衰竭，脑干受压。颅内高压还可致神经源性肺水肿。加重呼吸障碍。

（8）高血压：血压升高为延髓血管运动中枢的代偿性加压反应，又叫 Cushing 反应。收缩压升高 20mmHg 以上，血压音调增强，脉压增宽。

（9）体温调节障碍：由于下丘脑体温调节中枢受损，肌张力增高大量产热，以及交感神经受损泌汗停止，体表散温几乎全停，在短期内产生高热或过高热。体温急剧升高时常伴有面色苍白、肢端发凉等改变。

（10）前囟门紧张或隆起：小婴儿由于前囟未闭，颅内高压时常表现为前囟门紧张或隆起，骨缝裂开，头围增大，并可出现"落日征"。头面部浅表静脉怒张。

知识点 4：急性颅内压增高症的一般治疗

（1）重症监护：必须卧床休息，密切观察病儿的意识状态，进行格拉斯哥评分，观察患儿瞳孔、呼吸、心率、脉搏、血压及体温等的变化，或进行颅内压监测。

（2）控制体位：身体保持 20°~30°斜坡卧位，头部高位，头部保持平直，下颌稍抬起，颈部必须舒展，以利于颈内静脉回流，减少头部充血。忌用枕头抬高头部，防止颈部屈曲。取侧卧位，防止胃内容物反流，引起的窒息。移动头部时需极为小心，避免脑疝的发生。

（3）保持呼吸道通畅，给予湿化的氧气吸入。为保持呼吸道通畅，随时吸痰，对昏迷或频繁抽搐患者，必要时行气管插管或气管切开术呼吸支持。

（4）保持患儿安静，避免用力咳嗽或排便。

知识点 5：降低颅内压的药物治疗

（1）甘露醇：常为首选。20%甘露醇每次 0.5~1.0g/kg，静脉推入或快速滴入，每4~6 小时一次。用药后 5~15 分钟颅内压开始下降，2~3 小时后降至最低水平，可维持 4~6 小时；脑疝出现时可用较大剂量，每次 1.5~2.0/kg，每 2~4 小时一次。

（2）甘油制剂：10%甘油生理盐水注射液或10%的甘油果糖注射液（在上液中加5%果

糖配制而成）。根据年龄与症状酌情使用，每次 5~10ml/kg，静脉注射，时间不短于 2 小时，2 次/日。本品降低颅内压作用起效较慢，持续时间较长，较少发生反跳。常与甘露醇间隔交替使用。

（3）白蛋白：适用于低蛋白血症患者，与呋塞米（速尿）配合使用。

（4）呋塞米（速尿）：血容量过多伴肺水肿时使用。或与脱水剂或清蛋白配合应使。剂量每次为 1~2mg/kg，肌内注射或静脉注射，每日 2~4 次。

（5）肾上腺皮质激素：常用的激素有：①地塞米松：抗脑水肿作用强，首次 1mg/kg，以后每次 0.3~0.5mg/kg，每日 3~4 次。用药后 12~36 小时见效，4~5 日达最高峰。②氢化可的松：此药脱水作用虽较地塞米松弱，但其作用较迅速，急性病儿可配合地塞米松应用，每日 1~2 次。

知识点6：降低颅内压的特殊治疗

（1）镇静与控制惊厥治疗。

（2）亚冬眠疗法：体温控制在 35~37℃，特别适用于颅内高压伴高热者。方法：氯丙嗪（冬眠灵）和异丙嗪（非那根）各 1~2mg/k 肌内注射或静脉注射，间隔 1 小时再给药 1 次，同时口服水合氯醛+物理降温（置冰袋，用冰帽或降温毯），体温在 2~3 小时降到 35~37℃，脑部可降至 27~31℃，以减少脑血流及代谢，起保护作用；以后冬、非 1mg/kg，每 6 小时给药 1 次，持续 12~24 小时。

（3）过度通气：维持 PaO_2 90~150mmHg，$PaCO_2$ 25~30mmHg，pH 7.5 左右，维持 1~2 小时可达到降低颅内压的目的，但 $PaCO_2$ 不能小于 20mmHg。过度通气疗法作用快，无反跳，但不持久，因此过度通气疗法只用于短期颅内高压的急诊处理。

（4）侧脑室持续外引流：常在颅内高压危象和脑疝时采用。每分钟引流脑脊液 2~3 滴，每天引流 100~200ml，可获得迅速而可靠的效果。

知识点7：急性颅内压增高症的液体疗法

控制液体入量，保持最低生理需要量，按 60~80ml/(kg·d)，或 2~4ml/(kg·h)，应用 1/5~1/3 张含钠溶液，记录尿量，入量应少于出量，一般以达到轻度脱水为宜；此外，还要维持电解质及酸碱平衡。

知识点8：急性颅内压增高症的病因治疗

小儿内科脑水肿的病因以细菌感染及其毒素最多，故必须及早明确感染病灶，选择合适的抗生素，抗生素治疗原则是早用、足量、有针对性，颅内占位性病变是颅脑外科常见病因，切除颅内肿瘤，清除颅内血肿，穿刺引流脓液是缓解颅内高压的关键。

第五节　感染性休克

知识点1：感染性休克的概念

感染性休克是发生在严重感染的基础上，由致病微生物及其产物引起急性循环障碍、有效循环血容量减少、组织血流灌注不足而致的复杂性综合征。

知识点2：感染性休克的病因

多种病原微生物的感染均可伴发感染性休克，其中尤以革兰阴性菌所致者最多见。常见病原菌为痢疾杆菌、脑膜炎球菌、铜绿假单胞菌、大肠埃希菌、克雷伯杆菌、沙门菌属及变形杆菌等。因革兰阴性菌能分泌内毒素，极易引起内毒素休克。严重革兰阳性菌感染亦能引起感染性休克。另外，在有全身免疫功能缺陷时，如患有慢性病、白血病、淋巴瘤等，器官移植，长期应用免疫抑制剂、抗癌药物、放射治疗和放置静脉导管、导尿管等，极易诱发革兰阴性菌感染而导致感染性休克。

知识点3：感染性休克的发病机制

（1）微循环障碍：在休克发生发展过程中，微血管经历痉挛、扩张和麻痹三个阶段。有效循环血量减少，回心血量进一步降低，血压明显下降。缺氧和酸中毒更明显。

（2）免疫炎症反应失控：全身或局部感染时，病原体刺激机体细胞（主要是血管内皮细胞、中性粒细胞和单核-巨噬细胞）产生多种促炎和抗炎介质，由于促炎/抗炎平衡失调，产生 SIRS 或代偿性抗炎反应综合征（CARS）。

（3）神经体液、内分泌机制和其他体液介质。

知识点4：感染性休克的临床分期及表现

（1）休克代偿期：以脏器低灌注为主要表现。患者神志尚清，但烦躁焦虑、面色和皮肤苍白、口唇和甲床轻度发绀、肢端湿冷。呼吸、心率代偿性增快，血压正常或略低。

（2）休克失代偿期：脏器低灌注进一步加重，患者烦躁或意识不清、面色青灰、四肢厥冷，唇、指（趾）端明显发绀，皮肤毛细血管再充盈时间>3秒，心音低钝，血压下降。

（3）休克不可逆期：患儿表现为血压明显下降、心音极度低钝，常合并肺水肿或ARDS、DIC、肾衰竭、脑水肿和胃肠功能衰竭等多脏器功能衰竭。

知识点5：感染性休克的实验室检查

（1）外周血象：白细胞计数大多增高，在（10~30）×10^9/L 之间；中性粒细胞增多伴核左移现象。血细胞比容和血红蛋白增高为血液浓缩的标志。

（2）病原学检查：在抗菌药物治疗前常规进行血液或其他体液、渗出液、脓液培养（包括厌氧菌培养）。分离得到致病菌后进行药物敏感试验。

（3）尿常规和肾功能检查：发生肾衰竭时，尿比重由初期的偏高转为低而固定（1.010左右）；尿/血肌酐比值>15，尿/血毫渗量之比<1.5，尿钠排泄量>40mmol/L。

（4）血液生化及血气分析：①血清电解质测定：血钠偏低，血钾高低不一，取决于肾功能状况。②血清酶测定：血清丙氨酸氨基转移酶（ALT）、肌酸磷酸激酶（cPK）、乳酸脱氢酶同工酶的测定可反映组织脏器的损害情况。

（5）血液流变学和有关：发生 DIC 时，血小板计数进行性降低，凝血酶原时间及凝血活酶时间延长、纤维蛋白原减少、纤维蛋白降解产物增多、凝血酶时间延长、血浆鱼精蛋白副凝试验（3P 试验）阳性。

（6）其他：心电图、X 线检查等可按需进行。

知识点 6：感染性休克的诊断

（1）感染性休克代偿期（早期）：临床表现符合以下 6 项之中的 3 项：①意识改变：烦躁不安或萎靡、表情淡漠、意识模糊，甚至昏迷、惊厥。②皮肤改变：面色苍白发灰，唇周、指（趾）发绀，皮肤花纹、四肢凉。如有面色潮红、四肢温暖、皮肤干燥为暖休克。③心率、脉搏：外周动脉搏动细弱，心率、脉搏增快。④毛细血管再充盈时间≥3 秒（需除外环境因素影响）。⑤尿量<1ml/（kg·h）。⑥代谢性酸中毒（除外其他缺血缺氧和代谢因素）。

（2）感染性休克失代偿期：代偿期临床表现加重伴血压下降，收缩压小于该年龄组第5 百分位，或小于该年龄组平均值减 2 个标准差，即 1～12 个月 <70mmHg，1～10 岁 <70mmHg+［2×年龄（岁）］，10 岁及以上<90mmHg。

（3）临床表现分型：①暖休克：为高动力性休克早期，可有意识改变、尿量减少或代谢性酸中毒等，但面色潮红、四肢温暖、脉搏无明显减弱，毛细血管再充盈时间无明显延长。此期容易漏诊，且可很快转为冷休克。心率快、血压低、过度通气、中心静脉压高、心排血量低多为失代偿表现。②冷休克：为低动力性休克，皮肤苍白、花纹，四肢凉，脉搏快、细弱，毛细血管再充盈时间延长。儿科患者以冷休克为多。

知识点 7：感染性休克的治疗

（1）液体复苏：充分液体复苏是逆转病情、降低病死率最关键的措施。需迅速建立 2 条静脉或骨髓输液通道。条件允许应放置中心静脉导管。

（2）血管活性药物：在液体复苏的基础上休克难以纠正，血压仍低或仍有明显灌注不良表现，可考虑使用血管活性药物以提高血压、改善脏器灌注。

（3）控制感染和清除病灶：病原未明确前使用广谱高效抗生素静脉滴注，同时注意保护肾脏功能并及时清除病灶。

（4）肾上腺皮质激素：对重症休克疑有肾上腺皮质功能低下（如流行性脑膜炎）、ARDS、长期使用肾上腺皮质激素或出现儿茶酚胺抵抗性休克时可以使用。目前主张小剂量、中疗程。氢化可的松 3~5mg/（kg·d）或甲泼尼龙 2~3m/（kg·d），分 2~3 次给予。

（5）纠正凝血障碍：早期可给予小剂量肝素 5~10μg/kg 皮下或静脉输注（注意肝素不能皮下注射），每 6 小时 1 次。若已明确有 DIC，则应按 DIC 常规治疗。

（6）其他治疗：①保证氧供及通气，充分发挥呼吸代偿作用。可应用：NCPAP，必要时小婴儿更需积极气管插管及机械通气，以免呼吸肌疲劳。儿童肺保护策略与成人相似。②注意各脏器功能支持，维持内环境稳定。③保证能量营养供给，注意监测血糖、血电解质。

知识点 8：感染性休克的治疗效果评价

治疗目标是维持正常心肺功能，恢复正常灌注及血压。①毛细血管再充盈时间<2 秒。②外周及中央动脉搏动均正常。③四肢温暖。④意识状态良好。⑤血压正常。⑥尿量>1ml/（kg·h）。

第六节　急性肝功能衰竭

知识点 1：肝功能衰竭的概念

肝功能衰竭是指由多种原因引起的大量肝细胞坏死或肝细胞内细胞器严重功能障碍，导致肝的合成、分泌和解毒等功能丧失的一组临床综合征，包括肝性脑病、出血倾向等。

知识点 2：肝功能衰竭的分类

（1）急性肝功能衰竭：肝疾病起病后 8 周内发生者。
（2）亚急性肝功能衰竭：8~24 周内发生者。
（3）慢性肝功能衰竭：24 周后发生者。

知识点 3：肝功能衰竭的病因

（1）病毒性肝炎：是儿童期最常见的肝疾病。但在急性甲型肝炎和戊型肝炎中重症肝炎者少见，因而罕见肝功能衰竭；在乙型肝炎和丙型肝炎急性期发生肝功能衰竭也不多见，慢性期如病情严重、进展急骤，可在慢性活动性肝炎或肝硬化基础上发生肝功能衰竭。此外，罹患重症先天性巨细胞病毒感染婴儿也易发生肝功能衰竭，EB 病毒、微小病毒 B19 等也可引起肝功能衰竭。

（2）遗传代谢性肝病：如婴幼儿期的半乳糖血症、果糖不耐受症、糖原累积病、酪氨酸血症、有机酸尿症和儿童期的肝豆状核变性（Wilson 病）等均可发生肝功能衰竭。

（3）药物中毒、食物中毒性肝病：如过量对乙酰氨基酚、异烟肼等药物中毒和毒蕈中毒、鱼胆中毒等。

（4）先天性胆道闭锁晚期，并发胆汁性肝硬化后可发生肝衰竭。

（5）Reye 综合征。

（6）其他：如日本血吸虫病、华支睾吸虫病晚期，朗格罕细胞组织细胞增生症、噬血细胞综合征、渗出性多型红斑等。

知识点 4：肝功能衰竭的临床表现

（1）肝性脑病：出现各种神经、精神异常表现。重症肝性脑病时可出现嗜睡、昏迷、抽搐。严重脑水肿时可因颅内高压发生枕骨大孔疝、呼吸暂停而死亡。一般按轻重程度不等，分为 4 级：①Ⅰ级（初期）：轻微的性格、行为改变，如烦躁不安或精神萎靡。②Ⅱ级（接近昏迷期）：中度精神错乱，睡眠障碍，行为失常；常见膝反射亢进，踝阵挛，拍击性震颤。③Ⅲ级（半昏迷期）：严重精神错乱，昏睡但能唤醒；震颤，可有惊厥。④Ⅳ级（昏迷期）：昏迷、惊厥、肌强直或肌松弛。

（2）出血：①应激性消化道溃疡所致：表现为大量消化道出血如呕血、便血。②凝血障碍所致：除消化道出血外，尚有皮肤黏膜出血。婴儿还可发生颅内出血。

（3）多系统器官功能紊乱或衰竭征象：可发生肝肾综合征，表现为少尿、无尿、心律失常和休克等。

（4）黄疸：短期内出现黄疸或黄疸急骤加深。Reye 综合征患儿可无黄疸出现。

（5）肝缩小：主要见于急性肝功能衰竭。

（6）腹胀、腹水、肝臭。

（7）继发性感染。

知识点 5：肝功能衰竭的实验室检查

（1）血清总胆红素升高，常超过 $171\mu mol/L$；血清丙氨酸氨基转移酶（sALT）可先增高后降至正常，呈现胆酶分离现象。

（2）凝血酶原时间明显延长。

（3）部分患儿血氨增高。

（4）血清甲胎球蛋白增加，常提示肝细胞增生，预后较好。

（5）其他：血总蛋白、清蛋白、胆固醇等下降。

知识点 6：肝功能衰竭的针对肝性脑病的治疗

（1）降低颅内高压：①20%甘露醇静脉推注，根据颅内高压严重程度选择剂量，一般为 $0.5\sim1g/kg$，间隔 4～8 小时。②塞米松静脉注射，$0.3\sim0.5mg/kg$，间隔 6 小时。③过度通气与氧疗，维持 PaO_2 90~150mmHg，$PaCO_2$ 25~30mmHg。

（2）降低血氨：血氨增高者给予谷氨酸钾等；肠道酸化。可给予乳果糖口服，每次量 5~15ml，1 天 3 次；或食醋加等量消毒等渗盐水保留灌肠；静脉滴注门冬氨酸-鸟氨酸或支链氨基酸等药。

知识点 7：肝功能衰竭的供给营养物质的治疗

（1）静脉输注清蛋白 1g/（kg·d）；控制蛋白质摄入量：急性患者 0.3~0.5g/（kg·d），慢性患者每日 10~30g。

（2）适量热量，按 40~60kca/（kg·d）计；控制脂肪摄入量。

（3）控制液体量：总液量 1200ml/（m²·d），根据颅内压、肾功能、血压、体温、肠道丢失等予以调整；有颅内高压者，液量应严格控制，一般以达到轻度脱水为宜。

（4）注意补钾、维持电解质和酸碱平衡。

（5）常规补充维生素 K_1 10mg/d；维生素 C 1~3g/d；常规剂量的 B 族维生素和维生素 E。

知识点 8：肝功能衰竭的止血治疗

（1）给予新鲜冰冻血浆或凝血酶原复合物等以补充凝血因子。

（2）应激性消化道溃疡者给予口服凝血酶、静脉滴注 H_2 受体拮抗剂，如法莫替定等。

知识点 9：肝功能衰竭的促进肝细胞再生治疗

静脉滴注促肝细胞生长素，如威佳，30~120μg/d，分 2 次用，一般疗程 30 天；或可给予胰高糖素和胰岛素。

知识点 10：肝功能衰竭治疗的其他处理方法

（1）给氧，必要时机械通气。

（2）可给予山莨菪碱、丹参等以疏通肝微循环。

（3）及时纠正心衰、心律失常和休克等。

（4）防治继发感染，尤应警惕真菌感染。

（5）禁用一切损害肝的药物。

第七节　弥散性血管内凝血

知识点 1：弥散性血管内凝血的概念

弥散性血管内凝血（DIC）是由多种病因引起的一种获得性出血综合征。主要特征是凝血系统被激活，纤维蛋白和血小板在微血管内聚集，形成广泛的微血栓（早期高凝状态）；随后大量凝血因子和血小板被消耗，纤维蛋白溶解系统被激活（后期低凝及纤溶亢进状态），从而产生出血、循环障碍或休克、栓塞、溶血及器官功能不全或衰竭等一系列临床表现。

知识点2：弥散性血管内凝血的病因

（1）感染：如脓毒症、流行性脑膜炎、重症肺炎、中毒性痢疾、麻疹、出血热等。

（2）组织损伤：严重创伤、大面积烧伤、大手术等。

（3）肿瘤：白血病（特别是急非淋中的M3和M5）、其他实体瘤。

（4）其他：急性血管内溶血、巨大血管瘤、急性胰腺炎、肝疾病等。

知识点3：弥散性血管内凝血的发病机制

弥散性血管内凝血的发病机制主要有：①组织因子释放，启动外源性凝血途径。②内源凝血途径启动。③血细胞破坏，血小板激活。④生理性抗凝系统抑制。⑤内皮网状系统功能降低。⑥凝血因子与炎症介质。

知识点4：弥散性血管内凝血的临床表现

（1）出血：最常见，常为首发症状。高凝状态时一般无出血，转入低凝状态时出血明显且逐渐加重，在继发性纤溶亢进时出血更严重。表现为皮肤出血点及淤斑、牙龈及鼻出血、消化道出血，严重者泌尿道出血或颅内出血，穿刺部位或伤口渗血不止。

（2）不易用原发病解释的微循环衰竭或休克：幼婴可表现为面色苍白或青灰、发绀、精神萎靡、肢端凉、尿少等。

（3）血管栓塞症状：各器官可因微血管栓塞发生功能障碍，以肝、肾、消化道症状多见，表现为恶心、呕吐、腹痛、消化道出血、肝功能受损、尿少、血尿甚至肾功能衰竭。肺栓塞可出现胸痛、呼吸困难、发绀、咯血、呼吸衰竭等。脑栓塞可出现昏迷、惊厥。

（4）微血管病性溶血性贫血：轻者除轻度贫血外可无明显症状，重者表现为发热、黄疸、腰背疼痛、血红蛋白尿、中重度贫血等。

知识点5：弥散性血管内凝血的临床分型和分期

（1）根据病程进展快慢分型：①急性型（几小时至1~2天出现症状，病情重）。②亚急性型（持续数天至数周）。③慢性型（症状可历时数月）。

（2）DIC的分期：①高凝期。②消耗性低凝期。③继发性纤溶亢进期。

知识点 6：弥散性血管内凝血的临床诊断

存在易致 DIC 的诱发因素。另有下列两项以上临床表现：①严重或多发性出血倾向。②不能用原发病解释的微循环障碍或休克。③广泛性皮肤、黏膜栓塞、灶性缺血性坏死、脱落及溃疡形成，或不明原因的肺、肾、脑等脏器功能衰竭。④抗凝治疗有效。

知识点 7：弥散性血管内凝血的实验室诊断

（1）一般病例：同时有下列 3 项以上异常：①血小板计数<100×10^9/L（肝病、白血病<50×10^9/L）或进行性下降，或有 2 项以上血小板活化分子标志物血浆水平升高，包括 β-血小板球蛋白（β-TG）、PF4、血栓烷 B_2（TXB_2）、GMP-140P-选择素。②血浆纤维蛋白原含量<1.5g/L（肝病<1.0g/L，白血病<1.8g/L）或>4.0g/L 或呈进行性下降。③3P 试验阳性，或血浆 FDP>20mg/L（肝病>60mg/L）或血浆 D-二聚体水平较正常增高 4 倍以上（阳性）。④PT 延长或缩短 3 秒以上（肝病>5 秒），APTT 延长或缩短 10 秒以上。⑤AT-Ⅲ活性<60%（不适用于肝病）或蛋白 C 活性降低。⑥血浆纤溶酶原抗原（PLg：Ag）<200mg/L。⑦因子Ⅷ：C 活性<50%（肝病必备）。⑧血浆内皮素-1（ET-1）水平>80ng/L 或凝血酶调节蛋白（TM）较正常增高 2 倍以上。

（2）白血病 DIC 实验室诊断标准：①血小板计数<50×10^9/L 或进行性下降，或有 2 项以上血小板活化分子标志物血浆水平升高（β-TG、PF4、TXB、GMP-140）。②纤维蛋白原<1.8g/L或进行性下降。③3P 试验阳性或血浆 FDP>2.0mg/L 或 D-二聚体水平升高（阳性）。④PT 延长 3 秒以上或进行性延长，或 APTT 延长 10 秒以上。⑤AT-Ⅲ活性<60%或 PC 活性降低；血浆 PLg：Ag<200mg/L。⑥血浆凝血因子激活分子标志物（F1+2、TAT、FPA、SFM）水平升高。

（3）肝病 DIC 实验室诊断标准：①血小板计数<50×10^9/L 或进行性下降，或有 2 项以上血小板活化分子标志物升高（β-TG、PF4、TXB2、GMP-140）。②纤维蛋白原<1.0g/L 或进行性下降。③因子Ⅷ：C<50%（必备标准）。④PT 延长 5 秒以上或 APTT 延长 10 秒以上。⑤3P 试验阳性或血浆 FDP<60mg/L，D-二聚体水平升高（阳性）。⑥血浆凝血因子激活分子标志物（F1+2、TAT、FPA、SFM）水平升高。

（4）新生儿期 DIC 诊断条件：①临床上有出血、微循环障碍及（或）休克表现。②5 项主要实验室指标。血小板计数<100×10^9/L；出生 4 天内 PT≥20 秒，5 天以上≥15 秒；APTT>45 秒；纤维蛋白原<1.5g/L；D-二聚体阳性。3 项以上阳性者诊断成立，仅 2 项阳性时 TT>25 秒才能确诊。

知识点 8：弥散性血管内凝血的 pre-DIC 诊断标准

（1）存在易致 DIC 的基础疾病。

（2）有以下 4 项中 1 项以上临床表现：①皮肤黏膜栓塞，灶性缺血性坏死、脱落及溃疡。②原发病无法解释的微循环障碍，如皮肤苍白、湿冷和发绀。③不明原因的轻度或可逆性器官功能障碍。④抗凝治疗有效。

（3）以下实验室检查 3 项以上：符合①组织因子（TF）活性阳性。②可溶性纤维蛋白单体（SFM）阳性。③FPA 升高（>2nmol/L）。④TAT 升高（>4mg/L）。⑤纤溶产物 PB 15~42 升高（>1nmol/L）。⑥PAP 升高（>1mg/L）。⑦D-二聚体升高，稀释 1 倍以上（>3mg/L）。⑧AT-Ⅲ 活性降低（<60%）。⑨数天内血小板或血浆 FIB 水平急剧下降及 FDP 剧增。⑩血栓弹力图（TEG）存在高凝、低凝及纤溶亢进等异常状态。⑪APTT 时间缩短。⑫肝素治疗上述前 9 项改善至恢复正常。

知识点 9：国际血栓和止血 DIC 评分系统

2001 年，国际血栓和止血协会 DIC 分会提出 5 步诊断规则，计算 DIC 评分，即①危险因素：是否存在 DIC 相关的基础疾病。②实验室检查：血小板计数、凝血酶原时间、纤维蛋白原、可溶性纤维蛋白单体和纤维蛋白降解产物。③凝血试验评分：血小板计数（>100 为 0 分，<100 为 1 分，<50 为 2 分），单位为 $10^9/L$；可溶性纤维蛋白单体或 FDP（未增高为 0 分，中度升高为 2 分，明显升高为 3 分）；凝血酶原时间（<3 秒为 0 分，3~6 秒为 1 分，>6 秒为 2 分）；纤维蛋白原（>1g/L 分 0 分，<1g/L 为 1 分）。该诊断系统的敏感性和特异性分别是 91% 和 97%，评分≥5 分符合典型 DIC，每天重复评分；<5 分提示非典型 DIC，1~2 天后重新评分。

知识点 10：弥散性血管内凝血的治疗原则

DIC 的治疗原则是序贯性、及时性、个体性和动态性。主要包括：①去除产生 DIC 的基础疾病和诱因。②阻断血管内凝血过程。③恢复正常血小板和血浆凝血因子水平。④抗纤溶治疗。⑤溶栓治疗。⑥对症和支持治疗。

知识点 11：弥散性血管内凝血的改善微循环治疗

（1）低分子右旋糖酐：首次 10ml/kg 静脉滴注，以后每次 5ml/kg，每 6 小时一次，全日量不超过 30ml/kg。

（2）纠正酸中毒：5% 碳酸氢钠 3~5ml/（kg·d）。

（3）血管活性药物：山莨菪碱（654-2）每次 0.1~0.3mg/kg 静脉注射；多巴胺 5~10μg/（kg·min）静脉滴注维持血压。

知识点 12：弥散性血管内凝血的抗凝治疗

（1）抗血小板凝聚药物：多选用双嘧达莫（潘生丁）3~5mg/（kg·d），或阿司匹林5~10mg/（kg·d），分次服用。

（2）肝素：低分子量肝素与普通肝素药理作用基本相似，但其具有以下优点：①抗血栓作用强。②对血小板功能无明显影响，安全性好。③皮下注射生物利用度较高，半衰期较长，给药方便。

（3）其他：抗凝血酶Ⅲ浓缩剂、蛋白C抗凝剂。

知识点 13：弥散性血管内凝血的补充疗法

输注浓缩血小板、新鲜冰冻血浆、凝血酶原复合物等补充血小板及凝血因子，严重贫血者输注浓缩红细胞。

知识点 14：弥散性血管内凝血的抗纤溶药物

DIC 早期禁用，仅用于 DIC 晚期以纤溶亢进为主、出血严重者。一般选用 6-氨基己酸、止血芳酸等。

知识点 15：弥散性血管内凝血的预防

纠正 DIC 诱发因素：①认真治疗原发病，防止溶血、酸中毒发生和发展。②积极纠正感染性休克，改善微循环，避免应用促进血小板聚集的药物，如肾上腺素、去甲肾上腺素或血管加压素等。③注意防止输液、输血反应。④在大手术中尽量减少组织损伤。

第八节　多器官功能障碍综合征

知识点 1：多器官功能障碍综合征的概念

多器官功能障碍综合征（MODS）是指由于感染、休克、创伤、烧伤等严重损害导致机体全身炎症反应（SIRS）失控造成同时或相继发生 2 个或 2 个以上重要器官或系统的功能不全甚至衰竭的一种临床综合征。

知识点 2：多器官功能障碍综合征的病因

（1）常见病因包括：①重症感染，尤其是腹腔内感染、重症胰腺炎、化脓性梗阻性胆管炎等。②严重创伤：多发性创伤、大面积烧伤、挤压综合征等。③手术应激。④休克。⑤心肺复苏后。⑥大量输血输液。⑦急性药物或毒物中毒等。其中，严重感染、脓毒症是引起 MODS 的最常见和最重要的始动因素。

（2）诱发的高危因素包括：复苏不充分或延迟复苏、持续存在感染病灶、基础脏器功能失常、大量反复输血、营养不良、肠道缺血性损伤、糖尿病及高乳酸血症等。

知识点 3：多器官功能障碍综合征的发病机制

多器官功能障碍综合征的发病机制有：①失控性炎性反应学说。②微循环障碍学说。③肠道细菌与内毒素易位学说。④基因多态性学说。⑤细胞凋亡学说。

知识点4：多器官功能障碍综合征的临床分型

（1）原发性MODS：是由某种明确的生理损伤直接作用导致重要器官功能损伤而迅速引起的MODS。器官功能障碍由损伤直接造成，发生早。

（2）继发性MODS：是指机体受到原发损伤后处于激发状态，当二次或三次打击发生时引发宿主异常失控的全身炎症反应所致。

知识点5：多器官功能障碍综合征的临床表现

（1）MODS的临床表现复杂，个体差异大，主要是各器官系统功能障碍的多样性表现。包括呼吸、循环、神经、肾、血液、肝、消化等系统。①肺是发生率最高、最早的器官，表现为呼吸增快、呼吸困难、发绀等。②循环系统表现为心率增快、休克、水肿等。③消化系统表现为胃肠道胀气、应激性溃疡、坏死性小肠炎等。④肝表现为黄疸、肝性脑病等。⑤肾功能障碍常常是晚期表现，出现少尿、水肿等。⑥血液系统表现为贫血、凝血功能障碍。⑦神经系统表现为意识障碍、瞳孔改变、血压和心率波动、血管张力改变等。

（2）小儿MODS的特点：①发生率和临床经过存在明显年龄差异，年龄越小，发病率越高，病情发展越快。②原发性MODS发生率明显高于成年人。

知识点6：多器官功能障碍综合征的辅助检查

（1）心血管：中心静脉压，有创动脉压，心脏指数等血流动力学监测；血乳酸，心电图，心肌酶谱等。

（2）呼吸：呼吸频率、节律及幅度，氧合指数，血气分析，肺顺应性，气道阻力等。

（3）肾：血肌酐，尿比重，血电解质酸碱水平，尿量等。

（4）神经系统：格拉斯哥昏迷评分，瞳孔，影像学检查，脑电图等。

（5）血液：凝血功能，血细胞计数。

（6）肝：肝酶，胆红素等。

知识点7：多器官功能障碍综合征的诊断

MODS受累器官通常为脑、肺、心、肾、血液、胃肠和肝7个系统或脏器。应当排除原发病导致的该器官功能障碍，如肺炎导致的呼衰。从MODS中各器官障碍发生的频度来看，发生率最高的是肺功能障碍，其次是胃肠、肾及心功能障碍。MODS的病死率与脏器受累数目呈正相关。

知识点8：多器官功能障碍综合征的一般治疗

（1）重症监护：严密监测生命体征及化验指标，如体温、呼吸、脉搏、心率、血压、尿量、白血病计数、血小板计数、电解质、心电图、血气分析、肝肾功能和凝血指标及其他炎症指标（CRP、PCT、IL-6、DD）等，根据病情变化，随时调整治疗方案。注意有可能发生功能衰竭的器官系统，进行早期脏器功能支持。

（2）对症支持治疗：维持血容量、电解质及酸碱平衡；矫正贫血、低蛋白血症；注意营养支持。

知识点9：多器官功能障碍综合征的病因治疗

（1）积极抗感染治疗。
（2）对创伤患者应清除感染灶和坏死组织，局部止血。
（3）窒息缺氧者，要改善通气功能。
（4）急性中毒者应去除毒物，加速已吸收毒物的排泄。

知识点10：多器官功能障碍综合征的抗炎症介质与抗细胞因子治疗

（1）非甾体类药物：如布洛芬每次 $5\sim10mg/kg$，1 日 3~4 次。

（2）糖皮质激素：目前主张小剂量、短程使用。常用氢化可的松 $3\sim5mg/(kg \cdot d)$，甲泼尼龙 $2\sim3mg/(kg \cdot d)$，或地塞米松 $0.3\sim0.5mg/(kg \cdot d)$，均分 2~3 次给予。疗程 7 天。

（3）自由基清除剂：如维生素 C 2~5 克/次，1 日 2 次；维生素 E 200~300 毫克/次，1 日1 次。

（4）炎性介质或细胞因子单抗和拮抗剂：如 TNF-α 单抗、IL-1 单抗、内毒素单抗、抗CD18 单抗，PAF 拮抗剂等。

（5）清除炎性介质与细胞因子治疗：进行血液净化疗法，包括血浆置换和持续静脉血液过滤等。

知识点11：多器官功能障碍综合征的免疫治疗

应用大剂量 IVIG，$400mg/(kg \cdot d)$，连用 3~5 天。

知识点12：多器官功能障碍综合征的并发症的诊断、治疗及预防

MODS 病死率居高不下，积极防治具有重要意义。早期发现、有效干预 SIRS 是防治MODS 降低其死亡率的关键。主要预防措施包括：①对创伤、低血容量、休克的患者，应及时而充分地进行复苏，保证组织氧合灌注。②对创伤或术后感染患者，应进行彻底的清创和充分引流。③尽早发现 SIRS 的征象，积极干预。④尽早恢复进食，保持肠道黏膜屏障

的完整性，提供充分的代谢支持。

知识点 13：多器官功能障碍综合征的预后

基础疾病、衰竭脏器的数目、发病前状况、手术等均可影响 MODS 的预后。儿童死亡威胁评分、MODS 评分法等有助于判断病情进展，并且对预后提供较为客观的评价。

知识点 14：多器官功能障碍综合征的注意事项

（1）应严密监测各器官功能，及早进行早期脏器功能支持。

（2）MODS 一旦发生，病情进展迅速。由于病因复杂，各脏器相互关联，治疗矛盾很多，治疗困难，预后极差。

（3）注意病因治疗和抗炎症介质或抗细胞因子治疗的两方面统一。

第九节　溺　水

知识点 1：溺水的概念

溺水是指水淹没面部及上呼吸道，继而引起窒息，导致生命处于危险状态。

知识点 2：溺水的临床表现

（1）低氧血症和肺水肿表现：呼吸浅速、不规则，颜面发绀、苍白、咯血性泡沫痰、肺部啰音等。

（2）心血管系统受损：低血压，心动过速或过缓，心律失常，心搏停止等。

（3）脑缺氧及脑水肿表现：谵妄、抽搐、昏迷、瞳孔放大固定、肢体肌张力改变等。

（4）急性胃扩张。

（5）低体温。

（6）急性肾衰竭：少尿、氮质血症、酸中毒等。

（7）合并损伤：骨折，颅脑、内脏损伤等。

知识点 3：溺水的种类

（1）溺淡水：由于大量低渗液进入肺泡可致肺水肿，并出现溶血；血液被稀释，血钠、血氯降低，可发生心力衰竭。

（2）溺海水：由于海水的渗透压高于血液 3~4 倍，高张液体进入肺泡，血管内水分被高张液吸出致使血液浓缩，电解质浓度增高，血容量减少，一般可持续数日。

知识点 4：溺水的辅助检查

（1）X线检查提示肺水肿、肺炎、肺不张等。

（2）血生化检查：①淡水溺水：低钠、低氯、低蛋白血症，血管内溶血和钾血症等。②海水溺水：高钠、高氯、高钙、高镁等。

（3）动脉血气分析：低氧血症、酸中毒。

知识点 5：溺水的现场抢救

（1）首先保持呼吸道通畅。去除口、鼻异物后立即倒水，将患儿腹部抬高，头部下垂，用手平压背部，排除呼吸道积水。

（2）如呼吸、心跳已停止，立即实施心肺复苏，边抢救边送往附近医院。

知识点 6：溺水的医院处理

（1）行心电监护，建立静脉通道。

（2）如呼吸、心跳仍未恢复，继续进行心肺复苏。

（3）维持重要器官功能，防治并发症。①防治脑水肿和肺水肿，维护心功能，纠正水、电解质及酸碱平衡紊乱，给予足够的能量，防治感染等，必要时使用糖皮质激素。②淡水淹溺用3%生理盐水静脉滴注纠正血液低渗。③海水淹溺用5%葡萄糖溶液静脉滴注纠正血液高渗。

知识点 7：溺水的注意事项

（1）淹溺者现场急救是关键。不要等待医务人员到来或直接将患者向医院转运而丧失抢救机会，也不要因为短时间的复苏无效而轻易放弃。

（2）倒水时间不宜过长，以免耽误复苏时间。现场抢救过程中要注意保暖。

（3）注意检查有无颈椎与脊髓损伤。如有，搬动时要固定损伤部位，避免脊柱屈曲和扭转，保持脊柱轴线稳定，平抬平放。

第十节　危重病儿的低钠血症

知识点 1：低钠血症的概念

低钠血症是指血清钠浓度<130mmol/L。

知识点 2：低钠血症的分类

根据细胞外液容量的不同将低钠血症分为：

（1）低血容量性低钠：其低钠体内总钠量和细胞外液容量均减少，但失钠多于失水。

（2）正常血容量性低钠：其低钠细胞外液容量正常或轻微增加。

（3）高血容量性低钠：其低钠体内总钠量和水均增多，排水能力减弱，水潴留多过钠潴留。

知识点3：低血容量性低钠的病因

（1）肾丢失：①长期应用利尿药，在袢利尿药的影响下，肾不能适当地稀释和浓缩尿液。②渗透性利尿，如糖尿病酸中毒，或应用甘露醇等高渗利尿药后。③失盐性肾病，肾小管细胞对醛固酮不敏感，因此，在正常钠摄入量时，尿钠排出也增多。④近曲肾小管酸中毒，由于 HCO_3^- 重吸收障碍，因而迫使钠排泄。⑤肾上腺皮质功能不全。⑥代谢性碱中毒、钾不足等均可致低钠。

（2）肾外丢失：①胃肠道丢失，最常见的原因是病毒性胃肠炎引起的腹泻、呕吐。此外胃肠引流和胃肠道的瘘管，也将引起消化液的丢失，导致低钠。②大量出汗，在显性出汗时，汗液中含钠量增高，丢失钠增多。③第三间隙液丢失，如胰腺炎、大面积烧伤、腹膜炎、腹水等均造成第三间隙液的丢失。

知识点4：正常血容量性低钠的病因

（1）抗利尿激素分泌异常综合征（SIADH）：儿科 SIADH 最常见的原因是中枢神经系统疾病，如脑炎、脑膜炎、颅内出血，此外窒息、气胸、正压通气、疼痛、肿瘤等均可致 SIADH。由于 ADH 分泌增多，导致稀释性低钠血症。

（2）医源性：输入过多不含钠的葡萄糖溶液，可导致稀释性低钠。

（3）内分泌疾病：肾上腺皮质激素缺乏，甲状腺功能减退可伴有 ADH 分泌增多。

知识点5：高血容量性低钠的病因

（1）全身性水肿性疾病：见于充血性心力衰竭、肝硬化、肾病综合征，低钠主要是有效动脉血容量减少（低心排、外周阻力下降等），激活压力感受器，引起副交感神经的传入冲动减少，ADH 分泌增多，肾潴留水，导致细胞外液钠的稀释。

（2）晚期急、慢性肾衰竭，可能由于饮食或静脉给液导致钠和水负荷过大。

知识点6：危重病儿低钠血症的诊断

（1）患儿有引起低钠血症的原因。

（2）临床往往缺乏特异性临床表现，易被忽视：①一般症状：当血钠<130mmol/L 时，可出现乏力不适、食欲减退、恶心、呕吐、惊厥等症状。②伴随症状：低血容量性低钠，

常表现脱水征，如昏睡、心动过速、直立性低血压，皮肤弹性差，黏膜干燥、泪及尿少；正常血容量性低钠，临床上很少有明显的症状，缺乏水失衡的表现；高血容量性低钠，表现外周水肿，可有肺水肿，尿量减少，体重增加。③神经系统症状：神经系统症状的严重性与血清钠浓度下降的速度和程度有关。急性低钠血症，其神经系统表现主要是脑水肿和颅内压增高造成的。可出现头痛、嗜睡、反应迟钝、肌肉抽搐等，血钠进一步下降，常出现惊厥、昏迷等严重症状。当由于钠减少和水的摄入使血清钠浓在几天或几周内缓慢下降时，患儿通常很少有症状。

（3）实验室检查：血清钠<130mmol/L。

知识点7：危重病儿低钠血症的治疗

（1）积极治疗原发病，去除病因。

（2）轻症患者，血清钠浓度>120~130mmol/L，应缓慢纠正低钠，在24~48小时内将血钠提高到接近正常范围。0.9%氯化钠溶液4ml/kg可提高血钠1mmol/L。

（3）严重者，有明显的神经系统症状或血钠低于120mmol/L的患者，不论病因为何，首先应迅速升高血钠，按3%氯化钠每千克体重12ml提高血钠10mmol/L计算，或按下列公式计算：所需3%$NaCl_2$的容积（ml）=（130-测得血钠）×体重（kg）×0.6。

（4）当患儿血钠达到125mmol/L后，下一步治疗应根据细胞外液容量分类采取相应措施：①低血容量性低钠：有脱水表现，可按低渗性脱水治疗，先给等张液扩容，然后补1/2张液。②正常血容量性低钠：一般只需限水。③高血容量性低钠：限制钠和水的入量，一般不通过补钠的方法来升高血钠。④严重病例伴肾衰竭时，可行透析疗法。

第十一节 急性中毒

知识点1：中毒的概念

中毒是指某些物质进入人体后损害器官和组织，使其发生功能或器质性改变，出现一系列症状和体征。

知识点2：中毒的分类

（1）按起病急缓可分为：①急性中毒。②亚急性中毒。③慢性中毒。小儿以急性中毒为主。

（2）按毒物性质可分为：①食物中毒。②有毒动植物中毒。③农药中毒。④金属中毒。⑤药物中毒。⑥有毒气体中毒。

（3）按吸收途径可分为：①经消化道吸收：脂溶性毒物以扩散方式通过胃肠道细胞膜被吸收。②经呼吸道吸收：由于肺泡面积大、膜薄、供血丰富，有毒气体易经肺泡被吸收，如一氧化碳中毒。③经皮肤吸收：人体皮肤对水溶性毒物有屏障作用，但脂溶性毒物却易于通过扩散作用进入真皮层，最后进入血液循环。少量毒物经毛囊、皮脂腺或汗腺细孔被吸收。④经注入中毒：包括毒虫蜇伤、注射毒物。

知识点3：毒物在人体内的分布与排泄

（1）毒物的分布：主要在体液和组织中，影响分布的因素有毒物与血浆蛋白的结合力、毒物与组织的亲和力等。

（2）毒物的排泄：可经肾、胆道或肠道排泄；部分毒物在肠内可被再吸收形成肠肝循环，导致从体内延缓排泄。其他排泄途径有经汗腺、唾液腺、乳汁排至体外；有害气体则经肺排出。

知识点4：中毒机制

（1）干扰酶系统：许多毒物或代谢产物是通过抑制酶的活性而产生毒性作用。如有机磷农药抑制胆碱酯酶、氰化物抑制细胞色素氧化酶等。

（2）抑制血红蛋白的携氧功能如一氧化碳中毒，使氧合血红蛋白形成碳氧血红蛋白、亚硝酸盐中毒形成高铁血红蛋白，使携氧功能丧失，造成机体缺氧。

（3）直接化学性损伤：误服强酸、强碱化学物质。

（4）作用于核酸：如烷化剂氮芥和环磷酰胺，使 DNA 烷化，形成交叉连接，影响其功能。

（5）变态反应：由抗原抗体作用在体内激发各种异常的免疫反应。

（6）麻醉作用：部分强亲脂性毒物，如苯、汽油、煤油等有机溶剂、吸入性麻醉药，可通过血脑屏障蓄积于脑细胞膜而抑制脑细胞的功能。

（7）干扰细胞膜或细胞器的生理功能：如河豚毒素和一些重金属等可破坏细胞膜、细胞器，干扰细胞膜的离子运动、膜兴奋性和能量代谢而产生毒性作用。

（8）其他。

知识点5：中毒诊断

（1）病史：包括发病经过、病前饮食内容、生活情况、活动范围、家长职业、环境中有无有毒物品和药品、经常接触哪些人、同伴儿童是否同时患病等。在急性中毒的诊断中，家长或年长患儿如能告知中毒经过，则诊断较为容易。否则，由于中毒种类多，加上儿童，尤其是婴幼儿不会陈述病情，诊断较为困难。

临床症状与体征常无特异性，儿童急性中毒首发症状多为腹痛、腹泻、呕吐、惊厥或昏迷，严重者可出现多脏器功能衰竭。

（2）体格检查：要注意有重要诊断意义的中毒特征，如呼气、呕吐物是否有与某种物质相关的特殊气味，出汗情况，口唇、甲床是否发绀或呈樱红色，皮肤色泽、呼吸状态、瞳孔和心律失常等。同时还需检查衣服、皮肤及口袋中是否留有毒物，以提供诊断线索。

（3）毒源调查及检查：现场检查需注意患儿周围是否留有剩余毒物，如敞开的药瓶或散落的药片、可疑的食物等，尽可能保留患者饮食、用具以备鉴定。仔细查找吐出物、胃液或粪便中有无毒物残渣；若症状符合某种中毒而问不出中毒史时，可试用该种中毒的特效解毒药作为诊断性治疗。有条件时应采集患者的呕吐物、血、尿、便或可疑的含毒物品进行毒物鉴定，这是诊断中毒最可靠的方法。

> 知识点6：中毒的治疗原则

处理原则为发生急性中毒时，应立即治疗，否则会失去抢救机会。在毒物性质未明时，按一般的中毒治疗原则抢救患儿。在一般情况下，以排除毒物为首要措施，尽快减少毒物对重要脏器（心、脑、肝、肾等）的损害；维持呼吸、循环等生命器官的功能；采取各种措施减少毒物的吸收，促进毒物的排泄。

> 知识点7：中毒的治疗方法

（1）毒物的清除：根据毒物性质、进入人体途径和中毒的时间，采取不同措施。①食入性中毒：采用催吐、洗胃、导泻和利尿法排除毒物。②接触性中毒：脱去污染毒物的衣服，并用25~33℃清水冲洗体表、毛发及指甲缝内毒物。注意不用热水，以免血管扩张增加毒物吸收。冲洗时间宜长，并选适当的中和液或解毒液。③吸入性中毒：立即脱离现场，呼吸新鲜空气，保持呼吸道通畅，并及时吸出呼吸道分泌物。有条件时给氧，昏迷者有舌后坠时，应将舌拉出口外，使下颌前倾，保持呼吸道平直，必要时气管内插管，使用正压呼吸机给氧。

（2）促进已吸收毒物的排除：①利尿。②血液净化方法：透析疗法、血液灌流法。

（3）应用特效解毒药。

> 知识点8：急性中毒的概念

急性中毒是指具有毒性作用的物质通过不同途径进入人体后，在短期内引起某些组织和器官的急性损害而出现一系列症状和体征，甚至危及生命。

> 知识点9：小儿中毒的途径

（1）摄入中毒：最为常见。

（2）吸入中毒：是气体中毒的主要途径。

（3）注入中毒：包括误注药物、蜇伤、咬伤。

（4）接触中毒：小儿皮肤薄，接触脂溶性毒物后易于吸收。眼结膜、鼻黏膜吸收均较快，故用药物滴眼或滴鼻亦可造成中毒。

（5）直肠吸收中毒：常由灌肠时药物剂量过大引起。

知识点 10：急性中毒的诊断原则

群体同时或先后发病且症状相似时，应想到中毒的可能性。凡急性起病，病史不明，不能用一种疾病解释其症状与体征，多器官受累，有明显的意识改变而诊断不明，或治疗效果不佳者，有可能为急性中毒。

知识点 11：急性中毒的诊断步骤

（1）详细询问病史有发病经过。

（2）现场检查：需注意病儿周围是否留有剩余毒物或毒物标志物，尽可能保留患者饮食、呕吐物、用具等，以备鉴定。

（3）进行全面仔细的体检，尤应注意有诊断意义的中毒特征。同时还需检查患儿衣服或皮肤上是否有毒物残留，口袋中是否有毒性物质。

（4）仔细查找吐出物、胃液或粪便中有无毒物残渣。有条件时应采集患者呕吐物（或胃内洗出物）、血、尿、便、可疑的含毒物品或剩余毒物进行毒物鉴定，这是诊断中毒最可靠的方法。如疑为有机磷中毒时，可测定血胆碱酯酶活性。

（5）诊断性治疗：若症状符合某种毒物中毒而问不出中毒史时，可试用该种毒物的特效解毒药。

（6）对于已经知道是中毒的患者，应尽可能弄清毒物名称、用量及中毒时间，发现中毒后经过哪些处理。对口服中毒者，应询问是否发生过呕吐，呕吐距服毒时间，呕吐量多少等等，借以估计毒物存留、吸收和排泄情况，以便正确处理。

知识点 12：急性中毒的一般治疗原则

（1）尽快清除尚未吸收的毒物。
（2）防止毒物的继续吸收。
（3）促使已吸收毒物的排泄。
（4）特效解毒药的使用。
（5）对症支持治疗。

知识点 13：清除尚未吸收的毒物

（1）接触中毒：应立即脱去污染的衣服，用清水冲洗污染的皮肤，特别注意毛发和指甲部位。对不溶于水的毒物可用适当溶剂清洗，也可用适当的拮抗剂或解毒剂冲洗。但强酸、强碱等腐蚀性毒物忌用中和剂，因为化学反应可以加重损伤。对于深入皮肤或黏膜的毒物颗粒，应该完全清除。皮肤黏膜发生糜烂、溃疡者，在清洗后应敷以消炎药以防感染。毒物溅入眼内，应立刻用生理盐水冲洗，一时没有生理盐水时，可用清水冲洗至少 5 分钟，然后送眼科处理。

（2）吸入中毒：应立即移离有毒场所，呼吸新鲜空气，吸出呼吸道分泌物。必要时吸氧。昏迷者注意舌根后倒和喉部水肿引起窒息。严重者可送入高压氧舱治疗。

（3）口服中毒：采用催吐、洗胃、导泻或洗肠，以清除毒物。

知识点 14：防止毒物的继续吸收

（1）对皮下、肌内注射中毒或蛇咬、蝎蜇中毒的处理：注射处近心端用止血带结扎，以不让止血带远端的脉搏消失和不让止血带产生搏动感为适度，每 15 分钟放松 1 分钟。若毒物注入不久，可于注入部位注射 1∶1000 肾上腺素 0.3~0.5ml，或局部放置冰袋，以使血管收缩，延缓吸收。若强毒注入，应作切开吸引和冲洗。

（2）对口服中毒的处理：在催吐、洗胃同时或其后.应给予拮抗剂，直接与未被吸收的毒物发生作用，以减低毒性或防止吸收。常用的方法有中和解毒、氧化解毒、吸附解毒、转变为无毒化合物及保护黏膜、延缓吸收等措施。

知识点 15：促使已吸收毒物的排泄

（1）利尿排毒：①静脉输液：静脉点滴 5%~10% 葡萄糖溶液可以冲淡体内毒物浓度，增加尿量促使排泄，并有保护肝、肾的作用。②利尿药：口服氢氯噻嗪、呋塞米或乙酰唑胺，静脉注射呋塞米、甘露醇、山梨醇等。乙酰唑胺能使尿碱化，对水杨酸（阿司匹林）中毒尤为适用。

（2）血液净化疗法：适用于某些危重急性中毒，或伴有肾功能不全者。

知识点 16：应用利尿药的先决条件

应用利尿药的先决条件是：毒物必须经肾脏排泄，血液中药物浓度较高，血循环和肾功能良好。在利尿期间应监测尿排出量、液体入量，血电解质及肾功能。理想的效果为应用利尿剂后尿量达 5ml/（kg·h）以上。

知识点 17：血液净化技术的内容

（1）腹膜透析：常用于巴比妥类药物、抗生素、溴化剂等中毒。

（2）血液透析（人工肾）：这种透析能代替部分肾功能，将血液中的有毒物质和身体的代谢废物排除。当毒物损伤肾时，这种透析治疗更有必要。

（3）血液灌流：如氯氮䓬（利眠宁）中毒。

（4）血浆置换：如某些抗生素、降糖药、降压药中毒。

知识点 18：高压氧疗法

高压氧疗法适用于各种中毒引起的严重缺氧，尤其在一氧化碳中毒时，一氧化碳与氧竞争与血红蛋白结合，前者结合力大于后者 20~30 倍，应用高压氧治疗，可以促使一氧化碳与血红蛋白分离。

知识点 19：急性中毒的对症支持治疗

急性中毒的对症支持治疗有：①控制惊厥。②抢救呼吸衰竭。③抗休克。④纠正水、电解质紊乱及贫血。⑤治疗和保护重要器官功能。⑥预防和治疗继发感染。⑦做好中毒患儿的护理工作。

知识点 20：急性中毒的注意事项

（1）有些中毒常伴自发呕吐，除非胃内确已排空，否则催吐仍属必要。

（2）持续惊厥，深度昏迷，服入强腐蚀剂（强酸、强碱）、煤油，或有严重心脏病、食管静脉曲张时不能催吐。

（3）脂溶性毒物禁用油剂泻药。

（4）腐蚀性毒物中毒或极度衰弱患儿禁用洗肠。

（5）洗胃结束后，可胃管注入活性炭吸收残留毒物，剂量 25~50g。

（6）加强与家长的沟通与交流，了解中毒原因，解释中毒病情，告知可能的后果。

知识点 21：有机磷中毒的临床表现及急救处理

（1）临床表现：流涎、出汗、肌肉颤动、瞳孔缩小、恶心、呕吐、血压升高或降低，严重者烦躁、昏迷、呼吸麻痹等。

（2）急救处理：清除毒物和防止毒物继续吸收，移离现场，口服中毒者立即洗胃，除美曲膦酯（敌百虫）外，可用 2%~4% 碳酸氢钠洗胃；皮肤吸收中毒者，用肥皂水清洗皮肤和毛发；轻度中毒者，肌内注射阿托品 0.02~0.03mg/kg，每 2~4 小时一次，或用氯磷定 15mg/kg，肌内注射，每 2~4 小时一次；中度中毒者，阿托品与氯磷定或解磷定合用。前者 0.03~0.05mg/kg，每 15~30 分钟静脉注射一次，后者 15~30mg/kg，每 2~4 小时静脉注射一次，至肌肉颤动停止、意识恢复；重度中毒者，阿托品 0.05~0.1mg/kg，静脉注射，每 5~10 分钟 1 次，同时静脉注射氯磷定或解磷定，剂量同上。症状好转后剂量逐渐减少，注射间隔时间逐渐延长。

知识点 22：强酸、强碱中毒的临床表现及急救处理

（1）强酸：①临床表现：口腔黏膜糜烂、肿胀、灼痛、声门水肿、呼吸困难，吐出物

酸性、带血。②急救处理：忌洗胃，忌催吐，忌用碳酸氢钠，内服牛奶、豆浆或蛋清，服镁乳、氢氧化铝凝胶或淡肥皂水等弱碱中和毒物，其他对症处理。

（2）强碱：①临床表现：口腔黏膜糜烂，吐出物碱性或血性，腹痛。②急救处理：忌洗胃，忌催吐，服 3%醋酸、食醋或果汁等中和强碱，然后服牛奶、豆浆或蛋清，其他对症治疗。

知识点 23：灭鼠剂中毒的临床表现及急救处理

（1）毒鼠强：①临床表现：属剧毒灭鼠药。潜伏期 10~30 分钟，亦可长达 10 余小时；轻度中毒表现为头痛、头晕、恶心、呕吐乏力、胸闷、心悸等。重度中毒表现为突然昏倒、全身抽搐、口吐白沫、大小便失禁、意识丧失。②急救处理：清除毒物；控制惊厥；严密监护；对症治疗；持续抽搐时在机械通气的条件下可联合应用肌肉松弛剂和二巯基丙磺钠；必要时可行血液灌流。

（2）氟乙酰胺：①临床表现：属高毒灭鼠药和农药。潜伏期为 10~15 小时，亦可短至30 分钟、长达 30 小时发病者。表现为头痛、头晕、乏力、四肢麻木、易激动、肌束震颤等，严重者意识障碍，反复发作强直性抽搐、昏迷，可因呼吸衰竭死亡。还可出现其他多系统损害。②急救处理：立刻催吐，洗胃，导泻；对症治疗；尽快应用特效解毒剂：乙酰胺（解氟灵）$0.1~0.3g/(kg \cdot d)$，分 2~4 次肌内注射，共 5~7 日，危重病例首剂 0.2g/kg，保护心、肝、脑功能。

（3）敌鼠钠：①临床表现：属缓效灭鼠药。潜伏期 1~5 日，一般第三天发病。表现为恶心、呕吐、广泛性多脏器出血，重者发生失血性休克。②急救处理：催吐，洗胃，导泻，特效解毒药为维生素 K_1，每次 30~40mg，3 次/d，每日总量可达 80~120mg，肌内注射或静脉注射，亦可加用大剂量维生素 C 和糖皮质激素，严重出血应及早输新鲜血或凝血酶原复合物。

（4）磷化锌（为无机磷类灭鼠药）：①临床表现：恶心、呕吐、腹泻、口中有蒜臭味、昏迷、惊厥、肝及肾功能损害。②急救处理：0.5%硫酸铜催吐，1：5000 高锰酸钾溶液洗胃，硫酸镁导泻，补液，保护肝肾功能，并及时对症治疗。

知识点 24：镇静药、吗啡中毒的治疗

（1）纳洛酮：每次 0.01mg/kg，静脉注射，如无效增加至 0.1mg/kg，可重复应用，可静脉滴注维持。

（2）烯丙吗啡：每次 0.1mg/kg，静脉、皮下或肌内注射，间隔 10~15 分钟。

知识点 25：亚硝酸盐中毒的临床表现及急救处理

（1）临床表现：①皮肤和黏膜发绀、四肢发冷、呕吐、腹痛、烦躁。②重者嗜睡、神志不清、惊厥、昏迷、血压降低、呼吸和循环衰竭。

（2）急救处理：①催吐。②1：5000高锰酸钾洗胃。③硫酸镁导泻。④25%葡萄糖加大剂量维生素C静脉注射，或小剂量1%亚甲蓝每次0.1~0.2ml（1~2mg）/kg，用25%葡萄糖稀释后缓慢静推，必要时可重复。⑤对症治疗。

知识点26：毒蕈中毒的临床表现及急救处理

（1）临床表现：①消化道症状。②神经系统症状。③溶血。④肝肾功能损害。

（2）急救处理：①用1：5000高锰酸钾洗胃，口服活性炭，纠正水、电解质紊乱。②对有肝损害的毒蕈中毒，注射5%二巯基丙磺酸钠。③对有副交感神经兴奋症状者，可注射阿托品。④对症治疗。⑤重症者行透析治疗

知识点27：急性酒精中毒的概述

一次大量饮酒可引起急性酒精中毒，中毒剂量的乙醇对中枢神经系统具有先兴奋后抑制作用，严重者可导致呼吸中枢麻痹和心脏抑制，如抢救不及时可致中毒死亡。

知识点28：急性酒精中毒的病史

发病前有酗酒史，就诊时呼气中有乙醇味。

知识点29：急性酒精中毒的临床表现

（1）兴奋期：头痛、兴奋、语无伦次、情绪不稳、易激动、行为粗鲁，有时沉默寡言。常伴呕吐，呕吐物及呼气中均含有浓烈的乙醇气味。

（2）共济失调期：行动笨拙、言语不清、视物模糊、步态不稳，出现共济失调。

（3）昏睡期：昏睡，瞳孔可散大，心跳加快，血压下降，躁动，可出现大小便失禁，呼吸缓慢。重者出现昏迷，进而发生呼吸循环衰竭。

知识点30：急性酒精中毒的实验室检查

血、尿、呕吐物乙醇含量测定有助于诊断。

知识点31：急性酒精中毒的治疗

（1）轻度酒精中毒：应卧床休息，加强观察，一般不需特殊处理。

（2）洗胃：重度中毒在2小时以内可用清水洗胃，超过2小时者不必洗胃。

（3）对症治疗：昏迷者应维持气道通畅，吸氧，必要时行气管插管人工呼吸，有呕吐者防止窒息，密切观察体温、血压、心率等生命体征变化。注意维持水、电解质及酸碱

平衡。

（4）药物治疗：①盐酸纳洛酮 0.4~1.2mg 静脉推注或静脉滴注，有解除 β-内啡肽对中枢的抑制作用，以促进苏醒和抗休克。②10% 葡萄糖 500ml+维生素 C 1~3g，氯化钾 1g 静脉滴注，可促进乙醇代谢。也可用 10% 果糖溶液静脉滴注，一次 100~200ml。

知识点 32：氯气中毒的机制

氯气经呼吸道吸入后与呼吸道黏膜表面水分接触，生成次氯酸和盐酸，次氯酸可再分解为盐酸和新生态氧，产生局部刺激和腐蚀作用；引起支气管痉挛、支气管炎或发生气管周围炎，严重者引起肺水肿。氯气还可刺激迷走神经，反射性引起心脏骤停，出现所谓的"闪击样"死亡；可伴有心肌及其他系统的损害。中毒的严重程度与氯气浓度和接触时间有关。

知识点 33：氯气中毒的临床表现

（1）氯气刺激反应：出现一过性的眼和上呼吸道黏膜刺激症状。
（2）轻度中毒：主要是支气管炎或支气管周围炎。
（3）中度中毒：主要是支气管肺炎、间质性肺水肿或局限的肺泡性肺水肿。
（4）重度中毒：主要是严重的化学性支气管肺炎、肺泡性肺水肿和 ARDS。

知识点 34：氯气中毒的辅助检查

（1）心电图检查：酷似冠心病或急性心肌梗死的波形变化。
（2）血白细胞显著增高。
（3）内环境紊乱：水、电解质和酸碱平衡失调。
（4）动脉血氧分析：PaO_2 降低、pH 值低。

知识点 35：氯气中毒的诊断及鉴别诊断

短时间内吸入大量氯气，迅速出现呼吸系统刺激症状，结合临床表现及胸部 X 线符合肺炎或肺泡性肺水肿改变，血气分析提示低氧血症，基本可以确定诊断。还需要排除引起支气管炎、支气管哮喘、肺炎、肺间质纤维化、肺水肿的其他疾病。

知识点 36：氯气中毒的治疗原则及抢救要点

（1）治疗原则：①降低氧耗。②纠正缺氧。③限液利水。④足量激素。⑤对症治疗。⑥防治并发症。
（2）抢救要点：①保持呼吸道通畅。②有效地给氧。③早期、足量应用糖皮质激素。

知识点 37：氯气中毒的预防

生产车间要经常检修以防氯气泄漏，进入车间应佩戴个人防护用具。一切氯化工序反应器必须严密封闭，产生的含氯废气须经净化后才能排入大气。患慢性鼻炎、气管炎、哮喘等疾病以及眼部疾病、心肺疾病者，不宜在含有氯气的生产过程中工作。

第二十章　儿科常用诊治技术

第一节　腰椎穿刺术

知识点1：腰椎穿刺术的适应证

腰椎穿刺术的适应证有：①中枢神经系统疾病的诊断和疗效观察。②鞘内药物注射。

知识点2：腰椎穿刺术的禁忌证

腰椎穿刺术的禁忌证有：①颅内压明显增高，高度怀疑颅内占位性病变者，不宜穿刺。②脑疝或疑有脑疝者。③局部皮肤有感染者不宜穿刺。

知识点3：腰椎穿刺术的操作要点

（1）患儿左侧卧位，背向术者。助手以右手置其颈后，左手扶住膝弯，尽量将其头部向胸部弯曲，双膝向腹部弯曲，使背部呈弓形。

（2）穿刺部位一般采用第3、4腰椎间隙水平，其上、下毗邻的腰椎间隙亦可作为穿刺点。婴儿和新生儿以第四、五腰椎间隙为宜。

（3）常规消毒局部皮肤，术者戴无菌干手套，铺孔巾，局部麻醉。局麻时应深至韧带，注射前先回抽一下，勿将局麻药注入鞘内。昏迷者可不用局麻。

（4）以左手拇指固定穿刺部位，右手握穿刺针或5ml的注射器垂直刺入（针尖斜面向上）。有突破感即至硬脊膜外腔，继续进针又有突破感时达蛛网膜下腔，停止进针，留脑脊液送检。若需测压，应在脑脊液流出前迅速接上测压管的接头。若无脑脊液流出，可略微旋转穿刺针或略调其深浅。若仍无脑脊液流出，可将针退至皮下重新刺入，或于上一椎间隙重新穿刺。用注射器穿刺较用腰穿针穿刺更方便，也更易成功，年幼儿及较瘦的年长儿均可选用。

（5）鞘内药物注射时，应事先配好需注入的药物，即使不用送检也要放出一定量的脑脊液，放出的脑脊液量应与准备注入的药液量大致相等。注入药物时左手应固定穿刺针位置不变，注药速度宜慢。

（6）留好脑脊液或完成鞘内药物注射后，将针芯插入针管内拔针，局部盖以消毒方纱，用胶布固定。嘱患儿去枕平卧4~6小时。

知识点4：腰椎穿刺术的注意事项

（1）颅内高压患儿必须做腰穿时，应先用脱水剂降压后再做穿刺。

（2）脑脊液流速较快时，应用针芯堵住部分针孔以减慢流速，防止发生脑疝。

（3）婴幼儿及新生儿突破感不明显，穿刺时应缓慢进针，以浅为宜。

（4）术中术后要密切观察患儿的呼吸、心率，做好必要的抢救准备。

第二节　骨髓穿刺术

知识点1：骨髓穿刺术的适应证

骨髓穿刺术的适应证有：①血液系统疾病的诊断和疗效观察，如白血病、再生障碍性贫血等。②导致骨髓受累的其他疾病的诊断，如黑热病、戈谢病等。③感染性疾病需做骨髓培养时，如伤寒等。

知识点2：髂后上嵴穿刺操作要点

（1）患儿俯卧，穿刺点位于骶椎两侧，臀部上方的软组织窝处骨质突出部位。

（2）常规消毒局部皮肤，戴无菌干手套，铺孔巾，局部麻醉至骨膜。

（3）根据年龄大小及患儿胖瘦情况固定穿刺针的长度，左手拇、示指绷紧皮肤，右手持穿刺针垂直刺入，触及骨质时再旋转进针，阻力消失、穿刺针固定时，表明已达骨髓腔。

（4）拔出针芯，接上无菌干注射器，抽吸骨髓少许滴于玻片上，助手立即涂片，干燥后送细胞学检查。需送检骨髓液做其他检查如免疫分型、染色体、融合基因时，或需做骨髓培养时，应用另外的无菌干注射器再吸取骨髓液注入相应的标本瓶中。

（5）抽吸好所需骨髓液后，无菌干纱布压迫穿刺点，拔针。穿针点消毒，按压1~2分钟，无出血后胶布固定好纱布。如仍有出血，按压时间应更长。

知识点3：髂前上棘穿刺操作要点

（1）患儿仰卧。穿刺点为髂前上棘后髂嵴最宽处。

（2）余步骤同髂后上嵴穿刺操作要点。

知识点4：胫骨穿刺操作要点

（1）患儿仰卧，将穿刺侧小腿的上部垫高，小腿稍向外展。

（2）穿刺点位于胫骨前内侧，胫骨粗隆水平下1cm骨面最宽处。

（3）余步骤同髂后上嵴穿刺操作要点。

知识点5：脊突穿刺操作要点

（1）患儿侧卧，取腰穿姿势。或坐位，弯腰弓背。

（2）穿刺点为第二、三、四腰椎任一脊突，垂直刺入。

（3）余步骤同髂后上嵴穿刺操作要点。

知识点6：胸骨穿刺操作要点

（1）患儿仰卧，暴露胸部。

（2）穿刺点在第二、三肋间胸骨角之下的胸骨正中线上。

（3）常规消毒局部皮肤，戴无菌干手套，铺孔巾，用注射器或头皮针穿刺，一般不用麻醉。

（4）术者位于患儿右侧，左手拇指、示指固定于穿刺处胸骨两旁并将皮肤向两侧绷紧，右手持5ml注射器或头皮针，以45°~60°角向头侧方向斜行刺入，穿刺针固定时即入髓腔。

（5）抽吸骨髓及术后处理同髂后上嵴穿刺。

知识点7：骨髓穿刺注意事项

（1）试吸骨髓液后，进、退针时一定要放入针芯，避免针内堵塞。

（2）抽吸骨髓液的注射器要干燥，不漏气。做骨髓细胞学检查时，注射器内一见有骨髓液即停止抽吸（0.2~0.3ml），以免骨髓稀释。骨髓液滴于玻片后应立即涂片，以免骨髓液凝固。

（3）胫骨穿刺适合于1岁以下婴幼儿，髂前上棘穿刺适合于年长儿或肥胖儿童。

（4）胸骨穿刺时不宜过深，以防穿透胸骨后板；定位应准确，避免刺入胸腔。

（5）用一次性注射器或头皮针行胸骨穿刺，无需局麻，操作简便。

（6）有出血和凝血障碍者，应纠正到安全水平再行穿刺，拔针后压迫止血时间宜长。

（7）需抽取较多骨髓液时，宜选用髂后上棘或髂前上棘穿刺。

第三节　胸腔穿刺术

知识点1：胸腔穿刺术的适应证

胸腔穿刺术的适应证有：①胸腔积液的诊断及治疗。②气胸时抽气。

知识点2：胸腔穿刺术的禁忌证

出血性疾病及体征衰弱，病情危重，难于耐受操作者慎用。

知识点3：胸腔穿刺术的操作要点

（1）婴幼儿抱坐于助手怀中，胸部对胸部，头倚在助手胸前，将其穿刺侧手臂高举起或搁于患儿头上；年长儿反坐于靠背椅上，双臂交叉置椅背上，头伏于前臂，使肋间放宽。若为抽气，则取半卧位。

（2）选择穿刺点：①肩胛角下第7~9肋间；②腋后线第7~8肋间；③腋中线第6~7肋间。④腋前线第5~6肋间。包裹性积液或积液量少时可由超声波定位。若为抽气，穿刺点为第二肋间锁骨中线上。

（3）常规消毒局部皮肤，铺孔巾，戴无菌干手套，局麻至胸膜。

（4）左手拇指、示指将肋间皮肤绷紧，右手持连有橡皮管的穿刺针（橡皮管需用止血钳夹住），由肋骨上缘垂直刺入。如阻力感消失即达胸腔。

（5）将50ml注射器与橡皮管相连，松开止血钳，抽吸液体。抽满注射器后，用血管钳夹闭皮管，再取下注射器，将穿刺液注入事先准备好的容器内。如此反复抽吸并记录液量。

（6）抽液完毕，用止血钳夹住橡皮管，无菌干纱布压迫穿刺点，拔出针头，穿刺点消毒，胶布固定好纱布。

知识点4：胸腔穿刺术的注意事项

（1）抽液时速度不宜过快，总量不宜过多，一次一般不超过500~800ml。

（2）抽液过程中，穿刺针不要移动，以免损伤肺组织。

（3）当患儿出现头晕、面色苍白、出汗、心悸、胸部压迫感、血压下降、脉细、肢冷、昏厥等胸膜反应时，或抽出液中有新鲜血液时应停止穿刺。

（4）穿刺针应沿肋骨上缘垂直进针，不可斜向上方，以免损伤肋骨下缘处的神经和血管。

第四节　腹腔穿刺术

知识点1：腹腔穿刺术的适应证

腹腔穿刺术的适应证有：①腹腔积液的诊断性穿刺。②大量腹水需放液减轻时。

知识点2：腹腔穿刺术的禁忌证

高度肠胀气，严重腹腔粘连，有肝性脑病先兆者不宜穿刺放液。

知识点3：腹腔穿刺术的操作要点

（1）术前嘱患儿排尿，以免刺伤膀胱。

（2）取半卧位，穿刺点为脐与左髂前上棘连线的中外 1/3 处。或取坐位，穿刺点为脐与耻骨联合连线中点上方 1cm，偏左或偏右 1~1.5cm 处。积液量少时可侧卧，穿刺点为脐水平线与腋前线或腋中线交点处。也可 B 超定位穿刺点。

（3）常规局部皮肤消毒，戴无菌干手套，铺孔巾，局麻至腹膜。

（4）用带有套管的腹腔穿刺针，穿刺进入皮下后稍斜行再经腹肌刺入腹腔，以免术后腹水外溢。有突破感时即入腹腔。如需大量放液，可用橡皮管连接针头，将腹水引流于容器中并记量，放液速度宜慢。放腹水时若流出不畅，可将穿刺针稍作移动或稍变换体位。

（5）术毕，无菌干纱布压迫穿刺点，拨出针头，穿刺点消毒，胶布固定好纱布。大量放液者应用多头腹带扎紧其腹部。

知识点 4：腹腔穿刺术的注意事项

（1）放液速度不宜过快，放液量不宜过多，诊断性穿刺抽液 30~50ml 即可。

（2）术中注意观察患儿生命体征，头晕、恶心、心慌、晕厥、休克时，应停止放液。

第五节　硬脑膜下穿刺术

知识点 1：硬脑膜下穿刺术的适应证

硬脑膜下穿刺术的适应证包括前囟未闭的婴幼儿硬膜下积液、积脓、积血的诊断及治疗。

知识点 2：硬脑膜下穿刺术的操作要点

（1）患儿仰卧，剃去其前囟及周围头发，头下垫枕头。助手固定头部。

（2）常规消毒局部皮肤，戴无菌干手套，铺孔巾。

（3）用腰穿针或注射器从前囟侧角垂直进针 0.2~0.5cm，有突破感时停止进针。积液或积血可自行流出或轻抽放出。

（4）放液毕，以纱布按压穿刺点，拔针，穿刺点消毒，稍加压包扎。必要时可穿另一侧。

知识点 3：硬脑膜下穿刺术的注意事项

（1）每次每侧放液不宜超过 10~15ml。两侧放液总量一般不超过 20ml。

（2）穿刺针应紧贴头皮固定不动，不可左右摇晃。无液体流出或液量很少时不能进针过深，以免损伤血管和脑组织。

第六节 小儿洗胃法

知识点1：小儿洗胃法的适应证

小儿洗胃法的适应证为：吞服毒物4~6小时内。

知识点2：小儿洗胃法的禁忌证

（1）危重患者或呼吸极度困难的患儿。
（2）近期有上消化道出血史。
（3）腐蚀性物质（如强酸、强碱）中毒。
（4）食管或贲门狭窄或梗阻，或食管畸形者。

知识点3：小儿洗胃的操作要点

（1）神清者取坐位，昏迷者侧卧位或仰卧位头偏向一侧。
（2）测量插入胃管的深度，即鼻孔经耳垂至剑突的长度，并做好标记。
（3）将前端涂有无菌石蜡油的胃管由鼻孔缓缓插入，如有呛咳或呼吸困难表明胃管可能误入气管，应拔出后重插。
（4）插入胃管后，先抽出胃内容物送检，继用注射器注入灌洗液200~500ml，再尽可能全部抽出或使患儿吐出。回抽不畅时可变换体位或改变胃管深度。
（5）选用生理盐水或1%碳酸氢钠溶液，反复灌洗至抽出液清澈为止。
（6）如备有自动洗胃机，胃管插入成功后，可连接自动洗胃机灌洗。
（7）洗胃完毕，夹紧胃管外端，然后拔出胃管。

知识点4：小儿洗胃的注意事项

（1）在洗胃过程中如患者感觉腹痛、流出血性灌洗液或出现休克现象等，应立即停止洗胃。
（2）吞服毒物4~6小时内洗胃效果较好。
（3）每次灌入量与吸出量应基本平衡，灌入量过多可引起急性胃扩张，且使胃内压上升，增加毒物吸收。

第七节 胃肠减压法

知识点1：胃肠减压法的适应证

胃肠减压法的适应证有：①解除肠内压力，缓解单纯性或麻痹性肠梗阻的腹胀症状，清除胃肠积气、积液。②腹部较大手术前做胃肠减压，减少并发症。

知识点2：胃肠减压法的操作要点

（1）经口腔或鼻腔插入胃管，吸出全部胃内容物后将管再送入10cm左右，让患儿右侧卧位，数小时后，管尖端即可通过幽门达十二指肠水平。

（2）检查引流管是否通过幽门，可用X线腹部透视或慢慢注入空气10ml，同时在腹部听诊，音响最大处为管端位置，固定引流管于患儿上唇及面颊部，连接减压装置。

知识点3：胃肠减压法的注意事项

（1）随时检查导管是否通畅，每2小时冲管1次，保持引流通畅，做到有效减压。

（2）如自管内注入药物时应停止吸引，夹管1小时。

（3）记录引流液的性质及量，有血性引流液时应立即停止引流。

（4）如需将导管保留较长时间，可在鼻咽腔涂硼酸甘油或液体石蜡以减少刺激，保护黏膜。

第八节　小儿气管插管术

知识点1：小儿气管插管术的适应证

小儿气管插管术的适应证有：①窒息、呼吸骤停或呼吸衰竭呼吸治疗时。②气道梗阻时维持呼吸道通畅。③防止异物进入呼吸道并行气道保护时。④进行气道吸引或冲洗。⑤进行有效的人工或机械通气时。

知识点2：小儿气管插管术的禁忌证

（1）绝对禁忌证：①喉水肿、急性喉炎、喉头黏膜下水肿，除非急救，禁忌气管内插管，可行气管切开。②鼻道不通畅、鼻咽部纤维血管瘤、鼻息肉或反复鼻出血史者，禁忌经气管内插管。

（2）相对禁忌证：①合并出血性血液病者。②操作者插管技术不熟练或插管设备不完善。

知识点3：插管前的器械准备

（1）检查口腔、鼻腔，决定插管的途径和方法。

（2）检查呼吸机、复苏皮囊和面罩、供氧设备（中心供氧或氧气瓶）、通气道、螺纹管。

（3）准备插管用具：喉镜，包括镜片和镜柄；气管导管；管芯、牙垫、插管钳；小枕头、润滑油、胶带、手套。

（4）准备与检查吸引装置：吸引器、吸引导管、吸液瓶。

（5）应根据患儿年龄大小选择好合适的气管导管型号及导管插入深度，参见表20-1。插管时还应各备一上、下型号的气管导管。

表 20-1　小儿导管型号及插管深度选择

年龄	导管内径（mm）	经口插管深度（cm）	经鼻插管深度（cm）
未成熟儿	2.5	8	11
成熟新生儿	3.0	9	12
6个月	3.5	10	14
1岁	4.0~4.5	12	16
2岁	5.0~5.5	14	17
2~4岁	5.5~6.0	15	18
4~7岁	6.0~6.5	16	19
7~10岁	6.5~7.0	17	21
10~12岁	7.0~7.5	20	23
12~16岁	7.5~8.0	21~22	24~26

也可按下列公式估算2岁以上儿童气管导管内径和气管插管深度：

$$内径：无囊气管导管（mm）=［年龄（岁）/4］+4$$
$$有囊气管导管（mm）=［年龄（岁）/4］+3.5$$
$$深度：经口插管（cm）=［年龄（岁）/2］+12$$
$$经口插管（cm）=3×气管导管型号或内径（mm）$$
$$经鼻插管（cm）=［年龄（岁）/2］+15$$

注意：有囊气管导管内径比无囊气管导管内径小0.5~1mm（号）；婴幼儿一般选择无囊气管导管，年长儿选择有囊气管导管；经鼻气管插管深度比经口气管插管深度增加约3cm。

知识点4：小儿气管插管术的操作要点

（1）戴上手套，铺好插管无菌台。

（2）插管前头位准备使患儿仰卧，肩下垫一小枕，头向后仰（勿过度后仰）；双手上托下颌，使口张开。先用吸引器吸净口咽鼻分泌物，给患儿吸入100%纯氧或用复苏皮囊面罩纯氧通气数分钟，以改善缺氧状态。

（3）利用喉镜显露声门术者位于患儿头侧；左手持麻醉喉镜自患儿右侧口角置入，将舌体挡向左侧，再把镜片移至正中，见到悬雍垂。沿舌背弧度将镜片再稍向前置入咽部，即可见到会厌。

（4）如用直喉镜片，将其置于会厌的喉面挑起会厌，以显露声门；如用弯喉镜片，只需将其远端伸入舌根与会厌咽面间的会厌谷，再上提喉镜，使会厌向上翘起，紧贴镜片而显露声门。

（5）右手以握笔状持导管从右侧弧形斜插口中，将导管前端对准声门后，轻柔地插入气管内，拔出导管管芯。

（6）压迫胸壁，检查导管口有出气气流、即可置牙垫于磨牙间，退出喉镜，用胶布将气管导管和牙垫妥善固定。

（7）导管接麻醉机或呼吸器，套囊内充气，同时听两侧呼吸音，再次确认导管插入气管内。

（8）术后将患儿头及上胸部抬高 15°~20°，防止胃食管反流。

知识点 5：小儿气管插管术的注意事项

（1）气管导管一般用无菌注射用水或生理盐水湿润，不可用液体石蜡或凡士林，以免引起吸入性肺炎。

（2）气管导管管腔易被分泌物堵塞，须定时吸痰，保持管腔和呼吸道的通畅。

（3）要待声门开放时送管，强行插入可致声门痉挛，使插管困难，并损伤局部咽、喉、气管黏膜。如声门紧闭，可压迫甲状软骨，促使声门开放。

（4）经常检查导管位置，若左肺呼吸音明显减低，则可能插管过深，已入右支气管，应将导管退出 2~3cm；若上腹膨隆，且腹部进气声大于胸部，则可能误入食管，应拔出后重插。此外，应检查导管有无滑脱，此时应拔出后重插。

（5）拔管后可发生喉、声门水肿、局部黏膜糜烂等并发症。

（6）直线型喉镜片多用于新生儿及幼婴，弯线型喉镜片适用于其他年龄患儿。

（7）经鼻腔盲探插管操作复杂，不易成功，且可能造成鼻部损伤，但易固定，痛苦较轻，易保持口腔清洁，适于长期机械通气者。

（8）硅胶及聚乙烯塑料导管（前者更好）不易造成喉部损伤，放置时间可较长，但一般不宜超过 2 周。

（9）有囊气管导管要注意气囊压力不宜过大，且应定时放气，以防喉头水肿。

（10）分析插管患儿病情恶化的 DOPE 因素：脱管（D）、堵管（O）、气胸（P）、设备故障或腹胀（E）。

附录一　高级卫生专业技术资格考试大纲
（小儿内科学专业——正、副高级）

一、专业知识

（一）本专业知识

1. 熟练掌握小儿内科专业的基础理论。

2. 掌握小儿心理、遗传、代谢、免疫和解剖、生理、病理及药理等基本理论。

3. 掌握诊断学、医学影像学、实验室检查等专业技术知识。

（二）相关专业知识

1. 熟练掌握小儿内科三级学科的主要分支内容，如新生儿、呼吸、消化、感染性疾病的相关知识。

2. 掌握小儿内科三级学科的其他分支内容，如循环、神经、血液、肾脏、内分泌、遗传、代谢及风湿和免疫性疾病的相关知识。

3. 掌握儿童保健医学和临床药理学的相关知识。

4. 掌握急救医学、小儿外科急腹症、耳鼻喉科上气道梗阻等急症的相关知识。

二、专业实践能力

1. 熟练掌握小儿内科专业的常见病、多发病的病因，发病机制，诊断，鉴别诊断，治疗方法及预防。

2. 熟练掌握小儿内科专业急重症及疑难病例的诊断、鉴别诊断及抢救治疗。

3. 熟练掌握小儿内科常见传染病的诊断、鉴别诊断、治疗及预防。

4. 掌握实验室检查，如血、尿、便三大常规，生化及儿科各系统密切相关的各种检验知识。

5. 掌握 X 线、CT、核磁共振、心脏 B 超、心电图、脑电图等知识。

6. 掌握小儿内科常用药及特殊药物的作用、副作用，对药理及药代动力学应有较深的了解，在临床实践中做到合理用药。

7. 熟练掌握各种常用诊治技术，如腰椎穿刺术、骨髓穿刺术、胸腔穿刺术、腹腔穿刺术、硬膜下穿刺术、洗胃法、胃肠减压法、气管插管术等。

三、学科新进展

1. 熟悉本专业国内外现状及发展趋势，不断汲取新理论、新知识、新技术，并用于医疗实践和科学研究。

2. 了解相关学科近年来的进展。

附：专业病种

1. 儿科基础

　（1）小儿年龄分期

　（2）生长发育

　（3）小儿体液平衡的特点和液体疗法

　（4）营养学基础及婴儿喂养

　（5）儿童少年膳食安排

（6）营养状况评价

（7）小儿药物治疗

2. 新生儿与新生儿疾病

（1）新生儿窒息与复苏

（2）新生儿黄疸

（3）新生儿溶血病

　　①ABO 血型不合

　　②Rh 血型不合

（4）新生儿缺氧缺血性脑病与颅内出血

　　①新生儿缺氧缺血性脑病

　　②新生儿颅内出血

（5）新生儿呼吸系统疾病

　　①胎粪吸入综合征

　　②湿肺

　　③新生儿肺透明膜病

　　④新生儿感染性肺炎

　　⑤新生儿肺出血

（6）新生儿坏死性小肠结肠炎

（7）新生儿低血糖症和高血糖症

　　①新生儿低血糖

　　②新生儿高血糖

（8）新生儿寒冷损伤综合征

（9）新生儿持续肺动脉高压

（10）早产儿视网膜病

（11）新生儿感染性疾病

　　①新生儿败血症

　　②新生儿化脓性脑膜炎

　　③新生儿破伤风

　　④新生儿宫内感染

　　⑤新生儿巨细胞病毒感染

　　⑥先天性梅毒

3. 营养性疾病

（1）蛋白质热能营养不良

（2）维生素 D 缺乏症

　　①维生素 D 缺乏性佝偻病

　　②维生素 D 缺乏性手足搐搦症

（3）肥胖症

（4）维生素 A 缺乏症

（5）晚发性维生素 K 缺乏性出血病

（6）微量元素缺乏

　　①锌缺乏

　　②碘缺乏

4. 消化系统疾病

（1）小儿腹泻病

（2）小儿胃炎和幽门螺杆菌感染

　　①小儿胃炎

　　②幽门螺杆菌感染

（3）消化性溃疡

（4）胃食管反流

（5）先天性肥厚性幽门狭窄

（6）克罗恩病和溃疡性结肠炎

（7）肠套叠

5. 呼吸系统疾病

（1）急性上呼吸道感染

（2）毛细支气管炎

（3）小儿肺炎

　　①肺炎链球菌肺炎

　　②金黄色葡萄球菌肺炎

　　③腺病毒肺炎

　　④支原体肺炎

（4）胸膜炎、脓胸及脓气胸

　　①干性胸膜炎

　　②浆液性胸膜炎

　　③脓胸

　　④气胸

（5）支气管扩张

（6）气管、支气管异物

（7）特发性肺含铁血黄素沉着症

（8）反复呼吸道感染

（9）上气道梗阻

6. 循环系统疾病

（1）先天性心脏病

　　①房间隔缺损

　　②室间隔缺损

　　③动脉导管未闭

　　④法洛四联症

　　⑤肺动脉狭窄

（2）心律失常

　　①窦性心动过速

　　②窦性心动过缓

③期前收缩

④阵发性室上性心动过速

⑤阵发性室性心动过速

⑥房室传导阻滞

⑦长 QT 间期综合征

⑧预激综合征

（3）充血性心力衰竭

（4）病毒性心肌炎

（5）心源性休克

（6）心肌病

（7）感染性心内膜炎

（8）心包炎

7. 造血系统疾病

（1）小儿贫血

①营养性缺铁性贫血

②营养性巨幼细胞性贫血

③再生障碍性贫血

（2）溶血性贫血

①遗传性球形红细胞增多症

②红细胞葡萄糖-6-磷酸脱氢酶缺乏症

③地中海贫血

④自身免疫性溶血性贫血

（3）出血性疾病

①特发性血小板减少性紫癜

②血友病

（4）急性白血病

（5）小儿恶性淋巴癌

（6）噬血细胞综合征

（7）朗格罕细胞组织细胞增生症

8. 泌尿系统疾病

（1）肾小球肾炎

①急性肾小球肾炎

②急进性肾小球肾炎

③慢性肾小球肾炎

（2）肾病综合征

（3）IgA 肾病

（4）乙型肝炎病毒相关肾炎

（5）先天性肾病综合征

（6）Alport 综合征

（7）泌尿道感染

（8）膀胱输尿管反流

（9）肾小管酸中毒

（10）溶血尿毒综合征

（11）肾衰竭

①急性肾衰竭

②慢性肾衰竭

9. 神经系统疾病

（1）热性惊厥

（2）癫痫

（3）脑性瘫痪

（4）重症肌无力

（5）多发性抽动

（6）吉兰-巴雷综合征

（7）急性小脑性共济失调

（8）急性脊髓炎

（9）瑞氏综合征

（10）神经皮肤综合征

（11）小儿急性偏瘫

（12）脑白质营养不良

（13）急性播散性脑脊髓炎

10. 心理及行为障碍

（1）睡眠障碍

（2）遗尿症

（3）儿童多动综合征

（4）青春期心理行为特征与紊乱

（5）孤独症

11. 风湿性疾病

（1）风湿热

（2）幼年类风湿性关节炎

（3）儿童系统性红斑狼疮

（4）皮肌炎

（5）过敏性紫癜

（6）多发性大动脉炎

（7）结节性多动脉炎

（8）川崎病

（9）渗出性多形性红斑

（10）结节性脂膜炎

12. 内分泌系统疾病

（1）甲状腺疾病

①先天性甲状腺功能减退症

②甲状腺功能亢进症
（2）儿童糖尿病
　　①1 型糖尿病
　　②2 型糖尿病
（3）身材矮小
　　①生长激素缺乏症
　　②宫内生长障碍
　　③家族性矮小症
　　④特发性矮小症
　　⑤体质性青春期发育延迟
（4）性早熟
　　①特发性中枢性性早熟
　　②单纯性乳房发育
（5）尿崩症
　　①中枢性尿崩症
　　②肾性尿崩症
（6）先天性肾上腺皮质增生症
　　①21-羟化酶缺乏症
　　②11-羟化酶缺乏症
　　③17-羟化酶缺乏症
（7）甲状旁腺功能减退
　　①原发性甲状旁腺功能减低
　　②假性甲状旁腺功能减低
　　③多发性内分泌自身免疫综合征
13. 遗传性和代谢性疾病
（1）染色体疾病
　　①21-三体综合征
　　②Turner 综合征
（2）代谢性疾病
　　①糖原累积病
　　②黏多糖病
　　③苯丙酮尿症
　　④戈谢病
　　⑤肝豆状核变性
14. 小儿结核病
（1）肺结核
　　①原发综合征
　　②急性粟粒型肺结核
（2）结核性胸膜炎
（3）腹腔结核

　　①肠结核
　　②肠系膜淋巴结结核
　　③结核性腹膜炎
（4）结核性脑膜炎
（5）周围淋巴结结核
（6）隐性结核感染
15. 感染性疾病
（1）流行性感冒
（2）出疹性疾病
　　①麻疹
　　②风疹
　　③幼儿急疹
　　④水痘
　　⑤猩红热
（3）流行性腮腺炎
（4）病毒性脑炎和脑膜炎
（5）流行性乙型脑炎
（6）脊髓灰质炎
（7）病毒性肝炎
　　①甲型肝炎
　　②乙型肝炎
　　③丙型肝炎
　　④丁型肝炎
　　⑤戊型肝炎
（8）EB 病毒感染
（9）巨细胞病毒感染
（10）狂犬病
（11）HIV 感染
（12）百日咳
（13）流行性脑脊髓膜炎
（14）化脓性脑膜炎
（15）伤寒和副伤寒
（16）霍乱
（17）细菌性痢疾
（18）食物中毒
　　①细菌性食物中毒
　　②病毒性食物中毒
（19）败血症（血液感染症）
（20）院内感染
（21）厌氧菌感染

（22）淋病

（23）支原体感染

（24）衣原体感染

（20）真菌感染

（26）钩端螺旋体病

（27）蛔虫症

（28）钩虫病

（29）蛲虫病

（30）弓形虫病

（31）疟疾

（32）阿米巴病

（33）血吸虫病

16. 免疫缺陷性疾病

　（1）原发性免疫缺陷病

　　　①X 连锁无丙种球蛋白血症

　　　②湿疹血小板减少免疫缺陷综合征

　　　③选择性 IgA 缺乏症

　　　④X 连锁联合免疫缺陷病

　　　⑤X 连锁高 IgM 血症

　　　⑥X 连锁淋巴组织增生性疾病

　　　⑦慢性肉芽肿病

　（2）继发性免疫缺陷病

17. 变态反应性疾病

　（1）过敏反应（症）

　（2）血清病

　（3）变应性鼻炎

　（4）支气管哮喘

　（5）变态反应性皮肤病

　　　①湿疹

　　　②接触性皮炎

　　　③荨麻疹

　　　④血管性水肿

　　　⑤丘疹性荨麻疹

　　　⑥结节性红斑

　　　⑦药物性皮炎

18. 儿科急救

　（1）心肺脑复苏

　（2）呼吸衰竭

　（3）急性呼吸窘迫综合征

　（4）急性颅内压增高症

　（5）感染性休克

　（6）急性肝功能衰竭

　（7）弥散性血管内凝血（DIC）

　（8）多器官功能障碍综合征

　（9）溺水

　（10）危重病儿的低钠血症

　（11）急性中毒

　　　①有机磷中毒

　　　②强酸、强碱中毒

　　　③灭鼠剂中毒

　　　④镇静药中毒

　　　⑤亚硝酸盐中毒

　　　⑥毒草中毒

　　　⑦酒精中毒

　　　⑧吗啡中毒

　　　⑨氯气中毒

附录二　全国高级卫生专业技术资格考试介绍

为进一步深化卫生专业技术职称改革工作，不断完善卫生专业技术职务聘任制，根据中共中央组织部、人事部、卫生部《关于深化卫生事业单位人事制度改革的实施意见》（人发［2000］31号）文件精神和国家有关职称改革的规定，人事部下发《加强卫生专业技术职务评聘工作的通知》（人发〔2000〕114号），高级专业技术资格采取考试和评审结合的办法取得。

一、考试形式和题型

全部采用人机对话形式，考试时间为2个小时（卫生管理知识单独加试时间为1时）。考试题型为单选题、多选题和案例分析题3种，试卷总分为100分。

二、考试总分数及分数线

总分数450~500分，没有合格分数线，排名前60%为合格。其中的40%为优秀。

三、考试效用

评审卫生高级专业技术资格的考试，是申报评审卫生高级专业技术资格的必经程序，作为评审卫生高级专业技术资格的重要参考依据之一，考试成绩当年有效。

四、人机对话考试题型说明

副高：单选题、多选题和案例分析题3种题型。

正高：多选题和案例分析题2种题型。

以实际考试题型为准。

五、考试报名条件

（一）正高申报条件

1. 取得大学本科以上学历后，受聘副高职务5年以上。

2. 大学普通班毕业以后，受聘副高职务7年以上。

（二）副高申报条件

1. 获得博士学位后，受聘中级技术职务2年以上。

2. 取得大学本科以上学历后，受聘中级职务5年以上。

3. 大学普通班毕业后，受聘中级职务5年以上。

4. 大学专科毕业后，取得本科以上学历（专业一致或接近专业），受聘中级职务7年以上。

5. 大专毕业，受聘中级职务5年以上。

6. 中专毕业，受聘中级职务7年以上。

7. 护理专业中专毕业，从事临床护理工作25年以上，取得护理专业的专科以上学历，受聘中级职务5年以上，可申报副主任护师任职资格。